Auf einen Blick

1261483

D1728115

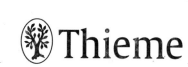

Kurzlehrbuch

Medizinische Mikrobiologie und Infektiologie

Uwe Groß

3., vollständig überarbeitete und aktualisierte Auflage

238 Abbildungen

Georg Thieme Verlag
Stuttgart · New York

Prof. Dr. med Uwe Groß
Institut für Medizinische Mikrobiologie
Universitätskliniken Göttingen
Kreuzbergring 57
37075 Göttingen

Zeichnungen: Helmut Holtermann, Dannenberg

Klinische Fälle als Kapiteleinstiege:
Lehrbuchredaktion Georg Thieme Verlag
Layout: Künkel und Lopka, Heidelberg
Umschlaggestaltung: Thieme Verlagsgruppe
Umschlagabbildung: © Sebastian Kaulitz – Fotolia.com

Bibliografische Information der Deutschen Nationalbibliothek
Die Deutsche Nationalbibliothek verzeichnet diese Publikation in der Deutschen Nationalbibliografie;
detaillierte bibliografische Daten sind im Internet über http://dnb.d-nb.de abrufbar.

Ihre Meinung ist uns wichtig! Bitte schreiben Sie uns unter

www.thieme.de/service/feedback.html

1. Auflage 2006
2. Auflage 2009

Wichtiger Hinweis: Wie jede Wissenschaft ist die Medizin ständigen Entwicklungen unterworfen. Forschung und klinische Erfahrung erweitern unsere Erkenntnisse, insbesondere was Behandlung und medikamentöse Therapie anbelangt. Soweit in diesem Werk eine Dosierung oder eine Applikation erwähnt wird, darf der Leser zwar darauf vertrauen, dass Autoren, Herausgeber und Verlag große Sorgfalt darauf verwandt haben, dass diese Angabe **dem Wissensstand bei Fertigstellung des Werkes** entspricht.

Für Angaben über Dosierungsanweisungen und Applikationsformen kann vom Verlag jedoch keine Gewähr übernommen werden. **Jeder Benutzer ist angehalten**, durch sorgfältige Prüfung der Beipackzettel der verwendeten Präparate und gegebenenfalls nach Konsultation eines Spezialisten festzustellen, ob die dort gegebene Empfehlung für Dosierungen oder die Beachtung von Kontraindikationen gegenüber der Angabe in diesem Buch abweicht. Eine solche Prüfung ist besonders wichtig bei selten verwendeten Präparaten oder solchen, die neu auf den Markt gebracht worden sind. **Jede Dosierung oder Applikation erfolgt auf eigene Gefahr des Benutzers**. Autoren und Verlag appellieren an jeden Benutzer, ihm etwa auffallende Ungenauigkeiten dem Verlag mitzuteilen.

© 2013 Georg Thieme Verlag KG
Rüdigerstraße 14
D-70469 Stuttgart
Unsere Homepage: www.thieme.de

Printed in Germany

Satz: medionet Publishing Services Ltd, Berlin
gesetzt in: 3B2

Druck: Grafisches Centrum Cuno GmbH & Co. KG, Calbe

ISBN 978-3-13-141653-7   1 2 3 4 5 6

Auch erhältlich als E-Book und ePub:
eISBN (PDF) 978-3-13-152253-5
eISBN (ePub) 978-3-13-167963-5

Vorwort zur 3. Auflage

Warum geht von Infektionskrankheiten so eine besondere Faszination aus? Ist es die Tatsache, dass seit der Entdeckung der ersten Krankheitserreger noch nicht einmal 150 Jahre vergangen sind und wir seitdem die Welt der Mikroben fürchten und schätzen gelernt haben? Liegt es daran, dass wir trotz einer hoch technisierten Welt selbst in diesem Jahr immer noch neue Krankheitserreger entdecken und ihre ökologische Lebensweise verstehen lernen? Warum können wir immer noch nicht das virulente Potenzial von infektiösen Agenzien richtig einschätzen, wie z. B. bei der letzten Influenzapandemie 2009/10? Was ist schließlich der Grund dafür, dass wir im Hinblick auf Infektionskrankheiten und ihre Erreger bisher immer nur reagieren, nicht aber agieren?

Liegt es vielleicht auch daran, dass ein Teil der durch Infektionen ausgelösten Probleme hausgemacht sind? So wurden wir gerade in den letzten Jahren wieder daran erinnert, dass der globale Welthandel auch zur weltweiten Ausbreitung von Krankheitserregern beiträgt: sei es die vor allem in Norddeutschland aufgetretene EHEC-Epidemie in 2011 oder die in Ostdeutschland in 2012 erlebten Norovirus-Ausbrüche. Beide Male waren kontaminierte Nahrungsmittel schuld, die aus weit entfernten Ländern den Weg nach Deutschland gefunden hatten.

In den letzten drei Jahren haben aber auch immer wieder Tropenkrankheiten an die Tür Europas geklopft: das Dengue-Fieber, die Malaria und auch das West-Nil-Fieber. Neben unserer unverminderten Reiselust ist vor allem der Klimawandel daran schuld, denn er fördert die Ausbreitung der entsprechenden Überträgermücken.

Doch wir schauen nicht nur tatenlos zu: Mit der Einführung innovativer Methoden der Erregeridentifikation (wie z. B. der massenspektrometrischen Bestimmung bakterieller oder pilzlicher Proteine durch die sogenannte MALDI-TOF-Technologie) ist in den letzten fünf Jahren eine wahre Revolution in der mikrobiologischen Diagnostik gelungen: Hat die Identifizierung bisher meist mehr als einen Tag gedauert, führt MALDI-TOF in wenigen Minuten zum Ziel. Erstmalig wurde ein Impfstoff gegen Meningokokken-B in diesem Jahr 2013 in Europa zugelassen, Impfstoffe gegen Malaria oder Dengue-Fieber befinden sich in klinischer Prüfung. Zwar nicht gänzlich neue Substanzklassen, aber doch neue Antibiotikavarianten (wie z. B. Ceftarolin oder Fidaxomicin), wurden im Markt eingeführt.

Das Wichtigste aber: Wir haben erkannt, dass wir Fehler gemacht haben: Über Jahrzehnte wähnten wir uns sicher und haben mit den Waffen der Antibiotika geklotzt, dass es nur so krachte. Doch das Empire der Erreger schlägt zurück. Seit bald 25 Jahren befinden wir uns im gefährlichsten Weltkrieg, mit dem wir aber gar nicht gerechnet hatten: Dieser Krieg ist die Resistenzpandemie. Insbesondere Staphylokokken und Enterokokken haben wir seit längerer Zeit auf dem Schirm. Doch wir waren auf einem Auge blind und sind mittlerweile – zunächst fast unbemerkt – auf der rechten Spur von einem neuen Gegner geradezu überrollt worden: Zahlreiche gramnegative Stäbchenbakterien wie Klebsiella, Pseudomonas und Acinetobacter haben zu den Waffen gegriffen und massiv mit Antibiotikaresistenzen aufgerüstet.

Wir hissen nicht die weiße Fahne, sondern versuchen mit diplomatischem Geschick dem uns erklärten Krieg auszuweichen und unsere Gegner zu besänftigen: Das alte Wort „Hygiene" und die neue Strategie „Antibiotic Stewardship" sind unsere Antworten gegen die zunehmende Bedrohung durch antimikrobielle Resistenzen.

Die 3. Auflage des Kurzlehrbuchs Medizinische Mikrobiologie und Infektiologie hat sich den neuen Herausforderungen gestellt und geht auf die hier angeführten Probleme und Lösungsansätze intensiv ein. Ich hoffe, dass es mir gelungen ist, den Leser (vor allem die studierenden und schon praktizierenden Kolleginnen und Kollegen) von der Faszination der Infektionskrankheiten zu überzeugen.

Wieder möchte ich zahlreichen Personen danken: Zuerst natürlich Ihnen, den Medizinstudierenden, Kolleginnen und Kollegen, sowie anderen interessierten Leserinnen und Lesern, die das Konzept des Kurzlehrbuchs angenommen und dadurch für eine bereits nach kurzer Zeit erforderliche stark überarbeitete und aktualisierte Neuauflage gesorgt haben. Danke für die zahlreichen Änderungsvorschläge; sämtliche Anregungen sind für die 3. Auflage berücksichtigt worden. Wieder möchte ich Sie bitten, mit Kritik – aber auch gerne Lob – nicht zu sparen und mir entsprechende Rückmeldungen an ugross@gwdg.de zu geben.

In Ergänzung zu den bereits in der 1. Auflage genannten Kolleginnen und Kollegen möchte ich Renate Bommer (Göttingen), Gisela Bretzel (München), David J. P. Ferguson (Oxford/UK), Michael Knauth (Göttingen), Carsten Krüger (Ahlen/Westfalen), Jörg Nitschke (Hamburg) und Marco Schulze (Göttingen) für weitere klinische Abbildungen sehr danken. Danke auch an Jürgen Wienands (Göttingen) für seine wertvollen Anregungen zur Aktualisierung des Kapitels über Infektionsimmunologie. Schließlich geht mein Dank an den Thieme-Verlag, insbesondere Frau Dr. Nora Dalg und Herrn Dr. Jochen Neuberger, für die weiterhin exzellente Zusammenarbeit.

Göttingen, im Juli 2013   Uwe Groß

Vorwort zur 1. Auflage

Es gibt kaum ein klinisches Fach, in dem Infektionen keine Rolle spielen. Trotz der Entwicklung neuer Antiinfektiva, besserer Impfstoffe und einer Medizin, die immer hochleistungsfähiger wird, sind Infektionskrankheiten keineswegs eingedämmt. Ganz im Gegenteil: immer neue Resistenzen lassen uns eher unwohl in die Zukunft sehen. Vor allem die im Krankenhaus erworbenen nosokomialen Infektionen nehmen weiter zu und führen zu hoher Krankenhausmorbidität und -mortalität. In Zeiten des zunehmenden Kostendrucks im Gesundheitswesen und DRG-Budgetierung sind schnelle und adäquate Entscheidungswege nicht nur für das Wohl des Patienten immer wichtiger. Um diesem Anspruch gerecht zu werden, müssen jede Ärztin und jeder Arzt grundlegende Kenntnisse über die wichtigsten und häufigsten Infektionserreger und die Pathogenese der von ihnen hervorgerufenen Krankheiten besitzen. Nur so kann es gelingen, Anamnese und Diagnostik in richtiger Weise als Werkzeuge für eine Ziel führende Therapie von Infektionskrankheiten einzusetzen. Dieses Buch versucht dabei zu helfen, in einem innovativen Ansatz den Bogen zwischen dem naturwissenschaftlichen Grundlagenwissen der Mikrobiologie und der klinisch angewandten Infektiologie zu spannen.

Die neue ärztliche Approbationsordnung vom 27. Juni 2002 hat Lehrende und Lernende vor neue Herausforderungen gestellt. Der Fächerkanon wurde aufgebrochen, interdisziplinäres Denken und Lernen ist mehr denn je gefordert. Dieses neuartige Lehrbuch stellt sich den Herausforderungen und versucht das für die Scheine F10 (Hygiene, Mikrobiologie, Virologie) und Q4 (Infektiologie, Immunologie) relevante Wissen in kompakter Form darzustellen und zu verknüpfen. Sein Inhalt orientiert sich schwerpunktmäßig am neuen Gegenstandskatalog, der nur noch die häufigsten Infektionskrankheiten berücksichtigt und jetzt auch den vielfach geforderten Mut zur Lücke aufgebracht hat. Daher werden auch getreu dem Motto Was häufig ist, muss stets parat sein (und wird eher abgefragt) in diesem Buch die Häufigkeiten der einzelnen Infektionskrankheiten und die offiziellen Meldezahlen nach dem Infektionsschutzgesetz genannt. Laborblätter verschaffen zusätzlich einen schnellen Überblick über die wesentlichen Eigenschaften der Erreger.

Dabei wird dem Beispiel des Gegenstandskatalogs gefolgt und die Lernthemen werden entsprechend der ICD-10-GM-Kodierung behandelt. Die entsprechende ICD-10-GM-Nummerierung wird in den relevanten Kapitelüberschriften jeweils in eckiger Klammer genannt, wobei die Reihenfolge hier jedoch aus didaktischen Gründen optimiert wurde. Die neue ärztliche Approbationsordnung zielt auf das klinisch-relevante Wissen. Demzufolge werden in diesem Buch die Grundlagen und die Systematik der Krankheitserreger bewusst kürzer gehalten als die Darstellung der angewandten Mikrobiologie und ihrer Relevanz für klinisch-infektiologische Fragestellungen.

Querverweise zwischen den Kapiteln sollen das Auffinden jeweils hilfreicher Zusatzinformationen erleichtern. Zahlreiche Tabellen dienen der schnellen Übersichtlichkeit, z.B. zur Systematik der Bakterien und Viren. Der Inhalt der klinisch-infektiologischen Kapitel wird jeweils zu Beginn in einer Graphik zusammengefasst, um das Auffinden der organbezogenen Krankheitskomplexe und ihrer Erreger zu erleichtern. Neben Angaben zu Referenzzentren und Konsiliarlaboren enthält das Buch schließlich im Anhang noch Hinweise auf hilfreiche Internetseiten, die weitere und vor allem stets aktuelle Informationen zu mikrobiologisch-infektiologischen Fragestellungen bieten.

Es bleibt zu hoffen, dass dieses Buch nicht nur für die Zeit bis zum Staatsexamen, sondern auch danach noch als ein kompaktes Nachschlagewerk genutzt wird.

Wie fast jedes neue Lehrbuch hat auch dieses eine Urquelle: Ein von H. Schütt-Gerowitt vor vielen Jahren erstelltes Mikrobiologie-Skript für den studentischen Unterricht war die erste Keimzelle, wofür ich mich ganz herzlich bedanken möchte. Aus der Ursprungszelle sind weitere hervorgegangen, Differenzierungsprozesse haben sich angeschlossen, an denen auch Frau Simone Claß, Frau Sigrun Ehlers-Rückert und Frau Dr. Christina Schöneborn vom Georg Thieme Verlag dankenswerterweise einen nicht unerheblichen Anteil hatten. Nun ist hoffentlich ein Buch entstanden, das sich stetig weiterentwickeln wird. Weiterentwicklungen basieren auf Signaltransduktionskaskaden, die von äußeren Reizen und Stimuli in Gang gesetzt werden. Seien Sie dieses externe Signal und schicken Sie Anregungen, Verbesserungen und kritische Stellungnahmen an: ugross@gwdg.de

Göttingen, im August 2006　　　　　Uwe Groß

Danksagung

Für die Hilfe bei der Erstellung des Malaria-Kapitels möchte ich cand. med. J. Friesen (Göttingen) meinen Dank aussprechen. Ein besonderes Dankeschön gebe ich an J. Wienands (Göttingen) für die kritisch-konstruktive Durchsicht des Kapitels über Infektionsimmunologie. Insbesondere die Darstellung von klinischen Manifestationen lebt von Abbildungen. Viele Kolleginnen und Kollegen haben für dieses Buch unkompliziert und schnell Bildmaterial zur Verfügung gestellt. Dafür möchte ich mich ganz herzlich bedanken bei A. Cichon, H. Eiffert, J. Friesen, E. Grabbe, A. Günthert, G. Hasenfuß, C.G.K. Lüder, R. Nau, C. Neumann, J. Petersen, T. Raupach, U. Reichard, R. Rüchel, M. Schulze, W. Steiner, M. Weig (alle Göttingen), K. Fleischer, D. Hahn, C. Hüttinger, H. Klinker, H.P.R. Seeliger, A. Stich, W. Ziebuhr (alle Würzburg), H. Blenk (Nürnberg), W. Boes (Duderstadt), C. Buser und T. Mertens (Ulm), A. Ferbert (Kassel), H. Gelderblom (Berlin), K.-G. Gerdts (Cuxhaven), W. Gerlich (Gießen), Grade (Rotenburg/W.), A. Heim (Hannover), H.-D. Klenk und L. Kolesnikowa (Marburg), D. Krüger (Berlin), S. Modrow (Regensburg), K. Schröppel (Erlangen), H. Sudeck (Hamburg), sowie dem NRZ MMR und der DTG e.V.

Inhaltsverzeichnis

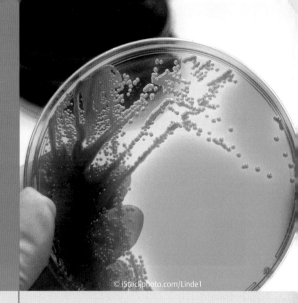

© iStockphoto.com/Linde1

Kapitel 1

Allgemeine Infektionslehre

1.1 Klinischer Fall

Die Enterokokkenlücke

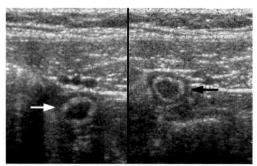

Abb. 1.1 Sonografie bei akuter Appendizitis: Erweiterung des Lumens und Wandödem. (aus Henne-Bruns, D. et al., Duale Reihe Chirurgie, Thieme, 2007)

Bauchschmerzen und Erbrechen

„Endlich Ferien!", tönt in Volkers Ohr die Stimme seiner kleinen Schwester, als der vollbeladene Familienvan an Besançon vorbei in Richtung Atlantik eilt. „Mir ist überhaupt nicht nach Ferien zumute", antwortet der 16-Jährige abweisend. Die Familie wundert sich: Eigentlich hatte sich Volker auf die Atlantikreise sehr gefreut. Er wollte dort seine Freundin treffen und gemeinsam mit ihr surfen gehen. „Hast du etwa Liebeskummer?", fragt Volkers Mutter und dreht sich vom Vordersitz zur Rückbank des Wagens hinüber, wo Volker und seine Schwester sitzen. „Nein, nur Bauchschmerzen", antwortet Volker mit leidender Miene.

Was wie harmloser Ferienverdruss aussieht, wird bald ernst. In den nächsten drei Stunden muss Volker mehrmals erbrechen. Seine Bauchschmerzen nehmen rasant zu. Als der Junge immer bleicher wird und sich inzwischen vor Schmerzen krümmt, beschließt die Familie, ins nächstgelegene Krankenhaus zu fahren. Obwohl niemand von ihnen französisch spricht, verläuft die Aufnahme im Krankenhaus reibungslos. Volker wird sofort vom diensthabenden Chirurgen untersucht. Dieser findet bei dem Schüler einen heftigen Druckschmerz im rechten Unterbauch und dort auch eine Abwehrspannung. Außerdem misst die Schwester eine erhöhte Körpertemperatur. Bald liegen auch die Blutparameter vor: Die Leukozyten sind deutlich erhöht. Als der aufnehmende Chirurg mit dem Oberarzt telefoniert, hört ihn Volker mehrmals „appendicite" sagen. Da ein Freund von ihm kürzlich an einer Blinddarmentzündung operiert wurde, ahnt der Schüler, dass auch ihm ein Eingriff bevorsteht.

Brettharter Bauch

Die Chirurgen entschließen sich in der Tat für eine minimal-invasive Appendektomie. Als perioperative Antibiose erhält der Junge ein Cephalosporin. Wider Erwarten geht es Volker aber nach dem Eingriff nicht besser. Am zweiten postoperativen Tag steigt sein Fieber auf 39,2 °C. Seine Bauchdecke wird bretthart. Die Bauchschmerzen, die ihn jetzt plagen, kann er kaum ertragen. Der Chirurg, der ihn untersucht, ist sehr beunruhigt. „Ich höre bei dem Jungen keine Darmgeräusche", berichtet er seinem Oberarzt bei der Visite. Die Mediziner stellen die Diagnose „paralytischer Ileus bei Peritonitis mit Verdacht auf Darmperforation" und entscheiden sich für eine sofortige Lavage der operierten Region. Während des Eingriffs entnehmen sie Abstriche aus dem entzündeten Gebiet. Außerdem ändern sie die antibiotische Behandlung des Patienten in ein Cephalosporin der dritten Generation und Metronidazol um. Auf diese Weise wollen sie Volker im Sinne einer Breitbandantibiose gegen die meisten Peritonitiskeime abdecken.

Die Lücke in der Behandlung

Zwölf Stunden nach dem Antibiosewechsel steigt das Fieber weiterhin. Auch die Entzündungswerte im Blut gehen nicht zurück. Inzwischen werden Volkers Vitalparameter stündlich kontrolliert. In den Abstrichen aus der Lavage findet man im Labor vor allem grampositive Kettenkokken. Da sich der Zustand des Jungen kontinuierlich verschlechtert, bitten die Chirurgen den Mikrobiologen der Klinik um ein Konsil. Dieser stellt nach genauem Studium der Akten fest, dass die verordnete Antibiose eine Lücke aufweist: Die grampositiven Enterokokken sind sowohl gegen Cephalosporine der dritten Generation als auch gegen Metronidazol resistent. Daraufhin erhält der Patient ein Acylaminopenicillin und einen β-Laktamase-Inhibitor i. v. Die Kombination der beiden Substanzen schließt die Enterokokkenlücke. Nach einer Woche geht es Volker deutlich besser. Doch entlassen wird er erst nach zwei Wochen, als sein Zustand stabil ist. Den Surfurlaub mit seiner Freundin muss er leider auf nächstes Jahr verschieben.

1.2 Grundlagen

 Key Point

Henle und Koch definierten in ihren Postulaten erstmalig, welche Kriterien Krankheitserreger erfüllen müssen. Heute weiß man, dass Bakterien, Pilze, Parasiten, Viren und Prionen diese Kriterien erfüllen und Infektionen auslösen können. Endogene Infektionen werden dabei von Erregern verursacht, die auch beim Gesunden den Körper besiedeln. Exogene Infektionen entstehen durch Erreger, die von außen auf den Körper einwirken. Dabei können die Krankheitserreger über verschiedene Übertragungswege in den Organismus gelangen. Besteht eine Infektion, sind in der Regel die 5 Zeichen einer Entzündung (S. 20) nachweisbar.

Infektionskrankheiten sind so alt wie die Entwicklungsgeschichte von Pflanze, Mensch und Tier. Was die Infektionen des Menschen betrifft, so wurde bereits zu Zeiten Galens (129–199) die Lehre der Miasmen verkündet. Sie ging davon aus, dass Ausdünstungen von Sümpfen oder Kadavern für viele Erkrankungen verantwortlich sind. In der Tat waren Menschen, die in der Nähe von Sümpfen lebten, vermehrt von hohem Fieber betroffen, an dem sie oft auch starben. Die entsprechende Erkrankung wurde deshalb als „mala aria" (ital., schlechte Luft) bezeichnet. Als Alternative zu den Miasmen entwickelte sich die Lehre der Kontagien, die die Berührung von Kranken oder deren Atemluft als Ursache von Erkrankungen verantwortlich machte. Es war ein langer Weg, bis Letztere auf allgemeine Akzeptanz stieß. Heute wissen wir, dass die Malaria durch den Stich der in den Feuchtgebieten brütenden und mit Plasmodien infizierten Anophelesmücken übertragen wird, Infektionskrankheiten also von kontagiösen Erregern verursacht werden.

Tab. 1.1 zeigt einen Überblick über die geschichtlichen Meilensteine der Mikrobiologie.

1.2.1 Von der Krankheit zur Ätiologie – Henle-Koch-Postulate

Robert Koch (1843–1910) gab 1882 die Entdeckung der Tuberkelbakterien bekannt und erkannte in den folgenden Jahren den Zusammenhang zwischen Knochen-, Lungen- und Hauttuberkulose. Erstmals wurden die Henle-Koch-Postulate erfüllt, die ursprünglich auf Friedrich Gustav Jacob Henle (1809–1885), einen Göttinger Anatom, zurückzuführen sind und von seinem Schüler Robert Koch weiter entwickelt und schließlich formuliert wurden. Die Henle-Koch-Postulate lauten:

Tab. 1.1	
Meilensteine der Mikrobiologie.	
Jahr	**Ereignis**
ca. 1675–1783	Entdeckung der Bakterien durch Antoni v. Leeuwenhoek
1796	Impfung des Jungen James Phipps mit Kuhpocken-Viren durch Edward Jenner
1876	Entdeckung des Milzbrand-Erregers durch Robert Koch
1882	Entdeckung des Tuberkulose-Erregers durch Robert Koch
1898	Definition von Viren als Krankheitserreger durch Friedrich Löffler und Paul Frosch
1909	Einführung der Chemotherapie (Salvarsan gegen Lues) durch Paul Ehrlich
1928	Entdeckung des Penicillins durch Alexander Fleming
1946	Einsatz von Antibiotika in der Tiermast
1967	Beginn der Pockenimpfung
1980	WHO erklärt die weltweite Elimination der Pocken
1981	Beginn der AIDS-Pandemie
1988	vancomycinresistente Enterokokken (VRE) in Europa
seit 1990	Resistenzpandemie: massive Zunahme nosokomialer Infektionen durch resistente Erreger
seit 1997	wiederholte Ausbrüche der aviären Influenza (H5N1, Vogelgrippe)
2001	Milzbrandbakterien als bioterroristisches Bedrohungsmittel
2002/3	Ausbruch und internationale Ausbreitung von SARS (Schweres akutes Atemwegssyndrom)
2009/10	Influenza-Pandemie durch sog. Neue Grippe (A/California/H1N1)

- Der Krankheitserreger muss sich regelmäßig in den Körpersäften, Geweben oder Ausscheidungen des Infizierten finden lassen.
- Der Erreger muss sich aus dem erkrankten Körper isolieren und in Reinkultur anzüchten lassen.
- Mit einer Reinkultur des Erregers muss sich das gleiche Krankheitsbild im Tierversuch wieder erzeugen lassen.
- Der Erreger muss aus diesem Tier isoliert werden können.

Heute lassen sich diese Postulate natürlich nicht für alle Erreger aufrechterhalten, da sie eventuell nicht anzüchtbar sind oder keine geeigneten Tiermodelle zur Verfügung stehen.

1.2.2 Allgemeine Epidemiologie

Eine Infektionskrankheit, die örtlich (aber nicht zeitlich) gehäuft auftritt, wird als Endemie bezeichnet; z. B. ist die Malaria in Kenia endemisch. Im Gegensatz dazu spricht man von einer Pandemie, wenn eine Infektion zeitlich (aber nicht örtlich) gehäuft auftritt, wie z. B. die weltweite HIV-Pandemie. Wenn eine Erkrankung örtlich und zeitlich gehäuft beobachtet

1

wird, so handelt es sich um eine Epidemie, z. B. Masern-Epidemie in der Schweiz.

> **MERKE**
>
> **Endemie:** örtlich gehäuftes Auftreten...
> **Pandemie:** zeitlich gehäuftes Auftreten...
> **Epidemie:** örtlich und zeitlich gehäuftes Auftreten...
> ...einer Infektionskrankheit.

Für die Bedeutung von Infektionskrankheiten werden darüber hinaus Begriffe aus der allgemeinen Epidemiologie verwendet, die auch für andere Erkrankungen Verwendung finden:

— Morbidität: Zahl der Erkrankten pro Bevölkerungskollektiv.
— Inzidenz: Neuerkrankungen pro Zeiteinheit.
— Prävalenz: Anzahl der Erkrankten zu einem bestimmten Zeitpunkt.
— Manifestationsindex: Zahl der klinisch erkrankten Fälle pro Anzahl der infizierten Personen.
— Mortalität: Zahl der an einer Krankheit Verstorbenen bezogen auf ein Bevölkerungskollektiv.
— Letalität: Zahl der an einer Krankheit Verstorbenen bezogen auf die Erkrankten.

1.2.3 Eigenschaften und Lebensweise von Krankheitserregern (Einteilung der Krankheitserreger)

Infektiöse Krankheitserreger gehören zu den Vertretern von fünf großen Organismengruppen: Bakterien, Pilze und Parasiten besitzen eine Zellstruktur und werden der belebten mikrobiellen Welt zugeordnet, während Viren und Prionen über kein eigenständiges Leben verfügen. Diese Gruppen von Krankheitserregern unterscheiden sich einerseits durch ihre Größe und andererseits durch ihre Vermehrungsstrategie voneinander (Tab. 1.2).

In der Gruppe der sogenannten autarken mikrobiellen Lebensformen werden die Bakterien den Prokaryonten und die Pilze und Parasiten den Eukaryonten zugeordnet:

Prokaryonten bestehen aus den Domänen der Bakterien (= Eubakterien) und der Archaeen (= Archaebakterien und sind charakterisiert durch:

— freiliegende, zirkuläre DNA (Chromosom, Kernäquivalent), die nicht von einer Kernmembran umschlossen ist
— 70S-Ribosomen
— keine membranösen Organellen (wie z. B. Mitochondrien)!

Die Domäne der Eukaryonten ist charakterisiert durch:

— DNA-Histonkomplexe, die von einer Kernmembran umgeben sind
— 80S-Ribosomen
— Vorhandensein membranhaltiger Organellen (z. B. Mitochondrien, Golgi-Apparat).

Die medizinisch relevanten Bakterien haben sich vor 3,5–4 Milliarden Jahren vom letzten gemeinsamen Vorläufer allen Lebens abgespalten und gehören zur Domäne der Eubakterien.

Die entwicklungsgeschichtliche Distanz bzw. Nähe zwischen Mensch und potenziellen Krankheitserregern hat auch therapeutische Konsequenzen (Abb. 1.2): Da das gemeinsame genetische Erbe zwischen Menschen und Eubakterien relativ gering ist, stehen für die Entwicklung von selektiven Antiinfektiva gegen Eubakterien zahlreiche für diese Gruppe spezifische Zielstrukturen zur Verfügung. So ist z. B. durch Antibiotika eine selektive Inhibierung vor allem von Bakterien möglich, weil sich die Enzyme für Transkription, Translation und Replikation von Pro- und Eukaryonten unterscheiden. Im Gegensatz dazu gibt es mehr genetische Überschneidungen zwischen Menschen und Helminthen (Würmer). Hier ist es schwieriger, für den Wurm spezifische Angriffspunkte im Rahmen einer antiinfektiven Therapie zu finden.

Praxistipp

Machen Sie sich klar, dass eine spezifische Therapie immer schwieriger wird, je näher der infektiöse Organismus mit dem Menschen verwandt ist.

Die Einteilung der Infektionserreger erfolgt nach dem in allen biologischen Wissenschaften üblichen System der Klassen, Ordnungen, Familien, Gattungen und Arten. Ausgenommen hiervon sind die Viren, die primär nach der Art ihrer Nukleinsäuren (RNA-Viren, DNA-Viren) und aufgrund ihrer Struktur zu Familien zusammengefasst werden.

Die Klassifizierung (Taxonomie) der Bakterien erfolgt heute bevorzugt durch den Vergleich des genetischen Materials und/oder durch die Ermittlung einer großen Zahl von morphologischen und biochemischen Eigenschaften, die mit den Methoden der

Tab. 1.2

Einteilung der Krankheitserreger.

	ungefähre Größe	Vermehrungsart	Organisation
Bakterien	1 µm	Teilung	Prokaryo(n)t
Pilze	10 µm	Mitose (evtl. Meiose)	Eukaryo(n)t
Parasiten	>10 µm	Mitose und Meiose	Eukaryo(n)t
Viren	100 nm	intrazelluläre Replikation/Multiplikation	subzellulär
Prionen	<100 nm	?	Protein

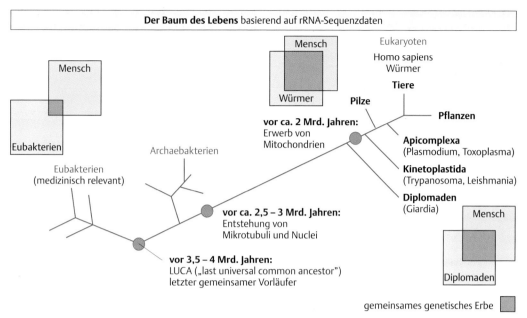

Abb. 1.2 „Der Baum des Lebens", basierend auf rRNA-Sequenzdaten.

numerischen Taxonomie ausgewertet werden. In der medizinischen Diagnostik werden die meisten Erreger aber immer noch überwiegend anhand ihrer mikroskopisch erkennbaren morphologischen Eigenschaften und den in der Kultur zu prüfenden physiologischen Merkmalen identifiziert. Moderne molekularbiologische Methoden gewinnen aber auch hierfür immer mehr an Bedeutung.

1.2.4 Kolonisation und Infektion – endogene und exogene Infektion

Haut und Schleimhäute des Menschen sind je nach anatomischer Region mit unterschiedlichen Mikroorganismen besiedelt bzw. kolonisiert (s. u.), die in der Regel keine oder nur wenige Virulenzfaktoren exprimieren und deshalb keine (= apathogen) oder nur eine geringe Pathogenität (= fakultativ pathogen) besitzen. Die Gesamtheit aller den Menschen besiedelnden Mikroorganismen ist allein mit ca. 10^{14} Bakterien weit größer, als der Mensch Zellen besitzt (10^{13} Zellen) und wird als Mikrobiom bezeichnet. Es wird davon ausgegangen, dass das Mikrobiom einerseits die Oberflächenorgane Haut und Schleimhaut vor obligat pathogenen Mikroorganismen schützt und dass andererseits die Stoffwechselleistungen des Mikrobioms auch großen Einfluss auf die Gesundheit des Menschen haben.

> **MERKE**
>
> **Kolonisation:** Besiedlung ohne klinische Symptome
> **Infektion:** Invasion mit nachfolgender Abwehrreaktion und/oder Schädigung.

Beim Immungesunden stellen die intakte Haut und Schleimhaut zusammen mit ihren Abwehrmechanismen (z. B. Komplement, Lysozym, dendritische Zellen, sekretorisches IgA) eine natürliche Barriere gegen das Eindringen von potenziellen Krankheitserregern dar. Ist die Integrität der Haut oder Schleimhaut gestört (z. B. durch einen venösen Dauerkatheter oder durch Mikrotraumen) oder ist die Funktionalität der Abwehrmechanismen gestört, können – vor allem fakultativ pathogene – Mikroorganismen der eigenen Flora in den Körper eindringen und sich lokal oder systemisch ausbreiten.

Endogene Infektionen I Die Infektion durch Mikroorganismen der körpereigenen Flora wird als endogene Infektion bezeichnet. Beispiele für endogene Infektionen:

— Die Einnahme von nierengängigen Antibiotika kann zur Vaginalmykose führen, weil die mit dem Urin ausgeschiedenen antibakteriellen Wirkstoffe das Gleichgewicht der Flora im Urogenitalbereich zugunsten von auf der Schleimhaut vorkommenden Sprosspilzen verschieben können.

— Bei einer perforierenden Appendizitis kann eine Peritonitis durch die im Darmlumen vorkommenden Bakterien entstehen.

1

Exogene Infektion I Die exogene Infektion findet stets durch Erreger statt, die von außen (= exogen) auf den Körper einwirken. Dabei handelt es sich meistens um fakultativ oder obligat pathogene Erreger, die eine ganze Reihe von Virulenzfaktoren exprimieren und dadurch eine lokale Infektion an der Eintrittspforte oder eine systemische Infektion hervorrufen. Bei einer exogenen Infektion lässt sich die Inkubationszeit meistens gut bestimmen, da der Kontakt mit dem infektiösen Agens leichter zu ermitteln ist. Als Inkubationszeit wird die Zeitspanne von der Infektion bis zum Entstehen erster klinischer Symptome bezeichnet. Da Krankheitserreger sich durch ihre jeweils spezifische Inkubationszeit zum Teil voneinander unterscheiden lassen, wird der Kenntnis der jeweiligen Inkubationszeiten bei der Diagnosestellung ein großer Stellenwert beigemessen. Beispiele für exogene Infektionen:
– Pneumonie durch aerogene Infektion mit Influenzaviren
– Diarrhö durch orale Infektion mit Salmonellen.

Zeichen einer Entzündung I Die endogene und exogene Infektion kann von einer Kolonisation prinzipiell dadurch unterschieden werden, dass bei Infektionen in der Regel Zeichen einer Entzündung nachweisbar sind. Die fünf Kardinalzeichen einer Entzündung sind:
– lokaler oder systemischer Temperaturanstieg (= Calor)
– vermehrte lokale Durchblutung (= Rubor)
– Einwanderung von Makrophagen, Leukozyten und anderen Entzündungszellen an den Ort der Infektion mit daraus resultierender Schwellung (= Tumor)
– Schmerz (= Dolor) und eventuell
– eingeschränkte Funktion (= Functio laesa).

 Praxistipp

Prägen Sie sich die 5 Zeichen einer Entzündung ein:
– Calor
– Rubor
– Tumor
– Dolor
– Functio laesa.

Diese fünf Kardinalzeichen der Inflammation finden sich aber nicht nur bei Infektionen, sondern auch bei Malignomen, sodass Letztere eine wichtige Differenzialdiagnose bei unklaren Entzündungsparametern darstellen.

ACHTUNG

Entzündungszeichen treten auch bei Malignomen auf!

Neben Fieber und einer Leukozytose sind ein CRP-Anstieg, ein Anstieg des Procalcitonins (PCT) sowie eine erhöhte Blutsenkungsgeschwindigkeit (BSG) weitere Entzündungsparameter, die auf eine bakterielle Infektion hinweisen. Mit Ausnahme des PCT können sie aber auch bei Malignomen nachweisbar sein.

1.2.5 Die Übertragungswege

Die meisten Erreger dringen durch die natürlichen Körperöffnungen des Menschen in den Körper ein und führen dann in den anatomisch betroffenen Organen bzw. Körperregionen zur klinisch manifesten Infektionskrankheit. Wir unterscheiden folgende Übertragungswege:
– Übertragung über die Atemwege oder durch den Speichel führt zu Nasen-Rachen-Infektionen und Pneumonien. Diese Infektionen sind nur durch Atemschutzmasken wirksam zu verhindern.
– Fäkal-orale Übertragung führt zu Gastroenteritiden. Entsprechende Infektionskrankheiten können durch öffentliche Gesundheitskampagnen und Hygienemaßnahmen (Händewaschen!) kontrolliert werden.
– Übertragung durch Kontakt mit kontaminierten Gegenständen, Erde etc. führt zu vielfältigen Infektionskrankheiten, wie z. B. nosokomiale Infektionen im Krankenhaus, Tetanus. Erstere sollten durch krankenhaushygienische Maßnahmen unterbunden werden.
– Übertragung durch Geschlechtsverkehr führt zu Geschlechtskrankheiten, die durch den Gebrauch von Kondomen verhindert werden könnten. Durch Identifizierung und Therapie des/der Geschlechtspartner(s) kontrollierbar – was aber aufgrund von sozialen Komponenten oft unmöglich ist.
– Parenterale (akzidentelle) Übertragung, z. B. über die Blutbahn, führt meist zu systemischen Infektionen, wie z. B. HIV oder Kathetersepsis.
Bei den folgenden Übertragungswegen sind entweder Vektoren (z. B. Gliederfüßer [Arthropoden] oder Schnecken, die den Erreger übergangsweise beherbergen) notwendig oder/und es handelt sich um Zoonosen mit tierischem Reservoir:
– Vektoren:
  • Der Erreger lebt in einem Zwischenwirt und gelangt z. B. bei Bilharziose bzw. Schistosomiasis durch die intakte Haut in den Endwirt Mensch.
  • Der Erreger wird durch einen stechenden oder beißenden Arthropoden durch die Haut übertragen und führt zu lokalen oder systemischen Infektionen (z. B. bei Borreliose, Leishmaniose, FSME, Malaria).

- verhinderbar durch Vektorkontrolle bzw. Expositionsprophylaxe (z. B. Repellenzien, imprägnierte Moskitonetze).
- **Zoonosen:** Die Übertragung erfolgt durch Kontakt mit Vertebraten oder Sekreten von Vertebraten (tierisches Reservoir) und führt z. B. zu Brucellose, Leptospirose, Hanta-Fieber, Tollwut, Lassa-Fieber und Toxoplasmose.

Eine Übertragung von Zoonosen durch Vektoren erfolgt z. B. bei Pest und Gelbfieber. Bei der Pest ist die Ratte das tierische Reservoir, das den infektionstragenden Vektor (Floh) beherbergt.

1.3 Infektionsimmunologie – Abwehr von Krankheitserregern

Key Point

Im Rahmen der Evolution des Menschen hat der Kontakt mit Mikroorganismen zur Entwicklung eines kompliziert anmutenden Abwehrsystems geführt. Es muss in der Lage sein, effektiv zwischen körperfremd und -eigen unterscheiden zu können und mit ganzen Armeen fremder Eindringlinge fertig zu werden. Man unterscheidet angeborene Abwehrmechanismen vom erworbenen Immunsystem. Beide Systeme sind in ihren Funktionen eng miteinander vernetzt und bestehen aus zellulären und humoralen (löslichen) Komponenten.

In diesem Lehrbuch kann das komplexe Feld der Immunologie nur in begrenztem Umfang abgehandelt werden. Für weiterführende Informationen ziehen Sie bitte Lehrbücher der Biochemie/Immunologie hinzu.

1.3.1 Woran erkennt das Immunsystem Krankheitserreger?

Eine effektive Immunabwehr muss gezielt zwischen körpereigenen Strukturen und mikrobiellen oder anderen fremden Aggressoren unterscheiden können, um selektiv nur die für den Menschen schädlichen Zellen zu bekämpfen. Das Ausbleiben einer Immunantwort gegen körpereigene Bestandteile wird als immunologische Toleranz (S. 30) bezeichnet. Diese muss erst erworben werden.

Mikroorganismen bestehen aus den unterschiedlichsten biochemischen Molekülen. Sie können unter bestimmten Bedingungen als Antigene wirken und immunologische Abwehrreaktionen des Körpers auslösen. Solche Antigene werden dann auch als Immunogene bezeichnet.

Neben den biologischen Molekülen (Protein-, Kohlenhydrat-, Lipid- oder Nukleinsäurestrukturen) können auch chemisch-synthetisierte Stoffe antigene Eigenschaften aufweisen.

Die Erkennungsmechanismen der angeborenen Immunabwehr

Im Laufe der Entwicklung der Lebensformen hat sich auf der Stufe der Eukaryonten zunächst ein früher als unspezifisch bezeichnetes Immunsystem entwickelt – die angeborene bzw. natürliche Immunabwehr. Sie erkennt einen mikrobiellen Erreger quasi sofort als fremd, ohne vorher Kontakt mit ihm gehabt zu haben und stellt eine schnelle Sofortantwort auf fremde Eindringlinge dar. Dafür ist es jedoch erforderlich, dass spezifische Strukturen als „fremd" erkannt werden. In der Tat hat sich dabei entwicklungsgeschichtlich eine Mustererkennung durchgesetzt, die als PAMP (= pathogen-associated molecular pattern) bezeichnet wird. Dabei handelt es sich um konservierte Strukturen, die zwar beim mikrobiellen Eindringling, nicht aber beim menschlichen oder tierischen Wirt vorkommen (außer in den Membranen intrazellulärer Organellen). Zu PAMPs gehören beispielsweise

- Zellwand- bzw. Zellmembranbestandteile von Bakterien oder Pilzen
- Hitzestressproteine (HSP)
- virale Nukleinsäuren (ss- oder dsRNA) oder CpG-DNA.

PAMPs werden von den sogenannten PRR (= Pattern-Recognition Rezeptoren) erkannt, welche bei vielen Immunzellen vorkommen. Die PRR lassen sich in mehrere Untergruppen einteilen:

- **Lösliche PRRs:** Hierzu gehören das Mannose-bindende Lektin (MBL), das an zuckerhaltige bakterielle Membranoberflächen bindet und dadurch eine Komplementaktivierung bewirkt.
- **Oberflächen-PRRs:** Die TOLL-like-Rezeptoren (TLR) sind die wichtigsten auf der Oberfläche von Immunzellen vorkommenden PRRs. Sie wurden erstmalig bei der Taufliege Drosophila als wichtiger Bestandteil eines Kontrollsystems von Schimmelpilzinfektionen entdeckt und spielen eine zentrale Rolle in der natürlichen Immunabwehr von Mensch und Tier. TLRs werden von antigenpräsentierenden Zellen (z. B. Makrophagen, dendritische Zellen) exprimiert. Die bisher bekannten TLRs reagieren selektiv mit verschiedenen PAMPs und bewirken dann als Signalübermittler durch Aktivierung bestimmter Gene eine verstärkte Produktion definierter Zytokine. Hierdurch wird die Aktivierung der erworbenen Immunabwehr eingeleitet und reguliert. Bisher sind 10 TLRs be-

kannt, wovon z. B. TLR4 mit dem Lipopolysaccharid (LPS) gramnegativer Bakterien reagiert und dadurch eine wesentliche Rolle bei der Auslösung des septischen Schocks spielt.

– Intrazelluläre PRRs: Diese PRRs sind im Gegensatz zu den TLR im Zytoplasma von Immunzellen lokalisiert. Hierzu gehören die NOD-like Rezeptoren (NLR) und die RIG-I-like Rezeptoren (RLR), die nach Erkennung spezifischer Pathogene die Aktivierung der Immunzellen bewirken. Während NLR Bakterien erkennt, dienen RLR vor allem der Identifizierung von dsRNA-Viren.

> **MERKE**
>
> TOLL-like-Rezeptoren (TLR) sind eine wichtige Untergruppe der Pattern-Recognition-Rezeptoren (PRR) und erkennen bestimmte Bestandteile mikrobieller Erreger. Die Erkennung erfolgt anhand des sogenannten „pathogen-associated molecular pattern" (PAMP).

Die Erkennungsmechanismen der erworbenen Immunabwehr

Die erworbene Immunabwehr (früher auch als spezifische Immunabwehr bezeichnet) hat sich in der Evolution später entwickelt als die angeborene Immunität. Sie baut ein immunologisches Gedächtnis (Memory) auf, das als schnelle Verteidigungsstrategie gegen einen Zweitangriff durch bereits bekannte Erreger dient. Bei der erworbenen Abwehr werden u. a. Antikörper und T-Zellen gebildet, die spezifisch mit bestimmten Regionen des Antigens reagieren. Diese vom Antikörper bzw. T-Zell-Rezeptor erkannten Regionen werden als Epitope bezeichnet und bestehen oft aus weniger als 10 Aminosäuren. Man unterscheidet zwischen linearen Epitopen (Primärstruktur des Proteins = hintereinander liegende Aminosäuren) und konformationellen bzw. strukturellen Epitopen. Letztere kommen dadurch zustande, dass aufgrund der Tertiärstruktur des Proteins Aminosäuren in eine räumliche Nähe zueinander gelangen, obwohl sie in der Primärstruktur nicht sequenziell nebeneinander liegen.

> **MERKE**
>
> Die erworbene Immunabwehr erkennt Fremdstrukturen über **Rezeptoren** (T-Zell-Rezeptoren = **TCR**, B-Zell-Rezeptoren = **BCR**), deren Gene somatisch rekombiniert sind.

1.3.2 Die Bausteine der Immunabwehr

Die Abwehr fremder bzw. potenziell schädlicher Lebensformen setzt sich aus physikalischen, zellulären und löslichen Faktoren bzw. Mechanismen zusammen (Tab. 1.3). Diese werden im Folgenden erläutert.

Tab. 1.3

Wichtige Abwehrsysteme des menschlichen Körpers.

Abwehrsystem	Beschreibung
physikalische Abwehrmechanismen	**mechanische Barrieren:** – Haut und Schleimhaut **Abtransport:** – Flimmerepithelien des oberen Respirationstraktes – Peristaltik des Darms – Harnblasenentleerung **Verdrängung:** – Kontrolle potenziell pathogener Keime durch das Mikrobiom (Normalflora) – pH-Veränderung der Vagina durch Laktobazillen
zelluläre Abwehrfaktoren	**angeborene Immunität:** – Granulozyten – Monozyten → Makrophagen Eine **Sonderstellung** nehmen **NK-Zellen** ein. **erworbene Immunität:** – T-Zellen – B-Zellen
humorale Abwehrfaktoren	**angeborene Immunität:** – Lysozym im Speichel und in der Tränenflüssigkeit – Salzsäure und Proteasen des Magens – kurzkettige Fettsäuren im Schweiß – Komplementsystem **erworbene Immunität:** – Antikörper

Physikalische Abwehrmechanismen

Mechanische Barrieren ┃ Eine der Hauptfunktionen von Haut und Schleimhaut besteht in der Verhinderung des Eindringens potenziell pathogener Keime in tiefere Gewebeschichten. Die Wirkung dieser mechanischen Barriere wird unterstützt durch die nachfolgenden physikalischen Abwehrmechanismen, sowie durch die im Schweiß und im Schleimhautsekret enthaltenen antimikrobiell wirksamen Substanzen.

> **MERKE**
>
> Haut und Schleimhaut verhindern das Eindringen pathogener Keime in tiefere Gewebeschichten.

Abtransport ┃ Der menschliche Körper verfügt über mehrere Strategien, um potenziell pathogenen Erregern trotz ihres Eindringens in Körperöffnungen (vor allem durch Mund, Nase und Harnröhre) eine Invasion ins Gewebe zu erschweren. Dazu zählt z. B. die synchrone Bewegung des Flimmerepithels im Nasopharynx und oberen Respirationstrakt, die eingedrungene Fremdkörper (z. B. Schmutzpartikel oder Mikroorganismen) nach außen transportiert, um die Lungenalveolen zu schützen. In den Gastrointestinaltrakt vorgedrungene Krankheitserreger werden mithilfe der Darmperistaltik möglichst rasch nach außen transportiert; in diesem Sinne ist sicher auch eine

Durchfallsymptomatik bei obligat pathogenen Darmerregern u. a. als Abwehrstrategie des Körpers anzusehen. Gleichermaßen bewirkt der Harnfluss im Sinne eines Spüleffekts einen Schutz vor einer retrograden Aszension uropathogener Keime über die Urethra.

Verdrängung ▌ Die auf der Haut und der Schleimhaut anzutreffende Normalflora wird auch als Mikrobiom bezeichnet und stellt einen wichtigen Schutz dar, da sie die Kolonisierung mit potenziell pathogenen Keimen z. B. durch folgende Mechanismen unter Kontrolle hält (Kolonisierungsresistenz):
- Kompetition um Nahrungsstoffe
- Bildung mikrobizider Komponenten (Bacteriocine).

Das Mikrobiom des Kolons nimmt außerdem eine probiotische Funktion wahr, weil es für die Produktion von Vitamin K und des Vitamin-B-Komplexes sowie für die Bildung kurzkettiger Fettsäuren von eminenter Bedeutung ist. Für die Entwicklung des mukosaassoziierten lymphatischen Immunsystems (MALT = Mucosa-Associated Lymphoid Tissue) ist ebenfalls die normale Darmflora notwendig.

Schließlich sei auf die Veränderung der Vaginalflora im fortpflanzungsfähigen Alter verwiesen: In dieser Lebensphase besteht die Vaginalflora überwiegend aus Laktobazillen (Döderlein-Flora), die das unter Östrogeneinfluss in der Scheide gebildete Glykogen zu Milchsäure abbauen und dadurch ein saures Milieu (pH 4,0–4,5) schaffen. Dies stellt einen Schutz zur Abwehr aszendierender Infektionen während einer eventuellen Schwangerschaft dar.

Die zellulären Abwehrfaktoren

Die für die Immunabwehr bedeutsamen Zellen entstehen aus hämatopoetischen pluripotenten Stammzellen des Knochenmarks. Hierbei wird zwischen den myeloischen und den lymphatischen Stammzellen unterschieden.

Zellen der angeborenen Immunabwehr

Aus den myeloischen Stammzellen entstehen u. a. Granulozyten und Monozyten. Sie können den Erreger durch Phagozytose direkt zerstören oder durch die Produktion von Zytokinen oder Immunmodulatoren die Immunreaktion des Menschen beeinflussen. Das Inflammasom ist ein zytosolischer Proteinkomplex, der in Granulozyten und Makrophagen vorkommt und vor allem durch Pathogenbestandteile stimuliert wird. Dadurch wird letztendlich das Enzym Caspase-1 aktiviert, welches das proinflammatorische Zytokin Interleukin (IL)-1ß aktiviert und dadurch eine Entzündungsreaktion auslöst.

Monozyten ▌ Sie machen 2–8 % der kernhaltigen Blutzellen aus und zirkulieren hier für ungefähr 24 Stunden. Danach wandern sie in das Gewebe ein, um

je nach Antigenkontakt in dendritische Zellen oder in gewebsspezifische residente Makrophagen (antigenpräsentierende Zellen (S. 27)) zu differenzieren, wie z. B.
- Langerhans-Zellen der Haut
- Histiozyten des Bindegewebes
- Alveolarmakrophagen der Lunge
- Kupferzellen der Leber
- Mesangiumzellen der Niere oder
- Mikrogliazellen des Gehirns.

Granulozyten ▌ Der Anteil der segmentkernigen Granulozyten im Blut liegt zwischen 60 und 70 %, wobei neutrophile Granulozyten den Großteil ausmachen. Nach Aktivierung durch Zytokine können sie aus den Blutgefäßen in das infizierte Gewebe einwandern. Ihre Funktion als professionelle Phagozyten der ersten Abwehrlinie üben sie dabei mithilfe der von ihnen gebildeten mikrobiziden Substanzen aus. Dazu gehören:
- reaktive Sauerstoffradikale (reaktive oxygene Intermediärprodukte = ROI)
- die stimulationsabhängig aus den Granula ausschüttbaren Enzyme Lysozym und Proteasen
- Defensine und Entzündungsmediatoren (z. B. Prostaglandine, Leukotriene und Interleukin-8)
- Sauerstoffabhängige mikrobizide Abwehrsysteme, wie z. B. Stickstoffoxidsynthetase (NOS), die NADPH-Oxidase, die Myeloperoxidase (MPO) und die Haber-Weiss-Reaktion (Abb. 1.3); die dabei entstehenden Verbindungen (Superoxid = O_2^-, Hydroxylradikal = $OH^•$, Hypochlorid = OCl^- und Stickstoffmonoxid = $NO^•$) haben ein mikrobizides Potenzial und sind z. T. in weitere chemische Reaktionen eingebunden (s. Lehrbücher der Biochemie).

$$\text{Arginin} \xrightarrow{\text{NO-Synthetase}} \text{Citrullin} + NO^•$$

$$NADPH + O_2 \xrightarrow{\text{NADPH-Oxidase}} NADP + O_2^- + H^+$$

$$H_2O_2 + Cl^- \xrightarrow{\text{Myeloperoxidase}} OCl^- + H_2O$$

Haber-Weiss-Reaktion:
$$O_2^- + Fe^{3+} \rightarrow O_2 + Fe^{2+} \qquad Fe^{2+} + H_2O_2 \rightarrow OH^• + OH^- + Fe^{3+}$$

Abb. 1.3   Sauerstoffabhängige mikrobizide Abwehrsysteme.

- Erst vor wenigen Jahren wurden die NETs (= Neutrophil Extracellular Traps) entdeckt. Dabei handelt es sich um ein Netz von Chromatin und Histonen, das von neutrophilen Granulozyten explosionsartig freigesetzt wird, um mikrobielle Eindringlinge effektiv zu fangen und anschließend mithilfe weiterer Granulozytenproteine zu töten.

γδ-T-Zellen ▌ Die auf der Schleimhaut vorkommenden γδ-T-Zellen stellen insofern eine Besonderheit dar, als dass sie im Gegensatz zu anderen T-Lymphozyten zur frühen natürlichen Immunabwehr gerechnet werden und fremde Antigene unabhängig von einer MHC-vermittelten Antigenpräsentation (S. 27) mit ihrem γδ-Rezeptor erkennen.

> **MERKE**
>
> Zu den Zellen der angeborenen Immunabwehr gehören:
> - Monozyten
> - Granulozyten
> - γδ-T-Zellen.

NK-Zellen | Eine Sonderstellung nehmen NK-Zellen (natürliche Killerzellen) ein. Nach Aktivierung der von Makrophagen produzierten Zytokine Tumornekrosefaktor-(TNF-)α, IL-12, Interferon-(IFN-)α und -β entwickeln sich die NK-Zellen in der Frühphase der Infektion zu den wichtigsten IFN-γ produzierenden Immunzellen, die dadurch wiederum Makrophagen und T-Lymphozyten aktivieren. Ihren Namen haben NK-Zellen von ihrer Fähigkeit, infizierte Zellen direkt oder indirekt abzutöten.

Zellen der erworbenen Immunabwehr
Neben myeloischen Stammzellen entstehen aus den pluripotenten Stammzellen des Knochenmarks auch lymphoide Stammzellen. Ihre weitere Differenzierung in T- und B-Zellen verläuft antigenunabhängig in den primären lymphatischen Organen. Der Kontakt der Lymphozyten mit Antigenen in den sekundären lymphatischen Organen führt dann dort zur weiteren Differenzierung und Spezialisierung.

T-Zellen | Die Bildung und Reifung von T-Zellen ist abhängig vom Kontakt des T-Zellrezeptors (TCR) mit MHC-Molekülen (S. 27) und findet im Thymus, als eines der beiden primären lymphatischen Organe, statt. Anschließend erfolgt die antigenspezifische Aktivierung in den sekundären lymphatischen Organen (Lymphknoten, Milz und lymphatisches Gewebe von Haut und Schleimhaut). Nun können die T-Zellen durch die Produktion von Zytokinen das Regelwerk zwischen Lymphozyten und Phagozyten beeinflussen (CD4+/T-Helferzellen, TH) oder Erreger bzw. infizierte Zellen direkt abtöten (CD8+/zytotoxische T-Zellen, CTL).

B-Zellen | Die antigenunabhängige Bildung und Reifung von B-Zellen geschieht im anderen primären lymphatischen Organ, dem Knochenmark. Ihre antigenspezifische Aktivierung findet ebenfalls in den genannten sekundären lymphatischen Organen statt und führt zur Produktion von neutralisierenden oder opsonierenden Antikörpern, die spezifisch mit bestimmten Antigenen reagieren und dadurch eine spezifische humorale Immunabwehr bewirken.

> **MERKE**
>
> - **T-Zellen** differenzieren sich im Thymus aus.
> - **B-Zellen** differenzieren sich im Knochenmark (bone marrow) aus.

T- und B-Zellrezeptoren | Für die Spezifität der erworbenen, zellulären Immunität sind die antigenbindenden Rezeptoren der Lymphozyten von zentraler Bedeutung.
- Die T-Zellrezeptoren (TCR) bestehen aus heterodimeren Membranproteinen und können in αβ oder γδ unterschieden werden. Der für die spezifische Immunität wichtige αβ-TCR ist mit dem signalverarbeitenden CD3-Komplex auf der Zelloberfläche assoziiert und kann keine freien Antigene erkennen. Er reagiert nur mit solchen Antigenen, die von antigenpräsentierenden Zellen (APC) über MHC-Moleküle (S. 27) präsentiert werden.
- Die spezifischen B-Zellrezeptoren (BCR) bestehen aus monomeren, membranständigen IgM-Molekülen und sind damit ähnlich wie Antikörper (S. 25) aufgebaut. B-Zellrezeptoren können freie Antigene erkennen.

Die Variabilität der T- und B-Zellrezeptoren kommt durch Rekombination der in verschiedenen Formen vorkommenden V-, D-, und J-Segmente (S. 26) des entsprechenden Genbereichs zustande.

> **MERKE**
>
> - **T-Zell-Rezeptor (TCR):** heterodimere αβ- oder γδ-Struktur, kann keine freien Antigene erkennen.
> - **B-Zell-Rezeptor (BCR):** ist wie ein Antikörper aufgebaut und kann freie Antigene erkennen.

Humorale Abwehrfaktoren

In den Körperflüssigkeiten des Menschen befinden sich die humoralen (löslichen) Abwehrfaktoren. Auch hierbei ist zwischen angeborenen und erworbenen Faktoren zu differenzieren:
- Zur angeborenen Immunabwehr werden z. B. Lysozym, die Salzsäure des Magens sowie das Komplementsystem gerechnet.
- Immunglobuline bzw. Antikörper stellen die humoralen Bestandteile der erworbenen Immunabwehr dar.

Die humoralen Faktoren der angeborenen Immunabwehr
Lysozym | Dieses Enzym befindet sich im Speichel und in der Tränenflüssigkeit sowie in Granulozyten. Es ist eine bakterizid wirkende Muraminidase, die das Murein der bakteriellen Zellwand (S. 37) in Disaccharide spaltet.

Salzsäure und Proteasen des Magens I Sie bewirken eine unspezifische Abtötung der meisten oral aufgenommenen Bakterien. Ausnahmen sind jedoch z. B. säurefeste Mykobakterien und das Magenbakterium *Helicobacter pylori* (S. 73). Letzteres bewirkt durch das von ihm produzierte Enzym Urease eine Neutralisierung des pHs in der unmittelbaren Umgebung; bei neutralem pH-Wert ist die Schutzfunktion des Magensaftes nicht mehr gewährleistet.

Komplementsystem I Es besteht aus mehr als 20 Serumproteinen, die ungefähr 5 % des Plasmaeiweißes ausmachen. Es kann auf zwei Wegen zur Infektionsabwehr beitragen:

– Einerseits werden Mikroorganismen durch Zell-Lyse direkt zerstört,
– andererseits kann durch Opsonierung die Phagozytose der Mikroorganismen induziert werden.

Das Komplementsystem kann auf drei verschiedenen Wegen aktiviert werden (Abb. 1.4):

1. Der klassische Komplementweg wird durch die Bindung von Antigen-Antikörper-Immunkomplexen (IgG1-, IgG3- oder IgM-Antikörper) an die Komplement-Komponente C1 initiiert. Das aktivierte C1 führt zur Spaltung bzw. Aktivierung weiterer Komplementfaktoren, sodass ein C4b/C2b-Komplex entsteht. Dieser wird auch als klassische C3-Konvertase bezeichnet.
2. Im Rahmen des Lectinwegs wird durch mikrobielle Antigene direkt unter Vermittlung eines Mannosebindungslectins – und daher antikörperunabhängig – ebenfalls die Bildung der C3-Konvertase initiiert.
3. Im alternativen Weg binden spontan aktivierte C3b-Faktoren u. a. an mikrobielle Oberflächen und initiieren dadurch unabhängig von Antikör-

pern die Komplementaktivierung. Durch weitere Aktivierungs- bzw. Spaltvorgänge entsteht dabei ein Komplex aus C3b, Faktor Bb und Properdin, der auch als alternative Verstärker-C3-Konvertase bezeichnet wird.

Schließlich werden in allen drei Wegen der Komplementaktivierung zahlreiche C3b-Moleküle gebildet, die

– durch Bindung an B-Lymphozyten die Antikörperproduktion stimulieren,
– die Oberfläche von Mikroorganismen markieren (Opsonisierung), sodass diese an Rezeptoren von Phagozyten binden und
– die Bildung einer C5-Konvertase bewirken. Die Spaltung von C5 führt dann zur chemotaktisch wirksamen Komponente C5a (Anlockung von Granulozyten und Monozyten) und zu C5b, welches sich schließlich mit den Komponenten C6–C9 zum Membrane-attack-complex (MAC) zusammenlagert. Dieser Komplex ist eine lytisch wirksame Membranpore, die gramnegative Bakterien und eukaryontische Zellen zu lysieren vermag.

MERKE

C3 stellt für sämtliche Wege der Komplementaktivierung eine essenzielle und daher zentrale Schaltstelle dar. Spaltprodukte der C3-Konvertasen sind C3a und C3b.

Die humoralen Faktoren der erworbenen Immunabwehr: Antikörper

Die Grundstruktur der Antikörper besteht aus zwei jeweils identischen leichten (L) und zwei schweren Ketten (H). Diese vier Ketten sind Y-förmig zusam-

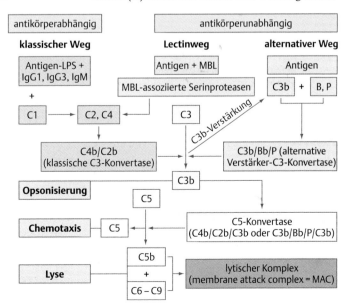

Abb. 1.4   Vereinfachte Darstellung des Komplementsystems (MBL = Mannosebindungslectin, P = Properdin).

1

mengesetzt und weisen zwei Endbereiche mit unterschiedlicher Funktion auf (Abb. 1.5):

— Der N-terminale Bereich (NH_3^+) ist hypervariabel und bewirkt durch Erkennung spezifischer Epitope die Antigenbindung (Fab = Antigenbindendes Fragment).
— Der C-terminale Bereich (COO^-) ist konstant und aktiviert entweder das Komplementsystem (Fc = fragment cristallizable, besser: Complement aktivierendes Fragment) oder Phagozyten, die mithilfe ihres Fc-Rezeptors an das Fc-Fragment binden können.

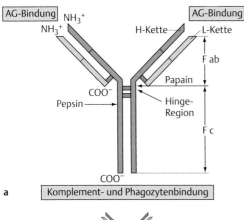

a   Komplement- und Phagozytenbindung

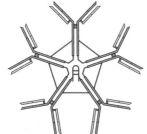

b

Abb. 1.5 Grundstruktur von Immunglobulinen (a) und pentameren IgM-Immunglobulinen (b). Durch Papain-Verdau können die Immunglobuline in das N-terminale Fab- und das C-terminale Fc-Fragment aufgeteilt werden. Bei dem Verdau durch Pepsin bleibt die Hinge-Region intakt, sodass nur das Fc-Fragment aufgelöst wird.

Im Gegensatz zu allen anderen Antikörpern sind IgM-Antikörper Pentamere, d. h. sie setzen sich aus fünf Immunglobulin-Grundstrukturen zusammen, die unter anderem durch J-Ketten zusammengehalten werden (Abb. 1.5). Die Einteilung der Antikörper wird von den schweren H-Kettentypen bestimmt (Tab. 1.4).

Die Variabilität der Antikörperspezifität liegt in der Rekombination der für die Antikörperbildung verantwortlichen Gensegmente (V-, D- und J-Segmente) begründet: So stehen im menschlichen Genom für den variablen Bereich der H-Ketten bis zu 200 V-Segmente ("variable"), 30 D-Segmente ("diversity") und 6 J-Segmente ("joining") zur Verfügung, die durch Rekombination eine Neuordnung dieser Gensegmente bewirken und dadurch alleine für die H-Ketten bis zu 36 000 verschiedene Variationen liefern. Da zusätzlich auch eine Variabilität für die L-Ketten besteht und außerdem mit somatischen Mutationen zu rechnen ist, können theoretisch bis zu 10^{12} verschiedene Antikörper gebildet werden.

MERKE

Durch **Rekombination** der verschiedenen V-, D- und J-Segmente und durch somatische Mutationen können bis zu 10^{12} verschiedene Antikörper gebildet werden.

Antikörper werden von den B-Lymphozyten synthetisiert und anschließend sezerniert. Wenn ein B-Zell-Rezeptor (BCR) an sein passendes mikrobielles Antigen bindet, wird der B-Lymphozyt stimuliert und differenziert zu einer Plasmazelle. Die Plasmazelle proliferiert und die Tochter-Plasmazellen sezernieren Immunglobuline (Antikörper), die das gleiche Antigen binden können wie der BCR der ursprünglich stimulierten Zellen.

Tab. 1.4

Eigenschaften der Antikörperklassen (Isotypen).

	IgM	IgG1	IgG2	IgG3	IgG4	IgA (1/2)	IgD	IgE
H-Kette	μ	γ1	γ2	γ3	γ4	α1/2	δ	ε
Halbwertszeit in Tagen	5–10	21	21	7	21	6	3	2
Grundfunktion der Immunität	frühe Immunantwort	späte Immunantwort und Immungedächtnis				mukosale Immunität	?	Allergie und antiparasitär
Komplement-Aktivierung	+++	++	+	+++	–	–	–	–
plazentagängig	–	+[1]	+[1]	+[1]	+[1]	–	–	+

[1] in unterschiedlichem Maße

> **MERKE**
> 1. B-Lymphozyt bindet Antigen (Stimulation).
> 2. B-Lymphozyt differenziert und proliferiert zu Plasmazellen.
> 3. Plasmazellen sezernieren antigenspezifische Antikörper.

Dabei muss die Effizienz der spezifischen humoralen Immunität herausragend sein, da sich die Plasmazellen im Gegensatz zu Bakterien nur sehr langsam vermehren: Während sich eine Plasmazelle nach 12 Stunden gerade einmal verdoppelt hat, sind im gleichen Zeitraum aus einem *E.- coli*-Bakterium ganze Heerscharen neuer Bakterien entstanden (ca. 6×10^{10} Bakterien!). Ihr langsames Wachstum gleichen Plasmazellen jedoch durch ihre hohe Antikörperproduktivität aus – sie sind Antikörperfabriken. Plasmazellen können im aktivierten Zustand ca. 1000 Antikörper pro Sekunde herstellen und damit effektiv die Armeen der fremden Eindringlinge besiegen.

Praxistipp

Machen Sie sich klar, dass Plasmazellen sich zwar nicht so häufig teilen wie Bakterien, dafür aber umso effektiver in ihrer Antikörperproduktion sind.

Nach Antigenstimulation bilden Plasmazellen zunächst im Rahmen der frühen Immunantwort pentamere IgM-Antikörper. Durch die Wirkung von Zytokinen wird im weiteren Verlauf der Infektion ein Wechsel (Switch) der Immunglobulinklasse eingeleitet (Tab. 1.4). Dabei ist IL-12 verantwortlich für die Induktion einer sogenannten TH1-Immunantwort (S. 29) mit Produktion von IgG1-Antikörpern. Ist kein IL-12 anwesend, bewirkt dies eine TH2-Immunantwort (S. 29) mit der Bildung von IgG2-, IgG4-, IgA- und IgE-Antikörpern.

IgA-Immunglobuline werden von im Bindegewebe befindlichen Plasmazellen produziert. Um von den Epithelzellen der Schleimhäute aufgenommen zu werden, müssen jeweils zwei IgA-Immunglobuline mithilfe einer J-Kette miteinander zu dimeren Antikörpern verknüpft werden. Nach Bindung mit einer sekretorischen Komponente werden sie anschließend in das Lumen sezerniert (sekretorisches IgA = sIgA). sIgA-Antikörper können dann im Lumen des Respirations- und des Gastrointestinaltrakts sowie im Speichel und in der Muttermilch potenzielle Erreger bereits an der Eintrittspforte abfangen.

IgE-Antikörper werden besonders nach Infektion mit (gewebs-)invasiven Helminthen gebildet und binden mithilfe spezifischer Rezeptoren an Mastzellen und basophile Granulozyten. Dadurch kommt es nach Antigenkontakt direkt zur Freisetzung biogen aktiver Histamine und Kinine. Außerdem spielen IgE-Antikörper als wichtige immunpathologische Faktoren bei Allergien eine Rolle.

1.3.3 Das Zusammenspiel von angeborener und erworbener Immunabwehr
Während die angeborene Immunabwehr sofort gegen fremde Eindringlinge vorgehen kann, benötigt die erworbene Immunität ungefähr eine Woche für die Entwicklung ihrer vollen Abwehrfähigkeit. Sie baut außerdem ein Gedächtnis (Memory) gegen den einmal erkannten Erreger auf, sodass sie dann bei erneutem Erregerkontakt sehr schnell reagieren kann. Dabei existiert ein enges Zusammenspiel zwischen dem angeborenen und dem erworbenen Immunsystem.

Die Antigenpräsentation
Die Zellen des angeborenen Immunsystems (v. a. Makrophagen, dendritische Zellen und Mikroglia) werden als antigenpräsentierende Zellen (APC) bezeichnet, weil sie dem erworbenen Immunsystem dabei helfen, Erreger zu erkennen.
Bei der Antigenpräsentation muss zwischen dem endogenen (intrazelluläre Antigene) und dem exogenen Weg (extrazelluläre Antigene) unterschieden werden (Abb. 1.6).

Der endogene Weg der Antigenpräsentation
Antigene intrazellulärer Erreger (z. B. Viren, Chlamydien, Toxoplasmen) werden in einem Komplex von Proteasen (Proteasom) zu etwa 9-Aminosäuren-langen Peptiden gespalten. Diese Peptide werden dann in das endoplasmatische Retikulum transportiert und dort an „Major Histocompatibility Complex"-(MHC-) Klasse-I-Moleküle (MHC-I) gebunden. Anschließend werden die Peptide an der Zelloberfläche von den MHC-I-Molekülen präsentiert, wo sie zusammen mit dem kostimulatorischen Protein B7 (S. 28) von CD8$^+$-T-Zellen erkannt werden können.
Der Mensch besitzt drei polymorphe Genregionen für MHC-Klasse-I und zwar HLA-(Humanes Leukozytenantigen-) A, -B und -C. Praktisch alle kernhaltigen Körperzellen, mit Ausnahme von intakten Neuronen, können MHC-Klasse-I-Moleküle exprimieren.

Der exogene Weg der Antigenpräsentation
Im Gegensatz dazu werden MHC-Klasse-II-Moleküle nur von APCs exprimiert. Sie spielen vor allem für extrazelluläre Erreger bzw. Antigene eine Rolle.
Phagozytierte extrazelluläre Antigene werden im Phagosom durch Fusion mit Lysosomen zunächst in Peptide gespalten. Es kommt dann zur Verschmelzung des Phagolysosoms mit MHC-Klasse-II-haltigen Endosomen. Die Bindungsstelle des MHC-Klasse-II-Moleküls wird mit einem Peptidfragment (10–12

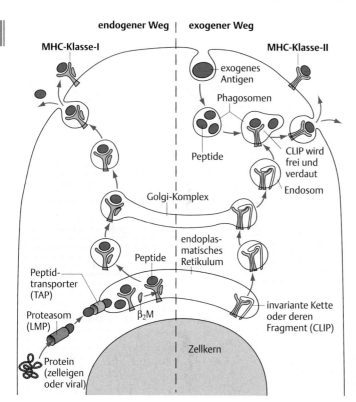

Abb. 1.6 Endogene und exogene Antigen-präsentation über MHC-Klasse-I- und MHC-Klasse-II-Moleküle. (aus Kayser, F. H. et al., Taschenlehrbuch Medizinische Mikrobiologie, Thieme, 2005)

Aminosäuren) des Erregers beladen und zur Zell-membran transportiert, wo es zusammen mit dem kostimulatorischen Protein B7 (S. 28) von CD4$^+$-T-Zellen erkannt wird. Auch B-Zellen, die ein Antigen gebunden haben, internalisieren dieses und präsentieren es anschließend auf MHC-II-Molekülen.

> **MERKE**
>
> Machen Sie sich die unterschiedlichen Funktionen von MHC-I- und MHC-II-Molekülen deutlich:
> — **MHC-I-Moleküle** präsentieren intrazelluläre Proteinfragmente auf der Oberfläche aller Zellen.
> — **MHC-II-Moleküle** präsentieren Proteinfragmente aus dem Extrazellulärraum auf der Oberfläche von phagozytierenden APCs.

T- und B-Zellen werden von APCs aktiviert

Bei der Aktivierung von T- und B-Zellen muss zwischen sogenannten ruhenden Zellen, die noch nie Kontakt zu einem Antigen hatten (naive Zellen), und den sogenannten Memory-Zellen unterschieden werden.

Aktivierung naiver T-Zellen

Für die Aktivierung naiver T-Zellen stellt die APC zwei Signale zur Verfügung:
— das MHC-präsentierte Erregerpeptid, das durch den TCR erkannt wird

— das kostimulatorische Protein B7, das durch den kostimulatorischen CD28-Rezeptor der T-Zelle erkannt wird und das erst nach TLR-induzierter Genaktivierung exprimiert wird (Abb. 1.7).

> **MERKE**
>
> Diese **beiden** o. g. **Signale** müssen gemeinsam von einer antigenpräsentierenden Zelle ausgesendet werden, damit die T-Zelle durch simultane Interaktionen aktiviert wird.

Bei alleiniger Anwesenheit des TCR-Signals kommt es zur Anergie, d. h. es folgt keine Immunreaktion auf fremde Antigene; bei alleiniger Anwesenheit des CD28-Signals passiert gar nichts.

Aktivierung von Memory-T-Zellen

Für die Aktivierung von Memory-T-Zellen ist nur ein einziges Signal (das TCR-Signal) notwendig, sodass eine schnelle Immunantwort erfolgen kann. Dabei besteht natürlich die Gefahr, dass bei Epitop-Ähnlichkeit von Erreger- und Wirtsproteinen Autoimmunprozesse in Gang gesetzt werden. In der Tat haben einige virale Peptide (z. B. von HBV) Ähnlichkeit mit körpereigenen Peptiden, sodass bei vorbestehendem Viruskontakt eine neuerliche Infektion zur überschießenden und falschen Immunreaktion führen kann. Ein derartiger Mechanismus steht z. B.

bei der Hepatitis-B (S.221) im Zentrum der Pathogenese.

Naive T-Zellen ohne vorherigen Antigenkontakt benötigen zwei Signale zur Aktivierung. Bei Memory-T-Zellen reicht hingegen allein die Aktivierung über den TCR.

Entstehung zytotoxischer T-Zellen (CTL) aus CD8⁺-T-Zellen

Die Art der das Erregerpeptid präsentierenden MHC-Moleküle bestimmt die weitere Entwicklung der spezifischen Immunantwort. So führt die Antigenpräsentation auf MHC-I-Molekülen zur Aktivierung von CD8⁺-T-Zellen, die sich dadurch in antigenspezifische zytotoxische T-Lymphozyten (CTL) differenzieren (Abb. 1.7). CTL haben eine zytotoxische Wirkung sowohl gegenüber Erregern, als auch gegenüber infizierten Zellen: Durch das von ihnen produzierte Perforin werden im ersten Schritt Poren in die Membran der infizierten Zelle eingebaut, sodass durch diese Poren im zweiten Schritt die zytolytisch und mikrobizid wirkenden Granzyme und Granulysine in das

Zytoplasma eingeschleust werden und dort einerseits intrazelluläre Erreger abtöten, andererseits den programmierten Tod (Apoptose) der Wirtszelle induzieren. Darüber hinaus können CTL eine Wirtszellapoptose auch durch FasL/Fas-Interaktion induzieren (Abb. 1.7). Schließlich führen CTL durch IFN-γ-Produktion zur Aktivierung von Zellen mit Phagozytosefunktion.

Ein von MHC-I präsentiertes Antigen führt zur Aktivierung von CD8⁺-Zellen, die dadurch in spezifische zytotoxische T-Zellen umgewandelt werden.

Entstehung von T-Helferzellen aus CD4⁺-T-Zellen

Werden Antigene auf MHC-II-Molekülen präsentiert, entwickeln sich CD4⁺-T-Zellen in antigenspezifische T-Helferzellen (TH0). Diese TH0-Zellen differenzieren sich in Anwesenheit bestimmter Zytokine (IL-2, IL-4 und IFN-γ) weiter. Ist zusätzlich auch IL-12 vorhanden, entstehen TH1-Zellen; bei Anwesenheit von IL-4 kommt es zur Bildung von TH2-Zellen (Abb. 1.7). Beide Zellpopulationen produzieren IL-3 und GM-CSF. Darüber hinaus unterscheiden sie sich signifi-

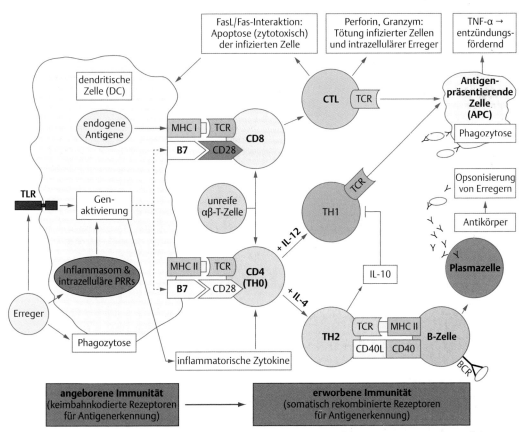

Abb. 1.7   Vernetzung von angeborenem und erworbenem Immunsystem. BCR = B-Zellrezeptor, CTL = zytotoxische T-Zelle, TCR = T-Zellrezeptor, TLR = TOLL-like-Rezeptor.

kant in der Zusammensetzung ihrer Effektorcock-tails.

Praxistipp

Weil sie nach Antigenerkennung andere Zellen des Immunsystems für weitere Abwehrreaktionen aktivieren, nennt man diese Zellen T-Helfer-Zellen.

TH1-Zellen induzieren zelluläre Abwehrmechanismen
TH1-Zellen sind u. a. durch ihre Produktion von IFN-γ, IL-2 und LT (TNF-β) von zentraler Bedeutung für die Makrophagenaktivierung (Abb. 1.7) und für die Induktion der zellulären Immunität, die vor allem gegen intrazelluläre Erreger gerichtet ist.

TH2-Zellen aktivieren B-Zellen
Demgegenüber sind TH2-Zellen wichtige Induktoren der humoralen Immunität, da sie u. a. durch Produktion von IL-4, IL-5 und IL-13 zur Aktivierung von B-Zellen führen. Das zusätzlich von den TH2-Zellen gebildete IL-10 hemmt die TH1-Immunantwort und stärkt somit den TH2-Weg (Abb. 1.7).
Zusätzlich zu den TH2-Zytokinen sind für die B-Zell-aktivierung zwei weitere Signale unbedingt erforderlich:
1. Nachdem das Antigen von der B-Zelle durch den BCR gebunden wurde, wird es internalisiert und über MHC-II-Moleküle auf der Oberfläche der B-Zelle präsentiert. Nun muss der TCR einer passenden TH2-Zelle an das von MHC-II auf der B-Zelle präsentierte Antigenfragment binden.
2. Außerdem ist die Interaktion zwischen dem CD40-Liganden der TH2-Zelle mit dem Glykopeptid CD40 auf der B-Zelle erforderlich.
Diese TH2-Zell-vermittelte Aktivierung führt schließlich zur Differenzierung der B-Zelle in eine Plasmazelle (S. 26).

MERKE

TH2-Zellen tragen folgendermaßen zur B-Zell-Aktivierung bei:
1. Zytokinausschüttung (vor allem IL-4, IL-5, IL-13)
2. Wechselwirkung zwischen TCR der TH2-Zelle und MHC-II-präsentiertem Antigen auf der B-Zelle
3. Wechselwirkung zwischen CD40-Ligand auf TH2-Zelle und CD40 auf B-Zelle.

Diese Differenzierung dauert bei einer Erstinfektion ungefähr 5 Tage. Die von den Plasmazellen anschließend produzierten spezifischen Antikörper stellen wiederum eine Verbindung zur angeborenen Immunität her:

– Durch Antikörper-Opsonierung der Erreger wird einerseits eine Komplementaktivierung eingeleitet,
– andererseits wird die Phagozytose durch Makrophagen unterstützt. Dabei binden die Fc-Fragmente der Antikörper an den Fc-Rezeptor von Makrophagen und initiieren dadurch die Phagozytose.

Das von den TH2-Zellen gebildete IL-4 ist außerdem ein wichtiges Signal für den sogenannten Isotypenswitch von der IgM- zur IgE-Produktion (vor allem bei Gewebshelminthosen = Wurmerkrankungen des Gewebes); das von den TH2-Zellen gebildete IL-5 fördert die IgA-Produktion.

Erst kürzlich wurden TH17-Zellen als eigenständige T-Helfer-Zellpopulation identifiziert. Insbesondere das von ihnen produzierte IL-17 ist ein zentraler Auslöser inflammatorischer Prozesse. Es aktiviert neutrophile Granulozyten und ist dadurch an der Abwehr extrazellulärer Pathogene beteiligt. Es löst allerdings auch schwere Entzündungen aus und wird mit der Entstehung von Autoimmunerkrankungen in Verbindung gebracht (Abb. 1.8).

B-Zellen werden zu B-Gedächtniszellen (Memory-B-Zellen)
Einige B-Zellen entwickeln sich zu Gedächtniszellen, die im Falle einer erneuten Infektion eine schnelle Antikörperantwort gewährleisten, weil sie nur das erste Signal (Bindung des BCR an MHC-II-gebundenes Antigen) für ihre Aktivierung benötigen. Dieses biologische Prinzip macht man sich auch bei Impfungen bzw. Immunisierungen zunutze:
– Die erste Applikation eines Impfstoffs (Erstimmunisierung) führt zunächst zu einer antigenspezifischen IgM-Antwort, die nach dem Isotypenswitch zur Bildung von spezifischen IgG- und IgA-Antikörpern mit hoher Antigenaffinität führt.
– Bei der Zweitimmunisierung mit dem gleichen Impfstoff ist die IgG-Antwort im Gegensatz zur IgM-Antwort sehr stark und schnell, weil mit der Zweitimmunisierung gerade solche B-Lymphozyten aktiviert werden, die bereits bei der Erstimmunisierung einen Isotypenswitch durchlaufen haben.

MERKE

Gedächtnis-B-Zellen benötigen nur ein Signal zur Aktivierung.

Die immunologische Toleranz
Die Immunabwehr reagiert in der Regel nicht gegen körpereigene Strukturen. Diese als immunologische Toleranz bezeichnete Eigenschaft des Immunsystems bezieht sich vor allem auf die erworbene Immunität

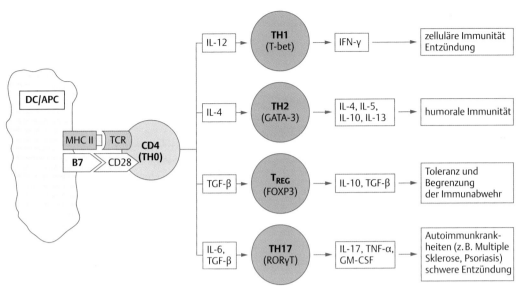

Abb. 1.8 Bedeutung der verschiedenen T-Zellpopulationen. Der die jeweilige T-Zellpopulation identifizierende Transkriptionsfaktor ist in Klammern angegeben.

und wird deshalb auch als erworbene Toleranz angesehen. Wir unterscheiden zwischen zentraler und peripherer Toleranz.

Die zentrale Toleranz

Die zentrale Toleranz wird während der Entwicklung der Lymphozyten etabliert, d. h. bei B-Zellen im Knochenmark und bei T-Zellen im Thymus. Im Knochenmark wird jedes Antigen (MHC-unabhängig!) prinzipiell als autoreaktiv interpretiert und die entsprechende unreife B-Zelle wird deletiert (= klare ja/nein-Entscheidung).

> **MERKE**
>
> Nur B-Zellen, die im Knochenmark **keinen Antigenkontakt** haben, dürfen sich weiterentwickeln.

Im Thymus wird jede T-Zelle auf ihre Fähigkeit überprüft, mit MHC-Molekülen zu interagieren.
- Bei zu schwacher Interaktion zwischen TCR und MHC wird die T-Zelle als „nutzlos" angesehen und überlebt daher nicht.
- Bei zu starker Interaktion zwischen TCR und MHC kann die T-Zelle „gefährlich" für den Körper sein und muss deswegen ebenfalls mithilfe von apoptotischen Vorgängen deletiert werden (= negative Selektion).

Nur bei optimaler Interaktion zwischen TCR und MHC wird die T-Zelle als „nützlich" akzeptiert (= positive Selektion). Die zentrale Toleranz der T-Zellen ist demnach abhängig von der Affinität zu MHC, sodass eine graduell gestufte Entscheidung hinsichtlich des Schicksals der T-Zelle vorgenommen wird.

Regulatorische T-Zellen (T_{Reg}; früher auch als Suppressor-T-Zellen bezeichnet) verhindern einerseits eine überschießende Immunantwort gegen Fremdantigene und sind andererseits an der Toleranz gegenüber Selbstantigenen beteiligt (Abb. 1.8).

> **MERKE**
>
> Nur T-Zellen, die eine optimale Bindungsstärke an MHC-Moleküle haben, überleben im Thymus.

Die periphere Toleranz

In den sekundären lymphatischen Organen brauchen die T-Zellen, wie oben bereits geschildert, zwei Signale, um von einer APC aktiviert zu werden:
- ein TCR-Signal in Form des MHC-restringierten Antigens
- ein CD28-Signal in Form des kostimulatorischen Proteins B7.

Fehlt die Expression von B7 (z. B. weil wegen Abwesenheit eines Erregers keine TLR-vermittelte Genexpression erfolgt), so wird die T-Zelle nicht aktiviert und man spricht von peripherer Toleranz. Für die periphere Toleranz spielen induzierbare regulatorische T-Zellen (iT_{REG}) eine wichtige Rolle; sie werden ebenfalls in der Peripherie (d. h. in den sekundären lymphatischen Organen) gebildet. Diese periphere Toleranz ist notwendig, um z. B. eine immunpathologische Reaktion gegen körpereigene Komponenten zu verhindern.

Auch B-Zellen können in der Peripherie durch An- oder Abwesenheit kostimulatorischer Signale einer peripheren Toleranz unterworfen werden.

1

1.4 Verlauf einer Infektion, Virulenzfaktoren und Pathogenität

Key Point

Für die erfolgreiche Etablierung einer Infektion ist eine abgestimmte Auseinandersetzung zwischen Pathogen und Wirt erforderlich, die sich in folgenden Schritten zusammenfassen lässt:
1. Umgehung oder Verhinderung der angeborenen Immunabwehr
2. Adhäsion, evtl. Invasion und intrazelluläre Etablierung
3. Lokale oder systemische Ausbreitung evtl. mit Wirtsschädigung durch:
   - Gewebedestruktion
   - Toxine (Intoxikation, infektiöse Intoxikation)
   - Induktion einer immunpathologischen Wirtsreaktion
4. Umgehung oder Verhinderung der erworbenen Immunabwehr
5. Austritt aus dem Körper und Übertragung zu einem neuen Wirt.

1.4.1 Die Umgehung oder Verhinderung der angeborenen Immunabwehr

Das Immunsystem hat sich im Laufe der Evolution als Abwehrsystem gegen körperfremde Substanzen (z. B. Infektionserreger, Tumorzellen) gebildet. Besonders die angeborene Immunität stellt eine sehr schnelle Abwehrreaktion des Körpers, vor allem gegen pathogene bzw. fakultativ pathogene Mikroorganismen, dar.
Damit Pathogene eine Infektionskrankheit auslösen können, müssen sie zunächst die natürliche, angeborene Immunabwehr umgehen. Dafür haben sie eine Reihe unterschiedlicher Strategien entwickelt. Als Beispiel sei die Polysaccharidkapsel verschiedener Bakterien (z. B. bei Pneumokokken oder *Haemophilus influenzae*) genannt, die durch Verhinderung der Komplement-Opsonierung eine Resistenz gegen die Phagozytose bewirkt. Eine weitere Strategie ist die direkte Infektion von Zellen der natürlichen Immunabwehr, z. B. die Infektion von Makrophagen durch Toxoplasmen.

Praxistipp

Viele Krankheitserreger, die in diesem Lehrbuch besprochen werden, haben raffinierte Mechanismen entwickelt, um den Abwehrsystemen zu entgehen.

1.4.2 Pathogenität und Virulenz

Pathogenität bedeutet die Fähigkeit einer mikrobiellen Art (Spezies), in einem definierten Wirt Krankheit zu erzeugen (z. B. humanpathogene Erreger).

MERKE

Es gibt apathogene, fakultativ pathogene und obligat pathogene Arten von Mikroorganismen.

Der Begriff Virulenz beinhaltet den Ausprägungsgrad der krankheitserzeugenden Eigenschaften bei einem definierten Stamm einer pathogenen Art. Das bedeutet:
- Virulente Stämme gibt es nur bei einer pathogenen Art, d. h. der Virulenzbegriff ist dem Pathogenitätsbegriff untergeordnet.
- Ein Stamm ist nur virulent, wenn auch bestimmte Virulenzfaktoren vorhanden sind.

MERKE

Das Ausmaß der Virulenz bei einem definierten Stamm einer pathogenen Art kann variieren – von avirulent bis hochvirulent. Die Virulenz kann z. B. gemessen werden durch die LD_{50} = Erregerdosis, bei der die Hälfte der Versuchstiere stirbt.

Mikroorganismen, die sich als Mitesser (Kommensalen) auf oder in unserem Körper aufhalten, exprimieren keine oder nur wenige Virulenzfaktoren. Es handelt sich daher meistens um apathogene oder fakultativ pathogene Organismen. Im Gegensatz dazu stehen die obligat pathogenen Erreger. Sie exprimieren eine Vielzahl von Virulenzfaktoren, die gemeinsam die Pathogenität des Erregers bestimmen. Häufig liegen die Gene dieser Faktoren in nachbarschaftlicher Nähe zueinander. Daher wird eine derartige Clusterung von Virulenzgenen auch als Pathogenitätsinsel (PAI) bezeichnet. Diese naturgemäß hauptsächlich im Genom von Pathogenen vorkommenden PAIs stellen relativ große Regionen von mehr als 10 kb dar. Sie beinhalten außerdem Mobilitätsgene und flankierende DNA-Sequenz-Wiederholungen, die eine Insertion in fremde Genome erleichtern. So wird ein horizontaler Gentransfer zwischen Bakterien ermöglicht. Oft fallen die PAIs durch einen veränderten Guanin- und Cytosin-Gehalt sowie einen veränderten Codongebrauch auf.

1.4.3 Adhäsion, Invasion und intrazelluläre Etablierung

Als wichtigste Virulenzfaktoren lassen sich Adhäsine, Invasine, Aggressine, Moduline und Impedine unterscheiden.

Adhäsine | Sie sind für die Initiierung der Infektion essenziell. Mithilfe der Adhäsine können sich die Erreger an spezifische Rezeptoren auf der Wirtszelloberfläche heften. Kommen diese Rezeptoren nur in bestimmten Organen bzw. Geweben vor, bedingt die Interaktion zwischen Erregeradhäsin und Zellrezeptor einen erregerspezifischen Gewebstropismus, d. h. nur bestimmte Organe werden in diesem Fall infiziert.

Invasine | Fakultativ und obligat intrazelluläre Erreger exprimieren zusätzlich Invasine, die die Aufnahme des Erregers in die Zelle unterstützen. Grundsätzlich kann die Aufnahme des Erregers in eine Zelle sowohl ein aktiver Prozess des Mikroorganismus sein, sie kann aber auch durch die Wirtszelle erfolgen (z. B. induzierte Endozytose unter Beteiligung des zellulären Zytoskeletts).

Aggressine, Moduline und Impedine | Den intrazellulären Abwehrmechanismen können sich die Erreger dadurch entziehen, dass sie z. B.

- die Fusion zwischen Phagosom und Lysosomen inhibieren (Fusionsinkompetenz, z. B. bei Toxoplasmen)
- die Phagosomenmembran lysieren (z. B. bei Listerien)
- sich frei im Zytoplasma der Wirtszelle vermehren (z. B. bei bestimmten Mikrosporidien).

Dabei sorgen Aggressine für eine Schädigung der Zelle, Moduline sind in der Lage, die Bildung von Zytokinen zu induzieren und Impedine hemmen die Immunantwort des Wirts.

1.4.4 Lokale oder systemische Ausbreitung der Krankheitserreger

Die lokale oder systemische Ausbreitung des Erregers ist von Faktoren des Pathogens und des Wirts abhängig. *Staphylococcus aureus* kann z. B. einerseits einen lokal begrenzten Abszess hervorrufen; andererseits kann dieses Bakterium in das Blutgefäßsystem invadieren und dann zur lebensgefährlichen Sepsis führen.

1.4.5 Die Mechanismen der Wirtsschädigung

Die Krankheitssymptome bei Infektionskrankheiten lassen sich auf folgende grundlegende Mechanismen zurückführen:

Gewebedestruktion | Die intrazelluläre Vermehrung von Pathogenen mit anschließender Zellzerstörung (z. B. Viren, Chlamydien) kann eine Gewebszerstörung zur Folge haben.

Toxinwirkung | Hierbei muss unterschieden werden zwischen:

- **Intoxikation:** Aufnahme präformierter sezernierter Toxine = Exotoxine. Die meisten sogenannten Lebensmittelvergiftungen sind typische Intoxikationen (z. B. *Staphylococcus-aureus*-Enterotoxin, *Bacillus-cereus*-Enterotoxin, Botulinumtoxin, Aflatoxin von *Aspergillus flavus*).

- **Infektiöse Intoxikation:** Die Bildung von Exotoxinen findet erst nach der Infektion innerhalb des Körpers statt. Beispiele hierfür sind Scharlach und Diphtherie.
- **Zytotoxine** sind extra- oder intrazellulär wirksame Exotoxine und führen zu einer irreversiblen Schädigung der Zielzelle mit resultierendem **Zelltod** – entweder durch **enzymatische** Schädigung der Wirtszellmembran durch Lipasen (z. B. *Clostridium-perfringens*-Lecithinase), durch **physikalische** Schädigung der Wirtszellintegrität durch Porenbildung (z. B. α-Toxin von *Staphylococcus aureus*, Streptolysin O von *Streptococcus pyogenes*) oder durch **ADP-Ribosylierung** und Inaktivierung des Zielmoleküls, z. B. Blockade der zellulären Proteinbiosynthese durch Diphtherietoxin (S. 236).
- **Enterotoxine** sind im Darmtrakt intrazellulär wirkende Exotoxine und führen im Gegensatz zu den Zytotoxinen zu einer meist reversiblen Änderung der zellulären Signalwege und/oder der Wirtszellphysiologie, z. B. Choleratoxin (S. 194).
- **Endotoxine** sind Bestandteile des Lipopolysaccharids von gramnegativen Bakterien; sie werden auch als Pyrogen bezeichnet, weil sie Fieber induzieren können.

Induktion einer immunpathologischen Wirtsreaktion: Hierbei spielt oft nicht die Infektion selbst eine zentrale Rolle, sondern es kommt durch eine pathologische Wirtsreaktion zur Entwicklung von Krankheitszeichen.

- So kann z. B. einerseits die Epitopähnlichkeit zwischen Antigenen von Krankheitserregern und körpereigenen Komponenten (Kreuzreaktivität) zu einer fehlgeleiteten Immunreaktion führen (z. B. Pan- oder Myokarditis nach Streptokokkeninfektion).
- Anderseits können hochimmunogene Komponenten von Krankheitserregern eine überschießende Immunreaktion auslösen, die wiederum eine unkontrollierte Entzündungsreaktion hervorruft (z. B. granulomatöse Wucherungen mit fibröszirrhotischen Gewebsveränderungen durch Wurmeier von Schistosomen).

> **MERKE**
>
> Die **Schädigung des Wirts** kann erfolgen durch:
> - Gewebedestruktion
> - Toxinwirkung
> - immunpathologische Wirtsreaktionen.

1

1.4.6 Die Umgehung oder Verhinderung der erworbenen Immunabwehr

Als Beispiele für Strategien der Immunevasion im Sinne der Verhinderung bzw. Umgehung der erworbenen Immunabwehr seien genannt:

Antigenvariabilität ❘ Innerhalb einer Infektion wird z. B. das Membranprotein PfEMP1 des Malariaerregers *Plasmodium falciparum* ständig verändert. Antikörper, die gegen ursprünglich vorhandene PfEMP1-Varianten gebildet wurden, werden somit gegen neue PfEMP1-Varianten wirkungslos.

Bildung von IgA-Proteasen ❘ Viele schleimhautassoziierte Bakterien (z. B. Gonokokken oder *Haemophilus influenzae*) produzieren Proteasen, die spezifisches IgA abbauen.

Inhibierung der MHC-vermittelten Antigenpräsentation ❘ Leishmanien, Toxoplasmen, CMV und andere Infektionserreger können die Expression von MHC-Antigenen verändern bzw. inhibieren. So wird die Antigenpräsentation vermindert und eine Stimulierung von T-Zellen bleibt aus.

1.4.7 Austritt aus dem Körper und Übertragung zu einem neuen Wirt

Im Sinne der Arterhaltung muss jeder Krankheitserreger bestrebt sein, nach der Infektion einen neuen Wirt zu infizieren. Zu den häufigsten Strategien zählen z. B.

- die Induktion von Husten bei Infektionen des oberen und unteren Respirationstrakts (Übertragung durch Aerosole) oder
- die Induktion von Durchfall bei Infektionen des Gastrointestinaltrakts (Übertragung mit dem Stuhl, fäkal-orale Transmission).

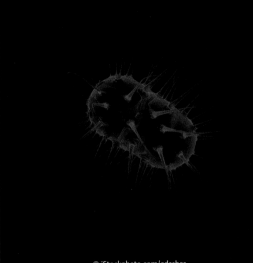
© iStockphoto.com/cdasher

Kapitel 2

Allgemeine Bakteriologie

2.1 Klinischer Fall

Infektionsquelle: Konservendose

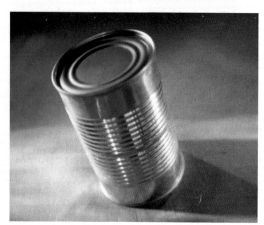

Abb. 2.1 Ursache des Botulismus sind meist verdorbene Lebensmittel aus Konservendosen. (© PhotoDisc)

Es gibt runde Bakterien und längliche, grampositive und gramnegative, aerobe und anaerobe. Im folgenden Kapitel werden Sie einigen Bakterien begegnen, die Sie schon kennen, und viele neue Erreger kennenlernen. Sie werden auch lesen, wie Bakterien Krankheiten hervorrufen. Manche sind dabei recht raffiniert. So das grampositive Stäbchenbakterium *Clostridium botulinum*. Es produziert den stärksten bakteriellen Giftstoff, den wir kennen: das Botulinumtoxin.

Gefahr aus der Konserve

„Wie bitte?", Maciej versteht seinen Kollegen Pawel immer schlechter. „Hast Du was getrunken?", fragt er und blickt besorgt hinüber zum Steuer des LKWs. „Nö", nuschelt Pawel, „wenn ich fahre, trinke ich nie. Aber die Luft ist heute so trocken." In der Nähe von Chemnitz halten die beiden auf einem Rastplatz an. Etwa die Hälfte der Strecke von Warschau nach Frankfurt am Main liegt hinter ihnen. Pawel hat großen Durst. Er bittet Maciej, weiterzufahren, da er Probleme habe, die Straße zu erkennen. Maciej wundert sich. Das Wetter ist zwar miserabel, aber die Sichtverhältnisse sind gut. In der nächsten Stunde verschlechtert sich Pawels Zustand. Maciej kann ihn kaum noch verstehen. Bei der nächsten größeren Stadt fährt er von der Autobahn ab und folgt den Hinweisschildern mit dem roten Kreuz.

Doppelbilder und Schluckbeschwerden

Da Maciej gut deutsch spricht, kann er dem aufnehmenden Assistenzarzt des Uniklinikums von Pawels ver-

waschener Sprache und den Sehstörungen berichten. Der Arzt tippt zunächst wegen der Mundtrockenheit auf einen Diabetes mellitus. Der sofort durchgeführte Blutzuckertest ergibt jedoch keinen auffälligen Befund. Auch die Oberärztin ist zunächst ratlos. Sie zieht einen Neurologen hinzu, da Pawel auch über Doppelbilder klagt. Dieser diagnostiziert eine Augenmuskelparese, kann sich auf die plötzliche Erkrankung des 56-Jährigen jedoch auch keinen Reim machen. Der Assistenzarzt erhebt daraufhin nochmals mit Maciejs Hilfe eine ausführliche Anamnese. Dabei fällt Pawel das Sprechen immer schwerer. Er hat Schluckbeschwerden und seine Sprache wird immer verwaschener. Dennoch kann er berichten, dass er sich gestern noch gesund gefühlt, am Vorabend mit seiner Familie Fleisch aus der Konserve gegessen habe und früh zu Bett gegangen sei.

Therapie per Hubschrauber

Beim Wort „Konserve" horcht die Oberärztin auf und fragt nach. Nein, beim Essen des Fleisches sei ihm nichts Besonderes aufgefallen, übersetzt Maciej verwundert. Dennoch stellen die Ärzte nun eine ungewöhnliche Verdachtsdiagnose: Botulismus. Der Patient wird sofort auf die Intensivstation verlegt, mit einem passageren Schrittmacher versehen und an eine kontrollierte Beatmung angeschlossen. Gleichzeitig wird in den örtlichen Apotheken Botulinum-Antitoxin angefordert und eine Serumprobe des Patienten für die mikrobiologische Diagnostik abgenommen. Da nicht genügend Antitoxin von sämtlichen Apotheken am Ort zur Verfügung gestellt werden kann, wird weiteres Antitoxin aus einer benachbarten Großstadt per Hubschrauber eingeflogen. Gleichzeitig wird das örtliche Gesundheitsamt informiert, das über das Bundesgesundheitsministerium Kontakt zu den Aufsichtsbehörden in Warschau aufnimmt. Auch Pawels Ehefrau, die über ähnliche Symptome klagt, wird sofort in eine Klinik aufgenommen und behandelt.

Diagnose durch Wespentaille

Dass die Verdachtsdiagnose richtig war, zeigt der Tierversuch im Institut für Medizinische Mikrobiologie. Dort wird zwei Mäusen ein Extrakt des Patientenserums injiziert. Einen Tag später stirbt eine der Mäuse mit der charakteristischen „Wespentaille", während die andere (die zuvor Antitoxin erhalten hatte) den Test überlebt. Auch Pawel und seine Frau überleben die Intoxikation. Und bei seiner nächsten LKW-Fahrt von Warschau nach Frankfurt bringt Pawel als Dankeschön im Uniklinikum einen Korb mit polnischen Spezialitäten vorbei. Konservendosen sind allerdings nicht darin.

2.2 Aufbau der Bakterienzelle

Key Point

Bakterienzellen zeigen einen grundsätzlich anderen Aufbau als eukaryontische Zellen. Sie haben keine Zellorganellen, besitzen andere Ribosomen als Eukaryonten und sind von einer Zellwand umgeben. Bakterien unterscheiden sich jedoch untereinander stark. Einige Eigenschaften lassen sich bereits im Lichtmikroskop erkennen. Eine weitere Charakterisierung gelingt z. B. anhand bestimmter Färbemethoden.

Bakterien können im Durchmesser 0,2–1,0 μm groß sein und eine Länge von 1–15 μm erreichen. Ab einer 400-fachen Vergrößerung sind sie im Lichtmikroskop sichtbar und lassen sich durch folgende lichtmikroskopisch erkennbare Kriterien unterscheiden:
- **Form:** Es gibt
  - kugelförmige (Kokken),
  - spiralförmige und
  - stäbchenförmige Bakterien.
- **Begeißelung:** Bakterien können keine, eine (monotriche Begeißelung) oder mehrere Geißeln tragen. Sind mehrere Geißeln an einer Stelle gebündelt, wird von lophotricher Begeißelung gesprochen. Ein allseits begeißeltes Bakterium weist eine peritriche Begeißelung auf. Begeißelte Bakterien sind beweglich, unbegeißelte Bakterien sind unbeweglich (z. B. Shigellen, Klebsiellen und Haemophilus).
- **Sporenbildung:** Clostridien und Bazillen bilden unter bestimmten Bedingungen Sporen (Dauerformen). Sie beinhalten das gesamte Bakteriengenom, der Stoffwechsel ist jedoch extrem reduziert. Solche Dauerformen weisen im Vergleich zu den vegetativen Bakterien eine beträchtliche Resistenz gegenüber chemischen und physikalischen Einwirkungen auf und können viele Jahrzehnte lang lebensfähig bleiben (z. B. Sporen des Milzbranderregers *Bacillus anthracis*).
- **Schleimkapsel:** Viele Bakterien bilden eine Schleimkapsel aus, die die Phagozytose durch Makrophagen verhindert. Eine solche Schleimkapsel stellt einen wichtigen Virulenzfaktor dar.

Praxistipp

Die lichtmikroskopisch erkennbaren Unterschiede zwischen Bakterien dienen häufig auch in der klinischen Mikrobiologie der Charakterisierung und Identifizierung von bakteriellen Krankheitserregern.

Weitere Strukturbestandteile der Bakterienzelle sind im Lichtmikroskop nicht erkennbar:
- die Zellwand,
- die zytoplasmatische Membran,
- das Zytoplasma,
- die 70S-Ribosomen (im Gegensatz zu den 80S-Ribosomen bei Eukaryonten) und
- die frei im Zytoplasma liegende DNA, die auch Chromosomenäquivalent genannt wird. Neben dem Chromosomenäquivalent können häufig noch kleine extrachromosomale DNA-Ringe vorhanden sein, die als Plasmide bezeichnet werden und für wichtige Eigenschaften kodieren können (z. B. Antibiotikaresistenzen oder Virulenzfaktoren). Im Durchschnitt enthält das bakterielle Genom ca. 10^6 Basenpaare.

2.2.1 Der Aufbau der Zellwand

Bakterien können unterschiedliche Arten von Zellwänden aufweisen (Abb. 2.2). Kugel- und stäbchenförmige Bakterien haben eine starre Zellwand. Unter den schraubenförmigen (spiralförmigen) Bakterien besitzen die Spirochäten eine flexible, die übrigen Bakterien ebenfalls eine starre Zellwand.

Die Zellwand ist sowohl für die Antibiotikaempfindlichkeit als auch für die Beschreibung der Bakterien (Gramverhalten, s. u.) von Bedeutung.

Transpeptidasen spielen für den Aufbau der bakteriellen Zellwand eine zentrale Rolle. Sie nehmen die Vorstufen der Zellwand aus der Zytoplasmamembran auf, um sie dann in die Zellwand einzubauen. Da die Transpeptidasen zugleich als Anheftungsstelle für Penicilline und andere β-Laktamantibiotika dienen, werden sie auch als Penicillinbindeproteine (PBP) bezeichnet.

Grundgerüst der Zellwand ist das Peptidoglykan (= Murein), eine Verbindung aus zwei verschiedenen Zuckern, die über Aminosäuren quervernetzt sind. Abb. 2.2 zeigt den Zellwandaufbau von grampositiven und gramnegativen Bakterien:
- Grampositive Bakterien besitzen eine dicke Zellwand, weil mehrere Mureinschichten übereinander liegen. In der Zellwand verankert sind Proteine, Zellwand-Teichonsäure und ein zellwandspezifisches Polysaccharid. Außerdem findet man verankert in der Zellmembran die Membran-Lipoteichonsäure.
- Gramnegative Bakterien haben nur eine Mureinschicht. Dieser ist eine äußere Membran aufgelagert, in der u. a. Lipopolysaccharide verankert sind.
  - Ein Bestandteil der Lipopolysaccharide ist Lipid-A, das bei Zerfall der Bakterien frei wird. Es wirkt als Endotoxin und stellt eine fieberinduzierende Komponente (= Pyrogen) dar.

2

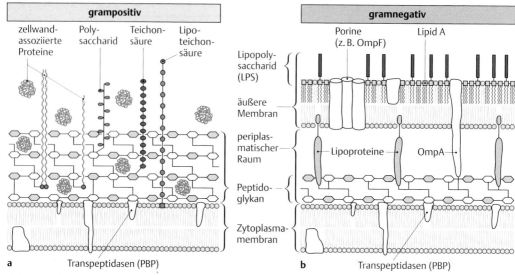

Abb. 2.2   Aufbau der Zellwand. **a)** grampositive Bakterien; **b)** gramnegative Bakterien. PBP = Penicillinbindeprotein. (nach Hof, H., Dörries, R., Duale Reihe Medizinische Mikrobiologie, Thieme, 2005)

- Daneben besitzt die äußere Membran auch Proteine mit Rezeptorfunktion (z. B. für Zucker- oder Eisenkomplexe) oder Transportfunktion (Porine).
- Porine sind porenbildende Membranproteine, die Moleküle bis zu einer Größe von ca. 600 Dalton passieren lassen. Veränderungen in der Porengröße haben deshalb einen entscheidenden Einfluss auf die Permeabilität von Antibiotika (Cephalosporine = 500–600 Dalton, Chinolone = 350 Dalton, Aminoglykoside = 500 Dalton).
- Schließlich sind in die äußere Membran auch der Fortbewegungsapparat ("Flagellenmotor" mit Flagelle/Geißel) und Pili (synonym: Fimbrien) verankert. Fimbrien haben vor allem die Aufgabe, eine rezeptorspezifische Anheftung von Bakterien an bestimmte Zellen zu vermitteln.

Die Gramfärbung

Die unterschiedlichen Strukturmerkmale der Zellwand haben Einfluss darauf, wie gut sie sich mit einem Jod-Anilin-Farbstoffkomplex anfärben lassen. Die Gramfärbung wurde 1884 von dem dänischen Pathologen Christian Gram (1853–1938) entwickelt. Sie wird bis heute als Standardmethode zur schnellen mikroskopischen Differenzierung von Bakterien eingesetzt (Abb. 2.3).

Exkurs

Vorgehen bei der Gramfärbung

1. Bakteriensuspension auf einem Objektträger ausstreichen und lufttrocknen
2. das luftgetrocknete Präparat durch eine Flamme ziehen (= Hitzefixierung)
3. **3 min** Färbung mit filtriertem Karbolgentianaviolett (oder Kristallviolett)
4. Farbstoff abgießen und gut abtropfen lassen, ohne dass das Präparat trocken wird
5. Lugol-Lösung (Jod-Jodkalium) auftropfen und **2 min** lang einwirken lassen
6. Flüssigkeit abgießen
7. Entfärben mit 96 %igem Alkohol, bis keine Farbwolken mehr abgehen
8. mit Wasser abspülen
9. **1 min** Färbung mit Fuchsin oder Eosin (rote Gegenfarbstoffe, die auch gramnegative Bakterien anfärben)
10. mit Wasser abspülen und trocknen lassen

 Praxistipp

Die Gramfärbung folgt dem 3–2–1-Prinzip:
3 Minuten Violettfärbung
2 Minuten Lugol-Lösung
1 Minute Rotfärbung.

Nun können die Präparate unter dem Mikroskop betrachtet werden: Nach Anfärbung verhindert die dicke Mureinschicht bei grampositiven Bakterien, dass der Farbstoffkomplex durch organische Lösungsmit-

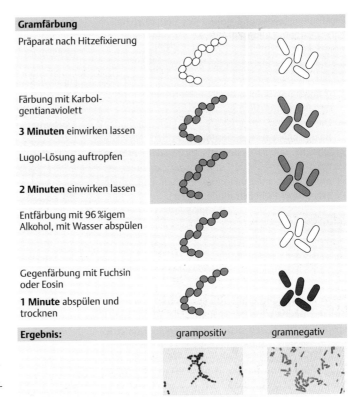

Abb. 2.3 Ablauf der Gramfärbung. Grampositive Bakterien werden blau (links) angefärbt, gramnegative rot (rechts). (nach Hof, H., Dörries, R., Duale Reihe Medizinische Mikrobiologie, Thieme, 2005)

tel (Alkohol, Aceton) wieder aus der Zelle entfernt wird. Durch die wesentlich dünnere Zellwand der gramnegativen Bakterien kann der Farbstoffkomplex bei diesen fast ungehindert entweichen.

> **MERKE**
>
> – **Grampositive** Bakterien erscheinen nach der Gramfärbung blau.
> – **Gramnegative** Bakterien erscheinen nach der Gramfärbung rot.

Zusätzlich kann man erkennen, ob es sich um Kokken, Stäbchen oder spiralförmige Bakterien handelt. Ein weiteres Unterscheidungsmerkmal ergibt sich schließlich auch durch die Lagerung der Bakterien:
– Haufenkokken: Staphylokokken
– Kokken in Ketten aufgereiht: Streptokokken
– Zweierpaare: Diplokokken.
Innerhalb einer Gattung sind Bakterienform und Anfärbeverhalten einheitlich.

2.3 Bakterieller Stoffwechsel

 Key Point

Die humanmedizinisch bedeutsamen Bakterien sind heterotroph, d. h. sie benötigen eine organische Kohlenstoffquelle (meist in Form von Mono-, Di- oder Polysacchariden) und eine anorganische oder organische Stickstoffquelle (meist Proteine oder Aminosäuren). Die Energiegewinnung kann dabei aerob oder anaerob erfolgen. Einige Bakterien sind fakultativ anaerob – sie können also sowohl mit als auch ohne Sauerstoff überleben.

Um die physiologischen Merkmale von Bakterien zu bestimmen, ist in der Regel ihre kulturelle Anzüchtung notwendig. Im Labor können verschiedene Kulturbedingungen ausgetestet werden, bei denen z. B. Faktoren wie Nährmedium, Sauerstoffangebot und Temperatur variiert werden. Die Wachstumsraten unter den gegebenen Bedingungen geben dann Aufschluss über die physiologischen Charakteristika der Kultur.

Im Energiestoffwechsel bewirkt ATP den Energietransfer zwischen Katabolismus (Energiegewinnung, Abbau von Substanzen) und Anabolismus (Biosynthese).

Die Energiegewinnung erfolgt bei den medizinisch bedeutsamen Bakterien durch „Gärung" oder Atmung:

- Die Gärung findet sich bei Bakterien mit fermentativem Stoffwechsel, wobei organische Verbindungen im Nährsubstrat als terminale Elektronenakzeptoren dienen.
- Die Atmung sogenannter nicht-fermentativer Bakterien (z. B. Pseudomonas) erfolgt entweder oxidativ mit Sauerstoff als terminalem Elektronenakzeptor oder als sogenannte „anaerobe Atmung" mit anderen anorganischen Elektronenakzeptoren (z. B. Nitrat oder Sulfat).

> **MERKE**
>
> Kohlenhydrat-Katabolismus:
> - anaerob = Fermentation
> - aerob = Oxidation

2.3.1 Die Abhängigkeit von Sauerstoff

Anhand des Wachstumsverhaltens in Abhängigkeit von Sauerstoff lassen sich strikte Aerobier von strikten Anaerobiern unterscheiden. Strikte Anaerobier sterben in Gegenwart von Sauerstoff durch die toxische Wirkung von Hydroperoxid-Radikalen. Ihnen fehlt das Enzym Superoxid-Dismutase, das bei Aerobiern solche Hydroperoxid-Radikale unschädlich machen kann (Abb. 2.4).

- Fakultativ anaerobe Bakterien können sich sowohl in Anwesenheit als auch in Abwesenheit von Sauerstoff vermehren.
- Als mikroaerophil bezeichnet man solche Bakterienarten, die bei reduzierter Sauerstoffspannung und meist erhöhter Kohlendioxidspannung ein Wachstumsoptimum aufweisen.
- Carboxiphile Bakterien wachsen unter normaler Sauerstoffspannung, aber nur bei erhöhter Kohlendioxidspannung.

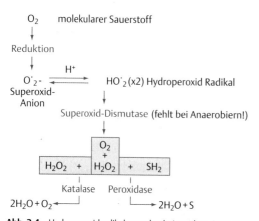

Abb. 2.4   Hydroperoxidradikale werden bei aeroben Organismen durch bestimmte Enzyme unschädlich gemacht.

2.3.2 Die Abhängigkeit von der Temperatur

Die optimale Vermehrungstemperatur einer Bakterienspezies liegt in der Regel innerhalb eines engen Temperaturbereichs und stellt ein stabiles taxonomisches Kriterium dar. Im Hinblick auf die optimale Vermehrungstemperatur sind die medizinisch relevanten Bakterien mesophil, d. h., sie wachsen optimal zwischen 18 und 45 °C.

2.4 Grundlagen der bakteriellen Genetik

Key Point
Bakterien sind in der Lage, ihre ringförmige DNA mit allen Genen ausgehend von nur einem einzigen Replikationsursprung zu replizieren. Die Genexpression findet auch bei Bakterien reguliert statt. Dazu gibt es Operons, die z. B. in Abhängigkeit von bestimmten Umweltfaktoren dem An- und Ausschalten bestimmter Gene dienen. Mehrere – zum Teil für Bakterien spezifische – Mechanismen tragen außerdem durch Veränderungen der genetischen Variabilität zur Anpassung an die Umwelt bei.

2.4.1 Die DNA-Replikation

Die Replikation der bakteriellen DNA beginnt am sogenannten „Origin of replication", an dem sich der DNA-Doppelstrang des Chromosomen-Äquivalents oder des Plasmids öffnet. Jeder Einzelstrang dient dann als Matrize für die bakterielle DNA-Polymerase. Die DNA-Polymerase synthetisiert einen jeweils zur Matrize komplementären neuen DNA-Strang. Da jeder der beiden resultierenden DNA-Doppelstränge jeweils aus einem alten und einem neuen DNA-Strang besteht, wird die DNA-Replikation auch als semikonservativ bezeichnet.

> **MERKE**
>
> Die DNA-Replikation bei Bakterien erfolgt semikonservativ durch eine DNA-Polymerase und beginnt am „Origin of replication".

2.4.2 Die bakterielle Genexpression am Beispiel des lac-Operons

Grundlegende Arbeiten zum Verständnis der Genexpression wurden von Jacob und Monod ca. 1961 am lac-Operon beschrieben. Ein Operon ist eine zusammenhängende DNA-Sequenz, die oft für mehrere zusammengehörende Proteine kodiert und durch Regulatoren aktiviert oder reprimiert wird. Das lac-Operon kodiert die Enzyme β-Galaktosidase, Laktose-Permease und Galaktosid-Acetyltransferase. Diese Genprodukte sind notwendig, um Laktose abzubauen.

Escherichia coli bevorzugt Glukose als Energiequelle. Bei Glukoseangebot wird das lac-Operon „ausgeschaltet". Bei Glukosemangel und Laktoseangebot wird das lac-Operon „eingeschaltet". Drei DNA-bindende Proteine sind an der Regulation beteiligt.

- Die **RNA-Polymerase** bindet an der Promotorsequenz, die im Bereich –35 bis –10 eine charakteristische Basensequenz enthält.
- Der **Repressor** bindet an der **Operatorsequenz**, die stromabwärts teilweise mit der Promotorsequenz überlappt.
- Der **Aktivator** bindet stromaufwärts vor der Promotorsequenz und verbessert die Bindung der RNA-Polymerase.

Das Gen für den Repressor wird im Normalzustand schwach exprimiert; etwa 3–10 Repressormoleküle sind pro Zelle vorhanden. Ein Repressormolekül bindet am Operator des lac-Operons. Bei Zufuhr von Laktose bindet diese an den Repressor. Durch diese spezifische Reaktion mit Laktose (**Induktor**) wird der Repressor vom Operator abgelöst (**Derepression**). Die RNA-Polymerase kann jetzt mRNA produzieren (Abb. 2.5).

> **MERKE**
>
> Laktose dient als Induktor für die Genexpression. In Anwesenheit von Laktose löst sich der Repressor vom Operator und die mRNA des lac-Operons wird produziert (induzierte Derepression).

Bei fehlender Glukose und reichlichem Laktoseangebot kann die Transkription des lac-Operons zusätzlich noch durch einen **Aktivator** erhöht werden: Glukosemangel führt zur Erhöhung von cAMP. Dieses bindet an das **CAP-Protein** (catabolic activator protein), das nun an eine DNA-Sequenz vor dem Promotor binden kann. Die Bindung des cAMP-CAP-Komplexes an der DNA fördert die Bindung der RNA-Polymerase an den Promotor. Dadurch wird die Transkription zusätzlich erhöht. Das Prinzip der Derepression ist auch von Bedeutung bei der Regulation von bestimmten Antibiotikaresistenz-Mechanismen (S. 109).

> **MERKE**
>
> cAMP, das bei Glukosemangel vermehrt gebildet wird, bindet an CAP. Dieser Komplex lagert sich an die DNA an und fördert so die Promotorbindung der RNA-Polymerase.

Derartige Genregulationsmechanismen finden sich häufig bei Bakterien.

2.4.3 Die genetische Variabilität bei Bakterien

Im Rahmen der Arterhaltung müssen Bakterien sich schnell veränderten Umgebungsbedingungen anpassen. Dafür kommen verschiedene Strategien infrage.

Die intrazellulären Mechanismen der Genvariabilität
Mutation und Selektion

Mutationen kommen in einer Größenordnung von 10^{-6} bis 10^{-10} vor und werden oft durch mutagene Einflüsse von außen induziert. Typische mutagene Faktoren sind radioaktive oder UV-Strahlen sowie chemische Agenzien. Genmutationen beruhen dabei meistens auf einer zufälligen Änderung einzelner Nukleotide (Punktmutation), auf Deletionen oder Insertionen von DNA-Abschnitten oder auf einer Änderung des Leserasters der DNA-Sequenz (frameshift). Einige dieser Mutationen wirken sich positiv auf das Überleben der Bakterien aus. Derart mutierte Bakte-

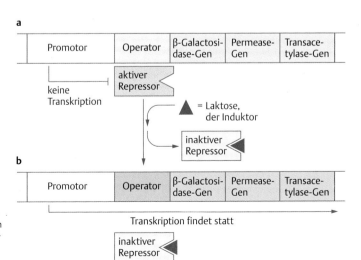

Abb. 2.5 Regulation des lac-Operons als Beispiel für substratinduzierte Genexpression. **a)** Inaktiver Zustand in Abwesenheit von Laktose. **b)** Durch Laktose induziertes Operon: Die mRNA für die laktoseabbauenden Enzyme wird transkribiert. (nach Poeggel, G., Kurzlehrbuch Biologie, Thieme, 2009)

rien haben so bei weiterer Anwesenheit des externen mutagenen Faktors einen Vorteil gegenüber der ursprünglichen Bakterienpopulation und werden deshalb unter den dann vorliegenden Bedingungen herausselektioniert.

Rekombination und Transposition

Umstrukturierungen, Austausche, Deletionen oder Insertionen größerer DNA-Abschnitte werden der DNA-Rekombination zugerechnet. Wenn sich Genfragmente zweier Bakterien in ihren flankierenden Sequenzen ähneln, ist ein Genaustausch zwischen Spender- und Empfänger-DNA leicht möglich (homologe Rekombination).

Aber auch eine fehlende Homologie schließt den Genaustausch nicht aus. So konnte beispielsweise gezeigt werden, dass für den Transfer von Pathogenitätsinseln offensichtlich die Anwesenheit von Mobilitätsgenen und flankierenden Repeat-Sequenzen erforderlich ist. Ähnlich verhält es sich mit der Transposition. Die beteiligten Genomfragmente werden als Transposons („springende Gene") bezeichnet, die oft für Antibiotikaresistenz-Gene kodieren und daher eine wichtige Ursache für die Ausbreitung von Resistenzen darstellen. Sie sind in der Lage, mithilfe ihrer flankierenden sogenannten inversen repetitiven Elemente (identische, aber gegenläufige Nukleotidsequenzen = inverted repeats, IR) ungerichtet in verschiedene Regionen der Empfänger-DNA zu inserieren; die IR werden deshalb auch als Insertionssequenzen (IS-Elemente) bezeichnet.

Die interzellulären Mechanismen der Genvariabilität

Konjugation und Transfektion

Einige Bakterien besitzen zusätzlich zu ihrem Chromosomenäquivalent extrachromosomale DNA, die zirkulär als Plasmid vorliegt. Als Donor (Spender) können diese Bakterien nach Kontakt mit plasmidlosen Bakterien eine tunnelähnliche Verbindung (= Sexpilus) bilden. Durch diese kann ein Einzelstrang der Plasmid-DNA innerhalb weniger Minuten in das Rezipienten-(Empfänger-)Bakterium transferiert werden. Anschließend wird die Plasmid-DNA in beiden Bakterienzellen repliziert und liegt wieder doppelsträngig und extrachromosomal vor. Dieser als Konjugation bezeichnete DNA-Austausch ist nur jeweils zwischen bestimmten Bakterien (Kompatibilitätsgruppen) möglich. Er bildet die Basis für die horizontale Weitergabe von Virulenzfaktoren (Pathogenitätsinseln) oder die horizontale Ausbreitung von Antibiotikaresistenzen.

Darüber hinaus können kompetente Bakterien auch frei vorliegende DNA durch ihre Zellwand aufnehmen. Dieser Mechanismus wird als Transfektion bezeichnet und findet vielfältige Anwendung einerseits in gentechnologischen Experimenten und andererseits im Rahmen von DNA-Vakzinierungen.

MERKE

Machen Sie sich den Unterschied zwischen Konjugation und Transfektion klar:
- **Konjugation:** gezielte Weitergabe von Plasmid-DNA an ein Empfänger-Bakterium
- **Transfektion:** Aufnahme freier DNA aus der Umgebung durch die Zellwand.

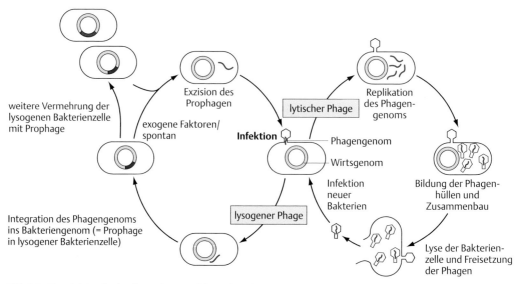

Abb. 2.6 Transduktion durch Bakteriophagen. Infektion des Bakteriums mit lytischem bzw. lysogenem Phagen. (nach Poeggel, G., Kurzlehrbuch Biologie, Thieme 2009)

2

Die Transduktion

Viren, die Bakterien infizieren, werden als Bakteriophagen bezeichnet. Sie sind durch eine sehr hohe Bakterienspezifität charakterisiert, die durch spezielle Rezeptoren auf der Bakterienoberfläche vermittelt wird. Früher hat man diese Phagenspezifität für die Typisierung von Bakterienstämmen und für die Verfolgung von Infektionsketten benutzt. Die Aufnahme der Phagen-DNA wird als Transduktion bezeichnet und kann zwei Konsequenzen für das transduzierte Bakterium haben (Abb. 2.6):

- Die Transduktion mit einem lytischen Phagen führt zur intrabakteriellen Synthese neuer Phagenpartikel mit anschließender Lyse des Bakteriums.
- Die Transduktion mit einem temperenten Phagen führt zur Lysogenisierung des Bakteriums, d. h. zur Integration der Phagen-DNA in die Bakterien-DNA. Im integrierten Zustand wird das Phagengenom als Prophage bezeichnet. Durch exogene Faktoren oder spontan kann der Prophage wieder zur vegetativen Form werden, neue Phagen produzieren und schließlich die Wirtszelle zum Platzen bringen.

Nicht selten werden von der aufgenommenen Phagen-DNA Virulenzfaktoren (meistens Toxine) exprimiert, die dadurch ein avirulentes Bakterium zum Pathogen werden lassen. Als Beispiel sei einerseits *Corynebacterium diphtheriae* genannt, das erst nach Transduktion in der Lage ist, Diphtherietoxin zu produzieren, und andererseits *Streptococcus pyogenes*, der durch Phagentransduktion das Scharlachtoxin (S. 233) bilden kann.

2.5 Systematik der Bakterien

Key Point
Die Bakteriensystematik verfolgt einerseits das Ziel, einen Bestimmungsschlüssel für Isolate aus menschlichem Untersuchungsmaterial zu liefern. Andererseits versucht die Bakteriensystematik, in Analogie zu den eukaryontischen Abstammungssystemen, eine Ordnung verschiedener Spezies (spp.) nach biologischen und phylogenetischen Gesichtspunkten durchzuführen – wobei Häufungen bestimmter Eigenschaften eine Gruppierung zulassen.

Prokaryonten können in drei Gruppen eingeteilt werden:
- frei lebende Bakterien, die auf künstlichen Nährböden anzüchtbar sind
- Bakterien ohne Zellwand
- Bakterien, die sich obligat nur innerhalb von Zellen vermehren.

Bei Eukaryonten bilden definitionsgemäß Organismen, die sich unter natürlichen Bedingungen paaren können, eine Spezies. Bei den Prokaryonten ist das Kriterium der Paarung nicht möglich, weil sie sich in erster Linie durch Teilung vermehren. Es müssen deshalb andere Kriterien zur Definition der Bakterienspezies herangezogen werden.

MERKE

Im Wesentlichen ist für die **Definition der Bakterienspezies** das statistische Kriterium der Übereinstimmung in möglichst vielen stabilen morphologischen, kulturellen, biochemischen und genetischen (einschl. Nukleinsäuresequenz) Eigenschaften maßgebend. Ist durch diese Charakterisierung eine Spezies definiert worden, kann man **Variationen** je nach untersuchter Eigenschaft als Biovare (biologische Gemeinsamkeiten), Serovare (serologische Gemeinsamkeiten), Phagovare (Empfänglichkeit für gleiche oder ähnliche Bakteriophagen), Pathovare (pathogenetische Gemeinsamkeiten) etc. bezeichnen.

Stärkere Abweichungen werden meist als atypische Stämme geführt und können Ursprung für die Definition einer neuen Spezies sein. Es ist verständlich, dass bei den letztlich doch recht unscharfen Kriterien der Speziesdefinition ständig Neugruppierungen und Umbenennungen erfolgen.

Die wichtigste Gruppierung von Bakterien aufgrund von Häufungen bestimmter Eigenschaften ist die Bildung von Genera (Gattungen). Die Zuordnung verschiedener Genera zu Familien ist demgegenüber wesentlich unschärfer. Sie gelingt bislang nur für bestimmte Genera, nicht für alle. Die Einordnung in Gattungen bringt diagnostische Vorteile, weil die mikrobiologische Methodik verhältnismäßig rasch die Zuordnung eines Isolates zu einer Gattung (Genus) erkennen lässt, während die Speziesidentifizierung oder gar die Charakterisierung von Varianten in der Regel einen sehr viel höheren Zeitaufwand erfordert. Von der allgemein gültigen Systematik mit ihrer Einteilung in Klassen, Ordnungen, Familien, Gattungen und Arten sind für den klinischen Sprachgebrauch praktisch nur Gattungs- und Artnamen wichtig; trotzdem soll anhand von *Escherichia coli* und *Staphylococcus aureus* die Hierarchie der Nomenklatur dargestellt werden (Tab. 2.1).

Die Auflistung der humanmedizinisch bedeutsamsten Bakterien (Abb. 2.7 und Abb. 2.8), die auch Grundlage für die nachfolgende Beschreibung der Systematik der Bakterien ist, berücksichtigt die Morphologie (Kokken/Stäbchen), das Gramverhalten sowie die Art des Stoffwechsels (fakultativ anaerob, aerob, mikroaerophil, anaerob).

Tab. 2.1

Beispiele der Bakterien-Nomenklatur.

		Escherichia coli	*Staphylococcus aureus*
Familie		Enterobacteriaceae	Micrococcaceae
Gattung (Genus)		Escherichia	Staphylococcus
Art (Spezies)		*E. coli*	*S. aureus*
Varietät	z. B. Serovar	O157	
	z. B. Pathovar	EHEC	

Die in Abb. 2.7 und Abb. 2.8 in fett hervorgehobenen Gattungen verursachen eine Vielzahl unterschiedlicher Erkrankungen. In diesem Kapitel werden die verschiedenen humanpathogenen Bakterien sortiert nach Gattungen systematisch vorgestellt. Die von den einzelnen Spezies verursachten Krankheitsbilder werden ausführlich in den infektiologisch ausgerichteten Kapiteln dieses Lehrbuchs behandelt.

2.5.1 Grampositive Kokken
Staphylokokken
Staphylokokken sind grampositive Haufenkokken (Abb. 2.9, Tab. 2.2), die erstmals 1884 von Robert Koch beschrieben wurden.

MERKE

Staphylokokken werden in koagulasepositive *(S. aureus)* und -negative Spezies (z. B. *S. epidermidis*, *S. saprophyticus*) unterteilt.

Koagulasepositive Staphylokokken (S. aureus)
Die Nasenvorhöfe von ca. 30 % aller gesunden Menschen sind transient mit *S. aureus* besiedelt. Voraussetzung für die meist endogene Infektion sind Verletzungen (oft nur Mikrotraumata) der natürlichen Barriere Haut oder Schleimhaut. Besonders empfänglich für eine derartige Infektion sind daher Wundbereiche, Ekzeme, Ulcus cruris und Dekubitalulzera. Dabei besitzt *S. aureus* eine hohe Umweltresistenz und ist unempfindlich gegen Austrocknung. Der Erreger kann 60 °C mindestens 30 Minuten überleben und übersteht die Magenpassage. Aus diesem Grund ist eine leichte Ausbreitung im Krankenhaus auch über die Hände des ärztlichen und pflegerischen Personals möglich (nosokomiale Infektion); dabei handelt es sich dann jedoch um eine exogene Infektion. Schon hier sei auf den methicillinresistenten *S. aureus* – MRSA (S. 111) – aufmerksam gemacht, der sich u. a. aufgrund seiner Antibiotikaresistenz weltweit in mehreren klonalen Linien stark ausbreitet (= epidemiologische Virulenz) und insbesondere im medizinischen Bereich zu nosokomialen Infektionen führt.

Weil die Staphylokokken Ursache für zahlreiche Erkrankungen sind, werden ihre Virulenzfaktoren und die Therapie ausnahmsweise in diesem Kapitel besprochen und nicht im infektiologischen Buchteil bei den jeweiligen Erkrankungen.

Virulenzfaktoren I Im Gegensatz zu den meisten anderen Staphylokokken-Arten exprimiert *S. aureus* eine Reihe von Virulenzfaktoren (Tab. 2.3), die entweder in der Zellwand lokalisiert sind oder in die Umgebung sezerniert werden:

Zelluläre Virulenzfaktoren:
- Protein A vermittelt einen antiphagozytären Effekt, indem es den Fc-Teil von Immunglobulinen belegt und dadurch die Bindung dieser an den Fc-Rezeptor der Makrophagen verhindert. Dadurch findet keine Phagozytose opsonierter Erreger statt.
- Der Clumpingfaktor erfüllt eine ähnliche Aufgabe wie die Plasmakoagulase (s. u.): Er bewirkt die Bindung von *S. aureus* an Fibrinogen, das sich besonders in verletztem Gewebe, auf Implantaten und Kathetern befindet. Die dadurch induzierte Aktivierung von Fibrinmonomeren führt letztendlich – zusammen mit der Koagulase – zur Bildung des Fibrinschutzwalls, der einen Abszess umgibt.

Sezernierte Virulenzfaktoren:
- Die Plasmakoagulase (PK) ist einer der wichtigsten Virulenzfaktoren von *S. aureus* und wird deshalb im Labor auch diagnostisch für die Differenzierung der Staphylokokken eingesetzt: PK plus Prothrombin → Staphthrombin. Die Plasmakoagulase bindet an Prothrombin, wodurch es zur Bildung des Staphthrombins kommt, das letztendlich die Bildung von Fibrin aus Fibrinogen induziert. Zusammen mit dem Clumpingfaktor kann so ein Fibrinschutzwall gebildet werden. Er ist für Antikörper und Komponenten der zellulären Immunabwehr nahezu undurchdringlich und scheint für die erste ungestörte Vermehrung des Erregers an der Eintrittspforte notwendig zu sein. Meistens stellen Mikrotraumen in der Haut die Eintrittspforte für Staphylokokken dar, daher finden sich Staphylokokken-Abszesse (S. 277) meistens in der Haut und im Weichgewebe.

Kokken		Stäbchen	
grampositiv	gramnegativ	grampositiv	gramnegativ

fakultativ anaerob

grampositiv	gramnegativ	grampositiv	gramnegativ
Staphylococcus S. aureus S. epidermidis S. saprophyticus		**Bacillus** B. anthracis B. cereus	**Salmonella** S. Typhi S. Typhimurium
		Corynebacterium C. diphtheriae C. minutissimum	**Yersinia** Y. enterocolitica Y. pestis
Streptococcus S. pyogenes (GAS) S. agalactiae (GBS) S. bovis (GDS) S. pneumoniae Viridans-Streptokokken		**Listeria** L. monocytogenes	**Shigella** spp.
		Erysipelothrix E. rhusiopathiae	**Escherichia** E. coli
			Citrobacter spp.
Enterococcus E. faecalis (GDS) E. faecium (GDS)			**Klebsiella** K. pneumoniae
			Enterobacter E. cloacae
			Proteus P. mirabilis P. vulgaris
			Morganella M. morganii
			Serratia S. marcescens
			Vibrio V. cholerae
			Pasteurella P. multocida
			Haemophilus H. influenzae
			Gardnerella G. vaginalis

aerob

grampositiv	gramnegativ	grampositiv	gramnegativ
	Neisseria N. meningitidis N. gonorrhoeae	**Mycobacterium** M. tuberculosis M. bovis M. leprae MOTT	**Pseudomonas** P. aeruginosa
			Legionella L. pneumophila
	Moraxella M. catarrhalis		**Bordetella** B. pertussis
			Francisella F. tularensis
		Nocardia N. asteroides	**Brucella** B. abortus B. melitensis

mikroaerophil

grampositiv	gramnegativ	grampositiv	gramnegativ
			Bartonella B. henselae
			Campylobacter C. jejuni
			Helicobacter H. pylori

anaerob

grampositiv	gramnegativ	grampositiv	gramnegativ
Peptococcus spp.	**Veilonella** spp.	**Actinomyces** A. israelii	**Bacteroides** spp.
Peptostreptococcus spp.		**Propionibacterium** P. acnes	**Porphyromonas** spp.
		Clostridium C. perfringens C. tetani C. botulinum C. difficile	**Prevotella** spp. **Fusobacterium** spp.

Abb. 2.7 Übersicht über die humanmedizinisch bedeutsamsten Bakterien (Kokken und Stäbchen). Die Abkürzung spp. steht für Spezies.

— Für die Ausbreitung des Erregers im menschlichen Organismus muss es jedoch auch eine Möglichkeit geben, die Abszesswand wieder durchgängig zu machen. Für diese Aufgabe kann *S. aureus* das Enzym **Staphylokinase** bilden, das Fibrinlysin-Aktivität besitzt und dadurch den Fibrinschutzwall zerstört. Die weitere Ausbreitung im infizierten Organismus wird durch Hyaluronidase und DNase ermöglicht.

2

Schraubenbakterien	Spirochaetaceae	**Treponema** *T. pallidum*
		Borrelia *B. burgdorferi*
	Leptospiraceae	**Leptospira** *L. interrogans*
zellwandlose Bakterien		**Mycoplasma** *M. pneumoniae* *M. hominis*
		Ureaplasma *U. urealyticum*
obligat intrazelluläre Bakterien	Chlamydiaceae	**Chlamydia** *C. trachomatis*
		Chlamydophila *C. psittaci* *C. pneumoniae*
	Rickettsiaceae	**Rickettsia** *R. provazekii*
		Orientia *O. tsutsugamushi*
		Coxiella *C. burnetii*
		Ehrlichia *E. chaffeensis*

Abb. 2.8 Übersicht über die humanmedizinisch bedeutsamsten Bakterien (Schraubenbakterien, zellwandlose und obligat intrazelluläre Bakterien).

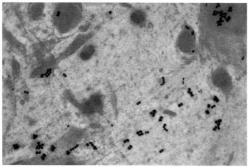

Abb. 2.9 Grampräparat von Eiter mit *Staphylococcus aureus*.

Tab. 2.2

Laborblatt Staphylokokken.

Parameter	Beschreibung
GRAM	positive Haufenkokken
O_2-Toleranz	fakultativ anaerob
Kapsel	Schleimproduktion bei koagulasenegativen Staphylokokken (keine wirkliche Kapsel) → Biofilm
Kultur	— Hämolyse = koagulasepositive *Staphylococcus aureus* — keine Hämolyse = koagulasenegative Staphylokokken, KNS
Katalase	positiv
Oxidase	negativ
Beweglichkeit	unbeweglich
Bemerkungen	anspruchslose Keime, hohe Salzresistenz (6,5 % NaCl)
Diagnostik	Kultur, ggf. Serologie

— Darüber hinaus bildet *S. aureus* eine ganze Reihe von Toxinen:
  • Dazu gehören u. a. vier verschiedene Hämolysine, die Erythrozyten und Phagozyten zerstören können und z. B. auch für die Entstehung einer Dermonekrose verantwortlich gemacht werden. Die hämolytische Aktivität auf Blutagar wird als erstes differenzialdiagnostisches Unterscheidungsmerkmal zwischen *S. aureus* und koagulasenegativen Staphylokokken (KNS) bewertet. Das α-Hämolysin wird auch als Staphylolysin bezeichnet und ist immunogen (→ diagnostische Verwendung in der Serologie).
  • Exfoliatintoxine kommen nur bei ca. 5 % aller *S.-aureus*-Stämme vor und bewirken durch ihre Proteaseaktivität eine Epidermolyse zwischen Stratum spinosum und Stratum granulosum. Die aus der Exfoliatintoxin-Wirkung resultierende Epidermolyse wird als Staphylococcal Scalded Skin Syndrome (SSSS) (S. 276) oder Staphylokokken-bedingtes Lyell-Syndrom bezeichnet und ist klinisch nicht leicht vom Arzneimittelexanthem zu unterscheiden. Gegebenenfalls ist eine histologische Untersuchung der betreffenden Hautareale zur Differenzierung notwen-

Tab. 2.3

Virulenzfaktoren von *Staphylococcus aureus*.

Virulenzfaktor	Mechanismus
Virulenzfaktoren in der Zellwand	
Protein A	Verhinderung der Phagozytose
Clumpingfaktor	Aktivierung von Fibrinmonomeren → Bildung eines Fibrinschutzwalls
sezernierte Virulenzfaktoren	
Plasmakoagulase	Bildung von Fibrin aus Fibrinogen → Bildung eines Fibrinschutzwalls
Staphylokinase (Fibrinolysin)	Zerstörung des Fibrinschutzwalls → Ausbreitung im Organismus
Hyaluronidase	Auflösung interzellulärer Kittsubstanzen → Gewebeinvasivität
DNase	→ Gewebeinvasivität
Hämolysine (α*, β, γ, δ)	Zerstörung von Erythrozyten und Phagozyten → Gewebsschädigung, Dermonekrose
Exfoliatintoxine A, B	Epidermolyse = Spaltbildung zwischen Stratum spinosum und Stratum granulosum → Staphylococcal Scalded Skin Syndrome (SSSS)
Toxin-1 (TSST-1)	Superantigen → Aktivierung von Makrophagen, Produktion von Zytokinen (TNF-α), toxisches Schocksyndrom
Enterotoxine A, B, C1–3, D, E	Superantigene → Lebensmittelvergiftung, Schock

* starke Immunogenität → Bildung von diagnostisch wichtigen Antikörpern: Antistaphylolysin

dig. Das SSSS imponiert durch blasenartige Abhebung ganzer Hautareale und stellt eine lebensbedrohliche Komplikation einer Staphylokokkeninfektion dar.

- Als weitere lebensbedrohliche Staphylokokkenerkrankung ist das durch das Toxin-1 (TSST-1) bedingte toxische Schocksyndrom zu nennen. Dieses Toxin kommt bei ca. 1 % aller *S.-aureus*-Stämme vor und bewirkt als Superantigen die MHC-unabhängige Aktivierung von T-Zellen, die anschließend die unkontrollierte Zytokinfreisetzung (vor allem von TNF-α) aus Makrophagen induzieren und damit eine Schocksymptomatik hervorrufen.

Exkurs

Superantigene

Superantigene, wie z. B. **Toxin-1** (TSST-1), führen zu einer gefährlichen Aktivierung von T-Zellen ohne eine vorausgehende Antigenpräsentation über MHC-Moleküle. Superantigene sind in der Lage, **MHC-Moleküle** (ohne Antigen) mit dem **T-Zell-Rezeptor** zu **vernetzen**. Dies führt zur polyklonalen T-Zell-Aktivierung, was wiederum zur Aktivierung von Makrophagen und zur unkontrollierten Zytokinfreisetzung führt.

- Enterotoxine sind ebenfalls Superantigene und werden von ca. 5 % aller *S.-aureus*-Stämme gebildet. Durch schlechte Handhygiene können sie bei der Zubereitung eines Lebensmittels – vor allem Milch-, Ei- und Schweinefleischprodukte (z. B. Hackfleisch) – während der bakteriellen Vermehrung bereits im Lebensmittel produziert werden (= präformiertes Toxin) und aufgrund ihrer Hitzestabilität leicht eine Lebensmittelvergiftung hervorrufen.

MERKE

Exfoliatintoxine, Toxin-1 und Enterotoxine werden nicht von allen *S.-aureus*-Stämmen gebildet. Ihr Vorhandensein ist ein typisches Lehrbeispiel, um zu verstehen, warum einige Stämme einer pathogenen Bakterienspezies im Gegensatz zu anderen Stämmen hochvirulent sind.

Klinik I Die durch *S. aureus* hervorgerufenen Erkrankungen können grob in invasive und toxinbedingte Krankheiten eingeteilt werden. Bei folgenden invasiven Erkrankungen findet man *S. aureus*:

- Abszess/Furunkel (S. 277), bis 100 %
- Wundinfektionen, 70–80 %
- Osteomyelitis (S. 295), 50–60 %
- Gefäßprotheseninfektionen, 15–40 %
- Impetigo contagiosa, 20 %
- Pneumonie, 10 %
- Sepsis/Endokarditis, 30 %.

MERKE

S. aureus ist der klassische Eiter- und Abszesserreger; er findet sich in nahezu jedem Abszess.

Darüber hinaus spielt *S. aureus* aufgrund seines natürlichen Vorkommens auf intakter Haut eine wichtige Rolle bei Wundinfektionen. Meist durch systemische Ausbreitung bedingt, stellt er schließlich vor *Mycobacterium tuberculosis* den wichtigsten Erreger einer Osteomyelitis in Europa dar (in Ländern des Südens häufig *Salmonella Typhi*!). Außerdem können *S. aureus* toxische Reaktionen auslösen wie

- das Staphylococcal Scalded Skin Syndrome (SSSS)
- das toxische Schocksyndrom (TSS)
- die Lebensmittelvergiftung.

2

Therapie I Eine reine Antibiotikatherapie eines durch *S. aureus* bedingten Abszesses ist meistens wenig erfolgreich, sondern muss durch Abszessspaltung bzw. operative Sanierung ergänzt werden. In vielen Fällen kann eine Therapie mit β-Laktamantibiotika (Penicilline, Cephalosporine) – ggf. in Kombination mit Aminoglykosiden – erfolgreich sein. Mehr als 80 % aller Stämme bilden jedoch β-Laktamasen (bzw. Penicillinasen), sodass seit vielen Jahren vermehrt das β-Laktamase-stabile Methicillin bzw. jetzt Oxacillin, Dicloxacillin oder Flucloxacillin eingesetzt werden. Doch die Bakterien haben gelernt und einen weiteren Resistenzmechanismus entwickelt: Durch Expression eines veränderten Penicillinbindeproteins sind mittlerweile 20–25 % aller *S.-aureus*-Stämme in Deutschland resistent gegen Methicillin (MRSA). In diesen Fällen sollte in Abhängigkeit vom Antibiogramm vorgegangen werden: Oft wirken hierbei Clindamycin, Rifampicin, Fosfomycin, Fusidinsäure sowie Linezolid, Ceftarolin, Tigecyclin oder Daptomycin. Um die Entwicklung Vancomycin-resistenter Enterokokken zu verhindern, sollten Vancomycin oder Teicoplanin nur als Reserve eingesetzt werden.

Eine eventuelle Schocksymptomatik sollte symptomatisch u. a. mit Kortikosteroiden therapiert werden. Aufgrund seiner starken Fähigkeit die bakterielle Proteinsynthese und damit die weitere Produktion bakterieller Toxine zu hemmen, kann Clindamycin zur Durchbrechung der Schocksymptomatik eingesetzt werden. Darüber hinaus hat Clindamycin aufgrund seiner sehr guten Gewebspenetrationsfähigkeit generell einen wichtigen Stellenwert bei Staphylokokken-bedingten Haut- und Weichgewebeinfektionen.

Koagulasenegative Staphylokokken (KNS)

Im Gegensatz zu *S. aureus* exprimieren die koagulasenegativen Staphylokokken keinen der bisher genannten Virulenzfaktoren und sind aus diesem Grund in der Regel als wenig pathogen einzustufen. Es handelt sich um Kommensalen von Haut und Schleimhaut, deren wichtigster Vertreter *S. epidermidis* ist. Darüber hinaus seien noch *S. haemolyticus, S. captitis, S. hominis* und *S. saprophyticus* erwähnt.

Klinik I *S. saprophyticus* wird nicht selten als Erreger einer Harnwegsinfektion vor allem bei sexuell aktiven jungen Frauen gefunden, weswegen diese Erkrankung auch als Honeymoon-Zystitis (S. 302) bezeichnet wird.

Exkurs

Plastikadhärenz von *S. epidermidis*

Obwohl *S. epidermidis* die genannten Virulenzfaktoren fehlen, spielt er doch unter bestimmten Bedingungen eine wichtige Rolle als Krankheitserreger: Die sogenannte **Plastikadhärenz** ermöglicht es ihm, in Form von Mikrokolonien einen Biofilm durch Schleimproduktion zu bilden und darin an Plastikmaterialien (z. B. venöse Katheter, künstliche Herzklappen) zu adhärieren. Da diese Mikrokolonien durch die Biofilmbildung vor dem Zugriff durch Antibiotika und vor der körpereigenen Abwehr geschützt sind, bleibt bei der **Kathetersepsis** therapeutisch oft nur die Entfernung des kolonisierten Plastikmaterials übrig.

Therapie I Aufgrund der meistens stark ausgeprägten Resistenzsituation bei koagulasenegativen Staphylokokken sollten diese nach Antibiogramm therapiert werden. Die Honeymoon-Zystitis spricht oft auf Cotrimoxazol oder Chinolone der 1. oder 2. Generation an.

Diagnostik von Staphylokokken

Der kulturelle Nachweis von Staphylokokken stellt in der Regel kein Problem dar (Abb. 2.10). Im Gegensatz zu Streptokokken sind alle Staphylokokken katalasepositiv. Das Vorhandensein einer Hämolyse auf Blutagar und die typische goldgelbe Koloniefarbe sind ein erster – jedoch nicht beweisender – Hinweis für das Vorliegen von *S. aureus*.

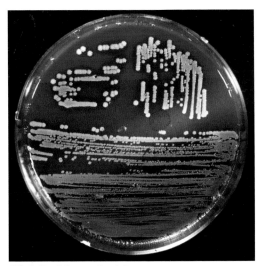

Abb. 2.10 Kultur von Staphylococcus aureus.

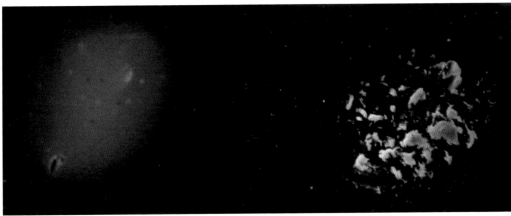

Abb. 2.11 Koagulasetest zur Differenzierung von Staphylokokken. Nach Einreiben von Staphylokokken in Citratplasma kommt es bei *S. epidermidis* zur milchigen Verteilung (links), während *S. aureus* zur Verklumpung (rechts) führt.

Praxistipp

Um *S. aureus* sicher von koagulasenegativen Staphylokokken unterscheiden zu können, ist der Nachweis der Koagulase im Röhrchentest oder der Nachweis des Clumpingfaktors in der Objektträgeragglutination (Abb. 2.11) notwendig.

In beiden Fällen wird eine Kolonie der verdächtigen Bakterien in Citratplasma gegeben und das Vorhandensein des entsprechenden Virulenzfaktors durch eine Art Gelatinierung im Röhrchen (plasmakoagulase-positiv) oder Verklumpung auf dem Objektträger (Clumpingfaktor) sichtbar gemacht.

Infektionen, die entweder kulturell wegen vorbestehender Antibiose nur schwer oder gar nicht nachweisbar sind oder bei denen eine Materialabnahme am Ort der Infektion schwierig ist (z. B. Osteomyelitis) können unter Umständen serologisch durch den Nachweis von Antikörpern gegen Staphylolysin (α-Hämolysin) nachgewiesen werden.

Streptokokken und Enterokokken

Streptokokken (Tab. 2.4) wurden erstmals 1874 von Paul Ehrlich und Theodor Billroth beschrieben. Es handelt sich dabei um grampositive Kettenkokken, die im mikroskopischen Bild gramlabil erscheinen können (Abb. 2.12).

Sie werden entsprechend ihres Hämolyseverhaltens auf Hammelblutagar in α-, β- und γ-hämolysierende Arten eingeteilt (Hugo Schottmüller, 1903).

– Die α-hämolysierenden Arten können das im Agar befindliche Hämoglobin nur partiell zu einem biliverdinähnlichen Produkt abbauen, was zur vergrünenden Hämolyse führt (Abb. 2.13).
– Bei der β-Hämolyse kommt es zum vollständigen Abbau des Hämoglobins zu Bilirubin, so dass ein durchscheinender Hof um die Kolonien herum entsteht.

Tab. 2.4	
Laborblatt Streptokokken und Enterokokken.	
Parameter	**Beschreibung**
GRAM	positive Kettenkokken (Pneumokokken = Diplokokken)
O_2-Toleranz	fakultativ anaerob
Kapsel	nur GBS und Pneumokokken
Kultur	unterschiedliche Hämolyse (α, β, γ)
Katalase	negativ
Oxidase	negativ
Beweglichkeit	unbeweglich
Bemerkungen	anspruchsvolle Keime (37 °C, 5 % CO_2), außer Enterokokken (breites Temperaturspektrum, hohe Salzresistenz [6,5 % NaCl])
Diagnostik	Kultur Latexagglutination nach Lancefield (außer Pneumokokken) Schnellnachweis aus Liquor und Blut durch Agglutination (bei GBS, Pneumokokken) bei GAS-Folgeerkrankungen: Serologie

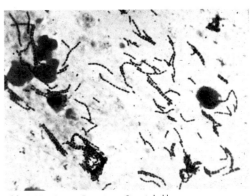

Abb. 2.12 Grampräparat von Streptokokken.

2

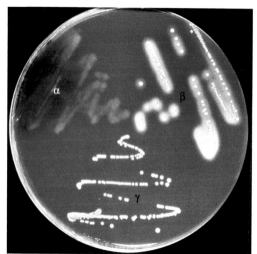

Abb. 2.13 Hämolyseverhalten von Streptokokken: **α** = vergrünend, z. B. Pneumokokken, Viridans-Streptokokken; **β** = hämolysierend, z. B. *S. pyogenes* (GAS), *S. agalacticae* (GBS); **γ** = nichthämolysierend, z. B. Enterokokken.

— Der Begriff **γ-Hämolyse** ist eigentlich irreführend, da er das **Fehlen** jeglicher Hämolyse bezeichnet.
Die Streptokokken werden auch entsprechend ihrer **C-Substanz** (S. 50) in alphabetisch bezeichnete Gruppen eingeteilt (**Lancefield-Schema**). In Tab. 2.5 sind die humanmedizinisch wichtigsten Arten aufgeführt.

Da die Streptokokken für die Entstehung zahlreicher Erkrankungen verantwortlich sind, werden auch für diese Erreger die Virulenzfaktoren gemeinsam hier im Systematikkapitel abgehandelt.

β-hämolysierende Streptokokken
Virulenzfaktoren I Vor allem β-hämolysierende Streptokokken bilden eine Reihe von Virulenzfaktoren, die entweder in der Zellwand lokalisiert sind oder in die Umgebung sezerniert werden (Tab. 2.6).
Ein Teil dieser Faktoren ist antigen wirksam und induziert eine starke Immunantwort im infizierten Patienten. Die dabei gebildeten Antikörper dienen daher als serologisches Diagnostikum – vor allem bei Folgeerkrankungen.
Zelluläre Virulenzfaktoren:
— Der zellwandständigen **C-Substanz** kommt eine überragende Rolle vor allem für die Diagnostik β-hämolysierender Streptokokken zu: Die C-Substanz ist ein Polysaccharid (kein Protein!), gegen das sich Antikörper richten können. Rebecca Lancefield (1895–1981) konnte zeigen, dass solche gegen die C-Substanz gerichteten Antikörper geeignet sind, die Streptokokken mithilfe der **Latexagglutination** (S. 93), Abb. 2.14, in sogenannte **Lancefieldgruppen** (A–T) einzuteilen.

Tab. 2.5	
Einteilung der Streptokokken.	
Erreger	**Erkrankungen**
Streptococcus pyogenes = β-hämolysierende Streptokokken der serologischen Gruppe A (Gruppe-A-Streptokokken, **GAS**)	Angina lacunaris, Scharlach (S. 233)
	Sinusitis, Otitis media (S. 232)
	Impetigo contagiosa, Erysipel, Phlegmone (S. 275)
	Fasciitis necroticans, Fournier-Gangrän (S. 283)
	Streptococcal Toxic Shock Syndrome (STSS)
	Puerperalsepsis (S. 326)
	Folgeerkrankungen: akute Glomerulonephritis und akutes rheumatisches Fieber (S. 234)
Streptococcus agalactiae = β-hämolysierende B-Streptokokken (**GBS**)	Infektion des Neugeborenen, Neonatalsepsis
	Sepsis, Meningitis
	Harnwegsinfekt, Wundinfekt
Streptococcus bovis = Gruppe-D-Streptokokken (**GDS**)	Endokarditis (nach Kolonkarzinom fahnden!)
Enterokokken = α-, β- oder γ-hämolysierende Streptokokken der serologischen Gruppe D (**GDS**)	Harnwegsinfekt, (Uro-)Sepsis
	Endokarditis
	Peritonitis, Cholezystitis
	Wundinfekt
Eine Einteilung mithilfe des Lancefield-Schemas ist nicht möglich für die folgenden Streptokokken:	
Streptococcus pneumoniae = α-hämolysierende Streptokokken	(Lobär-)Pneumonie
	Sepsis, Meningitis
	Sinusitis, Otitis media
	Konjunktivitis, Ulcus serpens corneae
Viridans-Streptokokken = α-hämolysierende Streptokokken	Karies
	Endokarditis lenta

Tab. 2.6	
Virulenzfaktoren von β-hämolysierenden Streptokokken.	
Virulenzfaktor	**Mechanismus**
Virulenzfaktoren in der Zellwand	
C-Substanz	Gruppen-Polysaccharid, speziesspezifisch, antigen wirksam
M-Protein	antiphagozytär, bei A-(C-,G-)Streptokokken, Kreuzreaktion mit Endokard und Myokard, sowie mit Gelenkbestandteilen
F-Protein	Adhäsin (Anheftung an Rachenepithel)
Kapselpolysaccharide	antiphagozytär, bei B-Streptokokken und Pneumokokken
sezernierte Virulenzfaktoren	
Hämolysine	Streptolysin O* und Streptolysin S → zelltoxisch
Hyaluronidase*	Gewebeinvasivität
DNase*	Gewebeinvasivität
Streptokinase (Fibrinolysin)	Gewebeinvasivität
erythrogene Toxine (Spe-A, -B,-C) **	Superantigene, Scharlachexanthem
* *starke Immunogenität → Bildung von diagnostisch wichtigen Antikörpern: ASL-O, AHy, ADN* ** *Spe = streptococcal pyrogenic exotoxin*	

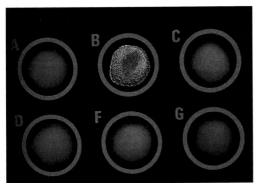

Abb. 2.14   Positive Reaktion für *Streptococcus agalactiae* (B-Streptokokken) in der Latexagglutination.

- Die C-Substanz der serologischen Gruppe D ist kein Polysaccharid, sondern eine nicht-zellwandgebundene Teichonsäure.
- Pneumokokken lassen sich nicht nach Lancefield einordnen.

- Vom M-Protein existieren mehr als 90 Typen, die eine weitere Unterteilung von A-Streptokokken ermöglichen. Dieses Protein wirkt durch Hemmung der alternativen Komplementaktivierung der Phagozytose entgegen. Außerdem zeigt es eine Kreuzreaktivität mit Epitopen des Endo- und Myokards, sodass es bei einigen Patienten ca. 18 Tage nach akuter Infektion mit Gruppe-A-, seltener mit Gruppe-C- oder -G-Streptokokken zur Pankarditis (Endo- und Myokarditis) kommen kann.
- Das F-Protein vermittelt als wichtiges Adhäsin die Anheftung an das Rachenepithel, was die häufige

Assoziation von β-hämolysierenden Streptokokken mit Infektionen im HNO-Bereich erklärt.
- Sowohl β-hämolysierende Streptokokken der serologischen Gruppe B (*S. agalactiae*) als auch die α-hämolysierenden Pneumokokken (*S. pneumoniae*) können von einer Polysaccharidkapsel umgeben sein.

Praxistipp

Bei *S. agalactiae* sind zurzeit der Kapseltyp III und V in Deutschland am häufigsten, bei Pneumokokken der Serotyp 14.

Exkurs

Kapselnachweis
Die Kapsel von Bakterien ist grundsätzlich als **wichtiger Virulenzfaktor** anzusehen, da sie die Phagozytose – einen wichtigen Aspekt der natürlichen Immunabwehr – verhindert. Der Nachweis einer Kapsel gelingt leicht, indem man eine Öse mit Bakterien mit einer **Tuschelösung** vermischt und anschließend unter dem Mikroskop betrachtet: Da die Tuschepartikel die Kapsel nicht anfärben, kommt es zu einer **Hofbildung** um die Bakterien herum (Abb. 2.15).

Sezernierte Virulenzfaktoren:
Zusätzlich zu den zellulären Virulenzfaktoren exprimieren β-hämolysierende Streptokokken eine Reihe von sezernierten Virulenzfaktoren.
- Wie bei allen hämolysierenden Bakterien sind die Hämolysine auch bei β-hämolysierenden Streptokokken für die Pathogenese der Erkrankung von Bedeutung: Wir unterscheiden Streptolysin O und Streptolysin S, die beide zelltoxische Eigenschaften durch Zerstörung von Zellmembranen aufweisen.

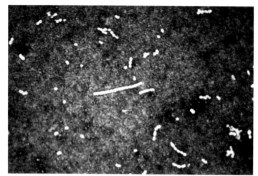

Abb. 2.15 Nachweis bakterieller Kapseln durch die Tuschefärbung.

– Die Invasivität in das Gewebe wird durch die Enzyme Hyaluronidase, DNasen (z. B. Streptodornase) und die Streptokinase vermittelt.

Exkurs

Streptokinase
Die Streptokinase ist ein Fibrinolysin. Es wandelt Plasminogen in Plasmin um und aktiviert so die Fibrinolyse. In rekombinanter Form wird Streptokinase therapeutisch bei **thrombotischen Erkrankungen** (z. B. Beinvenenthrombose) eingesetzt.

 Praxistipp

Streptolysin O, Hyaluronidase und Desoxyribonukleasen (DNasen) weisen eine starke Immunogenität auf, sodass sich bei Patienten mit GAS-Infektion hohe Antikörpertiter (Anti-Streptolysin-O = ASL-O, Anti-Hyaluronidase = AHy und Anti-DNase = ADN) nachweisen lassen, die vor allem für die Diagnose von Folgeerkrankungen (rheumatisches Fieber, Glomerulonephritis) genutzt werden.

S. pyogenes kann drei phagenkodierte erythrogene Toxine (Spe-A, -B, -C) bilden, die als Superantigene wirken und zum Scharlachexanthem und -enanthem sowie zum toxischen Schocksyndrom (TSS) führen. Eine dauerhafte Immunität bildet sich dabei jedoch nur gegen das jeweilige Toxin aus.
Klinik von Infektionen mit Streptococcus pyogenes (GAS): I Streptokokkeninfektionen des Rachenringes gehören zu den häufigsten Infektionskrankheiten.

MERKE

Der typische Erreger der Angina lacunaris und des Scharlachs ist S. pyogenes, dessen einziger natürlicher Wirt der Mensch ist. Aber auch andere Streptokokken (z. B. der serologischen Gruppen C und G) rufen zuweilen Pharyngitiden hervor.

S. pyogenes ist außerdem für ca. 60% aller Pyodermien, v. a. Impetigo contagiosa, verantwortlich. Wichtige klinische Bilder stellen das Erysipel und die Phlegmone dar. Im Zusammenhang mit A-Streptokokken sei auch auf die Puerperalsepsis bzw. das Puerperalfieber (Kindbettfieber) hingewiesen.

Exkurs

Komplikationen und Folgeerkrankungen bei S.-pyogenes-Infektion
Eine seltene, jedoch lebensbedrohliche Komplikation stellt die **Fasciitis necroticans** dar, bei der es innerhalb der Begrenzung von Muskelfaszien zur rasanten Nekrose des Weichgewebes kommen kann. Sie ist häufig mit dem **Streptococcal Toxic Shock Syndrome (STSS)** assoziiert. Innerhalb dieses Komplexes muss die **Fournier-Gangrän** (S. 306) – Gangrän der Urogenitalregion – als Sonderform genannt werden.
Größere Wichtigkeit als die infektiösen Komplikationen haben die **nicht-eitrigen Folgekrankheiten**, die nur nach A-Streptokokkeninfektionen vorkommen. Hierbei handelt es sich um das **akute rheumatische Fieber**, die **akute Glomerulonephritis** und die selten auftretende **Chorea minor** (Hypotonie der Muskulatur mit Hyperkinesen).

Klinik von Infektionen mit Streptococcus agalactiae (GBS) I Diese β-hämolysierenden Streptokokken werden auch als Gruppe-B-Streptokokken (GBS) bezeichnet und haben neben dem Menschen auch ein tierisches Reservoir: So können beispielsweise Euterinfektionen von Kühen auch von B-Streptokokken verursacht werden.
Die urovaginale Besiedlung/Infektion schwangerer Frauen kann zur Infektion des Neugeborenen führen. Man unterscheidet zwischen Early-onset- (S. 326) und Late-onset-Infektionen (S. 326). Infektionen mit B-Streptokokken kommen ansonsten vor allem bei Patienten mit Diabetes mellitus vor, bei denen sie zwar ebenfalls zur Sepsis und Meningitis führen können, häufiger sind jedoch Harnwegs- und Wundinfekte.
Klinik von Infektionen mit anderen Streptokokken I C-, F- und G-Streptokokken können vor allem im Mund- und Zahnbereich eitrige Prozesse auslösen. Streptokokken der serologischen Gruppe E werden selten beim Menschen nachgewiesen und haben in der Regel keine humanmedizinische Bedeutung. Peptostreptokokken sind obligat anaerob und gehören zur normalen Schleimhaut- und Darmflora. Werden sie in andere Regionen verschleppt, kann es zu entsprechenden Infektionen (z. B. Wundinfektionen) kommen.
Diagnostik I Der Erregernachweis gelingt aus dem vermuteten Infektionsherd, wie z. B. Rachen- (GAS)

oder Vaginalabstrichen sowie Abstrichen von Neugeborenen, Blutkulturen, Liquor, Urin u. a. (GBS).

Der **kulturelle Nachweis** von Streptokokken sollte stets auf bluthaltigen Nährböden erfolgen, um zunächst das Hämolyseverhalten zu bestimmen. Bei β-hämolysierenden Streptokokken wird anschließend die Spezies (= serologische Gruppe) mithilfe spezifischer Antiseren gegen die C-Substanz bzw. antikörperbeladenen Latexpartikeln (Lancefield-Schema) oder durch biochemische Differenzierung bestimmt.

Neben dem mikroskopischen **Gram-Präparat** steht als Schnellmethode für die wichtigsten Meningitis-Erreger (Pneumokokken, Meningokokken, Haemophilus, B-Streptokokken, *E. coli*) ein **Antigennachweis** mit antikörperbeladenen Latexpartikeln zur Verfügung. Ist Antigen im Liquor (und ggf. anderen Körperflüssigkeiten, wie z. B. Blut) vorhanden, kommt es zu einer gut sichtbaren Agglutinationsreaktion mit den Latexpartikeln. Der Test hat jedoch im negativen Falle keinen ausschließenden Wert!

Zusätzliche diagnostische Hinweise bei Verdacht auf Infektionen mit **A-Streptokokken** (*S. pyogenes*) gibt die Bestimmung des **Antikörpertiters** im Patientenserum gegen Exoenzyme der Streptokokken, die beim Erysipel und den nicht-eitrigen Folgekrankheiten unabdingbar für die Diagnose ist. Als diagnostisch verwertbar haben sich vor allem Antikörperbestimmungen gegen **Streptolysin O** (Antistreptolysin-O-Reaktion) und **Desoxyribonuklease B** (Anti-DNase-B-Test) erwiesen. Bei beiden Tests handelt es sich um Neutralisationsreaktionen. Jeder Mensch hat im Laufe seines Lebens vielfachen Kontakt mit Streptokokken und wird dadurch gezwungen, sich mit dem Erreger auseinander zu setzen. Man findet also auch beim Gesunden Antikörper gegen Streptokokken („Basistiter").

Praxistipp

Nur hohe Titer bzw. ein Titeranstieg weisen auf eine aktive oder kürzlich durchgemachte Streptokokkeninfektion hin.

Durch folgende Reaktionen können Antikörper gegen Streptokokken nachgewiesen werden:

- **Antistreptolysin-O-Reaktion (ASL-Reaktion):** Die meisten Infektionen durch hämolysierende Streptokokken der serologischen Gruppe A verursachen die Bildung von Antikörpern gegen **Streptolysin O**. Der Antikörpertiter ist besonders hoch bei den nicht-eitrigen Folgeerkrankungen, dem **akuten rheumatischen Fieber** und der **Glomerulonephritis**. Ein Titeranstieg um mehr als 2 Stufen gilt als signifikant. Stehen nur Einzelseren zur Verfügung, werden ASL-Titer ≥ 200 IE (bei Kindern ≥ 150 IE) als positiv bewertet.

- Die Sensitivität der ASL-Reaktion beträgt 80 %. Sie ist jedoch nicht spezifisch für *S. pyogenes*, da Streptolysin-O auch von C- und G-Streptokokken gebildet wird.
- **Prinzip der Reaktion:** Streptolysin ist in der Lage, komplementunabhängig Erythrozyten zu lysieren. Im Test wird eine Verdünnungsreihe des Patientenserums hergestellt und mit einer konstanten Menge Streptolysin inkubiert. Wenn Antikörper gegen Streptolysin im Patientenserum vorhanden sind, inaktivieren bzw. neutralisieren sie das Streptolysin. Anschließend werden Kaninchenerythrozyten zugegeben und nach weiterer Inkubation festgestellt, bis zu welcher Verdünnungsstufe das Patientenserum die Hämolyse der Erythrozyten hemmt. Der ASL-Titer wird aufgrund einer Standardisierung der Methode in internationalen Einheiten (Reziprokwert des Titers) angegeben.
- Da ein Teil der Streptokokkeninfektionen (vor allem Hautinfektionen) ASL-negativ bleibt, ist die alleinige ASL-Testung unzureichend. Es wird die gleichzeitige Bestimmung von Anti-Streptokokken-DNase empfohlen.
- **Anti-DNase-B-Test (ADN-B-Test):** Der ADN-B-Titer ist besonders dann erhöht, wenn eine **Infektion der Haut** (Erysipel, Phlegmone, Pyodermie) mit hämolysierenden Streptokokken der Gruppe A durchgemacht wurde und/oder wenn eine akute Glomerulonephritis infolge einer solchen Infektion vorliegt. Der Grenzwert beträgt beim Erwachsenen 200 IE, bei Kindern 150 IE.
- **Prinzip der Reaktion:** Das Enzym DNase spaltet DNA. Sind Antikörper gegen dieses Enzym vorhanden, wird es inaktiviert. Um diese Reaktion sichtbar zu machen, werden Patientenserumverdünnungen mit der DNase inkubiert. Anschließend wird Toluidinblau-gekoppelte DNA als Substrat zugegeben. Wenn die DNA enzymatisch gespalten wird, fällt der Farbstoff flockig aus und der Überstand entfärbt sich. Wenn jedoch Antikörper die DNase inaktiviert haben, kann sie ihr Substrat (DNA) nicht mehr umsetzen und die Lösung bleibt blau.

Therapie I Zur Therapie von Infektionen mit *S. pyogenes* (A-Streptokokken) oder *S. agalactiae* (B-Streptokokken) sind Penicilline vom Wirkungstyp des **Penicillin G** immer noch Mittel der Wahl, da gegen diese bisher keine nennenswerte Resistenzentwicklung beobachtet wurde. Als Alternative zu den Penicillinen kommen Cephalosporine 1 oder – z. B. bei Penicillinallergie – Makrolide (bei GAS) oder Clindamycin infrage, wenn sie sich bei der Testung des Bakterienstammes als wirksam erwiesen haben.

Pneumokokken (Streptococcus pneumoniae)
Pneumokokken sind α-hämolysierende Streptokokken und kommen bei Mensch und Tier vor. Sie imponieren im Grampräparat als grampositive lanzettförmige Diplokokken (Abb. 2.16).
Virulenzfaktoren
- Die Kapsel stellt einen wichtigen Virulenzfaktor dar; ihr Vorhandensein ist leicht durch ein Tuschepräparat (S. 51) oder die Neufeld-Kapselquellungsreaktion (Quellung der Kapsel bei Zugabe spezifischer Antikörper) überprüfbar. Aufgrund ihrer Kapsel lassen sich Pneumokokken in mehr als 90 Typen einteilen. Pneumokokken können u. U. auch beim Gesunden im Nasen-Rachen-Raum nachgewiesen werden, sie haben dann jedoch meistens keine Kapsel.

MERKE

Unbekapselte Pneumokokkenstämme sind avirulent. Nur bekapselte Pneumokokken können sich der Phagozytose durch Makrophagen widersetzen und in das Gewebe eindringen.

- Neben der Kapsel werden weitere Virulenzfaktoren exprimiert, wie z. B. eine IgA1-Protease, die die eigentlich schützenden Immunglobuline der Schleimhaut zerstört.
- Die Adhärenz an das Zielgewebe wird u. a. durch eine Neuraminidase vermittelt.
- Das Pneumolysin zerstört Phagozyten und zilientragende Epithelzellen im oberen Respirationstrakt.

Zusammen ermöglichen die Virulenzfaktoren die Umgehung der Immunabwehr und das Eindringen ins Gewebe.
Klinik Pneumokokken können sehr unterschiedliche Krankheitsbilder hervorrufen, wie z. B.:
- Konjunktivitis
- Ulcus serpens corneae

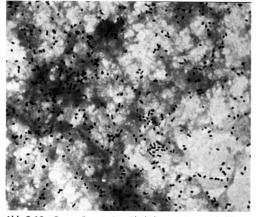

Abb. 2.16 Grampräparat einer Blutkultur mit Pneumokokken.

- Sinusitis
- Otitis media
- Lobärpneumonie (S. 246)
- Sepsis
- Meningitis (S. 333).

MERKE

Pneumokokken sind mit mehr als 30 % für die meisten der **ambulant erworbenen Pneumonien** verantwortlich.

Obwohl die Lobärpneumonie häufig mit Pneumokokken assoziiert ist, lässt sich nur aufgrund des klinisch-röntgenologischen Bildes keine sichere Erregerdiagnose stellen. Jedoch kann ein bräunlich tingiertes Sputum ein Hinweis auf eine Pneumokokken-Pneumonie sein.

Exkurs

Risikopatienten für Pneumokokkensepsis
Besonders Patienten mit fehlender Milz bzw. mangelnder Milzfunktion, Immunsupprimierte sowie Patienten mit chronischen Atemwegserkrankungen und Patienten, die älter als 60 Jahre alt sind, werden als Risikopatienten für die Entwicklung einer Pneumokokkensepsis angesehen. Sie sollten durch aktive Impfung geschützt werden: Die Vakzine ist gegen das Kapselpolysaccharid der meisten Pneumokokken-Serotypen (23-valenter Polysaccharidimpfstoff, der auch den in Deutschland häufigsten Serotyp 14 einschließt) gerichtet und muss z. B. bei geplanter Milzentfernung vor der Operation gegeben werden. Auch chronischer Alkoholabusus stellt einen Risikofaktor dar, da es hierbei zur verminderten Phagozytoseaktivität kommt. Seit kurzer Zeit ist für Erwachsene ab 50 Jahre auch ein 13-valenter Konjugatimpfstoff zugelassen, der bisher nur für die Impfprävention bei Kindern mit bestimmten immunsupprimierenden Grunderkrankungen im Alter von 2 Monaten bis 5 Jahren eingesetzt wurde.

Diagnostik Der Erregernachweis gelingt aus dem vermuteten Infektionsherd, wie z. B. respiratorischen Materialien, sowie Blut und Liquor.

  Praxistipp

Die Diagnose ist definitiv gestellt, wenn die Pneumokokken aus dem Blut des Patienten angezüchtet werden, denn bei der Pneumokokken-Pneumonie besteht häufig hohes Fieber und eine Bakteriämie – aus diesem Grund ist die Abnahme mehrerer Blutkulturen zwingend erforderlich.

Auch der Nachweis aus der Bronchiallavage hat einen hohen diagnostischen Wert, während bei Spu-

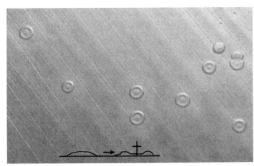

Abb. 2.17   Pneumokokkenkolonien mit typischer zentraler Delle, die durch Autolyse der im Zentrum liegenden Bakterien zustandekommt (vgl. Text). (nach Hof, H., Dörries, R., Duale Reihe Medizinische Mikrobiologie, Thieme, 2005)

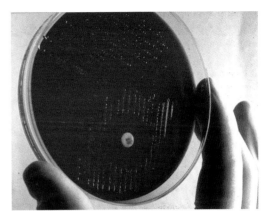

Abb. 2.18   Optochin-Test zum Nachweis von Pneumokokken: Hemmung des Wachstums durch Optochin.

tumproben die Bakterienanzahl mit in die Beurteilung eingehen muss.

Pneumokokken wachsen auf Blutagar mit Vergrünung und zeigen eine glatte, oft schleimige Oberfläche, die durch ihren Hauptvirulenzfaktor (die Schleimkapsel) zustande kommt.

Ein wichtiger Hinweis für das kulturelle Vorliegen von Pneumokokken ist besonders dann gegeben, wenn die Kolonien eine zentrale Delle aufweisen (Abb. 2.17).

Die Delle kommt dadurch zustande, dass die Bakterien sich selbst durch Autolyse zerstören können und dadurch das Zentrum ihrer Kolonie einfällt – ähnlich wie eine Grabstätte beim Bruch des Sargdeckels einfällt.

   Praxistipp

Die Autolyse von Bakterien, wie z. B. Pneumokokken, hat auch eine praktische Konsequenz: Patientenmaterialien sollten stets so schnell wie möglich in das mikrobiologische Labor transportiert und dort verarbeitet werden!

Im Labor lassen sich Pneumokokken mithilfe des Optochin-Tests leicht nachweisen (Abb. 2.18). Dabei wird ein optochinhaltiges Plättchen auf eine verdächtige Kultur gelegt. Da Pneumokokken empfindlich gegenüber Optochin sind, bleibt ein bakterielles Wachstum in der Umgebung des Optochin-Plättchens aus und es entsteht ein Hemmhof.

Die Galleslöslichkeit ist eine weitere Möglichkeit, Pneumokokken schnell nachzuweisen: Das Aufträufeln von Galleflüssigkeit auf Pneumokokken führt zu deren Lyse innerhalb von ca. 30 min bei 37 °C.

Therapie ❙ Für die Therapie der Pneumokokkenpneumonie steht an erster Stelle Penicillin G zur Verfügung. Allerdings hat weltweit die Entwicklung Penicillin-resistenter Stämme begonnen (in Deutschland zeigen ca. 5 % aller Pneumokokken eine verminderte Empfindlichkeit für Penicillin), sodass dann auf Cephalosporine 3 ausgewichen werden muss. Als Re-

serveantibiotikum kann ggf. auch Rifampicin oder ein Fluorchinolon der 3. oder 4. Generation eingesetzt werden. Gegen die im ambulanten Bereich häufig eingesetzten Makrolidantibiotika (z. B. Erythromycin) sind bereits mehr als 15 % aller in Deutschland isolierten Pneumokokken resistent. Die Resistenzentwicklung der Pneumokokken in Europa gibt Anlass zu großer Sorge, da z. B. in Frankreich und in Spanien ca. 50 % aller Pneumokokken Resistenzen gegen Penicillin aufweisen; die Resistenzrate gegen Makrolide beträgt dort sogar schon über 50 %. Für die Therapie der Pneumokokkenmeningitis werden Penicillin G, Cephalosporine 3, Meropenem und ggf. Rifampicin eingesetzt. Neben der Indikationsimpfung für Risikopatienten (s. o.) wird die Standardimpfung für Kinder bis 2 Jahre empfohlen.

Viridans-Streptokokken

Die in der Mundhöhle als Kommensalen vorkommenden vergrünenden Streptokokken werden als Viridans-Gruppe zusammengefasst. Sie bestehen einerseits aus Arten, die mit der Kariesentstehung in Zusammenhang gebracht werden (vor allem *S. mutans* und seltener *S. sanguis)* und andererseits aus *S. salivarius, S. mitis* und der *S.-milleri*-Gruppe (*S. anginosus, S. constellatus* und *S. intermedius* u. a.).

Die Viridans-Streptokokken exprimieren keine der bisher genannten Virulenzfaktoren, sodass die durch sie verursachten Krankheitsbilder eher einen langsamen Verlauf haben. So kann die iatrogene Einschleppung der Viridans-Streptokokken in die Blutbahn zur Endokarditis lenta (S. 265) führen.

   Praxistipp

Bei Eingriffen, die mit der Gefahr einer Viridans-Streptokokken-Einschleppung einhergehen (z. B. Zahnextraktionen) wird daher für Risikopatienten eine Antibiotikaprophylaxe gegeben, vgl. Kapitel Endokarditis (S. 267).

2

Die durch Viridans-Streptokokken bedingte Endo-karditis wird mit einer Kombination aus Penicillin G und Gentamicin behandelt.

Enterokokken (Enterococcus faecalis und E. faecium)
Enterokokken stellen die Chamäleone der Bakterien dar, denn sie können sowohl eine α- als auch eine β- oder γ-Hämolyse aufweisen (Abb. 2.19).
Am häufigsten sind jedoch Enterokokken, die keine Hämolyse (γ-Hämolyse) zeigen. Unabhängig vom Hämolyseverhalten exprimieren alle Enterokokken eine nicht-zellwandgebundene Teichonsäure, die als C-Substanz fungiert, und eine Einordnung der Enterokokken in die serologische Gruppe D nach Lancefield ermöglicht.
Enterokokken kommen natürlicherweise als Kommensalen im Intestinaltrakt (vor allem Kolon) des Menschen und von vielen Tieren vor und exprimieren nur wenige Virulenzfaktoren, wie z.B. eine Aggregationssubstanz, die ihnen die Adhäsion am Zielgewebe ermöglicht.

> **MERKE**
>
> Enterokokken können immer dann zu Infektionen führen, wenn sie aus dem Kolon in andere Regionen verschleppt werden.

Klinik I So kann es aufgrund der anatomischen Nähe von Anus und Harnröhre z.B. zunächst zur Kontamination des Urogenitalbereichs und schließlich zum Harnwegsinfekt kommen. Spielen Enterokokken im ambulanten Bereich nur eine untergeordnete Rolle, stellen sie im stationären Bereich zurzeit mehr als 20% aller Erreger von Harnwegsinfektionen dar. Dabei wird *E. faecalis* bisher ca. 5–10-mal häufiger nachgewiesen als *E. faecium*. Bei stationären Patienten werden Enterokokken durch die im Krankenhaus verbreitete Gabe von Cephalosporinen heraus selektioniert, da sie eine natürliche Resistenz gegen diese β-Laktamantibiotika aufweisen.

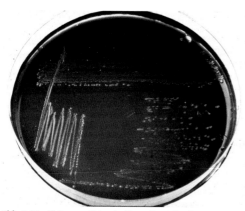

Abb. 2.19   Kultur von Enterokokken mit α-Hämolyse.

Weitere Erkrankungen, die häufig auf eine Enterokokken-Infektion zurückgehen, sind:
— Urosepsis
— Endokarditis
— Peritonitis
— Cholecystitis
— Infektionen von Dekubitalulzera.

Diagnostik I Insbesondere die Bewertung des Enterokokkennachweises (Kommensale oder Erreger?) in Materialien, die mit Haut- oder Schleimhautflora kontaminiert sein können, ist nicht immer einfach. Im Labor erfolgt der Nachweis von Enterokokken durch ihre Salzresistenz, mithilfe der Latexagglutination (Gruppe D) und durch ihre biochemische Charakterisierung.

Therapie I Enterokokken sind stets resistent gegen Cephalosporine! Infektionen mit *E. faecalis* können gut mit Ampicillin oder Amoxicillin – ggf. plus Gentamicin (bei Endokarditis) – therapiert werden. *E. faecium* ist oft resistenter und bedarf u.U. der Therapie mit Glykopeptiden, wie z.B. Vancomycin oder Teicoplanin. Für die Therapie Vancomycin-resistenter Enterokokken kommen eventuell Linezolid oder Tigecyclin infrage.

Streptococcus bovis
Diese Streptokokken gehören ebenfalls zur serologischen Gruppe D und kommen natürlicherweise als Kommensalen im Darm vor. Ein Kolonkarzinom scheint den bakteriellen Einbruch in die Blutbahn zu begünstigen.

 Praxistipp

> Beim Nachweis von *S. bovis* im Blut – z.B. bei Patienten mit Endokarditis – sollte stets nach einem Malignom im Kolon gefahndet werden, da eine signifikante Korrelation zwischen einer Bakteriämie mit *S. bovis* und dem Kolonkarzinom besteht!

2.5.2 Gramnegative Kokken
Neisseriaceae
Die Familie der Neisseriaceae (Tab. 2.7) besteht aus den Gattungen
— Neisseria und Moraxella (beides Kokken) sowie
— Acinetobacter und Kingella (beides Kurzstäbchen).

Moraxella catarrhalis kann Infektionen der Nasennebenhöhlen (Sinusitis) verursachen; außerdem kann diese Bakterienspezies zur Otitis media und zur Bronchitis führen.
Im mikroskopischen Präparat imponiert die Gattung Neisserien als semmelförmig gelagerte, gramnegative Diplokokken. Die apathogenen Neisserien-Arten sind als Kommensalen vor allem auf den Schleimhäuten des Nasen-Rachen-Bereichs zu finden.

Tab. 2.7

Laborblatt Neisserien.

Parameter	Beschreibung
GRAM	negative Diplokokken
O$_2$-Toleranz	aerob
Kapsel	Meningokokken: meistens Gonokokken: –
Kultur	anspruchsvolle Nährböden erforderlich
Katalase	positiv
Oxidase	positiv
Beweglichkeit	nein
Bemerkungen	anspruchsvolle Keime (37 °C, 5 % CO$_2$), schneller Transport erforderlich
Diagnostik	Mikroskopie Kultur Meningokokken: zusätzlich Schnellnachweis aus Liquor und Blut durch Agglutination

Die pathogenen Arten *Neisseria meningitidis* (Menin-gokokken) und *N. gonorrhoeae* (Gonokokken) befal-len aufgrund ihrer spezifischen Adhäsine unter-schiedliche anatomische Regionen des menschlichen Körpers.

Meningokokken (N. meningitidis)
Der Mensch ist der einzige Wirt von *N. meningitidis* (Meningokokken). Im mikroskopischen Präparat, z. B. Liquorsediment, sind Meningokokken im Gegensatz zu Gonokokken sowohl intra- als auch extrazellulär gelagert. Pathogene Meningokokken besitzen eine Polysaccharidkapsel, deren Antigenstruktur eine Ein-teilung in mehr als 10 Serotypen erlaubt. In unseren Breiten ist Serogruppe B häufig, während weltweit vor allem die Kapseltypen A und C (weniger B, Y und W-135) vorherrschen.
Meningokokken rufen eine Allgemeininfektion her-vor, die sich nach einer sehr kurzen Inkubationszeit von nur wenigen Tagen stets als Bakteriämie mit da-raus resultierender Meningitis manifestiert. Als Komplikation der Infektion treten Schäden am Ge-fäßendothel mit petechialen Hautblutungen sowie ein Endotoxinschock mit Verbrauchskoagulopathie und einer Nekrose der Nebennierenrinden auf, siehe Waterhouse-Friderichsen-Syndrom (S. 271).
Bei Verdacht auf Meningitis wird ein direkter Erre-gernachweis aus Liquor und Blutkultur geführt. Da-für stehen im Labor die Mikroskopie, ein Antigen-nachweis mithilfe der Agglutinationsreaktion sowie die kulturelle Anzucht mit biochemischer Differen-zierung zur Verfügung.

Gonokokken (N. gonorrhoeae)
Auch für *N. gonorrhoeae* ist der Mensch der einzige Wirt. *N. gonorrhoeae* verursacht die Gonorrhö – Trip-per (S. 312) – eine der häufigsten Geschlechtskrank-

heiten in Deutschland. Gonokokken wurden 1879 erstmals von Albert Neisser beschrieben. Im mikro-skopischen Direktpräparat, z. B. aus dem Urethral-abstrich, kommen sie im Gegensatz zu Meningokok-ken nur intrazellulär vor.
Die mikroskopische Verdachtsdiagnose der akuten Gonorrhoe sollte auch bei klassischer klinischer Manifestation möglichst immer durch kulturelle An-zucht auf Spezialmedien mit anschließender Identifi-zierung mittels biochemischer Reaktionen bestätigt werden. Bei extraurogenitaler Infektion (v. a. Arthri-tis) ist der Antikörpernachweis aus Serum diagnos-tisch oft wegweisend.

2.5.3 Grampositive Stäbchen
Bazillen

MERKE

Die aeroben Bazillen sind gemeinsam mit den anaero-ben Clostridien die einzigen sporenbildenden Bakte-rien (S. 37) von **humanpathogener Relevanz.**

Diese Bakterien sind nicht nur aufgrund ihrer Fähig-keit zur Sporenbildung faszinierend – einige Arten gelten zugleich als „gefährliche Killer" innerhalb der Bakterienwelt.
Die Gattung Bacillus (Tab. 2.8) besteht aus plumpen grampositiven Stäbchen, die aerob wachsen und un-ter schlechten Umweltbedingungen Sporen bilden können. Die Sporen selbst sind durch GRAM nicht anfärbbar. Zu der Gattung zählen zahlreiche Spezies, die ubiquitär in der Umwelt vorkommen und für den Menschen gar nicht oder nur fakultativ pathogen sind.

Tab. 2.8

Laborblatt Bazillen.

Parameter	Beschreibung
GRAM	positive Stäbchen mit Sporen
O$_2$-Toleranz	aerob/fakultativ anaerob
Kapsel	ja
Kultur	Blutagar, Selektivagar
Katalase	positiv
Oxidase	positiv
Beweglichkeit	unbeweglich
Bemerkungen	–
Diagnostik	S 3-Labor bei *B. anthracis*! Mikroskopie Kultur PCR zur Artdifferenzierung! Serologie kommt beim Milzbrand i. d. R. zu spät!

2

Bacillus anthracis

Bacillus anthracis ist Erreger des Milzbrands (S. 355) und die einzige obligat humanpathogene Bazillenart. Der Milzbrand des Menschen ist eine Anthropozoonose, weil es nur durch den Kontakt mit sporentragenden Tieren oder tierischen Produkten zur natürlichen Infektion kommen kann.

Mikroskopisch zeigt sich das typische Bild eines Bambusstabs: Innerhalb einer Kapsel liegen mehrere in Ketten gelagerte Stäbchen mit zentralen Sporen.

Praxistipp

Das mikroskopische Bild kann zwar einen ersten Hinweis geben, eine Verwechslung mit apathogenen Bacillus-Arten ist aber möglich. Daher ist stets eine weitere Differenzierung nötig!

Die Diagnose beruht auf dem direkten Erregernachweis durch Kultur (S 3-Labor erforderlich) oder PCR.

Bacillus cereus und Bacillus stearothermophilus

Bacillus cereus kommt ubiquitär in der Umwelt vor. Aufgrund der Bildung von Enterotoxinen können kontaminierte Nahrungsmittel (v. a. Reis) jedoch zur Lebensmittelvergiftung (S. 208) führen. Das liegt vor allem an der Hitzeresistenz der Sporen, die selbst durch kurzes Erhitzen auf 100 °C bei der Lebensmittelzubereitung nicht abgetötet werden. Das bereits im Nahrungsmittel präformierte Exotoxin führt innerhalb weniger Stunden zu Erbrechen und Diarrhö. In den meisten Fällen ist die Erkrankung selbstlimitierend, sodass in der Regel keine Diagnostik durchgeführt wird.

Bacillus stearothermophilus wird als Bioindikator zur Überprüfung von Autoklaven und Heißluftsterilisatoren eingesetzt.

Corynebakterien

Corynebakterien (Tab. 2.9) sind pleomorphe, grampositive Stäbchen, die keine Sporen bilden. Bei genauer mikroskopischer Betrachtung können u. U. keulenartige Auftreibungen (Coryne = Keule) an den Polenden erkannt werden. Die meisten beim Menschen isolierten Arten gehören zur normalen Haut- und Schleimhautflora.

- *Corynebacterium jeikeium* wird als fakultativ pathogen angesehen, siehe Bakteriämie bzw. Sepsis (S. 267).
- Darüber hinaus sei auf *C. minutissimum*, Erreger des Erythrasmas (S. 278), verwiesen.
- Als wichtige humanpathogene Art soll im Folgenden nur auf *C. diphtheriae*, dem Erreger der Diphtherie (S. 236), eingegangen werden.

Corynebacterium diphtheriae

Der Mensch ist der einzige Wirt von *C. diphtheriae*. Der Erreger wird meist durch Tröpfcheninfektion übertragen. *C. diphtheriae* vermehren sich in der Regel an der Eintrittspforte (meistens Rachen, seltener Hautwunden) und produzieren Diphtherietoxin, das von einem temperenten Bakteriophagen kodiert wird. Das Toxin wirkt zunächst lokal, später ggf. aber auch generalisiert.

MERKE

Bis auf wenige Ausnahmen ist diese Art nur dann humanpathogen (S. 236), wenn sie einen das **Diphtherietoxin kodierenden** temperenten **Bakteriophagen** enthält.

Die Diagnose erfolgt durch direkten Erregernachweis aus unter den Pseudomembranen abgenommenen Rachen-, Nasen- oder Trachealabstrichen, Wundsekret oder Operationsmaterial. Sicher für den Nachweis von *C. diphtheriae* ist nur der kulturelle Nachweis. Die Mikroskopie von verdächtigen Kolonien erfolgt durch eine Spezialfärbung nach Neisser. Zur endgültigen bakteriologischen Diagnose der Diphtherie gehört zwingend der Nachweis der Toxinbildung des jeweiligen Stammes. Er wird als Präzipitationsreaktion nach Elek-Ouchterlony (S. 237) durchgeführt. Heutzutage wird routinemäßig das phagenkodierte Toxingen jedoch meistens durch die PCR nachgewiesen.

Listerien

Listerien sind grampositive, sporenlose, begeißelte Umweltkeime, die im Erdboden, Wasser, auf Pflanzen und in Tieren vorkommen können. Die Gattung Listeria (Tab. 2.10) besteht aus mehreren Spezies, von denen v. a. *Listeria monocytogenes* sicher pathogen ist.

Tab. 2.9	
Laborblatt Corynebakterien.	
Parameter	**Beschreibung**
GRAM	positive, pleomorphe Stäbchen
O_2-Toleranz	fakultativ anaerob
Kapsel	–
Kultur	anspruchsvolle Nährböden erforderlich
Katalase	positiv
Oxidase	negativ
Beweglichkeit	unbeweglich
Bemerkungen	anspruchsvolle Keime (37 °C, 5 % CO_2)
Diagnostik	Mikroskopie (Neisser-Färbung) Kultur Toxinnachweis bei *Corynebacterium diphtheriae* mit ELEK-Test, PCR

Tab. 2.10

Laborblatt Listerien.

Parameter	Beschreibung
GRAM	positive Stäbchen
O_2-Toleranz	fakultativ anaerob
Kapsel	–
Kultur	anspruchsvolle Nährböden erforderlich
Katalase	positiv
Oxidase	negativ
Beweglichkeit	beweglich bei 20 °C (nicht bei 37 °C)
Bemerkungen	–
Diagnostik	Mikroskopie Kultur auf Selektivnährböden Kälteanreicherung Serologie i. d. R. nicht aussagekräftig

Listeria monocytogenes

Diese Art kann Tiere und Menschen gleichermaßen gefährden, weswegen bei der Listeriose von einer Anthropozoonose gesprochen wird. *L. monocytogenes* ist bekannt als Kontaminant von Milchprodukten (Käse, Rohmilch) und Rohkostprodukten (Salat). Die Infektion des immungesunden Erwachsenen verläuft wie ein grippaler Infekt und wird meistens gar nicht bemerkt. Vor allem bei Abwehrschwäche kann sich jedoch eine lebensgefährliche Meningoenzephalitis entwickeln. Die Infektion während der Schwangerschaft kann zur Neugeborenenlisteriose (S. 327) führen, die sich als Frühtyp (early onset, pränatale Infektion) oder als Spättyp (late onset, perinatale Infektion) manifestiert. Die mikrobiologische Diagnostik erfolgt durch Kultur. Die Serologie ist nicht aussagekräftig.

Erysipelothrix

Es handelt sich hierbei um ein grampositives, unbewegliches, fakultativ-anaerobes Stäbchenbakterium, das keine Sporen bildet (Tab. 2.11). Die einzige humanmedizinisch bedeutsame Art ist *Erysipelothrix*

Tab. 2.11

Laborblatt Erysipelothrix.

Beschreibung	Parameter
GRAM	positive Stäbchen
O_2-Toleranz	fakultativ anaerob
Kapsel	–
Kultur	oft vergrünende Hämolyse auf Blutagar
Katalase	negativ
Oxidase	negativ
Beweglichkeit	unbeweglich
Bemerkungen	–
Diagnostik	Mikroskopie Kultur Keine Serologie!

rhusiopathiae. Dieser Erreger kann beim Schwein den Schweinerotlauf, eine oft letal endende septische Erkrankung verursachen (Zoonose). Beim Menschen kann es nach Kontakt mit infizierten Tieren zum Erysipeloid, einer Hautentzündung, kommen. Bei beruflicher Exposition besteht die Möglichkeit der Anerkennung als Berufskrankheit. Die Diagnostik erfolgt durch Mikroskopie und Anzucht des Erregers. Da die Erkrankung oft nach 14–21 Tagen selbstlimitierend verläuft, ist eine antibiotische Therapie meistens nicht erforderlich.

Mykobakterien

Mykobakterien (Tab. 2.12) gehören zwar prinzipiell zu den grampositiven Stäbchen, ihre Anfärbbarkeit nach GRAM ist jedoch aufgrund des hohen Lipidanteils der Zellwand nur schwach ausgeprägt. Das gemeinsame Merkmal dieser aeroben, unbeweglichen Bakterien ist ihre Säurefestigkeit, d.h. sie geben aufgenommene Farbe unter Einwirkung von Salzsäure-Alkohol nicht wieder ab (Kinyoun-Kaltfärbung, früher: Ziehl-Neelsen-Färbung) und werden durch Säure (Magensäure!) kaum abgetötet. Diese Eigenschaft beruht insbesondere auf dem Vorhandensein von wachsartigen Substanzen in der Zellwand: Typischer Bestandteil sind langkettige Mykolsäureverbindungen (C_{80}). Bei *Mycobacterium tuberculosis* und *M. bovis* handelt es sich um Trehalosedimykolat, das die zopfartige Zusammenlagerung der Stäbchen bewirkt und deshalb auch Cord-Faktor genannt wird.

Die klinisch bedeutungsvollen Mykobakterien haben eine Generationszeit von 12–18 Stunden (zum Vergleich *E. coli* = 20 Minuten). Unter den ubiquitären nichttuberkulösen Mykobakterien (MOTT = Mycobacteria other than tuberculosis) gibt es aber auch schnell wachsende Arten.

Tab. 2.12

Laborblatt Mykobakterien.

Parameter	Beschreibung
GRAM	positive Stäbchen (aber: schlechte GRAM-Anfärbbarkeit!)
O_2-Toleranz	aerob
Kapsel	–
Kultur	besondere Nährmedien erforderlich extrem lange Replikationszeit (*Mycobacterium tuberculosis*: 12–18 Stunden, *Mycobacterium leprae*: 13 Tage)
Katalase	variabel
Oxidase	diagnostisch ohne Bedeutung
Beweglichkeit	unbeweglich
Bemerkungen	lipidreiche Zellwand → Säurefestigkeit
Diagnostik	Mikroskopie (Kinyoun-Kaltfärbung; früher: Ziehl-Neelsen-Färbung) Kultur (nicht bei *Mycobacterium leprae*) molekularbiologische Verfahren

2

Im menschlichen Wirt nutzen Mykobakterien vor allem phagozytotische Zellen (Makrophagen) als Wirtszellen und induzieren eine spezifische Wirtsreaktion.

Die durch Mykobakterien hervorgerufenen Infektionskrankheiten werden in drei große Gruppen unterteilt:

- Tuberkulose: *M. tuberculosis, M. bovis, M. africanum* und *M. microti*
- nichttuberkulöse (atypische) Mykobakteriose: Mycobacteria other than tuberculosis (= MOTT)
- Lepra: *M. leprae.*

Mycobacterium tuberculosis

Die Tuberkulose (S.256) des Menschen ist eine spezifische Erkrankung, die durch die „typischen" Mykobakterien-Arten des *M.-tuberculosis*-Komplexes – *M. tuberculosis* (natürlicher Wirt = Mensch), *M. bovis* (natürlicher Wirt = Rind), *M. africanum* (natürlicher Wirt = Mensch) und *M. microti* (natürlicher Wirt = Wühlmaus) – hervorgerufen wird.

Bei der Tuberkulose muss zwischen Primär- und Sekundärtuberkulose unterschieden werden. Da die Infektion meist durch Inhalation der Erreger zustande kommt, ist in mehr als 80 % der Fälle die Lunge betroffen, doch können prinzipiell alle Organe infiziert werden.

Die Diagnose der Tuberkulose wird vor allem aus Morgensputum, ggf. auch aus Magensaft, Urin und – je nach klinischer Situation – aus anderen Materialien geführt. Die Labordiagnose beruht vor allem auf Mikroskopie (Kinyoun-Kaltfärbung), Kultur, molekularbiologischen Verfahren (Gensonden und PCR) sowie Bestimmung der zellulären Immunantwort gegen *M. tuberculosis* oder Tuberkulintest (Hauttest). Ausführliche Informationen finden Sie im Kapitel Tuberkulose-Diagnostik (S.258).

Nichttuberkulöse Mykobakterien (Mycobacteria other than tuberculosis, MOTT)

Die Bezeichnung MOTT steht als Abkürzung für Mycobacteria other than tuberculosis. Mehr als 80 verschiedene Arten ubiquitärer Mykobakterien kommen in der Umwelt vor. Sie werden auch als nichttuberkulöse (früher „atypische") Mykobakterien (S.361) bezeichnet, da sie bei Krankheitsbildern gefunden werden, die der Tuberkulose ähneln, jedoch „atypisch" verlaufen. Sie vermehren sich schneller als Mykobakterien des *M.-tuberculosis*-Komplexes und zeichnen sich in der Regel durch eine stärkere Antibiotikaresistenz aus. Die wichtigsten Vertreter sind:

- *M. avium*-Komplex (häufig disseminierter Befall bei AIDS)
- *M. marinum* (Hautulzeration nach Infektion im Schwimmbad oder Aquarium)

- *M. ulcerans* (Erreger des tropischen Buruli-Ulkus). MOTT sind vor allem als Erreger opportunistischer Infektionen (außer *M. marinum*) bekannt, da ihr Auftreten sehr häufig eine Abwehrschwäche voraussetzt. Ihre Aufnahme erfolgt meistens mit der Nahrung oder mit dem Wasser; andere ubiquitäre Mykobakterien werden auch aerogen aufgenommen.

 Praxistipp

MOTT (S.399) gelten als eine Indikatorkrankheit für AIDS bei HIV-positiven Patienten. Bei diesen kommt es häufig zum disseminierten Befall. Am häufigsten kommt bei AIDS-Patienten *M. avium* vor.

Die Diagnostik beruht auf den gleichen Methoden wie beim *M.-tuberculosis*-Komplex, wobei MOTT sich in der Regel durch schnelleres Wachstum auszeichnen.

Mycobacterium leprae

Mycobacterium leprae ist Erreger der Lepra (S.359), einer vor allem in den Ländern des Südens vorkommenden Krankheit.

Im Gegensatz zu *M. tuberculosis* hat *M. leprae* ein Temperaturoptimum von weniger als 37 °C (Zielorgan ist die Haut) und vermehrt sich extrem langsam vor allem in Phagozyten und den Schwann-Zellen der Nervenscheiden.

Nach Infektion durch direkten Kontakt dauert es wahrscheinlich mehrere Jahre, bevor die ersten Symptome auftreten. Diese sind abhängig von der Immunabwehr des Patienten und lassen sich in eine gutartige tuberkuloide Form (vor allem Hautsymptome und Befall peripherer Nerven) und der malignen lepromatösen Form (systemischer Befall) unterscheiden.

Da der Erreger auf normalen Nährböden nicht anzüchtbar ist, beruht die Diagnostik auf dem klinischen Befund, der Mikroskopie (Kinyoun-Kaltfärbung) von Hautstanzen (Skin-Snips) und Nasenschleimhaut sowie auf einem Hauttest bzw. der Leprominreaktion (S.360).

 Praxistipp

M. leprae kann bisher nicht auf künstlichen Nährböden angezüchtet werden.

Aktinomyzeten

Der Begriff Aktinomyzeten (Tab. 2.13) steht für ein Bakterienreich mit mehreren Gattungen und ist eigentlich irreführend, da es sich nicht um „Strahlenpilze", sondern um meist anaerobe (bzw. mikroaerophile), grampositive, verzweigte Fadenbakterien handelt.

Tab. 2.13

Laborblatt Aktinomyzeten.

Parameter	Beschreibung
GRAM	positive verzweigte Stäbchen
O$_2$-Toleranz	anaerob bis mikroaerophil (Nokardien = aerob)
Kapsel	–
Kultur	längere Bebrütung erforderlich
Katalase	– (A. israelii)
Oxidase	negativ
Beweglichkeit	für Diagnostik nicht relevant
Bemerkungen	–
Diagnostik	Kultur Mikroskopie

Nokardien sind aerobe grampositive, verzweigte Fadenbakterien.

Exkurs

Aktinomyzeten vs. Pilze
Die Ähnlichkeit der Aktinomyzeten mit echten Pilzen beschränkt sich auf das **myzeliale Wachtumsverhalten** sowie die Bildung von **Dispersionssporen** (Arthrosporen, Konidien), wozu viele Arten befähigt sind. Im Gegensatz zu den Sporen von Bazillen und Clostridien (= sporenbildende Bakterien), bei denen die Spore eine Dauerform darstellt, dienen Dispersionssporen der Vermehrung bzw. der Verteilung in der Umwelt. Alle anderen grundlegenden Eigenschaften wie prokaryonter Zellaufbau, mukopeptidhaltige Zellwand, Größe von etwa 1 μm, Bakteriophagen- und Antibiotikaempfindlichkeit, einfache Geißelstruktur und molekularbiologische DNA-Sequenzvergleiche beweisen die bakterielle Natur der Aktinomyzeten.

In der modifizierten Ziehl-Neelsen-Färbung imponieren sie als partiell säurefest.
Innerhalb des Bakterienreiches gibt es ca. 50 Gattungen von Aktinomyzeten, von denen die meisten im Erdboden vorkommen. Nur wenige Arten sind humanmedizinisch bedeutsam, teils als Krankheitserreger von Mensch und Tier (z. B. aus den Gattungen Actinomyces, Nocardia, Streptomyces), teils als Allergene (z. B. Gattung Thermoactinomyces), aber auch als Produzenten wichtiger Antibiotika (z. B. Gattungen Streptomyces, Micromonospora).
Die wichtigste Art aus der anaeroben Gattung Actinomyces ist *Actinomyces israelii*. Aus der aeroben Gattung Nocardia sind vor allem die Arten *Nocardia asteroides* und *N. brasiliensis* als Erreger von Pneumonien und Septikämien sowie von Wundinfektionen – oft nach (Nieren-)Transplantationen – von klinischer Bedeutung.

Actinomyces israelii
A. israelii kommt physiologischerweise als Kommensale in der Mundhöhle von Gesunden vor. Bei Mikrotraumen der Mundschleimhaut kann dieser fakultativ pathogene Erreger jedoch in das Gewebe eindringen und als Leitkeim die Aktinomykose (S. 280) hervorrufen.
Als Untersuchungsmaterial für den direkten Erregernachweis eignen sich Eiter, Fistelsekret oder exzidiertes Granulationsgewebe. Bereits makroskopisch können im Eiter u. U. sogenannte Drusen vorhanden sein. Dabei handelt es sich um gelbliche oder rötlichbraune, harte Körnchen, die sich schwer zerreiben lassen. Die kulturelle Anzucht der Aktinomyzeten unter anaeroben oder mikroaerophilen Bedingungen benötigt 7–14 Tage bis zum Ergebnis.

Propionibakterien
Propionibakterien sind koryneforme, pleomorphe, anaerobe Stäbchenbakterien (Tab. 2.14).
In der menschlichen Haut kommen zwar mehrere Arten vor, doch hat *Propionibacterium acnes* neben seiner Bedeutung als Kommensale wahrscheinlich auch einen Stellenwert bei der Pathogenese der Akne (S. 279).
Der Ereger kann kulturell und mithilfe biochemischer Reaktionen diagnostiziert werden.

Clostridien
Die beiden Gattungen Clostridium und Bacillus sind grampositive Stäbchen, die in der Lage sind, bei ungünstigen Umweltbedingungen Sporen zu bilden. Im Gegensatz zu den Bazillen handelt es sich bei den Clostridien jedoch um obligat anaerobe Bakterien (Tab. 2.15).
Die meisten der etwa 100 Clostridien-Arten kommen ubiquitär in der Umwelt – vor allem im Erdboden – vor. Die fakultativ pathogenen Arten *Clostridium perfringens* und *C. difficile* können darüber hinaus als Kommensalen zur normalen menschlichen

Tab. 2.14

Laborblatt Propionibakterien.

Parameter	Beschreibung
GRAM	positive Stäbchen
O$_2$-Toleranz	anaerob
Kapsel	–
Kultur	längere Bebrütung erforderlich
Katalase	positiv
Oxidase	negativ
Beweglichkeit	unbeweglich
Bemerkungen	–
Diagnostik	Kultur Mikroskopie

2

Tab. 2.15

Laborblatt Clostridien.

Parameter	Beschreibung
GRAM	positive Stäbchen mit Sporen
O_2-Toleranz	anaerob
Kapsel	ja (C. perfringens)
Kultur	bei den meisten durch Clostridien hervorgerufenen Erkrankungen für die akute Therapieentscheidung nicht relevant (Ausnahme: C. difficile) Eigelb-Agar zur Bestimmung der Lecithinase-/Lipaseaktivität
Katalase	negativ
Oxidase	negativ
Beweglichkeit	C. perfringens: meist unbeweglich C. tetani: beweglich C. botulinum: beweglich C. difficile: beweglich
Bemerkungen	bakterielle Killer (Ausnahme: C. difficile)
Diagnostik	evtl. Mikroskopie evtl. Toxinnachweis (Tierversuch) Serologie für Diagnostik ohne Relevanz

Darmflora gerechnet werden. Neben diesen beiden sind die obligat pathogenen Arten *C. tetani* und *C. botulinum* als Ursachen lebensbedrohlicher menschlicher Erkrankungen zu bewerten: Tetanus (S. 364) und Botulismus (S. 207).

Clostridium perfringens

Clostridium perfringens kommt natürlicherweise im Erdboden vor und gehört auch zur normalen Darmflora des Menschen. Im mikroskopischen Bild imponiert *C. perfringens* meist als großes, plumpes, grampositives Stäbchen. Dieses Bakterium ist teils unbeweglich, teils mittels peritricher Begeißelung beweglich.

Clostridium perfringens kann einerseits den Gasbrand, andererseits eine Lebensmittelvergiftung hervorrufen.

- Der Gasbrand (S. 283) kann endogen (Darmperforation) oder exogen (Aufnahme des Erregers durch Mikrotraumen der Haut) entstehen und ist durch einen rapiden Muskelzerfall gekennzeichnet.
- Unabhängig vom Gasbrand kann *C. perfringens* auch zu Lebensmittelvergiftungen führen: Einige Stämme bilden ein Enterotoxin, sodass bei hoher Keimlast (mindestens 10^6 Erreger/g) im entsprechenden Lebensmittel Toxinmengen entstehen, die nach oraler Aufnahme jedoch zu einer eher harmlosen selbstlimitierenden Enteritis mit schmerzhaftem, aber fieberfreien Durchfall führen.

Bei Verdacht auf Gasbrand sollte infiziertes Material durch Aspiration oder Gewebeproben aus der Tiefe der Wunde entnommen werden.

Praxistipp
Jeder Verdacht auf Gasbrand ist als eilige CITO-(Schnell!-)Anforderung anzusehen!

Der typische mikroskopische Befund ergibt eine Mischinfektion und den Nachweis grampositiver, plumper Stäbchen meist ohne Sporen (evtl. wenige subterminale Sporen). Für die definitive Diagnose ist die Kultur mit anschließender biochemischer Differenzierung erforderlich. Dabei weist *C. perfringens* auf Blutagar (anaerobe Bebrütung) als typisches Merkmal eine Doppelzonenhämolyse auf.

Clostridium tetani

Der Erreger des Tetanus (S. 364), *C. tetani*, ist ein plumpes, grampositives Stäbchen und kommt als Spore (Dauerform) im Erdboden vor. Es bildet bei seiner Vermehrung im Gewebe ein hochwirksames, neurotropes Exotoxin (Tetanospasmin), das von der Infektionsstelle aus in den Körper abgegeben wird. Es zählt zu den potentesten biologischen Toxinen und bewirkt durch Blockierung der Freisetzung hemmender Transmittersubstanzen (GABA) an der motorischen Endplatte eine Spastik der motorischen Muskulatur. Die klinische Symptomatik manifestiert sich oft als Erstes an der Gesichtsmuskulatur (grinsender Gesichtausdruck). Später führt die spastische Lähmung der Interkostalmuskulatur und des Zwerchfells zum Tod durch Ersticken (periphere Lähmung).
Die klinische Verdachtsdiagnose wird durch den Toxinnachweis im Mäuseversuch (S. 364) gesichert. Der mikroskopische Befund (plumpe, grampositive Stäbchen mit runden terminalen Sporen = Trommelschlegelform) kann die klinische Verdachtsdiagnose zwar unterstützen, ähnlich wie beim Gasbrand ist aber für die Diagnose vor allem die typische klinische Symptomatik ausschlaggebend.

Clostridium botulinum

Der Erreger des Botulismus (S. 207), *C. botulinum*, ist ein plumpes, grampositives, begeißeltes Stäbchen, das subterminal eine Spore aufweisen kann und so an die Form eines Tennisschlägers erinnert. Beim Botulismus handelt es sich um eine reine Intoxikation mit dem Botulinumtoxin, die meist nach Genuss mangelhaft konservierter Speisen (insbesondere Konservendosen oder Einmachgläser) oder Schinken auftritt (Lebensmittelintoxikation). Das hitzelabile Botulinumtoxin ist das stärkste bakterielle Toxin und hemmt die Impulsübertragung an der motorischen Endplatte durch Hemmung der Freisetzung von Acetylcholin. Dadurch wird eine schlaffe Lähmung hervorgerufen, die sich meistens als erstes an den Augenmuskeln bemerkbar macht. Letztendlich kann es zum Tod durch periphere Atemlähmung kommen.

Bereits bei klinischer Verdachtsdiagnose muss die Therapie begonnen werden!

Vorher wird jedoch noch Serum des Patienten für den Toxinnachweis im Mäuseversuch abgenommen. Da es sich um eine Intoxikation handelt, ist eine kulturelle Anzucht des Erregers meistens nicht möglich.

Clostridium difficile
Dieser im Darm von bis zu 5 % aller Erwachsenen als normaler Kommensale vorkommende Keim ist ein anaerobes, bewegliches, sporenbildendes, grampositives Stäbchenbakterium.
Nach Gabe von Antibiotika (vor allem Clindamycin und Chinolone) kann es durch C. difficile zur pseudomembranösen Kolitis (S. 206) bzw. zur antibiotikaassoziierten Diarrhö kommen.
Bei entsprechender Symptomatik und Anamnese sollte ein endoskopischer Befund erzwungen und der Nachweis des C.-difficile-Toxins aus Stuhlproben durchgeführt werden! Ein kultureller Nachweis von Clostridium difficile allein ist nicht unbedingt aussagekräftig, da dieses Bakterium als Kommensale auch bei bis zu 5 % aller gesunden Erwachsenen im Stuhl nachgewiesen werden kann.

2.5.4 Gramnegative Stäbchen
Gramnegative Stäbchen stellen die größte humanmedizinisch relevante Gruppe der Bakterien dar, die trotz ähnlicher mikroskopischer Morphologie von immenser Heterogenität im Hinblick auf ihre klinische Bedeutung gekennzeichnet ist.

Enterobacteriaceae
Enterobacteriaceae (Tab. 2.16) sind fakultativ anaerobe, gramnegative Stäbchen, die sich durch die Expression des ECA (Enterobacteriaceae-common-Antigen) von anderen gramnegativen Stäbchenbakterien unterscheiden.
Klinik ▮ Das allen gramnegativen Bakterien gemeinsame LPS bzw. Endotoxin wirkt als Pyrogen und kann bei Bakteriämie zum gefährlichen septischen Endotoxinschock im Rahmen einer Sepsis (S. 267) führen.
Die Klassifikation der Enterobacteriaceaen ist nicht zuletzt aufgrund von immer wieder gern vorgenommenen Namensänderungen irritierend. Didaktisch sinnvoll ist daher die grobe Unterscheidung der Enterobacteriaceaen in die folgenden beiden Gruppen, die nur die wichtigsten Gattungen berücksichtigt:
- obligat (darm-)pathogene Erreger: Salmonellen, Yersinien, Shigellen
- fakultativ pathogene Erreger: Escherichia, Citrobacter, Enterobacter, Klebsiella, Proteus, Morganella, Serratia u. a.

Tab. 2.16

Laborblatt Enterobacteriaceae.

Parameter	Beschreibung
GRAM	negative Stäbchen
O_2-Toleranz	fakultativ anaerob
Kapsel	Klebsiella: ja die meisten anderen: nein
Kultur	selektive Kultivierung auf gallensalzhaltigen Nährböden möglich (McConkey-, Endo-, SS-Agar)
Oxidase	negativ
Beweglichkeit	Salmonellen: ja Yersinia pestis: nein enteritische Yersinien: ja Shigellen: nein Escherichia coli: ja Citrobacter: ja Enterobacter: ja Klebsiella: nein Proteus: ja Serratia: ja
Bemerkungen	obligat darmpathogen sind Salmonellen, Shigellen, Y. enterocolitica und Y. pseudotuberculosis
Diagnostik	Kultur mit biochemischer Differenzierung ggf. Agglutination ggf. Serologie

Da die meisten der fakultativ pathogenen Erreger zugleich zur normalen Darmflora gehören, können sie aufgrund der anatomischen Nähe von Anal- und Urogenitalbereich durch Schmierkontamination zu Harnwegsinfektionen führen. Darüber hinaus haben sie eine große Bedeutung als Erreger nosokomialer Infektionen.
Diagnostik ▮ Für die Diagnostik der Enterobacteriaceaen ist die Mikroskopie nicht wegweisend. Enterobacteriaceaen weisen eine natürliche Resistenz gegen Gallensalze auf, sodass sie in oder auf entsprechenden Nährmedien (z. B. McConkey-Agar, Endo-Agar) selektiv angezüchtet werden können. Das ist insbesondere dann von Bedeutung, wenn es sich um Patientenmaterial mit unterschiedlichsten Bakterienarten handelt (z. B. Stuhl). Die genannten Nährmedien enthalten gleichzeitig Laktose und einen pH-Indikator: Bei Abbau der Laktose durch das bakterielle Enzym β-Galactosidase kommt es zu einer Ansäuerung des Nährmediums, die aufgrund des pH-Indikators durch Farbumschlag sichtbar gemacht wird.

Die Unterscheidung in **laktosepositive** (= laktoseabbauende) und **laktosenegative** Bakterien ist deshalb von Bedeutung, weil Erstere in der Regel der normalen Darmflora zugeordnet werden können und als coliforme Bakterien zusammengefasst werden, während es sich bei den Letzteren um obligat darmpathogene Erreger (Salmonellen, Yersinien oder Shigellen) handeln könnte.

2

Die weitere Differenzierung der Enterobacteriaceaen beruht auf der Testung ihrer biochemischen Leistungsmerkmale, wofür kommerziell erhältliche Testsysteme eingesetzt werden, die 20 und mehr Reaktionen gleichzeitig erfassen können. Ist eine Differenzierung bis zur Speziesebene durch diese „Bunte Reihe" (S. 89) nicht möglich, kommt die Serotypisierung zur Anwendung. Durch sie gelingt dann in der Regel eine Zuordnung der Erreger zu Spezies oder in Serovare: Durch Agglutinationsreaktionen mit definierten Antiseren werden auf der Oberfläche der Enterobacteriaceaen Antigenstrukturen nachgewiesen, von denen es jeweils zahlreiche verschiedene Varianten gibt. So ergibt sich ein Antigenmuster:

- O-Antigene: Oberflächenantigene = LPS-Polysaccharidketten (thermostabil)
- H-Antigene: Flagellin der Geißeln (thermolabil)
- K-Antigene: Kohlenhydrate der äußeren Membran (Kapsel, auch Vi-Antigen)
- F-Antigene: Fimbrien-Proteine.

Salmonella
Salmonellen sind bewegliche, gramnegative Stäbchen, die in der Regel Laktose nicht abbauen können. Die Gattung Salmonella umfasst nur eine Spezies (*Salmonella enterica*) mit 7 Subspezies. Die Charakterisierung ihrer Oberflächen-(O-) und Geißel-(H-)Antigene ermöglicht eine weitere Unterteilung in Serovare, die früher als Spezies bezeichnet wurden. Obgleich ihnen nach der heutigen Einteilung ein Speziesrang nicht zukommt, hat man aus praktischen Gründen die früher gebräuchlichen Namen beibehalten; man schreibt allerdings hierbei den zweiten Namen groß, z.B. *S. Typhimurium* (Es soll hier darauf hingewiesen werden, dass die korrekte Bezeichnung eigentlich *S. enterica* Serovar Typhimurium wäre).
Die Antigenmuster aller Salmonellen sind im Kauffmann-White-Schema aufgeführt: Dabei werden das O- und das H-Antigen berücksichtigt; Letzteres kommt in zwei Phasen vor. Die Kombination aus O, H1 und H2 ergibt dann den Namen der Salmonellen. Die früher für epidemiologische Untersuchungen eingesetzte Lysotypie durch Bakteriophagen wird heute nicht mehr genutzt.
Einteilung der Salmonellen I Salmonellen führen beim Menschen zu zwei verschiedenen Krankheitsbildern und werden dementsprechend eingeteilt:

- *S. enterica* Serovare Typhi bzw. *Paratyphi, A, B oder C* rufen systemische Infektionen – Typhus und Paratyphus (S. 197) – hervor.
- *S. enterica* Serovare Enteritidis und *Typhimurium* (u. a.) verursachen eine akute Gastroenteritis (S. 199), die lokal auf den Darm begrenzt ist.

Typhus abdominalis und Paratyphus I Der Mensch ist der einzige Wirt der typhösen Salmonellen. Die Erreger können vor allem durch kontaminiertes Trink-

wasser übertragen werden. In der ersten und zweiten Krankheitswoche müssen Blutkulturen zum Erregernachweis untersucht werden. Ab der zweiten Krankheitswoche können die Bakterien kulturell aus Stuhl nachgewiesen werden. Die endgültige Identifizierung erfolgt durch biochemische Differenzierung und Serotypisierung. In Nicht-Endemiegebieten kann zusätzlich die Serologie (Widalreaktion) eingesetzt werden.
Enteritische Salmonellosen I Wirte von Enteritis-Salmonellen sind Mensch und Tier. Für die Entstehung der Salmonellose des Menschen sind mindestens 10^5 Bakterien erforderlich. Während *S. Typhimurium* vor allem durch Rindfleisch übertragen wird, spielen für *S. Enteritidis* vor allem Geflügel und Eier eine Rolle. Bei der akuten Gastroenteritis kommt als Untersuchungsmaterial in der Regel nur Stuhl (evtl. Erbrochenes, Lebensmittel) in Betracht. Die Diagnose wird durch Kultur einschließlich biochemischer und serologischer Differenzierung (Kauffmann-White-Schema) gestellt.

Praxistipp

> Eine Antikörperbildung ist bei der akuten Gastroenteritis in der Regel nicht feststellbar (Serologie ist nicht sinnvoll!), kann aber bei septischen Verlaufsformen oder eventuell später eintretenden Komplikationen (z. B. reaktive Arthritis) nachweisbar sein.

Yersinia
Yersinien kommen natürlicherweise bei verschiedenen Tieren vor (Anthropozoonose): Während *Yersinia pestis* sein Reservoir in Ratten und Nagtieren hat, finden sich die darmpathogenen Yersinien vor allem im Schwein.
Klinik I Analog zu den Salmonellen-Infektionen kann man auch die Erkrankungen durch die Gattung Yersinia unterteilen in:

- die lokal begrenzte Darminfektion – enterale Yersiniose (S. 205) – evtl. mit Folgeerkrankung (z. B. Arthritis); vor allem durch *Yersinia enterocolitica* und *Yersinia pseudotuberculosis* bedingt
- die systemische Infektion Pest (S. 353); hervorgerufen durch *Yersinia pestis*.

Die von *Y. pestis* hervorgerufene Pest kann sich in drei Formen manifestieren: Beulenpest, Lungenpest und Hautpest.
Diagnose der enteralen Yersiniose I Der Erregernachweis gelingt meist nur im Frühstadium der Erkrankung aus dem Stuhl oder aus Biopsiematerial. Die Anzucht der Erreger erfolgt auf Selektivmedien bei 22–28 °C oder als Kälteanreicherung (Yersinien können sich noch bei Kühlschranktemperatur gut vermehren). Für die Diagnose der postinfektiösen,

reaktiven Arthritis ist der Nachweis von Antikörpern im Serum des Patienten geeignet.

Diagnose der Pest ▎ Die Erkrankung wird durch den Erregernachweis (Kultur, Gensonden) aus den relevanten Patientenmaterialien diagnostiziert (S 3-Labor erforderlich). Für epidemiologische Fragestellungen stehen serologische Verfahren zur Verfügung.

Shigella

Bakterien der Gattung Shigella sind ebenso laktosenegativ wie die beiden anderen obligat darmpathogenen Gattungen Salmonella und Yersinia. Shigellen kommen nur beim Menschen vor und können z. B. durch kontaminiertes Wasser oder Lebensmittel oral übertragen werden. Dabei ist für die Entstehung klinischer Symptome bereits eine sehr geringe Dosis von nur 10–200 Erregern ausreichend. Die für eine Erkrankung erforderliche geringe Keimzahl erklärt auch, dass Fliegen und andere Arthropoden als mechanische Vektoren dienen können.

Shigellen sind mit *Escherichia coli* eng verwandt und sogar nahezu identisch mit EIEC (= enteroinvasive *E. coli*). Es werden die vier Spezies *Shigella sonnei*, *S. flexneri*, *S. boydii* und *S. dysenteriae* unterschieden, die aufgrund ihrer O-Antigene in mehrere Serovare unterteilt werden können.

Die durch Shigellen verursachten Erkrankungen werden auch als bakteriell bedingte Ruhrerkrankungen (S.201) bezeichnet, die durch schleimig-blutige Durchfälle mit schmerzhaften Krämpfen gekennzeichnet sind.

Die Anzucht der Shigellen erfolgt auf Selektivnährböden (Endo-, McConkey-, SS- oder XLD-Agar). Aufgrund ihrer nur geringen Immunogenität sind serologische Untersuchungen zum Nachweis einer Shigellose nicht sinnvoll.

Praxistipp

> Shigellen sterben in Stuhlproben schnell ab. Es ist deshalb besser, Schleimfetzen, Rektalabstriche oder Biopsiematerial zu untersuchen.

Escherichia coli

Obwohl es noch drei weitere Spezies innerhalb der Gattung Escherichia gibt, spielt für die Humanmedizin fast nur *E. coli* eine Rolle. Es handelt sich dabei um einen äußerst vielseitigen Vertreter der Enterobacteriaceaen, der sowohl wichtiger Erreger vitalbedrohlicher Erkrankungen sein kann, der aber auch als normaler Kommensale regelmäßig im Darm von Mensch und Säugetieren vorkommt. Letzteres ist der Grund dafür, dass der Nachweis von *E. coli* in Trinkwasser oder Lebensmitteln stets als Hinweis auf eine fäkale Kontamination angesehen wird (*E. coli* fungiert als Fäkalindikator: 100 ml Trinkwasser müssen frei von *E. coli* sein).

Einteilung ▎ Innerhalb der Spezies *E. coli* werden weitere Subtypen unterschieden, die sich durch die Bildung unterschiedlicher Virulenzfaktoren und daraus resultierender Krankheitsbilder unterscheiden. Sie werden deshalb auch als Pathovare bezeichnet:

- **EPEC** (= enteropathogene *E. coli* oder Dyspepsie-Coli) bewirken eine Aktinkondensation der Darmepithelzellen mit daraus resultierender Abflachung und Zerstörung der Mikrovilli, sodass die Gesamtoberfläche des Darmepithels verringert wird.
- **ETEC** (= enterotoxische *E. coli*) produzieren ein hitzestabiles und zwei hitzelabile Enterotoxine (ST und LTI/II), die z. T. nahezu dem Choleratoxin entsprechen.
- **EIEC** (= enteroinvasive *E. coli*) invadieren in die Darmepithelzellen und breiten sich durch direkte Invasion in benachbarte Zellen im Gewebe aus.
- **EHEC** (= enterohämorrhagische *E. coli*) produzieren ein phagenkodiertes, dem Shigatoxin ähnliches Zytotoxin (Shiga-like Toxin), das zur Hemmung der Proteinsynthese eukaryonter Zellen führt (besonders im kapillaren Endothel). Sie werden deshalb auch als STEC (Shiga-Toxin-produzierende *E. coli*) bezeichnet.
- **EAEC** (= enteroaggregative *E. coli*) sind in der Lage, selbst miteinander zu aggregieren und rufen chronische Durchfälle hervor.
- **UPEC** (= uropathogene *E. coli*) exprimieren auf ihrer Oberfläche P-Fimbrien, die auch als Pyelonephritis-assoziierte Pili (PAP) bezeichnet werden und für die spezifische Bindung an das Urogenitalepithel verantwortlich sind.

Klinik ▎ Man muss generell zwischen intestinalen (stets exogene Infektionen) und extraintestinalen (meistens endogene) Infektionen unterscheiden.

> **MERKE**
>
> In der Regel werden alle intestinalen Subtypen von *E. coli* **fäkal-oral** übertragen, wobei sowohl eine direkte Übertragung als auch eine Transmission durch kontaminiertes Trinkwasser oder durch Lebensmittel möglich sind.

Tab. 2.17 zeigt die Subtypen von *E. coli* und die mit ihnen assoziierten Erkrankungen.

Darüber hinaus ist *E. coli* unabhängig vom Subtyp eine wichtige Ursache für nosokomiale Infektionen und kann zur Cholezystitis, zur (Uro-)Sepsis, bei Darmperforation zur Peritonitis und – vor allem in der unteren Körperhälfte – zu Wundinfektionen führen.

Diagnostik ▎

- Die Diagnostik intestinaler *E.-coli*-Infektionen gestaltet sich schwierig, da *E. coli* als normaler Kom-

Tab. 2.17

Subtypen von *E. coli* mit assoziierten Erkrankungen.

Subtyp	Erkrankungen
EPEC = enteropathogene *E. coli* = Dyspepsie-Coli	Erreger der Säuglingsdiarrhö (Eselsbrücke: „P wie Paby = Baby")
ETEC = enterotoxische *E. coli*	Erreger der Reisediarrhö (Eselsbrücke: „T = Tropen")
EIEC = enteroinvasive *E. coli*	Erreger einer ruhrähnlichen Kolitis mit blutigen Durchfällen (Eselsbrücke: „invasiv" wie Shigellen, die ja die bakterielle Ruhr verursachen)
EHEC = enterohämorrhagische *E. coli*	Erreger einer hämorrhagischen Kolitis mit eventuell nachfolgendem hämolytisch-urämischem Syndrom = HUS (Eselsbrücke: „H = HUS = hämo")
EAEC = enteroaggregative *E. coli*	Erreger chronischer Durchfälle
UPEC = uropathogene *E. coli*	Erreger von Harnwegsinfekten und einer Neugeborenenmeningitis

mensale ja ohnehin bei jedem Menschen im Darm vorkommt und die Subtypisierung in der Regel nicht routinemäßig durchgeführt wird. Daher beruht die Diagnose intestinaler *E.-coli*-Infektionen meistens primär auf den klinischen Symptomen, insbesondere dann, wenn andere Ursachen bzw. Erreger oder Toxine ausgeschlossen sind. Eine Ausnahme stellen hier jedoch die durch EPEC ausgelöste Säuglingsdiarrhö (S. 202) und die durch EHEC hervorgerufene hämorrhagische Kolitis (S. 203) dar, weil es in beiden Fällen zu schweren Komplikationen kommen kann. Die Diagnostik erfolgt dann durch molekularbiologische Verfahren bzw. durch Feststellung des Serotyps angezüchteter *E.-coli*-Stämme (Bestimmung der O-Antigene mittels Agglutinationsreaktion) und/oder durch den Toxinnachweis in Stuhlproben von Patienten mit Verdacht auf HUS bzw. blutigen Stühlen (besonders von Kindern unter 6 Jahren).
- Der Nachweis extraintestinaler *E.-coli*-Infektionen stellt dagegen in der Regel kein Problem dar und erfolgt aus den jeweils relevanten Patientenmaterialien (z. B. Urin bei Harnwegsinfektion, Liquor bei Meningitis, Blutkultur bei Sepsis, Wundexsudat oder -abstrich bei Wundinfektion) durch Kultur mit anschließender biochemischer Differenzierung.

Andere Enterobacteriaceae (Citrobacter, Enterobacter, Klebsiella, Proteus, Serratia)
Während Serratia vor allem in der Umwelt vorkommt, können die anderen der in diesem Kapitel genannten Enterobacteriaceaen als normale Kommensalen zur Darmflora gerechnet werden. Die Differenzierung der Enterobacteriaceaen gelingt nach

kultureller Anzucht durch Bestimmung ihres biochemischen Profils in der sogenannten „Bunten Reihe" (S. 89).
Citrobacter ▌ Das namensgebende biochemische Merkmal von Citrobacter ist seine Fähigkeit, Citrat als einzige Kohlenstoffquelle abbauen zu können. Von den mehr als 10 Spezies sei *Citrobacter freundii* als humanmedizinisch wichtigster Vertreter genannt. Citrobacter wird im Vergleich zu anderen Enterobacteriaceaen relativ *selten* als Erreger nosokomialer Infektionen (Pneumonie, Harnwegsinfektion, Wundinfektion) nachgewiesen.
Enterobacter ▌ Der wichtigste Vertreter dieser eher inhomogenen Gattung ist *Enterobacter cloacae*. Wie die meisten anderen fakultativ pathogenen Enterobacteriaceaen kommt Enterobacter eine wichtige Rolle als Erreger nosokomialer Infektionen des Respirations- und des Harntrakts zu.
Klebsiella ▌ Als wichtiger Virulenzfaktor von Klebsiellen wurde die Kapsel identifiziert, die ein schleimiges, muköses Wachstum in der Kultur bewirkt. Die durch *Klebsiella pneumoniae* hervorgerufene Friedländer-Pneumonie (S. 249) stellt eine früher häufige Pneumonie mit Infektion beider Oberlappen dar. Heute sind vor allem *K. pneumoniae* und *K. oxytoca* gefürchtete Erreger nosokomialer Infektionen. Dazu zählen vor allem Pneumonien, andere respiratorische Infektionen sowie Harnwegsinfektionen, Septikämien und Wundinfektionen.
Pantoea agglomerans gehört zwar nicht zu den Klebsiellen, ist aber als naher Verwandter ebenfalls Erreger nosokomialer Infektionen.
Proteus und Morganella ▌ Neben *Proteus mirabilis* und *P. vulgaris* sei *Morganella morganii* als besonders wichtige Art genannt. Diese beiden eng verwandten Gattungen sind vor allem als Erreger von nosokomialen Harnwegsinfektionen bekannt, bei denen die Bildung von Nierensteinen als Komplikation eintritt. Die Bakterien produzieren nämlich eine sehr wirksame Urease, die den im Urin befindlichen Harnstoff spaltet, sodass das daraus entstehende Ammoniak eine pH-Erhöhung des Urins – und damit die Bildung von Harnsteinen – bewirkt. Darüber hinaus können sie aber auch andere klassische nosokomiale Infektionen auslösen (vor allem Pneumonie, Wundinfektion oder Sepsis).
Der kulturelle Nachweis ist leicht, wobei diese Enterobacteriaceaen auf vielen Nährböden durch ein sogenanntes Schwärmphänomen auffallen (Abb. 2.20). Dieses kommt durch die starke peritriche Begeißelung und die dadurch mögliche und stark ausgeprägte Beweglichkeit zustande.
Serratia ▌ Im Gegensatz zu den anderen Enterobacteriaceaen sind Serratien meistens nicht Bestandteil der normalen Darmflora. Von den mehr als fünf humanpathogenen Arten seien vor allem *Serratia mar-*

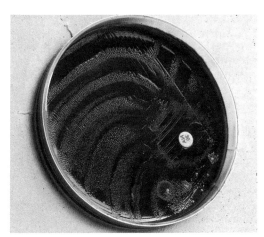

Abb. 2.20 Schwärmendes Wachstum von Proteus in Kultur.

cescens und *S. liquefaciens* erwähnt, die Ursache gefürchteter nosokomialer Infektionen sein können, weil Serratien sich durch eine natürliche Resistenz gegen viele üblicherweise im Krankenhaus eingesetzte Cephalosporine ausweisen. Zu den wichtigsten durch Serratien ausgelösten nosokomialen Infektionen zählen vor allem Infektionen von Respirations- und Harntrakt sowie Wundinfektionen und Sepsis. Der kulturelle Nachweis ist einfach, wobei Serratien häufig schon durch ihre natürliche rote Koloniefarbe auffallen, die durch Bildung eines entsprechenden Pigments (Prodigiosin) zustande kommt.

Vibrio

Vibrionen (Tab. 2.18) sind gramnegative, gerade oder gekrümmte, polar monotrich begeißelte Stäbchenbakterien, die oxidase- und katalasepositiv sind und Kohlenhydrate fermentativ abbauen.

Einteilung und Klinik I Vibrionen werden entsprechend ihrer O-Antigene in mehr als 70 Serotypen unterteilt: Die wichtigsten Vibrionen sind *V. cholerae O1* und *O139*, *V. cholerae Non O1/Non O139* sowie *V. fluvialis* und *V. parahaemolyticus*.

Tab. 2.18	
Laborblatt Vibrionen.	
Parameter	**Bescheibung**
GRAM	negative Stäbchen
O$_2$-Toleranz	fakultativ anaerob
Kapsel	–
Kultur	Alkalitoleranz → Anreicherung in alkalischem Peptonwasser
Katalase	positiv
Oxidase	positiv
Beweglichkeit	ja
Bemerkungen	–
Diagnostik	Kultur mit biochemischer Differenzierung Serotypisierung

V. cholerae O1 beinhaltet zwei biochemisch unterscheidbare Biovare:
- *V. cholerae O1 Biovar cholerae* und
- den Erreger der derzeitigen 7. Cholera-Pandemie, *V. cholerae Biovar eltor*.

Beide Biovare lassen sich in die drei Serovare Ogawa, Inaba und Hikojima unterteilen. Neben *V. cholerae O1* ist auch *V. cholerae O139* Erreger der echten Cholera (S. 194). Beide produzieren das Choleratoxin, das zu einer schweren toxischen Enteritis mit exzessivem Wasser- und Elektrolytverlust führt.

V. cholerae Non O1/Non O139 können ein dem Choleratoxin ähnliches Exotoxin produzieren und somit choleraähnliche Symptome hervorrufen. Andere Vibrionen, wie z. B. *V. fluvialis* und *V. parahaemolyticus*, rufen ebenfalls Durchfallerkrankungen hervor.

Diagnostik I Diagnostisch fällt bereits der fischig riechende wässrige Reiswasserstuhl auf; bei nativer Mikroskopie sind stark bewegliche, fischzugartig angeordnete Bakterien zu sehen. Die Beweglichkeit kann durch spezifische Antiseren gehemmt werden (Immobilisationstest). Nach selektiver Anreicherung in alkalischem Peptonwasser (hoher pH) und Ausimpfung auf festen Selektivmedien erfolgt die Bestimmung mithilfe biochemischer Verfahren und der Serotypisierung.

Aeromonas

Die den Vibrionen nahe stehende Gattung Aeromonas setzt sich ebenfalls aus typischen „Wasserkeimen" zusammen, die oft in Oberflächenwasser nachweisbar sind.

Sie rufen normalerweise ebenfalls Durchfallerkrankungen hervor. In diesem Zusammenhang sei erwähnt, dass Überlebende der Tsunami-Katastrophe von 2004/5 im südoastasiatischen Bereich signifikant häufig an Aspirationspneumonien durch Aeromonas erkrankt waren.

Die Diagnose wird durch Kultur mit biochemischer Differenzierung gestellt.

Haemophilus

Bakterien der Gattung Haemophilus sind pleomorphe zarte, gramnegative Stäbchen (Tab. 2.19).

Praxistipp

Im klinischen Material können Haemophilus-Arten aufgrund ihrer Pleomorphie (kokkoide Formen und Stäbchen) irrtümlich als Mischinfektion gedeutet werden (Abb. 2.21).

2

Tab. 2.19	
Laborblatt Haemophilus.	
Parameter	**Beschreibung**
GRAM	pleomorphe, negative Stäbchen
O_2-Toleranz	aerob, fakultativ anaerob
Kapsel	ja
Kultur	*H. influenzae*: Blutagar mit Amme oder Kochblutagar
Katalase	positiv
Oxidase	positiv
Beweglichkeit	nein
Bemerkungen	Notwendigkeit von Wachstumsfaktoren: – *H. influenzae*: X und V (Hämin und NAD) – *H. parainfluenzae*: nur V (NAD) – *H. ducreyi*: nur X (Hämin) aktive Impfung: HinB
Diagnostik	Kultur Mikroskopie Antigenschnelltest (Agglutination) für *H. influenza*

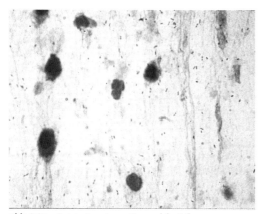

Abb. 2.21 Grampräparat von *Haemophilus influenzae*.

Es handelt sich um **hämophile Bakterien**, da sie für ihre Vermehrung Wachstumsfaktoren benötigen, die im Blut vorkommen. Klinisch relevant sind die Arten:
- *H. influenzae*
- die in der Mundhöhle als Kommensalen vorkommenden Arten *H. parainfluenzae*, *H. aphrophilus* und *H. paraphrophilus*
- der Erreger des **Ulcus molle** (S. 316), *H. ducreyi*.

Haemophilus influenzae
Der Erreger kommt nur beim Menschen vor und kann sehr unterschiedliche Krankheitsbilder auslösen. Der Name rührt von der irrtümlichen Annahme aus dem Jahr 1892 her, dass es sich bei *H. influenzae* um den Erreger der Grippe (Influenza) handelt. Als Wachstumsfaktoren benötigt *H. influenzae* **Hämin** (= X-Faktor) und **NAD** oder **NADP** (= V-Faktor, s. u.).

Praxistipp
Die Häufigkeit von *H. influenzae* im klinischen Alltag wird wahrscheinlich in den nächsten Jahren weiter hochsignifikant abnehmen, da seit einiger Zeit ein sehr effektiver Impfstoff zur Verfügung steht.

Klinik I Vor allem *H. influenzae* Kapseltyp B (HinB) führt häufig als Erreger einer Superinfektion nach einem banalen Virusinfekt zu Infektionen im Nasen-Rachen-Raum (Pharyngitis, Epiglottitis, Sinusitis, Otitis media) sowie zu einer Pneumonie.
Beim Raucher kommt die *H.-influenzae*-Infektion gehäuft als Exazerbation bei **chronischer Bronchitis** vor. Seltener sind septische Arthritiden, Osteomyelitis und Perikarditis. Dringt der Erreger in das Schleimhautepithel des Nasopharynx ein oder gewinnt er anderweitig Zugang zum Blutgefäßsystem, so droht nach der **Septikämie** eine **Meningitis**.

MERKE

Die **Meningitis** ist die häufigste *H.-influenzae*-Erkrankung!

Schließlich soll noch auf die bakterielle **Konjunktivitis** aufmerksam gemacht werden, die auf einer exogenen Infektion vor allem durch *H. influenzae* oder Pneumokokken beruht.
Diagnostik I Für die Diagnostik verwendbare Patientenmaterialien erhält man aus Rachenabstrich, Pus aus Nebenhöhlen oder Mittelohr, Sputum, Bronchiallavage, Blutkultur, Liquor oder Konjunktivalabstrich.

Praxistipp
Die Patientenmaterialien müssen schnell in das mikrobiologische Labor transportiert werden, da der Erreger auf die Anwesenheit spezifischer Wachstumsfaktoren angewiesen ist.

Die **mikroskopische Untersuchung** von primär sterilen Materialien erlaubt aufgrund des Nachweises zarter, pleomorpher Stäbchen (z. T. kokkoid) bereits eine erste Verdachtsdiagnose. Für die **Antigenschnelldiagnostik** aus **Liquor** steht ein (Latex-)Agglutinationstest zur Verfügung, dessen Ergebnis aber durch die Kultur bestätigt werden sollte.

Exkurs

Das Ammenphänomen
Für den kulturellen Nachweis ist zu beachten, dass *H. influenzae* für sein Wachstum Hämin und NAD oder NADP benötigt; beide Faktoren stehen auf **Kochblutagar** aufgrund der thermisch induzierten Erythrozytenlyse zur Verfügung. In einfachem Blutagar steht *H. influenzae*

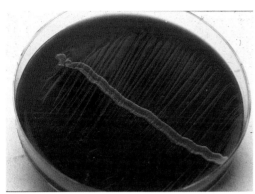

Abb. 2.22 Ammentest zum Nachweis von *H. influenzae*. Nur in der Umgebung des *S.-aureus*-Impfstrichs kann *H. influenzae* in Form kleiner glasiger Kolonien wachsen.

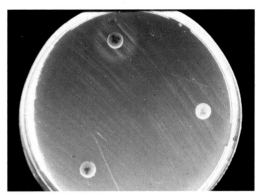

Abb. 2.23 Faktorentest zur Differenzierung von Haemophilus-Arten. In diesem Beispiel handelt es sich um *H. influenzae*. Nur um das Blättchen mit beiden Faktoren (X und V) erkennt man ein Bakterienwachstum.

zwar freies Hämin zur Verfügung, er kann aber nur in der Nähe solcher Bakterien wachsen, die ihm auch NAD liefern. Dieses sogenannte **Ammenphänomen** ist besonders bei Kokultivierung mit *S. aureus* gut sichtbar (Abb. 2.22).

Beim Faktorentest werden Blättchen auf Agarplatten gebracht, die separat mit den *H.-influenzae*-spezifischen Wachstumsfaktoren (X- und V-Faktoren) beschickt wurden. Durch die Diffusion der Faktoren in den Agar lässt sich das Hämin/NAD-abhängige Wachstum von *H. influenzae* sicher feststellen (Abb. 2.23).
Gegebenenfalls kann das Ergebnis zusätzlich biochemisch durch die „Bunte Reihe" untermauert werden.

Haemophilus ducreyi
Dieses Bakterium zeigt ähnliche mikrobiologische Eigenschaften wie *H. influenzae*, unterscheidet sich aber von diesem durch unterschiedliche Stoffwechselleistungen. Es benötigt als Wachstumsfaktor lediglich Hämin.
Vor allem in den Ländern des Südens und bei Promiskuität kommt die durch diesen Erreger verursachte Geschlechtskrankheit Ulcus molle – weicher Schanker (S. 316) – vor: Die meist im Genitalbereich lokalisierten schmerzhaften Ulzera sind sehr weich; die regionalen Lymphknoten sind geschwollen und ebenfalls von weicher Konsistenz.
Die Keimanzucht gelingt nur auf Spezialmedien.

Pseudomonaden
Pseudomonaden (Tab. 2.20) stellen eine Familie aus mehreren Gattungen dar, wobei Pseudomonas, Burkholderia und Stenotrophomonas von besonderer klinischer Relevanz sind. Es handelt sich um ubiquitär, vor allem in Feuchtbiotopen vorkommende, gramnegative Stäbchenbakterien. Aufgrund ihres strikt aero-

Tab. 2.20

Laborblatt Pseudomonaden.

Parameter	Beschreibung
GRAM	negative Stäbchen
O$_2$-Toleranz	bisher: strikt aerob neu: durch Denitrifikation ist auch ein anaerobes Wachstum möglich
Kapsel	–
Kultur	Kahmhaut auf Flüssignährmedien Pigmentbildung auf bestimmten Festnährmedien
Oxidase	positiv
Beweglichkeit	ja
Bemerkungen	–
Diagnostik	Nonfermenter

ben Wachstums kommt es bei Kontamination von Flüssigkeiten zur oberflächlichen Kahmhautbildung. Pseudomonaden gehören zu den Nonfermentern, weil sie Glukose nicht fermentativ, sondern nur oxidativ verwerten können.
Die medizinisch wichtigste Art der Gattung Pseudomonas ist *Pseudomonas aeruginosa*.

Praxistipp
Im klinischen Alltag stellen besonders Beatmungsgeräte und Inhalatoren auf Intensivstationen eine Quelle für Infektionen durch diesen Erreger dar. Darüber hinaus können kontaminierte Augentropfen, Luftbefeuchter, Waschbecken und Wasser in Blumenvasen Ausgangspunkt für eine Infektion sein. Aus diesem Grund sind z. B. Blumen in Räumen mit abwehrgeschwächten Patienten tabu.

Pseudomonaden sind wichtige Erreger nosokomialer Infektionen. Die der Gattung Stenotrophomonas zugehörige Art *Stenotrophomonas maltophilia* weist im

2

Vergleich zu *P. aeruginosa* noch häufiger Multiresistenzen auf und ist deshalb in dieser Hinsicht besonders gefürchtet.

Pseudomonas aeruginosa

Klinik I Da das Auftreten von *P. aeruginosa* mit einer feuchten Umgebung assoziiert ist, steht die nosokomiale Infektion, die bei mehrwöchigem Aufenthalt auf der Intensivstation droht, im Vordergrund. Hier sind vor allem die durch *P. aeruginosa* verursachte Pneumonie, Harnwegsinfektion mit nachfolgender Pyelonephritis und Sepsis zu nennen. Das aerobe Wachstum des Erregers ist wahrscheinlich ein wichtiger Grund dafür, dass eine Wundinfektion mit *P. aeruginosa* eine typische Komplikation bei großflächigen Verbrennungen (Abb. 2.24) oder postoperativ darstellt.

Muköse Pseudomonaden (d. h. schleimig-wachsende Pseudomonaden), insbesondere *P. aeruginosa* und die der Gattung Burkholderia zugehörige Art *Burkholderia cepacia* finden sich als Erreger einer Pneumonie bei Patienten mit zystischer Fibrose (Mukoviszidose). Schließlich muss noch auf die Endokarditis bei intravenösem Drogenabusus hingewiesen werden: Sie kommt dadurch zustande, dass Pseudomonaden im Lumen von nicht entsorgten bluthaltigen Fixernadeln optimale Bedingungen vorfinden. Beim Spritzentausch von einem Drogenabhängigen auf den nächsten gelangen sie so in die Blutbahn und führen zur Septikämie mit anschließender Endokarditis.

Diagnostik I Die aerobe, kulturelle Anzucht von Pseudomonaden stellt kein Problem dar. Auf der Oberfläche von flüssigen Nährmedien bildet *P. aeru-*

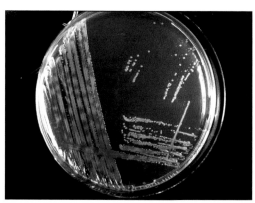

Abb. 2.25   Kultur von *Pseudomonas aeruginosa* mit Pigmentbildung.

ginosa eine Kahmhaut. Ein hochgradiger Verdacht auf Pseudomonaden ergibt sich auch bereits durch den intensiven Lindenblütenduft und einen metallenen Glanz auf festen Nährmedien. Wegweisend ist auch die Pigmentbildung (Pyozyanin und Fluorescein), die unter geeigneten Bedingungen auf festen Nährmedien zu sehen ist (Abb. 2.25).

Auf Blutagar wächst *P. aeruginosa* hämolysierend.

> **MERKE**
>
> Für die endgültige Identifizierung sind die positive Oxidasereaktion und die Bestimmung der biochemischen Stoffwechselleistungen erforderlich. Vor einigen Jahren konnte erstmalig gezeigt werden, dass Pseudomonaden mithilfe der Denitrifikation auch unter anaeroben Bedingungen wachsen können!

Therapie I Pseudomonaden sind in der Regel durch eine ausgeprägte Multiresistenz gekennzeichnet, sodass stets die Anfertigung eines Antibiogramms notwendig ist. Eventuell wirksam sind Cephalosporine 3b/4 (Ceftazidim, Cefepim), Piperacillin plus β-Laktamase-Inhibitor (= BLI), Carbapeneme, Aminoglykoside (vor allem Tobramycin) und Fluorchinolone.

Legionella

Legionellen sind gramnegative Stäbchenbakterien, die strikt aerob wachsen (Tab. 2.21). Neben der klinisch relevanten Art *Legionella pneumophila* gibt es mehr als 40 weitere Legionellen-Arten, bei denen es sich fast ausschließlich um harmlose Umweltkeime handelt.

Legionella pneumophila

Heute sind 14 Serogruppen von *L. pneumophila* bekannt, von denen Serogruppe 1 ungefähr für die Hälfte aller Legionellosen verantwortlich ist. Auch diese gramnegativen Stäbchen sind Umweltbakte-

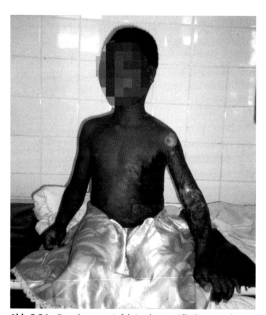

Abb. 2.24   Pseudomonas-Infektion bei großflächiger Verbrennungswunde.

Tab. 2.21

Laborblatt Legionellen.

Parameter	Beschreibung
GRAM	negative Stäbchen
O$_2$-Toleranz	aerob
Kapsel	–
Kultur	Spezialnährböden
Katalase	positiv
Oxidase	variabel
Beweglichkeit	ja
Bemerkungen	Prävention = Wasser auf > 60 °C erhitzen oder sterilfiltrieren
Diagnostik	Antigennachweis aus Urin Kultur direkte Fluoreszenz PCR Serologie

Tab. 2.22

Laborblatt Bordetella.

Parameter	Beschreibung
GRAM	kokkoide, negative Stäbchen
O$_2$-Toleranz	aerob
Kapsel	ja
Kultur	Spezialnährböden
Katalase	*B. pertussis* = (+)
Oxidase	*B. pertussis* = +
Beweglichkeit	*B. pertussis* = nein
Bemerkungen	aktive Impfung
Diagnostik	Kultur Mikroskopie PCR Serologie

rien, die vor allem im Wasser innerhalb von freilebenden Amöben leben.

Klinik I Abwehrgeschwächte Menschen können sich durch Inhalation von Wassertröpfchen, beispielsweise aus kontaminierten Warmwasserleitungen beim Duschen, infizieren. Neben der gefährlichen Legionellen-Pneumonie (S. 250) können Legionellen auch das sogenannte Pontiac-Fieber verursachen, das in der Regel gutartig verläuft. Nach einer sehr kurzen Inkubationszeit von 5 Stunden bis maximal 2 Tagen kommt es zu hohem Fieber ohne pathologischen Röntgenbefund der Lunge. Diese Erkrankung verläuft nach kurzer Zeit meistens selbstlimitierend.

Diagnostik I Bei der Legionellen-Pneumonie gewinnt man respiratorische Materialien, beim Pontiac-Fieber Blutkulturen der Patienten. Die anschließende Diagnostik besteht aus kultureller Anzucht auf Spezialnährböden, der direkten Immunfluoreszenz oder der PCR. Der Antigennachweis im Urin (ELISA) hat sich routinemäßig als wichtigster Test für die Legionellendiagnostik durchgesetzt und weist die höchste Sensitivität auf. Die Serologie ist erst in einem späteren Stadium der Erkrankung sinnvoll und hat eher bestätigenden Charakter.

Bordetella

Bordetellen sind strikt aerobe, gramnegative, oft kokkoide Stäbchen (Tab. 2.22). Die einzige klinisch bedeutungsvolle Art ist *Bordetella pertussis*, der Erreger des Keuchhustens – Pertussis (S. 240). Die Arten *B. parapertussis* und *B. bronchiseptica* verursachen zwar auch Infektionen des tiefen Respirationstrakts, kommen aber sehr viel seltener vor.

Bordetella pertussis
Bordetella pertussis wird durch Tröpfcheninfektion übertragen.

Klinik I Der Keuchhusten verläuft in drei Stadien:
- uncharakteristisches Stadium catarrhalis
- charakteristisches Stadium convulsivum
- Stadium decrementi.

Das für den Keuchhusten (Pertussis) typische Stadium convulsivum ist gekennzeichnet durch stakkatoartige Hustenanfälle mit ziehender Inspiration und Hochwürgen bzw. Erbrechen zähflüssigen, glasigen Sekretes.

Diagnostik I Der Erregernachweis wird aus einem Transnasalabstrich (nicht Rachenabstrich!) möglichst im Stadium catarrhale oder im frühen Stadium convulsivum versucht. Dafür stehen die kulturelle Anzucht auf Spezialnährböden, die direkte mikroskopische Immunfluoreszenz oder die PCR zur Verfügung. Oft führt erst die Serologie zur definitiven Diagnose.

Francisella

Die einzige humanpathogene Art ist *Francisella tularensis*, die mikroskopisch als zartes gramnegatives Stäbchen erscheint (Tab. 2.23). Dieser obligat aerobe Erreger kommt vor allem in Amerika und Russland

Tab. 2.23

Laborblatt Francisella.

Parameter	Beschreibung
GRAM	zarte, kokkoide, negative Stäbchen
O$_2$-Toleranz	aerob
Kapsel	–
Kultur	Spezialnährböden, lange Inkubation notwendig
Katalase	schwach positiv
Oxidase	nein
Beweglichkeit	nein
Bemerkungen	potenzielle Biowaffe
Diagnostik	Serologie PCR Kultur

2

(selten in Europa) in Nagetieren, vor allem Hasenartigen, vor.

Klinik | Der Erreger kann durch direkten Tierkontakt, über Vektoren oder durch kontaminierte Nahrungsmittel auf den Menschen übertragen werden und die Hasenpest (Tularämie) verursachen. An der Eintrittspforte (vor allem Haut und Schleimhaut) entwickelt sich nach einer Inkubationszeit von ungefähr 5 Tagen eine Läsion, die zusammen mit der Beteiligung des regionalen Lymphknotens als Primärkomplex bezeichnet wird. Nach hämatogener Dissemination mit intermittierendem Fieber können alle Organe sekundär infiziert werden. Der Organbefall ist durch kleine, verkäsende Granulome charakterisiert. Die klinische Symptomatik wird vom jeweils betroffenen Organ bestimmt; häufig wird eine Pneumonie beobachtet.

Diagnostik und Therapie | Die Diagnostik erfolgt durch kulturellen Erregernachweis, ist schwierig und langwierig (mindestens 10-tägige Bebrütung der Kulturen), sodass meistens ab der 2. Krankheitswoche die serologische Bestimmung spezifischer Antikörper zur Diagnosestellung führt. Therapie der Wahl ist Streptomycin oder Gentamicin.

Brucella

Brucellen (Tab. 2.24) sind pleomorphe, gramnegative, unbewegliche Stäbchen, die strikt aerob wachsen und jeweils ein spezifisches tierisches Reservoir haben (Zoonose). Die zwei wichtigsten auch den Menschen betreffenden Arten sind *B. abortus* (Rinder) und *B. melitensis* (Ziegen und Schafe).

Klinik | Sie rufen den Morbus Bang bzw. das Maltafieber (S. 357) hervor. In der Regel wird die Krankheit aber als Brucellose bezeichnet, da die Symptome nahezu identisch sind. Brucellen gelangen bei Kontakt mit infizierten oder erkrankten Tieren in den menschlichen Körper und rufen eine biphasische Erkrankung hervor, die durch folgende Phasen charakterisiert ist:

- Undulierendes Fieber mit Leberbeteiligung (Granulombildung). Oft sind auch Milz und Lymphknoten beteiligt.
- Arthritis, evtl. mit Spondylitis und der Gefahr der Chronifizierung.

Diagnostik | Der direkte Erregernachweis wird aus den jeweils relevanten Patientenmaterialien durch Anzucht auf nährwerthaltigen Medien versucht, wobei die Kulturen u. U. für mehr als zwei Wochen bebrütet werden müssen. Im fortgeschrittenen Stadium ist die Serologie zuverlässig.

Bartonellen

Bartonellen sind gramnegative, fakultativ intrazellulär wachsende Stäbchenbakterien, deren Anzucht auf unbelebten Nährböden unter mikroaerophilen Bedingungen gelingt (Tab. 2.25). Sie gehören zur sogenannten Alpha-Subdivision der Proteobakterien, von denen die Rickettsien und Brucellen die größte verwandtschaftliche Beziehung zeigen. Die Gattung Bartonella umfasst über 30 Spezies, von denen mehr als 4 eine humanpathogene Bedeutung haben. Zu den in Europa wichtigsten gehören insbesondere

- *Bartonella quintana:* Erreger des heute extrem seltenen Fünftagefiebers und der bazillären Angiomatose (S. 397)
- *B. henselae:* Erreger der Katzenkratzkrankheit und ebenfalls der bazillären Angiomatose.

Besonders *B. quintana*, aber auch *B. henselae* können darüber hinaus Ursache einer Endokarditis sein.

Bartonella henselae

Dieses Bakterium, das erst seit ca. 1990 bekannt ist und bis 1993 als *Rochalimea henselae* bezeichnet wurde, gehört zu den „new emerging pathogens". Insbesondere junge Katzen gelten als Reservoir und können den Erreger u. U. über Monate symptomlos im Blut mit sich tragen (Persistenz innerhalb der Erythrozyten). Die durch *B. henselae* ausgelösten Erkrankungen des Menschen sind von seinem Immun-

Tab. 2.24

Laborblatt Brucellen.

Parameter	Beschreibung
GRAM	negative Stäbchen
O_2-Toleranz	aerob
Kapsel	–
Kultur	Blutagar
Katalase	positiv
Oxidase	variabel
Beweglichkeit	nein
Bemerkungen	Zoonose, Leberbeteiligung (Granulome)
Diagnostik	Kultur Serologie

Tab. 2.25

Laborblatt Bartonellen.

Parameter	Beschreibung
GRAM	negative Stäbchen
O_2-Toleranz	mikroaerophil
Kapsel	–
Kultur	lange Replikationszeit auf unbelebten Nährböden
Beweglichkeit	unterschiedlich
Bemerkungen	fakultativ intrazelluläres Wachstum
Diagnostik	Serologie PCR Kultur, besser Anzucht in Zellkultur

status abhängig. Während es bei immunkompetenten Individuen vor allem zur Katzenkratzkrankheit kommen kann, stellt die bazilläre Angiomatose das wichtigste klinische Korrelat der *B.-henselae*-Infektion des Immunsupprimierten dar. Bakteriämien und Endokarditiden sowie Manifestationen an anderen Organen (ZNS, Knochen, Lunge) kommen selten vor.

Die Diagnose der Katzenkratzkrankheit wird in erster Linie durch Serologie oder PCR aus Gewebebiopsien gestellt.

Die Katzenkratzkrankheit muss nur selten antibiotisch behandelt werden und wird dann mit Azithromycin behandelt. Dieses Makrolid oder Roxythromycin sind auch Mittel der Wahl bei der bazillären Angiomatose.

Campylobacter und Helicobacter

Campylobacter

Die Bakterien der Gattung Campylobacter stehen den Vibrionen nahe. Es handelt sich um gramnegative, S-förmige, spiralig-gekrümmte Stäbchen, die nur unter strikt mikroaerophilen Bedingungen wachsen (Tab. 2.26). Die für den Menschen wichtigsten Arten sind die Enteritis-Erreger *C. jejuni* und *C. coli*. Außerdem sei noch *C. fetus* erwähnt, ein Erreger verschiedener fieberhafter Krankheitsbilder (Sepsis, Karditis, Arthritis, septischer Abort, Meningitis). Campylobacter gehört zur normalen Darmflora von Vögeln und kommt daher vor allem bei Geflügel vor, ist aber auch bei Schafen, Kühen, Schweinen, Hunden und Katzen nachweisbar.

Die Übertragung auf den Menschen kann durch kontaminierte Lebensmittel oder Trinkwasser sowie durch direkten Kontakt von Mensch zu Mensch erfolgen. *C. jejuni* verursacht nach oraler Aufnahme von nur 500 Bakterien innerhalb von 2–7 Tagen eine schwere wässrige bis blutige Gastroenteritis mit kolikartigen Schmerzen und hohem Fieber. Als Folgekrankheiten können eine reaktive Arthritis und ein Guillain-Barré-Syndrom entstehen. Die Diagnostik erfolgt kulturell und ggf. – bei Folgekrankheiten – serologisch.

Helicobacter

Ebenso wie Campylobacter stehen auch die Bakterien der Gattung Helicobacter den Vibrionen nahe. Auch sie sind gramnegative, S-förmige, manchmal spiralige Stäbchen, die nur unter strikt mikroaerophilen Bedingungen wachsen. Einziger Wirt ist der Mensch.

Die Kolonisation der Magenschleimhaut mit *H. pylori* kann zur chronischen Typ-B-Gastritis (im Magenantrum lokalisiert) führen, auf deren Boden sich ein Ulcus duodeni et ventriculi (S. 192) oder sogar ein Adenokarzinom des Magens entwickeln kann.

Die Helicobacter-Kolonisierung sollte initial stets gastroskopisch und bioptisch gesichert werden, wobei aus den Magenbiopsien neben der kulturellen Anzucht oder dem PCR-Nachweis des Erregers auch ein Urease-Schnelltest möglich ist. Für das Therapiemonitoring stehen ein Atemtest sowie serologische Verfahren zur Verfügung.

Bacteroidaceae

Die Familie Bacteroidaceae (Tab. 2.27) besteht aus gramnegativen, pleomorphen Stäbchenbakterien, die obligat anaerob wachsen, weil sich beim Abbau von Sauerstoff die für sie toxischen Hydroperoxid-Radikale aufgrund des Fehlens des Enzyms Superiod-Dismutase anreichern.

Die Familie der Bacteroidaceae besteht aus den Gattungen Bacteroides, Prevotella, Porphyromonas und Fusobacterium, deren Arten vorwiegend als normale

Tab. 2.26

Laborblatt Campylobacter und Helicobacter.

Parameter	Beschreibung
GRAM	negative Stäbchen
O_2-Toleranz	mikroaerophil
Kapsel	–
Kultur	Spezialmedien erforderlich
Katalase	positiv
Oxidase	positiv
Beweglichkeit	ja
Bemerkungen	–
Diagnostik	Campylobacter: Kultur mit biochemischer Differenzierung; Serologie bei Folgekrankheiten (Arthritis, GBS) Helicobacter: Magenbiopsie mit Ureasetest, Kultur, PCR; Serologie oder Atemtest für Verlaufsmonitoring

Tab. 2.27

Laborblatt Bacteroidaceae.

Parameter	Beschreibung
GRAM	negative Stäbchen
O_2-Toleranz	strikt anaerob
Kapsel	nur einige Arten
Kultur	anaerob, mindestens 3 Tage bebrüten
Katalase	negativ
Oxidase	negativ
Beweglichkeit	nur wenige Arten
Bemerkungen	Die Familie wird in folgende Gattungen unterteilt: – Bacteroides – Prevotella – Porphyromonas – Fusobacterium
Diagnostik	anaerobe Kultur mit biochemischer Differenzierung, Gaschromatografie

2

Kommensalen zur Haut- und vor allem Schleimhautflora des Menschen gehören.

Für die Pathogenese der Bacteroidaceae-Infektion ist von Bedeutung, dass Bakterien dieser Familie zusammen mit anderen Anaerobiern die weitaus häufigsten Kommensalen der Darmflora darstellen.

> **MERKE**
>
> Bakterien der Bacteroidaceae-Familie machen mehr als 90 % der **Stuhlflora** aus und sind Ursache für den typischen Fäkalgeruch durch die Produktion bakterieller Abbauprodukte. Infektionen mit diesen Bakterien sind daher in der Regel endogener Natur (außer bei den sehr seltenen Bisswunden).

Klinik ❘ Voraussetzung für eine Infektion ist eine Desintegration der Haut- oder Schleimhautbarriere, z. B. durch Mikrotraumata oder Wunden (Haut) bzw. durch Perforation (Darmschleimhaut). Die Folge können demzufolge eine Wundinfektion mit stinkender, nekrotisierender Abszessbildung sowie eine Appendizitis oder Peritonitis mit Bildung eines Retroperitonealabszesses sein, die bei Einbruch in die Blutbahn zur Sepsis mit anschließendem Hirnabszess führen können. Fast allen diesen Erkrankungen liegt eine Mischinfektion zugrunde, an der neben Bakterien der Bacteroidaceae-Familie auch fakultativ anaerobe bzw. aerobe Erreger (z. B. Staphylokokken) beteiligt sind; siehe auch Aktinomykose (S. 280). Geht die Bacteroidaceae-Infektion vom Urogenitaltrakt aus, kann ein Tuben-, Ovarial- oder Douglasabszess die Folge sein. In der Schwangerschaft können diese Anaerobier bei vorzeitigem Blasensprung Erreger einer gefährlichen Puerperalsepsis sein. Gefürchtet ist die durch diese Anaerobier verursachte Aspirationspneumonie.

Diagnostik ❘ Die Diagnose von Infektionen mit Bakteriodaceae erfolgt durch direkten kulturellen Erregernachweis.

Praxistipp

Es ist darauf zu achten, dass das Patientenmaterial unter anaeroben Bedingungen zum Labor transportiert wird und die Bakterien dort ebenfalls ohne Sauerstoffzufuhr für mindestens drei Tage (langsames Wachstum) kultiviert werden. Erst anschließend ist eine biochemische Differenzierung möglich.

Zusätzlich kann der gaschromatografische Nachweis organischer Säuren (Endprodukt bestimmter Stoffwechselleistungen) zur Differenzierung dieser Anaerobier durchgeführt werden.

Therapie ❘ Bei einem Abszess sollte eine chirurgische Spaltung angestrebt werden, um Sauerstoff zuzuführen und die Keimlast durch Drainage zu verringern. Therapeutisch sind Metronidazol, Clindamycin sowie Penicillin (meist kombiniert mit einem β-Laktamase-Inhibitor), bestimmte Cephalosporine (Cefoxitin) und Carbapeneme (Imipenem) wirksam. Aminoglykoside zeigen keine Wirksamkeit. Die Kenntnis dieses Wirkungsprofils erübrigt meistens eine Resistenztestung.

2.5.5 Schraubenbakterien (Spirochäten)

Die Schraubenbakterien werden auch in der Ordnung Spirochaetales bzw. Spirochäten zusammengefasst. Es sind zarte, gewundene, gramnegative Stäbchen, die spezielle Anforderungen an den Nährstoffbedarf haben oder sich sogar gar nicht auf unbelebten Nährböden anzüchten lassen (Tab. 2.28). Sie bewegen sich durch Rotation um ihre eigene Achse (Korkenzieher-Prinzip) und werden in zwei Familien eingeteilt:

- Spirochaetaceae mit den klinisch wichtigen Gattungen Treponema und Borrelia
- Leptospiraceae, die nur aus der Gattung Leptospira besteht.

> **MERKE**
>
> Die von Schraubenbakterien hervorgerufenen Krankheiten verlaufen in der Regel bi- oder triphasisch nach einem fast identischen Schema:
> - Stadium I = lokale Infektion
> - Stadium II = Dissemination
> - Stadium III = Persistenz.

Treponemen

Treponemen sind zarte, gramnegative Spirillenbakterien, die aufgrund ihres geringen Durchmessers und schlechter Anfärbbarkeit nach GRAM im normalen Lichtmikroskop jedoch kaum zu sehen sind (Abb. 2.26).

Aus diesem Grund werden andere Färbe- bzw. mikroskopische Nachweisverfahren eingesetzt. Einige

Tab. 2.28

Laborblatt Spirochäten.

Parameter	Beschreibung
GRAM	negative Schraubenbakterien (Spirillen)
Kapsel	–
Kultur	T. pallidum: nicht möglich T. vincentii: nicht möglich B. burgdorferi: mikroaerophil L. interrogans: aerob
Beweglichkeit	ja
Bemerkungen	–
Diagnostik	vor allem Serologie ggf. PCR und (Dunkelfeld-)Mikroskopie ggf. Kultur (Borrelien und Leptospiren)

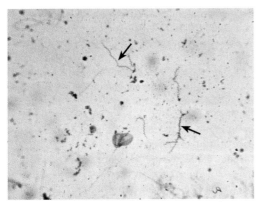

Abb. 2.26 Mikroskopisches Präparat von *Treponema pallidum* (Pfeile).

Treponema-Spezies kommen als Kommensalen auf der Schleimhaut der Mundhöhle des gesunden Menschen vor. Nur wenige dieser Spezies können *in vitro* angezüchtet werden. Von klinischer Bedeutung sind vor allem *Treponema pallidum*, *T. vincentii* (Co-Erreger der Angina Plaut-Vincenti) und *T. carateum* (Erreger der Pinta mit ähnlichen Symptomen wie bei der Frambösie [s. u.], v. a. bei Kindern in Mittel- und Südamerika).

T. pallidum lässt sich weiter unterteilen in die folgenden Subspezies:

- *T. pallidum ssp. pallidum*: Erreger der Syphilis
- *T. pallidum ssp. endemicum:* Erreger des Bejel bzw. der endemischen Syphilis in Afrika und im Nahen Osten; nach oraler Übertragung kommt es v. a. bei Kindern zu Schleimhauterosionen.
- *T. pallidum ssp. pertenue*: Erreger der Frambösie bzw. Yaws in Afrika und Südostasien; nach Haut-Wund-Übertragung kommt es v. a. bei Kindern zu himbeerähnlichen Hautläsionen.

Hier sollen nur die in Deutschland relevanten Spezies *T. pallidum ssp. pallidum* und *T. vincentii* besprochen werden.

Treponema pallidum

Klinik | *T. pallidum* ist der einzige Erreger der Syphilis – Lues (S. 308) – weswegen es sich um eine „spezifische Infektionskrankheit" handelt. Die Übertragung des Erregers erfolgt durch Geschlechtsverkehr. Die Krankheit verläuft in drei Stadien, die durch folgende Schlüsselsymptome charakterisiert sind:

- Stadium I (lokale Infektion): Primärkomplex = hartes schmerzloses Ulkus an der Eintrittspforte mit Beteiligung der regionalen Lymphknoten
- Stadium II (Dissemination): Dissemination des Erregers mit generalisiertem Exanthem und Enanthem sowie generalisierter Lymphknotenschwellung. Eventuell sind Condylomata lata im Genital- oder Analbereich nachweisbar.

- Stadium III (Persistenz): Entwicklung einer Neurolues mit progressiver Paralyse und Tabes dorsalis sowie Gummata und Gefäßschäden – vor allem des Aortenbogens.

Die konnatale Syphilis ist das Ergebnis der diaplazentaren Übertragung des Erregers (vor allem im letzten Trimenon) und führt zum Fruchttod oder manifestiert sich als Früh- oder als Spätform. Letztere ist erst im späteren Lebensalter klinisch fassbar und zeigt Symptome wie Tonnenzähne, Keratitis und Innenohrschwerhörigkeit (= Hutchinson-Trias) sowie eine Säbelscheidentibia und Sattelnase.

Diagnostik | Sie beruht auf der Dunkelfeldmikroskopie, PCR und serologischen Verfahren mit spezifischen (TPHA, FTA-ABS, IgM-Nachweis) und unspezifischen Testverfahren (VDRL-Test).

Treponema vincentii

Klinik | Diese Spezies kann u. U. zusammen mit *Fusobacterium nucleatum* die sogenannte Angina Plaut-Vincenti hervorrufen, die deshalb auch als Fusotreponematose (S. 235) bezeichnet wird. Beide Bakterienarten gehören zur normalen Mundflora, sodass es sich bei dieser Erkrankung stets um eine endogene, nicht-ansteckende Krankheit handelt.

Diagnostik | Da die Treponemen nicht angezüchtet werden können, beruht die Diagnose auf der Mikroskopie eines Rachenabstrichs (Fuchsinfärbung).

Borrelien

Borrelien sind mikroaerophile, zarte, gramnegative Schraubenbakterien, die sich durch Rotation und den Besitz von Flagellen bewegen. Sie lassen sich nach Giemsa anfärben oder können – wie die Treponemen – im Dunkelfeldmikroskop dargestellt werden.

Wir unterscheiden zwischen drei durch Borrelien verursachten Erkrankungen des Menschen:

- Die wichtigste ist die Borreliose, die durch die Arten *Borrelia burgdorferi (sensu stricto)*, *B. garinii* und *B. afzelii* hervorgerufen wird und in der nördlichen Erdhäfte vorkommt.
- Darüber hinaus seien noch das epidemische (Läuse-)Rückfallfieber (Erreger ist *B. recurrentis*) und
- das endemische (Zecken-)Rückfallfieber (Erreger sind *B. duttonii*, *B. hermsii* u. a.) zu nennen.

Die Erreger des Rückfallfiebers werden im Rahmen dieses Kurzlehrbuchs jedoch nicht weiter behandelt, weil sie in Europa keine besondere Rolle spielen.

Borrelia burgdorferi

Als *B. burgdorferi sensu lato* bzw. *B.-burgdorferi*-Komplex werden die folgenden 3 Arten mit insgesamt 7 Serovaren bezeichnet:

- *B. burgdorferi sensu stricto* = OspA-Serovar 1
- *B. afzelii* = OspA-Serovar 2
- *B. garinii* = OspA-Serovar 3–7.

Seltener kommen *B. bavariensis* und *B. spielmanii* als Erreger der Borreliose vor. Diese Arten werden von Schildzecken (vor allem *Ixodes ricinus*) vom tierischen Reservoir (besonders Rehe und Nagetiere) auf den Menschen übertragen.

Klinik I Sie rufen die Borreliose (S.365), auch als Lyme-Borreliose bezeichnet, hervor. Die Borreliose verläuft – ähnlich wie die Syphilis – in drei Stadien, die durch folgende Schlüsselsymptome charakterisiert sind:

- Stadium I: Erythema migrans
- Stadium II: Meningoradikulitis Bannwarth oder aseptische Meningitis, oft mit Fazialisparese, Karditis
- Stadium III: Lyme-Arthritis, Acrodermatitis chronica atrophicans.

Diagnostik I Die Diagnose wird in der Regel durch die Serologie gesichert. Die PCR eignet sich für den direkten Erregernachweis.

Leptospiren

Leptospiren sind obligate Aerobier und gehören aufgrund ihrer gramnegativen, spiraligen Gestalt auch zu den Spirochäten. Im Gegensatz zu Treponemen und Borrelien sind sie an den Enden gegensätzlich abgebogen (Abb. 2.27). Als einzige humanmedizinisch bedeutsame Art ist *Leptospira interrogans* bekannt.

Leptospira interrogans

Die Art *L. interrogans* besteht aus mehr als 150 Serovaren, von denen die Serovare *icterohaemorrhagiae* und *pomona* am häufigsten sind.

Klinik I Die Leptospirose (S.358) ist eine (Anthropo-) Zoonose: Ihr natürliches Reservoir sind Nage- und Haustiere, die den Erreger mit dem Urin ausscheiden. Der Mensch kann sich durch Kontakt mit dem Urin über Mikrotraumen in seiner Haut/Schleimhaut infizieren.

Die ikterische Leptospirose (Morbus Weil) ist eine biphasische Krankheit:

- Stadium I: plötzlicher Fieberanstieg auf bis 40 °C, Kopfschmerzen und Myalgien.
- Stadium II: Hepatitis und Nephritis sowie Hauteffloreszenzen als Zeichen einer generalisierten Vaskulitis; eventuell können auch eine Meningitis und eine Pneumonie entstehen.

Als anikterische Leptospirose wird eine milder verlaufende Infektion ohne Leberschädigung bezeichnet. Leptospiren werden auch beim Menschen mit dem Urin ausgeschieden.

Diagnostik I Sie beruht vor allem auf der Serologie; der kulturelle Nachweis der Leptospiren aus Blut oder Liquor (1. Krankheitswoche) oder Urin (ab 2. Krankheitswoche) ist langwierig und schwierig.

2.5.6 Zellwandlose Bakterien

Mykoplasmen

Medizinisch bedeutsame Bakterien ohne Zellwand werden in einer einzigen Familie, den Mycoplasmataceae, zusammengefasst (Tab. 2.29). Mykoplasmen sind die kleinsten, außerhalb von Zellen vermehrungsfähigen Bakterien. Aufgrund ihres kleinen Genoms dienen sie als Modell für das Verständnis um die mindestens erforderliche Genausstattung autonomer Mikroorganismen. Dabei sind Mykoplasmen streng genommen nicht autonom, sondern sie parasitieren, weil sie bestimmte Komponenten (z. B. Cholesterol) nicht selbst bilden können, sondern vom Wirt benötigen.

> **MERKE**
>
> Mykoplasmen sind Bakterien, die keine vollständige Zellwand besitzen, weil ihnen die Mureinschicht fehlt. Ihre Zellmembran enthält Cholesterol, das sonst eigentlich nur in eukaryontischen Zellen vorkommt.

Das Fehlen einer richtigen Zellwand bewirkt, dass Mykoplasmen leicht verformbar sind und deshalb auch „bakteriendichte" Filter passieren und beispielsweise Zellkulturen kontaminieren können. Zell-

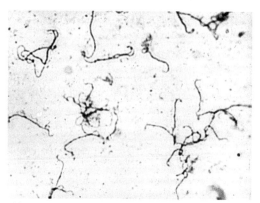

Abb. 2.27   Leptospiren.

Tab. 2.29

Laborblatt Mykoplasmen.

Parameter	Beschreibung
GRAM	zellwandlose Bakterien mit variabler Form
O_2-Toleranz	mikroaerophil, anaerob
Kapsel	–
Kultur	Spezialnährböden
Bemerkungen	–
Diagnostik	*M. pneumoniae*: vor allem Serologie ggf. PCR ggf. Kultur

wandwirksame Antibiotika (β-Laktamantibiotika) sind ohne Wirkung. Der Mensch ist der einzige Wirt. Außerhalb des menschlichen Körpers gehen sie aufgrund ihrer Empfindlichkeit gegen Umwelteinflüsse schnell zugrunde.

Innerhalb der Familie der Mykoplasmen sind die Gattungen Mycoplasma und Ureaplasma humanmedizinisch bedeutsam. Im menschlichen Körper kommen einige Arten als Bestandteil der Normalflora auf den Schleimhäuten vor (z. B. *Mycoplasma buccale* in der Mundhöhle oder *M. hominis* im Darm). Für klinische Manifestationen beim Menschen sind einerseits *M. hominis* und *Ureaplasma ureolyticum* als Erreger einer Infektion des Urogenitaltrakts, andererseits *M. pneumoniae* als Erreger einer interstitiellen Pneumonie von Bedeutung.

Mycoplasma pneumoniae

Diese zellwandlose Bakterienspezies kann durch Tröpfcheninfektion vor allem bei Kindern und Jugendlichen eine fiebrige, interstitielle Pneumonie mit trockenem, unproduktivem Reizhusten hervorrufen. Dabei sind Auskultations- und Perkussionsbefund meistens relativ unauffällig (= atypische Pneumonie). Folge der Mykoplasmen-Pneumonie kann eine reaktive Arthritis sein. Die Diagnose wird meistens serologisch geführt, alternativ kann auch die PCR aus respiratorischen Materialien wegweisend sein.

Ureaplasma urealyticum

Ureaplasmen können beim Gesunden als Bestandteil der Normalflora im Urogenitalbereich vorkommen. Welche Bedeutung sie als Erreger einer Urethritis und einer Prostatitis haben, ist nicht abschließend geklärt.

Klinisch bedeutsam ist jedoch die intrauterine Infektion mit *U. urealyticum*, die zu Abort und Frühgeburt führen kann. Bei perinataler Infektion kann *U. urealyticum* zu Pneumonie, Sepsis und Meningitis des Neugeborenen führen.

Da *M. hominis* zur normalen Darmflora gehört, kann auch dieser Keim aufgrund der anatomischen Nähe zu Anal- und Urogenitalregion zu einer Harnwegsinfektion führen.

Der Nachweis von Ureaplasmen und *M. hominis* wird kulturell geführt, wobei Spezialnährmedien erforderlich sind. Alternativ kann die PCR eingesetzt werden.

2.5.7 Obligat intrazelluläre Bakterien

Die obligat intrazellulären Bakterien wurden früher irrtümlich den Viren zugerechnet, weil sie nicht auf synthetischen Nährmedien angezüchtet werden können. Molekularbiologische Sequenzvergleiche sowie der Umstand, dass alle der nachfolgenden Erreger DNA und RNA besitzen, belegen bereits seit längerer Zeit eindeutig ihre Zuordnung zu den Bakterien. Die nachfolgenden Bakterien sind zwar aufgrund ihres Zellwandaufbaus prinzipiell gramnegativ, ihre geringe Größe und intrazelluläre Lagerung lassen den mikroskopischen Nachweis im Grampräparat jedoch schwierig gestalten. Der klinische Verdacht auf einen der intrazellulären Erreger muss daher dem Labor mitgeteilt werden, damit entsprechende diagnostische Verfahren (z. B. PCR, Spezialfärbungen oder Anzucht in Zellkulturen) zu ihrem Nachweis eingesetzt werden können.

In der Medizin werden Chlamydien und Rickettsien als die beiden wichtigsten Familien der obligat intrazellulären Bakterien angesehen.

Chlamydiaceae

Bakterien der Familie Chlamydiaceae (Tab. 2.30) sind eigentlich gramnegativ, doch fehlt ihrer Zellwand die Peptidoglykanschicht. Es sind sogenannte Energieparasiten, weil sie ATP aus der Wirtszelle benötigen, um sich vermehren zu können. Chlamydiaceae kommen in zwei Formen vor:

- Elementarkörperchen sind metabolisch nahezu inaktive Dauerformen. Sie sind umweltstabil und daher für die Übertragung auf den Menschen und die Invasion in empfängliche Wirtszellen verantwortlich.
- Retikular- oder Initialkörperchen vermehren sich als metabolisch aktive Form innerhalb sogenannter Einschlusskörperchen in der Wirtszelle.

Nach intrazellulärer Vermehrung kommt es schließlich wieder zur massenhaften Umwandlung in Elementarkörperchen, sodass nach Freisetzung bzw. Zellruptur neue Zellen infiziert werden können.

Die Familie Chlamydiaceae wird in die beiden Gattungen Chlamydia mit der medizinisch wichtigen Spezies *C. trachomatis* und in die Gattung Chlamydophila mit den klinisch relevanten Arten *C. psittaci* und *C. pneumoniae* unterteilt.

Chlamydia trachomatis

Einziger natürlicher Wirt von *C. trachomatis* ist der Mensch. Die Übertragung des Erregers von Mensch

Tab. 2.30

Laborblatt Chlamydiaceae.

Parameter	Beschreibung
GRAM	negative, obligat intrazelluläre Bakterien
Kapsel	–
Kultur	nur Zellkultur möglich
Diagnostik	PCR Mikroskopie Serologie ggf. Zellkultur

Tab. 2.31	
Serovare von *Chlamydia trachomatis* mit entsprechenden klinischen Manifestationen.	
Serovare	**klinische Manifestation**
A, B, C	Trachom (Keratokonjunktivitis)
D–K	urogenitale Infektionen, Arthritis, (Einschluss-) Konjunktivitis, Neugeborenen-Pneumonie
L 1–L 3	Lymphogranuloma venereum (Geschlechtskrankheit)

Tab. 2.32	
Laborblatt Rickettsiaceae.	
Parameter	**Beschreibung**
GRAM	negative, obligat intrazelluläre Bakterien
Kapsel	–
Kultur	nur Zellkultur möglich
Diagnostik	Serologie Mikroskopie (Giemsa, Immunfluoreszenz) ggf. Zellkultur

zu Mensch ist vom Serovar abhängig. *C. trachomatis* lässt sich in mehrere Serovare unterteilen, die jeweils charakteristische klinische Manifestationen auslösen (Tab. 2.31).

Chlamydophila psittaci

Diese Art kommt weltweit vor und wurde bis vor einigen Jahren noch der Gattung Chlamydia zugeordnet; sie setzt sich aus mehreren Biovaren zusammen. Natürlicher Wirt von *C. psittaci* sind Vögel, weswegen für die von diesem Bakterium verursachte atypische Pneumonie (S. 251) mit Fieber neben dem Begriff Psittakose auch die Begriffe Ornithose oder Papageienkrankheit benutzt werden.

Chlamydophila pneumoniae

Bakterien dieser Art wurden früher nach den Initialen der Patienten, in denen sie erstmalig nachgewiesen wurden, als TWAR bezeichnet. Später wurden sie in die Gattung Chlamydia eingeordnet, um seit einigen Jahren zusammen mit *C. psittaci* und anderen Arten die neue Gattung Chlamydophila zu bilden. Der Mensch ist der einzig bekannte natürliche Wirt dieser Art, von der es nur einen Serotypen gibt. *C. pneumoniae* ist Ursache einer atypischen, interstitiellen Pneumonie, die vor allem Jugendliche betrifft.

Diagnostik der Chlamydiaceae

Die Diagnose wird in Abhängigkeit vom Erreger durch direkten Erregernachweis mithilfe der Immunfluoreszenzmikroskopie (*C. trachomatis*) oder der PCR (alle Arten) geführt. Die Anzucht in Zellkultur ist aufwendig und langwierig und wird daher nicht routinemäßig durchgeführt.

Praxistipp

Ergebnisse serologischer Verfahren sind nur z. T. für die Diagnose einer Chlamydien-Infektion geeignet und aufgrund von Kreuzreaktivitäten ggf. kritisch zu hinterfragen.

Rickettsiaceae

Die Familie Rickettsiacea (Tab. 2.32) besteht aus den humanmedizinisch wichtigen Gattungen Rickettsia, Orientia, Coxiella, Anaplasma und Ehrlichia. Bei Bakterien der Gattung Rickettsia, Orientia, Anaplasma und Ehrlichia handelt es sich um obligat intrazelluläre, gramnegative Stäbchen, die durch Arthropoden auf den Menschen übertragen werden. Die Gattung Coxiella kommt im Menschen zwar auch nur intrazellulär vor, kann aber außerhalb des menschlichen Körpers für längere Zeit auch extrazellulär überleben.

Diagnostik: Die Diagnose wird meistens serologisch gestellt.

Rickettsia prowazekii

Als Erreger des klassischen Fleckfiebers und stellvertretend für die Fleckfieber-Gruppe soll *R. prowazekii* beschrieben werden. Diese Rickettsienart wird durch Kleiderläuse übertragen. Das Fleckfieber ist durch die Kombination aus Fieber und dem charakteristischen makulopapulösen Exanthem gekennzeichnet.

Rickettsia rickettsii

Stellvertretend für die Zeckenbissfieber-Gruppe soll *R. rickettsii* dargestellt werden: Dieser Erreger wird durch Zecken von Nagetieren und Hunden auf den Menschen übertragen. Die klinischen Symptome sind ähnlich wie die des klassischen Fleckfiebers, außer dass beim Zeckenbissfieber an der Stichstelle eine prominente stark gerötete Läsion nachweisbar ist.

Orientia tsutsugamushi

Das nur in Asien vorkommende Tsutsugamushi-Fieber wird auch als das Japanische Fleckfieber bezeichnet und durch *O. tsutsugamushi* verursacht. Der Erreger wird durch Milbenlarven von Nagetieren auf den Menschen übertragen. Die Klinik ist ähnlich wie die des Fleckfiebers.

Coxiella burnetii

Vor allem Weidetiere wie Rinder, Schafe und Ziegen stellen das natürliche Reservoir für Coxiellen dar. Der Mensch infiziert sich durch Inhalation erregerhaltigen Staubes (z. B. eingetrockneter Rinderdung) und entwickelt dann eine atypische, interstitielle Pneumonie ohne Hautefloreszenzen.

Anaplasma, Ehrlichia
Auch die gramnegativen Anaplasmen und Ehrlichien (*Anaplasma phagocytophilum, Ehrlichia chaffeensis*) vermehren sich obligat intrazellulär in bestimmten hämatopoetischen Zellen und werden durch Arthropoden (Zecken) auf den Menschen übertragen. Klinisch manifestiert sich die Krankheit ähnlich wie eine Mononukleose mit chronischer Müdigkeit und grippeähnlichen Symptomen (Kopfschmerzen, Myalgien, Fieber).

2.6 Die bakterielle Normalflora des Menschen

    Key Point
Der durchschnittliche Mensch (70 kg) besteht aus ca. 10^{13} Zellen, beherbergt aber 10^{14} Bakterien (die zusammen jedoch nur 100 g wiegen). Regelmäßig anzutreffende Arten werden als residente Flora bezeichnet, nur vorübergehend auftretende Arten als transiente Flora. Die Normalflora des Menschen wird auch als Mikrobiom bezeichnet. Viele der Mikroorganismen, die den menschlichen Körper besiedeln, leben mit diesem in Symbiose. Das heißt, dass beide voneinander profitieren. Nur ein kleiner Teil der Mikroorganismen spielt überhaupt eine Rolle als Krankheitserreger.

2.6.1 Anatomische Zuordnung der Normalflora
Die Hautflora
Die Haut beherbergt als residente Flora ca. 1000 Keime/cm². Dazu gehören:
fakultativ anaerob:
— koagulasenegative Staphylokokken und Mikrokokken
— *Staphylococcus aureus* (bei manchen Menschen)
— apathogene Corynebakterien
aerob:
— apathogene Mykobakterien (besonders in Körperregionen mit vermehrter Schweiß- und Talgsekretion)
anaerob:
— Propionibakterien
— Clostridien (auch *C. perfringens*), besonders in den Zehenzwischenräumen
— *Bacteroides spp.*
Die transiente Hautflora besteht aus den in der freien Natur vorkommenden Saprophyten (Bakterien, die sich von abgestorbenem organischem Material ernähren).

Propionibacterium acnes
Propionibacterium acnes wird bevorzugt in Haarfollikeln und in Öffnungen der Talgdrüsen vor allem im Gesichts- und Thoraxbereich gefunden. Durch Lipolyse aus Hautlipiden kann *P. acnes* freie Fettsäuren produzieren, die wiederum antibakteriell wirken und dadurch einen limitierenden Faktor für die Kolonisierung der Haut darstellen. Aus diesem Grund trägt *P. acnes* beim Gesunden zum Gleichgewicht der Normalbesiedlung bei.
Durch Hormone (Androgene), nahrungsmittelbedingte, nervöse und eventuell erbliche Einflüsse kann es zu Störungen der Talgproduktion und damit zur veränderten Besiedlung mit *P. acnes* kommen. Dies wird mit der Pathogenese der Akne (S. 279) in Verbindung gebracht.

MERKE

Propionibacterium acnes schützt die Haut des Gesunden vor Überbesiedelung. Bei gestörter Talgproduktion kann *P. acnes* für die Entstehung von Akne verantwortlich sein.

Der Verdauungstrakt
Die Mundflora
In der Mundhöhle beträgt die Gesamtkeimzahl im Speichel ca. 10^8 Keime pro ml.
Die residente Mundflora des Erwachsenen besteht aus:
fakultativ anaerob:
— vergrünenden sogenannten Viridans-Streptokokken
— koagulasenegativen Staphylokokken
— apathogenen Corynebakterien
— *Aggregatibacter actinomycetemcomitans*
— *Treponema denticola*
— *Eikenella corrodens*
aerob:
— apathogenen Neisserien
anaerob:
— *Leptotrichia buccalis*
— Aktinomyzeten
— Fusobakterien
— Bacteroidaceae (z. B. *Tannerella forsythia, Prevotella intermedia, Porphyromonas gingivalis*)
— gramnegativen Kokken (Veillonellen)
— Borrelien und Treponemen
— Peptokokken
— mikroaerophilen Streptokokken
— Laktobazillen.
Gewöhnlich in geringer Zahl findet sich die transiente Flora; zu dieser gehören:
— *Haemophilus spp.*
— Enterobacteriaceae
— Mikrokokken
— β-hämolysierende Streptokokken (insbesondere bei Kindern und jüngeren Erwachsenen)
— Sprosspilze (insbesondere bei älteren Menschen).

2

Die meisten Keime findet man auf den Zahnbelägen (Plaques enthalten 10^6 Keime/mg) und im Gingivalulcus. Während *Streptococcus mutans* mit der Entstehung von Karies in Zusammenhang gebracht wird, gehören die folgenden Bakterienarten zu den potenziellen Mitverursachern der Parodontitis: *Aggregatibacter actinomycetemcomitans* (bisher als *Actinobacillus actinomycetemcomitans* bezeichnet), *Porphyromonas gingivalis*, *Prevotella intermedia*, *Fusobacterium nucleatum*, *Treponema denticola* und *Tannerella forsythia* (bisher als *Bacteroides forsythus* bezeichnet). Neben Bakterien und Pilzen kommen zuweilen auch Protozoen (apathogene Amöben- und Trichomonaden-Arten) im Mund vor.

Die Mundflora des Kleinkindes besteht vor allem aus den sogenannten (fakultativ) aeroben Arten, während die Anaerobier erst nach der Zahnbildung einwandern. Sie finden im Zahnbelag, besonders bei geringer Zahnpflege, gute Lebensbedingungen und sind wahrscheinlich zusammen mit aeroben Zuckerspaltern an der Genese der Karies beteiligt.

Aufgrund der Vielfalt des Keimspektrums im Rachenraum ist es oft schwierig, eine Korrelation zwischen nachgewiesenem Keim und klinischer Diagnose zu stellen.

> **MERKE**
>
> Nicht jeder nachgewiesene Keim ist ein Erreger; aber jeder Keim im Rachenraum kann zum Erreger werden.

So beweist z. B. die Anwesenheit von Pneumokokken im Rachen noch keine Pneumokokkeninfektion. Da nur pathogene Pneumokokkenstämme eine Kapsel besitzen, im Rachen aber häufig nichtbekapselte Stämme zu finden sind, gehört zur Diagnose ggf. neben dem Keimnachweis auch der Nachweis von Virulenzfaktoren (Kapsel, Toxine etc.).

Die Flora des Ösophagus ist meistens genauso zusammengesetzt wie die Flora der Mundhöhle. Der Magen des Gesunden sollte normalerweise steril sein.

Die Darmflora

Der Dünndarm des Erwachsenen ist im proximalen Bereich häufig steril, da die Magensäure den größten Teil der verschluckten Keime zerstört. Im Duodenal- und Gallensaft finden sich in mehr oder weniger großer Zahl Sprosspilze und häufig auch Bakterien der Gattung Acinetobacter. Im Dünndarm nimmt die Besiedlung nach kaudal immer mehr zu und verschiebt sich von grampositiven Kokken zu gramnegativen Stäbchen. Es findet sich außerdem eine massive Zunahme der Anaerobier und es sind vermehrt Enterobacteriaceae nachweisbar. Schließlich entspricht die Flora im distalen Bereich des Dünndarms

der Besiedelung des Kolons. Im Dickdarm des Erwachsenen können 10^{12} Keime/g Stuhl gefunden werden, wobei der Anteil der Mikrobenmasse am Stuhlgesamtgewicht 25–33 % beträgt. Die überwiegende Anzahl der Bakterien im Kolon gehört zu den Anaerobiern.

Zur residenten Darmflora gehören:

anaerob:
— Bacteroidaceae: 40–45 %
— Bifidobakterien, Laktobazillen: 40–45 %
— Clostridien (z. B. *C. perfringens, C.difficile*): 1–5 %

fakultativ anaerob:
— *Escherichia coli*: 1–5 %
— Enterokokken: 1–5 %
— Klebsiella- und/oder Enterobacter-Arten: 1 %.

Zur transienten Darmflora gehören:
— *Proteus spp.*
— *Pseudomonas aeruginosa*
— *Bacillus spp.*
— Sprosspilze (z. B. *Candida spp.*).

Beim mit Muttermilch ernährten Säugling kommen die charakteristische Farbe sowie Geruch und Konsistenz des Stuhls durch das Überwiegen von *Bifidobacterium bifidum* zustande. Nur in geringer Zahl kommen Enterobakterien, Kokken und Anaerobier vor. Bei der Umstellung auf andere Kost verdrängen vor allem die Anaerobier diese Bakterien und übernehmen eine Statthalterfunktion, die gleichzeitig als Schutz der Schleimhautbarriere zu verstehen ist (Kolonisationsresistenz).

Praxistipp

Die Zusammensetzung der Flora des menschlichen Körpers hängt auch vom Alter ab. Dieses Phänomen wird Ihnen beim weiblichen Urogenitaltrakt erneut begegnen.

Gleichzeitig ändern sich durch den Wechsel der Darmflora beim Erwachsenen Aussehen und Geruch des Stuhls. Den Bacteroides-Arten kommt dabei eine besondere Rolle zu, denn sie produzieren beispielsweise Enzyme, die für den enterohepatischen Kreislauf von bestimmten Hormonen und Medikamenten notwendig sind.

Klinische Bedeutung der Normalbesiedlung des Darmes

Die physiologische Darmbesiedlung stellt ein empfindliches System dar, das durch verschiedene Faktoren beeinflusst werden kann:
— Bei Störung des lokalen Milieus (z. B. Änderung der Nahrungsgewohnheiten) kann es zur Dysbiose mit Durchfall kommen.
— Antibiotikatherapie (besonders mit Clindamycin oder Chinolonen) kann zur Selektion von *Clostridium difficile* führen – siehe antibiotikaassoziierte Diarrhö, pseudomembranöse Kolitis (S. 206).

- Beim Intensivpatienten mit Stressulkusprophylaxe besteht die Gefahr der Aszension von Erregern aus dem Darm in die Luftwege, weil die Barrierefunktion des Magenmilieus fehlt. Hierbei kann es zur Pneumonie z. B. mit *Klebsiella pneumoniae* kommen.
- Bei Darmperforation besteht die Gefahr der lebensbedrohlichen Peritonitis und Sepsis durch die Keime der Darmflora.
- Wundinfektionen der unteren Körperhälfte (z. B. Dekubitalulkus) sind meistens auf Keime aus der Darmflora zurückzuführen.

Darmdekontamination als Prophylaxe

In den meisten Fällen wird die Normalbesiedlung des Körpers durch therapeutische Maßnahmen nur wenig beeinflusst. Bei Hochrisikopatienten (wie z. B. Immunsupprimierten) kann es jedoch sinnvoll sein, zur Infektionsprophylaxe das Keimreservoir im Darm selektiv (aerobe Keime und Pilze) oder total zu eliminieren. Eine derartige Darmdekontamination kann durch orale Gabe nicht resorbierbarer Antibiotika wie z. B. Neomycin, Polymyxin B, Amphotericin B erzielt werden.

Der Respirationstrakt
Die Zusammensetzung der Nasenflora

Die residente Flora der Nase setzt sich vor allem aus aeroben bzw. fakultativ anaeroben Bakterien zusammen. Dazu gehören:

fakultativ anaerob:
- koagulasenegative Staphylokokken
- *Staphylococcus aureus* (bei ca. 30 % aller Menschen, kann auch zur transienten Flora gehören)
- apathogene Corynebakterien
- vergrünende Streptokokken
- Pneumokokken (vor allem Kapseltyp X)
- Haemophilus-Arten

aerob:
- apathogene Neisserien
- *Neisseria meningitidis* (bei ca. 5 % der Gesunden, kann auch zur transienten Flora gehören).

Da die Nase der erste Filter der Atemluft ist, können dort als Bestandteil der transienten Flora die verschiedensten Mikroorganismen aus der freien Natur vorkommen.

> **MERKE**
> Die **Nasennebenhöhlen** sind normalerweise **keimfrei**.

Trachea, tiefere Atemwege

Die Flora der Trachea ist zahlenmäßig gering. Es ist nicht abschließend geklärt, ob nachgewiesene vergrünende Streptokokken, Neisserien und Haemophilus-Arten zur Standortflora gehören oder als erstes

Anzeichen krankhafter Veränderung zu werten sind. Beim Gesunden sind die tieferen Atemwege und die Alveolen in der Regel keimfrei.

Der Urogenitaltrakt
Die präpubertäre/postmenopausale Vaginalflora

Neugeborene Mädchen haben in den ersten Lebenswochen eine Vaginalflora, wie wir sie auch bei der geschlechtsreifen Frau vorfinden. Nach Verbrauch der mütterlichen Östrogene wird die Vagina bei alkalischem Milieu für ca. 10 Jahre keimarm. Es kommen vergrünende Streptokokken, Enterokokken, apathogene Corynebakterien und Enterobacteriaceae vor. Diese Flora ähnelt der Haut- und Kolonflora und findet sich auch bei Frauen nach der Menopause.

Die Vaginalflora der geschlechtsreifen Frau

Überwiegend sind in dieser Lebensphase Laktobazillen (Döderlein-Stäbchen) zu finden (Abb. 2.28). Nur in geringer Zahl kommen außerdem koagulasenegative Staphylokokken, vergrünende Streptokokken, Enterokokken, Peptococcaceae und Bacteroides-Arten vor. Ferner können auch β-hämolysierende Streptokokken, Enterobakterien, Sprosspilze und Trichomonaden in geringer Zahl vorhanden sein, ohne klinische Erscheinungen zu verursachen. Die pathogene Bedeutung von *Gardnerella vaginalis* ist noch umstritten.

Die typische „Döderlein-Flora" findet sich nur bei Frauen im geschlechtsreifen Alter, weil diese Bakterien das unter Östrogeneinfluss in der Scheide gebildete Glykogen verwerten und es zu Milchsäure abbauen. Sie sind deshalb für das saure Milieu des Scheidensekrets (pH 4,0–4,5) verantwortlich und bilden dadurch eine Schutzfunktion zur Abwehr aszendierender Infektionen während einer eventuellen Schwangerschaft.

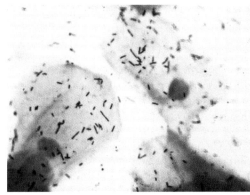

Abb. 2.28   Döderlein-Flora im Vaginalabstrich.

2

Wie die Flora der Haut **schützt** auch die **Vaginalflora** der geschlechtsreifen Frau **vor Infektionen**.

Die Flora des äußeren männlichen Genitale
Am äußeren männlichen Genitale können folgende Bakterien angetroffen werden:
- koagulasenegative Staphylokokken
- apathogene Corynebakterien
- Enterokokken
- Enterobacteriaceae in geringer Zahl
- Mykobakterien (*M. smegmatis*, Cave: Verwechslung mit Tuberkelbakterien)
- Treponemen (*T. refringens*, Cave: Verwechslung mit *T. pallidum*).

Die Augen
Die Tränenflüssigkeit hat eine bakterizide Wirkung, sodass die Augenbindehaut in der Regel sehr keimarm ist. Nur vereinzelt kommen koagulasenegative Staphylokokken und apathogene Corynebakterien vor.

Sterile Bestandteile des menschlichen Körpers
Beim gesunden Individuum sind Blut, Liquor, Urin und Gewebeflüssigkeit steril.

2.7 Grundlagen bakteriologischer Diagnostik

 Key Point
Es kann gar nicht oft genug betont werden, dass eine gute Anamneseerhebung bereits zu mehr als 70 % zur Diagnosestellung beitragen kann! Die Medizinische Mikrobiologie kommt zum Einsatz, wenn Anamnese, körperlicher Untersuchungsbefund sowie ggf. Bildgebung und Laborparameter den Verdacht auf eine infektiöse Genese lenken.

In diesem Kapitel werden die bakteriellen Diagnostiken besprochen. Beachten Sie jedoch, dass alles, was hierbei in der präanalytischen Phase zu beachten ist, auch für nicht bakterielle Krankheitserreger gilt! Informationen zur Diagnostik von nicht bakteriellen Infektionskrankheiten finden Sie in den entsprechenden Kapiteln.

2.7.1 Die präanalytische Phase
Für die genaue Diagnose infektiöser Erkrankungen sind in der Regel medizinisch-mikrobiologische Untersuchungen notwendig. Klinik und Epidemiologie

der Erkrankung sowie die Bestimmung allgemeiner Infektionsparameter wie
- Blutsenkungsgeschwindigkeit,
- Fieber,
- Blutbild,
- Leukozytenzahl,
- C-reaktives Protein (CRP), Procalcitonin (PCT) u. a.

geben erste Hinweise auf das Vorliegen einer bestimmten Infektion und veranlassen eine mikrobiologische Untersuchung.

Differenzialdiagnostisch ist jedoch zu bedenken, dass gerade diese Parameter (mit Ausnahme von PCT) auch bei **Tumorerkrankungen** von Bedeutung sind.

Bei Verdacht auf infektiologische Erkrankungen sollte stets auch an eine Reiseanamnese gedacht werden, wenn keine heimischen Erreger für die klinischen Symptome in Betracht kommen.
Die optimale Gewinnung des Untersuchungsmaterials, der sorgfältige Transport zum Labor sowie die Auswahl geeigneter Typisierungsverfahren sind entscheidend für das Untersuchungsergebnis.

Die Materialgewinnung

 Praxistipp
Bei der Gewinnung des Untersuchungsmaterials muss eine sekundäre Kontamination mit ubiquitär vorhandenen Mikroben vermieden werden. Darin unterscheidet sich das grundsätzliche Vorgehen nicht von anderen aseptisch durchzuführenden medizinischen Maßnahmen.

Der Entnahmezeitpunkt sollte vor dem Beginn der antiinfektiven Chemotherapie liegen. Ist dies in Ausnahmefällen nicht möglich, sollte zumindest kein Antibiotikawechsel innerhalb der vergangenen 72 Stunden stattgefunden haben.
Die Probe soll, soweit möglich, direkt vom Ort des infektiösen Geschehens gewonnen werden. Ist dieser nicht bekannt oder nur durch invasive Maßnahmen zugänglich, muss auf Untersuchungsmaterial zurückgegriffen werden, in das die Erreger vom Infektionsherd aus durch hämatogene, lymphogene oder kanalikuläre Aussaat bzw. nach Durchwanderung gelangt sind. Dabei sind oft nur indirekte Rückschlüsse möglich, z. B. wenn durch Kontamination mit Mikroorganismen der Normalflora eine Verfälschung des Untersuchungsergebnisses erfolgt ist oder wenn der mögliche Erreger sogar aus dem Spektrum der Normalflora stammt.

Grundsätzlich sind flüssige Materialien (Blut, Liquor, Pleura-, Perikard-, Synovialergüsse, Aszites, Wundsekrete) und Eiter besser für die Keimanzucht geeignet als Abstriche – u. a. weil die Probenmenge bei Letzteren oft nur gering ausfällt.

Die Materialien sollten aus geschlossenen Prozessen nach gründlicher Hautdekontamination (alkoholisches Desinfektionsmittel, Einwirkzeit 5 Minuten) durch Punktion gewonnen werden. Dies gilt auch für die Abnahme von Venenblut für serologische Untersuchungen, da eine bakterielle Kontamination zum Abbau von Antikörpern in der Patientenprobe führen könnte.

Bei intraoperativ gewonnenen Proben (Gewebe, Organe) ist eine Kontamination wegen der meist unwiederbringlichen Natur dieser Materialien ganz besonders zu vermeiden. Sektionsmaterial sollte so bald wie möglich nach Todeseintritt gewonnen werden, da es innerhalb von wenigen Stunden zur Durchwanderung der normalen Flora aus dem Verdauungstrakt des Toten kommt. Die Proben dürfen für die bakteriologische Untersuchung natürlich nicht in Formalin gegeben werden – die mikrobiologische Untersuchung ist keine pathologisch-histologische Untersuchung!

Mit Ausnahme der physiologischerweise sterilen Nasennebenhöhlen ist bei Materialien aus dem HNO- und Augenbereich eine Kontamination mit Bakterien der Normalflora zu erwarten. Dasselbe gilt auch für Magen-, Duodenal- und Gallensaft, für Genital- und Rektalabstriche sowie natürlich für Stuhlproben. Bei diesen lässt sich die reichhaltige Flora des Verdauungstrakts nur zum Teil durch Anzucht auf Selektivnährmedien unterdrücken. Vom Stuhl ist bei geformten Exkrementen eine bohnengroße Probe, bei dünnflüssigem Stuhl ca. 1 ml einzusenden. Die Einsendung von Urinproben (S. 303) wird im Kapitel Harnwegsinfektionen näher erläutert.

> **MERKE**
>
> Allgemeine Regeln für die Entnahme von Untersuchungsmaterial (Präanalytik):
> – Die Entnahme sollte **vor** jeder **Antibiotikatherapie** erfolgen (in Ausnahmefällen: kein Antibiotikawechsel in den vergangenen 72 Stunden!).
> – Das Material sollte am **Ort der Infektion** entnommen werden.
> – **Eiter, Sekrete, Punktate, Biopsien** sind besser als Abstriche.
> – Die Kontamination durch Standortflora soll vermieden werden.

Für die serologische Diagnose ist zum Nachweis eines Titeranstiegs bzw. -abfalls die Einsendung zweier Blutproben notwendig, die möglichst im Abstand von 2–3 Wochen abgenommen wurden (Akut- und Rekonvaleszenzprobe). Dabei werden 5–10 ml Blut in einem Serumröhrchen (ohne Zusätze) verschickt.

Liquor soll nativ eingesendet werden.

Der Transport

Der Transport der Proben ins Labor muss in sterilen, fest verschließbaren Gefäßen auf dem schnellsten Weg erfolgen. Die Transportgefäße werden in der Regel vom Untersuchungslabor zur Verfügung gestellt:
– Röhrchen mit 8–10 ml Fassungsvermögen für flüssige Materialien
– Röhrchen mit Wattestieltupfer für Abstriche
– Röhrchen mit Löffel am Stopfen für Stuhlproben.

Ein sehr wichtiger Punkt ist die Transportzeit. Während die aerob wachsenden Bakterien eine begrenzte Transportzeit auch unter ungünstigen Umweltbedingungen überleben und sogar der Austrocknung bis zu einem gewissen Grad widerstehen können (z. B. Staphylokokken), sind andere Erreger so sehr an den Warmblüterorganismus adaptiert, dass sie extrakorporal ohne geeignetes Nährmedium rasch absterben. Auch die körpereigenen Abwehrmechanismen (Granulozyten, Makrophagen, Antikörper, Komplementsystem u. a.) spielen hierfür eine entscheidende Rolle. Für empfindliche Erreger müssen daher Transportmedien verwendet werden, die entweder eine Keimvermehrung schon während des Transports ermöglichen (z. B. Blutkulturflaschen) oder selektiv die Überwucherung durch Bakterien der Normalflora verhindern sollen (z. B. Transgrow-Medium). Andere Transportmedien stabilisieren potenziell schädigende Einflüsse (pH-Verschiebung, Sauerstoffzutritt), ohne Nährstoffe anzubieten.

> **MERKE**
>
> Empfindliche Keime sind insbesondere Erreger einer **Meningitis** (Meningokokken, Pneumokokken, *H. influenzae*) oder einer **Pneumonie** (Pneumokokken, *H. influenzae*, Chlamydien u. a.), sodass gerade Liquor und respiratorische Materialien **schnellstens** in das Labor transportiert werden sollten!

Besondere Maßnahmen sind bei Verdacht auf Anaerobierinfektionen (z. B. mit Bacteroidaceae-Arten) erforderlich, da Anaerobier unter Sauerstoffeinfluss absterben. Außer der Einhaltung einer kurzen Transportzeit müssen spezielle Transportmedien verwendet werden, aus denen durch reduzierende Substanzen oder durch Evakuieren der Sauerstoff entfernt wurde.

Für die Transporttemperatur gilt:
– Materialien, in denen vor allem anspruchslose Erreger zu erwarten sind – die sich u. U. schon auf

2

dem Weg ins Labor vermehren – sollten gekühlt (4–8 °C) transportiert werden (z. B. Sputum und Urin).

– Materialien, in denen empfindliche Erreger vorkommen, sollten bei ca. 20 °C transportiert werden (z. B. Blut und Liquor).

Praxistipp

Für eine gute mikrobiologische Diagnostik ist der scheinbar aufwendigere Transport der Proben durch Boten vorzunehmen, denn lange Transportzeiten können das Untersuchungsergebnis verfälschen und somit zu Fehldiagnosen und Fehlbehandlungen führen.

Wenn jedoch der Postversand nicht zu umgehen ist, müssen die entsprechenden Vorschriften beachtet werden (bruchsichere Verpackung der Röhrchen, Versandtasche aus reißfestem Material mit der Aufschrift „Medizinisches Untersuchungsgut"). Bei gemeingefährlichen Seuchen (z. B. Cholera) ist der Transport durch Boten absolut vorgeschrieben! Ist die Zeitspanne zwischen Materialentnahme und Beginn der Untersuchung nicht abzuschätzen, können auch Eiterproben o. Ä. in eine Blutkulturflasche eingebracht werden.

Jeder Einsendung ist unbedingt ein Begleitschreiben beizufügen, das folgende Informationen enthält:

– Personalien des Patienten
– Angaben zum gewonnenen Material und der Art der gewünschten Untersuchung
– Anamnese (Reise!)
– Verdachtsdiagnose
– ggf. Angaben zur bisher durchgeführten Therapie.

Gerade die Angabe einer Verdachtsdiagnose ist von Bedeutung, da für den Erregernachweis u. U. Spezialuntersuchungen erforderlich sind, die nicht zum normalen Routineprogramm gehören (z. B. bei V. a. eine atypische Pneumonie). Nur unter Einhaltung aller genannten Punkte ist eine optimale mikrobiologische Diagnostik möglich. Bei Unsicherheit sollte unbedingt vorher Kontakt mit dem Untersuchungslabor aufgenommen werden.

Praxistipp

Der Transport sollte schnell erfolgen!
Dem Labor müssen Patientendaten, Anamnese, Entnahmeort und -zeit, Verdachtsdiagnose und eine bestehende Antibiotikatherapie mitgeteilt werden.

2.7.2 Die analytische Phase
Allgemeines

In manchen Fällen liegt ein erregerspezifisches Krankheitsbild vor und man spricht von einer spezifischen Infektion (z. B. eine akute Gonorrhö). Hier

wäre die mikrobiologische Untersuchung eigentlich überflüssig, wenn es nicht doch einige Differenzialdiagnosen gäbe (u. a. *Chlamydia trachomatis*) und nicht außerdem eine Antibiotikaresistenz berücksichtigt werden müsste. In den meisten Fällen mikrobiologischer Diagnostik liegt allerdings eine Erkrankung vor, bei der lediglich der Verdacht auf eine Infektion besteht oder bei der zwar von einer Infektion ausgegangen werden kann, aber mehrere verschiedene Erregerspezies als Ursache in Betracht kommen.

Direkter Erregernachweis | Die Methoden der medizinischen Mikrobiologie bestehen einerseits aus direkten Verfahren des Erregernachweises. Dazu gehören:

– der mikroskopische (bei Viren = elektronenmikroskopische) Nachweis
– kulturelle Verfahren bei leicht anzüchtbaren Erregern (bei Viren = Zellkultur)
– Massenanalyse der ribosomalen Proteine von Bakterien oder Pilzen durch MALDI-TOF (Matrixassisted laser desorption/ionization-time of flight)-Massenspektrometrie
– molekulargenetische Methoden wie der Einsatz von DNA-Sonden oder die Amplifizierung der Erreger-Nukleinsäure durch die Polymerase-Kettenreaktion (polymerase chain reaction, PCR).

Nur in seltenen Fällen (z. B. Botulismus) wird heute noch für die Diagnostik ein Tierversuch herangezogen.

Indirekter Erregernachweis | Bei schlecht erreichbaren oder nicht kultivierbaren Erregern (wie z. B. Treponemen) sowie bei Erkrankungen mit nicht zu kurzer Inkubationszeit (> 7 Tage) ist auch der indirekte Infektionsnachweis durch die serologische Bestimmung von erregerspezifischen Antikörpern hilfreich.

Die mikrobiologische Diagnostik befindet sich seit wenigen Jahren in einem rasanten Wandel. Neben der revolutionären MALDI-TOF-Massenspektrometrie, die die konventionellen Methoden der Erregeridentifizierung hierzulande bereits größtenteils abgelöst hat, werden vermehrt Automatisierungen im Sinne von Laborstraßen entwickelt. Darüber hinaus ist zukünftig auch der verstärkte Einsatz der Biochip-Technologie zu erwarten. In diesem Lehrbuch werden trotzdem noch auch die konventionellen Methoden näher beschrieben.

Auswahl diagnostischer Methoden | Sie wird nach folgenden Gesichtspunkten vorgenommen:

– Das Methodenspektrum sollte die wichtigsten Infektionen erfassen.
– Das bestimmten Organerkrankungen zugeordnete Erregerspektrum wird möglichst vollständig durch das Methodenspektrum abgedeckt.

– Bei Immunsuppression muss an opportunistische Erreger gedacht werden.
– In Krankenhäusern kommt es aufgrund des breiten Antibiotikaeinsatzes oft zur Selektion antibiotikaresistenter Mikrobenpopulationen (Langlieger, Ärzte, Pflegepersonal, unbelebtes Milieu).

Obwohl die mikrobiologische Untersuchung oft wegweisend für die Diagnosestellung ist, darf bei Lebensgefahr für die Therapie keine Zeit verloren gehen.

 Praxistipp
Nach Maßgabe des statistisch gesehen typischen Erregerspektrums beginnt man sofort mit einer sogenannten kalkulierten Therapie, die das zu erwartende Erregerspektrum weitgehend abdeckt. Ist der Erreger dann isoliert und liegt ein Antibiogramm vor, variiert man gegebenenfalls die Therapie (gezielte Antibiose).

Unter Umständen sind später weitere Umstellungen erforderlich, wenn sich kein Therapieerfolg einstellt.

Die prinzipiellen Verfahren der bakteriologischen Diagnostik

Die bakteriologische Diagnostik setzt steriles Verarbeiten der Proben voraus. Das universelle Arbeitsinstrument ist dabei die (Platin-)Drahtöse, mit der Untersuchungsmaterial oder Kulturmaterial aufgenommen, überimpft oder verrieben werden kann und die durch Ausglühen in einer Flamme vor und nach jedem Arbeitsgang sterilisiert wird.

Die Identifizierung von Bakterien beruht auf den nachfolgend genannten fünf Bausteinen, wobei häufig die ersten beiden für eine exakte Erregerbestimmung bereits ausreichen. Die Mikroskopie kann einerseits orientierend für eine Schnelldiagnostik direkt aus Patientenmaterial durchgeführt werden oder andererseits von angezüchteten Bakterienkolonien. Die MALDI-TOF-Massenspektrometrie hat hierzulande die konventionellen Verfahren (Bestimmung der physiologischen Stoffwechselleistungen von Bakterien oder der Antigenstrukturen der bakteriellen Zellwand) bereits größtenteils abgelöst und ermöglicht – ausgehend von einer angezüchteten Bakterienkolonie – eine schnelle Erregeridentifikation innerhalb von weniger als 1 Minute. Bei primär sterilen flüssigen Patientenproben mit großer Keimdichte (bebrütete Blutkultur, Urin) gelingt die Bakterienidentifizierung mithilfe der MALDI-TOF-Technologie u. U. auch direkt aus diesem Nativmaterial. Die PCR kann sowohl direkt aus Patientenmaterialien als auch von einer angezüchteten Bakterienkolonie durchgeführt werden.

Mikroskopische Morphologie der Bakterien:
– Größe
– Färbeverhalten bzw. Zellwandaufbau: grampositiv, -negativ
– Form: Kokken, Stäbchen, Spirillen
– Zellverbände: Haufen, Ketten, Diplokokken
– zusätzliche Merkmale: Kapsel, Sporen, Flagellen.

Massenanalyse bakterieller ribosomaler Proteine:
– MALDI-TOF-Massenspektrometrie aus bakteriellen Einzelkolonien oder direkt aus primär sterilen Flüssigmaterialien (Blutkultur, Urin).

Stoffwechselleistungen der Bakterien:
– anaerober oder aerober Stoffwechsel
– Enzyme der Atmungskette: Oxidase, Katalase
– Abbau von Kohlenhydraten (pH-Indikatormedien)
– Enzyme des Proteinstoffwechsels: Kollagenase
– Enzyme des Aminosäurenstoffwechsels: Urease
– andere Enzyme: Hämolysine, DNase, Lipase
– Stoffwechselprodukte (Gaschromatografie)
– Nährstoffbedarf (NAD, Hämin).

Antigenstruktur der bakteriellen Zellwand:
– Flagellen, LPS (z. B. Kauffmann-White-Einteilung von Salmonellen)
– Polysaccharide (z. B. Lancefield-Einteilung von Streptokokken)
– Fettsäuren (Gaschromatografie).

Genetik:
– z. B. PCR mit Ermittlung der DNA-Basensequenz
– Hybridisierung etc.

Direkte Untersuchung des Einsendematerials

Die direkte Untersuchung des Patientenmaterials kann u. U. eine sehr schnelle Diagnostik ermöglichen und eignet sich daher eventuell auch als CITO-Diagnostik – um im Rahmen der DRG-Budgetierung von Krankenhäusern ein schnelles, erlösrelevantes therapeutisches Handeln zu ermöglichen. Folgende Methoden stehen dabei zur Verfügung:
– Morphologie:
Lichtmikroskopie (100er Ölimmersionsobjektiv, 10 × Okular):
1. Nativpräparat (ungefärbt): Erkennen von Größe und Form der Mikroorganismen
2. „hängender Tropfen": Erkennen der Beweglichkeit (lebende Bakterien!)
3. gefärbte Präparate (Abb. 2.29, Abb. 2.30):
   a) Einfachfärbungen mit alkalischen Farbstoffen (z. B. Methylenblau)
   b) Differenzialfärbungen (z. B. Gram-, Kinyoun-, Neisser- oder Immunfluoreszenzfärbung)
4. Kapseldarstellung im Tuschepräparat.
– Massenanalyse bakterieller ribosomaler Proteine (mithilfe der MALDI-TOF-Massenspektrometrie)
– Antigenanalyse, Toxinnachweis (z. B. Tetanustoxin, Botulinumtoxin, Endotoxine)

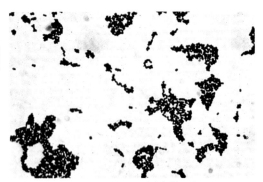

Abb. 2.29 Grampräparat von Staphylokokken (grampositive Haufenkokken).

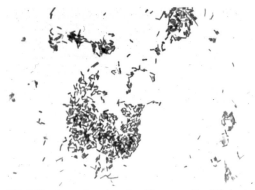

Abb. 2.30 Grampräparat von *E. coli* (gramnegative Stäbchen).

— Enzymnachweis
— molekularbiologischer Direktnachweis:
  • DNA-Hybridisierung
  • PCR zum Nachweis mikrobieller DNA/RNA einschließlich Sequenzierung.

Die Anzüchtung und Typisierung von bakteriellen Erregern

Die Kultivierung von Bakterien wird in der Regel in flüssigen oder auf festen Nährmedien vorgenommen. Sie hat gegenüber den anderen Methoden meistens den Vorteil, dass sie die Erhebung eines Antibiogramms (S. 90) ermöglicht. Neben der Erregeridentifizierung kann also auch eine Aussage über die jeweils (*in vitro*) effektive Behandlungsmöglichkeit getroffen werden.

Für die Kultivierung werden u. a. Selektiv- und Anreicherungsnährböden eingesetzt. Bei Ersteren steht es im Vordergrund, nur den gewünschten Erreger heranzuzüchten. Anreicherungsnährböden dienen der optimalen Vermehrung des gesuchten Bakteriums aus keimarmen Materialien.

Die Anzucht von Bakterien erfolgt überwiegend auf unbelebten Nährmedien, wobei ihre Ansprüche an die Nährstoffe, die Zusammensetzung der Atmosphäre und die Wachstumstemperatur berücksichtigt werden müssen. Die meisten medizinisch bedeutsamen Bakterien haben ihr Temperaturoptimum – entsprechend der menschlichen Körpertemperatur – bei 37 °C. Listerien und Yersinien allerdings vermehren sich auch noch bei Kühlschranktemperaturen (4–7 °C).

Die Nährmedien enthalten neben einer Kohlenstoff- und Stickstoffquelle meist noch Wuchsstoffe und Vitamine (z. B. in Form von Hefeextrakt), Kohlenhydrate zur Deckung des Energiebedarfs, Kochsalz zur Erhöhung des osmotischen Wertes sowie anorganische Puffer zur pH-Stabilisierung. Manche Bakterien benötigen außerdem (Schafs-)Blutzusatz als Quelle für Hämin oder andere komplexe organische Stoffe.

Da die meisten Bakterien unter optimalen Bedingungen eine Generationszeit von ca. 15 Minuten bis wenigen Stunden haben, reichen Bebrütungszeiten von 18–24 Stunden aus, damit aus dem unsichtbaren Inokulum makroskopisch sichtbare Kolonien entstehen. Manche Bakterien (z. B. Mykobakterien) haben jedoch eine Generationszeit von vielen Stunden bis Tagen, sodass zu ihrer Anzüchtung Bebrütungszeiten von Tagen bis Wochen notwendig sind. Für den Nachweis dieser Erreger werden deshalb zunehmend molekularbiologische Methoden eingesetzt.

Die Typisierung bzw. Identifizierung von Bakterien gelingt mithilfe verschiedener Verfahren:
— Morphologische Beurteilung von Einzelzellen und Kolonien:
  • Größe, Form, Rand, Oberfläche, Farbstoffbildung, Geruch
  • Veränderung des Nährbodens durch diffundierbare Stoffe wie Hämolysine
— Massenspektrometrie: Charakterisierung speziesspezifischer ribosomaler Proteinprofile durch MALDI-TOF-Massenspektrometrie und Abgleich in großen Datenbanken
— Biochemische Methoden: Stoffwechseleigenschaften, Enzymausstattung (Nachweis z. B. über Differenzierungsmedien)
— Antigenanalyse: Reaktion mit polyklonalen und monoklonalen Antikörpern
— Molekularbiologie: Sequenzierung von PCR-Produkten und Abgleich in großen Datenbanken
— Antibiotika-Sensibilität: typische natürlich vorkommende Resistenzen
— Lysotypie: Typisierung mithilfe von Bakteriophagen (heute selten).

Die flüssigen Medien zur Primärkultur

Flüssige Medien haben den großen Vorteil, dass wegen der günstigeren Diffusionsbedingungen die Nährstoffe leichter von den Bakterien aufgenommen werden und damit ein schnelleres Wachstum erfolgen bzw. von geringeren Keimzahlen ausgegangen werden kann. Natürlich kann man in einem flüssigen Medium primär nicht erkennen, ob eine Reinkultur oder eine Mischkultur vorliegt. So beschränkt sich der Anwendungsbereich flüssiger Medien in der Diagnostik weitgehend auf die Anreicherung von Bakterien aus keimarmem Material und bei Zusatz wachstumsfördernder bzw. wachstumshemmender Substanzen auf die Verwendung als Selektivmedium.

> **MERKE**
>
> In Flüssigmedien kann nicht zwischen Rein- und Misch-kultur unterschieden werden.

Die einfache Nährbouillon enthält Fleischwasser oder Fleischextrakt, Pepton (Zwischenprodukt des Proteinabbaus), 0,5 % NaCl und Puffersalze. Nach Herstellung muss die Bouillon durch Autoklavieren sterilisiert werden, bevor ihr Vitamine, Kohlenhydrate, Serum und je nach Einsatzbereich andere Substanzen zugesetzt werden. Zur Anreicherung anaerob wachsender Bakterien werden wegen ihrer reduzierenden Wirkung sterile Organstückchen (z. B. Leber) in die Bouillon gegeben und diese nach Beimpfung verschlossen.

Das Vermehrungsverhalten der Bakterien in künstlichen Flüssignährmedien wird durch eine charakteristische Wachstumskurve beschrieben (Abb. 2.31):

- Nach Einsaat in ein steriles Medium erfolgt in der sogenannten Latenzzeit (engl. lag phase) zunächst eine Adaptation und Größenzunahme der einzelnen Bakterienzelle ohne Zellteilung.
- In der folgenden logarithmischen Wachstumsphase (log phase) nimmt die Zahl der Bakterienzellen durch Teilung exponenziell zu.
- Nährstoffverbrauch und entstehende Stoffwechselprodukte verschieben das Verhältnis zwischen absterbenden und neu entstandenen Bakterienzellen zunehmend zugunsten der abgestorbenen Zellen. Die Exponentialphase geht dann in eine

stationäre Phase über, in der sich Zelltod und Zellteilung die Waage halten.
- Erfolgt keine Beseitigung der Stoffwechselabfallprodukte und werden keine neuen Nährsubstrate zugeführt (= statische Kultur), so schließt sich die logarithmische Absterbephase an, nach der meist nur wenige überlebende Bakterien in einer Ruhephase persistieren.

Die festen Medien zur Primärkultur

Setzt man der Nährbouillon eine gelierende Substanz zu (0,5–2 % Agar – ein saures sulfathaltiges Polysaccharid aus Meeresalgen), so erhält man nach Ausgießen in Petrischalen und Erstarren ein festes Nährmedium. Versetzt man dieses vor dem Erstarren (bei ca. 45–50 °C) mit 5 % sterilem Blut (in der Regel Schafsblut), so erhält man Blutagar, auf dem sich anspruchsvollere Bakterien anzüchten lassen. Dieser Blutagar eignet sich auch, um die Expression von bestimmten Virulenzfaktoren zu überprüfen. Bildet nämlich der Erreger sogenannte Hämolysine, macht sich dies durch eine Hämolyse im Blutagar bemerkbar.

Auf festem Nährmedium bilden Bakterien bei ausreichender Verdünnung Einzelkolonien, die durch morphologische Begutachtung bereits früh die Differenzierung von Rein- und Mischkulturen ermöglichen. Die Verdünnung erzielt man entweder durch Herstellen einer Verdünnungsreihe (z. B. in steriler physiologischer Kochsalzlösung) oder durch den fraktionierten Dreiösen-Ausstrich (Abb. 2.32).

MALDI-TOF (Matrix-assisted laser desorption/ionization-time of flight)-Massenspektrometrie

Hierbei handelt es sich um ein massenspektrometrisches Verfahren, um die Masse definierter Analyte zu bestimmen. Grundvoraussetzung für die Anwendung der Massenspektrometrie in der Mikrobiologie ist die Tatsache, dass die Gesamtheit der ribosomalen Proteine einzelner Bakterienspezies konserviert

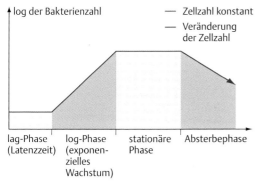

Abb. 2.31 Wachstum einer Bakterienkultur unter statischen Bedingungen (ohne Wechsel des Nährmediums).

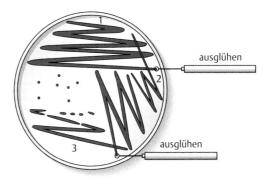

Abb. 2.32 Fraktionierter Dreiösen-Ausstrich zur Gewinnung von Einzelkolonien. Vor der Beimpfung und zwischen den einzelnen Impfschritten (1, 2, 3) muss die Impföse ausgeglüht werden. Die Kolonien sind rosa dargestellt.

2

ist – d. h. innerhalb einzelner Spezies ist das Spektrum ribosomaler Proteine immer gleich, zwischen den verschiedenen Bakterienspezies unterscheidet es sich jedoch. Für die Identifizierung von Bakterienarten durch Massenspektrometrie dienen also die bakteriellen ribosomalen Proteine als definierte Analyten.

Für die Bakterienidentifizierung durch MALDI-TOF-Massenspektrometrie wird ein Teil einer angezüchteten Einzelkolonie auf eine Trägerplatte überführt und in einer chemischen Matrixlösung kristallisiert, um anschließend in das MALDI-TOF-Gerät überführt zu werden. Hier kommt es durch Laserbeschuss zur Freisetzung und Ionisierung der bakteriellen Proteine, die in einem Vakuumkanal über eine Strecke von ungefähr einen Meter innerhalb von wenigen Sekunden mitgerissen werden (MALDI = Matrix-assistierte Laser Desorption/Ionisation). Dabei fliegen Proteine mit kleiner Masse schneller als solche mit großer Masse (Abb. 2.33). Am Ende des Fluges durch den Vakuumkanal treffen die Proteine aufgrund ihrer unterschiedlichen Masse und Ladung zu unterschiedlichen Zeiten (TOF = time of flight, Flugzeit) auf einen Detektor, dessen Messbereich die unterschiedlichen Massen und Ladungen vor allem der ribosomalen Proteine erfasst und in einem Gesamtprofil darstellt. Dieses Massenprofil der ribosomalen Proteine ist spezifisch für jede Bakterienart („ribosomaler Fingerabdruck") und erlaubt durch den direkten Vergleich mit großen Datenbanken eine genaue Erregeridentifikation.

Der große Vorteil der MALDI-TOF-Massenspektrometrie besteht darin, dass vom Auftragen der Bakterien auf die Trägerplatte bis zum Vorliegen des Identifizierungsergebnisses weniger als 10 Minuten (!) benötigt werden und kaum Reagenzien notwendig sind.

Die Selektiv- und Indikatornährböden zur konventionellen Differenzierung

Mit Selektiv- und Indikatornährböden überprüft man die Wachstumsfähigkeit eines zu identifizierenden Erregers auf diesen Nährböden. So erhält man eine erste Orientierung darüber, um welche Bakteriengattung es sich handeln könnte.

- Gallensalze in Endo-Agar und SS-Agar unterdrücken z. B. das Wachstum von grampositiven Bakterien und gramnegativen Kokken.
- Laktosespaltende gramnegative Stäbchen setzen durch eine Aldehydreaktion das rote Fuchsin aus dem im Endo-Agar enthaltenen farblosen Indikator frei. „Laktosepositive" Bakterienarten bewirken so eine Rotfärbung des Endo-Agars, während „laktosenegative" Bakterien hell wachsen.
- SS-Agar enthält eine höhere Konzentration an Gallensalzen und anderen Hemmstoffen, sodass i. d. R. nur Proteus und die klassischen darmpathogenen Bakterien (Salmonellen, Shigellen, Yersinien) wachsen können.

Weitere Differenzierungsmethoden beruhen auf dem Nachweis des enzymatischen Abbaus von Kohlenhydraten und anderen Stoffen, wie z. B. Harnstoff. Die dabei auftretende pH-Verschiebung wird durch

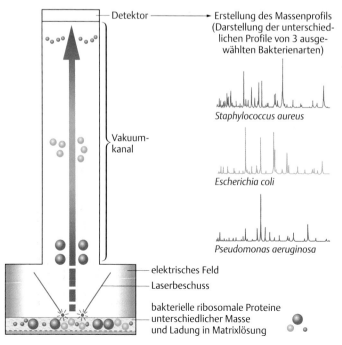

Detektor — Erstellung des Massenprofils (Darstellung der unterschiedlichen Profile von 3 ausgewählten Bakterienarten)

Staphylococcus aureus

Escherichia coli

Pseudomonas aeruginosa

Vakuumkanal

elektrisches Feld

Laserbeschuss

bakterielle ribosomale Proteine unterschiedlicher Masse und Ladung in Matrixlösung

Abb. 2.33 Prinzip der MALDI-TOF-Massenspektrometrie.

Indikatoren angezeigt. Auch andere Stoffwechselleistungen werden zur Differenzierung herangezogen, wie z. B.:

- Indolbildung aus Tryptophan
- Gelatineabbau (Nachweis des Enzyms Gelatinase)
- Nitratreduktion (Nachweis von Nitratreduktase)
- H_2S-Bildung.

Die Kombination aus selektiven Differenzierungsmedien und der Bestimmung definierter Antibiotikaresistenzen gelingt mit verschiedenen Chromagar-Medien. Diese erlauben z. B. den Nachweis von MRSA (methicillinresistenter *Staphylococcus aureus*) oder gramnegativen Stäbchen, die ESBL (Extended-Spectrum-β-Laktamase) bilden.

Der Nährboden nach Kligler

In manchen Nährmedien können mehrere Stoffwechselleistungen gleichzeitig nachgewiesen werden, z. B. Säuerung durch Dextrose- und Laktosespaltung sowie Gas- und H_2S-Bildung im Nährboden nach Kligler (Abb. 2.34): Der Kligler-Agar enthält außer Bouillonbestandteilen Laktose und Glukose im Verhältnis 10:1, ferner Phenolrot und ein Gemisch von Natriumthiosulfat und Eisen-II-Sulfat als Indikatoren für Säure- bzw. H_2S-Bildung.

- Bildet das zu identifizierende Bakterium H_2S, so kommt es zur Schwärzung durch Bildung von Eisensulfid.
- Wird Laktose gespalten, so schlägt der Phenolrotindikator infolge starker Säurebildung von Rot nach Gelb um.
- Wird nur Glukose gespalten, Laktose jedoch nicht (z. B. bei Salmonella und Shigella), muss zwischen den aeroben Verhältnissen an der Oberfläche der Kultur und den weitgehend anaeroben Verhältnissen in der Tiefe des Kligler-Röhrchens unter-

schieden werden. An der Oberfläche wird Glukose zu CO_2 und H_2O veratmet. Außerdem wird NH_3 durch oxidative Desaminierung aus Aminosäuren gebildet. CO_2 und NH_3 verbinden sich zu dem sehr alkalischen $(NH_4)_2CO_3$; das Phenolrot im Agar färbt sich rot. Bei Abwesenheit von Sauerstoff in der Tiefe wird Glukose über Ameisensäure zu CO_2 und H_2 abgebaut. Eine oxidative Desaminierung kann nicht stattfinden. Die Säurebildung lässt den Indikator gelb umschlagen. Das Gasgemisch $(CO_2 + H_2)$ treibt Blasen. Das Bakterium *S. Typhi* bildet kein Gas. Ihm fehlt das Enzym Formico-Hydrogen-Lyase. Bei ihm ist Ameisensäure jener Faktor, der den Nährbodenindikator in der Tiefe gelb färbt.

Mehrere solcher Reaktionsröhrchen werden als „Bunte Reihe" bezeichnet; in kommerziellen Differenzierungssystemen sind dadurch mehr als 20 Stoffwechselleistungen gleichzeitig bestimmbar (Abb. 2.35).

Die Katalasereaktion

Katalase spaltet das für Bakterien toxische Wasserstoffperoxid in Wasser und Sauerstoff ($2\ H_2O_2 \rightarrow 2\ H_2O + O_2$). Gibt man Wasserstoffperoxid zu katalasepositiven Bakterien, kommt es zur Blasenbildung, da durch die Katalasereaktion gasförmiger Sauerstoff (O_2) gebildet wird.

Diese Katalasereaktion wird z. B. zur Differenzierung grampositiver Kokken eingesetzt.

> **MERKE**
>
> **Staphylokokken** sind katalasepositiv.
> **Streptokokken** sind katalasenegativ.

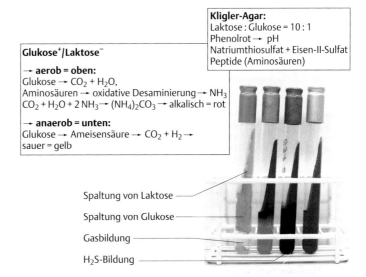

Kligler-Agar:
Laktose : Glukose = 10 : 1
Phenolrot → pH
Natriumthiosulfat + Eisen-II-Sulfat
Peptide (Aminosäuren)

Glukose⁺/Laktose⁻

→ **aerob = oben:**
Glukose → CO_2 + H_2O,
Aminosäuren → oxidative Desaminierung → NH_3
CO_2 + H_2O + $2\ NH_3$ → $(NH_4)_2CO_3$ → alkalisch = rot

→ **anaerob = unten:**
Glukose → Ameisensäure → CO_2 + H_2 →
sauer = gelb

Spaltung von Laktose
Spaltung von Glukose
Gasbildung
H_2S-Bildung

Abb. 2.34 Kligler-Agar ermöglicht den Nachweis mehrerer bakterieller Stoffwechselreaktionen.

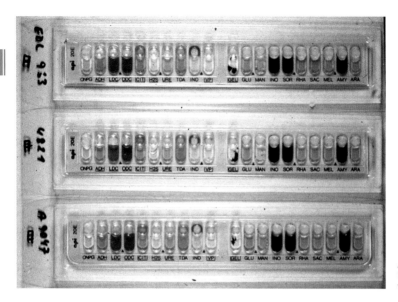

Abb. 2.35 „Bunte Reihen" zur biochemischen Differenzierung von Bakterien.

Der Oxidasetest
Der Oxidasetest weist das Vorhandensein des Atmungskettenenzyms Cytochromoxidase bei Bakterien nach, die Sauerstoff als endgültigen Elektronenakzeptor im Energiestoffwechsel verwenden. Künstliche Substrate anstelle von natürlichen Elektronenakzeptoren bewirken bei diesem Verfahren die Reduktion des Cytochromoxidase-Systems. Die positive Oxidasereaktion ist durch die Violettfärbung eines Indikators im Nährboden charakterisiert (Abb. 2.36).

Konventionelle Bakterienidentifizierung durch die Analyse von Wachstumseigenarten
Die oben aufgeführten Reaktionen gehören zu den Basiskriterien, die am Beginn jeder Speziesidentifizierung stehen. Zusätzlich können Wachstumseigenarten für die Identifizierung von Bedeutung sein, wie z. B.:
— Pigment- und Farbstoffbildung
— Geruchsentwicklung
— Temperaturoptimum

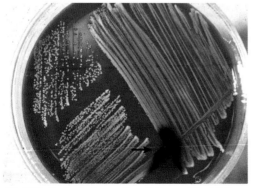

Abb. 2.36 Nachweis einer positiven Oxidasereaktion (Pfeil).

— Wachstum auf Mangelnährböden (z. B. Verwertung von Ammoniumcitrat als einziger Kohlenstoffquelle)
— Salz- und pH-Toleranz.
Die Charakterisierung medizinisch bedeutsamer Bakterienarten oder die Beurteilung ihrer Virulenz erfordert eventuell auch den Nachweis von Exoenzymen oder Exotoxinen (S. 33). Zu den Exoenzymen gehört z. B. die Plasmakoagulase bei Staphylokokken, zu den Exotoxinen z. B. das Diphtherietoxin.

Arbeitsschemata für die konventionelle Bakterienidentifizierung
Nach mikroskopischer Vorbestimmung kann die konventionelle bakteriologische Untersuchung durchgeführt werden. Abb. 2.37–Abb. 2.39 zeigen die unterschiedlichen Vorgehensweisen im Grobschema.

Weitere Methoden zur Bakterienidentifizierung
Zur Identifizierung von Bakterien kann auch die gaschromatografische Analyse von Stoffwechselprodukten (z. B. organische Säuren) oder die chromatografische Trennung von Zellwandbausteinen eingesetzt werden. Für den Schnellnachweis einiger Bakterien in Körperflüssigkeiten (z. B. im Liquor) stehen Latexreagenzien (spezifische an Kunststoffpartikel fixierte Antikörper) zur Verfügung.

Das Antibiogramm
Neben der Bakterienidentifizierung gehört i. d. R. die Bestimmung des Resistenzverhaltens im Rahmen eines Antibiogramms zum bakteriologischen Untersuchungsbefund. Ein Antibiogramm (S. 115) wird vor allem mithilfe eines semiquantitativen Agardiffusi-

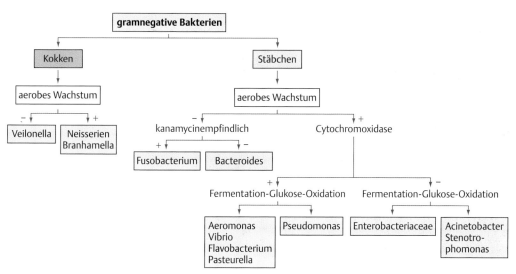

Abb. 2.37   Arbeitsschema zur konventionellen Identifikation gramnegativer Bakterien.

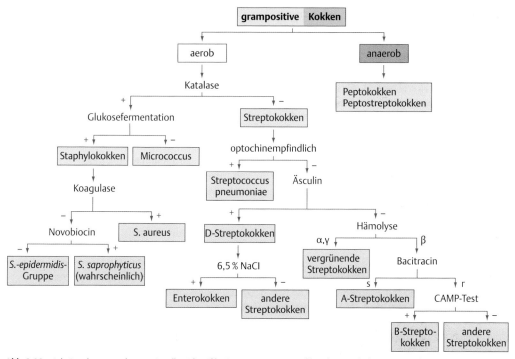

Abb. 2.38   Arbeitsschema zur konventionellen Identifikation grampositiver Kokken (s = sensibel, r = resistent).

onstests oder durch die quantitative Bestimmung der minimalen Hemmstoffkonzentration (MHK) erstellt. Normalerweise vergehen bis zum Vorliegen der Speziesdiagnose und des Antibiogramms mindestens 1–2 Tage.

Seit kurzer Zeit werden vermehrt molekularbiologische Methoden eingesetzt, um Krankheitserreger und definierte genetisch bedingte Resistenzen zu identifizieren.

Die molekularbiologischen Methoden zur Erregeridentifizierung

Molekularbiologische Methoden werden bisher vor allem für den Nachweis schwer oder nicht kultivierbarer Bakterien, Viren, Pilze oder Parasiten eingesetzt. Es wird zwischen der Sondentechnik und der Genamplifikation unterschieden.

Sondentechnik I Eine DNA-Sonde ist eine durch Farbstoffe oder radioaktive Isotope markierte DNA-

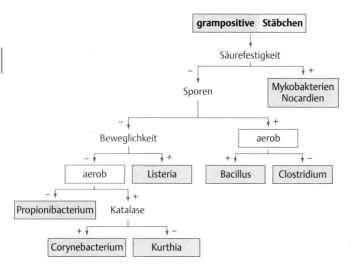

Abb. 2.39 Arbeitsschema zur konventionellen Identifikation grampositiver Stäbchen.

Einzelstrangsequenz, die komplementär zur gesuchten Nukleinsäuresequenz eines zu bestimmenden Erregers ist. Durch Hybridisierung der DNA-Sonde mit der Erreger-DNA können Zielsequenzen detektiert werden und somit zur Identifizierung des Erregers beitragen.

Genamplifikation ▮ Bei der Polymerase-Ketten-Reaktion (PCR = polymerase chain reaction) wird ein spezifischer Genombezirk eines Mikroorganismus ausgewählt, mit zwei Oligonukleotidsequenzen (Primern) versehen und mithilfe des Enzyms DNA-Polymerase vervielfältigt (amplifiziert). Nach der Amplifikation kann man die Spezifität zusätzlich z. B. mittels Sonden-Hybridisierung nachweisen. Durch die Vervielfältigungsschritte wird es möglich, die gesuchte Sequenz zu identifizieren, selbst wenn sie ursprünglich im Patientenmaterial nur ein einziges Mal vorhanden ist. Wegen dieser hohen Empfindlichkeit ist die Methode mit Fehlermöglichkeiten behaftet (falsch positive Reaktionen).

Die serologisch-diagnostischen Testverfahren

Wenn seit der Infektion mit Bakterien, Viren, Pilzen oder Parasiten eine hinreichend lange Zeit verstrichen ist, können auch indirekte Verfahren des Erregernachweises für die Diagnostik herangezogen werden. Hierbei werden spezifische Reaktionsprodukte des infizierten Organismus nachgewiesen durch:

— Antikörpernachweis (Immunglobulinklassen, Titeranstieg u. a.) oder
— Nachweis spezifischer T-Lymphozyten (Hautreaktion, In-vitro-Messverfahren).

Serologische Verfahren beruhen einerseits auf dem qualitativen Nachweis isotypspezifischer Antikörper:

— IgG- und IgM-Antikörper werden bei der Primärinfektion regelhaft am Ende der 1. Erkrankungswoche gebildet.

— IgM-Antikörper bleiben meistens für 4 Wochen, teilweise bis 12 Wochen und mehr nach Erkrankungsbeginn nachweisbar.
— IgG-Antikörper findet man noch nach vielen Jahren, teilweise sogar lebenslang nach einer Infektion.
— IgA-Antikörper gelten ebenfalls als frühe Immunantwort und spielen vor allem eine Rolle bei schleimhautassoziierten Infektionen.

Andererseits beruht der Nachweis einer akuten Infektion auf der signifikanten Änderung von Antikörperkonzentrationen. Eine akute Infektion liegt vor, wenn zwischen dem Erst- und dem mindestens 10 Tage später abgenommenen Zweitserum (= Serumkontrolle) signifikante Unterschiede (mindestens vierfacher Titeranstieg) bestehen. Als Titer wird dabei die stärkste Verdünnung des Patientenserums bezeichnet, bei der noch eine Antigen-Antikörper-Reaktion nachweisbar ist.

Im Gegensatz zu den direkten und kulturellen Verfahren ist beim indirekten Nachweis eine vorherige Eingrenzung potenzieller Erreger nötig, um eine gezielte Fahndung nach erregerspezifischen Antikörpern oder einer erregerspezifischen T-Zellreaktivität durchführen zu können.

 Praxistipp

Bei serologisch-diagnostischen Testverfahren wird meistens nach Antikörpern gefahndet. Prinzipiell können aber auch mithilfe bekannter Antikörper unbekannte Erregerantigene gesucht werden.

Die im Folgenden aufgeführten Nachweismethoden funktionieren alle nach dem gleichen Prinzip: Es wird eine Wechselwirkung zwischen Antigen und

Antikörper nachgewiesen. Lediglich die Sichtbarmachung (Detektion) dieser Bindung variiert.

Die Immunpräzipitation

Bei Antigen-Antikörper-Reaktionen kommt es meistens zu Vernetzungen vieler Moleküle, weil Antikörper mindestens zwei Antigenbindungsstellen besitzen und daher auch an mindestens zwei Antigene gleichzeitig binden können. Die Netzbildung ist dann am stärksten, wenn das Verhältnis von Antigen und Antikörper optimal zueinander ist. Man spricht dann vom Äquilibrium (Äquivalenz-Zone in der Heidelberger Kurve, Abb. 2.40).

Eine Reaktion zwischen löslichen Antigenen und Antikörpern wird als Präzipitation (Ausfällung) bezeichnet. Sucht man ein bestimmtes Antigen (z. B. im Patientenserum) gibt man entsprechende Antikörper hinzu. Möchte man bestimmte Antikörper im Probenmaterial identifizieren, verwendet man entsprechende Antigene.

Zur Sichtbarmachung bedient man sich meistens einer Gelmatrix, in der die beiden Bindungspartner aufeinander zu diffundieren können. An der Stelle des optimalen Verhältnisses zwischen Antigen- und Antikörperkonzentration (Äquilibrium) kommt es dann zur sichtbaren Präzipitationslinie – d. h., feste Antigen-Antikörper-Komplexe fallen im Gel aus. Eine

Variante der Immunpräzipitation ist die Immunelektrophorese, bei der die Bewegungsrichtung von Antigenen und Antikörpern durch Anlage eines elektrischen Feldes gezielt beeinflusst werden kann.

Die Agglutination

Der Agglutination liegt zwar das gleiche Prinzip zugrunde, sie unterscheidet sich aber von der Präzipitation dadurch, dass einer der beiden Bindungspartner eine unlösliche Partikelstruktur besitzt (z. B. ganzes Bakterium) oder an einen korpuskulären, nicht löslichen Träger (z. B. Latexpartikel oder Erythrozyten = Latex- oder Hämagglutination) gebunden ist. Dadurch kann die in einer flüssigen Phase durchgeführte Agglutination zwischen Antigen und Antikörper makroskopisch leicht sichtbar gemacht werden.

Bei der Hämagglutination werden Erythrozyten als Antigenträger eingesetzt. Dabei dienen entweder die natürlichen Erythrozytenmembran-Komponenten als Antigen (z. B. bei der Blutgruppendiagnostik) oder es werden Erregerantigene an die Erythrozytenoberfläche fixiert. Die Hämagglutination wird in Mikrotiterplatten mit U-förmigen Näpfen durchgeführt. Als Erstes wird das Patientenserum in reziproker Verdünnung in die Näpfe pipettiert, anschlie-

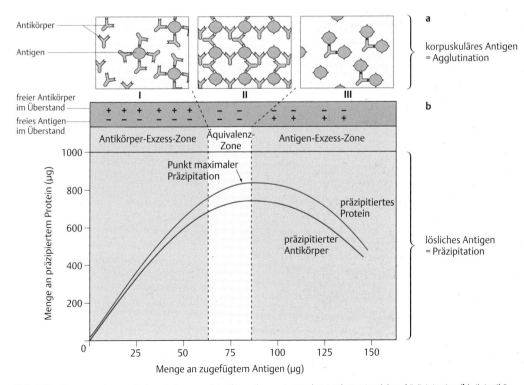

Abb. 2.40 Zusammenhang zwischen Antigen- und Antikörperkonzentration bei Agglutination (**a**) und Präzipitation (**b**). I) Antikörper-Exzess-Zone, II) Äquivalenz-Zone, III) Antigen-Exzess-Zone.

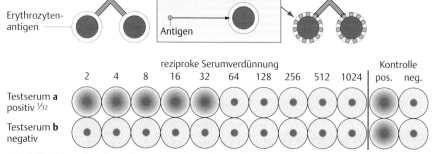

Abb. 2.41 Prinzip des Hämagglutinationstests. Sind spezifische Antikörper im Patientenserum vorhanden, so setzen sich die antikörpervernetzten Erythrozyten wie eine Matte am Boden der jeweiligen Näpfe ab (= positive Agglutination, Testserum **a**). Eine fehlende Antikörpervernetzung führt zum Absacken der Erythrozyten in die Mitte des jeweiligen U-förmigen Napfes (= negative Agglutination, Testserum **b**).

ßend werden die Erythrozyten hinzugegeben (Abb. 2.41).

Die Komplementbindungsreaktion (KBR)

Die KBR war früher ein sehr weit verbreitetes serologisches Testverfahren, das heute jedoch vielfach vom ELISA abgelöst wurde. Die KBR weist erregerspezifische Antikörper nach, die Komplement binden können (IgM, IgG1, IgG3). Da die Titer komplementbindender Antikörper in der Regel rasch abfallen, kann bereits ein einmalig sehr hoher KBR-Titer aussagekräftig im Sinne einer akuten Infektion sein.

In der KBR werden folgende Reagenzien eingesetzt:
— Komplement vom Meerschweinchen
— Indikatorsystem:
  • Erythrozyten vom Hammel
  • Kaninchenantikörper gegen Hammelerythrozyten (= Ambozeptor)
— Testsystem:
  • Patientenserum
  • definiertes Antigen von mutmaßlichem Erreger.

Bei der KBR misst man die Kompetition zwischen einem Testsystem (Patientenserum plus definiertes Antigen) und einem Indikatorsystem um zugegebenes Komplement. Bei dieser Methode wird die Hämolyse von antikörperbeladenen Hammelerythrozyten detektiert. Die Hämolyse wird ausgelöst, wenn sich Komplement an die Erythrozyten-Antikörper-Komplexe des Indikatorsystems bindet. Wurde das Komplement vorher durch das Testsystem verbraucht, bleibt die Hämolyse aus. Bei der KBR geht man folgendermaßen vor:
— Zunächst inaktiviert man das patienteneigene Komplement durch Erhitzen der Serumprobe auf 56 °C für 30 min.
— Anschließend gibt man das Testantigen zur Serumprobe hinzu und es bilden sich im positiven Fall Antigen-Antikörper-Komplexe.

— Diese Antigen-Antikörper-Komplexe binden das dem Ansatz in definierter Menge zugesetzte Meerschweinchen-Komplement.
— Nun wird geprüft, ob das zugesetzte Fremdkomplement von den gebildeten Antigen-Antikörper-Komplexen verbraucht wurde. Dazu gibt man das Indikatorsystem zu dem Ansatz (Hammelerythrozyten, die mit Antikörpern gegen Hammelerythrozyten beladen sind).

Falls kein Komplement in der vorhergehenden Reaktion verbraucht wurde (→ keine spezifischen Antikörper im Patientenserum), steht das Komplement für die Lyse der antikörperbeladenen Erythrozyten zur Verfügung. Es kommt zur Hämolyse, die KBR ist negativ.

Wurde im Testsystem Komplement verbraucht (→ spezifische Antikörper im Patientenserum, die das Komplement gebunden haben), bleibt die Hämolyse aus, die KBR ist positiv (Abb. 2.42).

> **MERKE**
>
> Die KBR ist **negativ**, wenn die Hammelerythrozyten **lysiert** werden.
> Die KBR ist **positiv**, wenn das Indikatorsystem **keine Hämolyse** zeigt.

Der Immunfluoreszenztest (IFT)

Immunfluoreszenzverfahren können sowohl zum Nachweis von Antikörpern als auch zum Nachweis von Antigenen eingesetzt werden.

Bei der direkten Immunfluoreszenz (Abb. 2.43) werden zu suchende Antigene in Abstrichen, Biopsien o. Ä. durch Fluorochrom-markierte und gegen das nachzuweisende Antigen gerichtete Antikörper nachgewiesen. Die Bindung wird dann im Fluoreszenzmikroskop nachgewiesen.

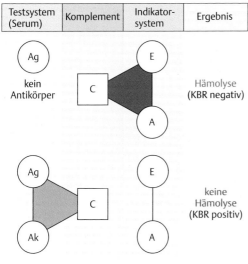

Testsystem:
Ak = nachzuweisende Antikörper des
      Patienten gegen das Testantigen
Ag   = Testantigen
C   = Komplement
Indikatorsystem:
E   = (Hammel-) Erythrozyten
A   = Antikörper gegen Hammelerythrozyten

Abb. 2.42   Prinzip der Komplementbindungsreaktion (KBR).

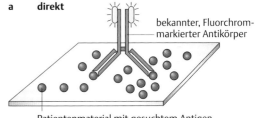

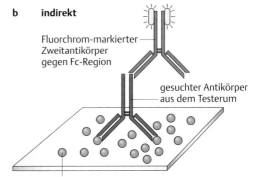

mit bekanntem Antigen präparierter Objektträger

Abb. 2.43   Prinzip der direkten (**a**) und indirekten (**b**) Immunfluoreszenz.

> **MERKE**
>
> Antigene im Patientenmaterial werden mit fluoreszie-
> renden Antikörpern nachgewiesen.

Der Nachweis von Antikörpern im Patientenserum
erfolgt meistens mit der indirekten Immunfluoreszenz (Abb. 2.43). Hierbei werden bekannte Antigene
(z. B. Borrelien) an Objektträger gekoppelt und mit
Patientenserum inkubiert. Sind spezifische Antikörper im Patientenserum anwesend, binden diese an
das bekannte Antigen. Die gebundenen Antikörper
können dann mit Fluorochrom-markierten Zweit-
antikörpern (z. B. Anti-human-IgG, -IgM oder -IgA)
nachgewiesen werden. Dieses Verfahren ermöglicht
so zugleich eine Bestimmung der Immunglobulinklasse der Patientenantikörper.

> **MERKE**
>
> Antikörper im Patientenserum lässt man an spezifische
> Antigene binden. Findet eine Wechselwirkung statt, so
> lassen sich die gebundenen Antikörper durch fluores-
> zierende Zweitantikörper nachweisen.

Der ELISA

Der ELISA (enzyme-linked immunosorbent assay)
wird auch als Enzymimmunoassay (EIA) bezeichnet.
Dabei werden bekannte Antigengemische (z. B. Ganzzelllysat eines Erregers) an eine Kunststoffoberfläche

(Mikrotiterplatte) immobilisiert und mit Patientenserum inkubiert. Liegen spezifische Antikörper im
Patientenserum vor, so binden diese an das Antigen.
Analog dem IFT (s. o.) wird die Bindung durch Zweitantikörper (z. B. Anti-human-IgG, -IgM oder -IgA)
nachgewiesen. Diese sind beim ELISA jedoch mit bestimmten Enzymen markiert und können dadurch
ein bestimmtes zugegebenes Substrat umsetzen. Dabei kommt es meistens zu einer pH-Verschiebung,
die mithilfe von Farbindikatoren optisch sichtbar gemacht werden kann.
Mithilfe des ELISA lässt sich auch die IgG-Avidität bestimmen. Als Avidität wird die Bindungskraft von
Antikörpern zu ihrem Antigen bezeichnet: Je höher
die Avidität, desto älter ist die Infektion.
Der ELISA eignet sich sowohl für den Nachweis von
Antikörpern als auch für den Nachweis von Antigenen und ist außerdem aufgrund seiner Automatisier-
barkeit oft leicht durchführbar.

> **MERKE**
>
> Der ELISA ist **positiv**, wenn es nach Antikörperbindung
> durch Substratzugabe zu einer positiven enzymati-
> schen **Farbreaktion** kommt.

Der Immuno- oder Westernblot

Der Immuno- oder Westernblot hat gegenüber dem
ELISA den Vorteil, dass er Antikörper nachweisen
kann, die gegen bestimmte mikrobielle Proteine ge-

richtet sind. Dadurch wird die Spezifität dieses Verfahrens oft signifikant erhöht.

– In einem ersten Schritt wird das bekannte Antigengemisch (z. B. Ganzzelllysat des Erregers) durch SDS (Sodium-Dodecyl-Sulfate)- PAGE (Polyacrylamid-Gelelektrophorese) in einzelne Proteinuntereinheiten aufgetrennt.

– Anschließend werden die aufgetrennten Proteine auf eine Nitrozellulosemembran übertragen (geblottet = eigentlicher Westernblot) und dort immobilisiert.

– Nun wird das Patientenserum hinzugegeben und die ggf. vorhandenen Antikörper aus dem Serum können an die aufgetrennten Proteine binden.

Der Nachweis der spezifischen Antikörper erfolgt dann über enzymmarkierte Zweitantikörper und entspricht somit im Wesentlichen dem Immunfluoreszenz- oder ELISA-Verfahren (Abb. 2.44).

2.7.3 Die postanalytische Phase

Die postanalytische Phase setzt sich aus der Übermittlung und der Interpretation des Befundes zusammen. Heute setzt sich neben der schriftlichen Befundübersendung in vielen Krankenhäusern zunehmend die Onlineübermittlung durch, die einen zeitnahen Therapiebeginn ermöglicht. Eilige (Zwischen-) Befunde sollten vorab telefonisch dem Kliniker mitgeteilt werden.

Für die Therapieentscheidung sind Alter, Vorerkrankungen, aktueller Gesundheitszustand, evtl. Schwangerschaft, bekannte Antibiotika-Unverträglichkeiten bzw. -Allergien, Pharmakodynamik und -kinetik inkl. Ausscheidungsverhalten des Antibiotikums zu berücksichtigen und ggf. mit dem Kliniker zu diskutieren.

Für die Interpretation der diagnostischen Testergebnisse muss man wissen, wie zuverlässig die verschiedenen Testverfahren sind. Zur Beurteilung von diagnostischen Methoden zieht man folgende Parameter heran:

– Sensitivität: Empfindlichkeit eines Tests, kranke Fälle als krank zu erkennen
– Spezifität: Fähigkeit eines Tests, gesunde Fälle als gesund zu erkennen
– positiver prädiktiver Wert: Wahrscheinlichkeit, krank zu sein bei positivem Testergebnis
– negativer prädiktiver Wert: Wahrscheinlichkeit, gesund zu sein bei negativem Testergebnis.

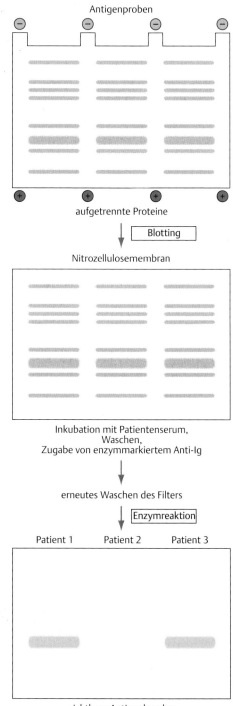

Abb. 2.44 Prinzip des Immunoblots: Auftrennung des Antigengemischs in der SDS-PAGE, Übertragen auf Nitrozellulosemembran, Inkubation mit Patientenserum und Nachweis durch Enzymreaktion (hier positiv bei den Patienten 1 und 3).

2.8 Die Grundlagen der antibakteriellen Therapie

Key Point

Zur Therapie von bakteriellen Infektionen werden zahlreiche Wirkstoffe eingesetzt, die spezifisch gegen bakterielle Krankheitserreger gerichtet sind. Einige dieser Substanzen wirken bakteriostatisch, d. h., die Erreger werden nur in ihrem Wachstum gehemmt. Andere Stoffe wirken bakterizid (töten die Erreger ab). Antiinfektive Wirkstoffe haben unterschiedliche Angriffspunkte, wie die bakterielle Zellwand, die Zytoplasmamembran, den Proteinbiosynthese-Apparat, die bakterielle DNA- und RNA-Synthese sowie die Folsäuresynthese.

In diesem Kapitel wird vor allem die antibakterielle Chemotherapie abgehandelt. Für Therapeutika gegen Mykobakterien, Viren, Pilze und Parasiten wird auf die entsprechenden Kapitel verwiesen.

2.8.1 Begriffsdefinition

Antibiotika und antimikrobielle Chemotherapeutika werden heute unter dem Oberbegriff Antiinfektiva zusammengefasst. Ihre Entdeckung bzw. Entwicklung wurde erst vor ungefähr 100 Jahren eingeleitet (Abb. 2.45) und geht zurück auf:

- die Entwicklung des Salvarsans durch Paul Ehrlich (1910) zur Behandlung der Lues
- die Entdeckung des Penicillin-Effekts durch Sir Alexander Fleming (1928)
- die Entdeckung der Sulfonamide durch Gerhard Domagk (1934).

Antibiotika im engeren Sinne sind Substanzen, die als Stoffwechselprodukte (sekundäre Metabolite) von Pilzen (z. B. Penicillin aus *Penicillium notatum*) oder Bakterien (z. B. Streptomycin aus *Streptomyces griseus*) entdeckt wurden und die *in vitro* und *in vivo* eine antimikrobielle Wirksamkeit entfalten. Ihr Molekulargewicht beträgt 150–5 000 Dalton.

Antimikrobiell wirksame Chemotherapeutika sind primär synthetisierte Substanzen mit analoger Wirkung. Mit der Aufklärung der chemischen Struktur vieler Antibiotika und der daraus entstehenden Möglichkeit, die chemischen Grundkörper der Antibiotika künstlich zu verändern oder sie vollsynthetisch herzustellen, wurde diese strenge Begriffstrennung hinfällig.

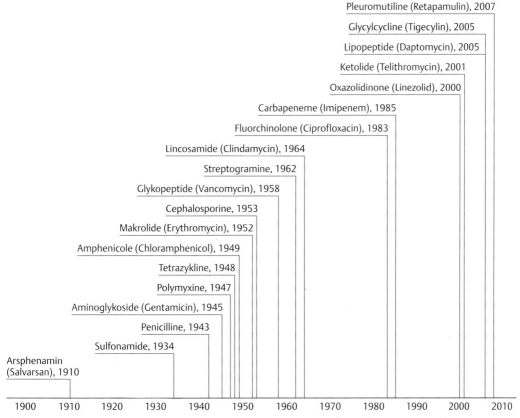

Abb. 2.45 Entdeckung bzw. Entwicklung von antibakteriellen Wirkstoffen (mit Nennung wichtiger Vertreter in Klammern).

2

Selektive Toxizität ist ein wichtiges Grundprinzip von Antiinfektiva und besteht in der selektiven Wachstumshemmung oder Abtötung von Mikroorganismen, ohne dass der infizierte Makroorganismus Mensch nennenswert geschädigt wird.

2.8.2 Einteilung nach der Wirkungsweise
Die Wirkungsweise der Antibiotika kann bakteriostatisch oder bakterizid sein:
– Bakteriostatisch wirken Substanzen, die die Vermehrung der Keime hemmen.
– Bakterizide Mittel töten dagegen die Keime irreversibel ab.

Praxistipp

Primär bakteriostatisch wirken z. B. Tetracycline, Makrolide und Chloramphenicol.
Primär bakterizid wirken dagegen Penicilline, Cephalosporine, Aminoglykoside und Vancomycin.

2.8.3 Einteilung nach dem Wirkungsmechanismus bzw. Angriffspunkt
Bezüglich ihres Wirkungsmechanismus bzw. ihres Angriffsortes in der Bakterienzelle weisen die Antibiotika große Unterschiede auf (Tab. 2.33).

Tab. 2.33

Einteilung der Antibiotika nach ihrem Wirkmechanismus.

Wirkmechanismus	Antibiotika
Hemmung der Zellwandsynthese	β-Laktamantibiotika: – Penicilline – Cephalosporine – Carbapeneme Glykopeptide (z. B. Vancomycin, Teicoplanin) Fosfomycin Cycloserin Bacitracin
Beeinflussung der Membranpermeabilität	Polymyxine (Colistine) Amphotericin B Nystatin Daptomycin (Aminoglykoside)
Hemmung der Proteinbiosynthese	Aminoglykoside Lincosamine Tetracycline und Glycylzykline Makrolide und Ketolide Chloramphenicol Fusidinsäure Streptogramine Linezolid Pleuromutilin
Hemmung der DNA-Replikation	Chinolone
Störung der DNA-Struktur	Nitroimidazole
Hemmung der RNA-Synthese	Rifampicin Ethambutol Griseofulvin
Hemmung der Folsäuresynthese	Sulfonamide Trimethoprim Paraaminosalicylsäure

Hemmung der Zellwandsynthese
β-Laktamantibiotka (Penicilline, Cephalosporine, Carbapeneme), Glykopeptide (Vancomycin, Teicoplanin, Oritavancin, Dalbavancin), Fosfomycin, Cycloserin und Bacitracin hemmen die Zellwandsynthese: Dabei reagieren Penicilline, Cephalosporine und Carbapeneme mit Penicillin-bindenden Proteinen (PBP) der Zellwand. Ein wichtiges PBP ist die Transpeptidase, die die Quervernetzung von Aminosäuren im Peptidoglykan der Zellwand katalysiert. Wird sie gehemmt, kann bei wachsenden Bakterien kein neues Zellwandmaterial mehr gebildet werden. Daher sind die entsprechenden Antibiotika nur gegen proliferierende Keime wirksam. Ihre Wirkung ist jedoch nicht nur bakteriostatisch, sondern auch bakterizid, da Bakterien mit geschädigter Zellwand ihre osmotische Stabilität verlieren und somit zugrunde gehen.

MERKE

Eine Hemmung der Zellwandsynthese beeinflusst nur **wachsende** und **proliferierende** Bakterien; die Wirkung ist **bakterizid**.

Schädigung der Zytoplasmamembran
Die Veränderung der Permeabilität der Zytoplasmamembran ist ein weiteres antiinfektives Prinzip, auf dem die Wirkungsweise der Polymyxine bei Bakterien und die der Polyen-Antimykotika Amphotericin B und Nystatin bei Pilzen beruhen. Diese Substanzen beeinflussen durch ihre Wirkung aktive und passive Transportvorgänge, was zum Ausstrom von Plasmabestandteilen führt. Daher wirken diese Substanzen auch auf ruhende Keime bakterizid.
Ein völlig neues Wirkungsprinzip liegt dem Daptomycin zugrunde. Es handelt sich um ein Lipopeptid, das durch Einbau in die Zytoplasmamembran Kanäle für den Ausstrom von Kaliumionen schafft und dadurch ebenfalls einen bakteriziden Effekt hat.

MERKE

Eine Schädigung der Zytoplasmamembran führt zum Austritt von Plasmabestandteilen aus der Zelle und wirkt auf **wachsende** und **ruhende** Keime **bakterizid**.

Hemmung der Proteinbiosynthese
Antibiotika können an verschiedenen Stellen der bakteriellen Proteinbiosynthese angreifen:
– Tetracycline und Glycylzykline hemmen die Aminoacyl-t-RNA-Anlagerung an die 30S-Untereinheit der Ribosomen.
– Clindamycin – wie auch die Makrolide und Ketolide – reagiert mit der 50S-Untereinheit der Ribosomen und hemmt so die Translation.

- Chloramphenicol reagiert mit dem Bindungsort der mRNA in der 50S-Untereinheit der bakteriellen Ribosomen.
- Linezolid inhibiert die Bildung des 70S-Initions-komplexes am Ribosomen.
- Das neu entwickelte Retapamulin aus der Klasse der Pleuromutiline greift an einer Stelle der 50S-Untereinheit der Ribosomen an, die sich von der Angriffsstelle der anderen Antibiotika unterscheidet.

Sämtliche dieser Antibiotika wirken bakteriostatisch. Aminoglykoside greifen durch Bindung an die 30S-Untereinheit der Ribosomen in die Proteinbiosynthese der Bakterien ein; durch ihre zusätzliche (sekundäre) Wirkung auf die Membranpermeabilität entfalten sie aber auch eine bakterizide Wirkung.

Die Streptogramin-Kombination aus Quinupristin und Dalfopristin wirkt ebenfalls bakterizid, weil unterschiedliche Zielstrukturen angegriffen werden, die in einer dauerhaften Konformationsänderung der 50S-Untereinheiten der Ribosomen resultieren: Dalfopristin bindet an das Peptidyl-Transferase-Zentrum des bakteriellen Ribosoms und Quinupristin reagiert zusätzlich mit der 50S-Untereinheit der Ribosomen.

Störung von DNA-Synthese und -Struktur

Chinolone bewirken eine Inhibition der bakteriellen DNA-Synthese. Sie hemmen die bakterielle Topoisomerase (= Gyrase), die während der DNA-Synthese bei der Entwindung des DNA-Doppelstrangs hilft. Die Wirkung der Chinolone ist bakterizid, weil durch Hemmung der DNA-Synthese auch wichtige Funktionen der Proteinsynthese gestört werden.

Nitroimidazole wirken nur gegen Anaerobier und bewirken Ablesefehler der DNA durch Anlagerung von Intermediärprodukten an Thymidin-Nukleotide. Dadurch können bleibende Mutationen entstehen.

Hemmung der RNA-Synthese

Das bakterizid wirkende Rifampicin kann Komplexe mit der bakteriellen RNA-Polymerase bilden, was zu einer Hemmung der RNA-Synthese (Transkription) führt. Ähnlich greifen auch das Antimykotikum Griseofulvin und das bakteriostatisch wirkende Antituberkulotikum Ethambutol in die Transkription ein.

Hemmung der Folsäuresynthese

Sulfonamide und Trimethoprim hemmen die Folsäuresynthese und wirken bakteriostatisch. Dabei greifen sie an unterschiedlichen Stellen in den Syntheseweg ein:
- Sulfonamide sind kompetitive Antagonisten der Paraaminobenzoesäure.
- Trimethoprim stoppt die Reduktion der Folsäure zu Dihydro- bzw. Tetrahydrofolsäure.

2.8.4 β-Laktamantibiotika

β-Laktamantibiotika sind chemisch durch einen β-Laktamring charakterisiert. Sie binden an sogenannte Penicillinbindeproteine (PBP) in der bakteriellen Zellwand. Da Transpeptidasen (S. 98) wichtige PBP darstellen und für die Quervernetzung von Aminosäuren im Peptidoglykan der Zellwand verantwortlich sind, führt die Bindung von β-Laktamantibiotika zur Störung der Quervernetzung und damit zum Abbruch der Zellwandsynthese. Die Spezifität der β-Laktamantibiotika für bestimmte PBPs ist unterschiedlich und hat demzufolge für das Überleben des Bakteriums oder für seine Morphogenese unterschiedliche Auswirkungen.

> **MERKE**
> Alle β-Laktamantibiotika greifen in die bakterielle Zellwandsynthese ein.

Der wichtigste Resistenzmechanismus besteht darin, dass β-Laktamantibiotika durch bakterielle Enzyme, die β-Laktamasen, zerstört werden können.

Penicilline

Grundsubstanz der Penicilline ist die 6-Aminopenicillansäure. Durch unterschiedliche Substitution am Grundgerüst wurde eine ganze Reihe von Penicillinderivaten entwickelt, die sich bei prinzipiell gleichem Wirkungsmechanismus (Hemmung der Zellwandsynthese) in ihrem Wirkungsspektrum, ihrer Resistenz gegenüber β-Laktamasen, ihrer Wirkungsintensität und ihrer Applikationsart unterscheiden.

> **MERKE**
> Penicilline können auch gegen einige Anaerobier-Infektionen eingesetzt werden.

Schmalspektrumpenicilline wirken gegen grampositive Bakterien, gramnegative Kokken und Spirochaeten, sie sind nicht penicillinasefest:
- Penicillin G (= Benzylpenicillin): nicht säurestabil
- Penicillin V (= Phenoxymethylpenicillin): Oralpenicillin (säurestabil)
- Benzathin-Penicillin: Depot-Penicillin.

Klassische penicillinasefeste Penicilline wirken gegen penicillinasebildende Staphylokokken (Staphylokokken-Penicilline): Methicillin war das ursprünglich eingeführte penicillinasefeste Penicillin, das später durch die nachfolgenden Substanzen der Gruppe der Isoxyzolylpenicilline ersetzt wurde, die aufgrund ihrer Säurefestigkeit oral gegeben werden können:
- Oxacillin
- Dicloxacillin
- Flucloxacillin

2

Penicilline mit breitem Wirkungsspektrum werden in Tab. 2.34 aufgeführt. Sie sind nicht penicillinasefest.

Nebenwirkungen ❙ Sie bestehen – wie bei allen Antibiotika – in der Wirkung auf das Mikrobiom (die körpereigene Flora) und damit der Veränderung des ökologischen Gleichgewichts. Toxische Nebenwirkungen kommen nur bei extrem hohen Serumspiegeln und/oder Kleinstkindern vor und äußern sich in neurotoxischen Reaktionen (epileptiforme Krampfanfälle, Muskelzuckungen, Bewusstseinstrübung, Halluzinationen). Dabei muss es sich jedoch nicht immer um eine direkte Penicillinwirkung handeln, sondern kann auch Folge der hohen Natrium- bzw. Kaliumbelastung sein – weil Penicilline überwiegend als Natrium- bzw. Kaliumsalze vorliegen. Seltene, aber sehr wichtige Nebenwirkungen der Penicilline sind allergische Reaktionen verschiedenen Schweregrades (Urtikaria bis anaphylaktischer Schock). Dabei handelt es sich um eine Gruppenallergie, die sich auf alle Penicilline erstreckt. Eine Allergisierung tritt besonders leicht ein, wenn Penicilline auf Haut oder Schleimhäute aufgebracht werden, sie sollten deshalb nicht lokal appliziert werden. Makulopapulöse Exantheme nach Ampicillingabe treten relativ häufig auf, sind aber nicht immer mit einer Penicillinallergie gleichzusetzen.

Cephalosporine

Grundsubstanz der Cephalosporine ist die 7-Aminocephalosporansäure. Durch Veränderungen an diesem Grundgerüst werden immer wieder neue Derivate entwickelt. Bei gleichem Wirkmechanismus unterscheiden sich die einzelnen Cephalosporin-Abkömmlinge in ihrem Wirkungsspektrum, ihrer Resistenz gegen bakterielle β-Laktamasen (die prinzipiell höher ist als die der Penicilline), ihrer Eiweißbindung und in der Applikationsweise (oral – parenteral).

> **MERKE**
>
> Charakteristisch ist eine Cephalosporin-Lücke gegen Enterokokken und Listerien!

Die Cephalosporine werden entweder in 7 Gruppen oder in 5 sogenannte Generationen eingeteilt. Die klassischen Cephalosporine der 1. Generation haben eine gute Wirkung gegen grampositive und eine etwas schwächere gegen gramnegative Erreger. In den Folgegenerationen der Cephalosporine wurde die stetig zunehmende Wirksamkeit gegen gramnegative Bakterien mit einer jeweils abnehmenden Effizienz gegen grampositive Bakterien „erkauft" (außer bei den neuesten Cephalosporinen).

Cephalosporine der 1. Generation bzw. Cephalosporine 1 (Beispiele)

Cefalexin-Gruppe: Vertreter dieser Gruppe sind klassische Oralcephalosporine; auch heute noch gut wirksam gegen die meisten *Staphylococcus-aureus*-Stämme:
- Cefalexin
- Cefadroxil
- Cefaclor.

Cefazolin-Gruppe: Es handelt sich um sogenannte „Basis"-Cephalosporine.
- Cefazolin: gute Staphylokokken-Wirksamkeit, sonst aber generell schwächere Wirkung gegen grampositive, bessere gegen gramnegative Bakterien; parenteral.

Cephalosporine der 2. Generation bzw. Cephalosporine 2 (Beispiele)

Cefuroxim-Gruppe: klassische „Intermediär"-Cephalosporine:
- Cefuroxim und Cefamandol: teilweise bessere Wirksamkeit gegen Enterobacteriaceae, weitgehend ß-Laktamase-stabil; parenterale Applikation.
- Cefotiam: gute Wirkung gegen grampositive Bakterien, ausreichende Wirkung gegen gramnegative Erreger, weitgehend ß-Laktamase-stabil; parenterale Applikation.

Cefoxitin-Gruppe: Die Vertreter dieser Gruppe sind hochgradig β-Laktamase-stabil.
- Cefoxitin: nicht mehr in Deutschland, aber noch in Österreich, im Handel; zusätzlich (unsichere) Anaerobierwirksamkeit (Bacteroides), hochgradi-

Tab. 2.34		
Penicilline mit breitem Wirkungsspektrum.		
Substanz	**Wirkungsspektrum**	
Aminopenicilline		
– Ampicillin – Amoxicillin – Bacampicilin	Erweiterung des Wirkungsspektrums auf Enterobacteriaceae und andere gramnegative Stäbchen (z. B. Haemophilus) gut wirksam gegen Enterokokken und Listerien nicht wirksam gegen *Pseudomonas aeruginosa* säurestabil (für orale Applikation besonders geeignet sind Amoxicillin und Bacampicillin)	
Acylureido(amino)penicilline		
– Piperacillin	zusätzlich Pseudomonas-Wirksamkeit gegen Enterobacteriaceae besser wirksam als Aminopenicilline	
– Mezlocillin	heute meist durch andere Antibiotika ersetzt, früher vor allem für Gallenwegsinfektionen eingesetzt (10–15-fache Anreicherung in der Galle) gute Wirksamkeit gegen Enterobacteriaceae, schwächer wirksam gegen Pseudomonas	

ge ß-Laktamase-Stabilität, parenterale Applikation.

Cephalosporine der frühen 3. Generation bzw. Cephalosporine 3a (Beispiele)

Cefotaxim-Gruppe: Es handelt sich um Breitspektrum-Cephalosporine.

- Cefotaxim: besondere Wirksamkeit gegen *Haemophilus influenzae*, Neisserien, resistente Klebsiellastämme und Anaerobier; parenterale Applikation.
- Ceftriaxon: ebenso; besonders lange Halbwertszeit, parenterale Applikation.
- Cefixim: gehört zwar – streng genommen – nicht in diese Gruppe, ist jedoch auch ein Breitspektrum-Cephalosporin. Wirksamkeit ähnlich wie Cefalexin (s. o.) mit zusätzlicher Wirksamkeit gegen gramnegative Stäbchen (einschließlich *H. influenzae*); orale Applikation.

Cephalosporin der späten 3. Generation bzw. Cephalosporin 3b

Diese Cephalosporine können nur parenteral appliziert werden.

Ceftazidim-Gruppe: Die Vertreter zeichnen sich durch ihre Pseudomonas-Wirksamkeit aus.

- Ceftazidim: Wirksamkeit ähnlich wie Cefotaxim-Gruppe (s. o.) mit meist zusätzlicher Effizienz gegen Pseudomonas.

Cephalosporin der 4. Generation bzw. Cephalosporin 4

- Cefepim wird eigentlich zur Ceftazidim-Gruppe gezählt, zeichnet sich aber durch eine verbesserte Staphylokokken-Wirksamkeit aus; parenterale Applikation.

Cephalosporin der 5. Generation bzw. Cephalosporin 5

Ceftarolin-Gruppe: Mit Ceftarolin ist kürzlich das erste gegen methicillinresistente *Staphylococcus aureus* (MRSA) wirksame Cephalosporin in Europa zugelassen worden. Ceftarolin unterscheidet sich von allen anderen ß-Laktamantibiotika dadurch, dass es an das bei MRSA vorhandene, modifizierte Penicillinbindeprotein PBP2a bindet. Als Indikationen werden komplizierte Haut- und Weichgewebeinfektionen (cSSTI), sowie ambulant erworbene Pneumonien (CAP) bei erwachsenen Patienten angegeben. Neben MRSA hat es auch eine Wirksamkeit gegenüber penicillinresistenten Pneumokokken sowie anderen grampositiven und gramnegativen Bakterien.

Nebenwirkungen ❙ Die Nebenwirkungen der Cephalosporine entsprechen denen der Penicilline; eine Kreuzallergie mit Penicillinen kommt bei ca. 10 % der Patienten vor. Bei den Cephalosporinen der 2., 3. und 4. Generation können Granulozytopenie, Thrombozytopenie oder Blutungsneigung auftreten (→ Kon-

trolle der Gerinnungsfaktoren, ggf. prophylaktische Vitamin-K-Gabe in Erwägung ziehen). Eine potenzielle Nephrotoxizität ist in Betracht zu ziehen.

> **ACHTUNG**
>
> Durch breiten Einsatz von Cephalosporinen in Krankenhäusern werden Enterokokken (natürliche Cephalosporin-Resistenz) oft herausselektioniert.

Andere β-Laktamantibiotika

Es gibt zwei weitere Gruppen von β-Laktamantibiotika.

Monobactame ❙ Da diese Gruppe nur von Aztreonam vertreten wird, ist eine Kreuzallergie mit anderen β-Laktamantibiotika eher unwahrscheinlich. Eine Anwendung ist auch in der Schwangerschaft möglich. Aztreonam ist wirksam gegen Enterobacteriaceae und regional unterschiedlich gegen Pseudomonas. Es wirkt nicht gegen grampositive Bakterien und Anaerobier. Nebenwirkungen bestehen in gastrointestinalen Störungen, Exanthemen, Hypotension oder Blutbildveränderungen.

Carbapeneme ❙ Sie sollten möglichst nur als Reserveantibiotika eingesetzt werden. Zurzeit stehen folgende Carbapeneme zur Verfügung: Imipenem (N-Formyl-Thienamycin), Meropenem, Doripenem und Ertapenem. Das Wirkungsspektrum der Carbapeneme ist sehr breit: Enterobacteriaceae, Pseudomonas (außer Ertapenem), andere Nonfermenter (jedoch nie wirksam gegen Stenotrophomonas), Staphylokokken, Streptokokken sowie auch gegen gramnegative und grampositive Anaerobier.

> **MERKE**
>
> Carbapeneme sind **Reserveantibiotika**!

Wichtige Nebenwirkungen sind gastrointestinale Störungen, wobei insbesondere bei Imipenem-Gabe mit Übelkeit zu rechnen ist. Darüber hinaus kann es zu Thrombophlebitis, Eosinophilie, Exanthemen, Agranulozytose, Thrombozytopenie, ZNS-Reaktionen (vor allem bei Imipenem-Gabe → Senkung der Krampfschwelle) und Rotfärbung des Urins bei Kindern kommen.

2.8.5 β-Laktamase-Inhibitoren (BLI)

Diese Substanzen verdrängen kompetitiv die vom Bakterium gebildeten β-Laktamasen und verhindern so ihre Wirkung. Zurzeit sind Clavulansäure, Sulbactam und Tazobactam verfügbar.

Clavulansäure und Tazobactam sind nur in fester Kombination mit β-Laktamantibiotika erhältlich:

- Amoxicillin plus Clavulansäure
- das Carboxypenicillin Ticarcillin plus Clavulansäure

— Piperacillin plus Tazobactam.

Sulbactam gibt es außer als Kombinationspräparat (Ampicillin plus Sulbactam) auch als Monosubstanz zur freien Kombination mit β-Laktamantibiotika, z. B. mit Mezlocillin, Piperacillin, Cefotaxim, Cefoperazon.

Praxistipp

Es muss aber stets beachtet werden, dass der Einsatz von β-Laktamase-Inhibitoren natürlich nur dann sinnvoll ist, wenn die Resistenz der Erreger auf der Bildung von β-Laktamasen beruht.

2.8.6 Aminoglykoside

Chemisch handelt es sich um Aminozucker, in deren Aufbau das Streptamin bzw. Desoxystreptamin eine wichtige Rolle spielt. Die wichtigsten Aminoglykoside sind Neomycin, Gentamicin, Tobramycin, Kanamycin, Amikacin und Streptomycin. Sie haben ein breites Wirkungsspektrum gegen grampositive und gramnegative Bakterien. Streptomycin wirkt auch gegen Mykobakterien. Ihre Wirkungsweise ist bakterizid, weil sie die Proteinsynthese hemmen bzw. zur Bildung falscher, unfunktioneller Proteine führen.

MERKE

Aminoglykoside sind nicht wirksam gegen Anaerobier.

Alle Aminoglykoside werden bei oraler Gabe praktisch nicht resorbiert; sie können also nur parenteral angewendet werden oder oral zur Darmdekontamination bzw. zur lokalen Anwendung eingesetzt werden.

Folgende Aminoglykoside werden verwendet:
— Gentamicin: „Standard"-Aminoglykosid
— Tobramycin: besonders gute Pseudomonas-Wirksamkeit
— Netilmycin: bessere Staphylokokken-Wirksamkeit
— Amikacin: bessere Wirksamkeit gegen gentamicinresistente Klebsiella-, Enterobacter-, Serratia-, Proteus- und Pseudomonas-Stämme
— Streptomycin: heute vor allem als Reserve-Antituberkulotikum eingesetzt und evtl. bei Enterokokken mit „high level"-Gentamicin-Resistenz
— Kanamycin: nur zur lokalen Anwendung am Auge
— Neomycin und Paromomycin: nur zur topischen Anwendung, z. B. Darmdekontamination.

Nebenwirkungen | Aminoglykoside sind nephrotoxisch und ototoxisch. Diese Nebenwirkungen entstehen vor allem bei länger anhaltenden überhöhten Talspiegeln. Es wird daher die einmal tägliche Gabe empfohlen, wodurch die Bakterizidie gesteigert wird und hohe Talspiegel vermieden werden.

Praxistipp

Die besondere Gefahr der Aminoglykosid-Therapie besteht in der Kumulation, die vor allem bei niereninsuffizienten Patienten zu befürchten ist. Aminoglykoside sollten deshalb grundsätzlich unter Kontrolle des Serumspiegels gegeben werden.

2.8.7 Tetracycline

Grundsubstanz ist das Tetracyclin, ein Naphthacen-Ringsystem. Tetracycline werden natürlich gewonnen bzw. halbsynthetisch hergestellt. Sie wirken bakteriostatisch durch Bindung an die 30S-Untereinheit der Ribosomen. Dadurch wird der Zugang der Aminoacyl-tRNA an den RNA-Ribosomen-Komplex verhindert, sodass letztendlich eine Hemmung der Proteinbiosynthese resultiert.

Tetracycline sind klassische „Breitbandantibiotika", da sie gegen grampositive und gramnegative Bakterien sowie gegen Mykoplasmen, Chlamydien und Rickettsien wirksam sind. Der klinische Anwendungsbereich der Tetracycline ist heute – u. a. wegen ihrer Nebenwirkungen – stark beschränkt. Ihre Einsatzmöglichkeit im individuellen Fall muss anhand des Antibiogramms geprüft werden, da auch bei an sich empfindlichen Bakterienarten resistente Stämme vorkommen; Mykoplasmen und Chlamydien können jedoch in der Regel als empfindlich angesehen werden. Im Prinzip haben alle Substanzen der Gruppe dasselbe Wirkungsspektrum. Es stehen Derivate für die orale, die parenterale und die lokale Anwendung zur Verfügung:
— Chlortetracyclin: oral und lokal
— Oxytetracyclin, Doxycyclin und Minocyclin: oral und parenteral.

Nebenwirkungen | sind vor allem gastrointestinale Störungen. Bei Kindern kommt es zur Ablagerung der Substanz in wachsende Knochen und Zähne, was zur Gelbfärbung und Fluoreszenz der Zähne führt. Tetracycline dürfen deshalb bei Kindern und in der Schwangerschaft nicht angewendet werden. Schließlich sei auf die Möglichkeit der Photosensibilisierung hingewiesen.

2.8.8 Glycylcycline

Tigecyclin ist ein Glycylcyclin und stellt eine von den Tetracyclinen abgeleitete neue Antibiotika-Substanzklasse dar. Es bindet mit sehr hoher Affinität an die 30S-Untereinheit der bakteriellen Ribosomen und hat durch die Hemmung der Proteinbiosynthese einen starken bakteriostatischen Effekt. Es unterliegt dabei nicht den gegen Tetracyclin wirksamen Resistenzmechanismen. Tigecyclin wirkt gegen grampositive und -negative Keime, Anaerobier sowie gegen atypische Erreger. Zu diesem empfindlichen Keimspektrum gehören:

- *Staphylococcus aureus* (inkl. MRSA)
- Streptokokken
- vancomycinresistente Enterokokken
- Enterobacteriaceae (inkl. ESBL-Bildner)
- Bacteroides-Arten
- *Clostridium perfringens*
- Mykoplasmen
- Chlamydien.

> **ACHTUNG**
>
> Tigecyclin wirkt nicht gegen Proteus-Arten und Pseudomonaden.

Tigecyclin kann zur Therapie von komplizierten Haut- und Weichgewebeinfektionen sowie schweren intraabdominellen Infektionen und gegen Problemkeime auf Intensivstationen eingesetzt werden. Es steht nur als intravenöse Applikationsform zur Verfügung.

Nebenwirkungen I Es seien Übelkeit und Erbrechen genannt.

2.8.9 MLS-Antibiotika (Makrolide, Lincosamide und Streptogramine)

Makrolide, Lincosamide und Streptogramine gehören zwar zu chemisch völlig unterschiedlichen Substanzgruppen, werden aber oft aufgrund ihrer ähnlichen Wirkungsweise als MLS-Antibiotika zusammengefasst. Sie binden an unterschiedliche, jedoch benachbarte Stellen auf der 50S-Untereinheit des bakteriellen Ribosoms und verhindern durch Hemmung der bakteriellen Peptidyltransferase die Verlängerung der Aminosäurekette. Der Effekt besteht also in einer Störung der Proteinbiosynthese. Aufgrund des ähnlichen Wirkprinzips bestehen teilweise Kreuzresistenzen zwischen den MLS-Antibiotika.

Makrolide

Die älteste Substanz aus der Gruppe der Makrolide ist Erythromycin, das in Form verschiedener Salze (Stearat, Succinat, Estolat u. a.) im Handel ist. Bezüglich der verschiedenen Salze bestehen nur geringe Unterschiede in der Pharmakokinetik. Neuere Substanzen sind Clarithromycin, Roxithromycin und Azithromycin. Auch das z. B. gegen Toxoplasmen eingesetzte Spiramycin gehört zu den Makroliden.

Das Wirkungsspektrum aller Substanzen ist gleich: Es umfasst grampositive Bakterien, gramnegative Kokken, Haemophilus, Bordetella, Campylobacter und Legionellen sowie Ureaplasmen und *Mycoplasma pneumoniae* (jedoch nicht *Mycoplasma hominis*). Clarithromycin wirkt außerdem gegen ubiquitäre Mykobakterien, insbesondere gegen *M. avium*-Komplex.

Makrolide werden gern als Ausweichpräparate bei Penicillinallergie benutzt und in der Kinderheilkunde relativ häufig verwendet.

Nebenwirkungen I sind gastrointestinale Störungen oder allergische Reaktionen. Nach oraler Gabe von Erythromycin-Estolat kann es zum cholestatischen Ikterus kommen. Außerdem ist v. a. bei Verwendung von Erythromycin auch eine QT-Verlängerung gefürchtet.

Fidaxomicin ist ein neues makrozyklisches Antibiotikum mit sehr engem Wirkungsspektrum, das besonders die bakterielle RNA-Polymerase von *Clostridium difficile* und damit auch die Toxin- und Sporenbildung hemmt. Es wird enteral kaum resorbiert und gezielt für die Therapie der *C. difficile*-assoziierten Diarrhö (CDAD) eingesetzt, ohne die normale Darmflora nennenswert zu schädigen.

Ketolide

Ketolide, wie z. B. Telithromycin, sind semisynthetische Antibiotika mit Ähnlichkeit zu den Makroliden. Daher hemmen sie ebenso die bakterielle Proteinsynthese durch Bindung an die 50S-Untereinheit der Ribosomen. Ketolide wirken auch gegen Makrolidresistente Bakterien mit einer induzierbaren MLSB-Resistenz (= Resistenz gegen Makrolide, Lincosamide und Streptogramin B) sowie gegen Bakterien, deren Resistenz auf einem Effluxmechanismus beruht.

Telithromycin wirkt gut gegen Pneumokokken und *S. pyogenes* sowie Staphylokokken, die eine induzierbare MLSB-Resistenz aufweisen. Von Bedeutung ist auch die gegenüber Erythromycin oder Clarithromycin bessere Wirksamkeit gegen *H. influenzae*. Darüber hinaus werden auch Moraxellen sowie atypische Erreger (Legionellen, Mykoplasmen und Chlamydien) erfasst. Da Ketolide darüber hinaus eine gute Gewebspenetration mit Anreicherung in der Bronchialschleimhaut zeigen, sind sie besonders zur Therapie der ambulant erworbenen Pneumonie geeignet.

Nebenwirkungen I betreffen insbesondere den Gastrointestinaltrakt.

> **Praxistipp**
>
> Eine wichtige Kontraindikation für den Einsatz von Ketoliden ist Myasthenia gravis.

Lincosamide

Auch Lincosamine greifen in die Proteinsynthese der Bakterien ein (s. o.). Die einzige therapeutisch verwendete Substanz ist Clindamycin. Es wirkt gegen Staphylokokken und andere grampositive Bakterien sowie gegen Anaerobier (insbesondere Bacteroides-Arten).

Nebenwirkungen sind gastrointestinale Störungen, Kreislaufsensationen und allergische Reaktionen. Außerdem besteht – wie bei anderen Antibiotika auch – die Gefahr der selektiven Anreicherung von *Clostridium difficile* und somit die Entstehung einer pseudomembranösen Enterokolitis.

Quinupristin/Dalfopristin

Diese Substanzen sind semisynthetische Derivate des Streptogramins A (Dalfopristin) und B (Quinupristin). Zusammen wirken sie durch Bindung an unterschiedliche Strukturen an bakteriellen Ribosomen synergistisch und hemmen so sehr effektiv die Proteinbiosynthese. Aus diesem Grund werden sie auch als fixe 30:70-Kombination zur parenteralen Therapie bestimmter Infektionskrankheiten eingesetzt. Dabei erfassen sie vor allem grampositive Erreger, wie z. B. Staphylokokken (einschließlich MRSA und GISA = Glykopeptid-intermediär resistente *S. aureus*), *Enterococcus faecium* (einschließlich vancomycinresistente Stämme) und Pneumokokken (einschließlich Penicillin- und/oder Makrolid-resistente Stämme). Bei den gramnegativen Bakterien besteht eine Wirkung gegen Moraxellen, *H. influenzae* und Neisserien. Außerdem sind atypische Erreger (Legionellen, Mykoplasmen und Chlamydien) empfindlich.

Zu beachten ist, dass *Enterococcus faecalis* eine natürliche Resistenz gegen diese Kombination aufweist, weil der Erreger eine effektive Effluxpumpe exprimiert und Dalfopristin so keine ausreichenden Wirkspiegel im Bakterium erreicht. Kreuzresistenzen bestehen prinzipiell zwischen Streptogramin B und Makroliden, wenn die betroffenen Bakterien eine Methylase bilden (*erm*-Gen), die die von beiden Antibiotika genutzte Bindungsstelle am Ribosomen verändert. Die Indikation für Quinupristin/Dalfopristin liegt vor allem in der Therapie komplizierter Haut- und Weichgewebeinfektionen sowie nosokomialer Infektionen mit grampositiven Bakterien.

Nebenwirkungen sind gastrointestinale Störungen, Myalgien und Arthralgien sowie lokale Reizungen an der Infusionsstelle.

Pleuromutiline

Als einziger Vertreter ist Retapamulin zur lokalen Behandlung von Hautinfektionen durch grampositive Bakterien zugelassen. Es hemmt die bakterielle Proteinsynthese von Staphylokokken und Streptokokken durch Angriff an der 50S-Untereinheit. Natürliche Resistenzen weisen Enterokokken, Enterobacteriaceae und *Pseudomonas aeruginosa* auf.

2.8.10 Glykopeptide

Vancomycin und Teicoplanin

Es handelt sich um großmolekulare Antibiotika, die nur gegen grampositive Bakterien wirken.

> **Praxistipp**
>
> Sie sollten nur bei schweren Infektionen wie Endokarditis oder Sepsis durch grampositive Erreger (multiresistente Staphylokokken und Enterokokken, ggf. Corynebakterien) als Reservemittel eingesetzt werden.

Nahezu alle gramnegativen Bakterien sowie Chlamydien und Mykoplasmen weisen eine natürliche Resistenz gegen diese Wirkstoffe auf.

Vancomycin und Teicoplanin werden bei oraler Gabe nicht resorbiert. Vancomycin hat eine geringe Liquorgängigkeit von 10–20 % des Serumspiegels, Teicoplanin hingegen geht gar nicht in den Liquorraum über. Die Glykopeptid-Antibiotika sind nicht dialysierbar und brauchen daher bei Dialysepatienten nur einmal wöchentlich gegeben zu werden.

Die Indikation für die Gabe der Glykopeptide ist sehr kritisch zu stellen, da zunehmend vancomycinresistente Enterokokken (VRE) beobachtet wurden und seit 2002 auch resistente bzw. eingeschränkt empfindliche Staphylokokken in Japan und den USA vorgekommen sind. Auch die bisher übliche orale Vancomycin-Therapie der pseudomembranösen Kolitis wird heute nicht mehr empfohlen; es soll stattdessen Metronidazol eingesetzt werden.

Nebenwirkungen Bei parenteraler Gabe können Thrombophlebitis oder allergische Reaktionen sowie bei hoher Dosierung Nephrotoxizität und/oder Ototoxizität auftreten.

Telavancin

Dieses Lipoglykopeptid ist zugelassen für die Behandlung von durch methicillinresistente *Staphylococcus aureus* (MRSA) verursachte nosokomiale Pneumonien.

Oritavancin und Dalbavancin

Eine weitere Entwicklung ist das Lipoglykopeptid Oritavancin, das derzeit in Phase III-Studien getestet wird. Es wurde schwerpunktmäßig für die Bekämpfung von vancomycinresistenten Enterokokken (VRE) entwickelt und hat auch Aktivität gegen andere grampositive Erreger. Im Gegensatz zu Vancomycin inhibiert Oritavancin einen früheren Schritt der Zellwandsynthese (Transglycosylierung) und ist deshalb gegen vancomycinresistente grampositive Erreger wirksam. Es besitzt eine lange Halbwertszeit von ungefähr 144 Stunden und muss daher theoretisch nur einmal pro Woche eingenommen werden. Als Indikation für eine Oritavancin-Therapie werden Haut- und Weichgewebeinfektionen angegeben.

Dalbavancin ist ein weiteres Lipoglykopeptid, das ebenfalls derzeit in Phase III-Studien getestet wird und vor allem bei komplizierten Haut- und Weichgewebeinfektionen eingesetzt werden soll. Es ist wirksam gegen grampositive Erreger einschließlich MRSA und Enterokokken mit einer *vanB*- oder *vanC*-kodierten Vancomycinresistenz (S. 112). Bei der besonders häufigen *vanA*-vermittelten Vancomycin-Resistenz ist jedoch auch Dalbavancin wirkungslos!

Ramoplanin

Ramoplanin ist ein Glycolipodepsipeptid mit Wirksamkeit gegen grampositive Bakterien einschließlich MRSA, VRE und *Clostridium difficile*. Es hemmt die Zellwandsynthese und kann nur oral zur lokalen Therapie intestinaler Infektionen eingesetzt werden. Aus diesem Grund wird Ramoplanin als mögliche zukünftige Alternative zum Mupirocin zur Sanierung von MRSA-kolonisierten Patienten diskutiert. Es steht derzeit aber nach wie vor nur für wissenschaftliche Fragestellungen zur Verfügung und ist bisher nicht für die klinische Anwendung zugelassen.

2.8.11 Chloramphenicol

Es handelt sich hierbei um ein klassisches Breitspektrum-Antibiotikum, das heute nur noch bei besonderen Indikationen eingesetzt wird. Es wirkt bakteriostatisch durch Eingriff in die Proteinbiosynthese.

Indikationen für Chloramphenicol sind wegen seiner guten Liquorgängigkeit (auch bei nicht entzündeten Meningen) Infektionen in der Neurochirurgie (v. a. Hirnabszess) und ggf. bakterielle Meningitis.

Bei Salmonellen-Infektionen, die in den Tropen erworben wurden (vor allem Typhus), ist Chloramphenicol wegen dortiger Resistenzentwicklung oft unwirksam.

Nebenwirkungen ❙ Es kann eine Knochenmarkschädigung auftreten, wobei zwischen einer toxischen, dosisabhängigen, reversiblen und einer allergischen, dosisunabhängigen, irreversiblen Myelopathie zu unterscheiden ist. Die dosisabhängige Wirkung auf das Knochenmark ist praktisch immer vermeidbar, wenn Tagesmaximaldosen und Höchstmenge (25–30 g) nicht überschritten werden. Die dosisunabhängige Knochenmarkdepression ist nicht vorhersehbar, sie tritt allerdings sehr selten auf.

> **ACHTUNG**
>
> Bei Früh- und Neugeborenen darf Chloramphenicol nicht gegeben werden, da es durch Kumulation zum Grey-Syndrom (kardiovaskulärer Kollaps) kommen kann.

2.8.12 Chinolone (Fluorchinolone, Gyrasehemmer)

Chinolone (Tab. 2.35) hemmen die bakterielle DNA-Topoisomerase (Gyrase), die zum „Uncoiling" und „Recoiling" der DNA vor und nach der Zellteilung benötigt wird. Sie wirken dadurch bakterizid. Die älteren Substanzen der Gruppe (z. B. Nalidixinsäure) erreichen keine wesentlichen Serumspiegel, aber gute Spiegel in den ableitenden Harnwegen. Sie sind deshalb nur für die Behandlung von Harnwegsinfektionen zugelassen. Dies gilt auch für Norfloxacin, dessen Pharmakokinetik und Wirksamkeit aber wesentlich besser sind.

Ofloxacin und Ciprofloxacin sind weiterentwickelte Chinolone mit breitem Spektrum: Sie wirken gegen Enterobacteriaceae, Pseudomonaden (Ciprofloxacin) und z. T. Staphylokokken, sind jedoch nicht wirksam gegen Pneumokokken.

> **Praxistipp**
>
> Ein besonderer Anwendungsbereich ist die prophylaktische Gabe von Ciprofloxacin bei Kontaktpersonen von Patienten mit Meningokokken-Meningitis.

Levofloxacin hat auch eine Wirkung gegen Pneumokokken. Moxifloxacin hat darüber hinaus das schon ohnehin breite Wirkspektrum um den anaeroben Bereich erweitern können. Ofloxacin und Ciprofloxacin können oral oder parenteral gegeben werden. Die neueren Chinolone werden gut resorbiert und penetrieren besser ins Gewebe als die meisten anderen Chemotherapeutika.

> **MERKE**
>
> Alle Chinolone sind für Schwangere und Kinder nicht zugelassen.

Tab. 2.35

Einteilung der Chinolone.

Gruppe	Wirkstoffe	Indikation
1. Generation	Nalidixinsäure Norfloxacin	oral anwendbar für Harnwegsinfektionen mit gramnegativen Erregern
2. Generation	Ofloxacin Ciprofloxacin	systemisch (parenteral oder oral) anwendbar mit Wirksamkeit gegen Enterobacteriaceae Ciprofloxacin: evtl. wirksam gegen Pseudomonaden; außerdem zur Meningokokken-Prophylaxe
3. Generation	Levofloxacin	Spektrum gegenüber der 2. Generation um grampositive (besonders Pneumokokken) und atypische Erreger (Chlamydien, Mykoplasmen) erweitert
4. Generation	Moxifloxacin	Spektrum gegenüber der 3. Generation um Anaerobier erweitert

2

Nebenwirkungen I Es können gastrointestinale und zentralnervöse Störungen, Sehnenrupturen (Achillessehne!), Photosensibilisierung, allergische Reaktionen und Blutbildveränderungen auftreten sowie bei einigen Chinolonen eine Verstärkung der Wirkung von Theophyllin und Koffein und eine Transaminasenerhöhung.

2.8.13 Sulfonamide und Sulfonamidkombinationen

Die alleinige Anwendung der Sulfonamide ist heute auf Spezialindikationen beschränkt; Kombinationspräparate aus Sulfonamiden werden jedoch häufig verwendet. Cotrimoxazol ist ein Kombinationspräparat aus Trimethoprim und Sulfamethoxazol. Es gibt auch Kombinationen mit anderen Sulfonamiden – die Unterschiede sind gering.

Trimethoprim und Sulfonamide greifen an unterschiedlichen Punkten in die Folsäuresynthese ein und wirken jeweils für sich allein bakteriostatisch. Aus ihrer Kombination resultiert aber durch die sequenzielle Blockade in demselben Syntheseweg eine synergistische Wirkung, sodass die Wirkungsweise der Kombinationspräparate (z. B. von Cotrimoxazol) gegen sulfonamidempfindliche Erreger bakterizid ist.

Cotrimoxazol wird nach oraler Gabe gut resorbiert und daher in der Regel oral appliziert; es kann aber auch als Kurzinfusion gegeben werden. Es wirkt sowohl gegen grampositive und gramnegative Bakterien (jedoch nicht gegen Pseudomonas) und gegen *Pneumocystis jirovecii*. Sein Hauptanwendungsgebiet sind Harnwegsinfektionen, akuter Schub einer chronischen Bronchitis sowie die *Pneumocystis-jirovecii*-Pneumonie und ihre Prophylaxe.

Nebenwirkungen I Der hämatotoxischen Wirkung kommt die größte Bedeutung zu (Blutbildkontrolle unter der Therapie!). Außerdem können gastrointestinale Störungen und allergische Reaktionen auftreten. In der Frühschwangerschaft und bei Früh- und Neugeborenen soll Cotrimoxazol nicht gegeben werden. Bei Patienten mit schweren Leberschäden und schwerer Niereninsuffizienz ist Vorsicht geboten.

2.8.14 Polypeptid- und Lipopeptidantibiotika

Zur Gruppe der Polypeptidantibiotika gehören Polymyxin B und Colistin sowie die nur lokal anwendbaren Substanzen Bacitracin und Tyrothricin. Polymyxin B, Colistin und Tyrothricin verändern die Permeabilität der bakteriellen Zytoplasmamembran. Polymyxin B und Colistin werden bei oraler Gabe nicht resorbiert und daher zur topischen Behandlung im Darmlumen (selektive Darmdekontamination) und evtl. bei Mukoviszidosepatienten zur Inhalation eingesetzt. Parenteral applizierbares Colistin hat für die Therapie von multi- bzw. sogar panresistenten *Pseu-*domonas-aeruginosa- und *Acinetobacter-baumannii*-Stämmen in letzter Zeit eine Renaissance erhalten.

Eine neue Substanz ist das Lipopetid Daptomycin, das von Streptomyces-Arten synthetisiert wird und in die Zytoplasmamembran grampositiver Bakterien eingebaut wird. Dadurch entsteht eine Membrandepolymerisation durch Kanäle, die einen Efflux von Kaliumionen zur Folge hat und dadurch bakterizid gegen grampositive Bakterien, einschließlich methicillinresistente *Staphylococcus aureus* – MRSA (S. 111) – wirkt. Daptomycin ist vor allem zur parenteralen Therapie von komplizierten Haut- und Weichgewebeinfekten geeignet. Außerdem ist es zur Behandlung der durch *S. aureus* verursachten Endokarditis und Bakteriämie zugelassen. Daptomycin ist nicht indiziert bei Atemwegsinfektionen.

Die häufigsten Nebenwirkungen sind Kopfschmerzen, Übelkeit, Muskelschmerzen, ein Anstieg der Leberwerte sowie lokale Reizungen an der Injektionsstelle.

2.8.15 Fosfomycin

Hierbei handelt es sich um ein Antibiotikum mit sehr kleinem Molekulargewicht, das sich keiner der bisher bekannten Substanzklassen zuordnen lässt. Fosfomycin hat eine gute Gewebegängigkeit und penetriert die Blut-Liquor-Schranke. Durch Hemmung der Zellwandsynthese wirkt es bakterizid. Es kommt als Reservetherapeutikum bei Infektionen mit multiresistenten Staphylokokken sowie bei bestimmten Formen meningoenzephaler Infektionen infrage.

2.8.16 Rifampicin

Dieses makrozyklische Antibiotikum wirkt durch Hemmung der bakteriellen RNA-Polymerase bakterizid. Es hat seinen Einsatzbereich vor allem in der Tuberkulose-Therapie, ist aber auch sehr gut gegen grampositive Bakterien und gramnegative Kokken wirksam. Eine nur mäßige bis schlechte Wirksamkeit besteht gegen gramnegative Stäbchen.

> **MERKE**
>
> Wegen seiner großen Bedeutung für die Tuberkulose-Therapie sollte Rifampicin weitgehend diesem Einsatzbereich vorbehalten werden.

Allenfalls kommt es in besonderen Fällen als Alternativ-Therapeutikum bei Staphylokokken-, Brucellen- und Anaerobier-Infektionen infrage. Ein besonderer Anwendungsbereich ist die prophylaktische Gabe bei Kontaktpersonen von Patienten mit Meningokokken-Meningitis.

2.8.17 Fusidinsäure

Dieses Antibiotikum ist nur gegen grampositive Bakterien wirksam. Durch Hemmung der Proteinsynthese wirkt es bakteriostatisch. Fusidinsäure kann evtl. bei Infektionen durch multiresistente Staphylokokken eingesetzt werden.

2.8.18 Mupirocin

Mupirocin wird von *Pseudomonas fluorescens* gebildet und hat keine Verwandtschaft mit anderen Antibiotika. Durch Hemmung der Proteinsynthese wirkt es bakteriostatisch, jedoch nur gegen Staphylokokken und Streptokokken. Es wird in der Regel nur als Nasensalbe zur Elimination von MRSA bei Keimträgern angewendet.

> **ACHTUNG**
>
> Mupirocin darf nicht in der Schwangerschaft und bei Kindern im 1. Lebensjahr gegeben werden. Die MRSA-Sanierung bei Säuglingen kann mit Nasensalbe versucht werden, die den antiseptischen Wirkstoff **Octenidin** enthält.

2.8.19 Linezolid

Linezolid ist das erste Antibiotikum, das zu den Oxazolidinonen gehört – eine völlig neue Substanzgruppe, die die Proteinbiosynthese am Ribosom durch Inhibierung der Bildung des 70S-Initiationskomplexes hemmt und dadurch bakteriostatisch wirkt. Aus diesem Grund ist keine Kreuzresistenz mit anderen Antibiotikaklassen zu erwarten. Es wirkt vor allem gegen grampositive Keime (einschließlich MRSA und VRE) und kann oral und parenteral appliziert werden. Vereinzelt wurde bisher eine Resistenzentwicklung besonders bei Enterokokken beobachtet.

Linezolid kann vor allem zur Therapie komplizierter Haut- und Weichgewebeinfektionen sowie bei Pneumonien eingesetzt werden. Seine Liquorgängigkeit ist sehr gut, sodass es sich theoretisch auch zur Therapie von Infektionen des ZNS eignen würde. In Deutschland ist Linezolid dafür jedoch nicht zugelassen.

2.8.20 Nitroimidazole

Diese Antiinfektiva, zu denen u. a. Metronidazol und Tinidazol gehören, wurden ursprünglich als Mittel gegen Protozoeninfektionen (Trichomoniasis, Amöbiose) entwickelt. Es stellte sich später heraus, dass sie außerdem eine bakterizide Wirkung gegen Anaerobier (insbesondere Bacteroides-Arten) besitzen. Sie entfalten nur dann eine Wirksamkeit, wenn sie von den bei Anaerobiern vorkommenden Nitroreduktasen reduziert werden. Die dabei entstehenden Intermediärprodukte binden an Thymidin-Nukleotide der Erreger-DNA, sodass es zu Ablesefehlern bei

der Transkription kommt. Als wichtige Indikation für die Therapie bakterieller Infektionen gelten die pseudomembranöse Kolitis bzw. die *Clostridium-difficile-assoziierte Diarrhö* (CDAD).

Nitroimidazole sind gegen aerobe bzw. fakultativ anaerobe Bakterien unwirksam. Bei aerob-anaeroben Mischinfektionen können sie deshalb nur in Kombination mit anderen Antibiotika eingesetzt werden.

> **MERKE**
>
> Nitroimidazole wirken nur gegen Anaerobier (und Protozoen).

Nebenwirkungen sind vor allem gastrointestinale Störungen. In der Frühschwangerschaft sollten Nitroimidazole nicht gegeben werden.

> **ACHTUNG**
>
> Wegen tierexperimentell nachgewiesener mutagener und kanzerogener Wirkung unterliegt die längere Gabe einer strengen Indikationsstellung.

2.8.21 Die Kombinationstherapie mit Antibiotika

Bei schweren Infektionen – insbesondere im Krankenhaus – reicht eine Monotherapie häufig nicht aus. Jedoch kann *in vitro* nicht mit Sicherheit vorausgesagt werden, wie sich die einzelnen Präparate *in vivo* gegenseitig beeinflussen werden. Es gibt nur Anhaltspunkte für mögliche Antagonismen oder Synergismen.

 Praxistipp

> Grundsätzlich sollten bakterizid wirkende Antibiotika nicht mit bakteriostatisch wirkenden Mitteln kombiniert werden. Jedoch hat diese Regel keine absolute Gültigkeit mehr. Je nach Lage des Falles sind heute auch solche Kombinationen gebräuchlich.

Ein definitiver Synergismus besteht nur bei Kombination eines β-Laktamantibiotikums mit einem Aminoglykosid, weshalb diese Kombination bei lebensbedrohlichen Infektionen mit empfindlichen Erregern bisher oft gewählt wurde. Wegen der ototoxischen Nebenwirkungen der Aminoglykoside wird die Indikation für ihren Einsatz heute aber sehr viel kritischer gestellt.

Neben der gegenseitigen Beeinflussung der antibakteriellen Aktivität kann eine Kombinationstherapie auch zur Verstärkung der toxischen Wirkung führen, wenn die Einzelsubstanzen eine gleichgerichtete Toxizität besitzen.

Beispiele für häufig verwendete Kombinationen:

2

- Breitspektrumpenicilline oder Cephalosporine plus Aminoglykosid bei schweren Infektionen mit gramnegativen Erregern
- Penicillin G plus Aminoglykosid bei Endokarditis durch vergrünende Streptokokken
- Ampicillin plus Aminoglykosid bei Endokarditis oder Sepsis durch Enterokokken.

ACHTUNG

Aktuell wird der „breite" Einsatz von Aminoglykosiden jedoch sehr kritisch gesehen.

2.8.22 Pharmakokinetik der Antiinfektiva

Die Pharmakokinetik berücksichtigt alle Faktoren, mit Ausnahme der Toxizität, die das Verhalten einer Substanz im Körper bestimmen:

- Die Säurestabilität entscheidet über orale oder parenterale Anwendung: Ist eine Substanz säurestabil, kann sie auch oral verabreicht werden.
- Schnelligkeit und Intensität der Resorption aus dem Magen-Darm-Trakt
- Die Verteilung zwischen Blutbahn und Gewebe spielt eine Rolle bei der Dosierung
- Die Fähigkeit der Antibiotika, in die Körperzellen zu gelangen, beeinflusst die Wahl des Mittels zur Bekämpfung intrazellulärer Erreger, z. B. bei Chlamydien.
- Die Eiweißbindung beeinflusst die antimikrobielle Wirksamkeit und die Diffusion ins Interstitium.
- Der Metabolismus (z. B. Glukuronidierung und Azetylierung) hat Auswirkungen auf die Menge an zur Verfügung stehendem aktivem Wirkstoff und damit auf die Dosierung.
- Die Ausscheidung beeinflusst u. U. die Indikation (z. B. bei Harnwegsinfekten) und erfolgt aktiv oder inaktiv – abhängig von der Metabolisierung (s. o.).

Das Resultat dieser Faktoren sowie die Dosierung und individuelle Bedingungen des Infektionsprozesses ergeben die therapeutisch relevante Konzentration des Chemotherapeutikums am Infektionsort. Da diese im Einzelfall weder exakt gemessen noch geschätzt werden kann, dienen als Parameter für die zu erwartende Wirksamkeit die Serumkonzentrationen in der Mitte des Applikationsintervalls oder – bei Lokalisation der Infektion in einem Hohlorgan – die Konzentration in der entsprechenden Hohlraumflüssigkeit (z. B. Liquor, Galle, Urin); Gewebespiegel können dagegen nur teilweise ermittelt werden.

2.8.23 Typische Nebenwirkungen der Antiinfektiva

Wirkungsimmanente, toxische und allergische Nebenwirkungen

Störungen des ökologischen Gleichgewichts werden als Zeichen der allgemeinen wirkungsimmanenten Nebenwirkungen gefunden. So wird z. B. bei Anwendung von Breitspektrumantibiotika oft eine vaginale Candidose beobachtet.

Die längere Anwendung von Antibiotika kann zur Selektion resistenter Bakterienarten bzw. resistenter Mutanten führen.

MERKE

Während **toxische Nebenwirkungen** dosisabhängig sind und unterschiedliche Organsysteme betreffen können, sind **allergische Reaktionen** dosisunabhängig und treten in Form von Urtikaria, Photodermatosen, allergischen Hämopathien oder als anaphylaktischer Schock auf.

Enterale Nebenwirkungen der Antibiotika

Durchfälle: Sie gehören zu den häufigsten Nebenwirkungen einer Antibiotikatherapie. Sie sind darauf zurückzuführen, dass bei fast jeder Antibiotika-Therapie auch das Mikrobiom, insbesondere die bakterielle Normalflora des Darms (S. 80), geschädigt wird. Meist gehen die Durchfälle bald nach Absetzen des Präparates zurück; bei ca. 20 % der Patienten kommt es jedoch zu Veränderungen der Kolonmukosa, d. h. zu einer antibiotikaassoziierten Kolitis (AAC). Als schwerste Form manifestiert sie sich als pseudomembranöse Enterokolitis, die mit schweren wässrigen oder blutigen Durchfällen einhergeht.

AAC: Die AAC kommt vor allem bei bzw. nach Gabe von Clindamycin oder Chinolonen vor, kann aber auch bei bzw. nach der Gabe von Cephalosporinen und Aminopenicillinen und anderen Antibiotika auftreten. Die Erkrankung kommt durch Entero- und Zytotoxine von Clostridium difficile zustande. Dieses Bakterium kann in der normalen Darmflora in geringer Zahl vorhanden sein und nach antibiotikainduzierter Zerstörung der übrigen Flora den Darm überwuchern. Dabei kommt es gleichzeitig zur verstärkten Expression der bakteriellen Toxine. Zur Diagnosestellung gehören die Endoskopie und der Nachweis der Toxine in Stuhlproben. Die Behandlung erfolgt heute am besten mit Metronidazol.

Vancomycin und Teicoplanin verursachen keine AAC. Die orale Gabe dieser Substanzen sollte jedoch trotzdem nur in Ausnahmefällen erfolgen, um einer Verbreitung von Vancomycin-resistenten Enterokokken (VRE) vorzubeugen.

Eine 24-jährige Verwaltungsangestellte sucht ihren Gynäkologen wegen Juckreiz in der Urovaginalgegend auf. Anamnestisch gibt sie an, wegen einer Erkältung ca. eine Woche lang ein Breitbandantibiotikum eingenommen zu haben. Die gynäkologische Untersuchung ergibt weißlichen Fluor, der nach „Hefe" riecht. Die mikrobiologische Untersuchung des Fluors bestätigt den Verdacht und ergibt massenhaft *Candida albicans*. Nach Gabe eines Antimykotikums lassen die Beschwerden bald nach.

2.9 Resistenzverhalten und -entwicklung

Key Point

Resistenzentwicklung führt dazu, dass Erreger unempfindlich gegenüber bestimmten Antibiotika werden. Man unterscheidet natürliche von erworbener Resistenz. Außerdem können Resistenzen auch zwischen Bakterien übertragen werden. Besonders in den letzten Jahren wird auf der ganzen Welt eine dramatische Zunahme von Bakterienstämmen beobachtet, die bestimmte Resistenzen gegen ein oder mehrere Antibiotika aufweisen. Hier müssen besondere hygienische und therapeutische Gesichtspunkte beachtet werden.

Bakterielle Resistenz gegen Chemotherapeutika ist ein relativer Begriff. Er wird anhand der *in vitro* ermittelten minimalen Hemmkonzentration – MHK (S. 115) – und der *in vivo* erreichbaren Gewebe- bzw. Serumkonzentration gemessen. Folgende Mechanismen können zu einer Resistenzentwicklung bei Bakterien führen:

- Veränderte Zielstrukturen: Der Angriffspunkt (Wirkort, Target) des Antibiotikums wird durch Mutation verändert. Dazu zählen beispielsweise:
  - die Resistenz gegen β-Laktamantibiotika (Penicilline, Cephalosporine und Carbapeneme) durch Veränderung der PBP (= Penicillinbindeproteine)
  - die Resistenz gegen Fluorchinolone durch chromosomale Mutationen im Gyrase-Gen
  - die Resistenz gegen Makrolide durch Verhinderung der Bindung des Antibiotikums an die 50S-Untereinheit des Ribosoms (*erm*-Gene).
- Veränderte Permeabilität: Durch Veränderung der Permeabilität der Zellmembran (Porine) können Antibiotika nicht mehr in die Bakterienzelle eindringen. Zu diesem Bereich ist streng genommen auch die Biofilmbildung zu zählen, da die Biofilmmatrix eine Verschlechterung des Antibiotikazugangs zu den einzelnen Bakterien bewirkt.

- Bypass: Ein durch die Antibiotikumwirkung blockierter Stoffwechselweg kann durch ein Ersatzenzym umgangen werden (z. B. Folsäureantagonisten).
- Inaktivierung: Das Antibiotikum wird enzymatisch modifiziert oder gespalten; dies ist die häufigste Ursache der Resistenz gegen β-Laktamantibiotika. Die genetische Information für die Bildung von β-Laktamasen kann im Bakteriengenom oder auf einem Plasmid kodiert sein und ihre enzymatische Aktivität kann sich nur gegen Penicilline, nur gegen Cephalosporine oder gegen beide gleichzeitig richten. Die enzymatische Azetylierung von Chloramphenicol oder Aminoglykosiden oder die Spaltung von Makroliden durch Esterasen bewirkt ebenfalls deren Inaktivierung.
- Effluxpumpen: Resistente Bakterien verfügen über Membranproteine, die aufgenommene Antibiotika aktiv aus der Zelle transportieren. Dies führt oft zu multiplen Resistenzen, da das Transportenzym u. U. verschiedene Antibiotika einer Stoffklasse exportieren kann. Die Tetracyclin-, Makrolid- und z. T. auch die Chinolonresistenz beruhen z. B. auf diesem Prinzip.

Es konnte gezeigt werden, dass die Höhe des Antibiotikaverbrauchs direkt mit der zunehmenden Entwicklung von Antibiotika-Resistenzen korreliert, sodass der Spruch „Viel hilft viel" gerade beim Antibiotikaeinsatz nicht zutrifft. Stattdessen hat sich in den letzten Jahren die Strategie des „Antibiotic Stewardship, ABS" durchgesetzt, die eine systematische Qualitätsverbesserung der Antibiotikaverordnung vorsieht. Hierbei sollen mithilfe eines ABS-Teams (bestehend aus dem Mikrobiologen, Infektiologen, Apotheker u. a.) durch einen adäquaten Einsatz von Antibiotika einerseits die zunehmend bedrohlich werdende Resistenzentwicklung gestoppt und andererseits die explodierenden Therapiekosten begrenzt werden.

Praxistipp

Resistenzentwicklungen können durch folgende Antibiotic-Stewardship-Strategien begrenzt bzw. vermieden werden:
- Auswahl eines spezifischen Antibiotikums, das dem Patienten und dem Infektionsort gerecht wird.
- Wenn eine Kombinationstherapie erforderlich ist, dann sollten synergistische Kombinationen eingesetzt werden (z. B. β-Laktamantibiotikum plus Aminoglykosid).
- Eine übermäßig lange Therapie soll vermieden werden.
- Frühzeitiger Wechsel von parenteraler hin zu oraler Antibiotikatherapie (Oralisierung).

— Die Therapie muss an die lokalen Resistenzverhältnisse angepasst werden.
— Neue, hochpotente Substanzen sollen nur bei lebensbedrohlichen Fällen oder bei besonderen Indikationen (Antibiogramm) eingesetzt werden.
— Mikrobiologisch-infektiologischer Konsiliardienst bei definierten Infektionsfällen (z. B. bei Patienten mit *Staphylococcus-aureus-* oder *Candida-spp.*-positiver Blutkultur).

2.9.1 Die Resistenztypen

Man unterscheidet drei verschiedene Resistenztypen.

Die natürliche Spezies- oder Gattungsresistenz

Sie stellt eine primäre Wirkungslücke einer antimikrobiellen Substanz dar, deren Ursache eine genetisch determinierte Eigenschaft der Mikroben ist. Beispiele hierfür sind:
— die Cephalosporin-Resistenz von Enterokokken und Listerien
— die Ampicillin-Resistenz von *Pseudomonas aeruginosa*
— die Aminoglykosid-Resistenz von Bacteroides.

Durch Mutation erworbene Resistenz

Spontanmutationen in der DNA eines Bakteriums, die unabhängig von der Gabe eines Antibiotikums auftreten, führen in der Regel zur Resistenz gegen eine einzige Substanz. Die Mutationsfrequenzen sind für verschiedene Bakterien und für die verschiedenen Antibiotika unterschiedlich. Sie liegen in der Größenordnung von 10^{-6} bis 10^{-8}. Resistente Mutanten können eine klinische Relevanz erlangen, wenn am Ort der Infektion hohe Bakterienzahlen vorliegen, die nicht schnell eliminiert werden können – d. h. vor allem bei chronischen Infektionen. Durch das Antibiotikum werden dann die resistenten Mutanten selektioniert. Durch ärztliches Handeln besteht also immer die Gefahr, dass resistente Populationen erzeugt werden und sich ausbreiten. Man unterscheidet zusätzlich:
— primäre Resistenz: Die Mutation zur Resistenz erfolgte bereits vor dem Kontakt mit dem Antibiotikum
— sekundäre Resistenz: Die Mutation zur Resistenz erfolgte erst während des Kontaktes mit dem Antibiotikum.

Die Resistenzentwicklung durch Mutation kann auf zwei Wegen erfolgen:
— Bei manchen Antibiotika entsteht die Vollresistenz in einem Mutationsschritt (Einstufenresistenz = Streptomycintyp),

— bei anderen sind offenbar mehrere gleichgerichtete Mutationen erforderlich (Mehrstufenresistenz = Penicillintyp).

Infektiöse (übertragbare) Resistenz

Eine Resistenz gegen Chemotherapeutika kann zwischen Bakterien (auch über Speziesgrenzen hinweg) übertragen werden. Dabei wird das genetische Material, das für Resistenzgene bzw. -mechanismen kodiert, von einem Bakterium zum nächsten weitergegeben. Die Resistenzgene können dabei chromosomalen oder extrachromosomalen Ursprungs (Plasmid) sein.
Eine Übertragung von Resistenzgenen ist auf folgenden Wegen möglich:
— Transformation: Nackte DNA wird von einer lysierten Donorzelle in eine („kompetente") Akzeptorzelle überführt (selten).
— Transduktion: Genomteile werden durch Bakteriophagen übertragen.
— Konjugation: Die Konjugation ist als „sexueller" Vorgang zu deuten, durch den bei unmittelbarem Kontakt zwischen einer „männlichen" (Donor-) Zelle und einer „weiblichen" (Akzeptor-) Zelle Plasmid-DNA über einen Sexpilus übertragen wird. Wenn unterschiedliche Resistenzgene auf den Plasmiden lokalisiert sind (häufig innerhalb von Transposons), können durch Konjugation Mehrfachresistenzen in eine Bakterienpopulation gelangen. Derartige Resistenzplasmide werden R-Plasmide (oder auch R-Faktoren) genannt.

Aufgrund dieser Mechanismen wird das Wirkungsspektrum von Antiinfektiva z. T. signifikant eingeschränkt. Außerdem ist der aktuelle Wirkungsgrad der Antiinfektiva von den Therapiegewohnheiten, von der epidemiologischen Situation sowie von krankenhaushygienischen Maßnahmen abhängig. Generelle Empfehlungen zur Antibiotikatherapie anhand statistischer Untersuchungen sind deshalb lediglich in besonderen Fällen möglich und haben nur begrenzten Wert.

2.9.2 β-Laktam-Resistenzen

Diese Resistenzen beruhen auf folgenden Mechanismen:
— Mutationen im PBP- bzw. Transpeptidase-Gen von grampositiven Bakterien, die dazu führen, dass der β-Laktamring der Antibiotika nur noch schwach an die PBPs binden kann
— Enzymatische Hydrolyse des β-Laktamrings durch β-Laktamasen von grampositiven und -negativen Bakterien
— Veränderung der Porine bei gramnegativen Bakterien, wodurch β-Laktamantibiotika (vor allem Carbapeneme) die äußere Membran nicht mehr passieren können.

2.9.3 Erreger mit Resistenzen gegen bestimmte Antibiotika [U80, U82]

Der Nachweis der in diesem Abschnitt genannten Erreger muss in einer fortlaufenden Liste gemäß IfSG vom Krankenhaushygieniker dokumentiert werden. Aufgrund der verminderten Therapiemöglichkeiten sind situationsbedingt besondere Hygiene- und Isolierungsmaßnahmen (S. 171) anzustreben.

Methicillinresistente Staphylococcus aureus (MRSA) [U80.0]

Bestimmte *Staphylococcus aureus*-Stämme haben in Deutschland Resistenzen entwickelt, die zu großen therapeutischen Schwierigkeiten bei entsprechenden Infektionen führen.

- Weniger als 15–20 % aller *S. aureus*-Isolate bilden keine β-Laktamase und sind also empfindlich gegen Penicillin.
- Ungefähr 80 % der *S. aureus*-Stämme sind β-Laktamase-Bildner – sie sind aber noch empfindlich gegen das β-Laktamase-stabile Methicillin (bzw. Oxacillin, Dicloxacillin oder Flucloxacillin). Diese Stämme nennt man methicillinsensible *S. aureus* (MSSA).
- Ein zunehmendes Problem stellen jetzt aber methicillinresistente *S. aureus* (MRSA) dar, die hierzulande ungefähr 20 % aller *S. aureus*-Stämme ausmachen.

Der Resistenzmechanismus beruht bei MRSA auf einer genetisch bedingten (*mecA*-Gen) Überexpression eines veränderten Penicillinbindeproteins (PBP2 → PBP2a).

> **MERKE**
>
> Da **PBP2** in seiner Funktion als Transpeptidase zugleich Anheftungsstelle für alle β-Laktamantibiotika ist und durch seine Veränderung in PBP2a eine geringere Affinität zu diesen Antibiotika besteht, sind **MRSA** zugleich **resistent** gegen alle **Penicilline, Cephalosporine** (außer Ceftarolin) und **Carbapeneme.**

Obwohl MRSA keine veränderten Virulenzfaktoren aufweisen, führen sie im Vergleich zu methicillinsensiblen *S. aureus* (MSSA) zu einer erhöhten Morbidität und Letalität (Letalität bei abwehrgeschwächten Patienten: MRSA = 21 %, MSSA = 8 %).

HA-MRSA | Bisher haben MRSA-Stämme sich hierzulande bei weitem vor allem im Krankenhausbereich (HA-MRSA, HA = hospital-acquired) klonal ausgebreitet. Aus diesem Grund wird in diesem Buch in den meisten Fällen vereinfacht nur der Begriff MRSA verwendet. In Deutschland bereiten diese HA-MRSA aufgrund ihrer häufigen Multiresistenz auch gegen andere Antibiotikaklassen große Probleme („epidemiologische Virulenz"). Bundesweite Untersuchungen haben gezeigt, dass es derzeit nicht zu einer weiteren Zunahme von MRSA kommt: Aktuell machen MRSA im bundesweiten Durchschnitt ungefähr 20 % aller aus klinischen Materialien isolierten *S. aureus*-Isolate aus.

> **MERKE**
>
> Um die Ausbreitung von MRSA zu verhindern, sollten folgende **Hygienemaßnahmen** eingehalten werden:
> - Patienten- und Personalaufklärung
> - Isolierung kolonisierter und infizierter Personen
> - hygienische Händedesinfektion (vor und nach Patientenkontakt)
> - Schutzkleidung: Kittel, Mund-, Nasenschutz, Handschuhe
> - adäquate Desinfektion von Patientenzimmer und Instrumenten
> - Verlegungsbericht mit Hinweis auf MRSA.

Die Besiedlung mit MRSA geht meistens von den Nasenvorhöfen aus. Ein Patient, der mit MRSA nur besiedelt (d. h. nicht erkrankt) ist, sollte ggf. mit Mupirocin-Nasensalbe saniert werden. Allerdings sind derzeit 7 % aller MRSA auch gegen Mupirocin resistent. In diesem Fall kommt für die Sanierung alternativ auch Chlorhexidin/Neomycin infrage. Bei Hautbefall werden tägliche antiseptische Bäder mit PVD-Jodseife, Chlorhexidin, Triclosan, Octenidin/Phenoxyethanol o. a. empfohlen.

Nur bei Vorhandensein klinischer Symptome sollte eine systemische Therapie unternommen werden. Dafür sind u. a. geeignet:

- Linezolid
- Ceftarolin
- Streptogramine (Quinupristin/Dalfopristin)
- Glykopeptide (Vancomycin oder Teicoplanin)
- andere Reserveantibiotika (z. B. Daptomycin, Tigecyclin).

> **Praxistipp**
>
> β-Laktamantibiotika (außer Ceftarolin) – auch in Kombination mit β-Laktamase-Inhibitoren – sind bei MRSA grundsätzlich wirkungslos (verändertes PBP!).

CA-MRSA | Seit Mitte der 90er Jahre werden zusätzlich zu den HA-MRSA auch CA-MRSA beobachtet, die außerhalb des Krankenhauses erworben werden (community-acquired MRSA = CA-MRSA). Sie exprimieren das porenbildende Toxin Panton-Valentine-Leukozidin (PVL), das Granulozyten und Monozyten lysiert und zu Gewebsnekrosen führt. Aus diesem Grund werden CA-MRSA vor allem als Erreger komplizierter bzw. nekrotisierender Haut- und Weichgewebeinfektionen gefunden. Im Gegensatz zu HA-

2

MRSA werden bei CA-MRSA neben der PBP2a-ver-mittelten Resistenz gegen β-Laktamantibiotika und Carbapeneme nur selten Multiresistenzen gegen andere Substanzklassen beobachtet. Während CA-MRSA in Deutschland noch nicht endemisch verbreitet sind, haben sie sich z. B. in den USA bereits deutlich durchgesetzt und sind dort mit mehr als 50 % der häufigste Erreger von ambulant erworbenen Haut- und Weichgewebeinfektionen.

LA-MRSA ‖ Seit 2005 wurden MRSA auch aus Nutztieren, insbesondere aus Schweinen, isoliert. Da die identischen Stämme in der Folgezeit auch bei Patienten mit Kontakt zu diesen Tieren nachgewiesen wurden, wird diese Sonderform von LA-MRSA als Zoonose betrachtet (livestock-associated MRSA = LA-MRSA).

Penicillin- und makrolidresistente Pneumokokken [U80.1]

Penicillin- und makrolidresistente Pneumokokken breiten sich weltweit aus. So beträgt die Rate penicillinresistenter Pneumokokken (PRP) in Frankreich und Spanien 40–50 % und in Asien sogar mehr als 50 %. Bei der Makrolidresistenz (MRP) sind die Resistenzdaten noch bedrohlicher (Frankreich 50–60 %, Asien ca. 80 %).

> **ACHTUNG**
>
> Bei aus dem **Ausland** einreisenden Patienten mit Verdacht auf eine Pneumokokken-Infektion sollte wegen möglicher Resistenzen daher kein Penicillin oder Makrolid gegeben werden!

Im Vergleich dazu ist die Resistenzsituation in Deutschland zwar entspannter, doch ist auch hierzulande die Rate von Pneumokokken mit nur noch mäßiger Penicillin- bzw. Makrolidempfindlichkeit von 1,8 % bzw. 5,8 % im Jahr 1992 auf ungefähr 6,5 % bzw. mehr als 15 % im Jahr 2007 angestiegen.

Penicillinresistenz ‖ Sie beruht nicht auf einer β-Laktamase-Aktivität, sondern wird durch die Veränderung von Penicillinbindeproteinen (PBP) verursacht. Dabei hängt der Grad der Penicillinresistenz davon ab, wie viele verschiedene PBPs verändert sind. Im Gegensatz zu den MRSA muss bei PRP nicht unbedingt mit einer Kreuzresistenz zwischen allen β-Laktamantibiotika gerechnet werden. Daher sind therapeutisch Ceftarolin sowie u. U. Amoxicillin, Cefotaxim oder Ceftriaxon wirksam. Imipenem oder Vancomycin können als Reserveantibiotikum eingesetzt werden.

Makrolidresistenz ‖ Sie kann auf zwei Mechanismen beruhen:

- Die Pneumokokken exprimieren eine vom *erm*-Gen (erythromycin ribosome methylation) kodierte Methylase, die durch Methylierung der Bindungsstellen an den Ribosomen die Bindungsaffinität der Makrolide vermindert.
- Oder die Bakterien exprimieren ein vom *mef*-Gen kodiertes Effluxsystem.

Der erstgenannte Resistenzmechanismus führt meistens zusätzlich auch zu einer konstitutiven oder induzierbaren Resistenz gegen Clindamycin und Streptogramin B, da diese die gleichen ribosomalen Bindungsstellen benutzen wie die Makrolide (MLSB-Resistenz). Der Effluxmechanismus beschränkt sich dagegen nur auf die Makrolidresistenz (M-Resistenz).

Vancomycinresistente Enterokokken (VRE) [U80.2, U80.3]

In der Massentierhaltung wurden Antibiotika u. a. als Mastbeschleuniger eingesetzt. Eines davon ist das Glykopeptid Avoparcin, das strukturelle Ähnlichkeiten zum Vancomycin aufweist und seit 1974 in Europa in der Tiermast von Bedeutung war.

Exkurs

Vancomycin in der Tiermast und die Folgen

Um das Ausmaß richtig einzuordnen, sei auf das Jahr 1994 verwiesen: Damals wurden in Dänemark 24 kg Vancomycin in der Humanmedizin, aber 24 000 kg Avoparcin in der Tiermast als Leistungsförderer eingesetzt! Über die Nahrungskette gelangten so auch Avoparcin- und Glykopeptid-resistente Enterokokken in den Menschen. In der Folge wurden signifikant häufiger VRE bei Patienten nachgewiesen. Der direkte Zusammenhang zwischen dem Einsatz von Avoparcin in der Tiermast und dem Vorkommen von VRE im Menschen wurde erst mit dem Verbot von Avoparcin (Dänemark 1995, Deutschland 1996, EU 1997) deutlich: Es kam zu einer signifikanten Abnahme des VRE-Nachweises auf jetzt unter 5 %. Aus diesem Beispiel soll deutlich werden, dass der unkritische Einsatz von Antibiotika im Sinne eines Selektionsdrucks die Ausbreitung von Resistenzen fördert.

Vancomycin gehört zu den Glykopeptidantibiotika. Es hemmt die Zellwandsynthese grampositiver Bakterien dadurch, dass es am terminalen D-Alanyl-D-Alanylrest der Zellwandvorstufen bindet.

Vancomycinresistente Enterokokken (VRE) nutzen einen anderen Stoffwechselweg (Bypass), der zur Bildung von D-Alanyl-D-Lactatresten führt. Alternativ kann D-Alanin auch abgespalten werden. Das Resultat der beiden veränderten Zellwandstrukturen ist eine schwächere Bindungsaffinität von Vancomycin, sodass die Bakterien resistent werden.

Bei VRE wird zwischen den drei wichtigsten Resistenztypen A, B und C (vanA, -B, -C) unterschieden, wobei vanA und vanB als mobilisierbare Resistenzgene übertragen werden können, während vanC eine intrinsische Resistenz vermittelt. Die meisten Enterokokken mit erworbener Vancomycin-Resistenz sind mit mehr als 80 % *E. faecium*. Der Resistenztyp vanA ist am häufigsten und zeigt eine sogenannte „High-Level"-Vancomycinresistenz bei „Low-Level"-Teicoplaninresistenz, während der VanB-Typ nur gegen Vancomycin resistent ist.

Für die Therapie von VRE-Infektionen können u. U. neuere Antibiotika wie Linezolid, Quinupristin/Dalfopristin, Tigecyclin oder Daptomycin zum Einsatz kommen.

> **MERKE**
>
> Aufgrund der **Mobilisierbarkeit** der **vanA-** und **vanB-Gene** besteht die Gefahr der Übertragung auf MRSA (S. 111). In der Tat wurde in den USA bereits im Jahr 2002 erstmals in einem klinischen MRSA-Isolat eine Vancomycinresistenz nachgewiesen, die durch das vanA-Gen von Enterokokken übertragen worden war. Aus dem Gesagten wird deutlich, dass Vancomycin heute nicht mehr breit eingesetzt werden sollte!

ESBL-Bildner (erweitertes Spektrum der β-Laktamase-Bildung) [U80.4]

Mehr als 30 % aller klinisch relevanten Bakterien produzieren β-Laktamasen, die nach Bush (Tab. 2.36) oder nach Ambler in Typen bzw. Klassen eingeteilt werden.

Zurzeit werden bei 25 % aller Enterobacteriaceae β-Laktamasen mit stark erweitertem Spektrum (ESBL) beobachtet. Sie spalten auch Cephalosporine der 3. Generation, nahezu alle nicht durch β-Laktamase-Inhibitor (BLI) geschützten Penicilline und Cephalosporine sowie Monobaktame (Aztreonam).

Da die entsprechenden Gene oft auf einem Plasmid lokalisiert sind, ist diese Resistenz leicht und stabil übertragbar und unterliegt einem Selektionsdruck.

Dementsprechend sind lange Klinikaufenthalte, Katheter, künstliche Beatmung sowie Vortherapie mit Antibiotika wichtige Risikofaktoren.

> **ACHTUNG**
>
> Multiresistenzen gegen Aminoglykoside und Ciprofloxacin sind gerade bei ESBL-Bildnern nicht selten. Bei Infektionen mit ESBL-Bildnern sollten keine Cephalosporine der Gruppe 3a gegeben werden. Stattdessen können ESBL-Bildner meistens mit Acylaminopenicillinen/BLI, Cephalosporin 3b/4 (Cefepim) sowie Carbapenemen bekämpft werden.

Erreger mit Bildung von AmpC-β-Laktamasen und anderen Resistenzmechanismen [U80.5, U80.6]

Bisher beschränkt sich der Nachweis von Bakterien mit AmpC-β-Laktamasen (= β-Laktamasen-Typ-1 nach Bush) auf ungefähr 1 % aller klinisch isolierten Enterobacteriaceae. Im Vergleich zu ESBL ist die Ausbreitungstendenz von AmpC-β-Laktamasen nur gering, weil sie immer chromosomal kodiert sind. AmpC-β-Laktamasen können außerdem nicht durch BLI gehemmt werden. Ihre Expression wird durch Cefoxitin (Cephalosporin 2) und Carbapeneme durch induzierte Derepression vermittelt (Abb. 2.46).

Nach ähnlichen Prinzipien wie bei der Regulation des lac-Operons (S. 40) wird auch die Transkription von Antibiotikaresistenz-Genen und Toxin-Genen bei Bakterien reguliert. Die Expression der β-Laktamase-Gene des Typs 1 nach Bush kann durch bestimmte β-Laktamantibiotika (z. B. Cefoxitin) induziert werden. Wie die Laktose beim lac-Operon wirkt hier der β-Laktamring als Induktor. Die Resistenz ist also latent vorhanden und tritt erst nach Induktion phänotypisch zutage.

AmpC-β-Laktamasen findet man vor allem in *Enterobacter cloacae*, *E. coli*, *Citrobacter freundii*, *Morganella*

Tab. 2.36

Einteilung der β-Laktamasen nach Bush.

Typ	Charakteristika	Vorkommen
Typ-1-Enzyme	induzierbare chromosomal kodierte **Cephalosporinasen** (nicht gehemmt durch β-Laktamase-Inhibitoren [BLI], wie z. B. Clavulansäure)	**gramnegative** Bakterien: Enterobacter, *Citrobacter freundii*, Serratia, *Proteus vulgaris*, Providencia, *Pseudomonas aeruginosa*, einige andere Nonfermenter (z. B. Acinetobacter)
Typ-2-(a–e-)Enzyme	chromosomal kodierte **Penicillinasen** und **Cephalosporinasen**, die konstitutiv (immer) produziert werden und durch Clavulansäure gehemmt werden können	**gramnegative** und **-positive** Bakterien
Typ-3-Enzyme	konstitutiv exprimierte plasmidkodierte Metallo-(Zn-)Enzyme, die sowohl **Cephalosporine** als auch **Penicilline** hydrolysieren und nicht durch Clavulansäure gehemmt werden	**gramnegative** (sehr selten auch grampositive) Bakterien: *E. coli*, Enterobacter, Salmonella, Shigella, Klebsiella, Proteus, Serratia, *H. influenzae*, *Pseudomonas aeruginosa*, *Neisseria gonorrhoeae*
Typ-4-Enzyme	konstitutiv chromosomal kodierte **Penicillinasen**, die nicht durch Clavulansäure gehemmt werden	hauptsächlich **grampositive** Bakterien
Typ-Oxa-1–3-Enzyme	konstitutiv plasmidkodierte Enzyme, die **alle** β-Laktamantibiotika (einschließlich der sogenannten β-Laktamase-stabilen) abbauen können	vor allem manche **Enterobacteriaceae** und *Pseudomonas aeruginosa*

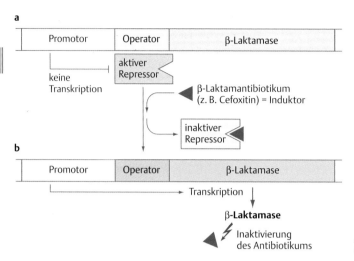

Abb. 2.46 Induzierte Derepression am Beispiel des AmpC-β-Laktamase-Operons.

morganii, Serratia marcescens sowie Pseudomonas aeruginosa.

Die β-Laktamase-Induktion bei Enterobacter cloacae wird in Abhängigkeit vom β-Laktamantibiotikum unterschiedlich stark beeinflusst: So sind Cefoxitin, Ceftazidim und Imipenem starke, Cefotaxim ein mittlerer und Piperacillin ein geringer Induktor der β-Laktamase-Aktivität.

> **MERKE**
>
> Bakterien mit AmpC-β-Laktamase-Bildung sind meistens **empfindlich** gegenüber **Cephalosporinen 3b/4** (Cefpirom oder Cefepim) sowie gegen **Carbapeneme**.

Einige Isolate von P. aeruginosa und anderen Nonfermentern weisen nicht selten eine Multiresistenz gegen β-Laktamantibiotika, Carbapeneme und Chinolone auf. In diesen Fällen handelt es sich meistens um dereprimierte Mutanten (AmpC-β-Laktamasen), die eine gleichzeitige Porinveränderung (OprD-Porin) und Mutationen im Gyrase-Gen aufweisen.

Carbapenemasen bei gramnegativen Stäbchen

Seit wenigen Jahren nimmt weltweit die Zahl von Enterobacteriaceae (vor allem Klebsiellen und Enterobacter spp.), Pseudomonas aeruginosa und Acinetobacter baumannii mit Resistenzen gegen Carbapeneme dramatisch zu. Carbapenemasen spalten neben Carpabenem auch fast alle anderen ß-Laktamantibiotika. Erschwerend kommt hinzu, dass die genetische Information für die Carbapenemase-Bildung meistens auf einem Plasmid lokalisiert ist und so leicht auf andere Bakterien übertragen werden kann. Zu den weltweit wichtigsten Carbapenemasen zählen die Klebsiella pneumoniae-Carbapenemase (KPC), die New-Delhi-Metallo-β-Laktamase (NDM), OXA-48 und die Verena-Integron-Metallo-β-Laktamase (VIM). In Deutschland ist derzeit OXA-48 die häu-

figste und KPC die zweithäufigste Carbapenemase, die bei Enterobacteriaceae nachgewiesen wird. Oft ist bei Carbapenem-resistenten gramnegativen Stäbchen das alte Antibiotikum Colistin aber noch wirksam.

Antibiotikaresistenz bei Clostridium difficile

In Deutschland hat die Inzidenz der Erkrankungen an C. difficile-assoziierter Diarrhö (CDAD) bei stationären Patienten innerhalb der letzten 10 Jahre um das 100-fache (!) zugenommen. Es wird angenommen, dass diese Entwicklung auch auf die zunehmende Verordnung von Antibiotika (besonders Fluorchinolone, Cephalosporine und Clindamycin) zurückzuführen ist. Damit einhergehend werden seit wenigen Jahren auch vermehrt C. difficile mit Resistenzen gegen Fluorchinolone (z. B. Moxifloxacin) sowie Makrolide (z. B. Clarithromycin) nachgewiesen. Erschwerend kommt schließlich noch hinzu, dass durch den Einsatz von alkoholhaltigen Händedesinfektionsmitteln die Sporenbildung (Umweltresistenz!) von C. difficile induziert wird und die Bakterien sich dadurch besser in der Krankenhausumgebung ausbreiten können. Das neue Antibiotikum Fidaxomicin wurde vor allem für die Therapie derartiger C. difficile-Erkrankungen entwickelt.

Mykobakterien mit Resistenz gegen Antituberkulotika [U82]

Nach WHO-Definition wird ein Tuberkulose-Erreger dann als multiresistent (MDR-TB) bezeichnet, wenn die beiden wichtigsten Erstrangmedikamente Isoniazid und Rifampicin keine Wirksamkeit mehr zeigen. Ursache für die Entwicklung von Resistenzen gegen Antituberkulotika sind vor allem:

- fehlende Tuberkulosekontrollprogramme
- schlechte Compliance

– der Verkauf von qualitativ schlechten Tuberkulosemedikamenten mit verminderter Bioverfügbarkeit.

Die Antibiotikaresistenzen bei *Mycobacterium tuberculosis* beruhen fast ausnahmslos auf Punktmutationen der entsprechenden chromosomalen Zielgene. Sie kodieren für Enzyme, die vorwiegend für die Zellwandsynthese oder Proteinbiosynthese von Bedeutung sind (Tab. 2.37). Eine extensive Resistenz (XDR-TB) liegt vor, wenn zusätzlich zur Isoniazid- und Rifampicin-Resistenz auch eine Resistenz gegen ein Fluorchinolon plus gegen ein Aminoglykosid/Polypeptid vorliegt.

Die weltweite Ausbreitung der multiresistenten Tuberkulose (MDR-TB) nimmt rasant zu. Betroffen sind vor allem Indien, China sowie die meisten Länder der Gemeinschaft unabhängiger Staaten (GUS), einschließlich Kasachstan sowie der baltischen Staaten. Die WHO schätzt, dass ca. 5 % aller MDR-TB-Stämme zusätzlich auch einen XDR-Resistenztyp aufweisen.

Praxistipp

Für die Therapie der multiresistenten Tuberkulose muss – bei eingeschränkter Prognose – ein Zeitraum von bis zu zwei Jahren einkalkuliert werden. Dabei wird mit einer Dreierkombination begonnen, bei der mindestens zwei der Medikamente bei dem betreffenden Patienten vorher noch nicht eingesetzt waren.

Zu den Zweitrang- oder Reservemedikamenten, die dabei in Betracht kommen, zählen z. B. Levofloxacin, Moxifloxacin, Rifabutin, Clarithromycin und Capreomycin (Letzteres nur bei Streptomycin-Resistenz).

2.9.4 Die Methoden der Resistenzbestimmung

Die Resistenzbestimmung (Empfindlichkeitsprüfung) dient der Feststellung der *In-vitro*-Wirkung eines Chemotherapeutikums auf einen bestimmten Erregerstamm. Hierzulande wird die Resistenztestung meistens nach dem europäischen Standard EUCAST (European Committee on Antimicrobial Susceptibility Testing) vorgenommen.

Reihenverdünnungstest ❙ Reihenverdünnungstests erlauben die sicherste Feststellung der minimalen Hemmkonzentration (MHK) und der minimalen bakteriziden Konzentration (MBK) von Antibiotika. Dafür werden die Antiinfektiva entweder in flüssigen (Bouillondilutionstest) oder auf festen (Agardilutionstest) Nährmedien in meist geometrischer Verdünnungsreihe so gelöst, dass die erreichbaren Blut-, Gewebe-, Harn- oder Gallespiegel mit erfasst werden. Anschließend werden die mit unterschiedlichen Antiinfektiva-Konzentrationen präparierten Nährmedien mit den entsprechenden Bakterien beimpft und es wird beurteilt, bei welchen Konzentrationen noch ein Bakterienwachstum stattfindet.

Resistenz liegt vor, wenn die MHK einer Bakterienpopulation *in vitro* höher ist als die erreichbare Konzentration der Substanz am Infektionsort. In praxi muss man sich jedoch meist auf die Relation von MHK und Serumspiegel bzw. Harn- oder Gallenspiegel beschränken, da die Konzentrationsverhältnisse am Infektionsort im Einzelfall kaum abzuschätzen oder zu messen sind.

❙ MERKE

Als **MHK** gilt die niedrigste Antiinfektiva-Konzentration, bei der im beimpften Nährmedium nach 24-stündiger Bebrütung kein sichtbares Wachstum auftritt.

Die minimale bakterizide Konzentration (MBK) kann nur im Bouillondilutionstest bestimmt werden: Material der nicht bewachsenen, antibiotikahaltigen Bouillon wird auf wirkstofffreien Medien subkultiviert und auf potenzielles Wachstum noch lebender Bakterien untersucht.

❙ MERKE

Als **MBK** gilt die niedrigste Konzentration, bei der nach Subkultivierung kein Wachstum auftritt – bei der also eine Abtötung der Bakterien erfolgt ist.

Agardiffusionstest (Hemmhoftest) ❙ Ein Agarnährboden wird gleichmäßig und dicht mit einem Bakterienstamm beimpft. Anschließend werden Filterpapierblättchen aufgelegt, die mit den verschiedenen Antibiotika getränkt sind. Während der Inkubationsphase diffundieren die Substanzen von den Blättchen in den Nährboden. Im Bereich der Diffusionszonen entstehen nach der Bebrütung Aussparungen (Hemmhöfe) im Kolonierasen, wenn die Konzentration der Substanz die MHK des getesteten Stammes erreicht oder überschreitet (Abb. 2.47).

Tab. 2.37

Ziele von Antituberkulotika.

Antibiotikum	Gen	Protein	Wirkung
Isoniazid	*inhA*	Enoyl-Acyl-Carrier Protein-Reduktase	Mykolsäuresynthese → Zellwandaufbau
Rifampicin	*rpoB*	β-Untereinheit der RNA-Polymerase	Transkription → Proteinsynthese
Streptomycin	*rpsL*	ribosomales Protein S 12	Translation → Proteinsynthese

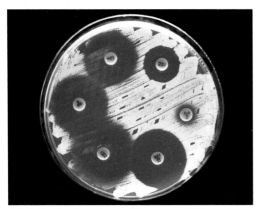

Abb. 2.47 Erstellung eines Antibiogramms mithilfe des Agardiffusionstests.

Bei Standardisierung der Technik (kreisrunde Blättchen, Konstanz von Blättchenbeschickung, Inoku-lum, Nährbodenschichtdicke, Bebrütungszeit) lässt sich aus der Größe des Hemmhofdurchmessers anhand einer Eichkurve die MHK bestimmen. Jedoch werden die Ergebnisse des Blättchentests nicht als MHK-Werte mitgeteilt. Stattdessen wird unter Zugrundelegung der sogenannten break points, die sich an den erreichbaren Serumspiegeln orientieren, eine semiquantitative Einstufung in die Kategorien „sensibel" (früher: empfindlich) „intermediär" (früher: mäßig empfindlich) oder „resistent" vorgenommen.

Andere Testverfahren ▍ Neben den beschriebenen bewährten Verfahren gibt es heute auch automatisierte Methoden, die u. a. einen Wachstumsalgorithmus durch markiertes Kohlendioxid erarbeiten.

Ferner sind auch spezielle Blättchensysteme (sog. e-Test) im Handel, die eine direkte Ablesung der MHK erlauben.

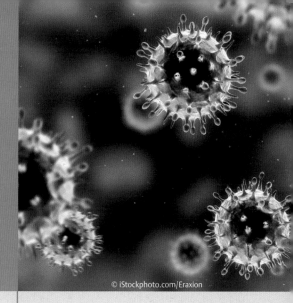
© iStockphoto.com/Eraxion

Kapitel 3

Allgemeine Virologie

3.1 Klinischer Fall

Verdacht auf Vogelgrippe

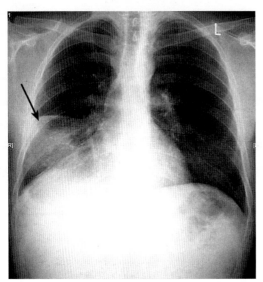

Abb. 3.1 Röntgenbild der Lunge eines Patienten mit Lobärpneumonie (Pfeil).

Vogelgrippe aus Indonesien?

Monika ist wütend. „Es ist alles deine Schuld! Du mit deinen exotischen Ideen! Eine Reise nach Indonesien! Das haben wir davon – beide Vogelgrippe!" ruft sie ihrem Freund Jan über den Flur nach, während dieser hustend zum Treppenhaus flüchtet. „Das kann doch nicht sein, die Vogelgrippe...", sagt er leise vor sich hin und nimmt zwei Treppenstufen auf einmal. Selbstverständlich war der Urlaub in Indonesien seine Idee. Genauso wie die Idee, auf dem Rückflug von Jakarta einen Zwischenstopp in Dubai einzulegen. Aber schließlich hatten sie eine Menge Spaß miteinander. Und eine Pause hatten sie nach dem ersten Staatsexamen in Jura mehr als nötig. Dass sie jetzt beide eine Vogelgrippe haben sollen, das kann er einfach nicht glauben.

Verschiedene Symptome

Sowohl Jan als auch Monika bekamen genau sechs Tage nach der Ankunft in Deutschland plötzlich Husten und Fieber. Bei Monika stieg die Temperatur innerhalb von wenigen Stunden auf 40 °C. Jetzt klagt sie über Muskel- und Gelenkschmerzen und hat einen trockenen Husten. Bei Jan verlief der Erkrankungsbeginn anders: Er hat bei sich zu Hause eine Temperatur von 38,5 °C gemessen

und fühlt sich insgesamt weniger angeschlagen als seine Freundin.

„Ja, ja, Frauen erwischt es immer schlimmer. Dafür jammern Männer mehr", scherzt Dr. Walz, die Oberärztin der Infektiologie, mit Jan, als sie die sorgfältige Anamnese aus der Notaufnahme der Universitätsklinik durchliest. Während sie die Lungen der beiden Patienten auskultiert, ist sie sich schon beinahe sicher, dass Monika und Jan an verschiedenen Erkrankungen leiden: Bei ihm hört sie Rasselgeräusche im Sinne einer Lobärpneumonie, bei ihr ein vesikuläres Atemgeräusch, einen Normalbefund. „Wenn hier jemand an Vogelgrippe erkrankt ist, dann ist es höchstens einer von Ihnen. Auf keinen Fall aber beide. Sie haben völlig unterschiedliche Symptome", sagt Dr. Walz zu Monika. „Aber wir waren doch in Indonesien. Dort sind kürzlich wieder zwei Jugendliche an Vogelgrippe erkrankt!" klagt die Jurastudentin. „Genau deshalb werden wir jetzt eine sorgfältige Diagnostik durchführen, um die aviäre Influenza nicht zu übersehen", antwortet Dr. Walz und nimmt gleich Rachenabstriche und Sputumproben von Jan und Monika ab.

Diagnoseweisend: Inkubationszeit

Als sich die Oberärztin auf den Weg zur anstehenden Besprechung macht, geht sie den Krankheitsverlauf des Studentenpaars noch einmal in Gedanken durch: „Sechs Tage nach der Ankunft in Deutschland brachen die Symptome aus. Aber die beiden waren nach Abflug von Jakarta noch drei Tage lang in Dubai. Das bedeutet, dass die Erkrankung erst neun Tage nach dem Indonesien-Aufenthalt ausgebrochen ist." Dr. Walz geht plötzlich ein Licht auf. Mitten auf der Treppe macht sie kehrt und geht noch einmal zu Monika und Jan. „Ich habe gute Nachrichten für Sie. Das Vogelgrippe-Virus hat gewöhnlich eine Inkubationszeit von bis zu sieben Tagen. Bei Ihnen sind aber seit dem Indonesien-Aufenthalt neun Tage vergangen. Das macht eine Ansteckung mit aviärer Influenza in Indonesien sehr unwahrscheinlich", informiert sie die Patienten. Beide sind nach dieser Mitteilung erleichtert. Jetzt gilt es nur noch, den endgültigen Befund aus der Mikrobiologie abzuwarten. Als die Ergebnisse der Rachenabstriche und des Sputums eintreffen, können beide Patienten endgültig aufatmen. Bei Monika fand man im Rachenabstrich das „normale" Influenza-Virus A/H3N2. Bei Jan ließen sich im Sputum Pneumokokken nachweisen. „Und nächstes Jahr Brasilien?", wirft Monika Jan zu, als beide schon beinah wieder gesund die Klinik-Cafeteria ansteuern.

3.2 Die Grundlagen

Key Point

Viren sind keine echten Lebewesen, sondern re-
plikationsfähige Nukleoproteinkomplexe, die
einen Durchmesser zwischen 18 nm (Parvovi-
ren) und 300 nm (Pockenviren) aufweisen (zum
Vergleich: Bakterien haben eine Größe von
500 nm–10 μm). Da ein normales Lichtmikroskop nur Partikel ab einer Größe von 300 nm
darstellen kann, ist es für die Sichtbarmachung
von Viren nicht geeignet. Viren vermehren sich
obligat intrazellulär und sind dabei abhängig
vom Stoffwechsel der Wirtszelle.

3.2.1 Der Aufbau der Viren

Viren vermehren sich nicht durch Zweiteilung, sondern durch Zusammenlagerung (assembly) von Ein-
zelbestandteilen; hierzu gehören:

— Genom: Es besteht aus Nukleinsäure, die entweder als RNA (linear oder segmentiert) oder als
DNA (linear oder zirkulär) vorliegt. Die RNA oder
DNA kann einzelsträngig (ss) oder doppelsträngig
(ds) sein. Die Polarität der Nukleinsäure wird als
positiv bezeichnet, wenn die RNA als mRNA direkt translatiert werden kann, bzw. als negativ,
wenn sie komplementär zur Boten-RNA ist.

— Kapsid: Es handelt sich um einen Mantel aus Proteinen, der das Genom verpackt. Das Kapsid kann
eine ikosaedrische (kubischer Aufbau aus Drei-
ecksflächen) oder helikale Struktur haben
(Abb. 3.2).

3

a helikale Symmetrie ohne Hülle

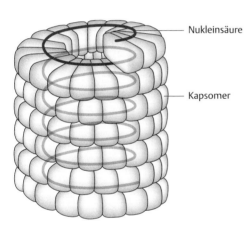

Nukleinsäure

Kapsomer

b helikale Symmetrie mit Hülle

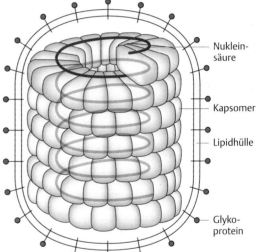

Nuklein-
säure

Kapsomer

Lipidhülle

Glyko-
protein

c ikosaedrische Symmetrie ohne Hülle

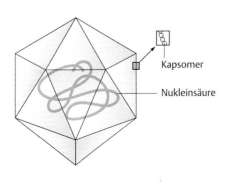

Kapsomer

Nukleinsäure

d ikosaedrische Symmetrie mit Hülle

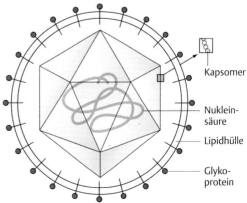

Kapsomer

Nuklein-
säure

Lipidhülle

Glyko-
protein

Abb. 3.2   Grundstruktur von Viruspartikeln.

- **Lipidhülle:** Sie stammt von der Plasmamembran oder von intrazellulären Membranen (Golgi-Apparat, endoplasmatisches Retikulum) der Wirtszelle ab, kommt aber nicht bei allen Viren vor. Die Infektiosität behüllter Viren wird durch organische Lösungsmittel oder Detergenzien stark reduziert, weil diese die virale Hülle entfernen, die sonst für die Adsorption an die Wirtszelle benötigt wird.
- **Spikes:** Virale rezeptorbindende Proteine kommen auf bzw. in der Oberfläche von behüllten und unbehüllten Viren vor und sind für die Adhäsion an Wirtszellen notwendig.
- Zudem werden bei manchen Viren Enzyme mit eingebaut, z. B. DNA- oder RNA-Polymerasen.

3.2.2 Der Lebenszyklus der Viren

Die natürliche Virusvermehrung (Replikation) findet in der Regel zunächst an der Eintrittspforte (Tab. 3.1) in den Organismus statt, bei einer Tröpfcheninfektion z. B. im Epithel des Nasopharynx. Meistens wandern die Viren von der primären Eintrittspforte über die Lymphbahnen zu den regionären Lymphknoten als zweite Station. Hier replizieren sie sich weiter und erreichen dann auf hämatogenem Wege das retikulo-endotheliale System. Dort vermehren sich die Viren nochmals. Es folgt oft eine zweite massivere Ausbreitung über die Blutbahn, sodass letztendlich das Zielorgan mit einer hohen Viruslast erreicht wird, bevor das Virus wieder ausgeschieden wird.

> **MERKE**
>
> Viren haben einen **langen Weg** und viele **Replikationszyklen** hinter sich, bevor sie ihr Zielorgan erreichen:
> Eintrittspforte >> Lymphbahn >> Lymphknoten >>> Blut >>> retikulo-endotheliales System >>>> Blut >>>> Zielorgan

Manche Virusinfektionen durchlaufen nicht alle diese Phasen oder nehmen alternative Ausbreitungsrouten. So kann bei Rhinoviren z. B. die Infektion auf die Eintrittspforte des Nasopharynx beschränkt bleiben oder Herpes-simplex-Viren (HHV 1/2) breiten sich entlang der Nervenbahnen aus.

> **MERKE**
>
> Man unterscheidet die folgenden Phasen der **Replikation** (Abb. 3.3):
> - Adsorption
> - Penetration
> - Uncoating
> - Replikation
> - Zusammenbau
> - Freisetzung.

- Die Adsorption eines bestimmten Virus ist abhängig von der Anwesenheit spezifischer Rezeptoren auf der Oberfläche der Wirtszelle; diese bestimmen daher die Empfänglichkeit einer Zelle für die Virusinfektion (Zelltropismus).

Tab. 3.1

Eintrittspforten wichtiger Viren.

Eintrittspforte	Viren
aerogen (Tröpfcheninfektion)	Influenza, Varizella, Masern, Mumps, Röteln
fäkal-oral	Enteroviren (Polio, Hepatitis-A), Noro-, Rota-, Adenoviren
durch Geschlechtsverkehr	Herpes, HIV
konjunktival (Schmierinfektion)	Adenoviren, Herpes
direkter Kontakt	Papilloma (Warzen)
diaplazentar	Röteln, HIV, Parvo B19, Varizellen, Zytomegalie

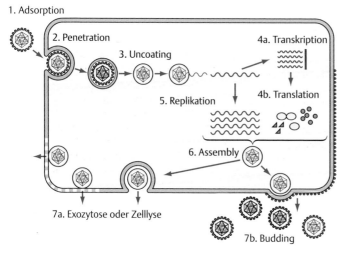

1. Adsorption
2. Penetration
3. Uncoating
4a. Transkription
4b. Translation
5. Replikation
6. Assembly
7a. Exozytose oder Zelllyse
7b. Budding

Abb. 3.3   Vermehrungszyklus von nackten oder behüllten Viren. Der virale Replikationszyklus ist in der schematischen Abbildung beispielhaft für ein **behülltes (7b)** oder **unbehülltes (7a) DNA-Virus** dargestellt: Es sei darauf hingewiesen, dass große Unterschiede zwischen den verschiedenen Virusfamilien hinsichtlich der Strategien bei der Vermehrung der genomischen viralen Nukleinsäure und der intrazellulären Lokalisation der Nukleinsäurereplikation bzw. des Zusammenbaus des Nukleokapsids existieren. Uncoating = Freisetzung der viralen Kernproteine; Budding = Knospen, Freisetzung der neu gebildeten Viren aus der infizierten Zelle.

- Bei unbehüllten Viren erfolgt die anschließende Penetration entweder durch direkten Transmembrantransport (z. B. Polioviren) oder durch eine rezeptorvermittelte Endozytose (z. B. Adenoviren). Im Vergleich dazu kommt es bei behüllten Viren entweder zu einer direkten pH-unabhängigen Fusion der Virushülle mit der Plasmamembran der Wirtszelle oder zu einer rezeptorvermittelten Endozytose mit pH-abhängiger Fusion von Virushülle und Wirtszell-Plasmamembran. Für die Fusion sind sogenannte Fusionsproteine in der Virushülle erforderlich.
- Die Freisetzung der viralen Nukleinsäure aus dem Kapsid wird als Uncoating bezeichnet.
- Im Anschluss daran wird die virale Nukleinsäure vermehrt (Replikation). Bei Retroviren erfolgt die Replikation der (+)RNA zunächst über die Bildung einer DNA-Zwischenstufe, für die das virale Enzym *reverse Transkriptase* notwendig ist.
- Mithilfe der Synthesemaschinerie der Wirtszelle werden u. a. Virusproteine durch Transkription und Translation produziert. Die Replikation der Virus-Nukleinsäure und die Synthese der Virusproteine sowie der anschließende Zusammenbau der Viruskomponenten (assembly) finden virusabhängig entweder im Zytoplasma oder im Nukleus der Wirtszelle statt.
- Die Freisetzung fertiger Virione erfolgt bei unbehüllten Viren durch Wirtszelllyse oder Exozytose und bei behüllten Viren durch Knospung (Budding) – hierunter wird eine vesikelartige Abschnürung des Virions unter Beibehaltung der Integrität der Wirtszellmembran verstanden.

| MERKE

Ein fertig zusammengesetztes, extrazelluläres und infektiöses Viruspartikel nennt man **Virion.**

Der Replikationszyklus dauert bei den verschiedenen humanpathogenen Viren unterschiedlich lang, was u. a. auch unterschiedlich lange Inkubationszeiten erklärt. So beträgt die Replikationszeit z. B. bei Hepatitis-A-Virus 6–8 Stunden, während sie bei Papillomviren etwa 48 Stunden beträgt. Im Rahmen einer Infektion werden in der Regel mehrere Replikationszyklen nacheinander durchlaufen, ehe sich eine Erkrankung klinisch manifestiert.

Der Zeitraum zwischen der Freisetzung der viralen Nukleinsäure bei der Infektion der Zelle (Uncoating) und der Neubildung morphologisch erkennbarer Viruspartikel wird als Eklipse bezeichnet.

 Praxistipp

Im Labor sind diese molekularen Vorgänge natürlich nicht zu erkennen. Hier wird der Zeitraum zwischen dem Beimpfen einer empfänglichen Zellkultur und dem Nachweis neugebildeter Virionen durch Anzucht als minimale Latenzperiode bezeichnet.

Viren können in verschiedenen Zustandsformen in der Zelle vorliegen. Man unterscheidet die aktive Replikation von der Latenz.

| MERKE

Latenz bedeutet, dass das virale Genom in das Wirtschromosom integriert wird oder als extrachromosomales Episom wie ein Plasmid in der Zelle vorliegt. Dabei findet nur eine minimale Transkription des Virusgenoms statt.

Ob ein Virus aktiv in den eigenen Vermehrungszyklus eintritt oder in die Latenz geht, hängt vom Virus selbst sowie von den Umweltbedingungen ab.

3.2.3 Das Schicksal der infizierten Zellen

Nahezu jede Virusart weist Varianten auf, die sich in ihrer Virulenz voneinander unterscheiden. Die krank machende Wirkung kann dabei entweder direkt auf die Wirkung des Virus auf die infizierte Zelle zurückgeführt werden, oder aber die Immunabwehr führt zum Zelluntergang und Gewebsschaden.

Was also mit den Zellen nach einer Virusinfektion geschieht, ist vom jeweiligen Virus abhängig:

- Zytolytische oder zytopathogene Viren führen nach aktiver Replikation zur lytischen Infektion mit Zelluntergang durch Apoptose oder Nekrose.
- Eine Schädigung durch immunpathologische Wirtsreaktionen kann bei Infektion mit nicht lytischen oder nicht zytopathogenen Viren eintreten. Sie kommt vor allem bei Hepatitis-A-, -B oder -C vor.
- Die Zelle wird während der aktiven Infektion in ihrer Funktion modifiziert. Hierbei kann es zur Zellproliferation (Warzenbildung) oder zur Zelltransformation mit Immortalisierung und maligner Entartung (Tumorbildung) kommen.
- Die Zelle wird überhaupt nicht beeinträchtigt (oft bei Latenz). Eine latente Virusinfektion kommt z. B. regelmäßig bei Viren der Herpes-Gruppe vor, die episomal im Zellkern persistieren. Manche Menschen sind so ihr Leben lang symptomlose Träger von Herpes-Viren.
- Nach einer Virusinfektion kann der Weg für eine zusätzliche Infektion mit Bakterien erleichtert sein – so entstehen bakterielle Superinfektionen.

3

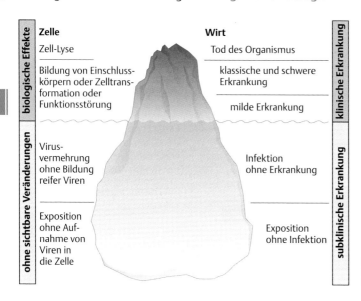

Abb. 3.4 Eisbergkonzept der viralen Infektion. Auswirkung eines Virusinfekts auf der Ebene der Zelle bzw. des Wirtes.

3.2.4 Der Verlauf von Virusinfektionen
Die Virusinfektion kann im Menschen unterschiedlich verlaufen:
- **Inapparente Infektion:** Es kommt zu Viruslatenz oder -vermehrung ohne Krankheitserscheinungen.
- **Klinisch-manifeste Infektion:** Krankheitserscheinungen werden sichtbar. Es muss zwischen perakuter, akuter, subakuter und chronischer Infektion unterschieden werden.
- **Persistierende bzw. latente Infektion:** Das Virus bleibt lebenslang im Wirt und kann sich ständig (z. B. HIV) oder periodisch vermehren (z. B. HHV 1/2). Hierbei ist von Bedeutung, dass eine Repression von Viren vorliegen kann, die in das Wirtszellgenom integriert sind. Die Infektion ist dann latent und kann durch Inaktivierung des Repressors in eine lytische Infektion mit Virusproduktion und damit zusammenhängendem Zelluntergang übergehen. Die Persistenz kann aber auch u. U. zunächst klinisch stumm verlaufen, wenn Zellteilung und Virusreplikation nebeneinander stattfinden.
- **Infektion mit onkogenem Potenzial:** Die Transformation der Wirtszelle zur Tumorzelle kann folgendermaßen induziert werden:
  - durch Integration von viralen Onkogenen (z. B. vom Retrovirus HTLV-1) in das Wirtszellgenom
  - durch Insertion des Provirus in die Nähe eines zellulären Protoonkogens
  - durch Wechselwirkung von viralen Proteinen (z. B. von HPV, EBV oder Adenoviren) mit Tumorsuppressorproteinen der Wirtszelle (p53, pRB).

- Nach einer Virusinfektion können immunpathologische Folgekrankheiten entstehen (z. B. bei chronischer Hepatitis-B).
- Eine Slow-Virus-Infektion zeichnet sich durch eine sehr lange Inkubationszeit und chronisch-progredienten Verlauf der Erkrankung aus – z. B. die subakute sklerosierende Panenzephalitis, SSPE (S. 291).

MERKE

Gerade Virusinfektionen verlaufen im Vergleich zu bakteriellen Infektionen häufig subklinisch. Die beobachteten klinisch-manifesten Erkrankungen stellen daher nur die Spitze eines infektiologischen Eisbergs dar (Abb. 3.4).

3.3 Die Diagnostik viraler Erkrankungen

 Key Point
Die meisten Virusinfektionen werden heutzutage serologisch oder durch Nukleinsäurenachweis diagnostiziert.

3.3.1 Die Materialabnahme
Für den serologischen Antikörpernachweis wird Vollblut gewonnen.

 Praxistipp
Das Blut darf bei Abnahme und Lagerung nicht hämolytisch werden. Vollblut sollte nach Abnahme mindestens eine Stunde ausgerinnen und erst danach (meistens im Labor) bei 3 000 UpM für 10 min zentrifugiert werden.

Das resultierende Serum wird dann für die Untersuchung eingesetzt. EDTA-Blut oder Heparin-Blut kann sofort zentrifugiert werden. Der Überstand, das Plasma, ist z. B. für den ELISA, den Immunfluoreszenztest und den Hämagglutinations-Hemmtest geeignet, nicht aber für den Neutralisationstest oder die Komplement-Bindungs-Reaktion.

Durch eine Antikörper-Untersuchung aus Liquor oder Kammerwasser des Auges zusammen mit einer parallel entnommenen Serumprobe kann man eine lokale Synthese von erregerspezifischen Antikörpern im ZNS oder im Auge aufdecken.

Für den direkten Erregernachweis sollten die Untersuchungsmaterialien möglichst früh nach Einsetzen der Symptome entnommen werden. Je nach klinischer Situation werden Blut, Liquor, Bläscheninhalt, Gewebe u. a. eingesetzt.

Exkurs
___

Transportmedien für die Virusanzucht
Material für die Virusanzucht darf während des Transports nicht austrocknen. Daher überführt man die Untersuchungsmaterialien in ein Transportmedium, in dem die Viren unbeschadet überleben können. Als Grundlage eines solchen Transportmediums kann z. B. das Zellkulturmedium Eagle's MEM dienen. Es wird mit Phenolrot als pH-Indikator unter Zusatz von 0,5 %igem Rinderalbumin, 100 IE/ml Penicillin, 1 mg/ml Streptomycin, 500 µg/ml Neomycin und 50 E/ml Nystatin verwendet.
___

Die Proben für die Virusanzucht sollten das Labor möglichst rasch erreichen, gekühlt transportiert und vorher dem Labor angekündigt werden.

Auch Proben für die PCR sollten das Labor möglichst unverzüglich erreichen. Für Viruslastbestimmungen (vor allem bei HIV, HBV, HCV und CMV) sind weniger als 2 h optimal.

Praxistipp
> Der rasche Transport ist allgemein wichtiger als die Kühlung.

3.3.2 Die Grundlagen virologischer Diagnostik
Das Krankheitsbild bei virologischen Erkrankungen ist oft uncharakteristisch mit grippeähnlichen Symptomen. Daher kommen differenzialdiagnostisch häufig verschiedene Viren, aber auch andere Mikroorganismen in Betracht.

Bakterielle Infektionen lassen sich häufig von viralen Infektionen abgrenzen: Typischerweise ist bei **Virusinfektionen** im Blutbild eine **Lymphozytose** und **keine Erhöhung** des C-reaktiven Proteins oder des Procalcitonins zu beobachten; bei **Bakterien** wiederum ist eine **Leukozytose** typisch.

Die Diagnose von Virusinfektionen beruht einerseits auf dem Virusnachweis (oft durch PCR, seltener durch Virusisolierung und - heute kaum noch durchgeführt - durch Elektronenmikroskopie) oder dem Nachweis virusspezifischer Antikörper des Wirtsorganismus.

Praxistipp
> Wie bei allen Infektionskrankheiten ist der direkte Erregernachweis kurz nach Erkrankungsbeginn erfolgversprechender, während ungefähr 3 Wochen nach Infektion der spezifische Antikörpernachweis zur Diagnose führen kann.

Die Untersuchungsverfahren
Für den Nachweis spezifischer Antikörper stehen verschiedene serologische Verfahren (S. 92) zur Verfügung, die zum größten Teil auch bei anderen mikrobiologischen Fragestellungen eingesetzt werden.
— Eine Ausnahme stellt der Neutralisationstest (NT) dar, der vor allem zum Nachweis von Infektionen durch Enteroviren (z. B. ECHO, Coxsackie) eingesetzt wird: Bei diesem Test wird Patientenserum zu einer Zellkultur gegeben, die mit dem gesuchten Virus infiziert ist. Enthält das Patientenserum virusspezifische Antikörper, hemmen diese das Fortschreiten der Infektion in der Zellkultur. Ein positiver Antikörpernachweis wird also z. B. dadurch angezeigt, dass sich in der Zellkultur kein zytopathischer Effekt ausbildet (Abb. 3.5).
— Beim Hämagglutinations-Hemmtest (HHT) nutzt man die Fähigkeit bestimmter Viren (z. B. Rötelnvirus) aus, Erythrozyten zu agglutinieren. Die virusspezifischen Antikörper werden dann dadurch nachgewiesen, dass sie die Hämagglutination hinzugegebener Testviren hemmen.

Der Virusnachweis ist außerdem möglich durch:
— Anzucht des Erregers in der Zellkultur
— Nachweis von viralen Antigenen, z. B. mithilfe der direkten Immunfluoreszenz, IFT (S. 94), im Antigen-ELISA (z. B. Hepatitis-B-surface-Antigen [HBsAg] in Serum oder Rota- und Adenoviren in Stuhl)
— Elektronenmikroskopie
— Nachweis von viralen Nukleinsäuren, z. B. mit der Polymerase-Kettenreaktion.

3

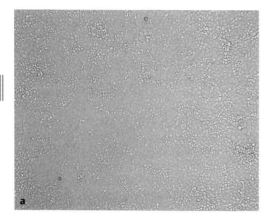

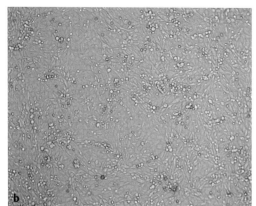

Abb. 3.5   (**a**) Zellkultur von nicht infizierten RK13-Zellen (RK = rabbit kidney); (**b**) zytopathischer Effekt 7 Tage nach Infektion mit Rubellavirus. Durch Zugabe von antikörperhaltigem Patientenserum ließe sich die Ausbildung des zytopathischen Effekts in der infizierten Zellkultur verhindern. (mit freundlicher Genehmigung des Nationalen Referenzzentrums MMR, Robert-Koch-Institut, Berlin)

Die Auswahl der Untersuchungsverfahren

Eine Virusisolierung kann z. B. bei Verdacht auf Entero-, Influenza-, HIV- und Zytomegalieviren versucht werden. Sie ist eine Voraussetzung für die Differenzierung von Virusstämmen oder für die phänotypische Bestimmung von Virostatika-Resistenzen.
Antigennachweise mit der direkten Immunfluoreszenz werden z. B. für das Zytomegalievirus, Herpes-simplex-Virus, Varizella/Zoster-Virus und bei respiratorischen Viren (Influenza-, Parainfluenza, Adeno- und Respiratory-Syncytial-Viren) eingesetzt.
Die Polymerase-Kettenreaktion eignet sich prinzipiell für den Nachweis aller wichtigen Viren. Sie wird heute insbesondere angewendet für den quantitativen (Viruslast-)Nachweis von Hepatitis-B- und Hepatitis-C-Viren, HIV und CMV. Daneben wird die PCR für den qualitativen Nachweis von HSV, VZV, EBV, HHV 6 und HHV 8 sowie für viele weitere Viren herangezogen.

Praxistipp
Es sollte beachtet werden, dass der Nachweis persistierender Viren u. U. keinen Krankheitswert hat und deshalb bei der Auswahl der Untersuchungsmaterialien und der Interpretation positiver PCR-Befunde eine gute Zusammenarbeit mit dem Mikrobiologen bzw. Virologen zielführend ist.

Wegen des hohen Zeit- und Arbeitsaufwands ist die Bedeutung der Elektronenmikroskopie und der Erregeranzucht in der Zellkultur heute für den Routinealltag gering. Diese Verfahren bleiben speziellen Fragestellungen vorbehalten.

3.4 Die antiviralen Chemotherapeutika und Prophylaxe

Key Point
Die Entwicklung antiviraler Medikamente hat in den vergangenen Jahren nahezu revolutionäre Neuerungen erbracht. Die wichtigsten Indikationen für eine antivirale Therapie sind:
— Influenza
— Infektionen mit Herpesviren
— HIV-Infektion
— Hepatitis-B und -C.
Die antivirale Chemotherapie setzt an den verschiedenen Phasen des viralen Lebenszyklus an.

3.4.1 Die antivirale Therapie
Die Therapie der Influenza
Bei der Therapie der Influenza (S. 242) setzt man auf zwei verschiedene Angriffspunkte (Tab. 3.2):
— Eine Inhibierung der Penetration und des Uncoatings von Influenza-A-Virus kann durch M2-Hemmer (Amantadin und Rimantadin) bewirkt werden.
— Neuraminidase-Hemmer wie Zanamivir oder Oseltamivir inhibieren hingegen die Freisetzung von Influenza-Viren aus der infizierten Zelle.

Die Therapie von Herpes-Infektionen
Wichtige Angriffsziele sind auch virale Enzyme wie Polymerasen, weil sie in Wirtszellen nicht bzw. nur in verwandter Form vorkommen. Diese Therapie-

Tab. 3.2		
Therapeutika gegen Influenza-Viren.		
Angriffsziel	**viraler Lebenszyklus**	**Wirkstoff**
M2-Ionenkanal	Uncoating	Amantadin, Rimantadin
Neuraminidase	Virusfreisetzung aus infizierter Zelle	Zanamivir, Oseltamivir

Tab. 3.3	
Nukleosid- und Nukleotidanaloga zur Hemmung der viralen DNA-Polymerase bei Herpes-Infektionen (vgl. Tab. 3.6).	
Virus	**Wirkstoff**
Humanes Herpesvirus 1 und 2 (**HSV 1/2**)	Aciclovir (Acycloguanosin)
	Famciclovir/Penciclovir (Hydroxymethylbutylguanin) Valaciclovir (oral dem Aciclovir überlegen) Foscarnet (Phosphonoameisensäure)
Humanes Herpesvirus 1 (**HSV 1**)	Brivudin (Bromovinyldeoxyuridin)
Humanes Herpesvirus 3 (**VZV**)	Aciclovir (Acycloguanosin)
	Famciclovir/Penciclovir (Hydroxymethylbutylguanin) Valaciclovir (oral dem Aciclovir überlegen) Foscarnet (Phosphonoameisensäure)
	Brivudin (Bromovinyldeoxyuridin)
Humanes Herpesvirus 4 (**EBV**)	Aciclovir (Acycloguanosin) bei Haarleukoplakie und als Therapieversuch bei schweren EBV-Infektionen
Humanes Herpesvirus 5 (**CMV**)	Valganciclovir/Ganciclovir (Dihydroxymethylguanin) Foscarnet (Phosphonoameisensäure) Fomivirsen
	Cidofovir (Cytosin-Nukleotidanalogon); bei CMV-Retinitis
	Valaciclovir; nur zur Prophylaxe nach Nierentransplantation
Humanes Herpesvirus 8 (**KSHV**)	Cidofovir, off-label

strategie wird vor allem bei Infektionen mit Viren aus der Familie der Herpesviridae eingesetzt. Dabei werden Nukleosid- oder Nukleotidanaloga eingesetzt, die verhindern, dass die virale DNA-Polymerase korrekt arbeiten kann (Tab. 3.3).

Aciclovir: Als Beispiel für einen Hemmstoff der viralen DNA-Polymerase ist Aciclovir zu nennen. Es handelt sich hierbei um ein Nukleosid-Analogon, das von der DNA-Polymerase bestimmter Herpesviren in die wachsende DNA-Kette eingebaut wird. Die chemische Struktur des Aciclovirs unterscheidet sich von den natürlichen Nukleosiden dadurch, dass eine Hydroxyl-Gruppe an Position 3 der Desoxyribose fehlt. Dadurch kann keine Verknüpfung mehr zum nächsten Nukleosid hergestellt werden, sodass es zum DNA-Kettenabbruch kommt.

Aciclovir wirkt vor allem auf die virale DNA-Polymerase, seine Affinität zu zellulären DNA-Polymerasen ist sehr viel geringer. Außerdem besitzen nur die betreffenden Herpesviren 1, 2 und 3 eine Thymidinkinase, die das Aciclovir („Prodrug") in das Monophosphat (Nukleotid) umwandeln kann. Das Monophosphat wird dann von zellulären Enzymen weiter zum Nukleosidtriphosphat, dem eigentlichen Wirk-

stoff, prozessiert. Da Aciclovir gut vertragen wird, ist es das Mittel der Wahl bei generalisierten HSV- und VZV-Infektionen. Humane Herpesviren 4 (EBV) besitzen zwar nicht die Thymidinkinase, dennoch wird Aciclovir in schweren Fällen einer EBV-Infektion auch als therapeutische Option angesehen.

> **MERKE**
>
> Die zelleigene Thymidinkinase akzeptiert Aciclovir nicht als Substrat, daher kann der eigentliche **Wirkstoff** nur in den **virusinfizierten Zellen** generiert werden.

Foscarnet (= Phosphonoameisensäure): Hierbei handelt es sich um ein Analogon zu Pyrophosphat, das beim Einbau von Nukleosid-Triphophaten in die DNA anfällt. Es bindet an die Pyrophosphatbindungsstelle der Polymerasen und inhibiert damit DNA-Polymerasen und reverse Transkriptasen und wird z. B. zur Therapie gegen Humanes Herpesvirus 5 (CMV) eingesetzt.

Die Therapie von HIV-Infektionen

Die größte Entwicklung in der antiviralen Therapie hat sich auf dem Gebiet von HIV ergeben (Tab. 3.4). Als Angriffsziele dienen hier:
- die proteolytische Spaltung von viralen Precursor-Proteinen durch Proteasen
- die virale reverse Transkriptase
- die virale Integration in die Zellmembran von CD4$^+$-T-Zellen
- die Zellinvasion
- die Integration in das Wirtszellgenom.

Protease-Inhibitoren: Das virale gag-pol-Polyprotein wird normalerweise durch eine virale Protease gespalten. Wird dieser Vorgang durch Protease-Inhibitoren (wie z. B. Lopinavir) gehemmt, entstehen nichtinfektiöse Viruspartikel.

Nukleosidische Reverse-Transkriptase-Inhibitoren (NRTI): Nukleosidanaloga bzw. nukleosidische reverse-Transkriptase-Inhibitoren sind Inhibitoren der viralen reversen Transkriptase, die normalerweise die virale RNA in DNA umschreibt. Die NRTI werden kompetitiv anstelle der zellulären Nukleoside in die neu zu bildende DNA eingebaut. Dabei treten Behinderungen der Doppelstrangbindungen auf, die schließlich zum DNA-Strangabbruch führen. Wichtige NRTI sind z. B. Abacavir und Lamivudin.

Nicht-Nukleosidische Reverse-Transkriptase-Inhibitoren (NNRTI): Substanzen wie z. B. Nevirapin, Efavirenz und Delavirdin binden direkt in der Nähe der Substratbindungsstelle für Nukleoside an das virale Enzym reverse Transkriptase und behindern dadurch die reverse Transkription.

Tab. 3.4

Therapeutika gegen HIV.

Angriffsziel	Prinzip	Wirkstoff
virale Protease	Proteasehemmer	1. Generation: Saquinavir, Indinavir 2. Generation: Darunavir, Saquinavir/Ritonavir 3. Generation: Amprenavir, Atazanavir, Fosamprenevir, Lopinavir/Ritonavir, Nelfinavir 4. Generation: Tipranavir
virale reverse Transkriptase	Nukleosidische reverse-Transkriptase-Inhibitoren (NRTI)	Zidovudin (Azidothymidin/AZT) = Thymidin-Analogon Stavudin (d4T) = Thymidin-Analogon Lamivudin (3TC), Emtricitabin (FCT) = Cytidin-Analogon Zalcitabin (ddC) = Cytidin-Analogon Didanosin (ddI) = Inosin-Analogon Abacavir (ABC) = Guanosin-Analogon
	Nukleotidische reverse-Transkriptase-Inhibitoren (NtRTI) bzw. Nukleotidanalogon	Tenofovir
	Nicht-nukleosidische reverse-Transkriptase-Inhibitoren (NNRTI)	1. Generation: Delavirdin, Efavirenz, Nevirapin 2. Generation: Etravirin, Rilpivirin
	Pyrophosphatanalogon	Foscarnet
virale Integration	Fusionshemmer	Enfuvirtide
	Hemmer der retroviralen Integrase	Raltegravir
virale Zellinvasion	Chemokin-Korezeptor-5-Blocker	Maraviroc

Pyrophosphatanalogon: Auch bei HIV-Infektionen kann Foscarnet im Rahmen der Therapie eingesetzt werden.

Fusionshemmer: Enfuvirtide bindet an das virale Transmembranprotein gp41 und hemmt dadurch die virale Integration des Virus in die Zellmembran von CD4$^+$-T-Zellen (Entry-Inhibitor). Raltegravir hemmt die retrovirale Integrase.

Chemokin-Korezeptor-5-Blocker: Maraviroc verhindert das Eindringen von HIV in die Zellen.

Die Therapie von Hepatits-B- und -C-Virusinfektionen

Da die durch HBV und HCV verursachte Hepatitis auf der Induktion immunpathologischer Mechanismen durch die Viren besteht, werden für die Therapie bis jetzt sowohl antivirale Therapeutika als auch Immunmodulatoren eingesetzt.

Der Therapieerfolg wird vor allem bei Infektionen durch HIV, HBV, HCV und CMV durch Viruslastbestimmungen mithilfe der quantitativen PCR bestimmt.

Die antivirale Kombinationstherapie

Bei einigen chronischen Virusinfekten ist die Wahrscheinlichkeit dafür, dass die Infektion klinisch manifest wird, erst oberhalb einer bestimmten Viruskonzentration bzw. Viruslast von Bedeutung. Insbesondere bei chronischen Virusinfektionen werden Kombinationen von Wirkstoffen mit unterschiedlichen Angriffspunkten eingesetzt. Hierbei kann das Virus zwar meistens nicht eliminiert werden, das Ziel liegt aber in einer Senkung der Viruslast.

Kombinationen von antiviralen Medikamenten kommen z. B. bei der HIV-Infektion (Polymerasehemmstoffe und Proteasehemmstoffe) oder bei der Hepati-

Tab. 3.5

Therapeutika gegen Hepatitis-B und -C.

Virus	Angriffsziel	Prinzip	Wirkstoff
HBV	virale DNA-Polymerase	Nukleotidanaloga	Adefovir Tenofovir
	virale reverse Transkriptase	Nukleosidische reverse-Transkriptase-Inhibitoren (NRTI)	Lamivudin Entecavir Telbivudin
	Immunsystem	Immunmodulation	Interferon-α
HCV	virale Protease	Proteasehemmer	Boceprevir Telaprevir
	viraler RNA-Metabolismus	Purinanalogon	Ribavirin
	Immunsystem	Immunmodulation	Interferon-α

tis-B und -C zur Anwendung (Interferon-α und Nukleosid-Analoga bzw. Proteasehemmer). Die antivirale Therapie wird hierbei meistens kontinuierlich fortgesetzt (z. B. bei HIV) oder für eine bestimmte Dauer zur nachhaltigen Senkung der Viruslast (z. B. HBV und HCV) angewandt.

3.4.2 Resistenzentwicklung bei der antiviralen Therapie
Wie auch bei der Verwendung von Antibiotika muss bei der antiviralen Therapie insbesondere von chronischen Infektionen mit dem Auftreten von resistenten Varianten gerechnet werden. Eine derartige Resistenz kann u. U. in der Zellkultur geprüft werden (z. B. bei HIV und CMV). Alternativ können Mutationen, die zur Resistenz führen, durch PCR-Amplifikation und anschließende Sequenzierung der relevanten viralen Nukleinsäureabschnitte ermittelt werden (z. B. HBV, HCV, HIV und CMV).

3.4.3 Prophylaxe und Hygienemaßnahmen
Trotz der rasanten Erfolge bei der Entwicklung neuer antiviraler Therapeutika steht die Prophylaxe bei Virusinfektionen weiterhin im Vordergrund und sollte daher stets konsequent und adäquat durchgeführt werden.

MERKE

Viruserkrankungen können u. U. sowohl durch eine Expositionsprophylaxe als auch durch eine Dispositionsprophylaxe verhindert werden:
- **Expositionsprophylaxe** = Vermeidung des Viruskontaktes
- **Dispositionsprophylaxe** = Vermeidung der Erkrankung.

Es sollte selbstverständlich sein, dass im Krankenhaus möglichst Einmalartikel verwendet werden. Medizinische Geräte (wie z. B. Endoskope, Zahnbohrer oder Nasenspekula) sind nach Gebrauch sachgemäß zu desinfizieren.
Nosokomiale Virusinfektionen sind auf Frühgeborenen-, Säuglings- und Kinderstationen sowie bei Transplantatempfängern und auf onkologischen Stationen besonders gefürchtet. Vor allem Personen, die Virusinfekte inapparent durchmachen, übertragen die Infektion.

Die Gefahren auf Säuglingsstationen
Auf Säuglingsstationen besteht eine Gefährdung durch Humane Herpesviren 1 und 2 (Herpes simplex), wobei ein reaktivierter Gesichts- oder Lippenherpes von Kontaktpersonen eine Ansteckungsquelle darstellt.

An Varizellen erkrankte Kinder sollen wegen der hohen Kontagiosität streng isoliert oder besser entlassen werden.
Rotaviren und Respiratory-Syncytial-Viren können sich insbesondere in Säuglings- und Kinderstationen epidemieartig ausbreiten und zu Durchfällen (Rotaviren) oder lebensgefährlichen überblähten Lungen (Respiratory-Syncytial-Virus) führen.
Die zu den Enteroviren gehörenden Coxsackieviren können bei Säuglingen eine gefürchtete Myokarditis verursachen.

Die Gefahren auf Dialyse- und Intensivstationen
Auf Dialyse- und Intensivstationen bestehen Ansteckungsgefahren mit parenteral übertragbaren Viren, wie z. B. HIV, HBV und HCV.
Bei Transplantationen können verschiedenste Viren mit dem Organ übertragen werden. Durch Blutuntersuchungen des Spenders lassen sich vor allem Infektionen durch HIV, HBV und HCV weitgehend verhindern. Als Probleme bleiben oft aber Zytomegalie, EBV (Transfusionsmononukleose) und HHV 6/7/8.
Ferner können Viren in der Phase einer akuten Infektion über das Blut sowie zusammen mit Organen übertragen werden, wie Masern-, Hepatitis-A- oder (sehr selten) Tollwut-Viren.

Fallbeispiel

Nach einer Pauschalreise in Ägypten leidet ein 43-jähriger Handelsvertreter unter Fieber bis 39,5 °C, Durchfall und Schmerzen im rechten Oberbauch. Der konsultierte Hausarzt veranlasst eine Stuhluntersuchung und nimmt Blut für die Bestimmung von Leberenzymen ab, weil die Skleren gelblich verändert erscheinen. Im Stuhl finden sich keine darmpathogenen Bakterien oder Parasiten; die Transaminasen sind erhöht. Bei der Zweitvorstellung wenige Tage später hat sich der Sklerenikterus deutlich verschlechtert. Erst jetzt gibt der Patient an, während seines Urlaubs viele Austern und anderes „Seafood" gegessen zu haben. Daraufhin nimmt der Arzt eine Hepatitisserologie ab und verordnet dem Patienten Bettruhe, körperliche Schonung und Schonkost. Das serologische Ergebnis bestätigt den Verdacht auf Hepatitis A.

3.5 Die Systematik der Viren

 Key Point
Viren werden in Abhängigkeit ihrer Nukleinsäure (Abb. 3.6), dem Aufbau des Kapsids und des Vorhandenseins einer Hülle in vier große Gruppen eingeteilt und hier systematisch besprochen:
- behüllte DNA-Viren
- nackte DNA-Viren
- behüllte RNA-Viren
- nackte RNA-Viren.

3

	Mit Hülle		Ohne Hülle	
DNA	**Hepadnaviridae (I)**	HBV	**Adenoviridae (I)**	Adenovirus
	Herpesviridae (I)	HHV 1 = HSV 1	**Papillomaviridae (I)**	HPV
		HHV 2 = HSV 2	**Polyomaviridae (I)**	JCV
		HHV 3 = VZV		BKV
		HHV 4 = EBV	**Parvoviridae* (I)**	Parvovirus B19
		HHV 5 = CMV		
		HHV 6		
		HHV 7		
		HHV 8 = KSHV		
	Poxviridae (K)	Variola-Virus		
RNA	**Arenaviridae (K)**	LCMV	**Astroviridae (I)**	Astrovirus
		Lassa-Virus	**Hepeviridae (I)**	HEV
		Guanarito-Virus	**Caliciviridae (I)**	Norovirus
		Junin-Virus	**Picornaviridae (I)**	Coxsackievirus
		Machupo-Virus		ECHO-Virus
	Flaviviridae (I)	HCV		Poliovirus
		FSME-Virus***		HAV
		Dengue-Virus		Rhinovirus
		Gelbfieber-Virus	**Reoviridae** (I)**	Rotavirus
		Japan-B-Encephalitis-Virus		
		Kyasanur-Forest-Virus		
		Omsk-HFV		
		Usutu-Virus		
		West-Nil-Virus		
	Retroviridae (I)	HIV		
	Togaviridae (I)	Rötelnvirus		
		Chikungunya-Virus		
	Bunyaviridae (H)	Puumalavirus		
		Dobravavirus		
		Hantaanvirus		
		Krim-Kongo-HFV		
		Rift-Valley-Fieber-Virus		
		Pappataci-Fieber-Virus		
	Coronaviridae (H)	Coronavirus		
	Filoviridae (H)	Ebolavirus		
		Marburgvirus		
	Orthomyxoviridae (H)	Influenzavirus		
	Paramyxovirus (H)	Parainfluenza-Virus		
		Respiratory-Syncytial-Virus		
		Masernvirus		
		Mumpsvirus		
		Hendra-Virus		
		Nipah-Virus		
	Rhabdoviridae (H)	Tollwut-Virus		

Abb. 3.6   Systematik der Virusfamilien mit den jeweils wichtigsten Vertretern.
Die Kapsidstruktur der Viren ist wie folgt angegeben: I = Ikosaedrisch, K = Komplex, H = Helikal.
* = ssDNA, ** = dsRNA, *** auch als Tick-Borne Encephalitis (TBE) Virus bezeichnet.

3.5.1 Die Doppelstrang-DNA-Viren mit Lipidhülle

Hepadnaviridae

Hepatitis B-Virus (HBV)

Das HBV (S. 221) kommt nur beim Menschen vor und zeigt weltweit die höchste Prävalenz unter allen Hepatitisviren. Der Mensch infiziert sich vor allem parenteral durch Sexual- oder Blutkontakt sowie durch Mutter/Kind-Kontakte.

Ungefähr 85 % aller HBV-Infektionen verlaufen klinisch inapparent. Die klinischen Symptome der HBV-Infektion beruhen vor allem auf immunpathologischen Mechanismen. Bei der Hepatitis-B stehen Schmerzen im rechten Oberbauch sowie als Zeichen des Leberschadens eine Dunkelfärbung des Urins (Bilirubinurie), heller Stuhl, eine Transaminasenerhöhung und eine Bilirubinämie im Vordergrund. An den Skleren ist meistens ein Ikterus erkennbar. Später kann sich eine Leberzirrhose entwickeln, die im schlimmsten Fall in ein hepatozelluläres Karzinom übergeht.

Die Diagnostik der Hepatitis-B beruht auf dem serologischen Nachweis viraler Antigene und der gegen sie gerichteten Antikörper sowie dem DNA-Nachweis mithilfe der PCR.

Hepatitis-Delta-Virus (HDV)

Das Hepatitis-Delta-Virus (HDV) ist ein inkomplettes RNA-Virus, das sich nur in Gegenwart des HBV vermehren kann, weil Letzteres die Hüllmembran (HBs-Antigene) für HDV liefert. HDV wird wie HBV parenteral übertragen und kommt endemisch vor allem in Rumänien sowie Teilen von Afrika und Südamerika vor.

Die HDV-Infektion (S. 224) kann serologisch durch Bestimmung spezifischer Antikörper sowie mithilfe der RT-PCR (PCR nach reverser Transkription) nachgewiesen werden.

Herpesviridae

Es werden 8 humane Herpesviren (HHV) unterschieden, die jeweils spezifische Krankheiten verursachen (Tab. 3.6).

> **MERKE**
>
> Allen Herpesviren gemeinsam ist, dass sie nach akuter Infektion lebenslang im Zellkern der Wirtszelle in episomaler Form **persistieren** und bei Abwehrschwäche **reaktivieren** können.

Die Subfamilien der Herpesviridae unterscheiden sich folgendermaßen:

- Alpha-Herpesviren sind nach schneller Replikation zelllytisch aktiv und persistieren dann lebenslang in Ganglienzellen (neurotrope Herpesviren).

Tab. 3.6

Übersicht über die Herpesviren (vgl. Tab. 3.3).

Bezeichnung	Synonym (Abkürzung)	Subfamilie (Herpesviridae)
HHV 1	Herpes-simplex-Virus 1 (HSV 1)	Alpha
HHV 2	Herpes-simplex-Virus 2 (HSV 2)	Alpha
HHV 3	Varizella-Zoster-Virus (VZV)	Alpha
HHV 4	Epstein-Barr-Virus (EBV)	Gamma
HHV 5	Humanes Zytomegalievirus (HCMV)	Beta
HHV 6		Beta
HHV 7		Beta
HHV 8	Kaposi-Sarkom-assoziiertes Herpesvirus (KSHV)	Gamma

- Beta-Herpesviren replizieren langsam, führen zu starker Vergrößerung der infizierten Zellen (Zytomegalie) und persistieren in Granulozyten und Lymphozyten (lymphotrope Herpesviren).
- Gamma-Herpesviren persistieren in B-Lymphozyten (lymphotrope Herpesviren) und haben ein onkogenes Potenzial.

Humanes Herpesvirus 1 und 2 (Herpes-simplex-Viren, HSV)

HHV 1 und 2 kommen weltweit nur beim Menschen vor. Die Infektion (S. 285) erfolgt durch direkten Kontakt (Kuss, Geschlechtsverkehr) oder durch Tröpfchen- bzw. Schmierinfektion. Nach akuter Infektion wandert das Virus retrograd entlang der Nervenbahnen in die regionalen Ganglien ein und verbleibt dort episomal im latenten Stadium.

> **MERKE**
>
> Mehr als 90 % aller Erwachsenen sind latent mit **HHV 1** und 10–30 % mit **HHV 2** infiziert. Durch externe Reize kann eine endogene **Reaktivierung** mit Rezidiv ausgelöst werden.

Dabei werden neue Viruspartikel gebildet, die aus den Ganglien entlang der Axone wieder in die Haut- bzw. Schleimhautperipherie wandern. Die Haut-/Schleimhautmanifestationen zeigen sich als Bläschen, die bei HHV 1 vor allem im Mundbereich und bei HHV 2 im Genitalbereich auftreten. Darüber hinaus können u. a. eine Keratokonjunktivitis und bei Immunsuppression eine gefürchtete generalisierte Infektion auftreten.

Die perinatale Übertragung von HHV 2 bzw. die postnatale Übertragung von HHV 1 (z. B. aktiver Lippenherpes beim Vater!) kann zur Herpesenzephalitis Neugeborener (S. 324) führen.

Die Infektion wird meistens durch Virusanzucht oder PCR-Nachweis aus Bläscheninhalt oder Liquor diagnostiziert.

3

Humanes Herpesvirus 3 (Varizella-Zoster-Virus, VZV)

VZV ist ebenfalls ein weltweit vorkommendes neurotropes Virus, das durch Tröpfchen-, Schmier- oder aerogene Infektion übertragen wird. Die lebenslange Persistenz findet in den dorsalen, sensorischen Spinalganglien statt. Die Seroprävalenz im jungen Erwachsenenalter beträgt mehr als 90 %.

Das klinische Bild der Primärinfektion imponiert als Windpocken bzw. Varizellen (S. 287), bei denen ein makulopapulöses generalisiertes Exanthem im Vordergrund steht. Hierbei kommen alle Effloreszenzstadien (Bläschen, Pusteln, Papeln, Krusten) nebeneinander vor („buntes Exanthem"). Bei stärkerer Immunschwäche kann eine endogene Reaktivierung entlang der Nervenbahnen stattfinden, die als sogenannte Gürtelrose streng auf das von der infizierten Nervenbahn betroffene Dermatom begrenzt ist.

Neben der serologischen Antikörperbestimmung wird für die Diagnostik die Virusanzucht oder PCR aus Bläscheninhalt, Liquor oder Gewebe durchgeführt.

Humanes Herpesvirus 4 (Epstein-Barr-Virus, EBV)

EBV kommt weltweit beim Menschen vor und gehört zu den lymphotropen *Gammaherpesviridae* mit onkogenem Potenzial. Hierzulande beträgt die Seroprävalenz des Erwachsenen mehr als 90 %.

Nach Tröpfcheninfektion kann es zum Pfeifferschen Drüsenfieber – infektiöse Mononukleose (S. 239) – kommen, die vor allem aus einer Pharyngitis, einer Hepatosplenomegalie sowie durch atypische mononukleäre T-Lymphoblasten im Blutbild auffällt. Das Virus persistiert nach der Primärinfektion lebenslang in B-Lymphozyten; es hat ein onkogenes Potenzial und kann die Wirtszellen immortalisieren und transformieren. So sind

- ein Teil der Hodgkin-Lymphome,
- das in Afrika vor allem bei Kindern vorkommende Burkitt-Lymphom und
- das südostasiatische Nasopharynxkarzinom

mit einer EBV-Infektion assoziiert.

Die EBV-Infektion wird serologisch durch Bestimmung spezifischer Antikörper sowie durch PCR-Verfahren diagnostiziert.

Humanes Herpesvirus 5 (Humanes Zytomegalievirus, HCMV bzw. CMV)

Das CMV kommt weltweit nur beim Menschen vor und wird durch Speichel und andere Körperflüssigkeiten, z. B. beim Küssen oder Geschlechtsverkehr, übertragen. Ungefähr 90 % aller Infektionen verlaufen asymptomatisch. Ansonsten ist das Krankheitsbild der Primärinfektion mononukleoseähnlich. Dabei weisen die infizierten Zellen charakteristische zytomegale Veränderungen (Eulenaugen) auf. HCMV persistiert lebenslang in Granulozyten und Lymphozyten sowie in der Speicheldrüse. CMV ist einerseits als Erreger einer pränatalen Infektion (S. 324) gefürchtet und kann andererseits bei Immunsuppression im Rahmen einer Reaktivierung zu einer interstitiellen Pneumonie oder zu einer Chorioretinitis führen.

Die Diagnostik erfolgt serologisch durch Bestimmung spezifischer Antikörper, durch die PCR, den Immunfluoreszenznachweis des pp65-Antigens in Leukozyten sowie durch Virusisolierung für den Direktnachweis.

Humanes Herpesvirus 6

HHV 6 infiziert vor allem Säuglinge und Kleinkinder, sodass mit 2 Jahren ca. 95 % aller Kinder seropositiv sind. Nach Übertragung durch Tröpfchen oder Speichel entwickelt sich bei einem kleinen Prozentsatz der Infizierten das Exanthema subitum, das auch als Drei-Tage-Fieber (S. 293) bezeichnet wird. Die Viruspersistenz erfolgt in CD4$^+$ T-Lymphozyten.

Die Diagnose wird durch PCR aus Rachenspülwasser oder Speichel oder serologisch durch Antikörperbestimmung gestellt.

Humanes Herpesvirus 7

HHV 7 verursacht ein Krankheitsbild, das der infektiösen Mononukleose sehr ähnelt. Dieses Virus wird in Speichelproben von 75 % aller Erwachsenen gefunden. Es ist jedoch nicht immer ein klinisches Bild vorhanden.

Humanes Herpesvirus 8 (Kaposi-Sarkom-assoziiertes Herpesvirus, KSHV)

HHV 8 wird durch Speichel oder Geschlechtsverkehr übertragen und persistiert in Epithel-, Endothel- und Spindelzellen von Haut und Schleimhaut. Bei immunsupprimierten Patienten (vor allem AIDS-Patienten) induziert HHV 8 die Angiogenese, sodass es zum Kaposi-Sarkom (S. 397) in Form von malignen Gefäßtumoren vor allem in der Haut kommt.

Die Diagnose erfolgt mithilfe der PCR in den Zellen des Kaposi-Sarkoms oder durch serologische Verfahren.

Poxviridae

Variolavirus

Die Erde ist 1980 von der WHO für pockenfrei erklärt worden. Erreger der Pocken war *Orthopoxvirus variola (Variolavirus)*, das größte humanpathogene Virus. Nach Übertragung durch Tröpfcheninfektion entwickelten 95 % der Infizierten (hoher Manifestationsindex!) die Pocken (S. 288) mit dem typischen Hautausschlag, bei dem die Effloreszenzen jeweils synchron auftreten.

Der Virusnachweis wurde aus Bläscheninhalt durch Elektronenmikroskopie oder Virusanzucht geführt; heute stünde die PCR für den Erregernachweis zur Verfügung.

3.5.2 Die Doppelstrang-DNA-Viren ohne Lipidhülle

> **MERKE**
>
> Im Allgemeinen sind nackte Viren im Gegensatz zu behüllten Viren **umweltresistenter**.

Adenoviridae
Adenovirus
Es gibt mehr als 50 humanpathogene Adenovirus-Serotypen, die durch Tröpfcheninfektion, Kontakt mit kontaminiertem Wasser oder fäkal-oral übertragen werden.
Adenoviren können vor allem bei Säuglingen und Kindern respiratorische und gastrointestinale Erkrankungen verursachen. Bestimmte Serotypen rufen darüber hinaus eine hochkontagiöse Keratokonjunktivitis (S. 346) bei Patienten aller Altersstufen hervor.
Für die Diagnose stehen immunzytologische Methoden und die PCR zum direkten Erregernachweis zur Verfügung.

Papillomaviridae
Humanes Papillomavirus (HPV)
Es kann zwischen mehr als 100 Genotypen des HPV unterschieden werden, die durch direkten Hautkontakt übertragen werden und ein unterschiedliches Potenzial zur Induktion gut- und bösartiger Gewebstumoren haben. So verursachen die HPV-Genotypen 1–4 gutartige Hautwarzen – Verruca vulgaris (S. 292) – die vor allem bei Kindern und Jugendlichen vorkommen. Feig- oder Genitalwarzen – Condylomata acuminata (S. 317) – werden von den HPV-Genotypen 6 und 11 ausgelöst. Neben einigen High-Risk-HPV-Genotypen (z. B. HPV 31, 45) sind weltweit vor allem die Genotypen 16 und 18 verantwortlich für die Entwicklung des Zervixkarzinoms (zweithäufigste Krebserkrankung der Frau) und des Peniskarzinoms.
Die Diagnose wird meistens zytohistologisch gestellt. Zur Prävention des Zervixkarzinoms wird eine Impfung für alle Mädchen im Alter von 12–17 Jahren empfohlen.

Polyomaviridae
JC-Virus
Das weltweit vorkommende JC-Virus wird wahrscheinlich oral bereits im Kindesalter übertragen und persistiert dann lebenslang latent in der Niere,
dem ZNS und wahrscheinlich auch in Leukozyten. Nur bei starker Immunsuppression, vor allem bei AIDS oder Leukämie, kommt es unter einer Reaktivierung zum infausten Krankheitsbild der progressiven multifokalen Leukenzephalitis, kurz PML (S. 339). Die Diagnostik gelingt durch PCR aus Liquor.

BK-Virus
Das BK-Virus kommt weltweit vor und weist große Ähnlichkeiten zum JC-Virus auf. Die Infektion findet vor allem im 2.–5. Lebensjahr wahrscheinlich auf aerogenem Wege statt und führt zur klinisch inapparenten Viruspersistenz in Urothelialzellen. Bei aggressiver immunsuppressiver Therapie nach Nierentransplantation entsteht die Polyomavirus-Nephropathie, PVN (S. 305), die zum Nierenverlust führen kann.
Diagnostisch werden die PCR aus Blut (!) und die Immunhistologie aus Nierengewebe durchgeführt.

3.5.3 Einzelstrang-DNA-Virus ohne Lipidhülle
Parvoviridae
Parvovirus B19
Das Parvovirus B19 besitzt nur eine einzelsträngige DNA und ist mit einem Durchmesser von weniger als 30 nm sehr klein. Die Seroprävalenz beim Erwachsenen beträgt zwischen 40–60 %. Parvovirus B19 ist der Erreger des Erythema infectiosum (S. 293), auch 5. Krankheit genannt, das ein typisches Exanthem mit täglich wechselnden girlandenartigen Figuren (Ringelröteln) zeigt. Außerdem verursacht es aplastische Krisen bei hereditären Anämien und kann bei pränataler Infektion zum Hydrops fetalis (S. 322) führen.
Die Diagnostik erfolgt durch Antikörperbestimmung oder PCR aus Blutproben.

3.5.4 Die RNA-Viren mit Lipidhülle
Arenaviridae
Die Familie der Arenaviridae (Tab. 3.7) besteht aus der Gattung Arenavirus, die sich aus den Altwelt-Arenaviren (mit dem Lassa-Virus und dem LCMV-Virus) und den Neuwelt-Arenaviren (Tacaribe-Komplex mit dem Guanarito-, Junin- und Machupo-Virus) zusammensetzt. Arenaviren sind Erreger des westafrikanischen Lassa-Fiebers und des südamerikanischen hämorrhagischen Fiebers.
Natürliches Reservoir sind Nagetiere, die Übertragung erfolgt durch Nagerexkrete.

Lymphozytäre-Choriomeningitis-Virus (LCMV)
Dieses Virus kommt vor allem in der Hausmaus – seltener im Hamster oder Meerschweinchen – vor und kann von diesen mit dem Speichel, Urin oder den Fäzes ausgeschieden werden und dadurch den Menschen infizieren. Die meisten Infektionen des

3

Tab. 3.7

Übersicht über die Arenaviridae.

Gattung	Virus	Krankheit	Verbreitung
Arenavirus (Altwelt)	Lymphozytäre-Choriomeningitis-Virus (LCMV)	Lymphozytäre Choriomeningitis	weltweit
	Lassa-Virus	Lassa-Fieber	Westafrika
Arenavirus (Neuwelt)	Guanarito-Virus	Venezuelanisches HF	Südamerika (jeweils relativ kleine Endemiegebiete)
	Junin-Virus	Argentinisches HF	
	Machupo-Virus	Bolivianisches HF	

HF = hämorrhagisches Fieber

Tab. 3.8

Übersicht über die Flaviviridae.

Gattung	Virus	Krankheit	Verbreitung
Hepacivirus	Hepatitis-C-Virus	Hepatitis-C	weltweit
Flavivirus	FSME-Virus	FSME (TBE)	Europa
	Dengue-Virus	Dengue-Fieber	SO-Asien (Indonesien), Ozeanien, Karibik, Südamerika
	Gelbfieber-Virus	Gelbfieber	Afrika (Nigeria/Liberia), Südamerika (Peru)
	Japanisches B-Enzephalitis-Virus	Japanische B-Enzephalitis	Japan, China, SO-Asien, Indien
	Kyasanur-Forest-Virus	Kyasanur-Forest-Krankheit	Indien
	Omsk-HF-Virus	Omsk HF	Westsibirien
	Usutu-Virus	Usutu-Fieber	Afrika, Europa
	West-Nil-Virus	West-Nil-Fieber	Afrika, Osteuropa, Nordamerika

FSME = Frühsommer-Meningoenzephalitis, HF = hämorrhagisches Fieber, TBE = Tick-borne Enzephalitis

Menschen verlaufen klinisch inapparent oder mild. Nur in ungefähr 15 % kommt es zur klassischen ZNS-Beteiligung mit aseptischer Meningitis oder Enzephalopathie. Gefürchtet ist die diaplazentare Infektion während der Schwangerschaft, die zum Abort oder zu einem Hydrozephalus, einer Chorioretinitis oder einer Mikrozephalie des Fetus führen kann.

Für die Diagnose werden die RT-PCR oder der serologische Antikörpernachweis eingesetzt.

Lassa-Virus

Als Reservoir für das Lassa-Virus dient die Vielzitzenratte *(Mastomys natalensis)*. Der Mensch infiziert sich durch Aufnahme virushaltigen Staubes, durch kontaminierte Lebensmittel oder durch Kontakt mit infizierten Menschen. Das Lassa-Fieber (S. 384) ist durch eine fiebrige Pharyngitis und einen retrosternalen Schmerz gekennzeichnet. Der hämorrhagische Verlauf geht mit multifokalen Lebernekrosen, einer interstitiellen Pneumonie mit Lungenblutung, Enzephalitis und Multiorganversagen mit hoher Letalität einher.

Diagnostisch wird aus Blut ein Erregernachweis durch RT-PCR, sowie ein Antigen- und Antikörpernachweis durchgeführt.

Praxistipp

Aufgrund der sehr hohen Kontagiosität müssen die Patienten strikt isoliert werden.

Guanarito-, Junin- und Machupo-Virus

Es handelt sich hierbei um Erreger des südamerikanischen hämorrhagischen Fiebers, deren natürliches Reservoir Nagetiere sind. Der Mensch infiziert sich durch virushaltigen Nagetierurin, durch Biss infizierter Tiere oder durch Aufnahme kontaminierter Lebensmittel. Die klinische Symptomatik (S. 376) wird von ausgedehnten Haut- und Organblutungen – insbesondere der Nieren – dominiert. Die Diagnostik entspricht der des Lassa-Fiebers.

Flaviviridae

Die Familie der Flaviviridae besteht aus den Gattungen Hepacivirus (mit dem Hepatitis-C-Virus), Flavivirus mit mehreren sehr unterschiedlichen Virusarten (Tab. 3.8) sowie der nicht humanmedizinisch relevanten Gattung Pestivirus (Erreger der Schweinepest).

Natürliche Wirte für die Viren der Gattung Flavivirus sind Mensch und Affe. Die Übertragung erfolgt durch Mücken und Zecken.

Hepatitis-C-Virus (HCV)

Das weltweit vorkommende HCV wird vor allem parenteral mit kontaminiertem Blut auf den Menschen übertragen. Es verursacht die Hepatitis-C (S.224), die im akuten Stadium klinisch nicht von einer Hepatitis-A oder -B zu unterscheiden ist.

> **MERKE**
>
> In **70 %** der Fälle kommt es zu persistierenden Infektionen mit **chronischen** Verläufen, die nach vielen Jahren in eine **Leberzirrhose** und ein **hepatozelluläres Karzinom** übergehen können.

Die Diagnostik erfolgt durch Antikörpernachweis und durch Virusnachweis mithilfe der RT-PCR.

Frühsommer-Meningoenzephalitis-Virus (FSME-Virus)

Dieses Virus kommt nur in Europa vor und wird von Schildzecken *(Ixodes ricinus)* vom tierischen Reservoir (Nagetiere, Igel etc.) auf den Menschen übertragen. Bei nur wenigen Menschen (1–3 % aller Zeckenstiche in Endemiegebieten) kommt es zur Meningoenzephalitis (S.342), die aufgrund der Zeckenaktivität ihren Höhepunkt im Frühsommer hat. Die FSME wird aufgrund des Zecken-Vektors (Zecke = tick) auch als Tick-borne Enzephalitis (TBE) bezeichnet.

Die Erkrankung wird serologisch durch Antikörpernachweis oder mithilfe der RT-PCR durch direkten Virusnachweis aus Liquor diagnostiziert.

Dengue-Virus

Das Dengue-Virus kommt vor allem in den Ländern des Südens vor und wird durch *Aedes*-Stechmücken (neuerdings umbenannt in *Stegomyia*-Stechmücken) auf den Menschen übertragen. Es verursacht das Dengue-Fieber (S.379), das durch ein charakteristisches Knochenbruchfieber (starke Gelenk- und Muskelschmerzen mit hohem Fieber) auffällt. Beim Dengue-hämorrhagischen Fieber kommen zusätzlich hämorrhagische Manifestationen in Haut (Petechien) und inneren Organen vor. Letztere Verlaufsform ist eine häufige Kinderkrankheit in Indonesien, die mit einer hohen Letalität einhergeht.

Für die Diagnose stehen die serologische Bestimmung spezifischer Antikörper sowie die RT-PCR zur Verfügung.

Gelbfieber-Virus

Das Gelbfieber-Virus kommt in Afrika, Mittel- und Südamerika vor, wo es mit verschiedenen Stechmückenarten der Gattung *Aedes* bzw. *Stegomyia* oder *Haemagogus* zwischen Menschen und Affen übertragen wird. Das Virus verursacht das Gelbfieber (S.383). Charakteristisch für diese Erkrankung ist der Virusbefall der Leber, der sich vor allem durch einen Ikterus und epigastrische Schmerzen manifestiert. Aufgrund von Gerinnungsstörungen kommt es zu Haut- und Organblutungen mit Nierenversagen.

Die größte diagnostische Bedeutung haben serologische Verfahren des Antikörpernachweises.

Japanisches B-Enzephalitis-Virus

Dieses Virus kommt endemisch in Japan, China, Indien und Südostasien vor und wird durch weibliche Stechmücken der Gattungen *Culex* und *Aedes* vom natürlichen Reservoir (u. a. Vögel, Reptilien, Fledermäuse, Schweine) auf den Menschen übertragen. Es kann eine schwer verlaufende fiebrige Enzephalitis (S.341) verursachen, die mit einer Letalität von 20–50 % einhergeht.

Die Erkrankung wird serologisch oder mithilfe der PCR aus Liquor diagnostiziert.

Eine kausale Therapie steht nicht zur Verfügung. Für Reisen in Endemiegebiete kann eine Impfung mit einer Totvakzine durchgeführt werden.

Kyasanur-Forest-Virus und Omsk-HF-Virus

Diese in Indien oder Westsibirien vorkommenden Viren werden von Zecken auf den Menschen übertragen und verursachen ein hämorrhagisches Fieber (S.385); die Infektion mit dem Kyasanur-Forest-Virus kann evtl. auch mit einer Enzephalitis einhergehen.

Usutu-Virus

Das Usutu-Virus stammt ursprünglich aus Afrika und wird – wahrscheinlich wegen des Klimawandels – seit 2001 auch in Europa nachgewiesen. Es wird durch exotische und heimische Stechmücken auf Vögel (vor allem Amseln → Amselsterben!) und Säugetiere übertragen. Infektionen des Menschen sind bisher selten und manifestieren sich durch Fieber, Kopfschmerzen und Hautausschläge. Darüber hinaus sind Enzephalitiden gefürchtet.

Die Diagnostik erfolgt mithilfe der RT-PCR in Speziallaboren (z. B. Friedrich-Loeffler-Institut [FLI], Insel Riems).

West-Nil-Virus

Das durch dieses Virus verursachte West-Nil-Fieber kommt in Afrika, Osteuropa und USA vor und wird durch *Culex*-Stechmücken vom natürlichen Reservoir (Vögel) auf den Menschen übertragen. Bei einigen Menschen kann sich eine fieberhafte Meningitis oder Enzephalitis (S.381) entwickeln.

In Speziallaboren wird eine Diagnostik mithilfe der PCR, Anzucht oder Serologie durchgeführt.

3

Tab. 3.9

Übersicht über die Togaviridae.

Gattung	Virus	Krankheit	Verbreitung
Rubivirus	Rötelnvirus (Rubellavirus)	Röteln	weltweit
Alphavirus (natürlicher Wirt = Tier/Mensch; die Übertragung erfolgt durch Stechmücken)	Chikungunya-Virus	Chikungunya-Krankheit	Afrika, SO-Asien
	Eastern-Equine-Enzephalitis-Virus	Östliche Pferde-Enzephalitis (EEE)	Osten der USA und Südamerika
	Venezuela-Equine-Enzephalitis-Virus	Venezolanische Pferde-Enzephalitis (VEE)	Mittel- und Südamerika
	Western-Equine-Enzephalitis-Virus	Westliche Pferde-Enzephalitis (WEE)	Westen und Südwesten der USA
	O'Nyong-nyong-Virus	O'Nyong-nyong-Krankheit	Afrika
	Ross-River-Virus	Ross-River-Krankheit	Australien und Ozeanien
	Semliki-Forest-Fieber-Virus	Semliki-Forest-Fieber	Afrika
	Sindbis-Virus	Sindbis-Krankheit	Skandinavien, Australien, Indien und Afrika

Retroviridae

Humanes-Immundefizienzvirus (HIV)

Das weltweit beim Menschen vorkommende HI-Virus wird parenteral oder durch Geschlechtsverkehr übertragen und infiziert dann CD4+-T-Zellen. Dort übersetzt es mithilfe einer viralen reversen Transkriptase seine virale RNA in doppelsträngige DNA, die dann in das Genom der Wirtszelle als Provirus eingebaut wird. Nach jahrelanger Latenz kommt es schließlich zu einer sequenziell sich verschlimmernden Schwächung der Immunabwehr, die letztendlich zum Krankheitsbild AIDS – Acquired-Immuno-Deficiency-Syndrome (S.391) – führt. Als Folge der massiven Immunschwäche entwickeln sich vielfältige opportunistische Infektionen mit verschiedenen Erregern, die letztendlich zum Tode führen können.

Die Diagnostik einer HIV-Infektion basiert auf serologischen Methoden des Antikörpernachweises. Darüber hinaus stehen für den direkten Virusnachweis ein p24-Antigen-ELISA oder/und die (RT-)PCR zur Verfügung.

Togaviridae

Die Familie der Togaviridae besteht aus den Gattungen Rubivirus (mit dem Rötelnvirus) und Alphavirus (mit verschiedenen tropenmedizinisch relevanten Virusarten), Tab. 3.9.

Rubivirus

Das weltweit vorkommende *Rötelnvirus* wird durch Tröpfchen- oder Schmierinfektion auf den Menschen übertragen. Es verursacht bei ungefähr der Hälfte der Patienten die Röteln (S.291) mit einem charakteristischen Hautausschlag und begleitender Lymphadenitis. Bei Infektion während der Schwangerschaft (S.322) ist eine diaplazentare Übertragung mit schweren Folgen für das Kind möglich.

Die Diagnose einer Infektion erfolgt serologisch durch Antikörpernachweis.

Alphavirus

Die Alphaviren gehören zu den Arboviren (arthropode borne), weil sie durch Stechmücken verschiedenster Arten auf den Menschen übertragen werden. Die Erkrankungen (S.375) verlaufen entweder mit einer grippeähnlichen Symptomatik mit Arthritiden, makulopapulösen Exanthemen und Lymphadenopathien oder gehen in eine enzephalitische Symptomatik über (bei EEE, VEE, WEE).

Die Diagnose wird durch Erregernachweis (PCR, Anzucht) in Speziallaboren gestellt.

Bunyaviridae

Die Familie der Bunyaviridae ist mit mehr als 200 Spezies eine der artenreichsten Virusfamilien, von denen aber nur einige Arten humanpathogen sind (Tab. 3.10). Da ihr Reservoir im Tierreich zu finden ist, handelt es sich bei den Erkrankungen des Menschen durch Bunyaviridae stets um Anthropozoonosen. Die humanpathogenen Gattungen sind einerseits Phlebovirus, Orthobunyavirus, Nairovirus – die durch Mücken oder Zecken übertragen werden – sowie andererseits die Gattung Hantavirus, deren Vertreter durch Nagerexkrete auf den Menschen übergehen. Das geographische Vorkommen der Tierreservoire und Vektoren bestimmt das Endemiegebiet der jeweiligen Bunyaviren (Tab. 3.10).

Hantavirus

Die Gattung Hantavirus besteht aus mehreren Virusarten, die natürlicherweise in verschiedenen Mausarten vorkommen, von diesen u. a. mit dem Urin ausgeschieden werden und dadurch den Menschen infizieren. Infektionen durch die in Europa und Asien vorkommenden Hantaviren verursachen vorwiegend

Tab. 3.10

Übersicht über die Bunyaviridae.

Gattung	Virus	Krankheit	Verbreitung
Hantavirus	Puumala-Virus	Nephropathia epidemica	Europa
	Dobrava-Virus	HFRS/Nephropathia epidemica	Europa
	Hantaan-Virus	HFRS (Koreanisches HF)	China, Korea, Russland
	Sin-Nombe-Virus	Hanta-Pulmonales Syndrom (HPS)	USA
Nairovirus	Krim-Kongo-HF-Virus	Krim-Kongo HF	Asien, Afrika, Osteuropa
Phlebovirus	Rift-Valley-Fieber-Virus	Rifttal-Fieber	Ost-, Zentral- und südliches Afrika, Madagaskar
	Pappataci-Fieber-Virus	Pappataci-Fieber	Europa, Nordafrika, Asien, Südamerika
Orthobunyavirus	Oropouche-Virus	Oropouche-Viruskrankheit	Amazonien

HF = hämorrhagisches Fieber; HFRS = HF mit renalem Syndrom

eine renale Symptomatik mit akuter interstitieller Nephritis und u. U. mit Hämorrhagien, während in Nordamerika pulmonale Manifestationen im Vordergrund stehen.

Die Diagnose erfolgt durch Antikörpernachweis oder Virusnachweis mithilfe der RT-PCR.

Krim-Kongo-HF-Virus

Das hämorrhagische Krim-Kongo-Fieber (S. 384) wird von dem gleichnamigen Virus verursacht, das durch Zecken vom Tierreservoir (Vögel und Nagetiere) auf den Menschen übertragen wird. Die Krankheit ist durch eine plötzlich auftretende schwerste Blutungsneigung in Haut und Organe charakterisiert und weist eine hohe Letalität auf.

Für die Diagnostik stehen Antikörper- und PCR-Nachweise in Speziallaboren zur Verfügung.

Rift-Valley-Fieber-Virus und Pappataci-Fieber-Virus

Diese Viren verursachen gleichnamige Erkrankungen und werden durch *Phlebotomus*-Sandmücken von ihrem Tierreservoir auf den Menschen übertragen. Typisch für die Erkrankungen sind grippeähnliche Verläufe (S. 382) mit Fieber bis 40 °C; vor allem beim Rifttalfieber kann es in seltenen Fällen zu Hämorrhagien oder Enzephalitiden kommen.

In Speziallaboren steht eine Antikörperdiagnostik zur Verfügung.

Oropouche-Virus

Dieses Virus wird von Stechmücken auf den Menschen übertragen und verursacht eine grippeähnliche Symptomatik (S. 382).

Die Diagnostik erfolgt durch Antikörpernachweis.

Coronaviridae
Coronavirus

Humane Coronaviren werden durch Aerosole übertragen und sind in der Regel relativ harmlose Erreger von Schnupfen und Infektionen des oberen Respira-tionstraktes sowie von Gastroenteritiden. Im Jahr 2002 wurde jedoch das SARS-Coronavirus als Ursache einer lebensgefährlichen interstitiellen Pneumonie identifiziert, SARS = schweres, akutes, respiratorisches Atemwegssyndrom (S. 245). Seit 2012 wurde mit MERS-CoV (Middle East Respiratory Syndrome Coronavirus) ein weiteres, bisher unbekanntes Coronavirus nachgewiesen. Die ersten Infektionen betrafen vor allem Patienten, die aus den Ländern der arabischen Halbinsel stammten. Eine Infektion mit MERS-CoV führt zu schwersten Atemwegserkrankungen und Nierenversagen.

Die Infektion wird serologisch durch Bestimmung spezifischer Antikörper diagnostiziert. Bei Verdacht auf SARS steht außerdem eine RT-PCR aus respiratorischen Materialien oder Stuhl in Speziallaboren zur Verfügung.

Filoviridae
Ebola- und Marburgvirus

Ebola- und *Marburgvirus* gehören zur Gattung *Filovirus* und kommen in Zentral- und Westafrika vor. Ihre natürlichen Wirte sind Flughunde und eventuell Affen; die Übertragung der Viren erfolgt durch den Kontakt mit infizierten Tieren und parenteral. Beide Viren verursachen schwerste Formen des hämorrhagischen Fiebers mit Leberversagen und Enzephalitis, die mit sehr hoher Letalität einhergehen, siehe Marburg- und Ebola-Viruskrankheiten (S. 385).

Die Diagnostik erfolgt in Hochsicherheitslaboren durch Virusanzucht bzw. -nachweis mit PCR und Elektronenmikroskopie sowie durch Antikörperbestimmungen.

Orthomyxoviridae
Influenza-Virus

Influenza-Viren zeichnen sich durch ein segmentiertes RNA-Genom aus. Es werden drei humanpathogene Gattungen von Influenzaviren unterschieden:

3

Influenza-A-Viren nutzen Wasservögel als primäres Wirtsreservoir· und können Säugetiere (vor allem Schweine) und den Menschen infizieren. Übertragungsmöglichkeiten sind die Tröpfcheninfektion von Mensch zu Mensch, Kontakt mit kontaminierten Gegenständen sowie Trinkwasser oder die Schmierinfektion .

Exkurs

Die Antigenvariabilität der Influenza-A-Viren

Influenza-A-Viren zeichnen sich im Gegensatz zu den anderen Influenzaviren durch eine ausgeprägte **Antigenvariabilität** aus. Nach Durchmischung von RNA-Segmenten (Reassortment) entstehen neue Subtypen, die zu Grippepandemien führen können. Bestimmte Subtypen der Influenza-A-Viren sind auch Ursache der sogenannten **aviären Influenza** (S. 244) – auch Geflügelpest oder Vogelgrippe genannt.

Influenza-B-Viren haben nur den Menschen als Wirtsreservoir, während Influenza-C-Viren den Menschen sowie Schweine infizieren können.

- Influenza-A- und -B-Viren verursachen die richtige Grippe – Influenza (S. 244). Sie beginnt schlagartig mit hohem Fieber und geht dann in eine hämorrhagische oder interstitielle Pneumonie über.
- Influenza-C-Viren sind Ursache einer leichten Form der Grippe.

Zur Diagnosestellung stehen der direkte Virusnachweis durch PCR, Virusisolierung, Elektronenmikroskopie und Antigennachweis sowie die Antikörperbestimmung zur Verfügung.

Paramyxoviridae

Die Familie der Paramyxoviridae besteht aus den vier weltweit vorkommenden Gattungen Paramyxovirus, Pneumovirus, Morbillivirus und Rubulavirus sowie den in Australien und Südostasien vorkommenden Henipaviren (Tab. 3.11). Während die vier erstgenannten Virusarten nur beim Menschen vorkommen und durch Tröpfcheninfektion übertragen werden, nutzen Henipaviren auch verschiedene Tiere als Reservoir und sind daher Ursache einer Zoonose des Menschen.

Tab. 3.11	
Klassifikation der Paramyxoviridae.	
Gattung	**Art**
Paramyxovirus	Parainfluenzavirus (Serotypen 1 und 3)
Pneumovirus	Respiratory-Syncytial-Virus (RSV)
Morbillivirus	Masernvirus
Rubulavirus	Mumpsvirus
Henipavirus	Hendra-Virus Nipah-Virus

Parainfluenzavirus

Die beiden Serotypen 1 und 3 verursachen eine grippeähnliche Symptomatik mit Fieber und Bronchiolitis oder eine akute stenosierende Laryngotracheitis (S. 254).

Für die Diagnostik stehen der Antikörpernachweis sowie der Direktnachweis durch Virusisolierung, RT-PCR oder Immunfluoreszenz zur Verfügung.

Respiratory-Syncytial-Virus (RSV)

RSV verursacht vor allem bei Säuglingen und Kleinkindern in der kalten Jahreszeit eine Bronchiolitis (S. 254), die zu einer Exspirationshemmung mit lebensgefährlicher Überblähung der Lunge führen kann.

Die Diagnose erfolgt durch Virusanzucht, RT-PCR oder direkter Immunfluoreszenz.

Masernvirus

Dieses lymphotrope Virus ist Erreger der Masern (S. 290), die durch ein typisches Enanthem der Wangenschleimhaut mit Koplikflecken sowie ein makulopapulöses Exanthem mit teilweise konfluierenden Flecken und einer Lymphadenitis auffällt.

Die Diagnose einer Masernvirusinfektion erfolgt durch den Nachweis spezifischer Antikörper.

Mumpsvirus

Der durch dieses Virus verursachte Mumps (S. 401) wird auch als Parotitis epidemica oder umgangssprachlich als Ziegenpeter bezeichnet und ist durch eine fieberhafte, schmerzhafte zunächst ein- dann meistens beidseitige Schwellung der Glandula parotis charakterisiert.

Die Erkrankung wird durch Bestimmung spezifischer Antikörper oder durch RT-PCR bzw. Virusanzucht aus Rachenabstrichen, Speichel, Liquor, Blut, Urin oder Biopsien diagnostiziert.

Hendra-Virus und Nipah-Virus

Diese beiden hochpathogenen Virusarten sind erst seit ungefähr 20 Jahren in Australien (Hendra-Virus) und Südost-Asien (Nipah-Virus) bekannt und nutzen Flughunde („Bats") als ihr Reservoir. Auf noch unbekanntem Wege (Ausscheidungen der Flughunde oder mithilfe von Zecken?) können auch Pferde (Hendra-Virus) und Schweine (Nipah-Virus) klinisch apparent infiziert werden. Der Mensch infiziert sich durch engen Kontakt mit diesen Haustieren (Zoonose!) und kann dann eine oft tödlich verlaufende fiebrige schwere Pneumonie und Enzephalitis entwickeln (Hendra- oder Nipah-Fieber).

Die Diagnose wird nur in Speziallaboren durch Bestimmung spezifischer Antikörper oder mithilfe der

RT-PCR gestellt. In Einzelfällen hat eine Therapie mit Ribavirin die Letalität stark senken können.

Rhabdoviridae

Tollwutvirus (Rabies- oder Lyssavirus)

Das Tollwutvirus kommt weltweit vor und verursacht die Tollwut (S. 340). Sie betrifft vor allem fleischfressende Warmblüter, wie Füchse und andere Wildtiere, inklusive Fledermäuse, aber auch Hunde, Katzen und Weidetiere. Der Mensch infiziert sich durch Kontakt mit Speichel von tollwütigen Tieren, meistens durch Biss. Typisch für diese Anthropozoonose ist eine akute, progressive Enzephalitis mit Angstzuständen und Muskelspasmen, die in eine Paralyse und schließlich den Tod übergehen.

Die Diagnose erfolgt durch Antigennachweis aus Speichel, Rachen- oder Korneaabstrich mithilfe der PCR oder eines direkten Fluoreszenztests. Post mortem gelingt der Nachweis von zytoplasmatischen Einschlüssen (Negri-Körperchen) im Gehirn.

3.5.5 Die RNA-Viren ohne Lipidhülle

RNA-Viren ohne Lipidhülle sind umweltresistent, werden fäkal-oral übertragen und verursachen zum größten Teil Gastroenteritiden.

Astroviridae

Astrovirus

Es gibt 7 Serotypen der Astroviren (S. 215), die zu Fieber mit Übelkeit, Brechdurchfall und Abdominalschmerzen führen können. Diese akute Gastroenteritis ist selbstlimitierend und kann durch Antigennachweis oder mithilfe der RT-PCR aus Stuhl diagnostiziert werden.

Hepeviridae

Hepatitis-E-Virus (HEV)

Die vom gleichnamigen Virus verursachte Hepatitis E (S. 225) kommt weltweit vor und ist klinisch nicht von einer Hepatitis A (s. u.) zu unterscheiden. Für die Übertragung auf den Menschen scheinen Wild- und Hausschweine von Bedeutung zu sein.

Die Erkrankung wird serologisch durch Antikörpernachweis oder mithilfe der RT-PCR diagnostiziert.

Caliciviridae

Norovirus (früher: Norwalk-like Virus)

Noroviren (S. 214) stellen hierzulande weit vor Campylobacter und Salmonellen die häufigste Ursache der akuten Gastroenteritis dar. Sie kommen weltweit nur beim Menschen vor und verursachen eine akut beginnende Gastroenteritis mit Erbrechen, Diarrhöen, abdominalen Schmerzen und Myalgien bei nur geringem Fieber.

Die Diagnose wird mithilfe der RT-PCR (oder durch Elektronenmikroskopie) gestellt.

Tab. 3.12	
Klassifikation der wichtigsten humanpathogenen Picornaviridae.	
Gattung	**Art**
Enterovirus	Coxsackievirus A und B
	ECHO-Virus
	Enterovirus
	Poliovirus
Hepatovirus	Hepatitis A-Virus (HAV)
Rhinovirus	Rhinovirus

Picornaviridae

Der Name Picorna setzt sich aus „pico" (klein) und „RNA" zusammen. Diese kleinen RNA-Viren lassen sich in die fäkal-oral übertragbaren Gattungen Enterovirus und Hepatovirus sowie in die durch Tröpfcheninfektion übertragbare Gattung Rhinovirus unterteilen (Tab. 3.12).

Coxsackievirus, ECHO-Virus und Enterovirus

Diese Viren der Gattung Enterovirus verursachen vor allem eine grippeähnliche Symptomatik (S. 253) mit Fieber und Atemwegssymptomen sowie Augeninfektionen. Darüber hinaus kann es nach einer Infektion mit Coxsackievirus A zur Herpangina (S. 294) und nach Infektion mit Coxsackievirus B zur Myokarditis (S. 264) kommen. Da die Viren mit dem Stuhl ausgeschieden werden, sind auch Gastroenteritiden möglich.

Für die Diagnostik stehen zwar Verfahren des Direktnachweises aus Rachenabstrichen und Stuhl zur Verfügung, aufgrund der Benignität der Erkrankungen (außer Myokarditis durch Coxsackieviren) wird darauf aber meistens verzichtet.

Poliovirus

Polioviren (Abb. 3.7) waren bis vor ca. 20 Jahren weltweit verbreitet; heute werden nur noch neue Erkrankungsfälle in Afrika und Südasien gemeldet. Da die Viren sich in den motorischen Neuronen in der grauen Substanz des Rückenmarks und im Hirnkortex vermehren, ist die typische klinische Symptomatik der Poliomyelitis (S. 337) durch schlaffe Lähmungen mit der Gefahr der peripheren Atemlähmung charakterisiert. In einigen Fällen kann es auch zur isolierten Enzephalitis kommen.

Die Diagnose wird durch den Erregernachweis mithilfe der PCR aus Rachenspülwasser, Stuhl und Blut sowie durch Antikörpernachweis gestellt.

Hepatitis-A-Virus (HAV)

HAV kommt weltweit vor und verursacht die gleichnamige gutartige, akute Hepatitis (S. 220), die praktisch nie chronifiziert.

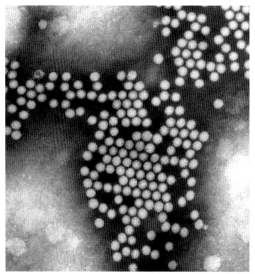

Abb. 3.7 Elektronenmikroskopische Darstellung von Polioviren. (mit freundlicher Genehmigung von Dr. Hans Gelderblom, Robert-Koch-Institut, Berlin)

Die Diagnose beruht vor allem auf dem serologischen Nachweis spezifischer Antikörper sowie auf dem Virusnachweis durch RT-PCR oder einem Antigentest aus Stuhl.

Exkurs

Maul-und-Klauenseuche-Virus
Ferner gehört das Maul-und-Klauenseuche-Virus zur Familie der Picornaviridae, das beim Menschen eine seltene Berufserkrankung nach Kontakt mit infizierten **Tieren** darstellt und durch **schmerzhafte Bläschen** sowie evtl. eine **Gastroenteritis** auffällt.

Rhinovirus
Die humanen Rhinoviren kommen in mehr als 110 Serotypen vor und sind die klassischen Erreger des Schnupfens (S. 232). Im Gegensatz zu den Entero- und Hepatoviren werden Rhinoviren durch Tröpfchen- oder Schmierinfektion übertragen. Der Schnupfen dauert meistens nur 1 Woche, kann aber durch bakterielle Superinfektionen kompliziert werden.
Eine Diagnostik mithilfe der RT-PCR ist nur bei schwierigen Sonderfällen indiziert.

3.5.6 Doppelstrang-RNA-Virus ohne Lipidhülle
Reoviridae
Rotavirus
Rotaviren besitzen eine segmentierte dsRNA und können deshalb durch einen RNA-Segmentaustausch (Reassortment) zahlreiche Serotypen bilden. Neben dem Menschen stellen auch Kälber und Schweine ein Virusreservoir dar. Nach fäkal-oraler Übertragung kommt es beim Menschen, vor allem innerhalb der ersten drei Lebensjahre zu einer akuten Gastroenteritis (S. 215), die in den Ländern des Südens aufgrund einer Dehydrierung zur hohen Kindersterblichkeit beiträgt.
Die Diagnostik erfolgt mithilfe von Antigentests aus Stuhl.

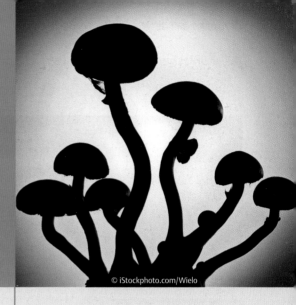

© iStockphoto.com/Wielo

Kapitel 4

Allgemeine Mykologie

4.1 Klinischer Fall

Zoophile Keime

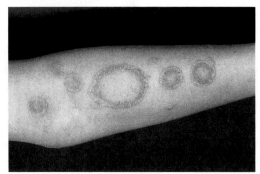

Abb. 4.1   Tinea superficialis (hier am Arm). (aus Moll, I. et al.,
Duale Reihe Dermatologie, Thieme, 2005)

Bei Hautausschlägen muss der Arzt nicht nur an systemische Infektionen oder allergische Exantheme, sondern auch an Hautpilze denken. Die Differenzialdiagnose
„Dermatomykose" ist deshalb so wichtig, weil sie die
spezifische antimykotische Therapie zur Folge hat. Nicht
selten werden Dermatomykosen banalisiert oder übersehen. Dabei empfinden die Patienten sie meistens als
sehr störend. Außerdem können sie mit großen psy-
chischen Belastungen einhergehen.

Die verhängnisvolle Überraschung

Zum ersten Mal seit seiner Scheidung fühlte sich Ingo K.
gut. Die sympathische Laborassistentin Elke, die er im
Berliner Jazzcafe kennen gelernt hatte, scheint sich für
ihn zu interessieren. Bei einem Spaziergang erzählte
ihm Elke von ihrer Tierliebe. Sie habe zu Hause einen
Hund, zwei Katzen und ein Kaninchen. Ihr fehle nur
noch ein Meerschweinchen. Als unternehmungslustiger
und einfallsreicher Mann bereitet Ingo ihr eine Über-
raschung. Beim nächsten Treffen hält er plötzlich ein
Meerschweinchen in der Hand. Elke ist begeistert und
nimmt das kleine Tier sofort in die Hände. Nach wenigen Sekunden weiß sie auch schon einen Namen für ihren neuen Mitbewohner: Tina. Ingo und Elke spielen
noch eine Weile mit dem Meerschweinchen, dann gehen sie gemeinsam spazieren. Auf dem einsamen Wald-
weg in der Nähe ihres Hauses küssen sie sich zum ersten
Mal.

Der Fleck auf der Brust

Inzwischen sind acht Wochen vergangen. Ingo und Elke
verbringen immer mehr Zeit miteinander und gerne
würde sich der 57-Jährige auch körperlich der geliebten
Frau etwas mehr annähern. Würde er, wenn da nicht
dieser hässliche Fleck auf seiner Brust wäre. Er ist vor
etwa einem Monat als kleiner rötlicher Punkt aufgetreten, hat jetzt einen umschriebenen roten Rand und
schuppt. Keine Salbe hilft, im Gegenteil: Er wächst und
wächst mit jedem Tag. Ingo beschließt, einen Dermato-
logen aufzusuchen.

Differenzialdiagnosen: Borreliose, allergisches Kontaktekzem oder Pilz

Der Hautarzt denkt beim wandernden rötlichen Rand
zunächst an ein Erythema migrans bei Borreliose. Doch
dazu passt die Schuppung nicht. Auch das sehr langsame Wachstum des Ausschlags über einen Monat wäre
für das Erythema nach Zeckenstich untypisch. Als der
Patient von einem starken Juckreiz der geröteten Stelle
berichtet, denkt der Dermatologe kurz an das allergische Kontaktekzem, etwa als Reaktion auf einen nickel-
haltigen Hemdknopf oder einen Anhänger. Aber auch in
diesem Fall würde sich das Ekzem eher schnell entwickeln. Außerdem hat Ingo in letzter Zeit keine Änderungen in der Kleidung oder dem Schmuck vorgenommen. Um festzustellen, ob sich hinter der Veränderung
ein Pilz verbirgt, kratzt der Arzt oberflächliche Hautreste
der schuppenden Stelle ab und lässt sie in eine sterile
Petrischale fallen. Nachdem die MTA im Labor die Körperzellen in den Hautschuppen mit 30% KOH lysiert
und die Reste der Lösung mikroskopisch untersucht hat,
ist die Diagnostik fast vollständig: Im Mikroskop sind
doppelbrechende Fäden zu sehen: Dermatophyten. „Haben Sie vielleicht in letzter Zeit mit Haustieren zu tun
gehabt?", fragt der Hautarzt seinen Patienten, als dieser
wieder in die Praxis kommt, um das Ergebnis der Untersuchung zu erfragen. Der 57-Jährige ist von der Frage
überrascht: „Ja, ich habe meiner Freundin ein Meerschweinchen gekauft." Der Hautarzt erklärt, dass Haut-
pilzinfektionen manchmal von Tieren auf Menschen
übertragen werden. Er rät Ingo K., das Fell des Meer-
schweinchens mit Handschuhen nach Entzündungen
abzusuchen und gegebenenfalls zum Tierarzt zu gehen.
Außerdem beginnt der Dermatologe mit der antimykotischen Behandlung.

4.2 Lebensweise und Morphologie

4.2.1 Allgemeines

Key Point

Pilze (Mycetes, Fungi) wurden früher als chlorophylllose Thallophyten dem Pflanzenreich zugeordnet, gelten aber jetzt als eines von fünf Teilreichen des Belebten. Sie sind eukaryonte Organismen, deren Grundbauplan einen Zellkern mit mehr als einem Chromosom, Kernmembran, endoplasmatisches Retikulum, Mitochondrien und Ribosomen aufweist. Die Zytoplasmamembran enthält als wichtigste Lipidstruktur Ergosterol; die Zellwand besteht u. a. aus Chitin, Glukan und Mannan.

Aufgrund dieser Besonderheiten sind die Zytoplasmamembran und die Zellwand wichtige Ziele für antimykotische Therapeutika.

Das Erscheinungsbild der Pilze ist außerordentlich vielgestaltig und schließt die einzellige Bäckerhefe genauso ein wie die hochdifferenzierten, mehrzelligen Hutpilze.

Von den etwa 300 000 bekannten Pilzarten kann jedoch nur ein kleiner Teil unter bestimmten Bedingungen Krankheiten hervorrufen.

MERKE

Für die Medizin besitzen Pilze Bedeutung als:
- **invasive** Krankheitserreger
- Produzenten von **Sekundärmetaboliten**, die antibakterielle (z. B. Penicillin, *Penicillium notatum*) oder immunmodulatorische Eigenschaften aufweisen (z. B. Cyclosporin, *Tolipocladium inflatum*)
- **Toxinbildner** (z. B. Aflatoxin, *Aspergillus flavus*)
- **Allergene**.

Die meisten humanmedizinisch bedeutsamen Pilze besitzen keine Virulenzfaktoren im klassischen Sinn, sodass es erst bei lokaler oder systemischer Immunschwäche zur Infektion kommt. Aus diesem Grund gelten die meisten mikrobiell bedeutsamen Pilze als opportunistische Erreger.
- Ein Teil von ihnen (z. B. Sprosspilze der Gattung *Candida*) kommt als Kommensalen auf der Haut oder Schleimhaut des Menschen vor und kann so unter bestimmten Bedingungen zur endogenen Infektion führen.
- Andere, wie z. B. Schimmelpilze der Gattung *Aspergillus*, kommen ubiquitär in der Umwelt und als Sporen (Konidien) in der Luft vor und können durch Tröpfcheninfektion vor allem beim immungeschwächten Menschen eine exogene Infektion verursachen.

Tab. 4.1

Einteilung der Pilze nach dem DHSB-System.

Pilzgruppe	Wichtigste Gattungen
Dermatophyten	*Epidermophyton*, *Trichophyton*, *Microsporon*
Hefepilze	*Candida*, *Cryptococcus*, *Trichosporon*
Schimmelpilze	*Aspergillus*, *Penicillium*, Schwärzepilze
Biphasische Pilze	*Histoplasma*, *Coccidioides*
andere	Zygomyzeten, *Pneumocystis*, Mikrosporidia

- Wieder andere, wie z. B. die Erreger der außereuropäischen Systemmykosen (z. B. *Coccidioides*) oder die Erreger von Dermatophytosen (z. B. *Trichophyton*), gelten als klassische Pathogene, die auch beim Immunkompetenten zur Pilzinfektion führen können.

Die humanmedizinisch bedeutsamen Pilze lassen sich nach dem sogenannten DHSB-System in vier Gruppen einteilen (Tab. 4.1).

4.2.2 Die Klassifizierung der Pilze

Pilze sind autarke Organismen und deshalb sowohl im Wirt als auch in der Umwelt überlebensfähig. Da sie früher dem Pflanzenreich zugeordnet wurden, folgt ihre Systematik den Regeln der Botanik. Als eukaryonte Mikroorganismen sollten sie neben der asexuellen Vermehrung grundsätzlich auch über einen sexuellen Lebenszyklus verfügen. Aus diesem Grund richtet sich auch die Systematik nach dem Bau ihrer Sexualorgane und sexuellen Fruchtformen. Pilze, bei denen die sexuelle (teleomorphe) Vermehrungsform bekannt ist, werden als Fungi perfecti bezeichnet. Bei zahlreichen human- und tierpathogenen Pilzen ist jedoch ein sexuelles (perfektes) Stadium nicht bekannt, sodass sie in die künstliche Klasse Deuteromycetes (Fungi imperfecti) eingeordnet und entsprechend ihres asexuellen (anamorphen) Entwicklungsstadiums bezeichnet werden. Problematischerweise werden laufend perfekte (teleomorphe) Formen entdeckt, die einen anderen Namen erhalten als die imperfekte (anamorphe) Form. So sind z. B. *Trichophyton mentagrophytes* und *Arthroderma benhamiae* nicht zwei unterschiedliche Pilzarten, sondern das imperfekte und perfekte Stadium der gleichen Pilzart.

Praxistipp

Da mit den in der medizinischen Mykologie üblichen Methoden perfekte Stadien in der Regel nicht nachgewiesen werden, ist in diesem Bereich die Nomenklatur der imperfekten (anamorphen) Formen bevorzugt zu verwenden.

4

4

Die weitergehende Klassifizierung nach Gattungen und Arten basiert auf der Morphologie der Pilzkulturen (Struktur und Farbe), der Bestimmung von Stoffwechselleistungen (Fermentation, Assimilation) und insbesondere auf mikromorphologischen Merkmalen, wobei die folgenden vier Grundelemente für die erste Zuordnung von Pilzen von wesentlicher Bedeutung sind (Abb. 4.2).

Die morphologische Beurteilung erlaubt oft bereits eine erste Zuordnung: So kommen z B. Hyphe und Myzel vor allem bei Schimmelpilzen vor, Blastospore und Pseudomyzel findet man vor allem bei Sprosspilzen.

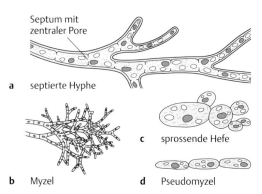

a   septierte Hyphe

Septum mit zentraler Pore

c   sprossende Hefe

b   Myzel

d   Pseudomyzel

Abb. 4.2   Die vier Grundelemente zur Zuordnung von Pilzen. **a) Hyphe**: Pilzfaden = vielzelliger Verband langgestreckter Pilzzellen, die durch porenhaltige Septen miteinander verbunden sind. **b) Myzel**: Hyphengeflecht bzw. Geflecht verzweigter Pilzfäden, das durch ungeschlechtliche Vermehrung entstanden ist. **c) Blastospore** (Synonym: Blastokonidien, Sprosszellen, Hefe): bei einzelligen Pilzen durch Sprossung der Mutterzelle entstandene vegetative Tochterzellen. **d) Pseudomyzel**: Ketten von Sprosszellen, die hyphenartig gestreckt sind. Die vollständigen Septen des Pseudomyzels sind Grenzflächen zwischen Mutter- und Tochterzellen. Die Hyphenwand des Pseudomyzels ist im Bereich des Septums eingezogen.

Darüber hinaus existieren weitere Merkmale, die für die morphologische Differenzierung von Pilzen eingesetzt werden (Tab. 4.2).

4.3 Die Diagnostik von Mykosen

Key Point

Wie auch bei anderen Infektionen werden bei Mykosen mikroskopische, kulturelle, massenspektrometrische, molekularbiologische und immunologische Verfahren eingesetzt. Der Untersuchungsgang und die diagnostische Wertigkeit der Untersuchungsmethoden richten sich nach der Lokalisation der Mykose bzw. danach, ob Hefen, Schimmelpilze oder biphasische Pilze als Ursache für die Erkrankung erwartet werden.

Wegen des ubiquitären, saprophytischen Vorkommens opportunistischer Pilze, wie z. B. Candida oder Schimmelpilze, ist eine Kontamination der Untersuchungsmaterialien häufig.

Praxistipp

In physiologischerweise mikrobiell-kontaminierten Untersuchungsmaterialien (Stuhl, Sputum) ist der Pilznachweis oft Ausdruck einer Kolonisation und hat keinen Krankheitswert. Erst der wiederholte kulturelle Pilznachweis und/oder der quantitative Nachweis hoher Pilzkonzentrationen kann eine Abgrenzung zwischen Kontamination, Kolonisation und Infektion ermöglichen.

Der mikroskopische Nachweis von Pilzelementen ist oft nicht einfach und gelingt u. U. erst nach Probenaufbereitung (Auflösung von Haut, Haaren und Nä-

Tab. 4.2

Weitere Merkmale für die Differenzierung von Pilzen.

Merkmal	Beschreibung
Vegetationsmyzel	im Nährsubstrat haftendes Myzel ohne Fruchtkörper
Luftmyzel	Fruchtkörper tragendes Myzel
Spore, vegetative	ohne vorhergehende Kernverschmelzung und Reduktionsteilung entstandenes Vermehrungsorgan
Spore, sexuelle	nach Kernverschmelzung und Reduktionsteilung entstandenes Vermehrungsorgan
Ascospore	sexuelle Sporen, die in einem Ascus (Schlauch) heranreifen
Sporangiosporen	im Inneren eines Sporenbehälters (Sporangium) gebildete vegetative Endosporen
Sporangiophor	Sporangien-tragende Hyphe
Konidien	frei an den Hyphen gebildete vegetative Ektosporen
Mikrokonidien	einzellige, rundliche Sporen, die bei Schimmelpilzen und Dermatophyten vorkommen
Makrokonidien	mehrzellige, gewöhnlich septierte Sporen, die nur bei Dermatophyten vorkommen
Konidiophor	Konidien-tragende Hyphe, die evtl. einen kurzen Stiel (Sterigma) aufweist
Chlamydospore	Mantelspore, Hyphenabschnitt mit verdickter doppelt brechender Zellwand (vegetativ) = wichtiges Merkmal von *Candida albicans* und *C. dubliniensis*
Arthrospore	quader- oder walzenförmiges vegetatives Hyphenfragment

geln durch 30–40%ige Natronlauge) und durch Spezialanfärbung (z. B. Grocott-Gomori-Silberfärbung oder Nachweis mit optischen Aufhellern (Abb. 4.3). Eine definitive Pilzidentifizierung ist damit aber in der Regel nicht möglich.

Die direkte mikroskopische Untersuchung des Patientenmaterials erlaubt aber immerhin die allgemeine Diagnose „Verdacht auf Mykose". Zur Spezifizierung der Erreger sind kulturelle, massenspektrometrische (MALDI-TOF-Massenspektrometrie) oder ggf. molekularbiologische Verfahren notwendig (Tab. 4.3).

Anzucht I Für die meist problemlose Anzucht stehen neben den üblichen Nährböden auch Selektivmedien, wie z. B. der Sabouraud-Agar, zur Verfügung.

Praxistipp

Kulturelle Untersuchungen bei biphasischen Erregern von Systemmykosen dürfen wegen der Infektionsgefahr nur in speziell eingerichteten Laboratorien durchgeführt werden.

PCR I Der Stellenwert der PCR zum direkten Pilznachweis aus Patientenmaterial ist bisher nicht abschließend geklärt. Zusammen mit der Sequenzierung ist die PCR aber teilweise zur Erregeridentifizierung nach kultureller Anzucht geeignet.

Antikörpernachweis I Er unterliegt bei den meisten Pilzinfektionen der Einschränkung, dass einerseits aufgrund des ubiquitären Vorkommens von Pilzen in der Umwelt auch gesunde Personen oft Antikörper aufweisen und dass andererseits aufgrund der Immunsuppression bei den typischen Risikopatienten Antikörperkonzentrationen erniedrigt sind.

Praxistipp

Einzeltiter von Antikörpern sind diagnostisch von geringerer Aussagekraft als der Nachweis einer Titerbewegung.

Bei den obligat pathogenen Erregern außereuropäischer Systemmykosen (s. u.) haben der Antikörpernachweis und die positive Hautreaktion jedoch einen hohen diagnostischen Stellenwert.

Antigennachweis I Antigennachweise aus dem Serum sind unabhängig vom Immunstatus des Patienten möglich und stehen v. a. für Infektionen mit *Candida* (Mannan und nichtdefiniertes Antigen), *Cryptococcus* (Kapselpolysaccharid) und *Aspergillus* (Galaktomannan) zur Verfügung.

Der Nachweis von ß-D-Glukan eignet sich zwar zum Nachweis einer invasiven Mykose, kann aber nicht zwischen den einzelnen Pilzgattungen unterscheiden (z. B. *Candida*, *Aspergillus* und *Pneumocystis*) und ist bei Infektionen mit Kryptokokken und Zygomyzeten sogar negativ.

4.4 Die antimykotische Therapie

Key Point

Bei der antimykotischen Therapie unterscheidet man in Abhängigkeit von Applikation und Wirkungsweise Desinfektionsmittel, Lokalantimykotika und systemisch anwendbare Antimykotika.

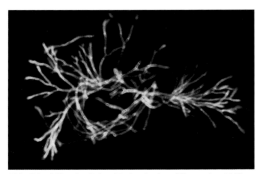

Abb. 4.3 Mikroskopischer Nachweis eines Pilzmyzels mithilfe von optischen Aufhellern. (mit freundlicher Genehmigung von Prof. Dr. R. Rüchel, Göttingen)

Tab. 4.3

Untersuchungsmöglichkeiten bei verschiedenen Pilzinfektionen.

	Dermatomykosen	(Schleim-)Hautmykosen durch Hefen und Schimmelpilze	Systemmykosen durch Hefen, Schimmelpilze und biphasische Pilze
Material	Hautschuppen, Haare, Nägel	Hautschuppen, Haare, Nägel oder Stuhl, Urin, Sputum	Blut, Liquor, Punktate, Biopsien, Sputum, Urinsediment
Mikroskopie	+	+	+
Kultur (ggf. PCR)	+	+	+
MALDI-TOF-Massenspektrometrie	+	+	+
Antikörpernachweis	–	(+)	+
Antigennachweis	–	+	+
Hauttest	–	–	+ (biphasische Pilze)

4

4.4.1 Die Desinfektionsmittel

Für die lokale Therapie von Dermatomykosen können u. U. Externa eingesetzt werden. Diese Präparate enthalten z. B. als Einzelkomponenten oder in Kombination:

- Phenol und Phenolderivate
- Salicylsäure und Benzoesäure oder ihre Derivate
- aliphatische Carbonsäuren
- quarternäre Ammoniumbasen.

4.4.2 Die Lokalantimykotika

Als Lokalantimykotika werden nichtresorbierbare Substanzen eingesetzt, die wegen toxischer Allgemeinreaktion nicht parenteral verabreicht werden können, aber für die lokale Therapie oberflächlicher Mykosen der Haut, der Schleimhäute (z. B. Gastrointestinal- oder Genitaltrakt) und zur Inhalationsbehandlung bei Bronchial- und Lungenmykosen geeignet sind:

- Nystatin, Polyen-Makrolid: v. a. Candida
- Pimaricin, Polyen-Makrolid: Dermatophyten, Hefen, Schimmelpilze
- Tolnaftat, Thiocarbamat: v. a. Dermatophyten und Schimmelpilze
- lokal Amphotericin B
- Imidazol-Derivate.

4.4.3 Die systemisch anwendbaren Antimykotika

Die zunehmende Zahl von Patienten mit Systemmykosen hat in den letzten Jahren zur Entwicklung einiger neuer Antimykotika (vor allem Triazole und Echinocandine) geführt, deren in-vitro-Wirkungsspektrum in Tab. 4.4 dargestellt ist. Dabei sei aber darauf hingewiesen, dass bei Anwendung im menschlichen Organismus natürlich eine unterschiedliche Effizienz möglich ist.

Tab. 4.4

Charakterisierung der Pilzgruppen des D-H-S-B-Systems und die *in-vitro*-Wirksamkeit ausgewählter Antimykotika.

Pilzgruppe	Gewebstropismus		Typische Wuchsformen		Gut wirksame Antimykotika (> 75 % der Stämme sind empfindlich)								
	Haut	innere Organe	Sprosszellen	Myzel	A	5	E	F	I	V	P	T	X
Dermatophyten:	+			+									
— Epidermophyton										x		x	x
— Trichophyton								x	x	x		x	x
— Microsporon										x		x	x
Hefen:	+	+	+	(+)									
— Candida albicans					x	x	x	x	x	x	x		
— Candida glabrata					x	(x)	x						
— Candida krusei (Issatchenkia orientalis)					x	x	x						
— Candida tropicalis					x	x	x	x	x	x	x		
— Candida parapsilosis					x	x		x	x	x	x		
— Cryptococcus					x	x		x	x	x			
— Trichosporon							(x)	x	x	x			
Schimmelpilze:	(+)	+		+									
— Aspergillus fumigatus					x		x		x	x	x		
— Aspergillus flavus					x		x		x	x	x		
— Aspergillus terreus							x		x	x	x		
— Aspergillus niger					x		x		x	x	x		
— Fusarium										x			
Biphasische Pilze:		+	+	+									
— Histoplasma					x				x	x			
— Coccidioides					x				x	x	x		
Andere Pilze:													
— Zygomyzeten		+		+	x						x		
— Pneumocystis		+		+			x						
— Mikrosporidien		+	Sporen und Meronten										

A = Amphotericin B, 5 = 5-Fluorcytosin, E = Echinocandine: Caspofungin, Anidulafungin, Micafungin
Triazole: F = Fluconazol, I = Itraconazol, V = Voriconazol, P = Posaconazol
T = Terbinafin (Griseofulvin hat identisches Wirkspektrum), X = Ciclopirox, topisch
(x) = mäßige Wirksamkeit von 5-Fluorcytosin

4.4.4 Die Wirkungsmechanismen, Anwendung und Nebenwirkungen der Antimykotika

Polyene

Die Wirkstoffe Amphotericin B, Nystatin und Natamycin gehören chemisch zur Gruppe der Polyene. Sie bewirken über Komplexbildung mit Ergosterol eine Permeabilitätsänderung der Pilzzellmembran und wirken dadurch fungizid. Resistenzen gegen die Polyen-Antimykotika kommen – außer bei *Aspergillus terreus*, *Fusarium spp.* und *Scedosporium spp.* – fast gar nicht vor, weshalb eine Resistenzbestimmung meistens nicht erforderlich ist.
Amphotericin B ist nephro-, hepato- und myelotoxisch und kann eine Thrombophlebitis verursachen.

> **ACHTUNG**
> Durch die Gabe von Amphotericin B kann es zur **Hypokaliämie** kommen.

Die Therapie muss einschleichend begonnen werden. Bei der Gabe von Amphotericin B per infusionem ist außerdem die Lichtempfindlichkeit der Substanz zu beachten. Heutzutage wird fast ausnahmslos nur noch liposomales Amphotericin B verwendet, weil hierbei eine geringere Toxizität besteht und eine höhere Dosierung möglich ist.

Flucytosin

Das Nukleosidanalogon Flucytosin (5-Fluorcytosin) hemmt die Nukleinsäuresynthese, vor allem von Spross- und Schimmelpilzen. Da primäre und sekundäre Resistenzen vorkommen, muss die Empfindlichkeit jedes Pilzstammes getestet werden. Flucytosin wird meistens in Kombination mit Amphotericin B gegeben. Bei nachgewiesener *in-vitro*-Empfindlichkeit eines Pilzstammes für Flucytosin kann die Amphotericin-B-Dosis geringer gehalten werden.
Die Nebenwirkungen von Flucytosin bestehen in gastrointestinalen Störungen und Myelotoxizität; evtl. werden auch hepatotoxische Nebenwirkungen beobachtet.

Azole

Azole hemmen die Ergosterolsynthese der Pilzzelle durch Inhibierung des für die Synthese notwendigen Cytochrom-P450-Isoenzyms. Der Effekt ist zunächst fungistatisch, da der weitere Aufbau der zytoplasmatischen Membran gestört wird. Die Azole werden in die Imidazole (Miconazol, Ketokonazol und Clotrimazol) und in die Triazole (Fluconazol, Itraconazol, Voriconazol und Posaconazol) unterteilt. Das Wirkungsspektrum der Azole ist sehr unterschiedlich (Tab. 4.4). Resistenzen gegen Azole kommen prinzipiell vor, die Resistenzbestimmung ist aber mangels Standardisierung nicht für alle Substanzen möglich.

Aus diesem Grund orientiert man sich vielfach am klinischen Erfolg. Bei Anwendung von Voriconazol werden vermehrt Infektionen mit Zygomyzeten beobachtet, weil diese Pilze aufgrund ihrer Resistenz gegen Voriconazol herausselektiert werden.
Als Nebenwirkung der systemisch anwendbaren Präparate tritt vor allem eine gastrointestinale Störung auf; bei Gabe von Fluconazol kann es zur Erhöhung der Leberwerte und zu Blutbildveränderungen kommen.

Praxistipp
Mögliche Interaktionen zwischen den Azolen und anderen Medikamenten, die ebenfalls über das Cytochrom-P450-System verstoffwechselt werden, sind zu beachten.

Echinocandine

Echinocandine hemmen die Glucansynthese in der Zellwand von Spross- und Schimmelpilzen sowie von *Pneumocystis*. Da Glucan nur bei Pilzen vorkommt, ist die Nebenwirkungsrate der Echinocandine verhältnismäßig gering. Bisher sind Caspofungin, Anidulafungin und Micafungin zugelassen.

Griseofulvin

Griseofulvin greift in den Guaninstoffwechsel der Pilzzelle ein. Es war lange Zeit das beste Mittel gegen Dermatophyten, wird aber heute wegen seiner Nebenwirkungen kaum noch verwendet.

Terbinafin

Statt Griseofulvin gibt man bei Dermatophyten jetzt das Allyamin Terbinafin, das oral und lokal applizierbar ist.

4.4.5 Die Resistenzbestimmung gegen Antimykotika

Bei Dermatophyten ist zur Auswahl der antimykotischen Therapie eine Empfindlichkeitsbestimmung in der Regel nicht erforderlich, da bereits aus der Erregerdiagnose auf wirksame Lokalantimykotika geschlossen werden kann und mit Terbinafin ein potentes Medikament zur topischen und oralen Behandlung von Dermatophythosen zur Verfügung steht.
Bei Haut- und Schleimhautmykosen durch Hefen und Schimmelpilze ist unter dem Aspekt der geringen Nebenwirkungen einer lokalen Therapie die Empfindlichkeitsbestimmung nicht unbedingt erforderlich.
Bei Systemmykosen ist eine Empfindlichkeitsbestimmung der Erreger ratsam:
- gegen Amphotericin B, weil bei genereller Empfindlichkeit der Pilze der Grad der Empfindlichkeit Hinweise auf die erforderliche Dosierung geben

4

kann (hochempfindlicher Stamm → reduzierte Dosis → geringere Nebenwirkungen);

– gegen Flucytosin, weil der Anteil primär resistenter *Candida*-Stämme in den letzten Jahren zugenommen hat und unter der Therapie Sekundärresistenz auftritt;

– für einige Azole und einige Echinocandine stehen z. Z. keine standardisierten Testverfahren zur Verfügung.

Praxistipp

Die antimykotische Resistenzbestimmung kann als Verdünnungsreihentest mit antagonistenfreiem Agarmedium, als Agardiffusionstest, als Mikrodilutionsverfahren oder als sogenannter E-Test durchgeführt werden – wobei Letzterer eine Annäherung an MHK-Werte erreichen kann.

Fallbeispiel

Ein 27-jähriger Klinikangestellter begibt sich zu seinem Betriebsarzt, weil er unter Schmerzen über der Brust klagt. Diese verschlimmern sich unmittelbar nach der Nahrungsaufnahme. Anamnestisch ist bekannt, dass er seit vielen Jahren unter Allergien leidet und deswegen immer wieder Kortikosteroide verordnet bekommt. Die Inspektion des Rachens ist unauffällig. Daraufhin wird eine Gastroskopie durchgeführt, bei der sich weißliche Beläge auf der Ösophagusschleimhaut darstellen lassen. Deswegen wird die Diagnose Soorösophagitis gestellt. Gleichzeitig werden Schleimhautbiopsien für die weiterführende histologische Diagnostik entnommen und dem Patienten eine Therapie mit Fluconazol angeraten. Trotz Therapie bessert sich die Symptomatik nicht; es kommt sogar zur weiteren Ausdehnung der Beläge, sodass diese bei der Wiedervorstellung bereits bei der Racheninspektion auffallen. Die Pilzdifferenzierung ergibt jetzt *Candida glabrata* mit einer Resistenz gegen Fluconazol. Nach Umstellung der Therapie auf Amphotericin B bessert sich die Symptomatik. Allerdings ergibt die in der Zwischenzeit abgenommene serologische Diagnostik, dass der Patient HIV-positiv ist, sodass die Ursache der Soorösophagitis wahrscheinlich nicht allein auf die Therapie mit Kortikosteroiden zurückzuführen ist.

4.5 Die Systematik der Pilze

Key Point

Die Einteilung der Pilze folgt dem in der gesamten Biologie üblichen Prinzip von Klassen, Ordnungen, Familien, Gattungen und Arten. Für praktisch-klinische Zwecke hat sich jedoch die Einteilung in Dermatophyten, Hefen (Sprosspilze) und Schimmelpilze bewährt (DHS-System).

Daneben gibt es noch besondere Pilze – Pneumocystis (S. 417) und Mikrosporidien (S. 418) – sowie einige obligat pathogene Pilzarten, die im außereuropäischen Ausland vorkommen und als dimorphe oder biphasische Pilze bezeichnet werden, da sie sowohl Sprosszellen als auch Hyphen bilden können.

4.5.1 Die Dermatophyten

Diese Faden- bzw. Hyphenpilze bestehen aus den weltweit vorkommenden Gattungen *Trichophyton*, *Epidermophyton* und *Microsporum*. Sie befallen Haut, Nägel und/oder Haare und können je nach Reservoir direkt von Mensch zu Mensch bzw. von Tieren oder vom Erdboden auf den Menschen übertragen werden.

Die drei Gattungen der Dermatophyten können aufgrund ihrer mikroskopischen Morphologie und kultureller Eigenschaften voneinander unterschieden werden. Darüber hinaus zeigen sie ein unterschiedliches Befallsmuster:

– *Epidermophyton floccosum* befällt Haut und Nägel.

– *Trichophyton spp.* befällt Haut, Nägel und Haare und kommt auch bei Haustieren vor.

– *Microsporum spp.* befällt Haut und Haare und kommt ebenfalls bei Tieren vor.

Die durch Dermatophyten verursachten Krankheiten werden als Tinea (S. 407) bezeichnet, weil sie von verschiedenen Dermatophytenarten gleichermaßen verursacht werden können. An der Körperoberfläche imponieren sie bei Hautmanifestation als rote, schuppende Effloreszenzen, die allmählich vom Zentrum zur Peripherie fortschreiten. Die Infektion von Nägeln ist durch Aufsplitterung der Nagelfläche gekennzeichnet; infizierte Haare werden brüchig.

Für die Diagnose einer Dermatophytose wird von befallenen Haaren oder vom aktiven Rand der Effloreszenzen entnommenes Patientenmaterial (Nägel, Hautschuppen) mikroskopiert und eine Kultur angelegt.

4.5.2 Die Sprosspilze (Hefen)

Zu den Sprosspilzen gehören einerseits die apathogenen *Saccharomyces*-Arten, die als Bäcker-, Bieroder Weinhefen dienen, und andererseits die fakultativ pathogenen Arten der Gattungen *Candida* (die die Gattung *Torulopsis* mit beinhaltet) sowie *Trichosporon* und *Cryptococcus*. Sprosspilze vermehren sich durch Sprossung, bei der eine kleine vegetative Tochterzelle aus der Mutterzelle herauswächst. Die Zellen sind 5–8 µm groß (zum Vergleich *S. aureus* = 1 µm) und erscheinen in der Gramfärbung grampositiv – trotz des völlig anderen Zellwandaufbaus der Pilze. Sie lassen sich leicht auf allen Nährmedien anzüchten, ihre Isolierung aus stark bakterienhaltigem Material wird jedoch durch Verwendung von Selektivmedien erleichtert.

Candida

Es gibt mehr als 200 *Candida*-Arten, von denen *Candida albicans* mit Abstand die weltweit häufigste Art ist. Die anderen Arten werden als Non-albicans-Arten bezeichnet. Dazu gehören insbesondere *C. glabrata*, *C. tropicalis*, *C. pseudotropicalis*, *C. krusei (Issatchenkia orientalis)*, *C. parapsilosis* und *C. dubliniensis*. Im Gegensatz zu *C. albicans* können sie – mit Ausnahme von *C. dubliniensis* – unter Mangelbedingungen keine Dauerformen (Chlamydosporen, Abb. 4.4) bilden. Die meisten Pilze der Gattung *Candida* können in Hefeform als normale Kommensalen die Haut und Schleimhäute des Menschen besiedeln. Bei Störungen des ökologischen Milieus oder bei Immunschwäche können sie sich jedoch in eine Hyphenform umwandeln (außer *C. glabrata*) und oberflächlich oder tief in das Gewebe eindringen.

Die Kandidose (S. 410) ist eine opportunistische Infektion mit Sprosspilzen, die als lokale, oberflächlich lokalisierte Infektion oder als lebensbedrohliche Systemmykose auftreten kann. Die mukokutane Kandidose manifestiert sich mit weißlichen Belägen auf Schleimhäuten – Soor (S. 411) – oder als Rötung mit der Gefahr von Mazerationen auf der Haut. Bei stärkerer Beeinträchtigung der Abwehrlage kann es zur Systemmykose mit Fungämie und Organbefall kommen.

Die Diagnostik ist nicht immer leicht, da zwischen Besiedlung und Infektion unterschieden werden muss. Die mikroskopische Untersuchung kann durch Anwendung von optischen Aufhellern oder einer Silberfärbung (Grocott) erleichtert werden. Nach kultureller Anzucht (Abb. 4.5) erfolgt die Differenzierung heutzutage vor allem mit MALDI-TOF-Massenspektrometrie oder mit konventionell-morphologischen (z. B. Chlamydosporen?) und biochemischen Methoden. Außerdem wird für die Diagnose von Systemmykosen der Nachweis von Mannan- oder

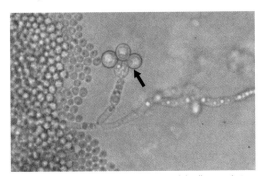

Abb. 4.4   Chlamydosporen (Pfeil) von *Candida albicans*. (mit freundlicher Genehmigung von Prof. Dr. R. Rüchel, Göttingen)

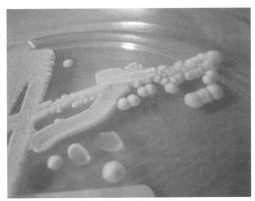

Abb. 4.5   Kultur von *Candida albicans*.

Glukanantigen aus Serumproben oder bronchioalveolärer Lavage (BAL) durchgeführt. Der Stellenwert der PCR zum Direktnachweis ist noch nicht abschließend geklärt.

Cryptococcus

Beim Menschen spielen vor allem *Cryptococcus neoformans* (weltweit) und *C. gattii* (vor allem in den Tropen) als Erreger der Kryptokokkose (S. 416) eine Rolle.

Diese Sprosspilze vermehren sich wahrscheinlich auf Gräsern und anderen Pflanzen, um dann mit der Nahrung in den Darm von Vögeln (v. a. Tauben) zu gelangen. Der Mensch infiziert sich durch Einatmen von kontaminierten (Kot-)Stäuben. Die Infektion betrifft zunächst die Lunge, um anschließend beim massiv Immunsupprimierten (vor allem bei AIDS) zur subakut verlaufenden Meningoenzephalitis (S. 398) zu führen.

Die Diagnose wird durch den mikroskopischen Erregernachweis, Antigennachweis, PCR und kulturelle Anzucht aus Liquor gestellt.

Weitere Sprosspilze

Rhodotorula-Arten wachsen durch Bildung karotinoider Pigmente in Form von rötlichen Kolonien auf Sabouraud-Agar. Sie sind besonders in feuchten Bereichen der Umwelt verbreitet und führen selten zu Fungämien bei abwehrgeschwächten Patienten mit liegenden Venenkathetern.

Die Sprosspilze der Gattung *Trichosporon* rufen neben Systemmykosen bei stark immunsupprimierten Patienten die Piedra alba hervor. Diese Erkrankung kommt unabhängig vom Immunstatus vor und besteht aus einem Haarbefall in Form von weißen Knötchen. Das Myzel von *Trichosporon* kann in Arthrosporen zerfallen, was die *Trichosporon*-Arten von den *Candida*-Arten unterscheidet.

Malassezia furfur ist Erreger der Pityriasis versicolor (S. 409), einer oberflächlichen Hautmykose.

4

> **Praxistipp**
>
> Von den apathogenen *Saccharomyces*-Arten wird *S. cerevisiae* als Bäcker- oder Bierhefe verwendet. *Saccharomyces* kann in Stuhlproben oder Mundabstrichen vorkommen und muss gegen die fakultativ pathogenen Sprosspilze abgegrenzt werden.

4.5.3 Die Schimmelpilze

Von der großen Zahl der ubiquitär verbreiteten Schimmelpilze (Tab. 4.5) sind *Aspergillus*-Arten sowie einige Gattungen aus der Ordnung Mucorales medizinisch relevant.

Grundstruktur der Schimmelpilze sind die Hyphen, deren Gesamtheit im Verbund als Myzel bezeichnet wird. Im Unterschied zu den Sprosspilzen bilden die Schimmelpilze vom Substratmyzel ausgehend ein Luftmyzel aus. Dieses bedingt das charakteristische wolkenartige Aussehen des „Schimmels". Am Luftmyzel werden die asexuellen (vegetativen) Fortpflanzungssporen in jeweils speziesspezifischer Weise ausgebildet:

— Bei Aspergillus werden sie als Kondidien bezeichnet und von speziellen Zellen, die sich an einer endständigen Blase des Luftmyzels befinden, nach außen abgeschnürt.

— Bei den Mucorales entstehen sie in einem „Behälter" (Köpfchen) und heißen Sporangiosporen.

Schimmelpilze wachsen gut auf allen Nährböden. Sie können morphologisch anhand ihrer Fortpflanzungsorgane identifiziert werden. Die Identifizierung ist sehr wichtig, da Schimmelpilze naturgemäß häufig als Kontaminanten auftreten, die gegen die fakultativ pathogenen Arten abgegrenzt werden müssen.

Aspergillus

Schimmelpilze der Gattung *Aspergillus* kommen als Saprophyten ubiquitär in der Umwelt vor. Unter den ca. 200 Arten gibt es klinisch relevante Arten, die den Menschen *per inhalationem* infizieren. Dazu zählen u. a. *Aspergillus fumigatus, A. flavus, A. terreus, A. nidulans, A. niger* und *A. versicolor*.

Aspergillus kann beim Immunkompetenten zur Infektion (Aspergillom der Lunge), Intoxikation (Aufnahme des hepatotoxischen Aflatoxins mit dem Lebensmittel, z. B. verschimmelte Erdnüsse) und Allergie (exogen allergische Alveolitis, Farmerlunge) führen, siehe Kapitel Aspergillose (S. 413).

Beim granulozytopenischen oder anderweitig immunsupprimierten Patienten kommt nicht selten die invasive Aspergillose (pulmonale oder generalisierte Manifestationen) als lebensbedrohliche Infektion vor. Auf die Diagnostik wird ausführlich im Kapitel Aspergillose (S. 414) eingegangen.

Mucorales

Schimmelpilze der Ordnung Mucorales gehören zu den Zygomyzeten und beinhalten die Gattungen *Mucor, Rhizomucor, Absidia* und *Rhizopus*. Sie treten selten als Besiedler von Verbrennungswunden auf.

Bei abwehrgeschwächten Patienten können sie das Krankheitsbild der rhinozerebralen Mukormykose hervorrufen, bei dem die Pilze von den Nasennebenhöhlen aus ins Gehirn eindringen. Außerdem haben die Mucorales eine besondere Affinität zu Blutgefäßen. Sie können zu Gefäßthromben führen und/oder durch die Gefäßwand ins Gewebe (z. B. Herzkammern) einwachsen. Auch ein Lungenbefall ist möglich. Die Prognose ist in der Regel infaust, da nur Patienten mit schwerem Grundleiden befallen werden. Der seit einigen Jahren zunehmende Einsatz von Vo-

Tab. 4.5			
Systematik der Schimmelpilze.			
	Aspergillus spp. (A. fumigatus, A. flavus, A. niger)	**Penicillium spp.**	**Mucor spp.**
Klinik	Aspergillose der Lungen, des Gehörganges, innerer Organe, Aspergillom, disseminierte Aspergillose (S. 413) bei Agranulozytose	selten: Penicillose der Lungen und innerer Organe; *P. marneffei*: systemische Infektion bei HIV-Patienten	Mucormykose des Gehirns, der Augen und der Lungen
Vorkommen	weltweit, häufig als Saprophyten auf Lebensmitteln	weltweit, häufig als Saprophyten auf Lebensmitteln	weltweit, ubiquitär
Kultur	flaumige, rauchgraue bis dunkelgrüne, blaßgelbe oder dunkelbraune bis schwarze Kolonien	samtartige bis flaumige Kolonien unterschiedlicher Färbung	watteartige, graue Kolonien
Mikroskopie	septiertes Myzel, Konidiophor mit bläschenförmiger Anschwellung (Vesiculum), Mikrokonidienketten an kurzem Stiel (Sterigma), „Gießkannenschimmel"	septiertes Myzel, Konidiophor ohne Endauftreibung, aber mit Verzweigungen (Metulae), Mikrokonidienketten an Sterigmen, „Pinselschimmel"	unseptiertes Myzel, lange verzweigte Sporangiophoren mit Endauftreibung (Columella), Sporangium mit Endosporen, „Köpfchenschimmel"; die ähnliche Gattung *Rhizopus* unterscheidet sich durch wurzelförmige Ausläufer des Myzels.

riconazol hat vermehrt Infektionen mit Zygomyzeten zur Folge, da diese aufgrund ihrer natürlichen Resistenz gegenüber Voriconazol selektioniert werden. Die Therapie von Zygomykosen erfolgt mit Amphotericin B oder Posaconazol.

Weitere Schimmelpilze

Penicillium- und *Acremonium-* (= *Cephalosporium-*) Arten sind typische Laborkontaminanten und nur äußerst selten Erreger menschlicher Mykosen; sie haben aber als Antibiotika-Produzenten große Bedeutung.
Fusarium- und *Scedosporium-*Arten kommen vor allem bei immunsupprimierten Patienten vor und werden derzeit häufiger als früher aus klinischen Materialien isoliert.

Die Diagnostik der Schimmelpilzinfektionen

In manchen Fällen können bereits mikroskopisch Pilzhyphen nachgewiesen werden. Dies kann jedoch nur als Hinweis dienen; eine Aussage zur Art der Pilze ist nicht möglich.
Die kulturelle Anzucht ist einfach, da sie auf allen Nährböden wachsen, jedoch ist u. U. eine Bebrütungszeit von 4–5 Tagen erforderlich.
- Kulturen der *Mucorales* bilden weiße oder graue wollige Rasen aus.
- Die *Aspergillus*-Arten haben grünes, schwarzes oder bräunliches Luftmyzel.
Im mikroskopischen Präparat der Kulturen werden dann die typischen Sporenbildungsorgane beurteilt.

Es kann schwierig sein, die ätiologische Relevanz nachgewiesener Schimmelpilze zu erkennen. Deshalb versucht man, als weitere Möglichkeiten die PCR sowie den Antigen- und Antikörpernachweis zu nutzen. Mit der PCR liegen allerdings noch nicht genügend Erfahrungen vor.

> **ACHTUNG**
> In Bezug auf den **Antikörpernachweis** ist in Betracht zu ziehen, dass bei immunsupprimierten Patienten keine hinreichende Antikörperbildung stattfindet. Deshalb kann die *Aspergillus*-Serologie praktisch nur beim **Aspergillom** und bei der **allergischen Aspergillose** bewertet werden. Für die **Mucorales-Infektionen** beim Immunsupprimierten steht außer der **kulturellen Anzucht** keine weitere Methode zur Verfügung.

4.5.4 Die dimorphen Pilze

Während systemische Infektionen durch die ubiquitär verbreiteten Hefe- und Schimmelpilze als opportunistische Infektionen in der Regel nur bei Abwehrschwäche entstehen, sind die dimorphen Pilze obligat pathogen (Tab. 4.6). Sie sind durch die Ausbildung unterschiedlicher Wuchsformen in Abhängigkeit von der Wachstumstemperatur gekennzeichnet:
- Bei 25–30 °C werden Myzelien mit Konidien gebildet (Myzelphase),
- bei 37 °C kommt es zur Bildung von Sprosszellen (Hefephase).
Da dimorphe Pilze – mit Ausnahme von *Sporothrix schenckii* – nur in bestimmten Endemiegebieten in Amerika und Afrika (außereuropäische Systemmy-

Tab. 4.6

Systematik der biphasischen (dimorphen) Pilze.

	Coccidioides immitis	*Histoplasma capsulatum*	*Blastomyces dermatitidis*	*Paracoccidioides brasiliensis*	*Sporothrix schenckii*
Klinik	Kokzidioidomykose (S. 253): vorwiegend Befall der Lunge Myzelphase hochinfektiös→ Laborinfektionen!	Histoplasmose: vorwiegend Befall der Lunge	nordamerikanische Blastomykose (S. 253): vorwiegend Befall der Lunge	südamerikanische Blastomykose (S. 253): vorwiegend subkutane Infektion, Ulzera	Sporotrichose: kutane und subkutane Infektionen, Lymphangitis
Vorkommen	aride Zonen der USA, Mittel- und Südamerika, Nagetierbauten	mittlerer Westen der USA, Mittelamerika, tropisches Afrika; Vogelmist, Fledermauskot	Osten und Mittelwesten der USA und Kanadas	Südamerika (Brasilien)	weltweit, Infektionen durch Hautverletzungen an Dornen, Holzsplittern etc.
Merkmale	**Myzelphase:** septiertes Myzel mit Arthrosporen **Hefephase:** runde Zellen, die sich in Sporangien (Sphärulen) mit Endosporen umwandeln (Gewebeform)	**Myzelphase:** septiertes Myzel mit morgensternförmigen Chlamydosporen **Hefephase:** Sprosszellen, im Gewebe intrazellulär in Makrophagen	**Myzelphase:** septiertes Myzel mit birnenförmigen Mikrokonidien **Hefephase:** Zellen mit meist nur einer Tochterzelle, die lange mit der Mutterzelle durch eine große Pore verbunden bleibt	**Myzelphase:** septiertes Myzel mit runden oder ovalen Konidien, Chlamydosporen **Hefephase:** Zellen mit multiplen Sprossen, sodass rosettenartige Formationen entstehen	**Myzelphase:** septierte, zarte, verzweigte Hyphen mit büschelartig angeordneten Mikrokonidien **Hefephase:** zigarrenförmige bis runde Sprosszellen

kosen) vorkommen, kann eine Infektion nur dort erworben werden (→ Reiseanamnese!). Die Pilze sind Bodenbewohner; die Infektion erfolgt auf aerogenem Wege durch Einatmen von sporenhaltigem Material oder über Hautverletzungen.

Differenzialdiagnostisch sind die Erkrankungen gegen Tuberkulose und Tumoren des lymphoretikulären Systems abzugrenzen.

Wenn keine Spontanheilung eintritt, sollte Itraconazol oder Voriconazol, bei der Kokzidioidomykose auch Posaconazol gegeben werden. Bei schwerem Verlauf sollten Amphotericin B bzw. dessen Lipidpräparationen eingesetzt werden.

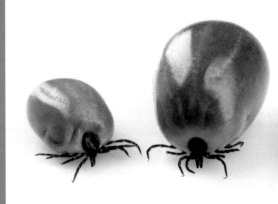

Kapitel 5

Allgemeine Parasitologie

5.1 Klinischer Fall

Wechselfieber

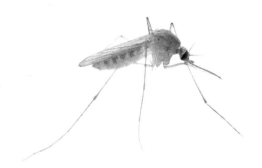

Abb. 5.1 Die Malaria-Erreger werden durch weibliche Anopheles-Mücken übertragen. (© iStockphoto.com/abadonian)

Mattigkeit und Abgeschlagenheit

„Sie sehen heute nicht gut aus", bemerkt die Zwölfklässlerin im Vorbeigehen, als der Mathematiklehrer Hermann H. seine Akten auf dem Pult zusammenschiebt. Dem sonst energischen 42-Jährigen kommt heute der Weg zum Lehrerzimmer wie eine Odyssee vor. Seine Beine fühlen sich watteweich an. Die Grüße der Schüler nimmt er nur entfernt wahr. Als er in die Schulaula tritt, schafft er es kaum, den Widerstand der Schwingtür zu überwinden. Schon seit 7 Tagen fühlt er sich immer wieder schwach. Die Lehrerkollegen rieten ihm schon mehrmals dazu, zu Hause zu bleiben. Trotzdem kommt der engagierte Lehrer jeden Tag in die Schule. Die Ausrede, die er parat hat, ist immer die gleiche: „Ich muss die Zwölfklässler unbedingt auf die Matheklausur vorbereiten"

Tägliches Fieber

Was die Kollegen nicht wissen: Abends geht es dem 42-Jährigen noch viel schlechter. Seit einer Woche hat er an einigen Abenden Fieberattacken von bis zu 40 °C mit Schüttelfrost. Auf keinen Fall möchte er aber zum Arzt gehen, denn er fürchtet die Krankschreibung. Und außerdem geht es ihm ja zwischen den Fieberattacken ganz gut. „Es ist bestimmt nur ein kleines Virus", beruhigt er sich.

Höchste Zeit für den Arztbesuch

„Endlich wieder da!", freut sich seine Frau, als sie ihre schweren Koffer im Wohnungsflur abstellt. Der Abendflug hat sie ganz schön angestrengt. „Mit dir hatte ich in der Türkei irgendwie mehr Spaß als mit meinem besserwisserischen Onkel!", ruft sie ins Wohnzimmer hinein. Nach ihrem gemeinsamen Badeurlaub in der Nähe von Antalya mit Ausflügen in das östliche Hinterland blieb sie noch für zwei Wochen in der Türkei, um ihre Familie zu besuchen. Herr H. reiste früher nach Deutschland zurück, weil die Schulferien zu Ende gingen.

„Mein Gott, wie siehst du denn aus!?", fragt Frau H. erschrocken, als sie ihren Mann bleich und schweißgebadet im Bett liegen sieht. „Lass mich raten: Du warst nicht beim Arzt. Ich wusste es. Morgen gehen wir zu Dr. May. Keine Widerrede."

Dicker Tropfen und Blutausstrich

„Ach, Sie waren in der Nähe von Antalya...", sagt Dr. May nachdenklich, als er dem Mathelehrer Blut abnimmt. Wegen der periodischen Fieberanfälle des Patienten schickt er die Blutprobe als Notfalllabor weg. Die Ergebnisse bringen den Allgemeinarzt diagnostisch weiter: Er findet im Blut eine geringgradig ausgeprägte Leukopenie und eine Thrombopenie. Außerdem ist der Wert der Laktatdehydrogenase auf das Doppelte ihres Grenzwertes erhöht. „Das ist ein Hinweis auf einen Zellzerfall. Möglicherweise haben Sie sich bei Ihrem Urlaub eine Infektionskrankheit geholt. Ich schicke Sie lieber in die infektiologische Ambulanz der Uniklinik", erklärt der Hausarzt.

Kranke Erythrozyten

Als der Assistenzarzt in der Ambulanz einen Blutausstrich aus dem Blut von Herrn H. anfertigen lässt, macht sich der Mathelehrer Vorwürfe: „Warum bin ich bloß nicht früher zum Arzt gegangen? Am Ende ist es etwas Ernstes." Seine Befürchtung bestätigt sich: Im Blutausstrich wird *Plasmodium vivax* mit einer Parasitämie von einem Prozent gefunden. Der 42-Jährige muss sich während des Türkeiurlaubs mit den Malariaerregern angesteckt haben.

5.2 Allgemeines

Key Point

Parasiten sind für ihr Überleben von anderen Organismen, ihren Wirten, abhängig. Die zum Teil sehr komplexen Lebenszyklen von Parasiten spiegeln ihre ausgeprägte Fähigkeit zur Adaptation an sehr unterschiedliche Umwelt- bzw. Wirtsbedingungen wider. So ist der Parasit häufig gezwungen, sich biochemisch und morphologisch dem neuen Wirt anzupassen.

Wenn zwei Organismen aufeinander stoßen, gibt es verschiedene Möglichkeiten des Miteinanders:

— **Symbiose** = Zusammenleben beider Organismen zum gegenseitigen Nutzen
— **Kommensalismus** = Zusammenleben beider Organismen ohne gegenseitigen Nutzen
— **Parasitismus** = Der Parasit lebt auf Kosten des anderen (des Wirtes).

Die Abhängigkeit des Parasiten von seinem Wirt ist das Ergebnis einer langen Koevolution zwischen den beiden Partnern Wirt und Parasit. Viele Parasiten haben eine so enge Beziehung zu ihrem Wirt entwickelt, dass nicht nur der Wirt das Leben des Parasiten bestimmt, sondern auch der Parasit den Wirt manipuliert. So wird einerseits die Entwicklung des Immunsystems als eine Antwort des Wirtes auf die Invasion von Parasiten verstanden; andererseits haben Parasiten Evasionsstrategien entwickelt, um den Abwehrmechanismen des Wirtes zu begegnen oder sogar die Immunabwehr des Wirtes zu ihrem eigenen Vorteil zu manipulieren. Bei phylogenetisch alten Wirt-Parasit-Beziehungen besteht ein stabiles Verhältnis zwischen den beiden Partnern mit einer daraus resultierenden geringen klinischen Schadwirkung. Bei phylogenetisch jungen Parasitosen kann es hingegen u. U. zur starken Schädigung des Wirtes kommen.

Ähnlich wie bestimmte Viren vermögen auch einige Parasiten lebenslang im Wirt zu persistieren. Sie nutzen dazu folgende Mechanismen:

— Zystenbildung
— Rückzug in immunologisch inerte Wirtsgewebe (z. B. ZNS)
— Escape-Mechanismen:
  • Befall von Makrophagen
  • Verminderung der Antigenpräsentation
  • Antigenvarianz
  • molekulare Maskierung.

Bei der molekularen Maskierung umgibt sich der Parasit mit wirtseigenen Antigenen, sodass er vom Immunsystem nicht als fremd erkannt wird.

Lebenszyklen ❚ Man unterscheidet zwischen dem

— **Endwirt** (definitiver Wirt), in dem der Parasit sich geschlechtlich vermehrt und dem
— **Zwischenwirt**, in dem entweder nur eine asexuelle Vermehrung (z. B. Protozoen) oder gar keine Vermehrung (z. B. Larven von Helminthen) stattfindet.

Sowohl Zwischen- als auch Endwirt können darüber hinaus als Transportwirt dienen, um den Parasiten von einem Wirt zum nächsten zu übertragen. Für die Übertragung des Parasiten von einem auf den anderen Wirt gibt es auch andere Strategien, wobei die häufigste eine Umwandlung des Parasiten in umweltresistente Parasitenstadien (Zysten, Eier) oder auch Larven beinhaltet.

Typische Lebenszyklen und Übertragungsstrategien von Parasiten sind in Abb. 5.2 dargestellt.

Parasitosen ❚ Die häufigsten Infektionskrankheiten in den Tropen werden durch Parasiten hervorgerufen. Solche Erkrankungen nennt man Parasitosen (S. 419). So ist zum Beispiel fast eine Milliarde aller Menschen chronisch mit Hakenwürmern infiziert. Außerdem werden jedes Jahr nach Schätzungen der WHO 300–500 Millionen Menschen mit dem Malariaerreger infiziert. Bis zu einer Million Menschen versterben jährlich an dieser Infektion. Medizinisch bedeutsame Parasitosen sind jedoch nicht nur auf die Tropen beschränkt: Es wird z. B. geschätzt, dass ungefähr 30–50 % der in Deutschland lebenden Bevölkerung mit dem Protozoon *Toxoplasma gondii* latent infiziert ist.

Die Diagnostik von Parasiten basiert vor allem auf der Mikroskopie. Für einige Parasitosen stehen darüber hinaus die Serologie und die PCR zur Verfügung.

Einteilung ❚ Parasiten werden den Eukaryonten zugeordnet, weil ihr Zellkern von einer Membran umgeben ist und mehrere Chromosomen enthält. Außerdem weisen Parasiten membranhaltige Organellen (wie z. B. den Golgi-Apparat) auf. Sie werden in die folgenden Gruppen eingeteilt (Tab. 5.1):

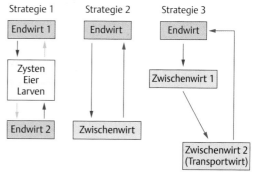

Abb. 5.2 Typische Lebenszyklen und Übertragungsstrategien von Parasiten.

5

Tab. 5.1

Einteilung der Parasiten

Protozoen (Urtiere, Einzeller)	Helminthen (Würmer)	Arthropoda (Gliederfüßer)
Flagellaten (Geißeltierchen): – Lamblien – Trichomonas – Leishmanien – Trypanosoma **Rhizopoden (Wurzelfüßer):** – Entamoeba **Sporozoen (Sporentierchen):** – Toxoplasma – Plasmodium – Kryptosporidien – Isospora – Babesien **Ciliaten (Wimperntierchen):** – Balantidium	**Cestoden (Bandwürmer):** – Taenia – Echinococcus **Nematoden (Fadenwürmer):** – Ascaris – Enterobius – Trichinellen – Hakenwürmer – Filarien **Trematoden (Saugwürmer):** – Schistosoma – Darm-, Leber-, Lungenegel	**Arachnoidea (Spinnentiere):** – Milben – Zecken **Tracheata (Tracheentiere):** – Läuse – Flöhe – Wanzen – Fliegen – Mücken

– Protozoen (Einzeller)
– Helminthen (Würmer, Vermes)
– Arthropoden (Gliederfüßer).

Aufgrund ihrer Lokalisation unterscheidet man zwischen auf dem Menschen parasitierenden Ektoparasiten (z. B. Läuse) und den im Menschen lebenden Endoparasiten (z. B. Helminthen).

5.3 Die Protozoen

Key Point

Protozoen gehören zu den entwicklungsgeschichtlich am frühesten entwickelten Parasiten; sie werden abhängig von ihren Bewegungsorganen unterteilt in:
– Flagellaten (z. B. Leishmania)
– Rhizopoda (z. B. Amoeba)
– Sporozoen (z. B. Toxoplasma und Plasmodium)
– Ciliaten (z. B. Balantidia).

5.3.1 Die Flagellaten

Flagellaten bewegen sich mithilfe ihrer Flagellen (Geißeln) fort. Die klinisch wichtigsten Arten sind in Tab. 5.2 dargestellt.

Giardia intestinalis (Synonym: Lamblia intestinalis oder Giardia lamblia)

Giardia intestinalis ist ein Dünndarmflagellat des Menschen und einiger Säugetierarten. Lamblien besitzen – wie die nachfolgend beschriebenen Trichomonaden – keine Mitochondrien und sind daher Anaerobier. Sie kommen in zwei Formen vor: dem replikativen Trophozoiten und dem für die Übertragung wichtigen und umweltresistenten Zystenstadium.
– Trophozoiten haben eine birnenfömige Gestalt und besitzen zwei prominente Zellkerne und 8 Flagellen;
– Zysten weisen vier Kerne auf.

Tab. 5.2

Einteilung der klinisch wichtigsten Flagellaten

Erreger	Erkrankung
Weltweit vorkommende Arten	
Lamblia intestinalis	Diarrhö
Trichomonas vaginalis	Geschlechtskrankheit
Nur in den „Ländern des Südens" vorkommende Arten	
Leishmania tropica *Leishmania major* *Leishmania mexicana*	Hautleishmaniose
Leishmania donovani	viszerale Leishmaniose
Leishmania braziliensis	mukokutane Leishmaniose
Trypanosoma cruzi	Chagas-Krankheit
Trypanosoma brucei	Schlafkrankheit

Der Mensch infiziert sich oral durch kontaminiertes Trinkwasser oder Lebensmittel mit Zysten (Abb. 5.3), wobei die meisten Infektionen asymptomatisch bleiben. Ansonsten kann es zu wässrigen Durchfällen (S. 211), z. T. mit Malabsorptionserscheinungen (Steatorrhö = Fettstühle) kommen.

Die Diagnose wird durch den mikroskopischen Nachweis der Zysten aus Stuhl oder der Trophozoiten aus Duodenalaspirat gestellt. Daneben steht ein Antigentest zur Verfügung.

Trichomonaden

Der Mensch ist der einzige Wirt dieser mehrfach begeißelten Flagellaten, die nur im anaeroben Trophozoitenstadium vorkommen. Morphologisch charakteristisch sind die an einem Pol lokalisierten vier freien Flagellen und eine sogenannte Schleppgeißel, die gleichzeitig als Randstruktur eine für den Parasiten typische, undulierende Membran begrenzt. Im menschlichen Körper kommen apathogene Trichomonaden als Bestandteil der normalen Flora von Mundhöhle (*Trichomonas tenax*) und der Darmschleimhaut (*T. hominis*) vor. Eine Bedeutung als

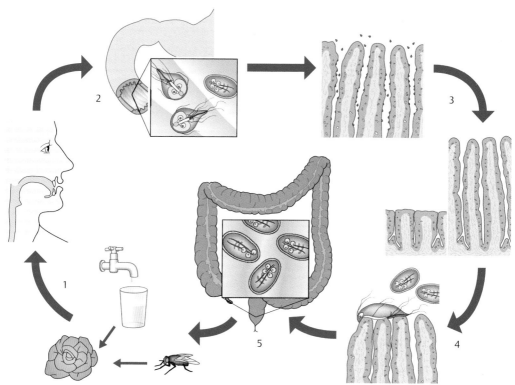

Abb. 5.3   Lebenszyklus von *Giardia intestinalis*. **1** Der Mensch infiziert sich durch mit Zysten kontaminiertes Wasser oder Lebensmittel, wobei auch Fliegen als mechanischer Vektor dienen können. **2** Im Duodenum platzen die Zysten und entlassen das Trophozoitenstadium, welches mit seiner Adhärenzscheibe fest an die Villi bindet und schließlich zur Atrophie der Duodenalschleimhaut (**3**) führen kann. **4** Schließlich wandeln sich die Trophozoiten wieder in das Zystenstadium um und gelangen mit dem Stuhl ins Freie (**5**).

Krankheitserreger hat nur *T. vaginalis*. Letzterer wird durch Geschlechtsverkehr übertragen.

> **MERKE**
>
> **Lebenszyklus** der **Trichomonaden**:
> Trophozoit → Endwirt Mensch → Trophozoit

Nach einer Inkubationszeit von 2–24 Tagen manifestiert sich diese Geschlechtskrankheit hauptsächlich bei der Frau als Kolpitis oder Vaginitis (S. 316), seltener als Urethritis. Die Krankheit wird durch direkten mikroskopischen Erregernachweis diagnostiziert.

Leishmanien

Leishmanien werden von ihrem tierischen Reservoir (Hunde, Nagetiere) durch den Stich ihres nachtaktiven Endwirts (Sandmücke = *Phlebotomus*, seltener *Lutzomyia*) auf den Menschen übertragen (Abb. 5.4). In den Zwischenwirten Mensch, Hund und Nagetier vermehren sich Leishmanien als geißelloses Amastigoten-Stadium obligat intrazellulär innerhalb von dendritischen Zellen, Makrophagen und Monozyten. Es gibt mehr als 10 verschiedene Leishmanien-Arten, die morphologisch zwar nicht voneinander unter-

schieden werden können, z. T. aber sehr unterschiedliche Krankheitsbilder verursachen.

Beim Menschen werden in Abhängigkeit von der Leishmanien-Art verschiedene reise- und tropenmedizinische Krankheitsbilder im Mittelmeerraum, Asien, Afrika und Südamerika verursacht.

- Die Hautleishmaniose (S. 428) wird von *L. major, L. tropica* und *L. mexicana* verursacht und manifestiert sich als Papel und Hautulkus, die lokal auf den Mückenstichbereich begrenzt bleiben.
- Bei der viszeralen Leishmaniose (S. 429) durch *L. donovani* steht die Hepatosplenomegalie im Vordergrund.
- Die mukokutane Leishmaniose (S. 429) beruht auf einer Infektion mit *L. braziliensis* und resultiert in Haut- und Schleimhautulzerationen im Nasopharynxbereich.

Die Leishmaniose wird durch direkten mikroskopischen Erregernachweis oder PCR aus dem Randbereich des Hautulkus oder von Knochenmark-, Milz- oder Leberpunktaten diagnostiziert. Bei viszeralen Verläufen werden auch serologische Verfahren für die Diagnostik eingesetzt.

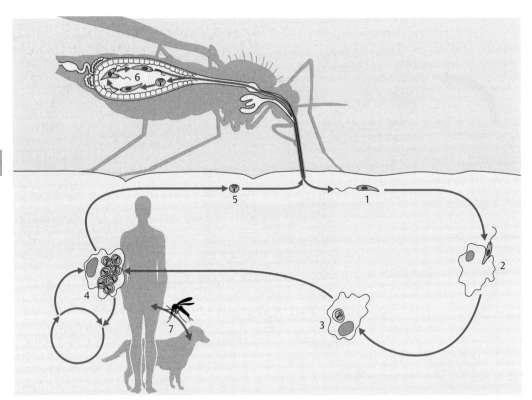

Abb. 5.4 Lebenszyklus von *Leishmania major*. Durch den Stich der infizierten weiblichen Sandmücke gelangen promastigote Stadien (**1**) in den Zwischenwirt (Mensch, Hund und andere Tiere), wo sie aktiv vor allem in dendritische Zellen, Makrophagen und Monozyten eindringen (**2**). Innerhalb dieser Zellen vermehren sie sich als amastigote Stadien (**3, 4**) und können durch das Blutsaugen (**5**) wieder in ihren Endwirt, die Sandmücke, gelangen. In der Sandmücke durchlaufen Leishmanien ihren sexuellen Lebenszyklus, der mit der Umwandlung in das promastigote Stadium endet (**6**). Vor allem infizierte Hunde sind wichtige Reservoiretiere, von denen eine Infektion des Menschen durch den Stich der Sandmücke ausgehen kann (**7**). (nach Kayser, F. H. et al., Taschenlehrbuch Medizinische Mikrobiologie, Thieme, 2010)

Trypanosomen

Trypanosomen gehören – zusammen mit Leishmanien – zur Familie der Trypanosomatidae. Es muss zwischen den in Afrika vorkommenden *Trypanosoma brucei* und den in Südamerika vorkommenden *Trypanosoma cruzi* unterschieden werden. Der Lebenszyklus ist insofern ähnlich, als dass der Arthropoden-Vektor zugleich Endwirt ist und die Trypanosomen vom tierischen Reservoir auf den Menschen (Zwischenwirt) überträgt. Im Menschen vermehrt sich *T. brucei* vorwiegend extrazellulär im Blut und Liquor, während *T. cruzi* die intrazelluläre Lebensweise in Zellen der glatten Muskulatur bevorzugt.

> **MERKE**
>
> **Lebenszyklus** von *T. brucei*:
> Trypomastigote → Endwirt Tsetse-Fliege: → Prozyklische → Epimastigote → Metazyklische → Zwischenwirt Rind, Antilope und Mensch: → Trypomastigote
> **Lebenszyklus** von *T. cruzi*:
> Trypomastigote → Endwirt Raubwanze: → Epimastigote → Trypomastigote → Zwischenwirt Hund, Katze, Nagetier und Mensch: → Trypomastigote → Amastigote → Epimastigote → Trypomastigote

Die durch *T. brucei* verursachte Afrikanische Trypanosomiasis (S. 430) bzw. Schlafkrankheit ist

- im akuten febril-glandulären Stadium durch Fieber und Lymphknotenschwellungen vor allem im hinteren Halsbereich und
- im späteren meningoenzephalitischen Stadium durch eine zunehmende Eintrübung und Koma gekennzeichnet.

T. cruzi ruft die Chagas-Krankheit (S. 431) hervor, in deren Verlauf eine Myokarditis und eine Vergrößerung verschiedener Bereiche des Gastrointestinaltrakts im Vordergrund stehen (Enteromegalie).

Die Diagnose erfolgt durch den mikroskopischen Erregernachweis aus relevanten klinischen Materialien (z. B. Blut, Liquor, Muskelbiopsie).

5.3.2 Die Rhizopoda

Als Rhizopoda („Wurzelfüßer") werden Protozoen bezeichnet, die sich durch sogenannte Pseudopodien fortbewegen. Dabei handelt es sich um Ausstülpungen des Zytoplasmas, die an Sollbruchstellen der parasitären Plasmamembran ausgestülpt werden und den Restkörper nach sich ziehen. Von diesen Parasiten, die allgemein als Amöben bezeichnet werden, gibt es zahlreiche apathogene Arten, die entweder freilebend in der Umwelt oder als Endoparasiten innerhalb eines Wirtes – meist im Darm, aber auch in der Mundhöhle – vorkommen.

MERKE

Es gibt nur eine **darmpathogene Amöbenart:** *Entamoeba histolytica.*

Die wichtigsten, den Menschen betreffenden Arten, sind in Tab. 5.3 dargestellt:

Die Darmamöben sind Anaerobier und lassen sich aufgrund der Morphologie ihres Kerns („Amöbendiagnostik ist Kerndiagnostik") sehr schnell in die generell apathogene *Endolimax*-Gruppe (großes, zentrales Karyosom = Kernkörperchen) und die *Entamoeba*-Gruppe unterteilen. Letztere kann u. a. durch ihre Größe und ihren Kern (Radspeicherkern mit kleinem, zentralen Karyosom) und die Anzahl der Kerne im Zystenstadium untereinander differenziert werden (Tab. 5.4).

Darmamöben werden als umweltstabile Zysten mit kontaminiertem Wasser oder Lebensmitteln oral aufgenommen und wandeln sich im Darm in das Trophozoitenstadium um, um nach einiger Zeit wieder Zysten zu bilden, die dann letztendlich mit dem Stuhl ausgeschieden werden.

Entamoeba histolytica

Als einzige Darmamöbenart ist *Entamoeba histolytica* humanpathogen. Erst vor wenigen Jahren konnte gezeigt werden, dass die aufgrund morphologischer Kriterien als *Entamoeba histolytica* klassifizierten Amöben im eigentlichen (strengen) Sinne zwei unterschiedliche Spezies umfassen: *Entamoeba dispar* und *Entamoeba histolytica.*

Im Gegensatz zu den apathogenen *E. dispar* bilden *E. histolytica* wichtige Virulenzfaktoren (bestimmte Amoebapore, Cystein-Proteasen), mit deren Hilfe sie in das Gewebe eindringen können. Der Mensch infiziert sich durch orale Aufnahme von Zysten, die sich im Kolon in nicht invasive und invasive Trophozoiten umwandeln (Abb. 5.5). Aus nicht invasiven Trophozoiten entstehen schließlich wieder Zysten, die mit dem Stuhl ausgeschieden werden. Kommt es nach Infektion zur Bildung von invasiven Trophozoiten, so dringen diese in das Gewebe ein. Eine weitere Verwandlung in Zysten tritt in diesem Fall nicht ein, sodass die Erreger nicht ausgeschieden werden.

Nach Aufnahme von Zysten kann *E. histolytica* zur Amöbenruhr (S. 209) oder Amöbiasis führen. Diese manifestiert sich als Rektokolitis mit blutig-schleimigen Durchfällen und Krämpfen. Vom Darm aus können die Amöben direkt oder hämatogen andere Organe befallen und extraintestinale Manifestationen, wie z. B. einen Leberabszess oder einen Hirnabszess, verursachen.

Die Diagnostik wird aus Stuhlproben durch direkten mikroskopischen Erregernachweis gestellt. Zusätzlich können ein Antigennachweis (ELISA) oder die PCR aus Stuhl durchgeführt werden, mit denen eine Unterscheidung zwischen *E. histolytica* und *E. dispar* möglich ist. Bei extraintestinaler Manifestation sind serologische Methoden zum Antikörpernachweis indiziert.

Tab. 5.4

Unterscheidung der Entamoeba-Gruppe.

	Zyste	Trophozoit	Kerne im Zystenstadium
E. hartmanni (= kleine Zyste)	3–10 µm	3–10 µm	(1–)4
E. histolytica/E. dispar (= mittelgroße Zyste)	10–16 µm	10–20 µm (nicht invasiv) 20–60 µm (invasiv)	(1–)4
E. coli (= große Zyste)	15–25 µm	10–50 µm	(2–)8

Tab. 5.3

Einteilung der Rhizopoden.

	Gruppe	Kernmorphologie
apathogene Endoparasiten	*Endolimax*-Gruppe: → *E. nana* *Jodamoeba*: → *J. buetschlii*	großes, zentrales Karyosom
	Entamoeba-Gruppe: → *E. gingivalis* → *E. hartmanni* → *E. coli* → *E. dispar*	kleines, zentrales Karyosom
pathogene Endoparasiten	*Entamoeba*-Gruppe: → *E. histolytica*	
frei lebende Amöben	*Naegleria* *Akanthamoeba*	großes, zentrales Karyosom

5

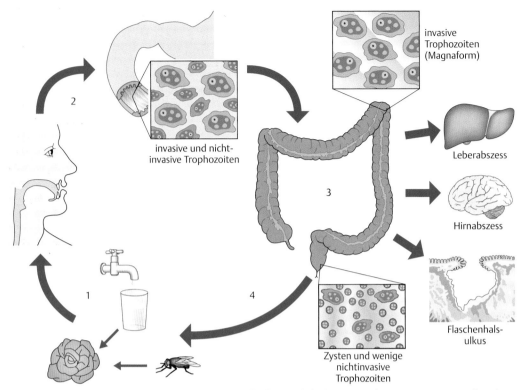

invasive Trophozoiten (Magnaform)

invasive und nicht-invasive Trophozoiten

Leberabszess

Hirnabszess

Flaschenhals-ulkus

Zysten und wenige nichtinvasive Trophozoiten

Abb. 5.5 Lebenszyklus von *Entamoeba histolytica*. **1** Der Mensch infiziert sich durch mit Zysten kontaminiertes Wasser oder Lebensmittel, wobei auch Fliegen als mechanischer Vektor dienen können. **2** Im Dünndarm platzen die Zysten und entlassen das Trophozoitenstadium, welches im Kolon (**3**) als sogenannte Magnaform in das Gewebe invadieren kann und ein typisches Flaschenhalsulkus verursacht. Außerdem können die Amöben direkt – im Rahmen der Durchwanderung der Darmwand – oder hämatogen in andere Organe gelangen. Vor allem Zysten (und wenige nichtinvasive Trophozoiten = Minutaform) werden mit dem Stuhl ausgeschieden (**4**).

5.3.3 Die Sporozoa

Sporozoen weisen keine klassischen Bewegungsorganellen aus. Ihr Zytoskelett ist jedoch mit Oberflächenproteinen verbunden, über die eine zitterartige Bewegung ermöglicht wird. Die humanmedizinisch wichtigen Sporozoen verursachen sehr heterogene Infektionen, die einerseits lokal auf den Darm begrenzt bleiben (z. B. Kryptosporidien), andererseits aber auch systemisch verlaufen (z. B. Toxoplasmose und Malaria).

Toxoplasma gondii

Toxoplasma gondii gehört zur Klasse der Sporozoa (Ordnung Coccidia, Kokzidien) und ist aufgrund seiner sehr geringen Wirts- und Zellspezifität einer der häufigsten, weltweit verbreiteten Parasiten. Sein natürlicher Lebenszyklus spielt sich zwischen dem Endwirt (Katzen) und den Zwischenwirten (Nagetiere, Vögel, Schlachttiere) ab: Die Katze scheidet nach geschlechtlicher Entwicklung von *T. gondii* im Darm Oozysten aus, die nach Reifung (Sporulation) vom Zwischenwirt oral aufgenommen werden und sich in ihm weiter zu Tachyzoiten (replikatives Parasitenstadium) entwickeln. Diese können aktiv in nahezu alle

Zellarten eindringen (Abb. 5.6) und entwickeln sich intrazellulär schließlich zu Bradyzoiten. Bei Letzteren handelt es sich um das Ruhestadium von *T. gondii*, das lebenslang innerhalb von Zysten im Gewebe persistiert (vor allem im Gehirn und in der Muskulatur). Frisst eine Katze eine zystenhaltige Maus oder einen Vogel, ist der Lebenszyklus geschlossen. Der Mensch gehört ebenfalls zu den Zwischenwirten und kann sich oral durch sporulierte Oozysten oder unzureichend erhitztes, zystenhaltiges Fleisch von Schlachttieren (z. B. Schweinen) infizieren.

> **MERKE**
>
> **Lebenszyklus** von ***Toxoplasma gondii*** (vgl. Abb. 18.11):
> Zysten (Bradyzoiten) → Endwirt Katze: → Oozysten → Sporozoiten → Zwischenwirt Maus, Mensch u.v. a.m.: → Tachyzoiten → Zysten (Bradyzoiten) → Endwirt Katze: Oozysten oder Zwischenwirte: Tachyzoiten

Mehr als 95 % aller *Toxoplasma*-Infektionen des immunkompetenten Menschen verlaufen ohne Symptome; es kommt allerdings zur unbemerkten, lebenslangen Persistenz von *Toxoplasma*-Zysten vor allem

5

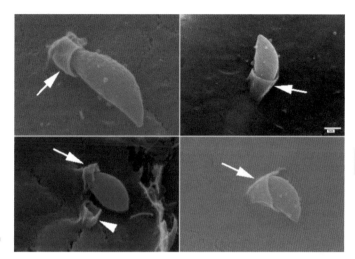

Abb. 5.6 Kolorierte rasterelektronenmikroskopische Aufnahme von *T. gondii* Tachyzoiten (blau), die aktiv in eine Zelle (grün) eindringen. (mit freundlicher Genehmigung von Prof. Dr. D. Ferguson, Oxford)

im Gehirn der Infizierten (latente Infektion). Bei Patienten mit Symptomen (S.433) kommen vor allem eine nuchale Lymphadenopathie und – sehr selten – eine Retinochorioiditis (Entzündung der Aderhaut des Auges) mit der Gefahr der Erblindung vor. Bei Erstinfektion während der Schwangerschaft kann es in bis zu 50% der Fälle zur diaplazentaren Übertragung des Parasiten auf den Fetus mit daraus resultierender konnataler Toxoplasmose (S.328) kommen.
Bei stark immunsupprimierten Patienten (z.B. bei AIDS oder Transplantatempfängern) manifestiert sich die Toxoplasmose meistens als reaktivierte, zerebrale Toxoplasmose oder – bei Erstinfektion – als schwere systemische Infektion (pulmonale Toxoplasmose).
Die Labordiagnose beruht vorwiegend auf serologischen Methoden, da der Erreger vor allem diagnostisch schwer zugängliche Organe (z.B. Muskulatur oder Gehirn) befällt. In Abhängigkeit von der klinischen Situation ist auch der direkte Erregernachweis aus Liquor, Fruchtwasser, Blut oder Biopsiematerial möglich. Hierbei wird heute vor allem die PCR (selten Tierversuch, Anzucht in Zellkultur oder Mikroskopie) eingesetzt.

Plasmodien

Plasmodien sind die Erreger der Malaria (S.421), einer in den Ländern des Südens vorkommenden, systemischen, lebensgefährlichen Krankheit. Aufgrund ihres im anterioren Teil vorhandenen Invasionsapparates gehören sie – wie *Toxoplasma* – zu den Apicomplexa.

> **MERKE**
>
> Plasmodien kommen in verschiedenen **Stadien** vor:
> - Gametozyten: Geschlechtsform → Mikro- und Makrogametozyten
> - Sporozoiten: Übertragungsform (Transmission)
> - Merozoiten: intrazellulärer Einzelparasit
> - Trophozoiten: erythrozytäre Ringform
> - Schizont: Teilungsform.

Die geschlechtliche Vermehrung (Gamogonie) der Plasmodien findet in der weiblichen Anopheles-Mücke statt, die deswegen als Endwirt fungiert. Die daraus resultierenden Sporozoiten werden durch den Mückenstich in die Blutbahn des Menschen injiziert, der für die humanpathogenen Plasmodien-Arten mit Ausnahme von *Plasmodium knowlesi* der einzige Zwischenwirt ist. In ihm erfolgt die ungeschlechtliche Vermehrung (Schizogonie) der Parasiten in zwei Phasen – der präerythrozytären (Leber-) und der erythrozytären (Blut-) Phase: Dazu gelangen die mit dem Mückenstich in die Blutbahn injizierten Plasmodien als Sporozoiten hämatogen zunächst in die Leber. In den Hepatozyten findet die erste ungeschlechtliche Vermehrung statt, sodass Merozoiten entstehen. Nach Ruptur der Hepatozyten werden die Plasmodien in die Blutbahn ausgeschwemmt und befallen die Erythrozyten. In ihnen findet die zweite ungeschlechtliche Vermehrung statt, wobei sich die Parasiten über die Ringform (Trophozoit) zum Schizonten (Teilungsform) entwickeln. Nach der weiteren Differenzierung in Merozoiten rupturieren die Erythrozyten, sodass nun neue Erythrozyten infiziert werden können und der Blutzyklus erneut beginnt. Einige Merozoiten differenzieren sich zu Gametozyten, die von der Mücke aufgesaugt werden. In der Mücke entsteht der Ookinet nach Vereinigung aus männlichen (Mikro-) und weiblichen (Makro-)Gameten. Nach Durchlaufen weiterer Entwicklungsstadien entsteht die Sporozyste, aus der die Sporozoiten in die Speicheldrüse der Mücke gelangen.

> **MERKE**
>
> **Lebenszyklus** der **Plasmodien** (vgl. Abb. 18.2):
> Gametozyt → Endwirt Anopheles: Ookinet → Sporozoit → Zwischenwirt Mensch: → Merozoit → Trophozoit → Schizont → Merozoit oder Gametozyt

Es gibt fünf humanpathogene Plasmodienarten, die unterschiedliche Formen der Malaria verursachen können:

— Erreger der Malaria tropica = *Plasmodium falciparum*
— Erreger der Malaria tertiana = *P. vivax* und *P. ovale*
— Erreger der Malaria quartana = *P. malariae*
— Erreger einer der Malaria tropica ähnlichen Erkrankung in Südostasien = *P. knowlesi.*

Bei der Malaria stehen zwar Fieber mit Schüttelfrost sowie Anämie normalerweise im Zentrum der klinischen Manifestationen, die Malaria kann aber höchst unterschiedlich verlaufen.

Praxistipp
Die Malaria gilt als „Chamäleon der Infektiologie", sodass bei allen (!) unklaren Krankheitszeichen nach Tropenaufenthalt stets an die Malaria gedacht werden muss!

Der Verdacht auf Malaria kann nur durch den mikroskopischen Erregernachweis im Blut gesichert werden. Dazu werden ein dicker Tropfen und ein Blutausstrich angefertigt. Darüber hinaus steht ein Antigenschnelltest zur Verfügung. Die Serologie ist nicht zum Nachweis einer akuten Malaria geeignet!

Cryptosporidium parvum

Es gibt mehr als fünf Arten von Kryptosporiden, von denen aber vor allem *Cryptosporidium parvum* für den Menschen fakultativ pathogen ist. Diese zu den Kokzidien gehörende Protozoon-Art kommt vor allem in Kälbern vor und kann vom Menschen über mit Oozysten kontaminiertes Trinkwasser oral aufgenommen werden. Im Jejunum und Ileum werden dann Sporozoiten freigesetzt, die sich ungeschlechtlich und geschlechtlich weiterentwickeln und schließlich wieder als Oozysten mit dem Stuhl ausgeschieden werden.

> **MERKE**
>
> **Lebenszyklus** von *Cryptosporidium parvum*:
> Oozysten → End- und Zwischenwirt Rind, Mensch u. v. a. m.: → Sporozoiten → Schizonten → Merozoiten → Gametozyten → Oozysten

Die Kryptosporidiose (S.212) manifestiert sich vor allem bei AIDS-Patienten als massive, wässrige Diarrhö. Beim Immunkompetenten hingegen kommt es lediglich zu einer kurzzeitigen selbstlimitierenden Diarrhö oder die Infektion bleibt symptomlos. Die Diagnose basiert auf dem direkten, mikroskopischen Erregernachweis der säurefesten Oozysten (4–6 µm) mithilfe einer modifizierten Ziehl-Neelsen-Färbung.

5.3.4 Die Ciliaten

Ciliaten besitzen im Trophozoitenstadium zahlreiche Zilien auf ihrer Oberfläche, mit denen sie sich fortbewegen. Wohl der bekannteste Vertreter dieser auch als Wimpertierchen bezeichneten Protozoen ist das Pantoffeltierchen. Der einzige humanmedizinisch bedeutsame Erreger ist *Balantidium coli.*

Balantidium coli

Dieser Parasit ist als Trophozoit mit einem Durchmesser von bis zu 300 µm im Vergleich zu den anderen Protozoen sehr groß und kommt regelmäßig beim Schwein als harmloser Darmbewohner vor. Dieses erkrankt nicht, kann *B. coli* aber als Zyste ausscheiden. Die Infektion des Menschen erfolgt durch orale Aufnahme von Zysten.

Die klinischen Erscheinungen der Balantidienruhr (S.211) entsprechen denen der Amöbenruhr (Invasion in die Kolonschleimhaut → blutig-schleimige Diarrhöen).

Die Diagnose wird durch den mikroskopischen Nachweis in einer frischen Stuhlprobe gestellt.

5.4 Die Helminthen

Key Point
Helminthen sind multizelluläre, hochdifferenzierte Lebewesen, die entwicklungsgeschichtlich sekundär in ihre Wirtsorganismen (Mensch oder Tier) eingewandert sind. Helminthen werden in Bandwürmer (Cestoden), Rund- oder Fadenwürmer (Nematoden) und Saugwürmer (Trematoden) eingeteilt. Im erwachsenen Zustand sind die meisten Helminthen als Darmparasiten Anaerobier, ihre Larven sind jedoch Aerobier. Daraus resultiert häufig ein Wirtswechsel oder ein Organwechsel im selben Wirt.

Das Lebewesen, das den erwachsenen, geschlechtsreifen Wurm beherbergt, wird Endwirt oder kurz Wirt genannt, während sich im Zwischenwirt die Larven entwickeln. Bei Arten ohne Zwischenwirt erfolgt die Entwicklung der Eier bzw. der Larven in der freien Natur.

Tab. 5.5

Übersicht der medizinisch wichtigen Wurmarten (Helminthen).

Ordnung	Gattung	Arten	
Cestoden (Bandwürmer)	Diphyllobothrium	*D. latum*	Fischbandwurm
	Dipylidium	*D. canium*	Gurkenkernbandwurm
	Hymenolepis	*H. nana*	Zwergbandwurm
	Taenia	***T. solium***	**Schweinebandwurm**
		T. saginata	**Rinderbandwurm**
	Echinococcus	***E. granulosus***	**Hundebandwurm**
		E. multilocularis	**Fuchsbandwurm**
Nematoden (Fadenwürmer)	Trichuris	*T. trichiura*	Peitschenwurm
	Trichinella	*T. spiralis*	Trichine
	Ancylostoma	*A. duodenale**	Hakenwurm
	Necator	*N. americanus**	Hakenwurm
	Strongyloides	*S. stercoralis*	Zwergfadenwurm
	Enterobius	***E. vermicularis***	**Madenwurm**
	Ascaris	***A. lumbricoides***	**Spulwurm**
	Wucheria	*W. bancrofti**	Filarien
	Loa	*L. loa**	Filarien
	Onchocerca	*O. volvulus**	Filarien
	Dracunculus	*D. medinensis**	Medinawurm
Trematoden (Saugwürmer)	Dicrocoelium	*D. dendriticum*	kleiner Leberegel
	Fasciola	*F. hepatica*	großer Leberegel
	Fasciolopsis	*F. buski **	großer Darmegel
	Opisthorchis	*O. felineus **	Katzenleberegel
	Clonorchis	*C. sinensis **	chinesischer Leberegel
	Paragonimus	*P. westermani**	Lungenegel
	Schistosoma	***S. haematobium****	**Pärchenegel**
		S. mansoni*	
		S.japonicum*	

Fett hervorgehobene Gattungen und Arten sind im GK für die ÄAO enthalten (Stand 2013).
*ausschließlich oder überwiegend Parasiten tropischer oder ostasiatischer Länder

 Praxistipp

Für den Befall mit Helminthen werden statt des Ausdrucks „Infektion" in der Regel die Begriffe „Invasion" oder „Infestation" gebraucht.

Eine Übersicht über die medizinisch wichtigen Helminthen gibt Tab. 5.5.

5.4.1 Die Cestoden (Bandwürmer)

Da Bandwürmer keinen klassischen Verdauungstrakt besitzen, sondern Nährstoffe über ihre Oberfläche (Tegument) aufnehmen, leben sie als wenig agile, schlaffe Endoparasiten im Darm ihrer Endwirte. Es handelt sich um bandförmige Würmer, deren Körper aus Kopf (Skolex) und Gliedern (Proglottiden) besteht. Der Kopf sitzt am dünnen Vorderende und dient mithilfe von Saugnäpfen (und eventuell Hakenkranz) der Befestigung des Wurmes an der Darmwand des Wirtes. Proglottiden werden kontinuierlich von einer Wachstumszone im Halsbereich des adulten Wurms produziert. Cestoden sind Zwitter, die sich selbst befruchten. Die Eier werden in den reifen Proglottiden oder unter Auflösung der Proglottiden ausgeschieden und gelangen so zur Reifung in die freie Natur. Wenn sie vom spezifischen Zwischenwirt aufgenommen werden, entwickelt sich in ihm die hier als Finne bezeichnete Larvenform.

MERKE

Unter den klinisch wichtigsten Cestoden sind besonders der Rinder- (**Taenia saginata**), Schweine- (**T. solium**), Hunde- (**Echinococcus granulosus**) und Fuchsbandwurm (**E. multilocularis**) zu nennen. Die Bezeichnungen sind jedoch irreführend, da bei den *Taenia*-Arten der Mensch und nur bei den *Echinococcus*-Arten die Tiere Endwirte sind.

Taenia saginata (Rinderbandwurm)

Der Rinderbandwurm ist weltweit verbreitet und kommt als adulter Wurm mit einer Länge von 5–10 m im Jejunum des Menschen vor. Der Rinderbandwurm ist ein Zwitter; die ausgeschiedenen Proglottiden oder Eier können vom Zwischenwirt (Rind) aufgenommen werden und entwickeln sich dort in der Muskulatur zu Finnen (Larvenstadium). Beim

Verzehr von rohem Rindfleisch (evtl. auch Kalbfleisch) gelangen diese wieder in den Menschen, wo mit der Entwicklung in adulte Würmer der Lebenszyklus abgeschlossen ist.

> **MERKE**
>
> **Lebenszyklus** von *Taenia saginata* (vgl. Abb. 18.20):
> Finne → Endwirt Mensch: → adulter Wurm → Eier → Zwischenwirt Rind: → Finne

Die meisten Infestationen verlaufen ohne Symptome. Ansonsten kann es zu uncharakteristischen Abdominalbeschwerden (S. 442) und Abmagerung kommen. Die Diagnose erfolgt durch den Nachweis von Proglottiden und/oder Eiern im Stuhl.

Taenia solium (Schweinebandwurm)

Der Schweinebandwurm kommt vor allem in Zentral- und Südamerika vor. Der Lebenszyklus ist nahezu identisch mit dem von *T. saginata*, nur dass das Schwein als Zwischenwirt fungiert. Der adulte Wurm von *T. solium* wird „nur" 2–4 m lang. Unter Umständen kann sich auch der Mensch mit den Eiern von *T. solium* infizieren, sodass er ebenfalls als Zwischenwirt fungieren kann, wenn in ihm Finnen heranwachsen (Zystizerkose, s. u.).

> **MERKE**
>
> **Lebenszyklus** von *Taenia solium* (vgl. Abb. 18.20):
> Finne → Endwirt Mensch: → adulter Wurm → Eier → Zwischenwirt Schwein, (Mensch): → Finne

Der klinische Verlauf entspricht dem des Befalls mit dem Rinderbandwurm. Zusätzlich kann es bei der Aufnahme von Eiern jedoch auch zur Zystizerkose (S. 442) (= Heranreifen von Finnen im Menschen) mit Befall von Gehirn, Augen und Muskulatur kommen. Bei der Diagnostik (S. 442) ist es wichtig, zwischen einem Befall mit *T. saginata* und *T. solium* zu unterscheiden, um ggf. die Entwicklung einer Zystizerkose zu verhindern. Eine Differenzierung ist nur durch die Morphologie der Proglottiden und ggf. bei Abgang des Wurms durch die mikroskopische Untersuchung des Bandwurmkopfes (Skolex) möglich. Die Eier der beiden *Taenia*-Arten sehen identisch aus. Da es sich bei der Zystizerkose um eine extraintestinale Manifestation handelt, erfolgt die mikrobiologische Diagnose serologisch durch Antikörpernachweis.

Echinococcus granulosus (Hundebandwurm)

Echinococcus granulosus ist Erreger der zystischen Echinokokkose (S. 437) und kommt weltweit vor; innerhalb Europas vor allem im Mittelmeergebiet und in Südosteuropa. Endwirt ist der Hund, der sich durch finnenhaltiges Schlachtfleisch (Innereien, Le-

ber) infiziert. Aus den Finnen entstehen im Jejunum des Hundes adulte Würmer, die – wie bei *Taenia* – Zwitter sind und Eier produzieren. Zwischenwirte sind Paarhufer (Schaf, Rind, Schwein) und evtl. der Mensch: Nach oraler Eiaufnahme bilden sich Finnen in Form einer blasenförmigen Hydatide in der Leber. Der Kreislauf ist geschlossen, wenn die Finnen wieder von ihrem Endwirt aufgenommen werden (frische Innereien als Mahlzeit). Der Mensch ist Fehlwirt, weil er ja in der Regel nicht von seinem Hund gefressen wird und somit eine weitere Entwicklung von *E. granulosus* in ihm nicht möglich ist („Sackgasse Mensch").

> **MERKE**
>
> **Lebenszyklus** von *Echinococcus granulosus* (vgl. Abb. 18.16):
> Finne → Endwirt Hund: → adulter Wurm → Ei → Zwischenwirt Paarhufer und Mensch: → Finne

Die klinischen Erscheinungen der zystischen Echinokokkose manifestieren sich meistens als dumpfe Schmerzen im rechten Oberbauch (Befall der Leber in 60 % der Fälle). Bei Lungenechinokokkose präsentieren die Patienten sich mit den Zeichen einer Pneumonie. Die zystische Echinokokkose ist nicht so gefährlich wie die alveoläre Form der Krankheit (Infektion mit *E. multilocularis*, s. u.), weil die Hydatide von *E. granulosus* von einer Schutzwand umgeben ist.
Der klinische, sonografische oder CT-Befund ist wegweisend für die Diagnose, die durch serologische Verfahren bestätigt wird.

Echinococcus multilocularis (Fuchsbandwurm)

Echinococcus multilocularis verursacht die alveoläre Echinokokkose (S. 439) und ist in der nördlichen Hemisphäre verbreitet; in Europa sind besonders Deutschland, die Alpenländer und Ostfrankreich sowie die Türkei betroffen. Der Fuchs (selten auch Hund oder Katze) als Endwirt infiziert sich durch Fressen von finnenhaltigen Mäusen. Nach Entwicklung der Finnen in adulte Würmer scheidet der Fuchs in seinen Fäkalien die Eier aus, die vom Zwischenwirt (Mäuse und Mensch) oral aufgenommen werden und sich dann vor allem in der Leber zu Finnen differenzieren.

> **MERKE**
>
> **Lebenszyklus** von *Echinococcus multilocularis* (vgl. Abb. 18.16):
> Finne → Endwirt Fuchs (Hund, Katze): → adulter Wurm → Ei → Zwischenwirt Maus und Mensch: → Finne

Die alveoläre Echinokokkose betrifft fast ausschließlich die Leber, in der die Finnen sich infiltrierend ausbreiten. Zusätzlich kann es bei 10 % der Patienten zu Fernabsiedlungen in andere Organe („Metastasen") kommen, sodass die Krankheit eher bösartig verläuft.

Die Diagnostik entspricht nahezu der der zystischen Echinokokkose (s. o.).

5.4.2 Die Nematoden (Fadenwürmer)

Nematoden sind getrenntgeschlechtliche Helminthen, deren Entwicklung ausgehend vom Ei vier Larvenstadien (L1–L4) durchläuft, um sich letztendlich in männliche und weibliche Adultwürmer zu differenzieren. Nährstoffe nehmen sie mithilfe ihres Verdauungstraktes auf. Aufgrund ihrer Muskulatur sind sie agil und beweglich. Von den klinisch wichtigsten Arten sollen hier nur die gegenstandskatalogrelevanten Nematoden Ascaris (Spulwurm) und Enterobius (Madenwurm) beschrieben werden. Aufgrund seiner generellen Bedeutung und seines besonderen Lebenszyklus wird außerdem auf Trichinella eingegangen.

Ascaris lumbricoides (Spulwurm)

Der Spulwurm des Menschen kommt weltweit als häufigster Wurm vor. Der Mensch infiziert sich durch Aufnahme von Lebensmitteln, die mit Wurmeiern kontaminiert sind (z. B. bei Fäkaldüngung). Im menschlichen Jejunum entwickeln sich aus den Eiern Larven, die in die Blutbahn eindringen und hämatogen in die Lungen gelangen. Dort verlassen die Larven den Blutkreislauf und wandern die Trachea entlang zum Schlund, um verschluckt zu werden.

Nach erneuter Ankunft im Jejunum setzt sich die Entwicklung der Larven fort. Die resultierenden adulten Würmer sind getrenntgeschlechtlich. Ein befruchtetes Weibchen legt schließlich wieder Eier, die mit dem Stuhl ausgeschieden werden und zunächst am Boden reifen müssen, um wieder infektiös zu werden.

> **MERKE**
>
> **Lebenszyklus** von ***Ascaris lumbricoides*** (vgl. Abb. 18.22):
> Ei → Bodenreifung Larve L2 → Endwirt Mensch: → Larve → Lunge: → Larve L4 → Jejunum: → adulter Wurm → Ei

Während der Lungenwanderung der Spulwurmlarve kann sich eine Pneumonie mit einem eosinophilen Lungeninfiltrat entwickeln, siehe Löffler-Syndrom (S. 443). Die intestinalen Symptome der Askaridose können sich in Leibschmerzen und Übelkeit äußern. Bei starkem Wurmbefall ist ein Ileus möglich.

Die Diagnose wird in der Regel durch den mikroskopischen Einachweis im Stuhl, eventuell auch schon makroskopisch durch abgehende adulte Würmer gestellt.

Enterobius vermicularis (Oxyuren)

Enterobius vermicularis ist ein sehr kleiner, getrenntgeschlechtlicher Nematode (2–13 mm), der nur beim Menschen – vor allem bei Kindern – vorkommt. Nach oraler Aufnahme infektiöser Eier entwickeln sich im Kolon über verschiedene Larvenstadien die adulten Würmer. Das Männchen stirbt nach der Begattung, das Weibchen wandert zur Eiablage nachts in die Analregion und verursacht dort einen heftigen Juckreiz. Durch das Kratzen gelangen die Eier auf die Hände bzw. unter die Fingernägel und über das „Daumenlutschen" wieder in den Mund (Autoinfektion).

> **MERKE**
>
> **Lebenszyklus** von ***Enterobius vermicularis*** (vgl. Abb. 18.24):
> Ei → Reifung im Ei: Larve L1 → L2 → Endwirt Mensch: → Kolon: Larve L2 → L4 → adulter Wurm → Ei

Die Enterobiose (S. 445) bzw. Oxyuriasis ist eine harmlose Krankheit, die meistens nur durch den starken Juckreiz in der Analregion auffällt. Die Diagnose wird morgens durch einen an der Analregion abgenommenen Klebefilmstreifen mit den daran haftenden Eiern gestellt. Diese erscheinen nach Fixierung des Klebestreifens auf einem Objektträger im mikroskopischen Bild als wenig lichtbrechende, asymmetrisch abgeflachte Strukturen.

Trichinella spiralis (Trichinen)

Trichinen bzw. Trichinellen sind zweigeschlechtliche, 1–4 mm lange Nematoden, bei denen sich Larve und geschlechtsreifer Wurm in demselben Wirt, aber in verschiedenen Organen entwickeln (Organwechsel: Darm → Muskulatur). Trichinen kommen weltweit ubiquitär vor; ihre Verbreitung ist vom Klima unabhängig, da sie zu keinem Zeitpunkt ihrer Entwicklung außerhalb eines Wirtes leben. Bevorzugt befallen werden fleischfressende Tiere (Wild- und Hausschwein, Fuchs, Bär u. a.), die sich durch die Fleischmahlzeit quasi gegenseitig anstecken.

Hauptansteckungsquelle für den Menschen ist ungenügend erhitztes Schweinefleisch („Mett", Schinken, Wurst) sowie Wildschwein. In Deutschland sind Trichinen wegen der strengen Fleischbeschau (= spiralenförmige Trichinenlarven im Fleisch, Abb. 5.7) selten geworden; jedoch treten nach Schwarzschlachtungen immer mal wieder kleine Epidemien auf.

Nachdem larvenhaltiges Fleisch aufgenommen wurde, wird die Larve im Magen des Wirtes freigesetzt und reift im Dünndarm zum geschlechtsreifen adul-

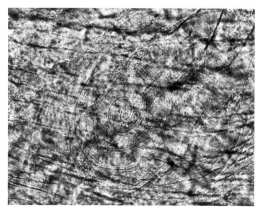

Abb. 5.7   Entdeckung von Trichinellen bei der Fleischbeschau (spiralige Wurmlarve).

ten Wurm heran. In dieser Phase kommt es zum Stadium der Darmtrichinose. Nach der Begattung stirbt das Männchen; das Weibchen lebt noch 4–6 Wochen, bohrt sich in die Dünndarmwand ein und legt dort täglich etwa 1000 lebende Larven ab (wegen fehlender Außenphase ist die Produktion von Eiern nicht notwendig). Diese gelangen über den Lymphe-Blut-Weg ins rechte Herz, dann über die Lunge und das linke Herz in den arteriellen Blutstrom und damit in alle Organe. Bevorzugt siedeln sie sich bereits eine Woche nach Infektion in gut durchbluteter quergestreifter Muskulatur an (Zwerchfell, Interkostalmuskeln, Zungen- und Augenmuskeln, evtl. Herz). Hier kommt es zur wechselseitigen Kommunikation zwischen Wurmlarve und Muskelzellen, die nach etwa einem Monat in einem Abkapselungsprozess mit Ernährungsgarantie durch die Muskelzelle (Umdifferenzierung der Muskelzelle in die sogenannte „Ammenzelle") endet. So kann die Muskeltrichine bis zu 30 Jahre lebensfähig bleiben (Stadium der Muskeltrichinose).

MERKE

Bei Trichinen gibt es keine Außenphase und **keine Eier!**

Der natürliche Lebenszyklus wird geschlossen, wenn der vorhergehende Wirt gefressen wird und die in seiner Muskulatur befindlichen Larven so in den neuen Wirt gelangen. Die Trichinose bzw. Trichinellose ist also die Krankheit des „Fressens und Gefressenwerdens", der Mensch ist Fehlwirt (Abb. 5.8).

Klinik | Klinische Erscheinungen treten nach einer Inkubationszeit von ca. einem Monat im Stadium der Darmtrichinose nur bei massivem Befall in Form von enteritischen Erscheinungen auf. Die Symptome der Muskeltrichinose können bereits ab einer Woche nach Infektion erstmalig auftreten und hängen vom Sitz der Larven ab. Bei starkem Befall entsteht ein hochfieberhaftes Krankheitsbild (41 °C) mit rheumatischen Erscheinungen, Muskelschmerzen sowie Gesichtsödemen und Eosinophilie.

ACHTUNG

Gefürchtet ist die Beteiligung des **Myokards** oder des Gehirns (**Meningoenzephalitis**). Die **Letalität** kann in diesen Fällen bis zu 30 % betragen.

Diagnostik | Ein Verdacht auf Trichinose besteht bei akutem rheumatischem Krankheitsbild mit Eosinophilie, Erhöhung von Laktatdehydrogenase und Kreatininkinase sowie einer Kreatinurie. Eingekapselte, verkalkte Trichinen können röntgenologisch nachgewiesen werden. Die mikrobiologische Diagnose erfolgt serologisch (z. B. ELISA). Da die Serologie durch Kreuzreaktionen mit anderen Nematoden eine unzureichende Spezifität besitzt, ist nur der Nachweis von Trichinen in Muskelbiopsiematerial als sichere Diagnose einzustufen.

Therapie | Für die Therapie werden Mebendazol, Albendazol oder Thiabendazol – eventuell kombiniert mit Kortikosteroiden – eingesetzt. Die Wirkung ist sicher bei Darmtrichinose; es ist jedoch nicht sicher, ob auch eingekapselte Larven erreicht werden!

ACHTUNG

Trichinenhaltiges Fleisch ist **hochinfektiös**.

Eine Abtötung der Trichinen gelingt nur durch Erhitzung (80 °C) oder Tiefkühlung (–25 °C für mindestens 10–20 Tage). Gepökeltes und gekühltes Fleisch und sogar Trockenfleisch bleiben hingegen infektiös.

MERKE

Die klinisch manifeste Trichinose ist gemäß IfSG **meldepflichtig**.

In den letzten Jahren wurden jeweils 2–3 Fälle pro Jahr gemeldet.

5.4.3 Die Trematoden (Saugwürmer)

Trematoden werden auch als Saugwürmer bezeichnet. Sie sind dorsoventral abgeplattet und weisen zwei Saugnäpfe für die Anheftung an das Wirtsgewebe auf: einen Mundsaugnapf und einen Ventralsaugnapf. Ein Verdauungstrakt ist zwar rudimentär vorhanden, endet aber blind ohne Analöffnung. Die Nährstoffaufnahme erfolgt deshalb – wie bei den Cestoden – über das äußere Tegument.

Es sind zahlreiche auch humanmedizinisch relevante Trematoden bekannt, die meistens aufgrund ihres Wirtsspektrums mit dem Lebensraum Wasser in Verbindung stehen. Dazu gehören die Gattungen Fasciola (Großer Leberegel), Opisthorchis (Katzenleber-

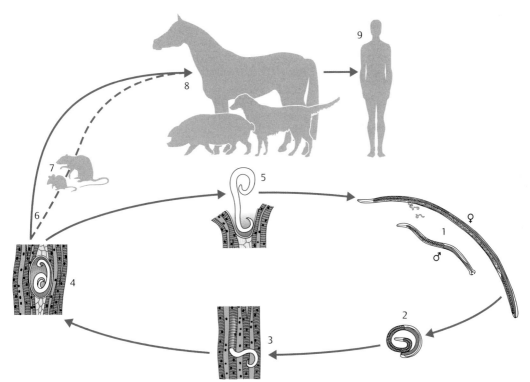

Abb. 5.8   Lebenszyklus von *Trichinella spiralis*. Der zweigeschlechtliche adulte Wurm (**1**) kann im Dünndarm zahlreicher Tierarten sowie des Menschen vorkommen. Die vom Weibchen produzierten Larven (**2**) gelangen über den Lymphe-Blutweg in die Muskulatur (**3**), wo sie sich innerhalb einer Muskelzelle einkapseln (**4**). Durch den Verzehr trichinenhaltiger Wirte oder deren Fleisches gelangen die Larven in neue Wirte (**6–9**), wo sie im Dünndarm aus der Kapsel schlüpfen (**5**) und sich wieder in adulte Würmer entwickeln. (aus Kayser, F. H. et al., Taschenlehrbuch Medizinische Mikrobiologie, Thieme, 2010)

egel), Clonorchis (Chinesischer Leberegel) und Paragonimus (Lungenegel). Wie den deutschen Bezeichnungen dieser Egel zu entnehmen ist, führt die Infestation des Menschen vor allem zu einem Befall von Leber oder Lunge.

Schistosomen sind, im Gegensatz zu den übrigen Trematoden des Menschen, getrenntgeschlechtliche Trematoden, die paarweise in ihrem Wirt leben. Sie werden daher auch als Pärchenegel bezeichnet und werden hier als einzige Trematodengattung beschrieben, weil sie weltweit die tödlichste Wurmerkrankung verursachen.

Schistosomen (Pärchenegel)

Schistosomen sind Erreger der Schistosomiasis (S. 435) bzw. Bilharziose. Klinisch bedeutsam sind fünf Schistosomenarten: *Schistosoma mansoni, S. intercalatum, S. japonicum* und *S. mekongi* sind Erreger der Darmbilharziose. Die Blasenbilharziose wird durch *S. haematobium* verursacht. Die einzelnen Arten können relativ leicht durch die Lage des charakteristischen Höckers bzw. Stachels am Ei unterschieden werden (Tab. 5.6).

Schistosomen-Männchen und -Weibchen leben paarweise in der Blutbahn ihres Endwirts (Mensch)

Tab. 5.6			
Unterschiede der drei wichtigsten Schistosomenarten.			
	Schistosoma haematobium	*Schistosoma mansoni*	*Schistosoma japonicum*
Vorkommen	Afrika, Westasien	Afrika, Arabien, Südamerika und Westindien	Japan, China und malaiischer Archipel
Endwirt	Mensch	Mensch	Mensch, Hund, Katze, Schwein und andere Tiere
Lokalisation der Adultwürmer	Venen der Harnblase	Mesenterialvenen	Darm- oder Lebervenen
Eier	Endstachel, Ausscheidung im Urin	seitlicher Stachel, Ausscheidung im Stuhl	Seitenhöcker, Ausscheidung im Stuhl

zusammen. Die Eier werden in den Blutgefäßen abgelegt, durchdringen die Gefäßwand und werden mit dem Stuhl oder Urin ausgeschieden. Gelangen sie in Süßwasser, so schlüpfen aus den Eiern die Larven (Mirazidien), die aktiv ihre Zwischenwirte (Wasserschnecken) aufsuchen und sich in ihnen weiter in Zerkarien differenzieren. Der Lebenszyklus ist geschlossen, wenn Zerkarien im Süßwasser auf einen Menschen treffen und sich durch die gesunde Haut einbohren. Über die Hautvenen gelangen sie in den Körperkreislauf und wachsen dort zu adulten Würmern heran.

> **MERKE**
>
> **Lebenszyklus** von **Schistosomen** (vgl. Abb. 18.13): Zerkarie → Endwirt Mensch: adulter Wurm → Ei → Süsswasser: Mirazidium → Zwischenwirt Wasserschnecke: → Zerkarie

Beim Eindringen der Zerkarien in die Haut kann sich eine Zerkariendermatitis entwickeln. Bei der Darmbilharziose stehen vor allem Veränderungen der Darmschleimhaut (Pseudopolypen) oder der Leber (mit Folgen wie bei einer Leberzirrhose) im Vordergrund. Die Blasenbilharziose imponiert durch eine Hämaturie als Zeichen eines Gewebsumbaus der Blasenschleimhaut.

Die Diagnose wird in erster Linie durch den Nachweis der Eier im Stuhl oder im Urin oder/und mithilfe von serologischen Verfahren gestellt.

5.4.4 Allgemeines zur Diagnostik von Wurmerkrankungen

Die Diagnose eines Wurmbefalls des Darms wird in der Regel durch die mikroskopische Untersuchung des Stuhls und die morphologische Beurteilung der darin befindlichen Wurmeier gestellt (Abb. 5.9). Hierbei werden neben der Beurteilung von Nativprä-

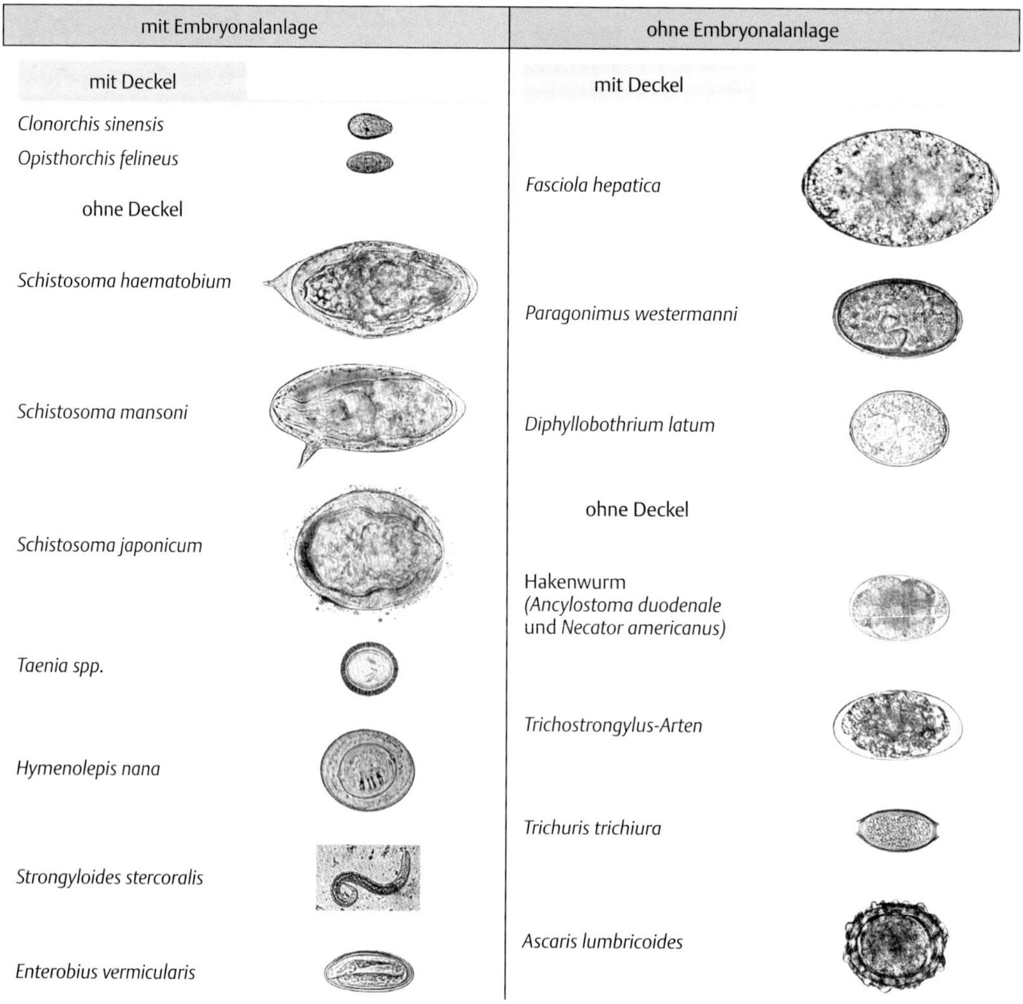

mit Embryonalanlage	ohne Embryonalanlage
mit Deckel	**mit Deckel**
Clonorchis sinensis	
Opisthorchis felineus	*Fasciola hepatica*
ohne Deckel	
Schistosoma haematobium	*Paragonimus westermanni*
Schistosoma mansoni	*Diphyllobothrium latum*
Schistosoma japonicum	**ohne Deckel**
Taenia spp.	Hakenwurm (*Ancylostoma duodenale* und *Necator americanus*)
Hymenolepis nana	*Trichostrongylus*-Arten
Strongyloides stercoralis	*Trichuris trichiura*
Enterobius vermicularis	*Ascaris lumbricoides*

Abb. 5.9 Wichtige im Stuhl nachweisbare Helminthen(-Eier) in identischem Maßstab. *Strongyloides stercoralis* kommt nur als Larve im menschlichen Stuhl vor.

paraten Anreicherungs-/Konzentrationsverfahren angewandt.

Exkurs

MIFC-Verfahren
Das am meisten verwendete Verfahren, mittels dessen auch Protozoen-Zysten nachgewiesen werden, ist das MIFC-Verfahren (Merthiolat-Jod-Formaldehyd-Konzentration). Dazu werden 5 ml Lösung I (200 ml Merthiolat-Lösung 1%ig in Aqua dest., 25 ml Formalin, 5 ml Glyzerin, 250 ml Aqua dest.) und 1 ml Lösung II (7,5 g Kaliumjodid in 18 ml Aqua dest. lösen, dann 5 g Jod darin lösen und auf 100 ml mit Aqua dest. auffüllen) unmittelbar vor Gebrauch gemischt. Darin wird eine bohnengroße Menge **Stuhl** verrührt und die Suspension durch Gaze **filtriert**. Nach Zugabe von 7 ml gekühltem **Äther** wird kräftig geschüttelt und nach 2 Minuten Stehen wird die Probe 1 Minute bei ca. 2500 UpM **zentrifugiert**. Der Überstand wird abgegossen und das Sediment zunächst mit dem **10er-Objektiv** und zur genaueren Beurteilung einer eingestellten Struktur mit dem **40er-Objektiv** mikroskopiert.

Bei den Bandwürmern erfolgt die direkte Betrachtung der Proglottiden mit einer Lupe. Auf spezielle Nachweismethoden in Blut und Gewebe sowie auf

die Möglichkeit einer serologischen Diagnostik wurde jeweils im Text hingewiesen.

Bei der Parasitendiagnostik, insbesondere bei Helminthosen, ist die Präpatenzzeit (Tab. 5.7) zu berücksichtigen. Das ist der Zeitraum zwischen der Infektion und dem Auftreten von Vermehrungsprodukten des Parasiten (z. B. Wurmeier im Stuhl).

Praxistipp
Die Präpatenzzeit ist oft länger als die Inkubationszeit! In diesen Fällen ist der Nachweis von Wurmeiern oder -larven zum Zeitpunkt der klinischen Erscheinungen noch nicht möglich. Hieran ist besonders bei Touristen zu denken, die sich nach der Rückkehr aus tropischen Ländern auf Parasiten untersuchen lassen.

5.4.5 Allgemeines zur Therapie von Wurmerkrankungen
Für Wurmerkrankungen werden verschiedene Anthelminthika eingesetzt, deren Wirkungsweise oft nicht bekannt ist. Aufgrund der großen Ähnlichkeit zwischen menschlichem und Helminthengenom sind Nebenwirkungen nicht selten.

In Tab. 5.8 sind nur die in Deutschland erhältlichen Präparate aufgeführt.

Tab. 5.7

Mindestpräpatenzzeiten der wichtigsten Helminthen.

Helminthen	Präpatenzzeit
Spulwurm (*Ascaris*)	10 Wochen
Peitschenwurm (*Trichuris*)	5 Wochen
Hakenwürmer (*Ancylostoma, Necator*)	5 Wochen
Madenwurm (*Oxyuris*); nicht Stuhl, sondern Klebestreifenmethode	5 Wochen
Rinder- und Schweinebandwurm (*T. saginata, T. solium*)	10 Wochen*
Zwergbandwurm (*Hymenolepis*)	2 Wochen
Fischbandwurm (*Diphyllobothrium*)	3 Wochen
Chinesischer Leberegel, Katzenleberegel (*Clonorchis, Opisthorchis*)	2 Wochen
Großer Leberegel (*Fasciola*)	8 Wochen
Großer Darmegel (*Fasciolopsis*)	4 Wochen
Kleiner Leberegel (*Dicrocoelium*)	6 Wochen
Schistosoma mansoni	5 Wochen
Schistosoma japonicum	3 Wochen
Ei-Nachweis im Urin: *Schistosoma haematobium*	10 Wochen
Ei-Nachweis im Sputum: Lungenegel (*Paragonimus*)	8 Wochen
Larven-Nachweis im Stuhl: Zwergfadenwurm (*Strongyloides*)	3 Wochen
Larven-Nachweis im Blut: *Wucheria, Loa loa*	3–6 Monate
Larven-Nachweis in der Haut: *Onchocerca*	10 Monate
Larven-Nachweis im Gewebe: Trichinen (*Trichinella*)	16 Tage
*in der Regel Abgang von Proglottiden	

Tab. 5.8

Übersicht der wichtigsten Anthelminthika.

Substanz	Wirkungsspektrum
Diethylcarbamazin	*Ascaris* *Filarien*
Mebendazol	*Ascaris* *Trichuris* *Enterobius* *Echinococcus* *Trichinella* *Ancylostoma/Necator* *Strongyloides*
Albendazol	Trichinen *Echinococcus* *Hymenolepis*
Niclosamid	*Taenia saginata/solium* *Diphyllobothrium* *Hymenolepis* *Dipylidium*
Praziquantel	*Fasciola* *Dicrocoelium* *Schistosoma* *Clonorchis* *Opisthorchis* *Paragonimus* *Taenia saginata/solium* Zystizerkose *Diphyllobothrium* *Dipylidium*
Pyrantelembonat	*Ascaris* *Trichuris* *Enterobius* *Ancylostoma/Necator*
Pyriviniumembonat	*Enterobius*

5

5.5 Die Arthropoden

Key Point

Die meisten klinisch-relevanten Arthropoden (Gliederfüßer) leben als Ektoparasiten ständig oder zeitweise auf ihrem Wirt. Es wird zwischen Arachnoidea (Spinnentiere) und Tracheata (Insekten) differenziert; diese lassen sich leicht durch die Anzahl der Beinpaare beim adulten Tier (Arachnoidea = 4, Tracheata = 3) unterscheiden. Die Diagnose erfolgt oft bereits durch morphologische Artbestimmung mithilfe einer Lupe. Bei Milben ist aufgrund der geringen Größe fast immer die mikroskopische Beurteilung notwendig.

5.5.1 Zecken und Milben

Zecken und Milben gehören zu den Spinnentieren und besitzen somit im geschlechtsreifen Zustand vier Beinpaare. Die Entwicklung verläuft vom Ei über ein Larvenstadium mit drei Beinpaaren und das Nymphenstadium mit vier Beinpaaren zum erwachsenen Tier. Eine grobe Unterscheidung zwischen Zecken und Milben ist anhand ihrer Größe möglich:
- Zecken sind in der Regel größer als 1 mm
- Milben sind kleiner als 1 mm.

Die Lebensdauer der erwachsenen Tiere kann mehrere Jahre betragen. Unter den parasitierenden Zecken kann zwischen stationären (Ixodiden = Haftzecken) und temporären Ektoparasiten (Argasiden = Lauf- oder Wanderzecken) unterschieden werden. Bei den medizinisch bedeutsamen Milben sind einerseits nichtparasitierende (aber allergieauslösende) Arten zu nennen, andererseits gibt es auch endo- und ektoparasitierende Arten.

Haftzecken

Zu dieser Gruppe gehört in unseren Breiten vor allem der Holzbock (*Ixodes ricinus*). Dabei handelt es sich um einen stationären Ektoparasiten, der während der Blutaufnahme mindestens einige Tage fest in der Haut seines Wirtes „verbohrt" ist. Sowohl Larven als auch Nymphen und erwachsene Zecken bohren sich mit dem Kopf in die Haut des Wirtes ein, um sich mit Blut voll zu saugen. Dadurch schwillt der Hinterleib des Tieres so stark an, dass die Größe einer Rizinusbohne (Namensgebung) erreicht werden kann. Erwachsene Männchen saugen kein Blut; sie befruchten das Weibchen auf dem Wirt, welches dann nach ca. 10 Tagen zur Eiablage auf den Boden zurückkehrt.

Der Zeckenbefall ruft lokale Reizerscheinungen hervor. Darüber hinaus kann es zur bakteriellen Superinfektion kommen, insbesondere wenn die Entfernung der Zecke nicht sachgemäß erfolgt.

> **MERKE**
>
> Zecken spielen als Überträger folgender Krankheitserreger eine große Rolle:
> - FSME-Viren (Arboviren): Fühsommer-Meningoenzephalitis (S. 342) bzw. Tick-borne Enzephalitis
> - *Borrelia burgdorferi*: Borreliose (S. 365)
> - *Coxiella burnetii*: Q-Fieber (S. 371)
> - *Rickettsia conorii*: Zeckenbissfieber
> - *Rickettsia rickettsii*: Erreger des Rocky-Mountains-spotted fever (S. 371)

Exkurs

Zeckenentfernung

Die Entfernung der Zecken sollte mechanisch mit einer speziellen **Zeckenpinzette**, einer mit einem Bindfaden geformten **Schlinge** oder mit den **Fingern** erfolgen: Dazu wird die Zecke langsam in Richtung auf ihr Hinterteil herausgezogen, wobei leichte **Drehbewegungen** das Lösen der Beisswerkzeuge erleichtern. Die Benutzung von Klebstoff, Ölen u. ä. zum Lösen der Zecke ist nicht zu empfehlen, weil dies zu einer vermehrten Abgabe des möglicherweise infektiösen Speichels führen kann.

Milben

Praxistipp

Da die sehr kleinen nichtparasitierenden Nahrungsmittel- und Hausstaubmilben Asthma und allergische Hauterscheinungen auslösen können, sollten sie als ätiologisches Agens bei unklaren allergischen Reaktionen in die Differenzialdiagnostik eingeschlossen werden.

Die endoparasitierende Milbe *Sarcoptes scabiei* ist Ursache der Skabies (S. 449) bzw. Krätze. Dabei gräbt die weibliche Krätzemilbe Gänge in die menschliche Haut, in die nach Befruchtung die Eier abgelegt werden. Aufgrund eines starken Juckreizes kommt es zu Kratzspurverletzungen, die schließlich bakteriell superinfiziert werden. Zusätzlich kann ein allergisches Exanthem am ganzen Körper auftreten.

Unter den ektoparasitierenden Milben gibt es auch blutsaugende Arten. Dabei muss zwischen Arten unterschieden werden, bei denen nur die erwachsenen Tiere Blut saugen und solchen, bei denen nur die Larven Blut saugen.

> **MERKE**
>
> Milben, bei denen die **adulten Tiere Blut saugen**:
> - *Dermanyssus gallinae* (Vogelmilbe): Auslöser von stark juckenden, allergischen Exanthemen
> - *Dermanyssus spp.*: In den USA Überträger von Enzephalitisviren.
>
> Milben, bei denen die **Larven Blut saugen**:
> - *Trombicula autumnalis*: Der Biss dieser Larven führt zu sehr unangenehmen Hautreizungen.
> - *Trombicula akamushi*: In Japan Überträger von *Orientia tsutsugamushi* (Erreger des Tsutsugamushi-Fiebers, Milbenrückfallfieber).

5.5.2 Läuse

Läuse sind flügellose Insekten und haben daher nur 3 Beinpaare. Sie besitzen einen Stech-Saug-Rüssel zur Blutaufnahme. Das Weibchen legt Eier (Nissen), aus denen die Larven (Nymphen) schlüpfen, um sich schließlich in erwachsene Läuse zu differenzieren. Eine Verpuppung findet nicht statt, sodass die Vermehrungsweise der Läuse als ametabol bezeichnet wird.

> **MERKE**
>
> Beim Menschen parasitieren drei Läusearten (S. 446):
> - *Pediculus humanus capitis* (Kopflaus)
> - *Pediculus humanus humanus seu vestimentorum* (früher *P. humanus corporis*; Kleiderlaus)
> - *Phthirus pubis* (Filz- oder Schamlaus).
>
> Die Namensgebung weist auf den jeweiligen **Befallsort** hin.

Die Kopflaus wird meistens durch direkten Körperkontakt übertragen, während die Transmission der Kleiderlaus auf den Gebrauch kontaminierter Gegenstände zurückzuführen ist. Für die Übertragung der Filzlaus spielt der Geschlechtsverkehr die wichtigste Rolle.

Der Lausbefall führt zu einem Juckreiz. Die dadurch entstehenden Kratzwunden können sich bakteriell superinfizieren.

Kleiderläuse spielen darüber hinaus eine wichtige Rolle als Überträger von Krankheitserregern:

> **MERKE**
>
> Durch Läuse übertragbare Krankheitserreger:
> - *Rickettsia prowazekii*: epidemisches Fleckfieber (S. 370)
> - *Bartonella quintana*: Fünftage Fieber = Wolhynisches Fieber (S. 72)
> - *Borrelia recurrentis*: Läuse-Rückfallfieber = europäisches Rückfallfieber.

5.5.3 Flöhe

Auch Flöhe sind flügellose, stechend-saugende Insekten, die aufgrund ihrer starken Hinterbeine zu enormen Sprungleistungen befähigt sind; im Leistungsvergleich zum Floh müsste der Mensch über den Kölner Dom springen können (!). Flöhe sind temporäre Ektoparasiten. Sie leben normalerweise außerhalb des Menschen z. B. in Fußbodenritzen und suchen nur zum Blutsaugen den Wirt auf. Daher ist eine ausgeprägte Wirtsspezifität nicht erforderlich. Für die Unterscheidung der verschiedenen Arten wird die Ausbildung von Chitinkämmen an Kopf und Thorax sowie die Anordnung von Chitinborsten am Kopf herangezogen.

Flöhe entwickeln sich unter Verpuppung (= Ruhestadium, holometabole Entwicklung). Dazu legen weibliche Flöhe täglich bis zu 25 Eier, aus denen nach 2–12 Tagen madenartige Larven schlüpfen, die sich nach weiteren 2–3 Wochen in einer Art Kokon verpuppen. Aus der Puppe schlüpft auf einen Vibrationsreiz hin (= Ankündigung eines Wirts) die Imago, das fertige Insekt. Dadurch kann es dann zu einem Massenschlüpfen von monatelang im Ruhestadium verharrenden Puppen kommen, wenn ein Tierlager (oder Nest) neubesiedelt wird. Adulte Flöhe haben eine Lebensdauer von einigen Monaten bis zu fünf Jahren. Sie sind lateral extrem abgeflacht (Adaptation, um sich sehr schnell durch das Tierfell bewegen zu können und so dem Biss der Tierschnauze zu entgehen).

> **MERKE**
>
> **Medizinisch** wichtig sind:
> - *Xenopsylla cheopi* (tropischer Rattenfloh) → Überträger der Pest (S. 353)
> - *Pulex irritans* (Menschenfloh)
> - *Ctenocephalides canis* und *felis* (Hunde- und Katzenfloh)
> - *Tunga penetrans* (Sandfloh).

Hunde- und Katzenfloh

Diese Tierflöhe besitzen deutliche Chitinkämme (Abb. 5.10), sind aber untereinander schwer zu unterscheiden.

Als Überträger von Krankheitserregern spielen sie keine Rolle. Sie saugen auch beim Menschen Blut, was zu punktförmigen, von einem Hof umgebenen Blutungen führt, die oft in einer Reihe lokalisiert sind (Abb. 5.11) und Juckreiz auslösen; u. U. können lokal Quaddeln und sogar generalisiert ein allergisches Exanthem entstehen.

5

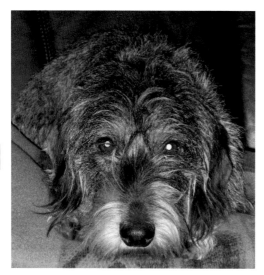

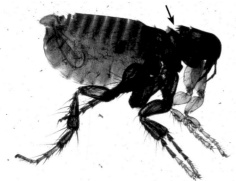

Abb. 5.10 Hundefloh mit typischem Halskamm (↓).

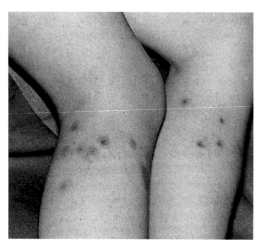

Abb. 5.11 Flohstiche am Unterschenkel. (aus Moll, I., Duale Reihe Dermatologie, Thieme, 2010)

Zur Flohbekämpfung sollten Ritzen versiegelt und Tierstätten regelmäßig gesäubert werden. Kausal kann Lindan als Spray in der Wohnung und als Emulsion oder Gel am Körper eingesetzt werden.

5.5.4 Wanzen

Ihre Entwicklung verläuft wie die der Läuse ametabol. Es handelt sich um stechend-saugende flügellose oder geflügelte, temporäre Ektoparasiten.

Bettwanze (Cimex lectularius)

Die Bettwanze ist ein stark dorsoventral abgeplattetes, flügelloses, 5–8 mm großes Insekt, das weltweit verbreitet ist (Abb. 5.12).

Ein massiv verwanzter Raum fällt häufig schon durch den Geruch auf, weil die Bettwanze über den Besitz von Stinkdrüsen verfügt. Bettwanzen leben in der Umgebung des Menschen und suchen ihn nachts zum Blutsaugen auf. Ihre Lebensdauer beträgt bis zu 12 Monate. Der Wanzenstich erfolgt oft in Reihe (wie bei den Flöhen) und führt zu lokalen oder generalisierten toxisch-allergischen Erscheinungen; als Krankheitsüberträger spielen Hauswanzen keine Rolle. Ihr schwarzer, klebriger Kot kann Tapeten, Mobiliar u. a. verschmutzen. Die Entwanzung einer Wohnung ist sehr schwierig; sie sollte daher durch einen Kammerjäger erfolgen.

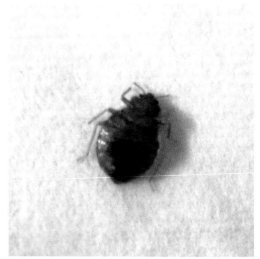

Abb. 5.12 Bettwanze.

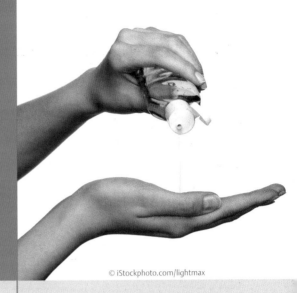

© iStockphoto.com/lightmax

Kapitel 6

Krankenhaushygiene und Infektionsprophylaxe

6.1 Klinischer Fall

Isolierpflichtiger Keim

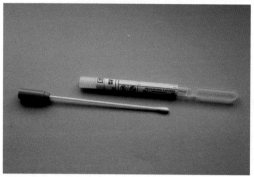

Abb. 6.1   Abstrichtupfer zur Durchführung eines Nasen-Rachen-Abstrichs. (© Thieme Verlagsgruppe/Paavo Blåfield)

Vorbeugung nosokomialer Keime

Schnellen Schrittes marschiert Frau S., die Hygiene-beauftragte der Klinik, von Station zu Station. Ihre heutige Aufgabe ist unbeliebt, aber notwendig. Sie führt eine Kontrolle der Keimbesiedlung der Hände von Ärzten und Pflegepersonal durch, um die Wirksamkeit der Händedesinfektion zu überprüfen. Minutiös und genau lässt sie jeden Mitarbeiter auf dem Nährboden von Petrischalen Handabdrücke hinterlassen. Dass ihre Pingeligkeit und Hartnäckigkeit bei den Kontrollen ab und zu belächelt wird, ist ihr klar. Doch Frau s. weiß um die Wichtigkeit ihrer Arbeit: Durch die Untersuchungen lassen sich Träger von Keimen identifizieren, die für stationäre Patienten gefährlich werden könnten. Während sie Petrischalen auf dem Schwesternschreibtisch stapelt, wechseln Pfleger Christian und Schwester Sonja eindeutige Blicke: „Schon wieder Keimkontrolle. Das nervt." Nachdem die Hygienebeauftragte den Raum verlassen hat, sagt Sonja zu Christian: „Stell dir vor, sie finden bei uns MRSA! Dann heißt es erst einmal: Stationsarbeit adieu!". Lachend verlässt sie das Schwesternzimmer, um die Vitalparameter der bettlägerigen 71-jährigen Patientin zu messen, die vor zwei Wochen wegen einer dekompensierten Niereninsuffizienz stationär aufgenommen wurde.

SIRS

Schwester Sonja hält kurz inne, als sie auf das Fieberthermometer blickt. Die Patientin, die wegen ihrer Niereninsuffizienz dialysepflichtig ist, hat 39,5 °C Fieber. Außerdem ist sie mit einer Herzfrequenz von 100 pro Minute tachykard. Umgehend informiert sie den Stationsarzt Dr. Matthews. Dieser denkt nach: Mit einer Tachykardie und einem Fieber von über 38 °C präsentiert die ältere Frau das Systemic Inflammatory Response Syndrome (SIRS). Sofort nimmt er Blutproben für ein Routine-Blutbild, das C-reaktive-Protein und Blutkulturen ab. Er befürchtet die Gefahr einer Sepsis. Im Anschluss verschreibt er der Kranken eine Cephalosporin-Antibiose intravenös.

Haufenkokken in der Blutkultur

In den nächsten anderthalb Tagen besteht das hohe Fieber fort. Sowohl die Leukozyten der Patientin als auch das C-reaktive-Protein ergeben stark erhöhte Werte. Aus der Blutkultur lassen sich grampositive Haufenkokken isolieren. Nach Rücksprache mit dem Oberarzt verordnet Dr. Matthews der Patientin intravenös Oxacillin. Dieses Antibiotikum ist gegen die meisten Staphylokokken wirksam. Bei der Chefarztvisite am nächsten Tag ist das Fieber der Patientin aber unverändert hoch. „Hoffentlich sind die Staphylokokken nicht oxacillin- bzw. methicillinresistent." sagt Dr. Matthews. „Warten wir den endgültigen Befund der Blutkulturen ab", beruhigt ihn der Chefarzt.

Isolierung wegen MRSA

„Oh nein", murmelt Dr. Matthews vor sich hin, als er den Laborbefund in der Hand hält. Auf dem Zettel steht MRSA, was für methicillinresistenter *Staphylococcus aureus* steht. Jetzt hat er viel zu tun. Er veranlasst die Isolierung der 71-jährigen Frau und stellt die antibiotische Behandlung nach Antibiogramm um. Nun gilt es, die Infektionsquelle zu identifizieren: Es werden Nasen-Rachen-Abstriche der Patientin, ihrer Bettnachbarin und aller Ärzte, Schwestern und Pfleger abgenommen, die mit der Kranken in Kontakt gekommen sind.

Ironie des Schicksals

Sonja ist untröstlich: „Kannst du dich noch erinnern als ich über die Hygienekontrolle und MRSA gelacht habe?", sagt sie zu Christian. „Sie haben bei mir denselben MRSA gefunden wie im Nasen-Rachen-Abstrich der Patientin. Ich hatte ihn sowohl auf den Händen als auch in der Nase. Jetzt werde ich wohl eine Weile stationsfern in der Dokumentation arbeiten, bis die Therapie mit der Mupirocinsalbe anschlägt"

6.2 Allgemeines

Key Point
Die Hygiene ist eigentlich die vornehmste Art, Medizin zu betreiben; geht es hierbei doch nicht um die Behandlung von Krankheiten, sondern um deren Verhinderung durch effektive Präventionsmaßnahmen!

Insbesondere durch die sich verschlimmernde Resistenzpandemie vieler Krankheitserreger (v. a. Staphylokokken und gramnegative Stäbchen) haben Präventionsmaßnahmen eine neue Bedeutung erlangt. Neben der Verhinderung nosokomialer Infektionen durch adäquate Schutzmaßnahmen im Krankenhaus (v. a. Expositionsprophylaxe und spezifische Hygienemaßnahmen bei medizinischen Handlungen) und einem adäquaten Einsatz von Antibiotika (Antibiotic Stewardship) zählt dazu auch die persönliche positive Einstellung zu Hygienemaßnahmen. Es kann gar nicht oft genug hervorgehoben werden, wie wichtig die Händedesinfektion und die Nutzung der persönlichen Schutzausrüstung (z. B. Verwendung des Schutzkittels und ggf. der sterilen Handschuhe oder des Mundschutzes) als Standardhygienemaßnahmen sind.

6.3 Die Infektionsprophylaxe

Key Point
Die Kenntnis der Übertragungswege von Erregern ermöglicht bei vielen Infektionskrankheiten präventionsmedizinische Maßnahmen, zu denen u. a. die Expositions- und Dispositionsprophylaxe einschließlich Desinfektion, Sterilisation und andere hygienische Vorgehensweisen gehören. Um Ausbrüche rechtzeitig erkennen zu können, besteht des Weiteren eine Meldepflicht im Rahmen des Infektionsschutzgesetzes.

Es wird zwischen den folgenden Formen der Prävention unterschieden:
- Die primäre Prävention soll das erstmalige Auftreten einer Infektionskrankheit verhindern und bedient sich dabei vor allem der folgenden Vorbeugemaßnahmen (Prophylaxe):
  - Expositionsprophylaxe: Verhinderung der Übertragung eines Erregers auf den Menschen
  - Dispositionsprophylaxe: Verhinderung der Krankheitsentstehung bei potenzieller Exposition mit Erregern durch Immunisierung (Impfung) oder Chemoprophylaxe.

- Die sekundäre Prävention soll das erneute Auftreten einer Infektionskrankheit verhindern und nutzt dafür ebenfalls v. a. die Methoden der Expositions- und Chemoprophylaxe.
- Die tertiäre Prävention ist eine Maßnahme der Früherkennung, um weitere Risiken zu minimieren bzw. um eine Verschlimmerung der Infektionskrankheit zu verhindern. Dazu zählen z. B. Screeninguntersuchungen gemäß Mutterschaftsrichtlinien oder HIV-Tests bei Risikopersonen.

6.3.1 Die Expositionsprophylaxe

MERKE

Die Expositionsprophylaxe soll den **Kontakt** zu einem Erreger **verhindern**.

Für die Verhinderung der Übertragung eines Erregers auf den Menschen ist die Kenntnis der Transmissionswege wichtig, um die Infektionskette entsprechend unterbrechen zu können. Es bestehen v. a. die folgenden Möglichkeiten der Expositionsprophylaxe:
- Mundschutz (Verhinderung der Übertragung durch Aerosole)
- Hände waschen, Wasserfilter, ausreichende Erhitzung von Lebensmitteln (Verhinderung der fäkaloralen Übertragung)
- Handschuhe, Schutzkittel, Hautdesinfektion (Verhinderung der nosokomialen Übertragung)
- Kondome (Verhinderung der sexuellen Übertragung)
- imprägnierte Moskitonetze, Repellenzien (Verhinderung der Übertragung durch Arthropoden)
- Vermeidung von Süßwasserkontakt (Verhinderung der Übertragung durch Wasserschnecken)
- Tötung infizierter Tiere (Verhinderung der Übertragung von Zoonosen)
- Quarantäne (Isolierung einer potenziellen Kontaktperson über die Dauer der Inkubationszeit einer zu verhindernden Seuche).
- Eine hierzulande häufig praktizierte Expositionsprophylaxe besteht in der Isolierung des infektiösen Patienten.

In den Ländern südlich der Sahara konnte durch den Einsatz von mit Insektiziden imprägnierten Moskitonetzen die Malaria stark zurückgedrängt werden.

6

6

Exkurs

Quarantäne

Im Gegensatz zur Isolierung (eines Erkrankten) im Sinne der Expositionsprophylaxe bezieht sich die Quarantäne auf die Isolierung einer **gesunden Person**, die mit einem Erkrankten in **Kontakt** gekommen ist. Diese Kontaktperson wird für die Dauer der **Inkubationszeit** der betreffenden Krankheit unter Quarantäne gestellt, um ggf. bei Entwicklung klinischer Symptome schnellstens ärztlich eingreifen zu können. Als international anerkannte Quarantäne-Erkrankungen gelten die **Cholera**, die **Pest** und das **Gelbfieber**. Darüber hinaus können – situationsbedingt – weitere Erkrankungen hinzukommen.

6.3.2 Die Dispositionsprophylaxe

MERKE

Als Dispositionsprophylaxe werden alle Maßnahmen verstanden, die zwar den Kontakt zum infektiösen Agens zulassen, aber den **Ausbruch** der entsprechenden Krankheit **verhindern** sollen.

Dazu zählen die aktive und passive Impfung sowie die Antibiotikaprophylaxe (Chemoprophylaxe). In unseren Breiten werden Impfempfehlungen von den entsprechenden Kommissionen (in Deutschland z. B. STIKO = Ständige Impfkommission am Robert-Koch-Institut, www.rki.de) empfohlen; eine generelle Impfpflicht existiert nicht, kann aber in Ausnahmefällen (z. B. Pocken im Rahmen eines bioterroristischen Attentats) angeordnet werden.

Die aktive Impfung

MERKE

Die aktive Impfung bzw. Immunisierung besteht
– in der Verabreichung des abgeschwächten (attenuierten) Erregers (**Lebendimpfstoff**, z. B. Masern, Mumps, Röteln, Gelbfieber),
– in der Gabe eines **Totimpfstoffs** (z. B. FSME, Poliomyelitis) oder
– in dem Einsatz von (rekombinant hergestellten) **Erregerbestandteilen** (z. B. Tetanus, Pertussis, Pneumokokken, HBV).

Die Immunogenität aktiver Impfstoffe (Vakzine) wird i. d. R. durch die simultane Verwendung von Adjuvanzien (Immunverstärker) signifikant erhöht. Die Applikation eines derartigen Impfstoffs regt das Immunsystem aktiv zur Bildung einer protektiven Immunität an, die meistens – nach Gabe von ein oder zwei weiteren Impfdosen (= Boosterung) – lange anhält (Vorteil der aktiven Immunisierung!). Der Nachteil der aktiven Impfung besteht darin, dass ein Immunschutz nicht sofort erreicht wird, sondern mindestens 7–10 Tage benötigt werden. Außerdem muss der Impfling immunkompetent sein, um einen Impfschutz zu erreichen.

Bei der aktiven Impfung wird vor allem zwischen Regelimpfungen (Impfkalender) und Indikationsimpfungen (z. B. postexpositionelle Impfungen oder Reiseimpfungen) unterschieden. Mathematische Modelle haben ergeben, dass theoretisch mindestens 70–75 % der Bevölkerung geimpft sein müssen, damit sich eine Infektionskrankheit in der Population nicht weiter ausbreitet.

Die passive Impfung

MERKE

Die passive Impfung bzw. Immunisierung besteht in der Gabe von Hyperimmunseren (**Immunglobuline**, z. B. gegen Tetanus, Diphtherie, HBV, VZV), die idealerweise **humanen** Ursprungs (z. B. von Rekonvaleszenten oder Geimpften) sein sollten.

Der Vorteil der passiven Immunisierung besteht im sofortigen Schutz; als Nachteil wird die aufgrund der Halbwertszeit von Antikörpern nur kurz anhaltende Protektivität (für einige Wochen bis wenige Monate) angesehen.

Die Antibiotikaprophylaxe (Chemoprophylaxe)

Die prophylaktische Gabe von Antiinfektiva ist vor allem in solchen Fällen allgemein akzeptiert, bei denen ein Impfstoff nicht zur Verfügung steht und bei denen das Risiko für eine Infektionskrankheit relativ hoch ist. Dazu zählen u. a. die einmalige perioperative Antibiotikagabe vor ausgewählten Operationen, die Malariaprophylaxe oder die Rifampicin- bzw. Chinolonprophylaxe nach Kontakt mit einem an einer Meningokokkenmeningitis erkrankten Patienten.

6.3.3 Desinfektion und Sterilisation

MERKE

Es muss zwischen den folgenden Begriffen unterschieden werden:
– **Desinfektion**: Entfernung von Krankheitserregern und Reduktion lebensfähiger Mikroorganismen um mindestens 5 Zehnerpotenzen, sodass ein Infektionsrisiko ausgeschlossen ist
– **Sterilisation**: Abtötung oder Entfernung aller Mikroorganismen (inklusive Sporen) und Viren
– **Asepsis**: Keimfreiheit.

Die Desinfektion

Bei der Desinfektion werden – im Gegensatz zur Sterilisation – nur vegetative Erreger, nicht aber Sporen, inaktiviert.

Das thermische Desinfektionsverfahren (100 °C heißer Dampf) ist geeignet, um z. B. Essgeschirr, kochfeste Wäsche, Betten und -zubehör in dafür geeigneten Waschmaschinen zu desinfizieren. Vegetative Keime und Viren in infektiösen Abfällen werden u. a. mithilfe von Mikrowellen inaktiviert.

Darüber hinaus stehen je nach Anwendung (Haut oder Schleimhaut des Menschen, Gegenstände, Oberflächen) vor allem verschiedene Desinfektionsmittel zur Verfügung (Tab. 6.1). Eiweißreste auf Flächen oder Instrumenten können die Wirksubstanz binden und ihren Effekt abschwächen (Eiweißfehler); Seife kann die physikochemischen Eigenschaften von Desinfektionsmitteln beeinträchtigen (Seifenfehler).

Für die Auswahl der jeweiligen Substanzen inklusive Konzentrationsangaben und Einwirkungszeiten steht jeweils eine vom RKI (Anwendung bei Anordnung durch den Amtsarzt) oder vom VAH (Verband für angewandte Hygiene e. V., www.vah-online.de; für sonstige Desinfektionsmaßnahmen) herausgegebene Liste zur Verfügung.

Es versteht sich von selbst, dass bei patientennahem Kontakt Maßnahmen der persönlichen Standard- und Körperhygiene einzuhalten sind: Sauberkeit von Haut, Haaren und Kleidung. Da die persönliche Kleidung relativ schnell verkeimt, sollte entsprechende Schutzkleidung getragen werden.

Eine hygienische Händedesinfektion hat die weitgehende Vernichtung der transienten Hautflora zum Ziel. Sie erfolgt nach Kontakt mit potenziell kontaminierten Gegenständen oder Personen. Methodik: Nach Entfernung von Schmuck und Ringen werden die Hände einschließlich der Finger und Nägel zuerst mit Alkohol (60–80 %, s. o.) für mindestens 30–60 Sekunden desinfiziert und danach mit Seife gewaschen.

Die chirurgische Händedesinfektion soll zusätzlich zur Vernichtung der transienten Hautflora auch eine Reduktion der residenten Hautflora herbeiführen: Es wird davon ausgegangen, dass vor der am OP-Tag erstmalig durchgeführten chirurgischen Händedesinfektion – und nach Entfernung von Schmuck und Ringen – Hände und ggf. Unterarme mit Seife gewaschen werden. Die Waschphase selbst wird dann nicht mehr als erforderlicher Bestandteil der eigentlichen chirurgischen Händedesinfektion angesehen. Für diese werden die Unterarme mit einem alkoholischen Präparat für mindestens 30 Sekunden benetzt und anschließend die Hände einschließlich der Finger und Nägel je nach Präparat für mindestens 1,5–5 Minuten desinfiziert.

Tab. 6.1	
Chemische Methoden der Desinfektion.	
Chemisches Mittel	**Einsatzmöglichkeit**
Alkohole: Ethanol (80 %) oder Propanol (60 %) oder Isopropanol (70 %)	– geeignet zur chirurgischen und hygienischen Händedesinfektion – keine Wirkung gegen Bakteriensporen (*Clostridium difficile*!) und unbehüllte Viren
Halogene: Chlor oder Jod	– geeignet zur Desinfektion von Haut, Schleimhaut und kleinen Wunden (Jod) – geeignet zur Desinfektion von Trink-, Bade- und Abwasser (Chlor) – Chloramine werden zur Scheuer- und Wäschedesinfektion sowie zur Desinfektion von Ausscheidungen eingesetzt – wirksam gegen alle Mikroorganismen, Sporen und Viren – Jod: Beeinträchtigung durch „Eiweißfehler"
Oxidationsmittel: Ozon, (Wasserstoff)peroxid, (Kalium)permanganat, Peressigsäure	– Ozon: geeignet zur Trink- und Badewasserdesinfektion – Peroxid: geeignet zur Wunddesinfektion – Permanganat: geeignet zur Wund- und Schleimhautdesinfektion – Peressigsäure: geeignet zur Desinfektion von kleinen Flächen und Instrumenten – wirksam gegen alle Mikroorganismen, Sporen und Viren
Aldehyde: Formaldehyd oder Glutaraldehyd oder Glyoxal	– geeignet zur Desinfektion von Instrumenten und Geräten sowie von Flächen und Wäsche – Cave: Reizung von Haut und Schleimhaut! – bei hoher Konzentration auch wirksam gegen Bakteriensporen und Viren – Beeinträchtigung durch „Eiweißfehler"
Tenside: anionische, kationische, amphotere oder nichtionische Detergenzien	– geeignet zur Desinfektion von Oberflächen – keine Wirkung gegen *M.-tuberculosis*-Gruppe, Bakteriensporen und unbehüllte Viren – Beeinträchtigung durch „Eiweißfehler"
Phenolderivate	– Bestandteil von Flächendesinfektionsmitteln und zur Desinfektion von Ausscheidungen geeignet – CAVE: toxisch für den Menschen – nicht wirksam gegen Mykobakterien, Bakteriensporen und HBV

Die Sterilisation

Für die Sterilisation werden unterschiedliche physikalische und chemische Methoden bzw. Wirkstoffe eingesetzt. Die Wirkung verläuft zeit-, erreger- und konzentrationsabhängig.

Die Dezimalreduktionszeit, auch als D-Wert bezeichnet, ist ein Wert für die Resistenz des Mikroorganismus. Er stellt die Zeit dar, in der $9/10$ der Mikrobenpopulation abstirbt. Der D-Wert ist abhängig vom Stamm des Mikroorganismus, dem pH-Wert, der Temperatur und anderen Bedingungen.

Die physikalischen Methoden der Sterilisation

Hitze | Eine Hitzebehandlung von Mikroorganismen führt aufgrund einer irreversiblen Denaturierung von Proteinen zur Abtötung. Die wichtigsten Verfahren sind die Autoklavierung, Trockensterilisation, Tyndallisierung und Pasteurisierung.

Autoklavierung: Sterilisation mit feuchter Hitze bzw. mit unter Überdruck stehendem gesättigtem Wasserdampf (geeignet für Flüssigkeiten, Textilien und Kunststoffartikel):
— 15 min bei 121 °C (2 bar) oder
— 5 min bei 134 °C (3 bar).

Trockensterilisation: Sterilisation mit trockener Hitze (geeignet für hitzestabile Materialien, z. B. Glas-, Keramik-, Metallartikel):
— 30 min bei 180 °C oder
— 10 min bei 200 °C oder
— 3,5 h bei 160 °C.

Tyndallisierung: fraktionierte Sterilisation hitzeempfindlicher Materialien, um auch Sporen abzutöten (geeignet für hitzelabile Materialien, z. B. Lebensmittel, Nährlösungen):
— 60 min bei 65–110 °C erhitzen (vegetative Keime werden abgetötet), dann
— 24 h bei 25–30 °C inkubieren, damit eventuell vorhandene Sporen auskeimen, dann
— wieder auf 65 °C aufwärmen, um die ausgekeimten Sporen zu töten.
— Alles nochmals wiederholen.

Pasteurisierung: Ultrakurzerhitzung von flüssigen Lebensmitteln, vor allem Milch:
— wenige Sekunden auf 80–85 °C erhitzen.

Strahlen | Nichtionisierende Strahlen, wie z. B. UV-Licht (200–280 nm), beeinträchtigen die Replikation der DNA. Sie werden vor allem dazu eingesetzt, die Keimzahl der Raumluft zu reduzieren.

Die Wirkung ionisierender Strahlen, wie z. B. Gammastrahlen oder Korpuskulärstrahlen, ist komplex. Dabei kommt es zur Bildung reaktiver Gruppen, die weitere Reaktionen in Gang setzen, sodass letztendlich DNA und Proteine geschädigt werden. Ionisierende Strahlen werden eingesetzt, um Kunststoffe,

Tab. 6.2

Chemische Methoden der Sterilisation.

Chemisches Mittel	Einsatzmöglichkeit
Aldehyde: Formaldehyd oder Glutaraldehyd oder Glyoxal	— Gassterilisation mit umstrittenem Erfolg — Cave: Reizung von Haut und Schleimhaut! — bei hoher Konzentration auch wirksam gegen Bakteriensporen
Ethylenoxid	— Gassterilisation — geeignet zur Behandlung von thermolabilem Material in der Großindustrie (z. B. Sterilisation von Einmalartikel)

Verbands- oder Nahtmaterial sowie bestimmte Pharmaka zu sterilisieren.

Filtration | Durch Auswahl von feinporigen Filtern (0,22–0,45 μm) können vor allem Pilze, Parasiten und Bakterien aus Flüssigkeiten (z. B. Infusionslösungen, Zellkulturmedien) entfernt werden. Ultrafeinfilter sind darüber hinaus auch für die Entfernung größerer Viren geeignet.

Die chemischen Methoden der Sterilisation

Die meisten chemischen Mittel (Tab. 6.2) bewirken eine irreversible Denaturierung von Proteinen.

Prüfung der Sterilisationsmaßnahme

Der Erfolg der Sterilisationsmaßnahme kann durch Farbindikatoren zur Bestätigung der erzielten Temperatur oder durch Sporenpäckchen (Bioindikatoren) überprüft werden. Letztere enthalten thermostabile Sporen von *Bacillus subtilis* oder *B. stearothermophilus*, die nach einem adäquaten Sterilisierungsvorgang abgetötet sein müssten und daher in einem nachfolgenden Kulturansatz nicht wachsen dürften (Vitalitätstest).

6.4 Nosokomiale Infektionen [T 80–T 88]

Key Point

Als nosokomial werden Infektionen bezeichnet, die im Krankenhaus oder ambulant durch ärztliche oder pflegerische Maßnahmen erworben wurden. Allein in Deutschland wird mit mehr als 600 000 Krankenhausinfektionen pro Jahr gerechnet, wovon bis zu 15 000 tödlich enden. Oft zeichnen sich die übertragenen Krankheitserreger durch eine überproportionale Antibiotikaresistenz (S. 111) aus, weil sie in der Krankenhausumgebung einem erhöhten Selektionsdruck ausgesetzt sind. Da die betroffenen Patienten nicht selten unter Langzeittherapie stehen, ist ihre Immunabwehr darüber hinaus oft geschwächt. Der US-amerikanische Mikrobiologe Stan Falkow hat daher dazu gesagt: „Nosokomiale Infektionen sind Krankheiten des Fortschritts".

Es muss zwischen endogenen und exogenen nosokomialen Infektionen unterschieden werden:
- Die endogene nosokomiale Infektion kommt meistens durch die körpereigene Standortflora von Haut und Schleimhaut bei therapeutisch induzierter Immunsuppression (z. B. nach Transplantationen) zustande. Sie lässt sich daher nur schwer vermeiden.
- Die exogene nosokomiale Infektion ist nicht selten auf mangelnde Händehygiene des am Patienten tätigen Personals oder auf kontaminierte medizinische Gegenstände bzw. Geräte zurückzuführen. Sie ist vermeidbar!

6.4.1 Prädisponierende Faktoren

Für die Entstehung einer nosokomialen Infektion sind prädisponierende Faktoren des Patienten und die jeweilige expositionelle Risikosituation zu beachten.

> **MERKE**
>
> Generell stellen **Harnwegsinfektionen** die häufigsten nosokomialen Infektionen dar. Im Bereich der Intensivmedizin hat die sogenannte EPIC-Studie (European Prevalence of Infection in Intensive Care), die mehr als 10 000 Patienten einschloss, jedoch ergeben, dass die **Pneumonie** mit fast 47 % eindeutig den größten Anteil an allen nosokomialen Infektionen hat.

Exkurs

Beispiele für prädisponierende und expositionelle Risikofaktoren

Als wichtige **prädisponierende** Risikofaktoren für die Entwicklung der **nosokomialen Pneumonie** können ein hohes Alter des Patienten sowie ein reduzierter körperlicher Allgemeinzustand, chronische Atemwegserkrankungen und eine vorausgegangene Operation angesehen werden. Ein **expositioneller** Risikofaktor stellt hier die maschinelle Beatmung dar.

Als **expositioneller** Risikofaktor für die **nosokomiale Harnwegsinfektion** wird der liegende transurethrale Dauerkatheter angesehen. Die Harnwegsinfektion kommt aufgrund der kürzeren Urethra häufiger bei Frauen als bei Männern vor. Weitere **prädisponierende** Faktoren sind ein höheres Lebensalter sowie ein reduzierter körperlicher Allgemeinzustand.

Ein Gefäßkatheter stellt ein **expositionelles** Risiko für eine **nosokomiale Septikämie** dar – vor allem, wenn der betroffene Patient ein höheres Alter bei reduziertem körperlichem Allgemeinzustand aufweist und unter immunsuppressiver Therapie steht.

Das Risiko für eine **postoperative Wundinfektion** steigt mit der Dauer der Operationszeit und dem Kontaminationsgrad der Wunde an. **Prädisponierende** Patientenfaktoren sind hohes Alter, Diabetes mellitus und Adipositas.

6.4.2 Die Ursachen nosokomialer Infektionen

Als Ursachen nosokomialer Infektionen können unterschiedlichste ärztliche und/oder pflegerische Maßnahmen angesehen werden, von denen hier nur die wichtigsten aufgelistet werden.

Infusion, Transfusion, Injektion oder Impfung

Solche Maßnahmen können bei unzureichender Hautdesinfektion oder bei Verwendung von kontaminierten Blutprodukten oder Infusionslösungen zu folgenden Komplikationen führen:
- (Thrombo-)Phlebitis [T 80.1]
- lokale oder systemische Infektionen [T 80.2]
- Septikämie oder Sepsis [T 80.2, T 88.0].

Als Ursache für derartige Infektionen stehen vor allem Kommensalen der Hautflora im Vordergrund, allen voran koagulasenegative Staphylokokken, KNS (S. 48). Diese Erreger können länger liegende venöse Katheter als Leitschiene nutzen und eine katheterassoziierte Infektion verursachen.

Bakterielle Kontaminationen von Blutprodukten sind in der Regel eine Rarität, weil die meisten Bakteriämien zu klinisch erkennbaren Symptomen führen, die bei ärztlichen Untersuchungen im Rahmen der Blutspende auffallen würden. Dennoch gibt es einige Bakterien, die auch bei langandauernder Bakteriämie oft keine Symptome induzieren. Hierzu gehören Treponemen, Borrelien, Yersinien und Brucellen. In Ländern mit unzureichenden Screening-Verfahren muss an die Übertragung von verschiedenen Viren (vor allem HBV, HCV und HIV) durch Blut bzw. Blutprodukte gedacht werden.

> **MERKE**
>
> Spender von **Blutkonserven** bzw. Blutprodukten werden in Deutschland mikrobiologisch bzw. serologisch auf folgende Erreger hin untersucht: *Treponema pallidum*, HBV, HCV, HIV.

Die Lagertemperatur von Blutprodukten ist für die mögliche sekundäre Vermehrung von kontaminierenden Bakterien von Bedeutung.

— So werden beispielsweise Thrombozytenkonzentrate bei Temperaturen von 20–22 °C gelagert, sodass sich in ihnen u. U. Hautkeime (wie z. B. Staphylokokken, vergrünende Streptokokken, Propionibakterien, aber auch Serratien und Bazillen) vermehren können.

— Erythrozytenkonzentrate werden bei 4 °C gelagert, sodass hier nur kältetolerante Keime (wie z. B. Yersinien) eine Gefahr der sekundären Keimvermehrung darstellen.

Bei aus den Tropen stammenden Blutspendern ist die mögliche Übertragung von Plasmodien und Trypanosomen durch entsprechende Vorsichtsmaßnahmen auszuschließen (z. B. keine Blutspende bei Aufenthalt in einem Malaria-Endemiegebiet in den vergangenen 6 Monaten).

Komplikationen nach einem Eingriff [T 81.4]

Nach operativen Eingriffen werden u. a. folgende Infektionskrankheiten beobachtet:

— intraabdominaler Abszess
— Nahtabszess
— subphrenischer Abszess
— Wundsepsis.

Therapeutisch eingesetzte Fremdkörper

Weitere nosokomiale Infektionen können durch therapeutisch eingesetzte Fremdkörper ausgelöst werden. Dazu zählen zum Beispiel:

— Infektion durch eine Herzklappenprothese [T 82.6], siehe auch Endokarditis (S. 265)
— Infektion durch Prothesen, Implantate oder Transplantate im Urogenitaltrakt [T 83.8]
— Infektion durch eine Gelenkendoprothese oder durch eine interne Osteosynthesevorrichtung [T 84.5-T 84.7]
— Infektion durch sonstige interne Prothesen, Implantate oder Transplantate [T 85.7].

Viele der diagnostisch und therapeutisch eingesetzten Katheter und Implantate bestehen aus Kunststof-

fen, wobei am häufigsten Polyethylene, Polyvinylchloride und Polyurethane benutzt werden. Mit dem zunehmenden Einsatz dieser künstlichen Materialien ist auch die Anzahl der fremdkörperassoziierten Infektionen gestiegen. Diese werden meistens von Erregern verursacht, die zur normalen Haut- und Schleimhautflora gehören. Koagulasenegative Staphylokokken (KNS) sind die wichtigsten Erreger von fremdkörperassoziierten Infektionen, vor allem *S. epidermidis*.

— *S. epidermidis* nutzen ihre Plastikadhärenz, um über liegende Kunststoffkatheter in die Blutbahn zu gelangen. Die Plastikadhärenz wird durch die Oberflächenproteine SSP-1 und -2 (SSP = Staphylococcal surface protein) sowie durch das Glukosaminglykan PIA (= Polysaccharid-interzelluläres Adhäsin) vermittelt. Allmählich entsteht eine am Kunststoff ausgebildete Staphylokokkenkolonie, die von einer Matrix aus bakteriellen und körpereigenen Komponenten umgeben ist und einen sogenannten Biofilm darstellt (Abb. 6.2). Dieser kann eine Stärke von bis zu 160 µm erreichen und verhindert dadurch u. U. die Wirksamkeit von Antibiotika. Die Therapie einer derartigen Infektion besteht meistens in der Entfernung des kolonisierten Katheters. Problematisch wird die Infektion jedoch, wenn der betreffende Patient intrakorporale Kunststoffimplantate, wie z. B. künstliche Herzklappen, besitzt. In diesem Fall können die über den liegenden Katheter eingeschleppten KNS hämatogen an die künstliche Herzklappe gelangen und dort eine biofilmassoziierte Endokarditis hervorrufen.

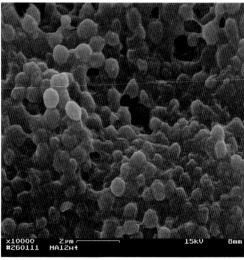

Abb. 6.2   Staphylokokken-Biofilm auf einem Teflon-Katheter. (mit freundlicher Genehmigung von PD Dr. W. Ziebuhr, Würzburg und Dr. C. Hüttinger)

- Als weitere relativ häufige Erreger einer kunst-
stoffassoziierten Infektion sind *Staphylococcus aureus*, Coryne- und Propionibakterien, Streptokokken und Enterokokken, *Pseudomonas aeruginosa*,
Acinetobacter baumannii, Enterobacteriaceae sowie *Candida*-Hefen (besonders *Candida parapsilosis*) zu nennen. Die klinischen Symptome sind sowohl von der Lokalisation, als auch vom Erreger
abhängig. Für die Diagnostik stehen vor allem
mehrfach zu entnehmende Blutkulturen und die
mikrobiologische Untersuchung der entfernten
Kunststoffmaterialien im Vordergrund. Die Therapie richtet sich nach dem jeweiligen Erreger und
Antibiogramm.

Die Prävention der Kathetersepsis besteht in der einfachen Maßnahme der adäquaten Hautdesinfektion
vor Einsetzen des Katheters und der anschließenden
Katheterpflege. Dabei sollte täglich die Katheterein-
trittstelle auf sichtbare Entzündungszeichen hin
überprüft und bei apparenter Phlebitis der Katheter
gewechselt werden.

Eine Vielzahl von Infektionskrankheiten kann durch
ein Transplantat übertragen werden. Dazu zählen
neben den durch Blut oder Blutprodukte übertragbaren Krankheiten u. a. die Zytomegalie, Toxoplasmose
und Creutzfeldt-Jakob-Krankheit (z. B. durch Dura
mater).

6.4.3 Ausgewählte bakterielle Erreger nosokomialer Infektionen

Vor allem im stationären Bereich führt der breite
Einsatz von Antibiotika zum erhöhten Selektionsdruck und damit zur Ausbreitung resistenter Erreger.

Koagulasenegative Staphylokokken (KNS)

Fast 30 % aller nosokomialen Septikämien werden
durch KNS (S. 48) verursacht. Sie erreichen die Blutbahn entweder durch unzureichende Hautdesinfektion bei Gefäßpunktionen oder durch liegende venöse Katheter.

Mehr als die Hälfte der KNS sind gegen Methicillin
(bzw. Oxacillin, Dicloxacillin oder Flucloxacillin) re-

sistent. Der Resistenzmechanismus beruht – ebenso
wie bei MRSA (s. u.) – auf einer Veränderung der Penicillinbindeproteine, sodass sämtliche β-Laktamantibiotika (außer Ceftarolin) nicht mehr wirksam sind.

Methicillinresistente Staphylococcus aureus (MRSA) [U80.0]

Das β-Laktamase-stabile Methicillin wurde 1959
entwickelt. Bereits zwei Jahre später wurden die ersten methicillinresistenten *S. aureus* – MRSA (S. 111) –
beschrieben. Es wird zwischen MRSA in medizi-
nisch-pflegerischen Einrichtungen (hospital-acqui-
red MRSA = HA-MRSA), MRSA, die außerhalb des
Krankenhauses zirkulieren (community-acquired
MRSA = CA-MRSA) und tierassoziierten, zoonoti-
schen MRSA (livestock-associated MRSA = LA-MRSA)
unterschieden. Hierzulande kommen vor allem HA-
MRSA vor; der Anteil von *S. aureus*, der gegen Methicillin (bzw. Oxacillin, Dicloxacillin oder Flucloxacillin) resistent ist, beträgt auf Intensivstationen zur
Zeit bis zu ca. 30 %.

Die im Krankenhaus erworbenen MRSA (HA-MRSA)
weisen meistens Multiresistenzen auch gegen nicht-
β-Laktamantibiotika auf; so sind mehr als 90 % aller
HA-MRSA auch gegen Fluorchinolone resistent. Darüber hinaus wird oft auch eine Ko-Resistenz gegenüber Erythromycin (ca. 65 %) und Clindamycin (60 %)
beobachtet. Im Gegensatz dazu sind CA-MRSA oft
nur gegen ß-Laktamantibiotika resistent.

Hauptübertragungsweg für die Verbreitung von HA-
MRSA sind die Hände des medizinischen Personals.
Die aerogene Übertragung sowie Resistenzentwicklung gegen Methicillin unter Therapie stellen dagegen untergeordnete Probleme dar. Für die Sanierung bzw. Therapie von MRSA-betroffenen Patienten
stehen verschiedene Maßnahmen zur Verfügung
(Tab. 6.3).

> **MERKE**
> β-Laktamantibiotika in Kombination mit β-Laktamase-
> Inhibitoren sind sinnlos!

Tab. 6.3

Sanierung und Therapie von MRSA.

Sanierungsmaßnahmen	Systemische Therapie (nicht zur Sanierung oder Prophylaxe)
Nase: - Mupirocin (2–3 × pro Tag für 5–7 Tage) - Chlorhexidin - Chlorhexidin/Neomycin - ggf. Rifampicin (Kombination!, z. B. Ciprofloxacin)	- Rifampicin (kombinieren!) - Ceftarolin, Fusidinsäure, Fosfomycin, Clindamycin - Streptogramine (Quinupristin/Dalfopristin = Synercid®) - Oxazolidinone (Linezolid = Zyvoxid®) - Daptomycin, Tigecyclin, Glykopeptide (Vancomycin, Teicoplanin) als Reserve
Rachen: Mupirocin nasal (ggf. systemische Therapie)	
Haut: tägliche „antiseptische Bäder" (PVP-Jodseife, Chlorhexidin, Triclosan, ScinSanScrupt) bei gutem Hautzustand	

Vancomycinresistente Enterokokken (VRE)

Dem Einsatz von Glykopeptiden in der Tiermast (mittlerweile in der EU stark eingeschränkt) und dem breiten Einsatz von Vancomycin (z. B. bisher gegen MRSA) ist die Entwicklung von vancomycinresistenten Enterokokken – VRE (S. 112) – anzulasten.

Praxistipp

Da die entsprechenden Resistenzgene u. U. auf einem Plasmid lokalisiert sind, besteht die Gefahr der konjugativen Resistenzgenübertragung auf MRSA, die dadurch nur noch sehr eingeschränkt therapierbar wären.

E. coli und Klebsiellen mit ESBL-Bildung

Der unkritische Einsatz von β-Laktamantibiotika hat zur Bildung und Verbreitung von Enterobacteriaceae mit Extended-Spectrum-β-Laktamasen (ESBL) geführt. Hiervon sind vor allem *E. coli* und Klebsiellen betroffen. Es handelt sich dabei um β-Laktamasen, die von auf Plasmiden liegenden Genen kodiert werden und daher leicht übertragbar sind. Sie weisen aufgrund von Punktmutationen eine Substraterweiterung auf, sodass auch 3. Generations-Cephalosporine inaktiviert werden. Oft besteht auch eine Resistenz gegen Aminoglykoside und Chinolone.

Für die Therapie von ESBL-bildenden Enterobacteriaceaen stehen folgende Optionen zur Verfügung:

- β-Laktamantibiotika in Kombination mit β-Laktamase-Inhibitoren (z. B. Piperacillin/Tazobactam)
- Cefepim, Cefoxitin
- Carbapeneme (Meropenem, Imipenem).

Gramnegative Bakterien mit AmpC-β-Laktamase-Bildung

Vor allem *Enterobacter cloacae, Escherichia coli, Citrobacter freundii, Serratia marcescens* und *Pseudomonas aeruginosa* können sogenannte AmpC-β-Laktamasen (S. 113) bilden, die meistens chromosomal kodiert und daher wenig verbreitet sind.

> **MERKE**
>
> Im Gegensatz zu ESBL sind AmpC-β-Laktamasen nicht durch β-Laktamase-Inhibitoren hemmbar.

Therapeutisch können in diesem Fall oft nur noch Carbapeneme oder Cefpirom/Cefepim eingesetzt werden; erstere versagen jedoch bei gleichzeitiger Porinveränderung (oft bei Pseudomonaden!).

Pseudomonas aeruginosa und Acinetobacter baumannii

Pseudomonaden sind für 30 % aller nosokomialen Infektionen von Intensivpatienten verantwortlich und nosokomiale Infektionen mit *P. aeruginosa* weisen mit 40 % eine höhere Letalität auf als solche mit anderen Erregern (14 %). Therapeutisch können ggf. Cephalosporine 3 b/4 (z. B. Ceftazidim), Piperacillin mit β-Laktamase-Inhibitor (jeweils kombiniert mit Tobramycin) sowie Carbapeneme oder Fluorchinolone eingesetzt werden. In letzter Zeit werden zunehmend Pseudomonaden isoliert, die AmpC-β-Laktamasen bilden, Porin-Veränderungen aufweisen (→ Carbapenem-Resistenz) oder auch gegen Monobactame (Aztreonam) resistent sind. Pseudomonaden sind häufig auch gegen Desinfektionsmittel resistent, was ihre Ausbreitung im Krankenhausbereich zusätzlich fördert.

Auch *Acinetobacter baumannii* mit Resistenz gegen Carbapeneme wird zunehmend häufiger als Infektionserreger nachgewiesen. Bei carbapenemresistenten gramnegativen Stäbchen hilft u. U. der Einsatz von Colistin, ggf. in Kombination mit anderen Antibiotika.

6.4.4 Hygienemaßnahmen bei Infektionen oder Besiedlung mit multiresistenten gramnegativen Stäbchenbakterien

Weltweit haben in den letzten Jahren vor allem Infektionen mit multiresistenten gramnegativen Stäbchenbakterien zugenommen, deren Therapie deswegen immer schwieriger wird. Als Bezugsgröße wird dabei das Resistenzverhalten gegenüber 4 Antibiotikagruppen (Penicilline, Cephalosporine, Carbapeneme, Fluorchinolone) eingesetzt. Für das Management derartiger Infektionen werden effektive Hygienemaßnahmen immer wichtiger. Die deutsche Kommission für Krankenhaushygiene und Infektionsprävention (KRINKO) hat hierfür eine neue Resistenzbezeichnung der entsprechenden Erreger mit 3MRGN (multiresistente gramnegative Stäbchenbakterien mit Resistenz gegen 3 der 4 Antibiotikagruppen) und 4MRGN (multiresistente gramnegative Stäbchenbakterien mit Resistenz gegen 4 der 4 Antibiotikagruppen) eingeführt (Tab. 6.4) und entsprechende Präventionsmaßnahmen empfohlen.

Diagnostische Labore sollen diese neuen Resistenzbezeichnungen den einsendenden Ärzten auf den Befunden mitteilen, damit entsprechende Maßnahmen zur Prävention der Verbreitung von MRGN veranlasst werden können:

Patienten mit 3MRGN-Erregern, die sich in Risikobereichen (z. B. Intensivstationen, hämatologisch-onkologische Stationen, neonatologische Stationen) befinden, sollten isoliert werden.

Patienten mit Risiko für eine Infektion mit 4MRGN-Erregern sollten gescreent werden und bis zum Vorliegen eines negativen Ergebnisses sowohl in Normalbereichen, als auch in Risikobereichen isoliert werden. Das Screening bei Risiko für 4MRGN *E. coli* oder 4MRGN *Klebsiella spp.* erfolgt durch Rektal-

Tab. 6.4					
Klassifizierung multiresistenter gramnegativer Stäbchenbakterien im Verhältnis zu 4 wichtigen Antibiotikagruppen.					
Resistenzbezeichnung		Acylureido-penicilline (Piperacillin)	Cephalosporine der 3./4. Generation (Cefotaxim und/oder Ceftazidim)	Carbapeneme (Imipenem und/oder Meropenem)	Fluorchinolone (Ciprofloxacin)
Enterobacteriaceae	3MRGN	resistent	resistent	sensibel	resistent
	4MRGN	resistent	resistent	resistent	resistent
Pseudomonas aeruginosa	3MRGN	nur eine der 4 Antibiotikagruppen ist wirksam (sensibel)			
	4MRGN	resistent	resistent	resistent	resistent
Acinetobacter baumannii	3MRGN	resistent	resistent	sensibel	resistent
	4MRGN	resistent	resistent	resistent	resistent

abstriche, Urin und ggf. Wundabstriche. Bei Verdacht auf 4MRGN *Pseudomonas aeruginosa* werden Rachen- und Rektalabstriche für das Screening empfohlen und bei Verdacht auf 4MRGN *Acinetobacter baumanii* Rachen- und Hautabstriche. Ein Risiko für 4MRGN-Erreger haben Patienten, die kürzlich Kontakt zu Patienten mit 4MRGN-Infektion hatten oder in Ländern mit endemischem Auftreten derartiger Infektionen ärztlich behandelt wurden (www.nrz-hygiene.de).

6.4.5 Die Präventionsmaßnahmen

Ein Teil der nosokomialen Infektionen bzw. der für das medizinische Personal relevanten Infektionen kann durch geeignete Präventionsmaßnahmen verhindert werden. Dazu zählen u. a.:

— **Technische Maßnahmen:**
  - Unterbrechung der Infektionskette (Isolierung, Desinfektion, Sterilisation)
  - persönliche Schutzausrüstung von medizinischem Personal (Schutzkittel, ggf. Mundschutz, sterile Handschuhe)
  - Asepsis, spezifische Hygienemaßnahmen bei medizinischen Handlungen
  - sachgerechte Aufbereitung von Medizinprodukten
  - adäquater Einsatz von Antiinfektiva und Infektionskonsile (Antibiotic Stewardship)
  - adäquate Müllentsorgung.
— **Organisatorische Maßnahmen:**
  - Hygienekommission, Hygienepläne
  - Surveillance bestimmter Infektionskrankheiten
  - Führen von Keim- und Resistenzstatistiken
  - ausreichend Personal, das regelmäßig an Schulungen und Weiterbildungen teilnimmt
  - optimierte Behandlungs- und Pflegetechniken bzw. -pfade.
— **Bauliche Maßnahmen:**
  - Isolierungszimmer mit Schleusen
  - Funktionsräume: Operationsbereiche müssen mit einer 3-stufigen Luftfilteranlage ausgestattet sein

  - Wasserqualität und regelmäßige Wassersurveillance (Vorhandensein von Legionellen, *E. coli*, Enterokokken, *Pseudomonas aeruginosa*?). Insbesondere alte Wasserleitungen oder solche mit seltener Nutzung sind anfällig und müssen ggf. zurückgebaut werden.

Spezifische Hygienemaßnahmen bei medizinischen Handlungen

Für die Verhinderung nosokomialer Infektion gelten einfache Regeln der Standardhygiene bzw. die folgenden Hygienemaßnahmen bei medizinischen Handlungen (Auswahl):

— **Venenpunktion:** Schutzkittel, hygienische Händedesinfektion oder Benutzung von Handschuhen. Desinfektion der Punktionsstelle mit Alkohol, mit einem sterilen Tupfer abreiben und nochmals mit Alkohol für mindestens 30 Sekunden desinfizieren.
— **Punktion von primär sterilen Körperhöhlen bzw. Flüssigkeiten** (z. B. Pleura, Liquor): Schutzkittel, Kopfschutz, Nutzung steriler Handschuhe. Desinfektion der Punktionsstelle mit Alkohol für mindestens 60 Sekunden, mit einem sterilen Tupfer abreiben und nochmals mindestens einmal wiederholen.
— **Wundversorgung:** Schutzkittel, chirurgische Händedesinfektion, Benutzung von sterilen Handschuhen. Wund- und Umgebungsreinigung (mit NaCl 0,9 %, Wasser, Polyhexanid), ggf. Wundexzision; Tetanusprophylaxe.
— **Operativer Eingriff:** sterile Schutzkleidung; nach Desinfektion der Unterarme folgt die chirurgische Händedesinfektion, Benutzung von sterilen Handschuhen. Hautareal mit Desinfektionsmittel für mindestens 3 Minuten desinfizieren und danach nochmals wiederholen.

6

6.4.6 Ausbruchsituationen und -management

MERKE

Als Ausbruch wird das Auftreten von mehr Krankheitsfällen als zeitlich oder räumlich zu erwarten wäre, definiert. Häufig ist bereits bei dem Auftreten von **zwei oder mehr Patienten** ein epidemischer Zusammenhang zu erwarten. Einen wichtigen Hinweis auf epidemiologische Zusammenhänge liefert z. B. der **Nachweis von Erregern**, die ein spezielles **Resistenzmuster** aufweisen.

Klassische Ausbruchssituationen sind z. B.:
- die Häufung von Gastroenteritiden durch Noroviren
- die Häufung von Wundinfektionen mit MRSA nach Operation durch einen bestimmten Chirurgen
- die Häufung von tödlich verlaufenden Aspergillosen auf einer hämatologisch-onkologischen Station in einem kürzlich sanierten Altbau. Aufgrund der bei Altbauten oft bestehenden Feuchtigkeit sind gerade hier „schimmelige" Bereiche zu erwarten, sodass bei der Sanierung Aspergilluskonidien freigesetzt werden.

Bereits im Vorfeld eines Ausbruchs sollte ein Ausbruchsmanagement-Team (ärztlicher Direktor, Krankenhaushygieniker, Hygienefachkraft, Mikrobiologe, hygienebeauftragte Ärzte, Stationspersonal der betreffenden Station u. a.) gegründet und das Ausbruchsmanagement festgelegt werden. Dabei ist auf die Quellensuche (Auslöseereignis), Sanierung bzw. Therapie der Indexpatienten, Identifikation und Unterbrechung von Übertragungswegen sowie weitere Kontrollmaßnahmen einzugehen. Durch ein derartiges Ausbruchsmanagement kann die weitere Ausbreitung der Erreger verhindert werden.

Praxistipp

Das gehäufte Auftreten nosokomialer Infektionen, bei denen ein epidemischer Zusammenhang wahrscheinlich ist bzw. vermutet wird, muss nach § 6 IfSG dem zuständigen Gesundheitsamt gemeldet werden, damit dieses in die entsprechenden Kontrollmaßnahmen einbezogen werden kann.

Fallbeispiel

Im Rahmen der Routinediagnostik werden bei einer stationären, dialysepflichtigen, hochfieberhaften 71-jährigen Patientin grampositive Haufenkokken in der abgenommenen Blutkultur gefunden. Sie wird zunächst kalkuliert mit Oxacillin therapiert. Die weitere Diagnostik ergibt jedoch, dass es sich um eine Sepsis mit methicillinresistenten *Staphylococcus aureus* (MRSA) handelt. Daraufhin wird die Antibiose umgestellt. Um die potenzielle Infektionsquelle zu identifizieren, werden Nasen-Rachen-Abstriche bei der Patientin, ihrer Bettnachbarin und dem entsprechenden ärztlichen und pflegerischen Personal abgenommen. Zugleich wird die Patientin bis zum Vorliegen des Ergebnisses isoliert. Die mikrobiologische Untersuchung der Abstriche ergibt eine nasale MRSA-Besiedlung bei der betreffenden Patientin und einer Person des Pflegedienstes. Beide werden daraufhin mit einer mupirocinhaltigen Nasensalbe behandelt und die Pflegekraft wird zunächst patientenfern in der Dokumentation eingesetzt.

6.4.7 Die gesetzliche Grundlage der Erfassung nosokomialer Infektionen

Die hohe Zahl nosokomialer Infektionen und die bedrohlich werdende Zunahme von antibiotikaresistenten Erregern haben kürzlich zu einer Verschärfung des Infektionsschutzgesetzes (IfSG) geführt. Das IfSG regelt die Pflichten zur Verhütung und zum Management von Infektionskrankheiten beim Menschen. Dazu gehören:
- eine Meldepflicht für bestimmte Infektionskrankheiten und -erreger
- eine Aufzeichnungspflicht von Erregern mit bestimmten Resistenzen (S. 111)
- eine Aufzeichnungspflicht des Antibiotikaverbrauchs
- eine Verpflichtung der Bundesländer, in Rechtsverordnungen die Maßnahmen zur Verhütung, Erkennung, Erfassung und Bekämpfung von nosokomialen Infektionen und Krankheitserregern mit Resistenzen verbindlich zu regeln
- eine Erarbeitung von Empfehlungen für Standards der Prävention (Hygiene), Diagnostik und Therapie von nosokomialen Infektionen sowie von Infektionen mit resistenten Erregern durch die am Robert-Koch-Institut (RKI) zentral angesiedelte „Kommission für Krankenhaushygiene und Infektionsprävention, KRINKO" sowie die „Kommission für Antiinfektiva, Resistenz und Therapie ART" (www.rki.de).

Das IfSG legt darüber hinaus fest, dass die bundesweite Meldepflicht in den Bundesländern per jeweiliger Landesverordnung (LVO) ausgeweitet werden kann. Hiervon haben einige Bundesländer für definierte Krankheiten bzw. Erreger auch bereits Gebrauch gemacht.

Kontrolle und Überwachung von Infektionserkrankungen

Die Umsetzung des IfSG ist Aufgabe der Bundesländer; die Einhaltung des IfSG obliegt den Leitern der jeweiligen Einrichtungen (meistens ärztlicher Direktor). Die jeweilige Hygienekommission der Krankenhäuser hat durch die Aufstellung von Hygieneplänen dafür Sorge zu tragen, dass die Ausbreitung nosokomialer Infektionen verhindert wird. Für die praktische Umsetzung der Hygienepläne wird in der Regel ein Krankenhaushygieniker bestellt, der in seiner Aufgabe durch Hygienefachkräfte und hygienebeauftragte Ärzte unterstützt wird.

Das IfSG (§ 23) sieht die kontinuierliche Aufzeichnung nosokomialer Infektionen mit einem definierten Resistenzmuster in einer fortlaufenden Liste (Abb. 6.3) vor, die auf Verlangen dem Gesundheitsamt vorgelegt werden muss. Diese Art der Dokumentation stellt ein wichtiges Instrument der Qualitätssicherung in der Krankenversorgung dar und erlaubt auch die Erfassung von Antibiotikaverbrauch und Risikobereichen. Die Verantwortung für die Realisierung der Dokumentation obliegt dem ärztlichen Direktor, der diese Aufgabe in der Regel dem Krankenhaushygieniker überträgt. Dieser kann bei ad-

äquater Bewertung der Liste rechtzeitig Ausbrüche erkennen und umgehend die ggf. erforderlichen Hygienemaßnahmen einleiten sowie zusammen mit dem Mikrobiologen und dem ABS-Team (Antibiotic Stewardship-Team) ggf. die eingesetzten Antibiotika-Regimes überprüfen.

> **MERKE**
>
> Darüber hinaus ist eine **doppelte Meldepflicht** ausgewählter Erreger bzw. Krankheiten vorgesehen, um bundesweit die epidemiologische Dynamik kontagiöser Erkrankungen zu erfassen. Diese sieht nach § 6 die Meldung des **behandelnden Arztes** bei entsprechender klinischer Diagnose (ggf. auch bei Verdacht oder Tod) sowie nach § 7 die Meldung des **Mikrobiologen** bei direktem oder indirektem Erregernachweis vor.

6.4.8 Die Gefahrenquellen für medizinisches Personal

Das medizinische Personal ist vor allem durch unbeabsichtigte Nadelstichverletzungen infektionsgefährdet. Als transfusionsmedizinisch wichtige Erreger gelten dabei HBV, HCV und HIV.

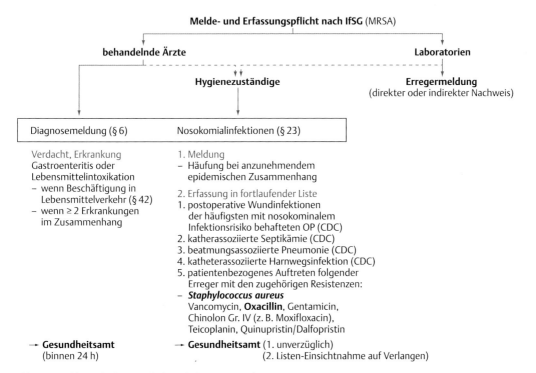

Abb. 6.3 Melde- und Erfassungspflicht nach IfSG am Beispiel von MRSA.

Exkurs

Unterschiedliche Infektionsrisiken bei Nadelstichverletzungen
Das Infektionsrisiko einer Nadelstichverletzung bei viruspositiven Patienten beträgt für das medizinische Personal bei einem **HBV-positiven** Patienten weniger als **30 %**, bei einem **HCV-positiven** Patienten weniger als **3 %** und bei einem **HIV-Positiven** ca. **0,3 %**.

Bei einer Nadelstichverletzung sollte die Wunde ausgeblutet und desinfiziert werden; außerdem sollte Blut für die Bestimmung des präexpositionellen Immunstatus asserviert werden.

> **MERKE**
>
> Nach erwiesener Exposition mit **HBV** sollte – in Abhängigkeit vom Impfstatus – unverzüglich eine **aktive Vakzinierung** durchgeführt und ggf. mit einer passiven Impfung kombiniert werden.
> Nach Exposition mit **HCV** ist über **3 Monate** eine **Überwachung** (z. B. durch RT-PCR aus Blut) angezeigt. Sobald die Infektion nachgewiesen ist, sollte eine **antivirale Behandlung** einsetzen. Diese ist bei frühem Beginn erfolgreicher als später!
> Nach Exposition mit **HIV** sollte so schnell wie möglich – aber mindestens innerhalb von **72 Stunden** – eine **Postexpositionsprophylaxe** mit einer Dreifachkombination (S. 394) begonnen werden.

6.5 Lebensmittel- und Wasserhygiene

6.5.1 Die Lebensmittelhygiene

Während eines jeden Schrittes der Lebensmittelherstellung, aber auch während der Lagerung bis zum Verzehr des Lebensmittels durch den Konsumenten, kann es zu einer Kontamination mit potenziellen Krankheitserregern kommen.
Es muss zwischen drei Situationen unterschieden werden:

- **Lebensmittelverderb:** Hier handelt es sich um die Kontamination durch Mikroorganismen, die durch Bildung biogener Amine den Geschmack und das Aussehen eines Lebensmittels beeinträchtigen. Meistens handelt es sich um relativ harmlose Erreger (z. B. Bazillen), die nur selten zu Infektionen führen.
- **Lebensmittelintoxikation:** Sie ist durch bakterielle Toxine charakterisiert, die im kontaminierten Lebensmittel produziert werden und nach Verzehr innerhalb kurzer Zeit zu klinischen Symptomen (relativ harmloser Brechdurchfall oder lebensbedrohlicher Botulismus) führen. Die häufigsten bakteriellen Toxine dieser Art sind hitzestabile Enterotoxine von *Staphylococcus aureus* oder *Bacillus cereus* sowie das hitzelabile Botulinumtoxin.

Darüber hinaus produzieren manche Schimmelpilze Mykotoxine in Nahrungsmitteln. Ihre Bildung ist substratabhängig, d. h. sie werden nicht in jedem Nahrungsmittel gebildet. Aflatoxin B ist das wichtigste Mykotoxin. Es wurde zuerst bei *A. flavus* nachgewiesen, kann jedoch auch von anderen Pilzarten gebildet werden. Die Aufnahme größerer Aflatoxinmengen kann eine akut toxische Leberschädigung bewirken. Bei chronischer Exposition ist Aflatoxin sogar kanzerogen und kann zum hepatozellulären Karzinom führen.

- **Lebensmittelinfektionen:** Sie kommen durch Aufnahme kontaminierter Nahrungsmittel, oft tierischen Ursprungs, zustande. Beispiele hierfür sind die Gastroenteritis durch Salmonellen oder *Campylobacter jejuni*.

Die Sicherheit von Lebensmitteln ist in verschiedenen Verordnungen geregelt. So muss z. B. gemäß der Tierischen Lebensmittel-Hygieneverordnung (früher Hackfleischverordnung) Hackfleisch generell am Produktionstag verkauft werden.
Lebensmittelverarbeitende Betriebe einschließlich Restaurants müssen ihre Vorgehensweise dem europäischen HACCP-Konzept unterwerfen. Hierbei ist vorgeschrieben, dass das Unternehmen selbst kritische Kontrollpunkte festlegt, an denen Proben entnommen und untersucht werden. Die derartige Hazard Analysis of Critical Control Points (= HACCP) unterliegt der Dokumentationspflicht; die angefertigten Dokumente müssen auf Verlangen den zuständigen Aufsichtsbehörden vorgelegt werden.

Exkurs

Das HACCP-Konzept
Sieben Aktivitäten führen zur Umsetzung des HACCP-Konzepts:
1. Identifizierung und Analyse der allgemeinen **Gefahren** sowie Festlegung der **Maßnahmen** zu ihrer Beherrschung
2. Identifizierung der **kritischen Kontrollpunkte** (CCP, z. B. Temperatur, Zeit, pH)
3. Bestimmung der **kritischen Grenzwerte** für die einzelnen kritischen Punkte
4. Festlegung von **regelmäßigen Überwachungs-** und **Kontrollmaßnahmen** (z. B. wie oft etwas untersucht werden soll)
5. Festlegung der im **Bedarfsfall** zu treffenden **Maßnahmen** (z. B. wenn bei den Kontrollen Fehler begangen wurden)
6. Festlegung von **Überprüfungs-** und **Revisionsverfahren**
7. **Dokumentation** sämtlicher Verfahren und Messergebnisse bzw. andere relevante Werte oder Maßnahmen.

6.5.2 Die Wasserhygiene
Das Trinkwasser

Im Gegensatz zu dem alltäglich für Reinigungs- und andere Zwecke benutzten Brauchwasser muss Trinkwasser nach der Trinkwasserverordnung u. a. einen mikrobiologischen Mindestqualitätsstandard aufweisen.

> **MERKE**
>
> Der Mindestqualitätsstandard für Trinkwasser erlaubt eine **Höchstkeimzahl** von nicht mehr als **100 KBE/ml** (KBE = koloniebildende Einheiten), wobei jedoch in 100 ml **keine** *Escherichia coli*, koliformen Bakterien (= laktosepositiv), Enterokokken, *Clostridium perfringens* oder *Pseudomonas aeruginosa* vorhanden sein dürfen.

Insbesondere *E. coli*, aber auch andere koliforme gramnegative Stäbchen und Enterokokken werden als Fäkalindikatoren angesehen. Pseudomonaden und Legionellen können als Ursache nosokomialer Infektionen u. U. vor allem in Wassertotleitungen bzw. blind endenden Rohren vermehrt nachgewiesen werden. Aufgrund der in Deutschland hohen Prävalenz von ambulant erworbenen Pneumonien mit *Legionella pneumophila* (ca. 20 000 Fälle pro Jahr) sieht die 2011 geänderte Trinkwasserverordnung einmal jährlich eine Untersuchung auf Legionellen in definierten Trinkwaser-Installationen und Duschen vor. Hierbei sind 100 KBE/100 ml Wasser als Grenzwert festgelegt.

Darüber hinaus dürfen die in Trinkwasser festgelegten Grenzwerte für Nitrat (50 mg/l) und Nitrit (0,1 mg/l) sowie für Fluorid (1,5 mg/l), Cadmium (0,005 mg/l), polyzyklische aromatische Kohlenwasserstoffe (0,0001 mg/l), organische Chlorverbindungen (0,01 mg/l) und Pflanzenschutzmittel (0,0005 mg/l) nicht überschritten werden. Die Anwesenheit von erhöhten Nitrat-Konzentrationen wird als Indiz für eine übermäßige Düngungsbeimengung angesehen. Zu viel Nitrat kann u. U. durch Methämoglobinbildung die Sauerstoffsättigung im betroffenen Individuum einschränken und durch Umwandlung in Nitrosamin ein kanzerogenes Potenzial entfalten. Darüber hinaus muss Trinkwasser geruchlos, gut im Geschmack, klar und farblos sein.

Trinkwasser wird meistens aus Grund- oder Oberflächenwasser aufbereitet. Hierfür können folgende Methoden eingesetzt werden:

– **Filtration:** Abtrennung von festen Stoffen durch Sand- oder Aktivkohlefilter
– **Flockung:** Durch Zugabe von Aluminium- oder Eisensalzen entstehen Flocken aus organischen bzw. anorganischen Trübstoffen, die als Schlamm abgetrennt werden können
– **Desinfektion:** Anwendung von Chlor, UV-Bestrahlung oder Ozon
– Anwendung von Ionenaustauschverfahren.

Als Mineralwasser wird ein Grundwasser bezeichnet, das mehr als 1 g geogene Stoffe pro Kilogramm enthält. Tafelwasser enthält Zutaten wie z. B. Kohlenstoffdioxid oder Carbonat.

Das Badewasser

> **MERKE**
>
> Badewasser von Schwimmbädern soll eine **Gesamtbakterienzahl** von nicht mehr als **100 KBE/ml** aufweisen, wobei in 100 ml **keine** *Escherichia coli*, Legionellen oder *Pseudomonas aeruginosa* enthalten sein dürfen (DIN 19 643).

In natürlichen Badegewässern im Binnenland beträgt der Grenzwert von *E. coli* 900 KBE/100 ml und von intestinalen Enterokokken 330 KBE/100 ml.

Das Abwasser

Abwasser wird in der Regel in Kläranlagen so weit gereinigt, dass es bei Abgabe in Vorfluter (= Flüsse, Seen, Meere) diese nicht mit pathogenen Erregern belastet. Die Abwasserbehandlung in einer Kläranlage erfolgt sequenziell in 4 Stufen (Tab. 6.5).

Tab. 6.5

Die 4 Reinigungsstufen einer Kläranlage.

Klärstufe	Verfahren
1. mechanische Reinigung	1. Rechen: Rückhaltung grober Verunreinigungen 2. Sandfang: Rückhaltung von Kies und Sand 3. Ölfang: Rückhaltung von Fett und Öl 4. Sedimentation: Rückhaltung von Schmutzpartikeln
2. biologische Reinigung	1. Belebungsbecken: aerober bakterieller Abbau von Schmutzstoffen 2. Nachklärung: Rückhaltung der Schmutzstoffe und Bakterien
3. chemische Reinigung	Entfernung von algenförderndem Phosphat durch Fällung mithilfe der Flockungsreaktion (s. o.)
4. Flockungsfiltration	Rückhaltung u. a. von pathogenen Mikroorganismen

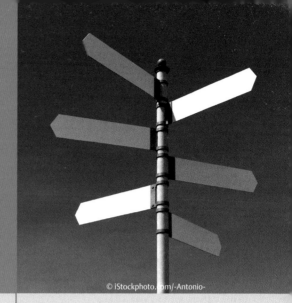

© iStockphoto.com/-Antonio-

Kapitel 7

Infektiologie und Krankheitsbilder

7.1 Infektiologie und Krankheitsbilder (Übersicht)

Nachdem im ersten Teil dieses Buches die Grundlagen zum Verständnis der Mikrobiologie, Hygiene und Immunologie gelegt wurden, soll nun der Schwerpunkt auf die infektiologischen Zusammenhänge gelenkt werden. Wie der nachfolgenden Bildübersicht zu entnehmen ist, werden die meisten der GK-relevanten Erkrankungen organorientiert be-

sprochen (weiße Felder). Einige Erreger werden aus bestimmten Gründen organunabhängig abgehandelt (farbige Felder). Die in diesem Lehrbuch vorgenommene Reihenfolge weicht aus didaktischen Gründen in einigen Fällen von der des Gegenstandskatalogs ab. Die ICD-10-Kodierung, auf die der Gegenstandskatalog aufbaut, ist in der Abbildung und in allen Kapiteln jeweils in eckigen Klammern angegeben.

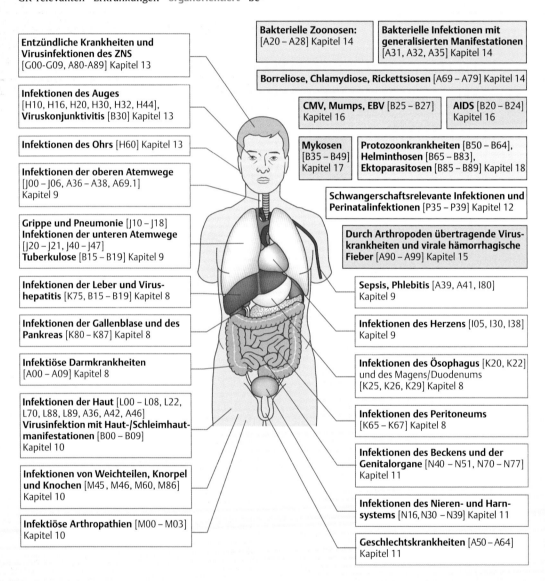

Entzündliche Krankheiten und Virusinfektionen des ZNS [G00-G09, A80-A89] Kapitel 13

Infektionen des Auges [H10, H16, H20, H30, H32, H44], Viruskonjunktivitis [B30] Kapitel 13

Infektionen des Ohrs [H60] Kapitel 13

Infektionen der oberen Atemwege [J00 – J06, A36 – A38, A69.1] Kapitel 9

Grippe und Pneumonie [J10 – J18] Infektionen der unteren Atemwege [J20 – J21, J40 – J47] Tuberkulose [B15 – B19] Kapitel 9

Infektionen der Leber und Virushepatitis [K75, B15 – B19] Kapitel 8

Infektionen der Gallenblase und des Pankreas [K80 – K87] Kapitel 8

Infektiöse Darmkrankheiten [A00 – A09] Kapitel 8

Infektionen der Haut [L00 – L08, L22, L70, L88, L89, A36, A42, A46] Virusinfektion mit Haut-/Schleimhautmanifestationen [B00 – B09] Kapitel 10

Infektionen von Weichteilen, Knorpel und Knochen [M45, M46, M60, M86] Kapitel 10

Infektiöse Arthropathien [M00 – M03] Kapitel 10

Bakterielle Zoonosen: [A20 – A28] Kapitel 14

Bakterielle Infektionen mit generalisierten Manifestationen [A31, A32, A35] Kapitel 14

Borreliose, Chlamydiose, Rickettsiosen [A69 – A79] Kapitel 14

CMV, Mumps, EBV [B25 – B27] Kapitel 16

AIDS [B20 – B24] Kapitel 16

Mykosen [B35 – B49] Kapitel 17

Protozoonkrankheiten [B50 – B64], Helminthosen [B65 – B83], Ektoparasitosen [B85 – B89] Kapitel 18

Schwangerschaftsrelevante Infektionen und Perinatalinfektionen [P35 – P39] Kapitel 12

Durch Arthropoden übertragende Viruskrankheiten und virale hämorrhagische Fieber [A90 – A99] Kapitel 15

Sepsis, Phlebitis [A39, A41, I80] Kapitel 9

Infektionen des Herzens [I05, I30, I38] Kapitel 9

Infektionen des Ösophagus [K20, K22] und des Magens/Duodenums [K25, K26, K29] Kapitel 8

Infektionen des Peritoneums [K65 – K67] Kapitel 8

Infektionen des Beckens und der Genitalorgane [N40 – N51, N70 – N77] Kapitel 11

Infektionen des Nieren- und Harnsystems [N16, N30 – N39] Kapitel 11

Geschlechtskrankheiten [A50 – A64] Kapitel 11

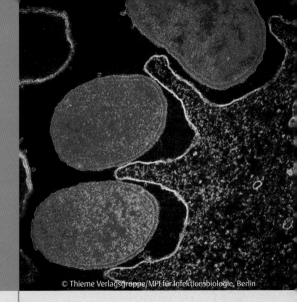

Kapitel 8

Infektionskrankheiten der Gastroenteralregion

8.1 Klinischer Fall

Stäbchen im Kartoffelsalat

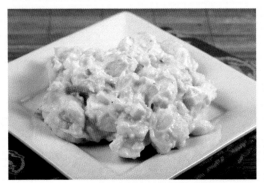

Abb. 8.1 Ursache des Übels: der Kartoffelsalat. (© iStockphoto.com/Imagesbybarbara)

Rohes Eigelb ohne Kühlung

„Was für eine Hitze!" Frau Müller wischt sich den Schweiß vom Gesicht. An dem heißen Julitag hat sie sich einiges vorgenommen. Sie will für die abendliche Hochzeitsfeier ihrer Nachbarn den Kartoffelsalat zubereiten. „Holst du mir die großen Glasschüsseln hoch?", ruft sie ihrem Mann zu, als dieser in den Keller geht, um sich ein kühles Bier zum Mittagessen zu holen. Die Nachbarn erwarten 60 Hochzeitsgäste. Nach sorgfältiger Rechnung schneidet Frau Müller 18 Kilo warme, frisch geschälte Kartoffeln in den Salat hinein und rührt anschließend zehn rohe Eigelbe hinzu. „Und das bei dieser Hitze!", stöhnt sie, als sie den Kühlschrank öffnet, um die Salatschüsseln hineinzustellen. Erst jetzt sieht sie, dass alle Kühlfächer voller Sektflaschen sind. Für den Kartoffelsalat ist nun wirklich kein Platz mehr. „Na ja, die vier Stunden bis zur Feier wird der es ja wohl aushalten", sagt sich die erfahrene Hausfrau und macht sich daran, ihre Garderobe für die Hochzeitsfeier vorzubereiten. Den Kartoffelsalat lässt sie auf dem Küchentisch stehen.

Brechdurchfall nach Hochzeitsbuffet

„Die Feier war genial!", freut sich der Cousin des Bräutigams Erwin. Doch seiner Schwester Mira, die gestern noch energisch beim Hochzeitswalzer mittanzte, ist an diesem Morgen gar nicht zum Lachen zumute. Sie hat Bauchschmerzen und Durchfall. Auch sonst fühlt sie sich nicht wohl. „Mir ist schlecht" sagt sie und verschwindet Richtung Toilette. Als sie zurückkommt klingelt ihr Handy. „Was?... Max ist in der Klinik?... Brechdurchfall?... Ja, mir geht es leider auch nicht gut", spricht sie in den Hörer. Erwin kommt das alles irgendwie spanisch vor, sowohl Mira als auch der Bräutigam sind nach der Hochzeitsfeier an denselben Symptomen erkrankt. Etwa eine Lebensmittelvergiftung?

Notaufnahme auf Hochtouren

Die Assistenzärztin Daniela M. ist im Stress: „Ich kann es nicht glauben. Das ist heute der sechste Patient mit Brechdurchfall und Fieber!", berichtet sie ihrem Oberarzt. Die junge Medizinerin hat in der Notaufnahme nur fünf Betten zur Verfügung. Sie kommt mit dem Verlegen der Patienten auf die Normalstation kaum nach. Es stellt sich heraus, dass alle Patienten mit fieberhaftem Brechdurchfall am vorigen Tag Gäste derselben Hochzeit waren. „Wenn da nicht eine Salmonellose dahinter steckt", vermutet sie. Insgesamt nimmt Daniela M. an diesem Tag acht Hochzeitsgäste stationär auf. Ihre sorgfältig erhobene Anamnese ergibt, dass alle diese Patienten am Vorabend den Kartoffelsalat vom Hochzeitsbuffet gegessen haben. Sie lässt von allen Kranken Stuhlproben entnehmen und kontrolliert die Elektrolyte. Die Therapie ist symptomatisch: Die Ärztin senkt das Fieber und substituiert Flüssigkeit.

Salmonellen in allen acht Stuhlproben

Innerhalb von drei Tagen bestätigt sich die Verdachtsdiagnose der Ärztin: In Stuhlproben von allen acht Patienten findet man das gramnegative Stäbchen Salmonella Enteriditis. Außerdem stellt sich heraus, dass außer den acht stationär aufgenommen Personen noch 27 weitere Hochzeitsgäste an Brechdurchfall erkrankt sind. „Zum Glück sind die anderen 27 nicht auch noch in die Notaufnahme gekommen", stellt Daniela M. erleichtert fest.

8.2 Einführung

Als Gastroenteralregion wird der Gastrointestinaltrakt einschließlich Leber, Gallenblase und Gallenwege sowie Pankreas bezeichnet. Das Peritoneum wird aus didaktischen Gründen ebenfalls in diesem Kapitel abgehandelt (Abb. 8.2).

8.3 Krankheiten des Ösophagus, des Magens und des Duodenums

Key Point

Beim Immunkompetenten ist der Ösophagus nur ausnahmsweise Ziel einer Infektion. Häufigste Ursache einer Ösophagitis ist eine *Candida*-Infektion.
Der Magen ist üblicherweise steril, kann aber Ort einer *Helicobacter-pylori*-Infektion sein.

8.3.1 Ösophagitis und Ösophagusulkus [K20 und K22.1]

Infektionen des Ösophagus sind selten und stehen meist im Zusammenhang mit mechanischen Passagebehinderungen (Stenose) oder signifikanter Änderung des lokalen Milieus, z. B. bei Refluxkrankheit oder schweren Grundleiden wie Alkoholismus, Diabetes mellitus, Malignomen oder immunsuppressiven Erkrankungen.
Die Ösophagitis wird vor allem von den Hefepilzen *Candida albicans* (und seltener auch von *Candida glabrata* oder *Candida tropicalis*) sowie von den viralen Erregern HSV bzw. HHV 1 (S. 129) oder CMV bzw. HHV 5 (S. 130) verursacht.
Leitsymptome sind Schluckbeschwerden und Thoraxschmerzen, die meistens Anlass für eine endoskopische Untersuchung sind.
Die *Candida*-Ösophagitis entsteht bei 15–20 % aller immunsupprimierten Patienten und fällt makroskopisch durch zusammenhängende, abstreifbare Pseudomembranen auf geröteter Schleimhaut auf. Die mikrobiologische Diagnose erfolgt aus Bürstenabstrichen oder – bei Ulzerationen – aus Biopsien durch mikroskopische und kulturelle Verfahren. Therapie der Wahl ist Fluconazol. Alternativ kommt Posaconazol in Betracht.
Flache, ausgestanzte Ulzera sind hinweisend auf eine HSV-Ösophagitis, die durch HSV-spezifische Immunfluoreszenzverfahren ebenfalls aus Bürstenabstrichen oder Biopsien bestätigt wird. Therapeutisch kommt Aciclovir zum Einsatz.
Größere Ulzera finden sich oft bei einer CMV-Infektion, die histologisch durch typische Eulenaugenzellen (S. 399) auffällt und meist durch PCR diagnostiziert wird. Ganciclovir ist Therapie der Wahl.
Sehr selten betrifft eine Systemerkrankung, wie z. B. Tuberkulose [K23.0] oder Lues, den Ösophagus.
Die Infektion mit *Trypanosoma cruzi* kann zur Chagas-Krankheit (S. 431) führen; ein Megaösophagus [K23.1] kann die Folge sein.

8

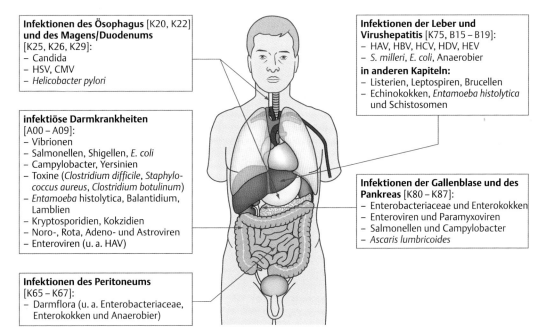

Infektionen des Ösophagus [K20, K22] **und des Magens/Duodenums** [K25, K26, K29]:
– Candida
– HSV, CMV
– *Helicobacter pylori*

infektiöse Darmkrankheiten [A00 – A09]:
– Vibrionen
– Salmonellen, Shigellen, *E. coli*
– Campylobacter, Yersinien
– Toxine (*Clostridium difficile*, *Staphylococcus aureus*, *Clostridium botulinum*)
– *Entamoeba* histolytica, Balantidium, Lamblien
– Kryptosporidien, Kokzidien
– Noro-, Rota, Adeno- und Astroviren
– Enteroviren (u. a. HAV)

Infektionen des Peritoneums [K65 – K67]:
– Darmflora (u. a. Enterobacteriaceae, Enterokokken und Anaerobier)

Infektionen der Leber und Virushepatitis [K75, B15 – B19]:
– HAV, HBV, HCV, HDV, HEV
– *S. milleri*, *E. coli*, Anaerobier
in anderen Kapiteln:
– Listerien, Leptospiren, Brucellen
– Echinokokken, *Entamoeba histolytica* und Schistosomen

Infektionen der Gallenblase und des Pankreas [K80 – K87]:
– Enterobacteriaceae und Enterokokken
– Enteroviren und Paramyxoviren
– Salmonellen und Campylobacter
– *Ascaris lumbricoides*

Abb. 8.2   Erkrankungen des Gastroenteralbereichs und häufige Erreger.

8.3.2 Infektionen des Magens und des Duodenums

Gastritis und Duodenitis [K29]

Entzündungen von Magen und Duodenum können akut oder chronisch verlaufen. Bei der Gastritis unterscheidet man drei Formen:

- **Typ A**: Autoimmungastritis
- **Typ B**: bakteriell bedingte Gastritis *(H. pylori)*
- **Typ C**: chemisch-toxisch bedingte Gastritis – durch nichtsteroidale Antirheumatika (NSAR) und/oder Gallereflux.

Überwiegend wird *Helicobacter pylori* als Erreger der Gastritis nachgewiesen. Als Spätfolge kann sich eine chronisch atrophische Gastritis entwickeln, die u. U. in ein Adenokarzinom des Magens mündet.

> **MERKE**
>
> - **Erosion**: Defekt der Magenmukosa, der die Muscularis mucosae nicht durchdringt.
> - **Ulkus**: Umschriebener Substanzdefekt, der die Muscularis mucosae durchdringt.

Ulcus ventriculi und Ulcus duodeni [K25–K26]

Die chronische Entzündung der Magen- oder Duodenalschleimhaut als Folge einer *Helicobacter-pylori*-Infektion kann zur Ulkuskrankheit führen.

Ca. 10 % der europäischen Bevölkerung entwickelt mindestens einmal im Leben ein *H.-pylori*-bedingtes Ulkus.

> **MERKE**
>
> Ca. 80 % der **Besiedlungen** mit *H. pylori* verlaufen **ohne klinische Symptome**.
> Bei 70 % der Patienten mit **Ulcus ventriculi** wird *H. pylori* nachgewiesen, beim **Ulcus duodeni** sind es sogar 95 %.

Im Gegensatz zur eher milde verlaufenden Gastritis verursachen Magen- oder Duodenalulzera meistens charakteristische epigastrische Beschwerden:

- **Ulcus ventriculi**: Sofortschmerz nach Nahrungsaufnahme oder nahrungsunabhängige Schmerzen
- **Ulcus duodeni**: Spät-, Nacht-, Nüchternschmerzen, Besserung nach Nahrungsaufnahme.

Helicobacter pylori [A49]

Bakterien der Gattung Helicobacter (S. 73) sind eng verwandt mit Campylobacter und stehen den Vibrionen nahe. Einziger Wirt ist der Mensch. Die Prävalenz der Magenschleimhautbesiedlung mit dem wichtigsten Vertreter der Gattung, *H. pylori*, ist in den Ländern des Südens im Gegensatz zu den industrialisierten Ländern bereits im Kindesalter sehr hoch. In Deutschland liegt die Prävalenz der *H.-pylori*-Infektion zwischen 5 % (Kinder) und 24 % (Erwachsene), wobei Personen mit Migrationshintergrund mit 36–86 % sehr viel häufiger *H. pylori*-positiv sind.

Pathogenität und Virulenzfaktoren I Neben der Beweglichkeit des Erregers, die für die Durchdringung der oberflächlichen Schleimschicht des Magens notwendig ist, stellt die bakterielle Urease einen wichtigen Virulenzfaktor dar. Mithilfe dieses Enzyms bildet *H. pylori* aus Harnstoff Ammoniak, sodass ihm das Überleben in der sauren Umgebung des Magens ermöglicht wird. Darüber hinaus wurde ein sogenanntes vakuolisierendes Zytotoxin (VacA) identifiziert, das Epithelzellen zerstört und als Antigen in serologischen Testverfahren eingesetzt wird.

Diagnostik I

> **MERKE**
>
> Die Helicobacter-Kolonisierung sollte initial stets **gastroskopisch** gesichert werden, um ein eventuell bestehendes **Adenokarzinom** des Magens durch Biopsie **auszuschließen**.

Der Nachweis von Helicobacter kann dann gleichzeitig aus dem Biopsiematerial erfolgen, wobei neben der kulturellen Anzucht oder dem PCR-Nachweis auch die Fähigkeit von *H. pylori* zur schnellen Harnstoffspaltung aufgrund seines Enzyms Urease genutzt wird (Urease-Schnelltest, Abb. 8.3).

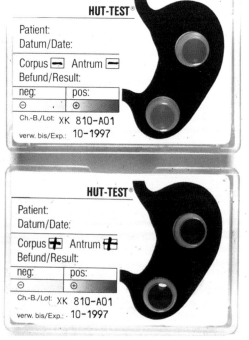

Abb. 8.3 Urease-Schnelltest zum Nachweis von *H. pylori* in Biopsiematerial. Bei positivem Befund färbt sich der das Biopsat enthaltende Agar aufgrund einer pH-Änderung von gelb nach rot. (mit freundlicher Genehmigung der AstraZeneca GmbH, Wedel)

Falsch positive Ergebnisse des Urease-Schnelltests sind jedoch möglich, z. B. bei anderen Urease-produzierenden Bakterien, die bei Anazidität im Magen nachweisbar sein können.

Da Antibiotika-Resistenzen mit zunehmender Häufigkeit beobachtet werden, sollte nach Möglichkeit ein Antibiogramm erstellt werden. Hierfür ist die Anzucht auf Spezialmedien notwendig.

MERKE

Da der Erreger außerhalb des menschlichen Körpers schnell abstirbt, müssen die Magenbiopsien innerhalb von **4 Stunden** im Labor sein.

Für das Therapiemonitoring ist als wenig invasive Möglichkeit einerseits der Atemtest (Messung von markiertem CO_2 in der Atemluft nach oraler Aufnahme von ^{13}C- oder ^{14}C-Harnstoff), andererseits der Nachweis spezifischer IgG-Antikörper im Serum (z. B. durch Immunoblot oder ELISA) geeignet. Darüber hinaus ist auch ein Antigennachweis aus Stuhlproben möglich.

Therapie
Erkrankungen, die durch *Helicobacter pylori* hervorgerufen werden, können durch eine Kombinationstherapie, bestehend aus zwei Antibiotika plus einem Protonenpumpeninhibitor, für mindestens sieben Tage behandelt werden: Metronidazol plus Clarithromycin plus Omeprazol.

Alternativ kann, vor allem bei Resistenzentwicklungen, Amoxicillin anstelle von Metronidazol (Resistenzrate > 30 %) oder Clarithromycin (Resistenzrate 6–22 %) gegeben werden. Reserveantibiotika sind Levofloxacin, Moxifloxacin, Tetracyclin und Rifabutin. Alternativ zur Antibiotikagabe kann auch Wismut eingesetzt werden, das ebenfalls eine antibakterielle Wirkung gegen *H. pylori* hat.

8.4 Infektiöse Darmkrankheiten

Key Point

Infektiöse Darmkrankheiten gehören zu den häufigsten Erkrankungen überhaupt (Tab. 8.1). Ihre wirkliche Zahl ist jedoch schwer anzugeben, da sie häufig innerhalb von wenigen Tagen ohne Therapie ausheilen. Hauptsymptom ist der Durchfall, der je nach Erreger überwiegend wässrig oder überwiegend blutig-schleimig sein kann. Fieber muss nicht unbedingt auftreten.

Bakterielle Erreger sind in Deutschland und anderen mitteleuropäischen Ländern in fallender Häufigkeit vor allem Campylobacter, Salmonellen, *Escherichia coli*, Yersinien und Shigellen.

Tab. 8.1

In Deutschland gemeldete infektiöse Darmkrankheiten in 2011 und 2012.

Erreger	2011	2012
Norovirus-Gastroenteritis	116 109	113 314
Campylobacter-Gastroenteritis	71 307	62 906
Rotavirus-Erkrankung	54 444	39 299
Salmonellose	24 512	20 859
E.-coli-Enteritis	8 312	7 068
Giardiasis	4 258	4 232
Yersiniose	3 397	2 706
Kryptosporidiose	942	1 390
Hepatitis A	832	832
Shigellose	679	528
Typhus und Paratyphus	116	101
Cholera	4	0

8.4.1 Virulenzfaktoren

Um Durchfall auszulösen, müssen Bakterien bestimmte Virulenzfaktoren (S. 32) besitzen:

- Adhärenzfaktoren (z. B. Fimbrien): Sie ermöglichen ein Anheften an die Darmwand. Die Bindung erfolgt meistens an spezifische Rezeptoren (Glykoproteine oder -lipide) an der Oberfläche der Epithelzellen.
- Toxine: Diese werden von vielen Bakterien sezerniert. Zwei Toxintypen müssen unterschieden werden:
  - Zytotoxine zerstören ihre Zielzellen irreversibel. Da auch Endothelzellen der Blutgefäße betroffen sind, kommt es zu blutigen Durchfällen.
  - Enterotoxine beeinflussen reversibel den Metabolismus der Zielzelle, sodass es zur Hypersekretion von Wasser und Elektrolyten in das Darmlumen und damit zu wässrigen Durchfällen kommt.
- Invasine: Sie bewirken die Invasion von einigen Bakterien in die Darmwand, sodass diese letztendlich intrazellulär vorliegen. Viele invasive Bakterien können gleichzeitig Toxine produzieren.

Praxistipp

Erreger mit ähnlichen Pathogenitätsmechanismen erzeugen ähnliche Krankheitsbilder, sodass durch Erfahrung anhand der klinischen Symptomatik die infrage kommenden Erreger eingegrenzt werden können (Tab. 8.2).

Daneben ist für die Entstehung einer Diarrhö die Virulenz des Erregers entscheidend. Sie spiegelt sich vor allem an den zur Erkrankung erforderlichen Infektionsdosen bei gesunden Erwachsenen wider:

- Shigellen: $10–10^2$ Keime
- Campylobacter: $> 10^2$ Keime
- Enteritis-Salmonellen: 10^5 Keime

8

Tab. 8.2

Einteilung der Durchfallerreger.

Pathogenitätsme-chanismus	Klinik und Erreger
Toxinbildner	*kein Fieber, keine Leukozyten im Stuhl*
– Zytotoxin	**blutige Durchfälle** ohne Erbrechen (*Clostridium difficile*, EHEC)
– Enterotoxin	**wässrige Durchfälle** und Erbrechen (*Vibrio cholerae*, ETEC)
	Hitzelabile Enterotoxine (LT) stimulieren die Adenylatzyklase ($\rightarrow$ cAMP ↑). Rezeptor für LT ist das Gangliosid GM1. Hitzestabile Enterotoxine (ST) stimulieren die Guanylzyklase ($\rightarrow$ cGMP ↑).
Invasive Erreger	*Fieber, Leukozyten im Stuhl*
– Eindringen nur in Epithelzellen	**blutige Durchfälle** mit Schmerzen (Shigellen, EIEC)
– tiefes Eindringen	**wässrige Durchfälle** (Salmonellen, Yersinien, Campylobacter)

- ETEC: 10^8 Keime
- *Vibrio cholerae*: 10^8 Keime
- *Clostridium perfringens*: 10^{10} Keime.

8.4.2 Cholera und andere Erkrankungen durch Vibrionen

Cholera [A00]

Epidemiologie und Einteilung

Die Cholera ist eine akute Infektionskrankheit des Magen-Darm-Kanals, die sich als oft schwere, toxische Enteritis mit exzessiven Wasser- und Elektrolytverlusten manifestiert. Diese seuchenartig verlaufende Erkrankung hat sich seit dem 19. Jahrhundert vom indischen Subkontinent ausgehend mehrfach pandemisch ausgebreitet. Die derzeitige 7. Pandemie ist im Gegensatz zu früheren durch *Biovar eltor* bedingt.

Dass verheerende Katastrophen die Tür für die Cholera öffnen zeigte sich wieder einmal vor wenigen Jahren: Durch ein im Januar 2010 eingetretenes heftiges Erdbeben wurde in Haiti u. a. die sanitäre Infrastruktur zerstört. In der Folge breitete sich sowohl in Haiti als auch später in der benachbarten Dominikanischen Republik die Cholera mit mehr als 500 000 Erkrankungen und mehr als 7 000 Todesfällen aus.

 Praxistipp

Da sich die epidemiologische Situation weltweit sehr schnell verändert, ist es notwendig, vor Reisen aktuelle Informationen einzuholen (tropenmedizinische Beratungsstellen, außerdem Informationen im Internet: www.fit-for-travel.de).

Vibrionen (S. 67) werden entsprechend ihrer O-Antigene in mehr als 70 Serotypen unterteilt. Die wichtigsten Vertreter sind *V. cholerae O1* und *O139, V.*

cholerae Non O1/O139 sowie *V. fluvialis* und *V. parahaemolyticus.*

Vibrio cholerae O1 beinhaltet zwei biochemisch unterscheidbare Biovare:

- *Biovar cholerae:* von Robert Koch 1884 erstmals kultiviert und als „Kommabazillus" bezeichnet; der klassische Choleraerreger (heute weniger bedeutsam)
- *Biovar eltor:* Erreger der derzeitigen 7. Cholera-Pandemie.

Letzterer ist zwar weniger virulent als Biovar cholerae, dafür aber resistenter gegen Umwelteinflüsse.

Pathogenität und Virulenzfaktoren

Der Durchfall wird vor allem durch das Choleratoxin hervorgerufen, das von *Vibrio cholerae O1* und *Vibrio cholerae O139* gebildet werden kann. Es handelt sich dabei um ein sezerniertes Enterotoxin (im Darm wirkendes, vom Bakterium sezerniertes Toxin = Exotoxin), das eine A1A2 (B)5-Struktur hat. Es bindet über den B-Teil an das GM1-Gangliosid der Membran von Darmepithelzellen. Aufgrund der alkalischen Bedingungen ist vorzugsweise der proximale Dünndarm betroffen.

Der toxische A-Teil wird abgespalten und in die Zelle geschleust: Dort katalysiert er eine ADP-Ribosylierung der $G_{s\alpha}$-GTPase, wodurch die Adenylatzyklase der Wirtszelle langzeitig aktiviert wird (Abb. 8.4). Durch die daraus resultierende permanente Erhöhung von cAMP in den Darmepithelzellen kommt es zur verstärkten Sekretion von Chlorid/Bicarbonat und der verminderten Resorption von NaCl. Wässriger Durchfall ist die Folge.

Klinik

Eine Gefahr für die Ausbreitung der Cholera besteht nur in Ländern mit großer Bevölkerungsdichte, warmem Klima, mangelhafter Trinkwasserversorgung und fehlender Kanalisation und Abwasseraufbereitung. In Nord- und Westeuropa ist deshalb – auch wenn hin und wieder importierte Fälle auftreten – eine Ausbreitung nicht zu befürchten. In den Endemiegebieten erfolgt die orale Aufnahme der Erreger durch verunreinigtes Trinkwasser (oft fäkal verseuchtes Oberflächenwasser) und Nahrungsmittel.

Der einzige Wirt ist der Mensch. Aber wenn z. B. Abwässer unaufbereitet ins Meer geleitet werden, können auch Meerestiere (z. B. Muscheln) die Erreger aufnehmen und roh verzehrt zur Infektionsquelle werden.

Nach einer Inkubationszeit von einigen Stunden bis zu 5 Tagen und der Aufnahme relativ hoher Keimzahlen treten die typischen, immer wässriger werdenden massiven Durchfälle (10–20 Liter/Tag = Reiswasserstuhl) auf, die eventuell einen fischartigen Ge-

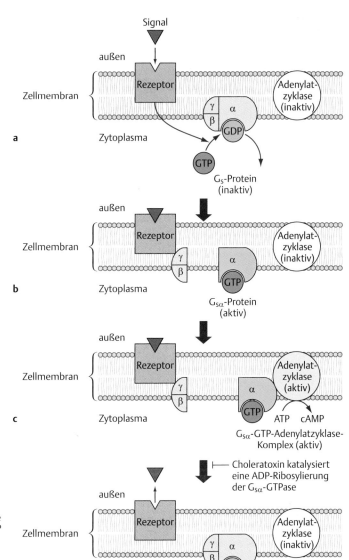

Abb. 8.4 Wirkungsweise des Cholera-Toxins. **a** Ein Signalmolekül bindet an den Membranrezeptor. **b** Die Untereinheiten des Gs-Proteins dissoziieren, GDP wird am Gsα-Protein zu GTP phosphoryliert. **c** Gsα-GTP bildet in Verbindung mit der Adenylatzyklase den aktiven Enzymkomplex, der ATP in cAMP umwandelt. **d** Das Signalmolekül dissoziiert vom Membranrezeptor ab; der Ruhezustand wird wiederhergestellt. Der letzte Schritt wird durch Choleratoxin verhindert: Der A-Teil des Choleratoxins katalysiert eine ADP-Ribosylierung der Gsα-GTPase → die Adenylatzyklase der Wirtszelle bleibt aktiviert.

ruch aufweisen und meistens nicht von Schmerzen begleitet sind.

Zusammen mit dem schwallartigen Erbrechen entwickelt der Patient sehr schnell eine lebensbedrohliche Exsikkose, die zunächst leicht an den Händen (Waschfrauenhände), aber auch an den eingefallenen Augäpfeln (Abb. 8.5) zu erkennen ist.

Praxistipp
Zusammen mit dem massiven wässrigen Durchfall ist das nur geringe oder gänzlich fehlende Fieber für den erfahrenen Infektiologen unter tropischen Bedingungen bereits ein wichtiges Indiz für das Vorliegen der Cholera.

Da der Patient gleichzeitig massiv Elektrolyte verliert, kann es schließlich zum Tod durch Kreislaufversagen kommen.

Die dramatische Symptomatik hält in der Regel für 3–4 Tage an.

| MERKE
Zu beachten ist, dass 90–95 % aller Infizierten gar keine Symptome aufweisen. Dies ist besonders problematisch, da der Erreger 1 bis 2 Wochen unbemerkt ausgeschieden wird.

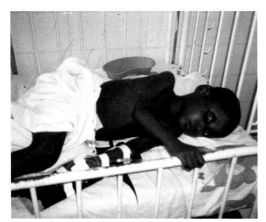

Abb. 8.5   Tief eingesunkene Augenhöhlen bei Cholera.

8

Diagnostik
Bei Verdacht auf Cholera muss der Stuhl schnell ins Labor transportiert werden, da die Vibrionen leicht absterben. Ein fischig riechender, massiv wässriger Reiswasserstuhl sollte vom Erfahrenen zunächst nativ mikroskopiert werden: Stark bewegliche, fischzugartig angeordnete Bakterien sind ein erster Hinweis für das Vorliegen der Cholera-Erreger.
Die Verdachtsdiagnose kann durch den Immobilisationstest erhärtet werden. Dabei nutzt man die typische starke Beweglichkeit der Vibrionen aus: Zu einer wenige Stunden bebrüteten Peptonwasserkultur wird spezifisches Antiserum gegeben und das Sistieren der Beweglichkeit im Dunkelfeldmikroskop verfolgt.
Im Grampräparat imponieren Vibrionen als gramnegative, kommaartig gebogene Stäbchenbakterien (Abb. 8.6).
Die Anzucht erfolgt durch selektive Anreicherung in alkalischem Peptonwasser: Vibrionen zeichnen sind durch eine Alkalitoleranz aus, d. h. sie wachsen noch bei pH 9,0, während alle anderen Darmbakterien bei diesem pH absterben. Zusätzlich wird eine Ausimpfung auf feste Selektivmedien (z. B. TCBS-Agar) vorgenommen. Ein erhöhter Salzgehalt (10 % NaCl) im

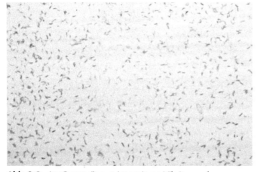

Abb. 8.6   Im Grampräparat imponieren Vibrionen als gramnegative, kommaartig gebogene Stäbchenbakterien.

Medium fördert das Wachstum der halophilen Bakterien. Nach Anzucht der Erreger erfolgt die biochemische Identifizierung (positive Oxidase-Reaktion, bunte Reihe) und die Serotypisierung: choleraauslösende O1- bzw. O139-Stämme agglutinieren mit den gegen O1- bzw. O139 gerichteten Antikörpern.
Vibrio-cholerae-Non-O1- und *-Non-O139*-Bakterien sind zwar biochemisch identisch mit *Vibrio cholerae O1*, agglutinieren jedoch nicht mit den gegen das O1- bzw. O139-Antigen gerichteten Antikörpern. Sie wurden früher deshalb auch als „NAG-Vibrionen = non agglutinable germs" bezeichnet.

Therapie und Prävention
Die Therapie besteht in erster Linie in der Wasser- und Elektrolytsubstitution durch eine orale Rehydratationstherapie (= ORT, bestehend aus einer Traubenzucker-Elektrolyt-Fertigmischung: 13,5 g Glukose, 2,9 g Natriumzitrat, 2,6 g NaCl und 1,5 g KCl pro Liter Wasser) und der Azidosebehandlung. Für die Berechnung der ausgeschiedenen Flüssigkeit können spezielle Betten mit einem an der entsprechenden Stelle lokalisierten Auffangloch eingesetzt werden.
Für die antibiotische Therapie sind Tetracycline, evtl. auch Cotrimoxazol oder Chinolone, Mittel der Wahl. Sie verkürzen und vermindern die Erregerausscheidung und hemmen möglicherweise auch die Toxinproduktion.

> **MERKE**
> Die Cholera ist eine lebensgefährliche Erkrankung, die unbehandelt eine **Letalität** von ca. 50 % aufweisen kann!

In einer Ausbruchsituation stellt die Wasserhygiene die wesentliche Bekämpfungsmaßnahme dar.
Zur Prophylaxe wird vor Reisen in Choleragebiete eine Impfung empfohlen, obgleich sie nur einen unvollständigen und nur ca. 6 Monate anhaltenden Impfschutz bewirkt. Dafür steht seit einigen Jahren ein oraler Kombinationsimpfstoff zur Verfügung, der einen simultanen Schutz gegen *Vibrio cholerae* O1 und ETEC bietet.
Cholera gehört zu den internationalen Quarantänekrankheiten (Beobachtung und Isolation von Personen, die Kontakt mit einem *V.cholerae* infizierten Patienten hatten). Demzufolge sind natürlich auch Verdacht, Erkrankung, Tod und Erregernachweis gemäß IfSG meldepflichtig (S.218).

Andere Vibrionen
Die übrigen Vibrionen (*V. cholerae Non O1/Non O139, V. parahaemolyticus, V. fluvialis* u. a.) sind ubiquitär vor allem in Oberflächengewässern verbreitet und z. T. obligat halophil. Das gilt auch für *V. parahaemo-*

lyticus, der in Japan eine Rolle als Durchfallerreger spielt. Diese Vibrionenart wird über kontaminierte Nahrungsmittel (roher Fisch, „Sushi") aufgenommen. Dabei ist jedoch eine hohe Infektionsdosis erforderlich, so dass sich die Bakterien vor der Nahrungsaufnahme im Lebensmittel vermehrt haben müssen.
Vibrio-cholerae-Non-O1/Non-O139-Bakterien können ein dem Choleratoxin ähnliches Exotoxin produzieren und somit Cholera-ähnliche Symptome hervorrufen. Die übrigen Vibrionen sowie auch Bakterien aus der den Vibrionen nahe stehenden Gattung Aeromonas rufen ebenfalls Durchfallserkrankungen hervor.

8.4.3 Infektionen durch Salmonellen [A01, A02]
Salmonellen (S.64) sind bewegliche gramnegative Stäbchen.
Nach der heute gültigen Taxonomie umfasst die Gattung Salmonella nur eine Spezies (*S. enterica*), die aufgrund biochemischer Merkmale in 7 Subspezies unterteilt wird. Die Charakterisierung ihrer Oberflächen- (O-) und Geißel- (H-) Antigene ermöglicht eine weitere Unterteilung der Subspezies in Serovare, welche früher speziesspezifisch waren.

> **MERKE**
>
> Man schreibt ausnahmsweise bei Salmonellen den **zweiten Namen** auch **groß** (z. B. *Salmonella Typhimurium*).

Die Antigenmuster aller Salmonellen sind im Kauffmann-White-Schema aufgeführt. Aufgrund ihrer O-Antigene werden sie in Gruppen A, B, C, D usw. eingeteilt. Die H-Antigenmuster kommen in zwei Phasen (H_1 und H_2) vor. Letztendlich ergibt die Kombination aus O, H_1 und H_2 dann den Namen der Salmonellen, der bei den meisten ein Ortsname der Erstisolierung ist. Nur bei den „ältesten" Salmonellen hat man die Namen (z. B. *S. Typhimurium, S. Enteritidis*) beibehalten und natürlich bei *S. Typhi* und *S. Paratyphi*, da sie den Krankheitsnamen beinhalten.

H-Phasenvariation bei Salmonellen
Salmonellen können alternativ zwei serologisch unterscheidbare Flagellen ausbilden (H_1- und H_2-Phase). Das H_2-Operon besteht aus einem invertierbaren Promotor, dem Strukturgen für das Flagellin H_2 und dem Gen für einen Repressor, der an dem Operator des H_1-Operons bindet. Der invertierbare Promotor ist flankiert von „inverted repeats" (gegenläufigen komplementären Sequenzen) und ist assoziiert mit einem Gen für ein Rekombinationsenzym (Invertase, Abb. 8.7).
Während der Replikation der genomischen DNA bildet der invertierbare Promotor während der DNA-Einzelstrangbildung in seltenen Fällen (ca. 10^{-5}) einen „loop" und tauscht die „inverted repeats" aus. Dadurch erhält der Promotor die entgegengesetzte Richtung, die Transkription des Gens kann nicht mehr erfolgen.
Beim „Einschalten" von Promotor-H_2 werden Flagellin-H_2 und Repressor-H_1 gebildet, was zur Repression des H_1-Operons führt (Abb. 8.8).

Klinische Einteilung
Salmonellen führen beim Menschen zu zwei verschiedenen Krankheitsbildern, die aus epidemiologischen, pathogenetischen, diagnostischen und therapeutischen Gründen klar voneinander getrennt werden müssen:
- Zyklische systemische Infektionen, die als Typhus und Paratyphus bezeichnet und von *S. Typhi* bzw. *S. Paratyphi* verursacht werden.
- lokale Infektionen (akute Gastroenteritis) durch enterische Salmonellen.

Typhus abdominalis und Paratyphus [A01]
Diese Erkrankungen spielen in den südlichen Ländern nach wie vor eine wichtige Rolle, während sie in Deutschland heute selten sind. Bei den in Deutschland diagnostizierten Fällen handelt es sich vorwiegend um Rückkehrer aus tropischen/subtropischen Ländern.
Zum Vergleich: Inzidenz in Deutschland ca. 0,08/100 000; in Südostasien ca. 1000/100 000.

Epidemiologie und Pathogenität
Während *S. Typhi* und *S. Paratyphi B* weltweit verbreitet sind, kommen *S. Paratyphi A* nur in tropischen und subtropischen Ländern und *S. Paratyphi C* nur im östlichen Mittelmeerraum, Afrika, Asien und Südamerika vor.
Der Mensch ist der einzige Wirt, wobei als Infektionsquelle vor allem klinisch gesunde Keimträger bzw. Dauerausscheider dienen. Die Erreger können durch direkten Kontakt oder über Gegenstände, vor allem aber durch kontaminiertes Trinkwasser oder – ausnahmsweise – durch kontaminierte Lebensmittel übertragen werden (fäkal-oraler Weg, epidemische Ausbreitung!). Die Infektionsdosis liegt bei ca. 1000 Erregern.

Klinik
Die Inkubationszeit beträgt 1–3 Wochen. In dieser Zeit dringen die Erreger vor allem vom Darm aus über den Lymphweg in die Blutbahn ein und befallen Knochenmark, Milz, Leber und andere Organe. Diese Vorgänge dauern noch in der ersten Krankheitswoche an. Dabei kann der Patient zunächst uncharakteristische Symptome wie Bronchitis oder Angina zeigen. Dann aber steigt das Fieber treppenförmig an

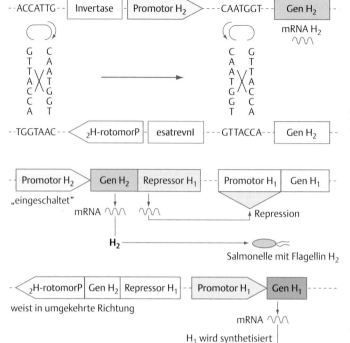

Abb. 8.7 Der invertierbare Promotor: Er ist flankiert von „inverted repeats" (gegenläufigen komplementären Sequenzen) und assoziiert mit einem Gen für die Invertase.

Abb. 8.8 H-Phasen-Variation bei Salmonellen: Zeigt Promotor-H_2 in die umgekehrte Richtung, dann werden weder Flagellin-H_2 noch Repressor H_1 gebildet und es erscheinen Salmonellen des Phänotyps H_1.

und bleibt für 1–2 Wochen als Kontinua bei 40–41 °C bestehen. Es wird als Kontinua bezeichnet, weil die tageszeitliche Temperaturschwankung nur maximal 1 °C beträgt.

Kopfschmerzen und Somnolenz (typhos = Nebel, Dunst), Roseolen, eine relative Bradykardie, Leukopenie, Eosinopenie, relative Lymphozytose und Splenomegalie (Milzschwellung) sind weitere Symptome.

Praxistipp

Roseolen, die nur bei weniger als 30 % der Patienten vorkommen, sind für den Typhus pathognomonische, infektiöse, rote Flecken auf der Bauchhaut (Abb. 8.9).

Die Bradykardie wird als relativ bezeichnet, weil der Patient trotz des hohen Fiebers eine normale Pulsfrequenz aufweist. Durchfall tritt zunächst nicht auf, sondern eher Obstipation.

In der zweiten Krankheitswoche gelangen die Bakterien wieder in den Darm und vermehren sich vor allem in den Peyer-Plaques unter Ausbildung von Geschwüren mit der Gefahr der Darmperforation (typhoid perforation). Jetzt erst treten auch breiige Durchfälle auf. Später können sich die Typhuserreger im Knochen (häufiger Erreger einer Osteomyelitis in den Tropen!) oder in der Galle (→ Dauerausscheider) einnisten.

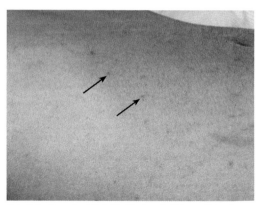

Abb. 8.9 Roseolen (Pfeile) bei Typhus. (mit freundlicher Genehmigung von Prof. Dr. A. Stich, Würzburg)

Diagnostik

MERKE

Bei unklarem **Fieber nach Tropenaufenthalt** muss neben der Malaria (S. 421) und dem Dengue-Fieber (S. 379) unbedingt auch an Typhus oder Paratyphus gedacht werden!

Bei Verdacht müssen in der ersten und zweiten Krankheitswoche **Blutkulturen** zum Erregernachweis untersucht werden.

Im Laufe der Erkrankung werden typhöse Salmonellen dann auch mit dem Urin und der Galle ausgeschieden.

Ab der zweiten Krankheitswoche können die Bakterien aus Stuhl kulturell nachgewiesen werden. Bei der weiteren biochemischen Untersuchung unterscheidet sich *S. Typhi* in einigen Reaktionen von den übrigen Salmonellen. Die endgültige Identifizierung erfolgt durch Serotypisierung, wobei *S. Typhi* außer O- und H-Antigenen noch ein Kapselantigen (Vi-Antigen) besitzt. Typhöse Salmonellen können von den Enteritis-Salmonellen teilweise auch durch MALDI-TOF-Massenspektrometrie unterschieden werden.

Praxistipp

Da es sich bei Typhus und Paratyphus um systemische Infektionen handelt, kommt es auch zur Antikörperbildung. Diese lässt sich in Nicht-Endemiegebieten diagnostisch nutzen, wenn zu Beginn der Erkrankung und nach ca. 2 Wochen Serum gewonnen wird.

Die Titerbestimmung erfolgt mithilfe einer Antigen-Antikörper-Agglutinationsreaktion, der Widalreaktion (aufgrund der hohen Durchseuchung in tropischen Endemiegebieten ist die Widalreaktion dort jedoch nicht aussagekräftig für die Akutdiagnostik). Nach dem Infektionsschutzgesetz (IfSG) sind der Verdacht, die Erkrankung und der Tod, sowie der direkte Erregernachweis meldepflichtig.

Therapie und Prävention

Vor allem aufgrund der drohenden Darmperforation liegt die Letalität des Typhus unbehandelt bei 15 %. Das in tropischen Endemiegebieten bis vor einigen Jahren vielfach eingesetzte Chloramphenicol ist dort meistens nicht mehr wirksam (Resistenzraten z. B. in Ghana > 95 %!).

Für die Therapie des Erwachsenen werden heute Chinolone (Ciprofloxacin) eingesetzt. Alternativtherapeutika – insbesondere bei Kindern – sind vor allem Cephalosporine, ggf. auch Aminopenicilline oder Cotrimoxazol. Eine Testung des jeweiligen Stammes ist jedoch erforderlich, da Resistenzen vorkommen.

Eine Sanierung von Dauerausscheidern ist mithilfe von Chinolonen (z. B. Ciprofloxacin) oder durch operative Entfernung der besiedelten Gallenblase möglich.

Für die Impfung gegen Typhus, die als Reiseimpfung empfohlen wird, steht einerseits ein oral zu verabreichender Impfstoff aus lebenden, abgeschwächten Erregern zur Verfügung. Andererseits besteht auch die Möglichkeit der parenteralen Impfung mit Kapselantigenen (Vi), deren Wirkung zwei bis drei Jahre anhalten soll (gegenüber nur einem Jahr bei dem oral zu verabreichenden Impfstoff). Der Vi-Impfstoff wird neuerdings auch als Kombinationsimpfstoff zusammen mit HAV-Vakzinierung angeboten.

Praxistipp

Die Impfung gegen Typhus ist nicht gleichzeitig gegen alle Paratyphus-Stämme wirksam.

Nach IfSG müssen der Krankheitsverdacht, die Erkrankung und der Tod an Typhus und Paratyphus an das zuständige Gesundheitsamt gemeldet werden.

Salmonellen-Gastroenteritis [A02]

Im Gegensatz zu Typhus und Paratyphus haben Erkrankungen durch Enteritis-Salmonellen hierzulande vor allem ab Mitte der 80 er Jahre zunächst stark zugenommen (1985 ca. 30 000 Fälle, 2005 ca. 52 000 Fälle), sind aber in den letzten Jahren mit nur noch ca. 20 000–25 000 gemeldeten Fällen pro Jahr hinter *Campylobacter jejuni* als bakterieller Enteritis-Erreger zurückgetreten.

In Deutschland sind aktuell *S. Enteritidis* und *S. Typhimurium* mit jeweils ca. 45 % aller gemeldeten Enteritis-Salmonellen ungefähr gleich häufig vertreten. Die weiteren Erkrankungen werden von den zahlreichen anderen Serovaren verursacht.

Epidemiologie und Pathogenität

Enteritis-Salmonellen sind ubiquitär im Tierreich weit verbreitet. Die Infektion der Tiere, vor allem von Geflügel und Rindern, erfolgt über die Futtermittel. Da beim gesunden erwachsenen Menschen nur eine hohe Infektionsdosis (mindestens 10^5 Bakterien) zur Erkrankung führt, ist eine Vermehrung der Salmonellen in Nahrungsmitteln notwendig. Während *S. Typhimurium* vor allem durch Rindfleisch übertragen wird, spielen für *S. Enteritidis* vor allem Produkte eine Rolle, die mit rohen Eiern hergestellt werden (Eis, Mayonnaise oder Cremes). Aber auch durch Geflügel (v. a. Hähnchen), Hackfleisch und andere Nahrungsmittel (Teigwaren, Schokolade) kann *S. Enteritidis* übertragen werden.

Praxistipp

S. Enteritidis hat eine hohe Temperaturtoleranz (Wachstum bei 6–47 °C), sodass dieses Bakterium bei Kühlschranktemperaturen mehr als eine Woche überlebt!

Darüber hinaus können Eier transovariell bereits mit Salmonellen infiziert sein oder die Salmonellen können später durch die Schale einwandern. Da sie sich dann sekundär in den Eiern ab > 6 °C vermehren, ist eine Kühllagerung der Eier auch im Supermarkt unbedingt zu fordern.

8

Klinik

Die Inkubationszeit beträgt im Durchschnitt wenige Stunden bis drei Tage. Bedingt durch die Einwanderung der Salmonellen in die tiefen Darmwandschichten unter Schonung der oberflächlichen, gefäßreichen Darmepithelschicht und evtl. auch bedingt durch die Enterotoxinproduktion setzen dann akut wässrige, meist nicht blutige Durchfälle und Erbrechen ein. Das in der Regel auftretende Fieber kann auf 39–40 °C ansteigen.

Wasser- und Elektrolytverlust sowie die Endotoxinresorption bewirken eine Herz- und Kreislaufschwäche, die zum Tod älterer Patienten führen kann. Abwehrgeschwächte Patienten entwickeln häufig septische Verlaufsformen; bei Säuglingen kann es darüber hinaus auch zur Meningitis kommen.

Als Komplikation kann eine reaktive Arthritis (S. 297) auftreten.

Enteritis-Salmonellen können im Anschluss an die akute Erkrankung in Knochen oder Gallenblase persistieren (jedoch sehr viel seltener als bei S. Typhi).

Diagnostik

Bei der akuten Gastroenteritis kommt als Untersuchungsmaterial in der Regel nur Stuhl (evtl. Erbrochenes, Lebensmittel) in Betracht. Um die Salmonellen unter der Vielzahl der Darmbakterien herauszufinden, müssen Selektivmedien (z. B. Endo-, McConkey-, SS-Agar oder chromogenes Medium) eingesetzt werden. Auf dem Endo- oder McConkey-Agar sind laktosenegative (helle) Kolonien verdächtig, andere Nährböden (SS-Agar) nutzen die Fähigkeit der Salmonellen zur H_2S-Bildung aus, wobei durch chemische Reaktionen schwarze Kolonien entstehen (Abb. 8.10).

> **MERKE**
> Die verdächtigen Kolonien werden biochemisch und serologisch weiter untersucht und nach Feststellung ihres vollständigen Antigenmusters anhand des Kauffmann-White-Schemas (S. 64) benannt.

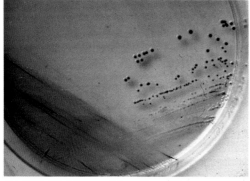

Abb. 8.10 Wachstum von Salmonellen auf SS-Agar.

Eine Antikörperbildung ist bei der Gastroenteritis in der Regel nicht feststellbar, kann aber bei septischen Verlaufsformen oder bei eventuell später eintretenden Komplikationen (z. B. reaktive Arthritis) nachweisbar sein.

Therapie und Prävention

Bei sonst gesunden Erwachsenen und größeren Kindern wird bei der Enteritis-Salmonellose i. d. R. keine antibiotische Therapie durchgeführt, da diese die akuten Symptome nicht beeinflusst und die Ausscheidungszeit sogar verlängert wird. Es reicht aus, sich auf symptomatische Maßnahmen (vor allem Wasser- und Elektrolytersatz) zu beschränken.

> **Praxistipp**
> In der Regel erfolgt bei sonst gesunden Erwachsenen und größeren Kindern keine antibiotische Therapie.

Bei der septischen Verlaufsform, die vor allem bei Immunsupprimierten vorkommt (z. B. AIDS), muss stets antibiotisch therapiert werden: beim Erwachsenen mit Chinolonen, bei Kindern mit Cotrimoxazol, Cefotaxim oder Aminopenicillinen. Eine Testung der Antibiotikaempfindlichkeit ist in diesen Fällen erforderlich.

Meldepflicht Dauerausscheider und Keimträger

Als Dauerausscheider werden Menschen bezeichnet, die länger als 10 Wochen nach der Erkrankung noch die Bakterien ausscheiden. Sie werden regelmäßig vom Gesundheitsamt überwacht.

Bei Typhus/Paratyphus werden die Patienten häufiger (5–10 %) zu Dauerausscheidern, bei der Salmonellen-Enteritis nur in ca. 0,1 % der Fälle.

Keimträger (Ausscheider) sind gesunde Menschen, bei denen durch Zufall (z B. bei der Untersuchung vor der Arbeitsaufnahme im Lebensmittelgewerbe) Salmonellen nachgewiesen werden.

> **Praxistipp**
> Bei der Salmonellen-Gastroenteritis ist nach dem Infektionsschutzgesetz (S. 218) (IfSG, www.rki.de) der klinische Verdacht oder die Erkrankung vom behandelnden Arzt an das zuständige Gesundheitsamt zu melden, wenn eine Person in einem lebensmittelverarbeitenden Betrieb beschäftigt ist oder wenn zwei oder mehr gleichartige Erkrankungen auftreten, für die ein epidemiologischer Zusammenhang wahrscheinlich ist oder vermutet wird. Dies gilt auch für die anderen Enteritis-Erreger.

8.4.4 Shigellose (bakterielle Ruhr) [A03]

Im Gegensatz zu den enteritischen Salmonellen und Yersinien gibt es bei den Shigellen (S. 65) kein tierisches Reservoir, d. h. sie kommen nur beim Menschen vor und können z. B. durch kontaminiertes Wasser oder Lebensmittel oral übertragen werden. Für die Entstehung klinischer Symptome ist eine sehr geringe Dosis von nur 10–200 Erregern ausreichend, weil die Erreger relativ säurestabil sind und daher die Magenpassage gut überstehen. Aufgrund der für eine Erkrankung erforderlichen geringen Keimzahl können Fliegen und andere Arthropoden als mechanische Vektoren dienen, wenn an ihrer Oberfläche die entsprechende Keimmenge haftet.

Epidemiologie

Obwohl die Shigellose weltweit vorkommt, werden die meisten in Deutschland gemeldeten Erkrankungen mit fast 50 % hierzulande erworben oder bei Reisen nach Ägypten oder Indien (jeweils 10–15 %). Shigellen sind mit *Escherichia coli* (S. 65) eng verwandt. Es werden vier Spezies unterschieden, die aufgrund ihrer O-Antigene in mehrere Serovare unterteilt werden können. Dabei ist *Shigella sonnei* mit ca. 80 % in Deutschland die weitaus häufigste Art vor *S. flexneri* (ca. 13 %), *S. boydii* (ca. 5 %) und *S. dysenteriae* (ca. 2 %). Die durch Shigellen verursachten Erkrankungen werden auch als bakteriell bedingte Ruhrerkrankungen bezeichnet. Sie sind in Deutschland im Vergleich zu den enteritischen Salmonellen selten (Tab. 8.1).

Pathogenität und Virulenzfaktoren

Shigellen sind ebenso wie Salmonellen invasive Erreger, die das Zytoskelett der Wirtszelle derart manipulieren, dass ihre Invasion und anschließende transzelluläre Ausbreitung im gefäßreichen, oberflächlichen Darmepithel durch Aktinkondensierung, ähnlich wie bei Listerien (S. 58), induziert wird.
Für die klinische Symptomatik der besonders schwer verlaufenden Infektion mit *S. dysenteriae* ist vor allem das Shigatoxin verantwortlich: Es handelt sich dabei um einen Virulenzfaktor mit zyto- und enterotoxischer Aktivität, der eisenabhängig exprimiert wird. Gelangen Shigellen auf unsere Schleimhäute oder in die Blutbahn, so kommt es u. U. mit Laktoferrin oder dem Transferrin zur Konkurrenz um frei verfügbare Eisenionen. Der für das Bakterium resultierende Eisenmangel führt zur Expression des Toxingens.

Klinik

Nach oraler Aufnahme invadieren die Erreger zunächst in das gefäßreiche oberflächliche Darmepithel des terminalen Ileums und besonders des Kolons und führen nach einer Inkubationszeit von 2–7 Tagen zu häufigen, erst wässrigen, dann schleimig-blutigen Durchfällen mit schmerzhaften Krämpfen. Im Dickdarm können sich Geschwüre oder nekrotische Veränderungen ausbilden. Die Erreger gehen i. d. R. nicht ins Blut über. Wenn nach 1–2 Wochen die Symptome abklingen, kann sich eine chronische Verlaufsform mit gastrointestinalen Irritationen entwickeln.

Diagnostik

Shigellen sterben in Stuhlproben leicht ab, da sie hier durch Bakteriophagen lysiert werden können. Es ist deshalb besser, Schleimfetzen, Rektalabstriche oder Biopsiematerial zu untersuchen und die Transportzeit in das Labor sehr kurz zu halten!
Shigellen sind unbewegliche, kapsellose, gramnegative Stäbchen aus der Familie der Enterobacteriaceae, die sich biochemisch und serologisch (O-Antigene) gegen andere Enterobacteriaceae und untereinander abgrenzen lassen. Die Anzucht der Shigellen ist unproblematisch, erfolgt aber auf Selektivnährböden (Endo-, McConkey-, SS- oder Leifson-Agar). Aufgrund ihrer nur geringen Immunogenität sind serologische Untersuchungen zum Nachweis einer Shigellose nicht sinnvoll.

Therapie und Prävention

Die bakterielle Ruhr wird in der Regel immer antibiotisch behandelt.

> **MERKE**
>
> Da die Erreger oft sehr resistent sind, muss eine **Testung** durchgeführt werden.

Wenn als wirksam getestet, kommen Chinolone, Ampicillin, Cotrimoxazol oder Tetracycline infrage.
Da für eine Erkrankung nur sehr geringe Keimzahlen ausreichen, spielen für die Verhinderung der Ausbreitung der Erkrankung neben der Antibiose die Händehygiene und Fliegenbekämpfung eine wichtige Rolle. Aus diesem Grund sollten auch Gegenstände, WC und andere Utensilien der Erkrankten desinfiziert und die Wäsche entweder bei mehr als 60° C gewaschen oder alternativ für mindestens 12 Stunden in Desinfektionslösung gegeben werden.
Wie für alle Gastroenteritiden gilt auch hier, dass gemäß IfSG der Verdacht und die Erkrankung an das Gesundheitsamt gemeldet werden muss, wenn der Patient in der lebensmittelverarbeitenden Industrie beschäftigt ist oder wenn mindestens zwei Erkrankungen im zeitlichen und geographischen Zusammenhang stehen. Darüber hinaus muss das Labor bei der Shigellose den direkten oder indirekten Erregernachweis melden.

8.4.5 Darminfektion durch Escherichia coli [A04]

Bestimmte Subtypen von *E. coli* haben als Durchfall-erreger große Bedeutung. Sie werden stets als exogene Erreger direkt, über Nahrungsmittel oder über Wasser fäkal-oral übertragen und in Abhängigkeit ihrer Pathogenitätsmechanismen (Abb. 8.11) in Pathovare (S. 43) unterteilt.

Enteropathogene E. coli (EPEC)

EPEC (= enteropathogene *E. coli* oder früher Dyspepsie-Coli) sind für ungefähr 80–90 % aller durch *E. coli* verursachten Gastroenteritiden verantwortlich. Sie zerstören durch ihre Anheftung den Bürstensaum – vor allem im unteren Dünndarm. EPEC werden als Erreger schwerer, früher oft epidemisch auftretender, Enteritiden bei Säuglingen gefunden. Für ältere Kinder und Erwachsene sind sie apathogen.

Für die Diagnostik ist der Erregernachweis notwendig, da sich das Krankheitsbild klinisch nicht von Enteritiden durch andere Erreger unterscheiden lässt. Zur Feststellung des Serotyps angezüchteter *E. coli*-Stämme werden die O-Antigene (z. B. O55 und O111) mittels Agglutinationsreaktion bestimmt.

Da die Coli-Dyspepsie ein schweres Krankheitsbild darstellt, ist eine antibiotische Therapie bei nachgewiesener in-vitro-Empfindlichkeit z. B. mit Ampicillin oder Cotrimoxazol angezeigt.

Enterotoxische E. coli (ETEC)

ETEC (= enterotoxische *E. coli*) sind für die sogenannte Reisediarrhö verantwortlich. Gebräuchliche Namen für diese Erkrankung sind auch „Inkas Quickstep" oder „Montezumas Rache".

> **MERKE**
>
> T = Tropen bei ETEC

ETEC heften sich mit ihren Fimbrien fest an die Darmepithelien an und produzieren dann ein hitzestabiles und zwei hitzelabile Enterotoxine (ST und LTI/II): Die Struktur von LTI entspricht der des Choleratoxins, sodass es gemeinsam mit den beiden anderen Toxinen die Physiologie der Darmepithelzellen in ähnlicher Weise wie Choleravibrionen (S. 194) manipuliert. Die Reisediarrhö verläuft daher ähnlich wie bei der Cholera als wässriger Durchfall ohne Fieber.

Die Diagnostik gestaltet sich schwierig, da andere *E. coli*-Stämme als normale Kommensalen ja ohnehin bei jedem Menschen im Darm vorkommen und die Subtypisierung in der Regel nicht routinemäßig durchgeführt wird. Daher beruht die Diagnose intestinaler *E. coli*-Infektionen meistens primär auf den klinischen Symptomen, insbesondere dann, wenn andere Ursachen bzw. Erreger oder Toxine ausgeschlossen sind.

Die Therapie erfolgt meistens symptomatisch (Flüssigkeits- und Elektrolytausgleich), in schweren Fällen

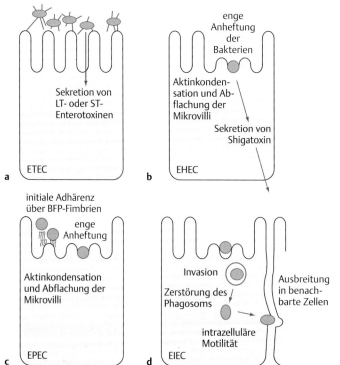

Abb. 8.11 Pathogenitätsmechanismen der verschiedenen *E. coli*-Typen: **a** enterotoxische *E. coli* (ETEC), **b** enterohämorrhagische *E. coli* (EHEC), **c** enteropathogene *E. coli* (EPEC), **d** enteroinvasive *E. coli* (EIEC).

kommen insbesondere Chinolone infrage. Seit kurzem steht ein oraler Kombinationsimpfstoff zur Verfügung, der einen Schutz gegen ETEC und Cholera verspricht.

Enteroinvasive E. coli (EIEC)

EIEC (= enteroinvasive *E. coli*) invadieren in die Darmepithelzellen und verhalten sich dann ähnlich wie Shigellen oder Listerien: Molekularbiologische Untersuchungen haben gezeigt, dass EIEC und Shigellen sogar fast identisch sind.

> **MERKE**
> EIEC lösen **ruhrähnliche, blutige Diarrhöen** aus.

Für die Diagnostik gilt, ebenso wie bei ETEC, dass sie primär auf den klinischen Symptomen beruht, insbesondere dann, wenn andere Ursachen bzw. Erreger – in diesem Fall Shigellen – ausgeschlossen sind. Die Therapie erfolgt meist symptomatisch (Flüssigkeits- und Elektrolytausgleich), in schweren Fällen kommen auch hier insbesondere Chinolone zum Einsatz.

Enteroaggregative E. coli (EAEC)

EAEC (= enteroaggregative *E. coli*) können nach Bindung an das Dünndarmepithel mithilfe von Adhärenzfimbrien selbst miteinander aggregieren und dadurch Biofilme auf der Darmmukosa bilden. Als Konsequenz kommt es zur vermehrten Schleimproduktion der Darmmukosazellen. Durch die zusätzliche Produktion hitzestabiler Enterotoxine werden wässrige, chronische Durchfälle verursacht, die durch Schleimbeimengungen charakterisiert sind. Die Anzucht erfolgt aus Stuhlproben, wobei eine anschließende Differenzierung mithilfe der PCR möglich ist. Die Therapie ist identisch mit der von EIEC-bedingten Infektionen (s. o.), wobei häufig eine Resistenz gegenüber Ampicillin und Cotrimoxazol besteht.

Enterohämorrhagische E. coli (EHEC)

Diese Bakterien werden gehäuft vor allem bei Kindern mit blutigen Durchfällen nachgewiesen. Im Jahr 2011 kam es vor allem in Norddeutschland zu dem bisher größten Ausbruch von nahezu 3 000 Erkrankungen mit blutigen Diarrhöen und mehr als 800 Fällen mit hämolytisch-urämischem Syndrom (HUS). Hiervon waren – im Gegensatz zur normalen epidemiologischen Situation – vor allem Erwachsene betroffen, die zuvor kontaminierte Sprossen aus Ägypten verzehrt hatten. Bei dem dafür verantwortlichen Bakterium handelte es sich um eine Sonderform von EHEC, weil die Bakterien zusätzlich enteroaggregative Eigenschaften aufwiesen.

Die normalerweise HUS verursachenden EHEC (= enterohämorrhagische *E. coli*) produzieren ein phagenkodiertes, dem Toxin von *Shigella dysenteriae* ähnliches, Zytotoxin (Shigatoxin). Da dieses Toxin auch zytotoxisch gegen die im Labor häufig verwendeten Verozellen (Affennierenzellen) wirkt, wird es auch als Verotoxin bezeichnet. Dieses Exotoxin führt zur Hemmung der Proteinsynthese eukaryonter Zellen, besonders im kapillaren Endothel. Außerdem kann es zu Epithelschäden im Kolon, ggf. mit Darmperforation, kommen. Erst Anfang der 80er Jahre wurde die Verotoxinbildung bei bestimmten *E.-coli*-Serotypen (besonders O157) nachgewiesen und mit bestimmten Krankheitsbildern in Zusammenhang gebracht.

EHEC wird vor allem in Rindern, Schafen und Ziegen gefunden und kann durch kontaminierte Lebensmittel, vor allem Rohmilchprodukte, auf den Menschen übertragen werden. Eine direkte fäkal-orale Übertragung von Mensch zu Mensch ist ebenfalls möglich. Ein epidemiologisches Problem sind infizierte Personen ohne klinische Symptomatik, weil sie den Erreger für 5–20 Tage ausscheiden können.

Bei allen anderen Patienten können nach einer Inkubationszeit von 1–3 (selten 8) Tagen blutige Durchfälle mit Übelkeit und Abdominalschmerzen entstehen; Fieber ist eher selten. Bei 10–20 % der Patienten kommt es zu einer schweren Verlaufsform, die sich als hämorrhagische Kolitis mit Fieber manifestiert.

Unabhängig vom vorherigen Verlauf entwickeln 5–10 % der Infizierten ein hämolytisch-urämisches Syndrom (HUS), das durch die Trias

- hämolytische Anämie
- Nierenversagen und
- thrombotisch-thrombozytopenische Purpura

charakterisiert ist. 10 % der Fälle verlaufen tödlich. Das HUS tritt vor allem bei Kindern auf, weil im jungen Lebensalter die Nierenepithelzellen die entsprechenden Rezeptoren vermehrt exprimieren.

> **MERKE**
> Aus diesem Grund ist HUS die häufigste Ursache des akuten **Nierenversagens** im Kindesalter (Eselsbrücke: „H = HUS = hämo").

Eine gezielte EHEC-Diagnostik sollte bei folgenden Patienten durchgeführt werden:

- Durchfall mit hämolytischer Anämie
- Nierenversagen und/oder
- Kontakt zu EHEC-positiven Personen.

Das gilt ganz besonders für Kinder, die jünger als 6 Jahre alt sind. Die Labordiagnose beruht auf dem kulturellen Nachweis entsprechender Serotypen (Agglutination: am häufigsten liegt Serotyp O157 vor) und/oder dem Nachweis des Toxins bzw. des Toxingens in Stuhlproben. Hierfür stehen u. a. ein Toxin-ELISA, Kolonie-Immunoblot oder die PCR zur Verfügung.

Praxistipp

Antibiose stimuliert die Toxinproduktion und verschlechtert daher die Symptomatik. Aus diesem Grund werden in der Regel bei EHEC-Infektionen keine Antibiotika gegeben, sondern symptomatisch, ggf. durch forcierte Diurese oder Dialyse, therapiert.

Als Prävention kommen vor allem lebensmittelhygienische Maßnahmen und der Verzicht auf Rohmilchprodukte und rohes Fleisch in Betracht.
Bei HUS besteht eine doppelte Meldepflicht (S. 183) gemäß IfSG: Verdacht, Erkrankung und Tod muss der Kliniker, den direkten oder indirekten EHEC-Nachweis das Labor melden (2012 > 1500 EHEC-Nachweise und > 65 HUS-Fälle).

8.4.6 Enteritis durch Campylobacter [A04.5]

Campylobacter (S. 73) ist derzeit in vielen Ländern mit großem Abstand der häufigste bakterielle Erreger einer Enteritis. Die Bakterien der Gattung Campylobacter stehen den Vibrionen nahe. Campylobacter sind gramnegative, S-förmige, spiralig gekrümmte Stäbchen, die nur unter strikt mikroaerophilen Bedingungen wachsen. Die für den Menschen wichtigsten Arten sind *C. jejuni* und sehr viel seltener *C. coli*.
Campylobacter jejuni gehört zur normalen Darmflora vieler Vögel. Im Rahmen des Schlachtprozesses kommt es daher nicht selten bei Geflügel (Pute, Hühner, Enten, Gänse) zur großflächigen Kontamination der Geflügeloberfläche. Die Bakterien können dann in der Küche leicht über Utensilien (Schneidebrett!) auf andere Lebensmittel (z. B. Salate) übertragen werden. Darüber hinaus kommt Campylobacter auch bei Schafen, Kühen, Schweinen, Hunden und Katzen vor. Die Übertragung auf den Menschen kann daher einerseits durch nicht genügend gegartes Geflügelfleisch oder andere Lebensmittel und andererseits durch nicht pasteurisierte Milch oder durch kontaminiertes Trinkwasser erfolgen; auch eine Übertragung von Mensch zu Mensch ist möglich.

Pathogenität und Virulenzfaktoren

Die Pathogenität von *C. jejuni* ist relativ hoch (Infektionsdosis = 500 Erreger). Dabei spielt seine Beweglichkeit eine große Rolle, durch die der Erreger die über dem Darmepithel liegende Schleimschicht durchdringen kann. Campylobacter dringt anschließend in die tieferen Schichten der Darmmukosa ein, produziert ein sogenanntes „cytolethal distending toxin" (CDT) und vermehrt sich intrazellulär.

Klinik

Nach einer Inkubationszeit von 2–7 Tagen kommt es bei einer Infektion mit *C. jejuni, C. coli, C. lari* und einigen anderen Campylobacter-Arten zunächst zu Prodromi, die sich initial als starke Kopf- und Gelenkschmerzen manifestieren. Danach entwickelt sich dann sehr schnell hohes Fieber (bis 40 °C), zu dem sich eine Enteritis mit zunächst wässrigen, dann eventuell blutig-schleimigen Stühlen sowie periumbilikalen und kolikartigen Schmerzen gesellt. In der Folge kann eine reaktive aseptische Arthritis auftreten.
Außerdem ist *C. jejuni* an der Pathogenese des Guillain-Barré-Syndroms (GBS) beteiligt. Hierbei spielt eine immunologische Kreuzreaktion zwischen Zuckerstrukturen der Bakterienoberfläche und Gangliosiden des peripheren Nervensystems eine Rolle. Es entsteht eine Polyradikuloneuropathie durch multifokale Entzündungen der Markscheiden peripherer Nerven und Spinalganglien mit daraus resultierender schlaffer Lähmung.

MERKE

C. jejuni ist an der Pathogenese des **Guillain-Barré-Syndroms** (GBS) beteiligt.

Bei vielen Menschen verläuft die Infektion zwar oft auch ohne Symptome, der Erreger kann aber für 2–4 Wochen ausgeschieden werden.

Diagnostik

Für die Anzucht von *C. jejuni* aus Stuhlproben sind Spezialmedien notwendig, die bei 37 °C und 42 °C bebrütet werden.
Die Kolonien sehen wie Flüssigkeitströpfchen aus und sind oxidase- und katalasepositiv. Folgekrankheiten wie die reaktive Arthritis und das GBS werden serologisch diagnostiziert (z. B. Immunoblot).

Therapie und Prävention

Eine antibiotische Therapie ist in leichten Fällen nicht indiziert; bei hohem Fieber und schwerem Verlauf sind Makrolide (z. B. Erythromycin) Mittel der Wahl; alternativ kommen Clindamycin und Aminoglykoside in Betracht. Bei Ampicillin, Tetracyclin und Chinolonen muss mittlerweile mit einer hohen Rate resistenter Bakterien gerechnet werden.
Für die Verhinderung der Infektion sind allgemeine Maßnahmen der Hände- und Lebensmittelhygiene einzuhalten. Eine Betriebshygiene bei der Geflügelschlachtung und Milchgewinnung ist unerlässlich. Prinzipiell sollte nur ausreichend erhitztes (Geflügel-)Fleisch gegessen und eine Querkontamination in der Küche vermieden werden.

Praxistipp
Das ausreichende Erhitzen ist gerade vor dem Hintergrund der sehr hohen Nachweisrate von *C. jejuni* (50–60 %!) in Geflügelproben von Bedeutung.

Der Verdacht und die Erkrankung einer Gastroenteritis sind gemäß IfSG vom Kliniker dem Gesundheitsamt zu melden, wenn der Patient in einem lebensmittelverarbeitenden Betrieb arbeitet oder wenn mindestens zwei im epidemiologischen Zusammenhang stehende Erkrankungen auftreten. Das Labor muss den direkten oder indirekten Erregernachweis melden.

8.4.7 Enteritis durch Yersinien [A04.6]
Yersinien (S. 353) kommen bei verschiedenen Tieren vor, die darmpathogenen Formen besonders bei Schweinen (Anthropozoonose). Die Infektion des Menschen erfolgt durch Verzehr ungenügend erhitzter tierischer Lebensmittel.

Pathogenität und Virulenzfaktoren
Für die Pathogenität der enteralen Yersinien ist das Vorhandensein des Plasmids pYV notwendig. Dieses klassische Virulenzplasmid kodiert innerhalb einer bestimmten Region die Gene für sogenannte Yops (Yersinia outer protein). Da die Yops wichtige Virulenzfaktoren darstellen (z. B. Interaktion mit Signaltransduktionskaskaden der Wirtszelle, Aufbau des bakteriellen Typ-III-Sekretionssystems oder Effekt als Zytotoxine), wird eine solche Region auch als Pathogenitätsinsel bezeichnet.

Klinik
Die enterale Yersiniose kommt als einzige infektiöse Durchfallerkrankung in den kälteren Ländern häufiger vor als in den warmen, vor allem im Herbst und Winter.
- *Yersinia enterocolitica* wird besonders bei Säuglingen und Kindern gefunden, bei denen der Erreger nach einer Inkubationszeit von 2–3 Tagen eine akute meist wässrige Enteritis oder Enterokolitis mit Fieber verursacht.
- *Yersinia pseudotuberculosis* kommt eher bei Jugendlichen und Erwachsenen vor und ist Ursache einer akuten terminalen Ileitis mit mesenterialer Lymphadenitis und evtl. mit den Symptomen einer Appendizitis.

Das akute Krankheitsbild besteht meistens für 3–10 Tage und heilt dann spontan ab. Als Folgeerkrankungen tritt bei ca. 25 % der Patienten nach 1–2 Wochen eine reaktive Arthritis mit oder ohne Erythema nodosum (Abb. 8.12) sowie ein Reitersyndrom und eine Uveitis auf. Die reaktive Arthritis ist assoziiert mit

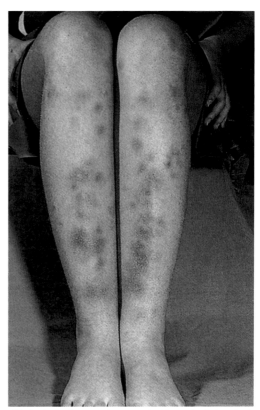

Abb. 8.12 Erythema nodosum an den Unterschenkelstreckseiten. (aus Moll, I., Duale Reihe Dermatologie, Thieme, 2010)

dem HLA-Typ B27 (S. 297) und dauert unbehandelt oft 1–6 Monate und länger an.

Diagnostik
Der Erregernachweis gelingt meist nur im Frühstadium der Erkrankung und zwar aus Stuhl bei *Y. enterocolitica* und eher aus Biopsiematerial (z. B. Mesenteriallymphknoten) bei *Y. pseudotuberculosis*.

> **MERKE**
> Der Erregernachweis gelingt bei ***Y. enterocolitica*** eher aus **Stuhl**, bei ***Y. pseudotuberculosis*** eher aus **Biopsiematerial**.

Die Anzucht der Erreger erfolgt auf Selektivmedien bei 22–28 °C oder/und als Kälteanreicherung bei 4 °C. Yersinien können sich im Gegensatz zu den meisten anderen Bakterien noch bei Kühlschranktemperatur gut vermehren. In späteren Krankheitsstadien, besonders bei der postinfektiösen Arthritis, ist der Nachweis von Antikörpern im Serum des Patienten mittels ELISA und Immunoblot hilfreich. Hierbei ist die Persistenz von IgA-Antikörpern insbesondere gegen YopD von diagnostischem Nutzen.

8

Therapie
Eine antibiotische Therapie ist außer bei septischem Verlauf meist nicht nötig. Mittel der Wahl wären Tetracycline, Cotrimoxazol oder Fluorchinolone.

 Praxistipp

Eine antibiotische Therapie ist bei Infektion mit Yersinien meist nicht nötig.

8.4.8 Enterokolitis durch Clostridium difficile [A04.7]

Clostridium difficile (S. 63) ist ein grampositives, sporenbildendes Stäbchenbakterium und gehört bei bis zu 5 % aller gesunden Individuen zur normalen Darmflora. Seit 2000 hat sich die Inzidenz der *Clostridium difficile*-assoziierten Diarrhö (CDAD) in Deutschland mehr als verhundertfacht! Da die physiologische Darmflora protektiv wirkt (Kolonisationsresistenz), kommt es v. a. nach Gabe von Antibiotika durch Störung der Darmflora zur CDAD, die deshalb auch als antibiotikaassoziierte Diarrhö bezeichnet wird und endoskopisch als pseudomembranöse Kolitis auffällt. Diese Erkrankung wird vor allem bei bzw. nach Gabe von Chinolonen beobachtet, kann aber auch bei bzw. nach der Gabe von Cephalosporinen, Clindamycin und anderen Antibiotika (Ausnahmen: Vancomycin, Teicoplanin) auftreten.

MERKE

Durch die **Antibiose** wird das Gleichgewicht der Darmflora gestört, sodass *C. difficile* sich übermäßig vermehren kann.

Pathogenität und Virulenzfaktoren

Für die Entwicklung der pseudomembranösen Kolitis werden zwei Toxine verantwortlich gemacht, die jedoch nicht von allen *C.-difficile*-Stämmen gebildet werden:

- Enterotoxin A ist vor allem für den Flüssigkeitsverlust verantwortlich → wässrige Diarrhö
- Zytotoxin B schädigt irreversibel die Zellen des Kolons.

Bei einem Ungleichgewicht der Darmflora zugunsten von *C. difficile* setzt die Toxinproduktion ein, wobei unklar ist, welche genauen Mechanismen für das An- und Abschalten der entsprechenden Toxingene verantwortlich sind.

Seit 2003 wird weltweit ursächlich vermehrt der hypervirulente Epidemiestamm vom Ribotyp O27 bei Patienten mit CDAD isoliert. Die Infektion mit diesem Stamm ist mit einer höheren Morbidität und Letalität verbunden. Aus diesem Grund ist der Nachweis von *C. difficile* Ribotyp O27 sowie jede schwer verlaufende, intensivpflichtige CDAD meldepflichtig.

Klinik

Die klinischen Symptome werden vor allem von kolikartigen Bauchschmerzen mit wässrigen (Enterotoxinwirkung) oder blutigen (Zytotoxinwirkung) Diarrhöen bestimmt. In schweren Fällen kann es zum Abgang von Pseudomembranen (Schleimhautfetzen) kommen.

Koloskopisch kann eine ödematös geschwollene Kolonschleimhaut mit gelblichen Belägen vorliegen (Abb. 8.13). Da stets die Gefahr einer tödlich verlaufenden Darmperforation besteht, ist eine mikrobiologische Schnelldiagnostik gerechtfertigt.

Diagnostik

Zusätzlich zum endoskopischen Befund muss der Nachweis des C.-difficile-Toxins aus Stuhlproben geführt werden! Ein kultureller Nachweis von *C. difficile* alleine ist nicht unbedingt aussagekräftig, sollte aber für die Erregertypisierung (Ribotyp O27?) angestrebt werden.

Therapie und Prävention

Die pseudomembranöse Kolitis stellt insbesondere beim alten oder abwehrgeschwächten Patienten eine vital bedrohliche Erkrankung mit einer Letalität von bis zu 40 % dar. Die Therapie erfolgt bisher am besten oral mit Metronidazol über 10–14 Tage und dem Absetzen der bisherigen Antibiose. Vancomycin oder Teicoplanin oral sollte nur in Ausnahmefällen gegeben werden, um einer Verbreitung von vancomycinresistenten Enterokokken (VRE) vorzubeugen. Mit dem neuen Makrolid Fidaxomicin steht jetzt eine selektive Therapie der CDAD zur Verfügung, die die normale Darmflora im Gegensatz zu Vancomycin nur minimal zu beeinträchtigen scheint. Bei therapierefraktären Verläufen kann schließlich noch eine sogenannte Fäkaltransplantation, d. h. die Stuhlüber-

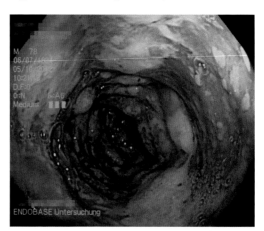

Abb. 8.13 Pseudomembranöse Kolitis der Darmschleimhaut durch antibiotikainduzierte Selektion von *C. difficile*. (mit freundlicher Genehmigung von Dr. M. Grade, Quakenbrück)

tragung eines gesunden Spenders per Magenschlauch oder Einlauf, zur Heilung beitragen.

Sporen von *C. difficile* breiten sich besonders gut im Krankenhaus aus – auch weil sie resistent gegenüber alkoholhaltigen Händedesinfektionsmitteln sind. In diesem Fall kommt daher dem Händewaschen und dem Einsatz sporenabtötender Desinfektionsmittel eine besondere Bedeutung zu. Da die Zunahme der CDAD-Fälle auf eine übermäßige, teilweise unkritische Antibiotikagabe zurückzuführen ist, zielen zukünftige Präventionsmaßnahmen auch auf einen adäquaten Einsatz von Antibiotika ab (sog. Antibiotic stewardship).

8.4.9 Bakteriell bedingte Lebensmittelvergiftungen [A05]

Praxistipp

Die in diesem Kapitel dargestellten Erkrankungen sind in der Regel reine Intoxikationen, die durch orale Aufnahme des bereits im Lebensmittel präformierten Toxins verursacht werden. Aus diesem Grund gelingt der Erregernachweis aus Patientenmaterial in den meisten Fällen bei diesen Erkrankungen nicht.

Lebensmittelvergiftung durch Staphylococcus aureus [A05.0]

Die häufigste bakterielle Lebensmittelvergiftung wird durch *S. aureus* (S. 44) verursacht, wenn sich enterotoxinbildende Stämme in Lebensmitteln vermehren. Die klinischen Erscheinungen sind Übelkeit, Erbrechen, Leibschmerzen, Durchfall und eventuell Kreislaufstörungen. Sie treten wenige Stunden nach Genuss des Nahrungsmittels auf und sind allein auf die Wirkung der Enterotoxine zurückzuführen.

MERKE

Es handelt sich um eine reine **Lebensmittelintoxikation.**

Die Enterotoxine sind hitzestabil; sie werden durch 30-minütiges Kochen nicht inaktiviert. Die Therapie dieser meist selbstlimitierend verlaufenden Erkrankung erfolgt nur symptomatisch.

Botulismus [A05.1]

Beim Botulismus handelt es sich um eine generalisierte Intoxikation mit dem Botulinumtoxin (S. 62), die nach Genuss mangelhaft konservierter Speisen (insbesondere Konservendosen oder Einmachgläser mit Fleischwaren und Hülsenfrüchten) oder Schinken auftritt (Lebensmittelintoxikation). Nicht immer sind eine geschmackliche Veränderung des Lebensmittels und/oder eine Deformierung des Deckels von Konservendosen oder Einweggläsern nachweisbar.

Pathogenität und Virulenzfaktoren

Das hitzelabile Botulinumtoxin wird von *Clostridium botulinum* gebildet und dabei von einem Bakteriophagen kodiert. Es kommt in 7 unterschiedlichen Typen (A–G) vor, von denen Typ A, B und E die wichtigste humanpathogene Bedeutung haben.

MERKE

Botulinumtoxin A ist das **stärkste bakterielle Toxin**: 10^{-6} µg töten eine Maus; 1 g kann mindestens eine Million Menschen töten (→ Bioterrorismus).

Das Botulinumtoxin ist ein Neurotoxin, das die Impulsübertragung an der motorischen Endplatte durch Hemmung der Freisetzung von Acetylcholin hemmt und dadurch eine schlaffe Lähmung hervorruft. Letztendlich kann es zum Tod durch periphere Atemlähmung kommen.

Klinik

Die Zeit zwischen dem Genuss der Speise und dem Auftreten der Krankheitssymptome beträgt 12 Stunden bis 8 Tage. Die klinischen Prodromalsymptome sind Übelkeit, Schwindel, Erbrechen, dann treten Lähmungserscheinungen, besonders der Augenmuskeln (typisches Symptom: Doppelbilder und Lichtscheu) auf.

Hinzu kommen eine schlaffe Lähmung der Schlund- und Zungenmuskulatur (Schluckbeschwerden), sowie Hemmung der Speichelsekretion („trockener Mund"). Schließlich tritt der Tod durch periphere Atemlähmung (schlaffe Lähmung der Interkostalmuskulatur) ein.

Seltener sind Botulismusfälle, die von Wunden ausgehen (Wundbotulismus). Gefürchtet ist der Säuglingsbotulismus, der u. a. durch Verfütterung von sporenhaltigem Honig entstehen kann: Die Sporen keimen zunächst im Säuglingsdarm aus und bilden dann erst im menschlichen Körper das Botulinumtoxin (infektiöse Intoxikation).

Jedes Risiko birgt auch eine Chance: Botulinumtoxin wird in sehr geringen Konzentrationen therapeutisch als Muskelrelaxans und zur Hemmung der Hyperhidrosis durch Hemmung der Schweißdrüsenfunktion eingesetzt. Außerdem wird es kosmetisch zur Korrektur von Falten genutzt („Botox-Partys").

Diagnostik

MERKE

Bereits bei klinischer **Verdachtsdiagnose** muss die Therapie beginnen!

8

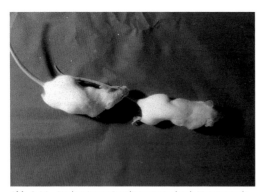

Abb. 8.14 Nachweis von Botulinumtoxin durch Mausversuch: Beiden Tieren wurde intraperitoneal botulinumtoxinhaltiges Patientenserum appliziert. Die linke Maus wurde durch zusätzliche Gabe eines Antitoxins geschützt; die rechte Maus ist ungeschützt und hat die typische Wespentaille durch die schlaffe Lähmung der Bauchmuskulatur entwickelt.

Vorher wird jedoch noch Serum des Patienten für den Toxinnachweis abgenommen. Der Toxinnachweis (evtl. auch aus Erbrochenem und/oder aus dem Nahrungsmittel) sichert nachträglich die klinische Verdachtsdiagnose. Im mikrobiologischen Labor erfolgt der Toxinnachweis im Mäuseversuch (einer der noch wenigen notwendigen diagnostischen Tierversuche in der Mikrobiologie): Dabei wird der Maus ca. 0,5 ml Patientenserum intraperitoneal appliziert. Einer Kontrollmaus wird ein Gemisch aus Patientenserum plus Botulinum-Antitoxin injiziert. Ungeschützte Tiere bilden aufgrund der schlaffen Parese der Bauchmuskulatur die typische „Wespentaille" innerhalb von Stunden bis Tagen aus. Geschützte Kontrolltiere überleben ohne Ausbildung einer Wespentaille (Abb. 8.14).

👁
🐭 **Praxistipp**

Der kulturelle Nachweis der Bakterien aus Patientenmaterial gelingt in der Regel nicht, weil es sich beim Botulismus um eine Intoxikation und nicht um eine Infektion handelt.

Der Nachweis der Bakterien im verdorbenen Nahrungsmittel hat auch aus forensischen Gründen Bedeutung. Hier stellt die kulturelle Anzucht unter anaeroben Bedingungen normalerweise kein Problem dar.
Clostridium botulinum imponiert im mikroskopischen Präparat als plumpes grampositives, begeißeltes Stäbchen, das subterminal eine Spore aufweisen kann und so an die Form eines Tennisschlägers erinnert. Die endgültige Identifizierung des Erregers erfolgt nach Anzucht mittels biochemischer Reaktionen.

Therapie und Prävention
Der Botulismus ist eine potenziell lebensbedrohliche Erkrankung mit einer Letalität von 25–70 %! Nur bei frühzeitigem Therapiebeginn, d. h. wenn das Toxin noch nicht die motorischen Endplatten besetzt hat, ist ein polyvalentes Antiserum wirksam (passive Immunisierung).
Weitere spezifische Therapiemöglichkeiten bestehen nicht. Falls die Nahrungsaufnahme noch nicht zu lange zurückliegt, kann eine Magenspülung die Aufnahme weiterer Toxinmengen reduzieren. Meistens ist es erforderlich, den Patienten auf der Intensivstation symptomatisch zu behandeln. Dazu gehören u. a. die assistierte Beatmung und ein passagerer Herzschrittmacher.
Einzige prophylaktische Maßnahme ist das Vermeiden aller suspekten Speisen (Deformierung des Deckels von Konservendosen oder Einweggläsern oder geschmackliche Auffälligkeiten). Das Botulinumtoxin ist hitzelabil und wird durch 15-minütiges Kochen zerstört. Trotzdem sollten verdächtige Speisen auch nach Erhitzen nicht verzehrt werden!
Nach IfSG muss bereits der Verdacht auf Botulismus dem Gesundheitsamt gemeldet werden. In den letzten Jahren gab es jedoch jeweils nur weniger als 10 bestätigte Fälle pro Jahr in Deutschland.

Andere bakterielle Lebensmittelvergiftungen [A05.2–A05.9]
Anaerobe Sporenbildner, z. B. bestimmte Typen von *Clostridium perfringens*, führen nach Aufnahme infizierter Nahrungsmittel durch im Darm gebildete Enterotoxine zu Durchfall und Übelkeit. Besonders schwer verläuft die Erkrankung durch *Clostridium perfringens Typ F* (Enteritis necroticans).
Angehörige der endosporenbildenden aeroben Familie Bacillaceae sind in zahlreichen Arten ubiquitär verbreitet und kommen z. B. als Zersetzungsbakterien in humusreicher Erde, aber auch in Staub, Wasser, Luft und im Darminhalt von Mensch und Tieren vor. Ihre Sporen stellen Dauerformen dar und sind hochresistent gegen Umwelteinflüsse. Sie können z. B. auch in 70 %igem Alkohol überdauern (deshalb sollte Alkohol zur Desinfektion sterilfiltriert werden, Jodtinktur ist dagegen „autosteril"). Medizinisch bedeutungsvolle aerobe Sporenbildner sind zum Beispiel *Bacillus cereus* und *B. subtilis*, die bei hoher Keimzahl in Speisen Ursache unspezifischer Lebensmittelvergiftungen sein können. Unter der Einwirkung ihrer Enzyme entstehen im Nahrungsmittel aus Proteinen biogene Amine, die zu der klinischen Symptomatik führen. *B. cereus* kommt gelegentlich auch als Wundinfektionserreger vor (z. B. nach Heugabelverletzung des Auges). *B. subtilis* wird wegen seiner guten Empfindlichkeit für Antibiotika als Test-

keim zur Prüfung von Untersuchungsmaterial hinsichtlich des Vorhandenseins von antimikrobiell wirksamen Substanzen eingesetzt. *B. stearothermophilus* und *B. subtilis* sind Testkeime zur biologischen Kontrolle von Sterilisationsgeräten.

Als Nahrungsmittelzersetzer wirken auch verschiedene gramnegative Stäbchen, z. B. Proteus. Bei Säuglingen kann *Pseudomonas aeruginosa* eine Enteritis verursachen.

8.4.10 Amöbiasis [A06]

Als einzige Darmamöbenart ist *Entamoeba histolytica* humanpathogen. Obwohl diese weltweit vorkommenden Amöben prinzipiell auch bei einigen Tieren gefunden werden, scheint der Mensch Hauptwirt zu sein. Erst vor wenigen Jahren konnte gezeigt werden, dass die als *Entamoeba histolytica* klassifizierten Amöben zwei unterschiedliche Spezies umfassen:

— *Entamoeba dispar* und
— *Entamoeba histolytica* (sensu stricto).

Diese sind morphologisch nicht voneinander zu unterscheiden und werden deshalb meistens als *E.-histolytica/E.-dispar*-Komplex bezeichnet.

> **HINWEIS**
>
> Weltweit wird die Zahl der Amöbenträger auf mehr als 400 Millionen geschätzt, von denen mehr als 70 000 an ihrer Erkrankung sterben. Besonders ist die Bevölkerung der Länder des Südens (sog. Entwicklungsländer) betroffen.

Virulenzfaktoren und Pathogenese

Im Gegensatz zu *E. dispar* bildet *E. histolytica* wichtige Virulenzfaktoren (eine bestimmte Amoebapore und Cystein-Proteasen), mit deren Hilfe sie in das Gewebe eindringen kann (→ „histo-lytica").

E. histolytica existiert in verschiedenen Formen: Die meist vierkernigen Zysten (10–16 µm), durch deren Aufnahme in der Regel die Infektion erfolgt, können in der Umwelt Wochen bis Monate infektiös bleiben. Sie werden überwiegend mit Nahrungsmitteln oder Wasser aufgenommen. Fliegen und andere Arthropoden (Kakerlaken) können als mechanische Vektoren agieren und Zysten von menschlichen Fäkalien auf Lebensmittel transportieren.

Im Dünndarm des Befallenen entwickelt sich aus den Zysten eine vegetative Form, die zunächst als nicht invasiver Trophozoit (im deutschsprachigen Raum auch als Minutaform bezeichnet) nur im Darmlumen lebt und sich im Dickdarm wieder in die Zystenform umwandelt. Aus noch unbekannten Gründen kann sich der nicht invasive Trophozoit jedoch in einen invasiven Trophozoiten umwandeln. Dieser ist größer (Magnaform), phagozytiert Erythrozyten und zerstört durch porenbildende Enzyme

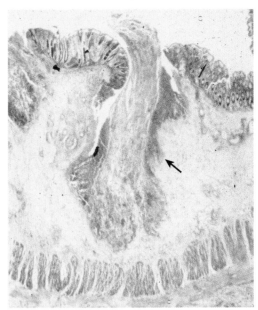

Abb. 8.15   Flaschenhalsgeschwür (Pfeil) in der Darmwand.

(s. o.) das Gewebe im Kolon, sodass es zu einer Kolitis kommt.

Histologisch imponieren die Erosionen als sogenannte Flaschenhalsgeschwüre, weil sie sich in der Tiefe der Darmwand ausbreiten (Abb. 8.15).

> **MERKE**
>
> Die Begriffe Minuta- und Magnaform haben sich international nicht durchgesetzt. Daher sollte besser einheitlich von **Trophozoit** gesprochen werden.

Klinik

Nach Aufnahme von Zysten kann *E. histolytica* nach einer Inkubationszeit von Wochen bis Monaten zur Amöbenruhr führen. Diese manifestiert sich als Rektokolitis mit blutig-schleimigen Durchfällen (Stuhl wie „Himbeergelee"), Bauchschmerzen und Krämpfen.

 Praxistipp

Bei 3–5 % der Patienten mit vermeintlicher „Reisediarrhö" sind Amöben die Ursache.

Vom Darm aus können die Amöben bei ca. 30 % der Patienten entweder direkt – im Rahmen einer Durchwanderung der Darmwand – oder hämatogen andere Organe befallen.

Besonders häufig manifestiert sich die extraintestinale Amöbiasis als Leberabszess, selten als Meningitis oder Hirnabszess. Der Amöben-Leberabszess stellt ein schweres, bedrohliches Krankheitsbild dar mit hohem Fieber und zunächst dumpfen, dann heftigen

8

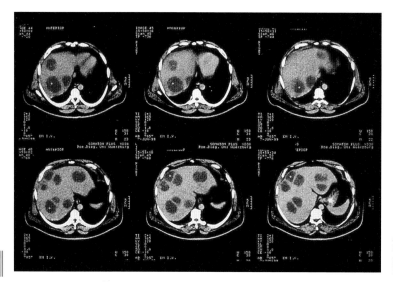

Abb. 8.16 Amöbenleberabszesse im CT. (mit freundlicher Genehmigung von Prof. Dr. D. Hahn, Würzburg)

Schmerzen im rechten Oberbauch. Die Bildgebung zeigt u. U. mehrere Abszesse ohne dass eine Abszesswand klar erkennbar ist (Abb. 8.16). Die gewebszerstörende Invasivität kann auch eine lebensbedrohliche Darmperforation mit anschließender Streuung der Amöben in die Bauchhöhle zur Folge haben.

Diagnostik

Ist ein Mensch von Amöben befallen, weist aber keine klinischen Symptome auf, lassen sich mikroskopisch fast immer nur die Zysten im Stuhl nachweisen. In diesem Fall liegt wahrscheinlich eine Infektion mit *E. dispar* vor.

Treten jedoch blutig-schleimige Durchfälle auf, besteht hochgradiger Verdacht auf *E. histolytica*. In diesem Fall ist mikroskopisch im noch warmen Stuhl nach der invasiven Trophozoitenform zu suchen.

> **MERKE**
>
> Die **invasive Trophozoitenform** ist an den in ihr enthaltenen **phagozytierten Erythrozyten** (pathognomonisch!) und dem Herausschieben von **Pseudopodien** zu erkennen.

Für den Nachweis der vegetativen Form wird der Stuhl demzufolge nativ mikroskopiert, während die Zysten auch nach Fixierung und MIF-Anreicherung (Sedimentation mit anschließender Merthiolat-Jod-Formalin-Färbung) nachgewiesen werden (Abb. 8.17).

Da jedoch die Sensitivität des mikroskopischen Nachweises gering ist, wird zusätzlich für die Stuhldiagnostik auch ein Antigennachweis mittels ELISA (Verwendung von spezifischen monoklonalen Antikörpern) und die PCR eingesetzt. Beide Verfahren haben den zusätzlichen Vorteil, dass sie spezifisch für

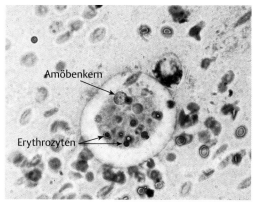

Abb. 8.17 Gewebstrophozoit (Magnaform) von *Entamoeba histolytica*. Pathognomonisch sind intrazelluläre Erythrozyten.

E. histolytica sind und somit die bedeutungslose Infektion mit *E. dispar* abgrenzen können.

Bei extraintestinaler Manifestation sind bei mehr als 90 % der Patienten keine Amöben mehr im Stuhl nachweisbar. Diagnostisch werden daher einerseits in der Klinik bildgebende Verfahren und andererseits im Labor serologische Methoden zum Antikörpernachweis herangezogen.

Therapie

Amöben sind wie auch Trichomonaden und Lamblien anaerobe Protozoen. Daher ist die Gabe von Metronidazol, Tinidazol und anderen Nitroimidazolen Therapie der Wahl des Amöbenleberabszesses. Nitroimidazole zeigen nur eine unzureichende Wirksamkeit gegen Amöben im Darmlumen. Daher sollte im Anschluss an die Behandlung eines Amöben-Leberabszesses bzw. zur Therapie von Darminfektionen Paromomycin gegeben werden.

8.4.11 Balantidiose [A07.0]

Erreger der Balantidiose ist *Balantidium coli,* ein Cili-
at (Wimpertierchen), der als Trophozoit (bis zu
300 μm) und als Zyste (40–60 μm) vorkommt. Natürliches Reservoir sind Schweine, die meistens nicht
erkranken und den Erreger fäkal ausscheiden. Der
Mensch infiziert sich durch orale Aufnahme von Zysten.

Die Erkrankung ist selten und verläuft ähnlich wie
die Amöbenruhr, d. h. es kann zu Ulzerationen im
Kolon mit blutig-schleimigen Diarrhöen kommen.
Die Diagnose wird durch den mikroskopischen Nachweis der lebhaft beweglichen Balantidien in einer frischen Stuhlprobe gestellt (Abb. 8.18). Therapeutisch
sind Metronidazol und andere Nitroimidazole sowie
Tetracycline und Paromomycin wirksam.

8.4.12 Giardiasis (Lambliasis) [A07.1]

Giardia intestinalis (syn. *Lamblia intestinalis, Giardia
lamblia*) kommt im Menschen und in einigen Säugetierarten vor. Lamblien besitzen – wie Trichomonaden – keine Mitochondrien und sind daher Anaero-

bier. Wie die meisten anderen Darmprotozoen kommen sie in zwei Formen vor:
– dem replikativen Trophozoitenstadium und
– dem für die Übertragung wichtigen und umweltresistenten Zystenstadium, das über Wochen bis
 Monate in der Umwelt lebensfähig bleiben kann.

Trophozoiten (10–20 μm) imponieren als birnenför-
mige Zellen mit zwei prominenten Zellkernen und
einem in der Längsachse liegenden Paket aus 8 Flagellen, das an mehreren Stellen aus dem Zellleib austritt. Dadurch haben die vegetativen Formen insgesamt die Gestalt eines „Gespenstes" (Abb. 8.19).
Für Zysten (ca. 10 × 15 μm) sind innerhalb einer prominenten Außenwand liegend vier Kerne und ein in
der Längsachse positioniertes Flagellenpaket charakteristisch.

Trophozoiten haften mit einem speziellen Organell,
der Adhärenzscheibe, sehr fest an die Mikrovilli der
Epithelzellen des Duodenums (Abb. 8.20). Nach Vermehrung kleiden sie so die Oberfläche des Duodenums pflastersteinartig aus (wie eine „Kopfstein-
pflaster"-Straße), sodass der Kontakt zwischen auf-
genommener Nahrung und dem Dünndarmepithel

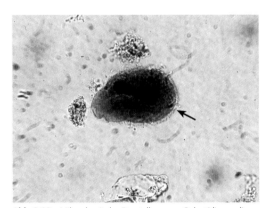

Abb. 8.18 Mikroskopische Darstellung von *Balantidium coli* (Pfeil).

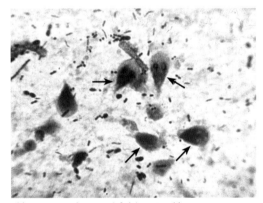

Abb. 8.19 Trophozoiten (Pfeile) von Lamblien.

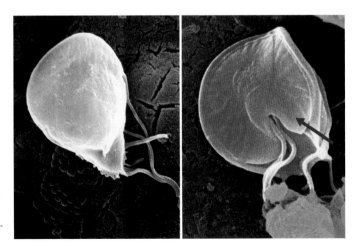

Abb. 8.20 Kolorierte rasterelektronenmikroskopische Aufnahme von zwei *Giardia-in-
testinalis*-Trophozoiten mit Darstellung der
Adhärenzscheibe (Pfeil). (mit freundlicher
Genehmigung von Prof. Dr. D. Ferguson, Oxford)

sehr stark eingeschränkt wird. Dies führt schließlich zur Entwicklung einer Zottenatrophie und zu Malabsorptionserscheinungen. Trophozoiten entgehen dabei der Immunabwehr durch Variantenbildung ihrer Oberflächenproteine.

Nach Umwandlung in Zysten werden die Lamblien mit dem Stuhl ausgeschieden und können durch kontaminiertes Trinkwasser oder Lebensmittel einen neuen Wirt infizieren (Infektionsdosis < 1000 Parasiten). Die Infektion tritt daher häufiger unter schlechten hygienischen Bedingungen auf.

Epidemiologie und Klinik

In Europa und Nordamerika sollen bei ca. 2–5 % und in den Ländern des Südens sogar bei bis zu 50 % der Bevölkerung Lamblien im Stuhl nachweisbar sein. Weltweit treten wahrscheinlich ca. 200 Millionen Erkrankungen auf.

MERKE

In Deutschland (und auch weltweit) ist die Giardiasis die nach IfSG-Meldedaten mit 4 000–4 500 Erkrankungen/Jahr **häufigste** parasitologisch bedingte Darminfektion.

Viele Infektionen mit diesen Flagellaten verlaufen asymptomatisch. Wenn Symptome auftreten, so manifestieren sie sich nach einer Inkubationszeit von 3–21 Tagen in Form von akuten, milden, wässrigen Durchfällen mit Flatulenz, z. T. mit Malabsorptionserscheinungen (Steatorrhö = Fettstühle) und von Krämpfen im rechten Oberbauch begleitet. Die Symptome dauern 2–4 Wochen an. Der Übergang in chronische Diarrhöen mit Übelkeit, Erbrechen und Fieber ist in ca. 30 % der Fälle möglich.

Diagnostik und Therapie

Die Diagnose wird durch den mikroskopischen Nachweis der Zysten oder seltener Trophozoiten im frischen Stuhl gestellt. Dabei fallen in ungefärbten Stuhlpräparaten Trophozoiten durch ihre typische Pendelbewegung auf.

Die Sensitivität des Erregernachweises kann zwar durch MIF-Anreicherung gesteigert werden, aufgrund der Fixierung des Materials sind dann allerdings keine Pendelbewegungen mehr nachweisbar. Im Vergleich zum Stuhl kann die Sensitivität des Erregernachweises signifikant erhöht werden, wenn Duodenalsaft untersucht wird. In diesem Körpermaterial herrschen in der Regel die vegetativen Formen (Trophozoiten) vor. Alternativ zur Mikroskopie kann die Diagnose auch durch PCR, Antigennachweis oder Anzucht in Spezialmedien gestellt werden. Therapeutisch kommen Metronidazol, Tinidazol und andere Nitroimidazole, Albendazol und Nitazoxanid

zum Einsatz. In letzter Zeit mehren sich Hinweise auf zunehmende Resistenzen gegen Metronidazol und Albendazol.

8.4.13 Kryptosporidiose und andere Kokzidiosen

Bei den Erregern dieser Krankheiten handelt es sich um Protozoen der Kokzidien-Gruppe (S. 160), zu denen *Cryptosporidium parvum*, *Isospora*- und *Sarcocystis*-Arten gehören.

Kryptosporidiose [A07.2]

Epidemiologie

Die Kryptosporidiose wird von *Cryptosporidium parvum* verursacht und ist eine weltweit vorkommende Anthropozoonose: Infizierte Tiere, vor allem Kälber (Prävalenz > 20 %), sind das natürliche Reservoir dieser Kokzidien und scheiden den Parasiten fäkal aus. Über den Wasserkreislauf gelangen diese dann letztendlich in das Trinkwasser.

Kryptosporidien werden demnach in erster Linie durch kontaminiertes Trinkwasser verbreitet. Eine direkte Übertragung von Mensch zu Mensch (auch durch anogenitalen Geschlechtsverkehr!) ist ebenso möglich. Der Verzehr von ungenügend erhitztem Rind- oder Schweinefleisch steht bei der Übertragung dagegen nicht im Vordergrund.

Nach oraler Aufnahme der Oozysten werden die in ihnen enthaltenen Sporozoiten im Jejunum und Ileum freigesetzt (Abb. 8.21). Dort findet anschließend die ungeschlechtliche (Schizogonie) und geschlechtliche Vermehrung (Gamogonie) der Erreger statt.

MERKE

- **ungeschlechtliche** Vermehrung = Schizogonie
- **geschlechtliche** Vermehrung = Gamogonie

Dabei vermehren sich Kryptosporidien im Dünndarmepithel intrazellulär wie für Sporozoen üblich innerhalb einer parasitophoren Vakuole (vom Parasiten in der Wirtszelle gebildete Vakuole) und bilden

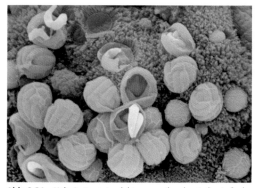

Abb. 8.21   Kolorierte rasterelektronenmikroskopische Aufnahme zahlreicher Kryptosporiden im Dünndarm. (mit freundlicher Genehmigung von Prof. Dr. D. Ferguson, Oxford)

schließlich wieder Oozysten, die mit dem Stuhl ausgeschieden werden.

Die Oozysten können u. U. die für die Trinkwasseraufbereitung eingesetzten Chlor- und Ozonkonzentrationen überstehen und dadurch monatelang im Trinkwasser überleben. So wurde in Deutschland beispielsweise bei 36 % aller untersuchten Trinkwasserproben der Nachweis von Kryptosporidien geführt.

Die auch in industrialisierten Ländern hohe Seroprävalenzrate in der gesunden Bevölkerung (in Deutschland ca. 40 %) erklärt sich auch daraus, dass eine Reifung (Sporulation) der ausgeschiedenen Oozysten im Gegensatz zur Gattung Isospora für die Infektiosität nicht notwendig und die für eine Infektion erforderliche Erregerdosis mit ca. 100 Oozysten sehr niedrig ist.

> **MERKE**
>
> Beim **Immunkompetenten** führen niedrige Infektionsdosen fast nie zu klinischen Manifestationen.

Es kann allerdings auch bei immunkompetenten Menschen sporadisch zu größeren Epidemien kommen (z. B. 1993 in Milwaukee, USA: > 400 000 Infizierte), die ihren Ursprung meistens in stark kontaminierten Trinkwasserquellen mit hohen Erregerkonzentrationen haben.

Klinik

Bei hoher Infektionsdosis können vor allem bei Kleinkindern, aber auch beim immunkompetenten Erwachsenen nach einer Inkubationszeit von 3–12 (28) Tagen wässrige Durchfälle (bis 17 Liter pro Tag, keine Blutbeimengung, keine Leukozyten) entstehen, die 2–10 (26) Tage andauern, dann aber meistens spontan ausheilen. Neben dem Durchfall imponieren Erbrechen, leichtes Fieber, abdominale Krämpfe, Appetitlosigkeit und Müdigkeit.

Die Präpatenzzeit (Zeit von Infektion bis Nachweis des Parasiten im Stuhl) beträgt 7 Tage.

Oozysten werden beim Immunkompetenten anschließend 2–3 Wochen ausgeschieden.

Cryptosporidium parvum hat in der Humanmedizin vor allem als Erreger schwerster, wässriger Diarrhöen bei AIDS-Patienten Bedeutung erlangt. Bei diesen Patienten kann die Diarrhö einen chronischen, lebensbedrohlichen Verlauf mit massiver Gewichtsabnahme nehmen. 10 % der mit *Cryptosporidium parvum* infizierten AIDS-Patienten weisen außerdem eine sklerosierende Cholangitis, Pankreatitis und Hepatitis auf. Selten kann es auch zu einem Befall der Lunge kommen.

Diagnostik

Die Diagnose basiert daher vor allem auf dem direkten, mikroskopischen Erregernachweis aus Stuhlproben. Kryptosporidien werden mittels der Kinyoun-Färbung – einer modifizierten Ziehl-Neelsen-Färbung – dargestellt, in der sie als säurefeste (= rote), sphärische Oozysten mit einer Größe von 4–6 μm imponieren (Abb. 8.22). Eine Verwechslung mit den morphologisch ähnlichen *Cyclospora* ist möglich, letztere sind jedoch größer (8–10 μm).

Die modifizierte Ziehl-Neelsen-Färbung wird folgendermaßen durchgeführt: Eine kleine Stuhlprobe wird auf einen Objektträger in Kochsalz getropft, verrieben und luftgetrocknet. Anschließend wird das Präparat 1–2 Minuten mit Methanol fixiert und mit unverdünntem Karbol-Fuchsin ohne Erhitzen für 15–20 Minuten gefärbt. Eine einminütige Entfärbung mit 3 % HCl in absolutem Äthanol schließt sich an. Nach kurzer Spülung mit Wasser wird es schließlich für 30 Sekunden mit 0,25 % Malachitgrün gegengefärbt, mit Wasser abgespült und luftgetrocknet. Alternativ kommt der direkte Immunfluoreszenztest oder ein Antigen-ELISA zum Einsatz.

> **HINWEIS**
>
> Im Speziallabor steht außerdem die **PCR** zur Verfügung, deren Spezifität aber angesichts der hohen Prävalenz von Kryptosporidien in Trinkwasser zu hinterfragen ist.

Therapie und Prävention

Eine kausal wirksame Therapie gibt es nicht. Im Vordergrund sollte bei AIDS-Patienten eine erfolgreiche Immunrekonstitution unter antiretroviraler Therapie stehen. Die Gabe von Paromomycin (2 g/Tag) für mindestens 5 Tage hat nur in Einzelfällen Erfolg gezeigt. Darüber hinaus wurden mit Rifaximin (ein Rifampicin-Derivat, das eigentlich gegen Reisediarrhö eingesetzt wird) vielversprechende Ergebnisse erzielt.

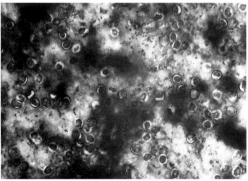

Abb. 8.22 Zahlreiche Kryptosporidien im Stuhl eines AIDS-Patienten. Kryptosporidien werden in der modifizierten Ziehl-Neelsen-Färbung rot angefärbt.

Für eine Abtötung von *C. parvum*-Oozysten ist mindestens der Einsatz von 10 %igem Formalin oder eine Erhitzung > 65 °C für mindestens 30 min notwendig.

Kokzidiose [A07.3, A07.8]

Außer Kryptosporidien können auch weitere Kokzidien zu gastrointestinalen Beschwerden führen.

- *Isospora belli*: Die Übertragung erfolgt durch perorale Aufnahme von mit sporulierten Oozysten kontaminierten Lebensmitteln oder Wasser. *I. belli* kommt nur im Menschen vor und vermehrt sich geschlechtlich in den epithelialen Zellen am Übergang von Duodenum zu Jejunum, sodass am Ende nichtsporulierte Oozysten mit dem Stuhl ausgeschieden werden.
- *Sarcocystis suihominis* und *Sarcocystis bovihominis*: Die Übertragung erfolgt durch den Verzehr von ungenügend erhitztem und infiziertem Schweine- oder Rindfleisch. *Sarcocystis* vermehrt sich nach oraler Aufnahme im Darm, wird aber als bereits sporuliertes Oozystenstadium mit dem Stuhl ausgeschieden. Unter anderem durch Fäkaldüngung von Weideflächen können *Sarcocystis*-Parasiten in den Nahrungskreislauf ihrer Zwischenwirte Schwein und Rind gelangen, wo sie letztendlich in der Muskulatur (Fleisch) persistieren.

Klinik

Bei Immunkompetenten kommt es nach einer Inkubationszeit von 4–8 Stunden (*Sarcocystis*) bzw. 2–3 Tagen (*Isospora*) meist zu selbstlimitierenden Enteritiden. Während die durch *Isospora* hervorgerufenen Durchfälle mehrere Tage andauern können und von Übelkeit und Erbrechen begleitet werden, führt die *Sarcocystis*-Infektion zu kurzzeitigen, aber heftigen von Koliken begleiteten Durchfällen, die meistens innerhalb eines Tages wieder abklingen.

Chronische Diarrhöen mit Koliken, Fieber und Gewichtsabnahme werden vor allem bei AIDS-Patienten beobachtet.

Diagnostik

Für die Diagnostik der Isosporose (Isosporidiose) und der Sarkozystose (Sarkosporidiose) ist zu beachten, dass aufgrund der im Vergleich zur Inkubationszeit langen Präpatenzzeit (ca. 7 Tage) u. U. trotz klinischer Symptomatik noch keine Oozysten im Stuhl nachweisbar sind. Die Diagnose stützt sich nämlich auf den direkten Erregernachweis aus Stuhl und ggf. auf den histologischen Nachweis in Dünndarmbiopsien.

Zunächst wird eine native Stuhlaufschwemmung in physiologischer Kochsalzlösung mikroskopisch untersucht. Ggf. sollte der Stuhl für 2–3 Tage in 2 %iger Kaliumdichromatlösung aufbewahrt werden, um nach Reifung (Sporulation!) der Oozysten eine genauere Bestimmung zu erleichtern.

Aufgrund der häufig geringen Parasitenzahl ist meistens eine Anreicherung durch Flotation (Zinksulfat oder Saccharose) erforderlich.

Oozysten von *Isospora belli* haben eine Größe von 25–33 × 10–20 µm und sind an einem Ende häufig leicht zugespitzt. Nach Reifung der zunächst nicht sporulierten Oozysten entstehen innerhalb der Oozystenmembran zwei Sporozysten mit je vier Sporozoiten.

Praxistipp

Da die Oozysten sehr transparent sind, kann ihr Nachweis in nativem Stuhl schwierig sein.

Bei einer Infektion mit *Sarcocystis* sind Oozysten (20–25 × 12–15 µm) und Sporozysten (14 × 8 µm) im Stuhl nachweisbar.

Serologische Untersuchungen bieten derzeit keine diagnostische Hilfestellung.

Therapie

Der Nachweis von *Isospora* und *Sarcocystis* im Stuhl oder in der Biopsie ist prinzipiell auch bei fehlender klinischer Symptomatik möglich: ca. 2–5 % aller gesunden Personen sind Ausscheider. Da Isosporose und Sarkozystose häufig selbstlimitierend sind, erübrigt sich meistens eine medikamentöse Therapie. Ggf. ist jedoch bei hohem Wasser- und Elektrolytverlust eine entsprechende Substitution angezeigt. Bei protrahiertem oder chronischem Verlauf ist die Gabe von Cotrimoxazol, Roxithromycin, Pyrimethamin oder Primaquin indiziert.

Bei AIDS-Patienten mit chronischen Durchfällen muss außer der Kokzidiose auch an die Möglichkeit der Mikrosporidiose gedacht werden. Erreger sind Mikrosporidien verschiedener Arten (vor allem *Enterocytozoon bieneusi* und *Encephalitozoon intestinalis*). Es sei darauf hingewiesen, dass es sich bei Mikrosporidien nicht um Protozoen, sondern um Pilze handelt. Die Diagnose erfolgt durch direkten mikroskopischen Erregernachweis nach Trichromfärbung oder durch PCR aus jeweils relevanten klinischen Materialien. Therapeutisch haben Albendazol und Fumagillin in Einzelfällen Erfolg gezeigt.

8.4.14 Virusbedingte Darminfektionen [A08]

Noroviren und Rotaviren gehören zu den häufigsten nach IfSG meldepflichtigen Erregern einer Gastroenteritis. Sie sind (wie Adeno- und Astroviren) unbehüllt und deshalb sehr umweltresistent.

Noroviren

Noroviren (früher: Norwalk-like Viren) gehören als RNA-Viren zur Familie der Caliciviridae und stellen noch vor Campylobacter die häufigste Ursache der akuten Gastroenteritis dar.

Sie kommen weltweit nur beim Menschen vor, wobei die Erkrankung gehäuft in der kalten Jahreszeit in Gemeinschaftseinrichtungen (inklusive Kreuzfahrtschiffen) beobachtet wird.

Noroviren werden fäkal-oral von Mensch zu Mensch oder durch kontaminierte Lebensmittel, Wasser oder Gegenstände übertragen. Da bereits 10–100 Viruspartikel ausreichen, um zu erkranken, sind Ausbrüche vorprogrammiert. Im Spätsommer 2012 kam es in Ostdeutschland zu einem Ausbruch mit 11 000 Erkrankungen. Es zeigte sich hierbei, welche Konsequenzen die Globalisierung haben kann; als Ursache für den Ausbruch konnte nämlich eine Warenlieferung kontaminierter, tiefgefrorener Erdbeeren aus China identifiziert werden.

Nach einer Inkubationszeit von 12–48 Stunden entwickelt sich eine akut beginnende Gastroenteritis, bei der das Erbrechen und abdominale Schmerzen im Vordergrund stehen. Daneben kommt es zu Diarrhöen und Myalgien bei nur geringem Fieber. Die Symptome bestehen für 12–72 Stunden und hören dann von selbst auf.

Problematisch ist die Infektion, weil auch asymptomatische Verläufe vorkommen und weil der Patient eine Ansteckungsgefahr für bis zu 48 Stunden nach Sistieren der Symptome darstellt.

Da Antigennachweisverfahren eine nur geringe Sensitivität aufweisen, wird die Diagnose vor allem mithilfe der RT-PCR (früher: Elektronenmikroskopie) gestellt.

Die Therapie beschränkt sich auf einen Volumen- und Elektrolytausgleich. Aufgrund der hohen Kontagiosität sind strikte Hygienemaßnahmen einzuhalten. Bei Norovirus-Infektion entwickelt sich eine Immunität nur für maximal ein Jahr.

Rotaviren

Rotaviren besitzen eine segmentierte dsRNA und gehören zur Familie der Reoviridae. Aufgrund der Segmentierung des Genoms ist bei Doppelinfektion ein Reassortment – ähnlich wie bei Influenzaviren (S. 135) – möglich. Aus diesem Grund existieren auch zahlreiche Serotypen. Neben dem Menschen sind auch Kälber und Schweine ein Reservoir.

Vor allem innerhalb der ersten drei Lebensjahre rufen Rotaviren eine Gastroenteritis hervor, die in den Ländern des Südens aufgrund einer Dehydrierung zur hohen Kindersterblichkeit beiträgt: In diesen Ländern sind Rotaviren bisher verantwortlich für bis zu 1 Million Todesfälle pro Jahr!

Rotaviren werden genau wie Noroviren vor allem in der kalten Jahreszeit (enger Kontakt!) fäkal-oral von Mensch zu Mensch oder durch kontaminierte Lebensmittel, Wasser oder Gegenstände übertragen. Auch hierbei reichen bereits 100 Viruspartikel aus, um zu erkranken.

Die Inkubationszeit beträgt 1–3 Tage, die klinischen Symptome sind ähnlich wie die der Norovirus-Infektion: Diarrhö, Erbrechen und Fieber stehen für 4–7 Tage im Vordergrund. Der Mensch scheidet die Viren aber über einen Zeitraum von 8–14 Tagen aus!

Die zur Verfügung stehenden Antigentests aus Stuhl sind für die mikrobiologische Diagnostik gut geeignet und weisen insbesondere am 3.–4. Krankheitstag eine hohe Sensitivität auf. Seit 2006 stehen orale Lebendimpfstoffe für Kinder zur Verfügung, die hierzulande ab der 6. Lebenswoche empfohlen werden. Durch den Einsatz der Rotavirus-Impfung wird eine signifikante Reduktion der Kindersterblichkeit in Subsahara-Afrika erwartet. Die Therapie beschränkt sich wie bei den Noroviren auf einen Volumen- und Elektrolytausgleich. Auf strikte Hygienemaßnahmen ist zu achten.

Adenoviren

Insbesondere die Serotypen 31, 40 und 41 dieser DNA-Viren sind mit Gastroenteritiden bei Säuglingen und Kleinkindern assoziiert.

Bei Immunsuppression, insbesondere im Kindesalter, können Adenoviren zu Organmanifestationen (z. B. Zystitis), aber auch zu lebensbedrohlichen disseminierten Verläufen führen, die wahrscheinlich Ergebnis einer Reaktivierung sind.

Für die Diagnose steht ein Antigennachweis aus Stuhl zur Verfügung. Eine kausale Therapie existiert nicht, sodass die symptomatische Behandlung im Vordergrund steht.

Astroviren

Astroviren (Abb. 8.23) sind ebenfalls unbehüllt und besitzen eine ss(+)RNA. Wie bei Rotaviren führen sie nach einer Inkubationszeit von 1–3 Tagen zu Fieber mit Übelkeit, Erbrechen, Diarrhöen und Abdominalschmerzen. Die Symptome bestehen jedoch nur für 2–3 Tage.

Infektionsepidemiologisch ist von Bedeutung, dass die Viren einen Tag vor bis einen Tag nach der klinisch manifesten Erkrankung noch weiterhin mit dem Stuhl ausgeschieden werden (→ Ansteckungsgefahr).

Die Diagnostik erfolgt durch den Antigennachweis oder mithilfe der RT-PCR (reverse Transkriptase-PCR) aus Stuhl. Therapie- und Hygienemaßnahmen ent-

8

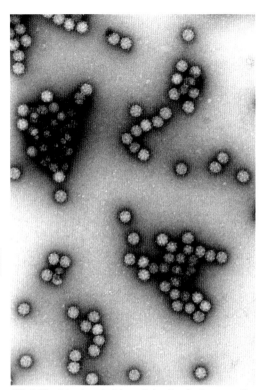

Abb. 8.23 Astroviren. (mit freundlicher Genehmigung von Dr. Hans Gelderblom, Robert-Koch-Institut, Berlin)

sprechen dem Vorgehen bei den anderen viralen Erregern einer Gastroenteritis.

Weitere virusbedingte enterale Infektionen

Bei vielen anderen Viren ist die enterale Infektion nur Durchgangsstation zu Zielorganen, deren Befall klinisch weit relevanter ist. Hierbei sei besonders auf das Hepatitis-A- (Picornaviridae) und das Hepatitis-E-Virus (Hepeviridae) hingewiesen. Enteroviren (Polio-, Coxsackie-, ECHO-Viren) können nach Infektion des Gastrointestinaltrakts über mesenteriale Lymphknoten in den Blutstrom gelangen und so das ZNS, das Myokard und die Skelettmuskulatur infizieren und dadurch eine Meningitis, Enzephalomyelitis und Myokarditis hervorrufen.

8.4.15 Ablauf der Untersuchung bei Verdacht auf pathogene Darmkeime

In einem bakteriologischen Laboratorium werden Untersuchungen auf pathogene Darmkeime vor allem aus arbeitshygienischen Gründen meistens in einem spezialisierten Labor (z. B. Stuhllabor, Typhuslabor) durchgeführt. Gezielt gefahndet wird nach Infektionen mit Bakterien der Gattungen Salmonella, Shigella, Yersinia, Campylobacter, Staphylococcus, Clostridium und Vibrio, daneben im Frühkindesalter nach Bakterien der Gattung Escherichia.

Zu den Aufgaben des Stuhllabors gehört ferner der Nachweis von Noroviren sowie – bei Enteritis im Säuglings- und Kindesalter – der Nachweis von Rota- und Adenoviren. Außerdem wird der Nachweis von Amöben und Lamblien vor allem bei Tropenrückkehrern geführt sowie der Nachweis von Kryptosporidien bei AIDS. Schließlich gehört die Untersuchung auf Würmer bzw. Wurmeier zum Repertoire des Stuhllabors.

Praxistipp
> Die unkomplizierte, d. h. wässrige, fieberfreie Diarrhö (< 3 Tage), wird i. d. R. keiner mikrobiologischen Diagnostik zugeführt, weil es sich hierbei oft um eine selbstlimitierende Reisediarrhö mit ETEC oder anderen enterotoxinbildenden Bakterien handelt.

Nur wenn die wässrige Diarrhö trotz symptomatischer Therapie über 3 Tage persistiert und bei allen komplizierten Durchfällen (blutiger Durchfall oder/und Fieber oder/und Kinder oder/und Patient aus der Lebensmittelbranche stammend) sollte der Stuhl zunächst mikroskopiert werden, um anhand der Leukozytenbeurteilung eine erste Abschätzung der möglichen Ursache vorzunehmen.
- Bei Nachweis von Leukozyten im Stuhl sollte eine Kultur auf Bakterien angelegt und ggf. ein *C.-difficile*-Zytotoxintest durchgeführt werden.
- Bei Abwesenheit von Leukozyten im Stuhl sind vor allem Viren oder Parasiten für die Symptomatik verantwortlich, sodass das weitere Vorgehen diese Erreger einbeziehen muss.

In Abb. 8.24 wird der Ablauf der Untersuchung dargestellt.

Direkte Untersuchung von Stuhlmaterial

Eine direkte mikroskopische Untersuchung des Stuhls wird nur zum Nachweis von Parasiten bzw. Wurmeiern sowie ggf. zur Bestimmung von Leukozyten durchgeführt.

Die mikroskopische Beurteilung von Bakterien hat keinen Sinn, da in der Regel im Stuhl reichlich Bakterien der normalen Flora vorhanden sind.

Praxistipp
> Ausnahme: Bei akuter Cholera sind die Vibrionen im Direktausstrich als stark bewegliche, fischzugartig angeordnete Bakterien leicht erkennbar.

Kulturelle Züchtung pathogener Darmbakterien

Blut

Bei Verdacht auf eine Infektion mit *Salmonella Typhi, Salmonella Paratyphi A* oder *B, Yersinia pseudotuberculosis* oder *Campylobacter jejuni* sollten spezielle

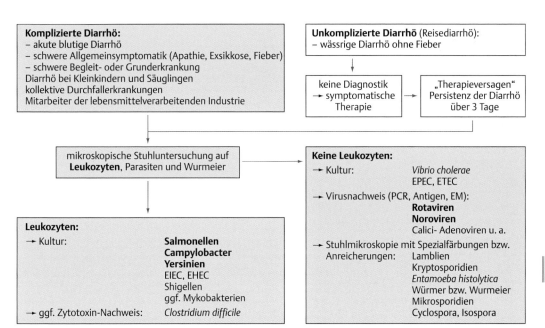

Komplizierte Diarrhö:
– akute blutige Diarrhö
– schwere Allgemeinsymptomatik (Apathie, Exsikkose, Fieber)
– schwere Begleit- oder Grunderkrankung
Diarrhö bei Kleinkindern und Säuglingen
kollektive Durchfallerkrankungen
Mitarbeiter der lebensmittelverarbeitenden Industrie

Unkomplizierte Diarrhö (Reisediarrhö):
– wässrige Diarrhö ohne Fieber

keine Diagnostik
→ symptomatische
Therapie

„Therapieversagen"
Persistenz der Diarrhö
über 3 Tage

mikroskopische Stuhluntersuchung auf
Leukozyten, Parasiten und Wurmeier

Keine Leukozyten:
→ Kultur: *Vibrio cholerae*
                                 EPEC, ETEC
→ Virusnachweis (PCR, Antigen, EM):
                                 Rotaviren
                                 Noroviren
                                 Calici- Adenoviren u. a.
→ Stuhlmikroskopie mit Spezialfärbungen bzw.
  Anreicherungen: Lamblien
                                 Kryptosporidien
                                 Entamoeba histolytica
                                 Würmer bzw. Wurmeier
                                 Mikrosporidien
                                 Cyclospora, Isospora

Leukozyten:
→ Kultur: **Salmonellen**
                                 Campylobacter
                                 Yersinien
                                 EIEC, EHEC
                                 Shigellen
                                 ggf. Mykobakterien
→ ggf. Zytotoxin-Nachweis: *Clostridium difficile*

Abb. 8.24   Diagnostisches Vorgehen bei akutem Durchfall.

Blutkulturen angelegt und durch regelmäßige Subkulturen auf Wachstum hin überprüft werden. Salmonellen werden nach dem Kauffmann-White-Schema durch agglutinierende Seren typisiert.
Besonders in der ersten Krankheitswoche ist der Nachweis von *S. Typhi* im Blut zu über 80 % positiv, während Stuhlmaterial zu dieser Zeit nur in etwa 20 % der Fälle positive Ergebnisse liefert.

Stuhl
Um einen raschen Erregernachweis trotz des Vorhandenseins einer reichhaltigen natürlichen Stuhlflora binnen 24 Stunden zu führen, wird das Stuhlmaterial direkt auf Selektivnährböden ausgestrichen. Diese enthalten im Allgemeinen zwei Arten von Zusätzen:

– Hemmstoffe für störende Keime der normalen Flora (z. B. *Escherichia coli*, Proteus-Arten): Man verwendet Farbstoffe wie Brillantgrün, Detergenzien wie Natriumdodecylsulfat oder auch Antibiotika, die möglichst viele Keime – mit Ausnahme der darmpathogenen Erreger – im Wachstum hemmen. Der McConkey-Agar enthält Gallesalze in einer Konzentration von 0,15 % und unterdrückt das Wachstum der grampositiven Flora. Noch selektiver ist der Salmonella-Shigella-Agar (SS-Agar), welcher 0,85 % Gallesalze und Natriumzitrat enthält und auch das Wachstum der meisten koliformen Keime hemmt.
– Zusatz von Typisierungsreagenzien: Sie lassen nach eingetretenem Wachstum die Anwesenheit bestimmter Keimgruppen näherungsweise erkennen – z. B. Laktose als pH-Indikator zum Nachweis

der Unfähigkeit von Yersinia-, Salmonella- und Shigellaspezies Laktose abzubauen. Die Verwendung von chromogenen Medien ermöglicht häufig bereits aufgrund einer spezifischen Anfärbbarkeit von Kolonien eine Gattungs- oder Spezieszuordnung.
Die Direktmethode liefert zwar rasch ein vorläufiges Ergebnis, jedoch ist ihre Empfindlichkeit in der Regel relativ gering. Um diese zu erhöhen, werden Anreicherungsnährmedien als spezielle Bouillonnährmedien eingesetzt. Sie enthalten vor allem spezielle Nährstoffe, die das Wachstum bestimmter, pathogener Bakterien im Stuhl begünstigen.
In flüssigen Medien vermehren sich außerdem Bakterien im Allgemeinen sehr viel besser als auf festen Nährböden. Aus derartigen Nährböden wird dann nach 24 Stunden und 48 Stunden eine Subkultur auf McConkey-, Endo- oder chromogenem Nähragar angelegt. Nach weiteren 24 Stunden kann dann ggf. eine weitere Differenzierung durch biochemische Untersuchungen oder durch Agglutination mit spezifischen Antiseren durchgeführt werden.

Praxistipp
Manche Keime, wie z. B. *Shigella flexneri*, büßen ihre Vermehrungsfähigkeit rasch ein, wenn die Proben nicht bald nach der Entnahme verimpft werden.

Die endgültige Identifizierung vor allem von Salmonella- oder Shigellaspezies erfolgt
1. durch Bestimmung der O- und H-Antigene nach dem Schema von Kauffmann/White;

8

2. Absicherung durch „Bunte Reihe";
3. Ermittlung von Infektketten ggf. mit mikrobiologischen Verfahren.
4. Neuerdings wird auch die MALDI-TOF-Massenspektrometrie mit großem Erfolg für die Speziesidentifizierung eingesetzt.

Antikörpernachweis im Serum

Die Serologie spielt für die Diagnostik einer akuten Darminfektion nur eine sehr untergeordnete Rolle. In der 3.–4. Krankheitswoche steigt der Titer spezifischer Antikörper gegen O- und H-Antigene bei Infektionen mit *S.-Typhi-* und *S.-Paratyphi-*Spezies an. Die Typhusserologie ist in endemischen Ländern aufgrund der dortigen hohen Seroprävalenz jedoch meistens nicht hilfreich.

Antikörperbestimmungen sind diagnostisch hilfreich vor allem bei Postinfektionserkrankungen mit *Yersinia pseudotuberculosis*, *Yersinia enterocolitica* (z. B. reaktive Arthritis) sowie *Campylobacter jejuni/coli* (z. B. Guillain-Barré-Syndrom).

8.4.16 Meldepflicht

Der Verdacht auf oder die Erkrankung an einer enteralen Infektion muss gemäß IfSG vom behandelnden Arzt und der Erregernachweis vom Labor an das lokale Gesundheitsamt gemeldet werden (www.rki.de), Abb. 8.25.

8.5 Krankheiten des Peritoneums

Key Point
Die Peritonitis wird meist durch Erreger der normalen Darmflora verursacht und weist trotz Therapie eine hohe Letalität auf.

8.5.1 Peritonitis [K65]

Als Peritonitis wird die Entzündung der Bauchhöhle bezeichnet. Sie wird meistens durch Erreger der normalen Darmflora verursacht.

Bei der primären Peritonitis gelangen die Erreger hämatogen oder lymphogen in die Bauchhöhle, vor allem bei bestehender Leberzirrhose oder bei metastasierenden Malignomen.

Vor allem Enterobacteriaceae, Enterokokken und Anaerobier bilden das Erregerspektrum. Selten werden die „spezifischen" Erreger *Chlamydia trachomatis*, Gonokokken, *Treponema pallidum* oder *Mycobacterium tuberculosis* als Ursache gefunden. Bei Kindern kommen vor allem Pneumokokken, ß-hämolysierende Streptokokken, Staphylokokken und Enterobacteriaceae vor.

Die sekundäre Peritonitis entsteht dagegen durch einen direkten Erregerübertritt aus dem Lumen des Gastrointestinaltrakts bei gestörter Integrität der Darmwand, z. B. durch Darmperforation. In der Regel handelt es sich um eine Mischinfektion mit der normalen Darmflora.

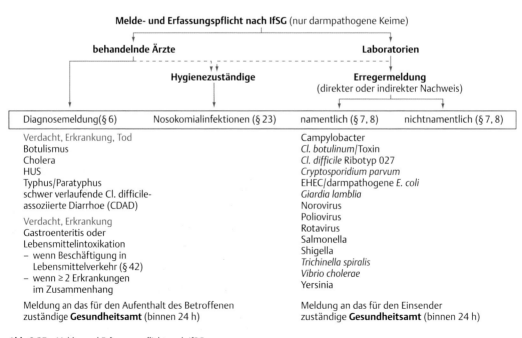

Melde- und Erfassungspflicht nach IfSG (nur darmpathogene Keime)

behandelnde Ärzte		Laboratorien	
Hygienezuständige		**Erregermeldung** (direkter oder indirekter Nachweis)	
Diagnosemeldung(§ 6)	Nosokomialinfektionen (§ 23)	namentlich (§ 7, 8)	nichtnamentlich (§ 7, 8)

Verdacht, Erkrankung, Tod
Botulismus
Cholera
HUS
Typhus/Paratyphus
schwer verlaufende Cl. difficile-assoziierte Diarrhoe (CDAD)
 	
Verdacht, Erkrankung
Gastroenteritis oder
Lebensmittelintoxikation
– wenn Beschäftigung in
   Lebensmittelverkehr (§ 42)
– wenn ≥ 2 Erkrankungen
   im Zusammenhang
	Campylobacter
	Cl. botulinum/Toxin
	Cl. difficile Ribotyp 027
	Cryptosporidium parvum
	EHEC/darmpathogene *E. coli*
	Giardia lamblia
	Norovirus
	Poliovirus
	Rotavirus
	Salmonella
	Shigella
	Trichinella spiralis
	Vibrio cholerae
	Yersinia

Meldung an das für den Aufenthalt des Betroffenen zuständige **Gesundheitsamt** (binnen 24 h)	Meldung an das für den Einsender zuständige **Gesundheitsamt** (binnen 24 h)

Abb. 8.25   Melde- und Erfassungspflicht nach IfSG.

Praxistipp
Patienten mit chronischer ambulanter Peritonealdialyse (CAPD) stellen eine besondere Risikogruppe für die Entwicklung einer Peritonitis dar. Erreger sind hier vor allem koagulasenegative Staphylokokken, *S. aureus, Pseudomonas aeruginosa* und *Candida*.

Bei akuter Peritonitis tritt ein akutes Abdomen mit heftigen Bauchschmerzen, Meteorismus, Übelkeit und Erbrechen auf. Eventuell können Darmgeräusche fehlen. Durch Flüssigkeitsverlust in die Bauchhöhle kommt es im Verlauf zur Exsikkose mit Tachykardie, Hypotonie, ggf. Fieber und septischem Schock.
Für den mikrobiologischen Erregernachweis wird Aszitesflüssigkeit mikroskopisch und kulturell untersucht. Bei Verdacht auf spezifische Erreger ist eine gezielte Anforderung und ggf. Serologie (z. B. bei Lues) erforderlich.
Die kalkulierte Antibiotikatherapie der primären Peritonitis sollte Enterokokken und Anaerobier einschließen und deshalb zunächst mit einem Acylaminopenicillin plus β-Laktamase-Inhibitor (z. B. Piperacillin/Tazobactam), einem Carbapenem oder einem neueren Chinolon durchgeführt werden.

ACHTUNG
Die alleinige Therapie mit einem Cephalosporin ist aufgrund der **Enterokokkenlücke** oft nicht ausreichend.

Bei *Candida*-Beteiligung (z. B. bei CAPD-assoziierter Peritonitis) sollte zusätzlich ein Echinocandin als candidawirksames Antimykotikum in die kalkulierte Therapie einbezogen werden. Nach dem Erregernachweis kann die Therapie entsprechend dem Antibiogramm umgestellt werden.
Die Therapie der sekundären Peritonitis muss stets zusätzlich durch operative Maßnahmen mit intraoperativer Lavage ergänzt werden.

8.6 Infektionen der Leber

Key Point
Hierzulande sind Hepatitiden in der Mehrzahl auf nicht infektiöse Ursachen, wie z. B. Alkoholkrankheit (30–50 %), Medikamente, Giftstoffe und Autoimmunerkrankungen zurückzuführen. Bei den infektiösen Ursachen sind die klassischen Hepatitisviren am wichtigsten.

8.6.1 Virushepatitis [B15, B19]
Unter den infektiösen Ursachen haben die klassischen Hepatitisviren sicher die bedeutendste Rolle; sie kommen nur beim Menschen vor. Neben den klassischen Hepatitisviren können aber auch Bakterien (v. a. Leptospiren, Brucellen, Listerien), Parasiten (Plasmodien, *Entamoeba histolytica*, Echinokokken und Schistosomen) sowie andere Viren (v. a. EBV, CMV) Ursache für eine Hepatitis sein. Ca. 5 % der akuten Hepatitiden und etwa 10 % der chronischen Fälle bleiben ätiologisch ungeklärt.
Da der klinische Verlauf unabhängig vom infektiösen Agens meistens sehr ähnlich verläuft, soll er zusammenfassend für alle Virushepatitiden beschrieben werden.

Klinik
Symptome der akuten Virushepatitis
Das 2–7 Tage dauernde Prodromalstadium der Hepatitis ist wenig charakteristisch und beginnt in der Regel mit grippalen Symptomen wie leichtem Fieber, Abgeschlagenheit, Müdigkeit, Gelenk- und Muskelschmerzen. Gastrointestinale Beschwerden wie Übelkeit, Erbrechen, Durchfall, Appetitlosigkeit und Schmerzen im rechten Oberbauch ergänzen den klinischen Befund. Bei Hepatitis A und B wird u. U. ein flüchtiges Exanthem bemerkt.
Im Anschluss entwickelt sich das Stadium der hepatischen Organmanifestation, das 4–8 Wochen andauern kann. Als Zeichen des Leberschadens kommt es zur Dunkelfärbung des Urins (Bilirubinurie) und Entfärbung des Stuhls sowie einer deutlichen Erhöhung von Transaminasen (GOT/AST, GPT/ALT) und Bilirubin im Blut. Aufgrund der Erhöhung der Gallensäuren verspürt der Patient einen unerträglichen Juckreiz (Kratzspuren!). Leber, Milz und oft auch die Lymphknoten sind vergrößert. An den Skleren ist meistens ein Ikterus erkennbar, mit dessen Beginn es dem Patienten oft besser geht (Abb. 8.26).
Schließlich bessert sich der Krankheitszustand als Zeichen des beginnenden Rekonvaleszenzstadiums. Allerdings kann die Leistungsfähigkeit noch über Wochen bis Monate eingeschränkt bleiben.

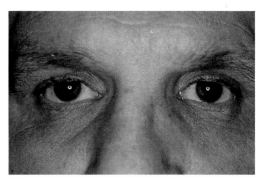
Abb. 8.26   Sklerenikterus. (aus Füeßl, H. S., Middeke, M., Duale Reihe Anamnese und Klinische Untersuchung, Thieme, 2010)

Symptome der chronischen Virushepatitis

Infektionen mit HBV und HCV können zur chronischen Virushepatitis führen. In Abhängigkeit des Ausmaßes der entzündlichen Aktivität kann die klinische Situation höchst unterschiedlich sein. Bei geringer entzündlicher Aktivität ist die Leber nicht vergrößert und es werden meist keine Beschwerden geäußert.

Bei den chronischen Verläufen werden chronisch persistierende von chronisch aggressiven Verlaufsformen unterschieden.

Bei mäßiger bzw. schwerer entzündlicher Aktivität fällt der Patient durch eine starke Leistungsminderung und Müdigkeit verbunden mit Appetitlosigkeit auf. Die Lebervergrößerung führt zu Druckbeschwerden im rechten Oberbauch. Eventuell ist der Urin dunkel verfärbt und es bestehen Ikterus und Leberhautzeichen (u. a. Spider nävi). In 30 % der Fälle liegt eine begleitende Splenomegalie vor.

Therapieziel bei chronischer Hepatitis ist einerseits die Senkung der Viruslast oder – falls möglich – die Viruseliminierung bzw. Inhibierung der Virusaktivität durch Nukleosidanaloga bzw. Proteasehemmer und andererseits ggf. die Stimulierung der Immunabwehr durch Interferon-α. Durch diese kombinierte Vorgehensweise verringert sich die Schwere der Erkrankung deutlich und das Fortschreiten der Erkrankung verlangsamt sich.

MERKE

Neue Therapiemöglichkeiten haben die Heilungschancen der Virushepatitis deutlich verbessert.

Meldepflicht und Einteilung

Neben der Erregermeldung durch das Labor müssen der Verdacht, die Erkrankung und der Tod an akuter Virushepatitis gemäß IfSG namentlich vom behandelnden Arzt an das Gesundheitsamt gemeldet werden.

Als Ursache von Virushepatitiden sind in erster Linie die Hepatitis-Viren A, B, C, D und E zu nennen, die sehr unterschiedlichen Virusfamilien angehören (Tab. 8.3).

Virushepatitis A [B15]

(Inzidenz nach IfSG: 2012 und 2011: je ca. 800 Fälle → 1,0/100 000)

Die Seroprävalenz von spezifischen Antikörpern gegen Hepatitis-A-Viren (HAV) beträgt in Deutschland mehr als 45 %, d. h. fast die Hälfte der erwachsenen deutschen Bevölkerung hat schon einmal Kontakt mit Hepatitis-A-Viren gehabt. Die meisten Fälle sind auf unsaubere hygienische Zustände im Rahmen von Fernreisen zurückzuführen.

HAV gehört zu den kleinen RNA-Viren (Pico-rna-viridae → abgeleitet von pico = sehr klein und RNA). Das Virus kommt weltweit vor und wird fäkal-oral durch kontaminierte Lebensmittel (Muscheln!) oder Wasser (Eiswürfel!) übertragen.

Im Dünndarm dringt HAV in das Gewebe ein, um hämatogen über die Pfortader die Leber als Zielorgan zu erreichen. Zunächst kommt es dann zur intrahepatischen Virusvermehrung, ohne dass Symptome auftreten.

Die Viren werden ab der 2.–3. Woche nach Infektion mit der Galle und dem Stuhl für bis zu 6 Wochen ausgeschieden. Inapparente Verläufe kommen vor allem bei Kleinkindern (> 90 %) vor; ungefähr 10–25 % der HAV-Infektionen des Erwachsenen bleiben klinisch stumm.

Die Hepatitis A bzw. Hepatitis epidemica beruht weniger auf einer viralen Leberschädigung als vielmehr auf einem immunpathogenetischen Prozess, bei dem zytotoxische T-Lymphozyten und NK-Zellen hepatotoxisch wirksam werden. So kommt es, dass der Patient erst 1–2 Wochen nach Beginn der Virusausscheidung, d. h. nach einer Inkubationszeit von ungefähr 3–5 Wochen, Symptome der akuten Virushepatitis entwickelt. Schließlich sind nach 3–4 Wochen neutralisierende Antikörper in der Lage, die Viren zu eliminieren.

Die Hepatitis A ist daher meistens eine gutartige Leberinfektion, die ausheilt ohne in ein chronisches Stadium (keine Virusträger) überzugehen. Nach durchgemachter HAV-Infektion entwickelt sich eine lebenslange Immunität. Allerdings kann es – insbesondere bei vorbestehender Leberschädigung – bei über 40-jährigen Patienten in ca. 2 % der Fälle zu einem tödlichen Verlauf kommen.

Tab. 8.3

Übersicht Hepatitisviren.

	HAV	HBV	HCV	HDV	HEV	HGV
Nukleinsäure	ss(+)RNA	ds/ssDNA	ss(+)RNA	ss(-)RNA	ss(+)RNA	ss(+)RNA
Hülle	0	+	+	+ (von HBV)	0	+
Chronizität	0	5 %	50–70 %	90 %	0	?
Karzinom	nein	ja	ja	ja	nein	nein
Übertragung	fäkal-oral	parenteral	parenteral	parenteral	fäkal-oral	parenteral
Kausaltherapie	nein	ja	ja	ja: HBV	nein	–

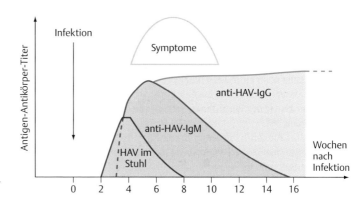

Abb. 8.27   Verlauf der akuten HAV-Infektion.

Die Hepatitis A ist eine meist **gutartige** Leberinfektion, die vollständig ausheilt. Nach durchgemachter HAV-Infektion entwickelt sich eine **lebenslange Immunität**.

Diagnostik und Therapie

Die Hepatitis A kann bereits zu Beginn der klinischen Symptome serologisch durch Bestimmung spezifischer IgM- und IgG-Antikörper diagnostiziert werden (Abb. 8.27). Darüber hinaus stehen eine RT-PCR sowie ein Antigentest zum Virusnachweis im Stuhl zur Verfügung (Tab. 8.4).

Für die aktive Impfung stehen sowohl ein Totimpfstoff als auch verschiedene Kombinationsimpfstoffe – z. B. gegen HAV und HBV oder HAV und Typhus – zur Verfügung. Die Impfung gegen HAV ist vor allem indiziert bei Reisen in Endemiegebiete sowie für infektionsgefährdetes medizinisches Personal und Personal von bestimmten Gemeinschaftseinrichtungen (z. B. Kindergarten), Kanalisations- oder Klärwerksarbeiter, Personen mit chronischer Lebererkrankung oder Personen mit potenziellem Kontakt zu Infizierten.

Die Therapie kann nur symptomatisch erfolgen.

Virushepatitis B [B16, B18, B19]

(Inzidenz nach IfSG: 2012: > 682 → 0,9/100 000; 2011: 806 → 1,0/100 000)

Das HBV ist ein DNA-Virus und gehört zur Familie Hepadnaviridae (Hepa und DNA). Sein Genom ist insofern auffällig, als dass seine DNA nicht in voller Länge doppelsträngig ist.

HBV zeigt weltweit die **höchste Prävalenz** unter allen Hepatitisviren.

Man schätzt, dass sich weltweit 2 Milliarden Personen infiziert haben, von denen bis zu ca. 20 % eine Viruspersistenz aufweisen, d. h. mehr als 350 Millionen Menschen sind zurzeit chronische Virusträger. Die Hepatitis B führt weltweit zu ca. 1,2 Millionen Todesfällen im Jahr.

In Deutschland sind 7 % der Bevölkerung seropositiv, 0,6 % sind chronisch infiziert.

Das Virus ist beim Infizierten vor allem im Blut, aber auch in Speichel, Zervikalsekret, Sperma, anderen Sekreten sowie Muttermilch enthalten.

Die Infektion findet daher vor allem auf parenteralem Wege durch Sexual- oder Blutkontakt sowie durch intravenösen Drogenabusus mit Nadelsharing, durch Nadelstichverletzungen im medizinischen Bereich oder durch Mutter/Kind-Kontakte statt.

 Praxistipp

3er-Regel: Infektionsrisiko bei Nadelstichverletzungen
HBV → < 30 %
HCV → < 3 %
HIV → 0,3 %

Nach der Infektion disseminiert HBV auf hämatogenem Weg in das Zielorgan Leber. Die Pathogenese beruht ebenso wie bei der HAV-Infektion auf immunpathologischen Mechanismen. Dabei wird den zytotoxischen CD8-T-Zellen die größte Bedeutung bei der Zytolyse infizierter Hepatozyten beigemessen.

Die HBV-Infektion verläuft wahrscheinlich aufgrund von immunologischen Faktoren sehr variabel: ca. 85 % aller HBV-Infektionen sollen klinisch inapparent verlaufen. Allein in Deutschland wird mit einer Prävalenz von 500 000 asymptomatisch infizierten Personen gerechnet, von denen einige eine chronische Hepatitis mit dem unten angegebenen Verlauf entwickeln.

Tab. 8.4

Befunde im Verlauf einer HAV-Infektion.

	HAV im Stuhl	anti-HAV-IgG	anti-HAV-IgM
späte Inkubationsphase	+ (infektiös!)	–	–
akute Infektion	+ / –	+	+
frühere Infektion	–	+	–

Die klinisch manifeste akute Hepatitis B zeigt sich nach einer Inkubationszeit von 1–6 Monaten und unterscheidet sich von der Symptomatik nicht von der akuten Hepatitis A (S.220). Sie heilt in mehr als 90 % aller Fälle nach einer ungefähr einen Monat andauernden ikterischen Phase folgenlos aus.

Bei weniger als 1 % der Betroffenen verläuft die Infektion fulminant.

Besonders bei jüngeren Patienten besteht das Risiko, dass sich eine chronische Hepatitis (5–10 % aller Infizierten) entwickelt. Ihr weiterer Verlauf kann gutartig sein (asymptomatischer Virusträger) oder es kommt zu einer chronisch persistierenden Hepatitis. Im schlimmsten Fall manifestiert sich bei ungefähr 30 % der Patienten mit chronisch-aggressiver Hepatitis nach 5–10 Jahren eine Leberzirrhose. Sie ist durch Veränderungen der Leberarchitektur charakterisiert: Es kommt zu einem bindegewebigen Umbau der Leber mit fortschreitendem Funktionsverlust (Leberverhärtung und -schrumpfung).

Schließlich kann nach weiteren 20–30 Jahren ein primäres hepatozelluläres Karzinom (HCC) entstehen.

Gefürchtet ist auch eine perinatale HBV-Infektion (S.325), weil diese mit 80–90 % besonders häufig zur Chronifizierung führt (Abb. 8.28).

Diagnostik

Im Jahr 1970 entdeckte David S. Dane im Blut Infizierter 42 nm große Partikel (Abb. 8.29). Diese nach ihm benannten Dane-Partikel stellen das komplette

Virus dar. Darüber hinaus sind im Blut Infizierter noch Filamente und bis zu 25 nm große Sphären (kugelige Formen) zu finden, die jeweils aus dem HBs-

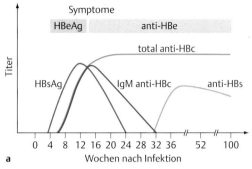

a

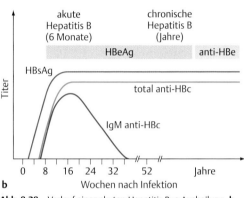

b

Abb. 8.28   Verlauf einer akuten Hepatitis B: **a** Ausheilung, **b** Übergang in Chronizität.

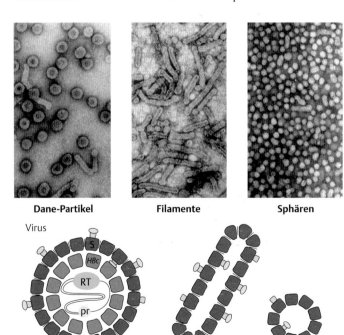

Dane-Partikel   **Filamente**   **Sphären**

Virus

52 nm   variable Länge   17 – 25 nm

Abb. 8.29   HBV-Komponenten, die im Verlauf einer Infektion im Blut zu finden sind. Virus: HBs-Antigen (**S**), inneres Nukleokapsid (**HBc**), virales Genom, Polymerase mit reverser Transkriptase (**RT**) und Primer-Protein (**pr**). (mit freundlicher Genehmigung von Prof. Dr. W. Gerlich, Gießen)

Antigen zusammengesetzt sind und keine DNA beinhalten.

Aus diesem Grund handelt es sich bei den beiden letzteren Strukturen um nicht infektiöse Partikel, die jedoch Ausdruck einer Überproduktion viraler Hüllproteine sind. Das HBs-Antigen ist das Surface- (Oberflächen-) Protein des HBV und wurde früher auch als Australia-Antigen bezeichnet. Es wird aufgrund seiner hohen Immunogenität auch als aktiver Impfstoff eingesetzt. Weitere Komponenten des HBV sind das HBc (Core-Antigen) und ein als HBe bezeichnetes Nichtstrukturprotein.

 Praxistipp

> Die Diagnostik der Hepatitis B beruht auf dem serologischen Nachweis bestimmter viraler Antigene und der gegen sie gerichteten Antikörper. Dadurch ist oft eine weitgehend sichere Zuordnung in eines der vielen Krankheitsstadien möglich.

Darüber hinaus wird die PCR zum Nachweis der Viruslast im Blut eingesetzt (Tab. 8.5).

Therapie und Prävention

Die akute Hepatitis B wird in der Regel nicht behandelt, da sie meistens spontan ausheilt. Im Gegensatz dazu sollte die fulminante Hepatitis B frühzeitig mit einem Nukleosid- bzw. Nukleotidanalogon (s. u.) therapiert werden.

Die chronische Hepatitis B sollte therapiert werden, wenn die HBV-Viruslast ≥ 2000 IU/ml beträgt, die Transaminasen wiederholt erhöht sind oder die Leberhistologie Hinweise für eine deutliche Entzündung bzw. Fibrosierung bietet. Für die Therapie der chronischen Hepatitis B wird pegyliertes Interferon-α eingesetzt. Dabei ist das Interferon an Polyethylenglykol gebunden, wodurch eine längere Halbwertszeit und konstantere Serumspiegel erreicht werden. Als Primärtherapie oder bei Versagen der Interferon-Therapie kommen auch die Nukleosidanaloga Lami-

vudin, Telbivudin und Entecavir oder die Nukleotidanaloga Adefovir und Tenofovir zum Einsatz. Vor allem für das Management der Interferontherapie hat sich eine regelmäßige Quantifizierung des HBs-Antigens als hilfreich erwiesen; allerdings kann nur bei weniger als 10–20 % der Patienten durch die Therapie ein dauerhafter Verlust der HBs-Antigenämie erreicht werden.

Im Endzustand einer chronischen Infektion bleibt ebenso wie bei der fulminanten akuten Infektion oft nur die Lebertransplantation, um das Leben des Patienten zu retten. Weil HBV nicht nur in der Leber persistiert, braucht ein Hepatitis B-Träger nach Lebertransplantation praktisch lebenslang eine Prophylaxe, damit die Infektion des transplantierten Organs verhindert wird.

Von besonderer Wichtigkeit sind die Expositions- und Dispositionsprophylaxe.

MERKE

Es kann gar nicht oft genug auf die Bedeutung der **Vermeidung** des direkten Kontakts potenziell **infektiöser Patientenmaterialien** (z. B. bluthaltige Kanülen) zum Schutz vor einer Infektion hingewiesen werden!

Die aktive Impfung wird mit einem Totimpfstoff durchgeführt, der aus rekombinant hergestelltem HBs-Antigen besteht. Es handelt sich um eine Regelimpfung, die bereits im Kleinkindesalter (2., 3., 4., 11.–14. Monat) durchgeführt wird.

Darüber hinaus sollten durch aktive Impfung Risikogruppen (z. B. medizinisches Personal, Dialysepatienten oder Reisende in Endemiegebiete) vor einer Hepatitis B geschützt werden.

Nach Exposition, z. B. durch Nadelstichverletzung, sollte Blut für die Bestimmung des Hepatitis-B-Immunstatus asserviert werden. Bei ungeimpften Personen ist nach erwiesener Exposition mit Hepatitis B unverzüglich (innerhalb von 48 Stunden) eine aktive

Tab. 8.5

Diagnostik bei HBV-Infektion.

	Antigennachweis		Antikörpernachweis				DNA-Nachweis
	HBs-Ag	HBe-Ag	anti-HBc	anti-HBc-IgM	anti-HBe	anti-HBs	HBV-DNA
Inkubationsphase	+	+	+	–	–	–	+
akute Hepatitis B	+	+	+	+	–	–	$< 10^9$
abgelaufener Infekt	–	–	+	–	+	+	–
Virusträger	+	–/+	+	–	+/–		10^5
chronisch mild	+	+/–	+	–/+	+/–	–	10^5–10^7
chronisch aggressiv	+	+/–	+	+/–	–/+		10^7–10^9
nach Impfung	–	–	–	–	–	+	–

Tab. 8.6

Empfehlungen nach HBV-Exposition.

aktueller anti-HBs-Wert	aktive Impfung (HBV-Totimpfstoff)	passive Impfung (Immunglobulin)
> 100 IE/l	nein	nein
> 10 bis < 100 IE/l	ja	nein
< 10 IE/l	ja	ja
nicht innerhalb 48 h zu bestimmen	ja	ja

Impfung durchzuführen und gegebenenfalls mit einer passiven Impfung zu kombinieren (Tab. 8.6).

Praxistipp

Nach Exposition mit HBV → anti-HBs bestimmen!

Ein Problem bei der Hepatitis B stellen die selten vorkommenden HBs-Escape-Mutanten und HBe-Minusvarianten dar, die vor allem unter Interferontherapie selektioniert werden. Sie gelten auch als Risikofaktor für die Entstehung der fulminanten Verlaufsform der Hepatitis B. Einerseits kann wegen des prinzipiellen Vorliegens einer HBe-Minusvariante bei der Diagnostik nicht in allen Fällen eine Infektiosität allein vom Nachweis von HBe-Antigen abhängig gemacht werden und andererseits schützt die aktive Impfung mit rekombinantem HBs-Antigen nicht vor einer Infektion durch eine HBs-Escape-Mutante.

Delta-Virus (Super-) Infektion eines HBV-Trägers [B17.0]

(Inzidenz nach IfSG: 2012 und 2011: je ungefähr 15 → < 0,1/100 000)

Das Hepatitis-Delta-Virus (HDV) ist ein inkomplettes RNA-Virus (Einzelstrang), das sich nur in Gegenwart des HBV vermehren kann, weil Letzteres die Hüllmembran (HBs-Antigene) für HDV liefert. HDV wird wie HBV parenteral übertragen und kommt endemisch vor allem in Rumänien sowie Teilen von Afrika und Südamerika vor. In Deutschland wird HDV bei 5–10 % aller HBV-Patienten, insbesondere Migranten und Drogenabhängigen, nachgewiesen. Es gibt zwei Möglichkeiten der HDV-Infektion:

- Die HDV-Superinfektion eines HBV-Trägers verläuft zunächst meistens symptomarm, führt aber in 90 % der Fälle zur Chronifizierung mit dann schwerem Verlauf.
- Im Gegensatz dazu kommt es bei einer HBV/HDV-Koinfektion oft zunächst zu einem schweren, protrahierten Verlauf der HBV-Infektion, die aber nur bei 2 % der Betroffenen chronifiziert.

Die HDV-Infektion kann serologisch durch Bestimmung spezifischer Antikörper sowie mithilfe der RT-

PCR nachgewiesen werden. Eine Therapie-Effizienz wurde bisher nur mit pegyliertem Interferon-α gezeigt. Als wirksamste Prophylaxe gegen die HDV-Infektion hat sich die Impfung gegen HBV erwiesen.

Virushepatitis C [B17.1]

(Inzidenz nach IfSG: 2011 und 2012: je ca. 5 000 → 6,1/100 000)

Von allen Virushepatitiden zeigen HCV-Infektionen in Deutschland die höchste Inzidenz. Die Virushepatitis C wird durch das Hepatitis-C-Virus (HCV) verursacht (bis Ende der 80er Jahre als Non-A-non-B-Hepatitis bezeichnet). Es handelt sich dabei um ein 38–50 nm großes, behülltes RNA-Virus, das zur Gattung Hepacivirus aus der Familie der Flaviviridae gehört. HCV kommt in 6 Genotypen mit jeweils zahlreichen Subtypen vor, wobei Genotyp 1 weltweit am häufigsten nachgewiesen wird.

Die HCV-Infektion findet vor allem auf dem Blutwege statt, wobei sie früher Hauptursache für Posttransfusionshepatitiden war: So wird der Erhalt von Blut(produkten) vor der Einführung der Routinetestung bei 20–25 % der HCV-Infizierten als wahrscheinlichster Übertragungsweg angesehen. Durch Screening-Verfahren aller Blutprodukte seit 1991 ist diese Gefahr in unseren Breiten heutzutage weitgehend eingedämmt. Dafür stellt jetzt besonders der i. v.-Drogenabusus (ungefähr 70 % aller Infizierten) ein Risiko für die Übertragung von HCV dar. Weitere 3–5 % der Infektionen beruhen auf einer nosokomialen Übertragung (z. B. durch Dialyse oder Nadelstichverletzung im medizinischen Bereich).

Eine Übertragung beim Geschlechtsverkehr zwischen Männern wird bei ungefähr 5 % der Infizierten angenommen. Die perinatale Übertragung des Virus von der schwangeren Mutter auf das Kind findet bei weniger als 1 % der HCV-infizierten Schwangeren statt.

In Deutschland leben mehr als 300 000 Personen mit HCV, dabei sind Personen mit Migrationshintergrund häufiger betroffen. Ungefähr die Hälfte der Infektionen verläuft ohne Symptome. In den anderen Fällen kommt es nach einer Inkubationszeit von durchschnittlich 6–8 Wochen oft zu einer Symptomatik, die als vermeintlich grippaler Infekt ohne Ikterus wahrgenommen wird.

MERKE

Nur weniger als **10 %** der Infizierten entwickeln einen **Ikterus**!

Genau das ist gefährlich: Die HCV-Infektion führt bei 85–100 % der Betroffenen zur Viruspersistenz und geht in > 70 % der Fälle in eine chronisch entzündliche Hepatitis über. Diese führt bei ca. 20 % der Patienten innerhalb von 20 Jahren zur Leberzirrhose mit dem Risiko der späteren Entwicklung eines hepatozellulären Karzinoms.

Diagnostik

Die Diagnose erfolgt durch Nachweis virusspezifischer Antikörper sowie durch HCV-RNA-Nachweis mithilfe der RT-PCR (Abb. 8.30). Darüber hinaus sollten für die Planung bzw. Überwachung einer antiviralen Therapie der HCV-Genotyp und die HCV-RNA-Konzentration im Blut bestimmt werden.

Therapie

Die Therapie der Infektion mit HCV-Genotyp 1 erfolgt durch eine Dreifachkombination bestehend aus einem antiviralen HCV-Proteaseinhibitor (Boceprevir oder Telaprevir) plus pegyliertes Interferon-α plus Ribavirin. Die Gesamttherapiedauer richtet sich danach, ob nach 4-wöchiger Gabe der HCV-Proteaseinhibitoren noch HCV-RNA nachweisbar ist (→ 48-wöchige Behandlung notwendig) oder nicht (→ 24-wöchige Behandlung notwendig).

Für die Therapie der Infektion mit HCV-Genotypen 2 oder 3 sind derzeit keine antiviralen HCV-Proteaseinhibitoren zugelassen, sodass in diesem Fall pegyliertes Interferon-α in Kombination mit Ribavirin über eine Dauer von 24 Wochen gegeben wird.

Auch für den Therapieerfolg ist der beim Patienten vorliegende HCV-Genotyp entscheidend:

- Bei ungefähr 70–90 % der mit dem Genotyp 1 Infizierten kann mit der Dreifachkombinationstherapie eine dauerhafte Elimination des Virus erreicht werden.
- Beim Genotyp 2 oder 3 beträgt die Heilungsrate nach Zweifachkombinationstherapie bis zu 80 %.

Auch in den nächsten Jahren ist mit der Zulassung weiterer antiviraler Mittel zu rechnen, sodass die Hoffnung auf eine zukünftig mögliche interferonfreie Therapie berechtigt erscheint.

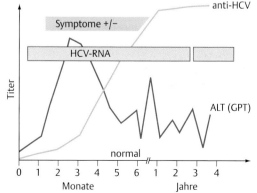

Abb. 8.30 Akute HCV-Infektion mit Übergang in die chronische Verlaufsform (ALT = Alanin-Aminotransferase; GPT = Glutamat-Pyruvat-Transaminase).

Eine Impfprophylaxe ist bisher nicht möglich, sodass auf die Verhinderung von Blut-zu-Blut-Kontakten verwiesen werden muss.

Nach Exposition, z. B. durch Nadelstichverletzung, sollte Blut für die Bestimmung des Hepatitis-C-Immunstatus asserviert werden. Nach Exposition mit Hepatitis C ist über 3 Monate eine Überwachung, z. B. durch RT-PCR aus Blut, angezeigt. Sobald die Infektion nachgewiesen ist, sollte eine Behandlung einsetzen.

> **MERKE**
>
> Je **früher** die **Therapie beginnt** umso besser. So kann u. U. eine 24-wöchige Interferon-Therapie innerhalb von 6 Monaten nach Exposition den chronischen Verlauf der Erkrankung verhindern.

Virushepatitis E [B17.2]

(Inzidenz nach IfSG: 2012: 388 → 0,4/100 000; 2011: 238 → 0,3/100 000)

Die Hepatitis E ist die zweithäufigste Hepatitis in Afrika und Vorderasien, speziell im Sudan, Tschad und Irak. Dort kommt es immer wieder zu Ausbrüchen mit mehreren Tausend Erkrankten. In Deutschland hat die Zahl der Erkrankungen in den letzten Jahren mit jährlich mehr als 200 gemeldeten Fällen signifikant zugenommen, wobei die meisten Infektionen nicht mehr auf Fernreisen, sondern hierzulande erworben werden. Für die Übertragung scheint vor allem der Genuss tierischer Lebensmittel (vor allem Wildschwein- und Schweinefleisch) von Bedeutung zu sein.

Ursache für die Erkrankung ist das Hepatitis-E-Virus (HEV). Dabei handelt es sich um ein unbehülltes RNA-Virus aus der Familie der Hepeviridae.

Es wird unter schlechten hygienischen Bedingungen fäkal-oral durch kontaminierte Lebensmittel oder Wasser (Eiswürfel!) übertragen.

Nach einer Inkubationszeit von ungefähr 30 Tagen entwickelt sich eine Symptomatik, die klinisch nicht von der einer Hepatitis A zu unterscheiden ist, wobei nur 25 % der Patienten einen Ikterus aufweisen. Eine Chronifizierung tritt nie ein.

 Praxistipp

> Besonders während einer Schwangerschaft im letzten Trimenon ist die Infektion gefährlich: Hier kommen schwere Verläufe mit einer Letalität von bis zu 20 % vor.

Die Erkrankung kann durch Nachweis spezifischer Antikörper und/oder mithilfe der RT-PCR von einer Hepatitis A unterschieden werden. In Einzelfällen hat sich die Therapie mit Ribavirin bewährt.

Präventionsmaßnahmen sollten vor allem darin bestehen, nur sauberes Trinkwasser zu verwenden und keine potenziell kontaminierten Lebensmittel zu essen.

GBV-C/HGV

Das **GB Virus-C** (GBV-C, auch als **Hepatitis G-Virus** bekannt) wurde 1967 in menschlichen Serum-Proben nachgewiesen und zunächst irrtümlicherweise mit Hepatitiden in Verbindung gebracht. Heute wird davon ausgegangen, dass GBV-C **keine humanpathogene Bedeutung** hat und nicht zu einer Hepatitis führt. Es findet auch keine Replikation von GBV-C in Hepatozyten statt. Das GBV-C ist ein behülltes RNA-Virus, das zur Familie der Flaviviridae gehört und wahrscheinlich durch Blut-Blut-Kontakt übertragen wird. Es vermehrt sich in Lymphozyten einschließlich CD4$^+$-T-Zellen.

In Deutschland besitzen 15–20 % der Bevölkerung Antikörper gegen GBV-C, bei 1–2 % kann sogar RNA im Blut nachgewiesen werden. GBV-C kommt häufig in Zusammenhang mit einer Hepatitis C vor, ohne jedoch einen Einfluss auf die Hepatitis C zu nehmen: ca. 80 % der GBV-C-Infizierten haben eine Hepatitis C, umgekehrt ist bei 10 % der Hepatitis-C-Patienten GBV-C nachweisbar.

> **MERKE**
>
> Bei HIV-Infizierten führt die Koinfektion mit GBV-C zu einer Hemmung der HIV-Replikation und damit zu einem signifikanten Überlebensvorteil.

Die Infektion kann durch die Anwesenheit spezifischer **Antikörper** oder durch **RT-PCR** nachgewiesen werden.

8.6.2 Leberabszess [K75]

Ein Leberabszess entsteht meist auf dem Boden einer **Cholangitis**, seltener durch hämatogene Einstreuung von Erregern. Häufig werden Streptokokken *(S. milleri)*, *E. coli* oder Anaerobier isoliert. Bei Reiserückkehrern ist auch an Amöben (S. 209) zu denken.

Die klinische Symptomatik wird von **Oberbauchschmerzen** mit **Fieber** und ggf. **Ikterus** dominiert.

Therapeutisch sollte eine **perkutane Abszessdrainage** versucht werden und in Abhängigkeit von dem daraus erfolgten Erregernachweis gezielt antibiotisch behandelt werden (bei Amöbenleberabszess z. B. Metronidazol).

8.7 Krankheiten der Gallenblase, der Gallenwege und des Pankreas

Key Point

Das für Entzündungen der Gallenblase verantwortliche Erregerspektrum stammt aus dem Darm und besteht vor allem aus Enterobacteriaceae und Enterokokken.
Infektionsbedingte Pankreatitiden sind eher selten.

8.7.1 Cholelithiasis und Cholezystitis [K80–K81]

Gallensteine (Cholelithiasis) sind bei mindestens jedem zehnten Individuum jenseits des 40. Lebensjahres nachweisbar. Sie bewirken einen Stau der Gallenflüssigkeit, der Infektionen der Gallenblase (Cholezystitis) und der Gallengänge (Cholangitis) begünstigt.

Praxistipp

Wo Stase, da Infektion!

Das für die Infektion verantwortliche Keimspektrum stammt aus dem Darm und besteht vor allem aus **Enterobacteriaceae** und **Enterokokken**. Weniger häufig kommen darüber hinaus Infektionen mit *P. aeruginosa*, Streptokokken, Salmonellen, *Candida* und anderen Pathogenen vor.

Die akute Cholezystitis und Cholangitis äußert sich vor allem in akuten **rechtsseitigen Oberbauchschmerzen**, **Übelkeit**, Erbrechen und **Fieber**. Labormedizinisch fallen eine Erhöhung von Bilirubin, GOT/AST und alkalischer Phosphatase auf. Meist bilden sich die Beschwerden innerhalb von 4 Tagen spontan zurück. Andernfalls ist eine chirurgische Intervention angezeigt.

Eine gefürchtete **Komplikation** stellen das Gallenblasenempyem oder die Perforation mit anschließender Peritonitis oder Sepsis dar.

Die endoskopisch retrograde Cholangiopankreatikografie (**ERCP**) wird einerseits zur Entfernung von Gallensteinen eingesetzt, andererseits kann dadurch Material für den mikrobiologischen Erregernachweis gewonnen werden.

Für die **kalkulierte Antibiotikatherapie** haben sich Mezlocillin und Piperacillin in Kombination mit einem β-Laktamase-Inhibitor bewährt. Alternativ kommen Carbapeneme oder Fluorchinolone in Betracht. Zur zusätzlichen Abdeckung von Anaerobiern ist Metronidazol geeignet. Cephalosporine weisen eine Enterokokkenlücke auf, sodass ihr therapeutischer Effekt begrenzt ist.

8.7.2 Pankreatitis [K85]

Die infektionsbedingte Pankreatitis ist eher selten und beruht auf einer Organbeteiligung im Rahmen einer systemischen viralen Infektion oder entsteht durch Aszension pathogener Bakterien aus dem Darm. Ursache sind vor allem Enteroviren und Paramyxoviren sowie Salmonellen und Campylobacter. Gefürchtet ist die Einwanderung des Nematoden *As-caris lumbricoides* (S. 443) in den Ductus pancreaticus.

Die Klinik wird meist vom jeweiligen Erreger diktiert und weist nicht auf eine akute Pankreatitis hin. Diese wird üblicherweise erst durch eine Erhöhung von Lipase und Amylase diagnostiziert. Die Therapie richtet sich nach dem Erregernachweis.

8

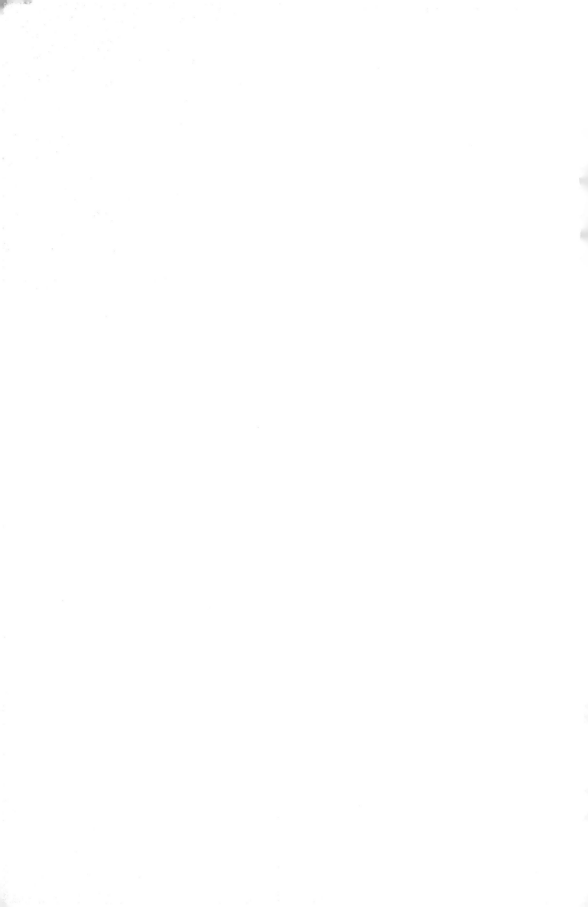

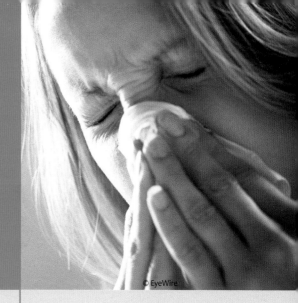
© EyeWire

Kapitel 9

Infektionen von Atemwegen, Lunge und Herz-Kreislauf-System, Sepsis

9.1 Klinischer Fall

Die iatrogene Keimquelle

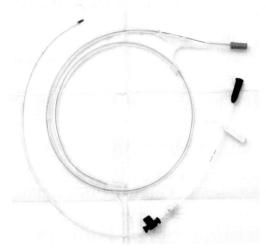

Abb. 9.1   Infektionsquelle: zentralvenöser Katheter. (© Thieme Verlagsgruppe/Michael Zimmermann)

Keime der physiologischen Flora von Haut und Schleimhäuten verursachen normalerweise keine Infektionen. Für Patienten, die wegen schweren Erkrankungen intubiert werden müssen oder großlumige venöse Zugänge brauchen, können aber genau diese Erreger gefährlich werden. Physiologisch vorkommende Bakterien reichern sich gerne auf Katheterspitzen oder Tuben an. Wenn sie ins Blut ausgeschwemmt werden, können sie eine Sepsis hervorrufen.

Die sterile Blutentnahme

Es ist Dirks zweiter Tag auf der chirurgischen Intensivstation. Der Famulus soll seine ersten Blutkulturen abnehmen. Als er Kanülen, Desinfektionsmittel und die Blutkultur-Flaschen vorbereitet, geht er den sterilen Blutentnahme-Vorgang noch einmal in Gedanken durch. Erst vor einer Woche hat er das Hygiene-Seminar besucht, in dem ein Film über das korrekte Blutabnehmen gezeigt wurde.

Am Patientenbett angekommen führt er konzentriert einen Schritt nach dem anderen durch: Nach Anlage der Staubinde tastet er die Armvene, desinfiziert sich die Hände und zieht sich Handschuhe an. Dann desinfiziert er die Hautstelle, indem er das antiseptische Mittel längere Zeit einwirken lässt. Ohne die Vene aus den Augen

zu verlieren, greift er nach der Kanüle und der 20 ml-Spritze und sticht in die Haut. Langsam zieht er die Spritze mit Blut auf und befüllt dann mittels einer sterilen Nadel die beiden Blutkultur-Flaschen: Eine für anaerobe und eine für aerobe Keime.

Suche nach der Infektionsquelle

Bei dem 29-jährigen Intensivpatienten ist die sterile Blutentnahme besonders wichtig: Vor einer Woche wurde der junge Büroangestellte wegen multipler Frakturen nach Motorradunfall operiert. Seitdem liegt er auf der chirurgischen Intensivstation. Er ist intubiert, hat einen Blasenkatheter und einen zentralvenösen Zugang in der linken Vena subclavia. Am vierten Tag nach der Operation stieg seine Körpertemperatur auf 38 °C. „In der letzten Blutkultur fand man bei dem Patienten koagulasenegative Staphylokokken. Vermutlich hat man die Haut des Patienten bei der Blutentnahme nicht richtig desinfiziert", erklärt Dr. Krämer dem Famulus. Neugierig fragt Dirk nach: „Kommen denn der Tubus oder der Blasenkatheter als Infektionsquellen in Betracht?" Dr. Krämer lacht: „Du hast in der Vorlesung aufgepasst. Genau. Nur, im Urin ist nichts zu finden. Auch das Trachealsekret ist in Ordnung. Der Röntgen-Thorax war heute unauffällig. Eine Pneumonie hat der Mann also eher nicht."

Kathetersepsis

Am übernächsten Tag studiert Dirk die Laborbefunde des Patienten. Er wundert sich: Bei dem 29-jährigen Büroangestellten fand man erneut koagulasenegative Staphylokokken in der Blutkultur. Hat er etwa doch unsteril Blut abgenommen? Aus Neugier schaut sich der Famulus die Laborparameter des Patienten an. Die Leukozyten im Blut sind deutlich erhöht. In der Pflegekurve wurde mehrmals eine Herzfrequenz von über 100/Minute dokumentiert. „Möchtest du beim ZVK-Wechsel zuschauen?", hört Dirk Dr. Krämer hinter sich sagen. „Die Staphylokokken im Blut des Patienten kommen vielleicht vom zentralen Venenkatheter. Er liegt schon seit über einer Woche", erläutert der Arzt dem Famulus. Beim Entfernen des Katheters beobachten die Mediziner eine leichte Rötung um die Einstichstelle. Und in der Tat, die Körpertemperatur des 29-Jährigen sinkt wenige Stunden nach Katheterentfernung auf Normalwerte. Das mikrobiologische Ergebnis der eingesandten Katheterspitze ergibt eine Keimbesiedelung mit koagulasenegativen Staphylokokken.

9.2 Akute Infektionen der oberen Atemwege

Key Point

Infektionen der Atemwege und der Lunge werden in der Regel durch Tröpfcheninfektion bzw. Aerosole übertragen. Vor allem in den oberen Atemwegen (Nasopharynx) findet oft initial zunächst eine virale Infektion statt, die die Epithelzellen schädigt und den Weg für eine bakterielle Superinfektion bahnt.

Infektionen der Lunge und der Atemwege können durch eine Vielzahl von Erregern (Abb. 9.2) verursacht werden, die exogen über die Luft, seltener durch direkten körperlichen Kontakt oder durch Aufnahme kontaminierter Nahrungsmittel erworben werden. Manche fakultativ pathogenen Mikroorganismen besiedeln zunächst nur die Schleimhäute, was noch nicht als Infektion oder gar als Infektionskrankheit gilt, oder sie gehören zur residenten Flora der oberen Luftwege (S. 81) und werden erst bei lokaler oder allgemeiner Resistenzminderung invasiv.

Erkrankungen durch diese Erreger entstehen also endogen, die Erkrankung ist somit kaum übertragbar und tritt nur in Einzelfällen auf, während die exogen erworbenen Erreger ansteckend sind und Gruppenerkrankungen oder Epidemien hervorrufen können.

> **MERKE**
>
> Die Erreger besitzen nicht die gleiche Affinität zu allen Abschnitten des Respirationstraktes, sodass eine gewisse **Korrelation** zwischen der **Lokalisation des Prozesses** und dem zu erwartendem **Erreger** besteht. Die Kenntnis solcher Affinitäten ist wichtig für die Einleitung einer Therapie, wenn das Ergebnis der mikrobiologischen Untersuchung nicht abgewartet werden kann.

9.2.1 Rhinopharyngitis [J00] und grippaler Infekt [J06]

Akute Infektionen der Nasenschleimhaut führen meist zum Schnupfensyndrom („Erkältungsschnupfen"), das durch vermehrte Sekretion (Rhinorrhö), Schleimhautschwellung mit Behinderung der Nasenatmung und Niesreiz gekennzeichnet ist. Besonderheiten wie schleimig-eitrig oder blutig-seröse Sekretion, Schleimhautulzera oder tumoröse Wucherungen können zusätzlich Hinweise auf die Ätiologie der Rhinitis geben.

Bei chronischen Erkrankungen stehen Beschwerden durch die atrophierte oder hyperplastische Schleimhaut im Vordergrund.

Rhinitis, Schnupfen

Primäre Ursache des Schnupfens (syn. common cold) sind Viren. Es gibt drei Spezies von **Rhinoviren** (A, B, C) mit insgesamt mehr als 130 Serotypen, die bis zu 50 % aller common colds verursachen und das ganze Jahr über vorkommen. Weitere 15 % des Schnupfens werden – hauptsächlich im Winter – durch Coronavi-

9

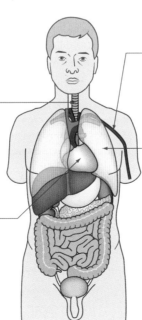

Infektionen der oberen Atemwege
[J00 – J06, A36 – A38, A69.1]
– Rhinoviren, RSV
– Pneumokokken, *H. influenzae, S. aureus*
– *S. pyogenes* (GAS)
– Treponemen/Fusobakterien
– *C. diphtheriae*
– *B. pertussis*
in anderen Kapiteln:
– *EBV, Candida*

Infektionen des Herzens
[I05, I30, I38]:
– *S. pyogenes* (GAS)
– Coxsackie-Viren
– Viridans-Streptokokken
– Enterokokken
– Staphylokokken
– HACEK, Corynebakterien
– Enterobacteriaceae, *P. aeruginosa*

Sepsis, Phlebitis [A39, A49, I80]:
– Staphylokokken, Corynebakterien
– Enterobacteriaceae
– Pneumokokken, Meningokokken
– *P. aeruginosa*
in anderen Kapiteln:
– *H. influenzae*
– *Candida*, HBV, HCV, HIV

Infektionen der Lunge:
Grippe und Pneumonie [J10 – J18]
Infektionen der unteren Atemwege
[J20 – J21, J40 – J47], Tuberkulose
[A15 – A19]:
– Influenzavirus, SARS-Coronavirus, RSV
– Coxsackie-, ECHO-, Parainfluenza-Viren
– Pneumokokken, *H. influenzae*
– Chlamydien, Legionellen
– *Mycobacterium-tuberculosis*-Komplex
– Mykoplasmen, Klebsiellen
– Coccidioides, Histoplasma
– Blastomyces, Paracoccidioides
in anderen Kapiteln:
– Coxiellen, Rickettsien
– *S. aureus*, Enterobacteriaceae
– *P. aeruginosa*
– *Pneumocystis jirovecii*, Aspergillen

Abb. 9.2 Erregerspektrum von Atemwegen, Lunge und Herz.

ren verursacht. Infrage kommen auch Parainfluenza- und Adenoviren sowie bei Kleinkindern das Respiratorische Synzytial-Virus (RSV).

Die Übertragung erfolgt überwiegend durch Tröpfcheninfektion. Meistens beginnt der Schnupfen mit Brennen und Trockenheitsgefühl im Nasopharynxbereich; manchmal kommen Kopfschmerzen und subfebrile Temperaturen vor, außerdem wird reichlich wässriges Nasensekret produziert. Durch Störung der Nasenatmung hört sich die Stimme nasal an. Das stetige Ausschnupfen führt zur lokalen Reizung des Naseneingangs. Meist kommt es nach 1–2 Wochen zur Spontanheilung.

Rhinoviren

Die zur Familie Picornaviridae gehörenden Rhinoviren sind nackte und daher umweltresistente RNA-Viren, die weltweit vorkommen und durch Tröpfcheninfektion übertragen werden. Besonders häufig sind Kinder von der Infektion betroffen, später nimmt die Infektionsrate kontinuierlich ab.

Die Vermehrung der Viren bleibt lokal auf die Eintrittspforte (das Nasopharynx-Epithel) beschränkt. Eine hämatogene Streuung findet nicht statt. Nach einer Inkubationszeit von 1–4 Tagen entwickeln sich eine Hyperämie der Schleimhaut und ein Ödem des subepithelialen Bindegewebes. Typisch ist die massive Produktion von wässrigem Nasensekret („tropfende Nase"). Häufig gesellen sich Heiserkeit, Halsschmerzen und Husten hinzu.

Falls erforderlich, kann eine Diagnostik mithilfe der RT-PCR oder durch Virusanzucht in Zellkultur durchgeführt werden. Bisher steht keine Kausaltherapie gegen Rhinoviren zur Verfügung.

Akute, unspezifische bakterielle Rhinitis

Im Verlauf einer Virusinfektion der Nasenschleimhaut tritt oft eine bakterielle Superinfektion auf, die klinisch am Übergang des serös-schleimigen Sekrets der Virus-Rhinitis in ein rahmig-eitriges Sekret erkennbar ist. Erreger sind vor allem *Streptococcus pneumoniae* (Pneumokokken), *S. pyogenes*, *Haemophilus influenzae* und *Staphylococcus aureus*, seltener Enterobacteriaceae oder Pseudomonas.

In der Regel handelt es sich um endogene Infektionen, eine aerogene Übertragung ist aber möglich und kann vor allem Kleinkinder gefährden.

Praxistipp

Da der ursächliche Erreger nur durch die mikrobiologische Untersuchung erkannt werden kann, sollten bei allen schweren, schlecht heilenden oder zur Ausbreitung neigenden Infektionen Nasenabstriche kulturell untersucht werden.

Die antibiotische Therapie richtet sich nach dem nachgewiesenen Erreger: Bei Pneumokokken Benzylpenicillin (außer bei Verdacht auf Penicillinresistenz, die besonders bei Auslandsanamnese vorliegen kann → in diesem Fall sollte kalkuliert Cephalosporin 3 gegeben werden); bei Haemophilus mit nachgewiesener Empfindlichkeit ein Aminopenicillin/BLI, Makrolid oder Cephalosporin 2 bzw. 3; bei Penicillin-G-empfindlichen Staphylokokken Penicillin G, sonst penicillinasefeste Penicilline (Oxacillin, Dicloxacillin oder Flucloxacillin) oder andere Antibiotika nach Antibiogramm.

9.2.2 Sinusitis [J01]

Bei der Sinusitis kommt es zur Entzündung der Schleimhaut einer oder mehrerer Nebenhöhlen. Befallen werden in abnehmender Häufigkeit die Kieferhöhlen, die Siebbeinzellen, die Stirnhöhlen und die Keilbeinhöhle. Folgende Erreger sind häufig:

- akute Sinusitis:
  - 70 % *S. pneumoniae, S. pyogenes, H. influenzae, S. aureus*
  - 12 % Anaerobier, Enterobacteriacae
- chronische Sinusitis:
  - 10 % *S. pneumoniae, S. pyogenes, H. influenzae, S. aureus*
  - 55 % Anaerobier, Enterobacteriacae.

Nebenhöhlenentzündungen entwickeln sich meist in Folge anatomischer oder entzündlicher Veränderungen der Nase. Darüber hinaus müssen aber auch iatrogene Infektionen, die durch unsterile Instrumente oder Spülflüssigkeiten oder durch Einschleppung von Erregern bei der Punktion zustande kommen, berücksichtigt werden. Auch eine dentogene Fortleitung ist möglich.

Der ursächliche Erreger kann nur durch die mikrobiologische Untersuchung von Punktat oder Spülflüssigkeit geklärt werden. Wenn – wie üblich – sterile physiologische Kochsalzlösung zur Spülung verwendet wird, ist wegen möglicher Inaktivierungswirkung dieser Flüssigkeit auf die Erreger für raschen Transport der Probe zu sorgen.

Die Behandlung der Sinusitis besteht primär in der Gabe von abschwellenden Nasentropfen und ggf. in der Spülung der infizierten Nebenhöhle.

Praxistipp

Erst sekundär und vor allem in hartnäckigen Fällen sollten Antibiotika (nach Anzucht und Testung des Erregers, z. B. Aminopenicilline) eingesetzt werden.

Bakterielle Superinfektionen

Grundlage für die meisten bakteriellen Infektionen im Nasen-Rachen-Bereich ist eine **vorbestehende Schädigung** der Integrität der Schleimhaut, die meistens durch eine **virale Infektion** (Rhino-, Coxsackie-, ECHO-, Parainfluenza- und Influenzaviren) ausgelöst wird. Bei einer darauf aufbauenden Infektion spricht man von einer Superinfektion.

Eine bakterielle Superinfektion entsteht vor allem durch **H. influenzae**, aber auch durch **Gruppe-A-Streptokokken** und **Pneumokokken**, weil diese Bakterien spezifisch an die entsprechenden Viren binden. Vor allem Kinder im Alter von 6 Monaten bis 4 Jahren sind betroffen, weil sie einerseits keine mütterlichen Antikörper mehr aufweisen und andererseits selbst noch nicht genügend Antikörper gegen die Kapseln von H. influenzae und Pneumokokken gebildet haben.

Besonders H. influenzae mit dem Kapseltyp B (HinB) führt häufig als Erreger einer Superinfektion nach einem banalen Virusinfekt zur **Pharyngitis** oder zur **Epiglottitis**. Hierbei handelt es sich in der Regel um eine endogene Infektion.

Auf dem gleichen pathogenetischen Prinzip beruht auch die Entstehung einer akuten **Sinusitis**, die in 70 % der Fälle von H. influenzae oder Pneumokokken verursacht wird (zum Vergleich: bei der chronischen Sinusitis kommen diese beiden Erreger nur in 10 % der Fälle vor → Verschiebung des Keimspektrums zugunsten von Anaerobiern und Enterobacteriaceaen bei der chronischen Sinusitis). Meistens ist der **Sinus maxillaris** betroffen. Zusätzlich kann H. influenzae auch für eine **Otitis media** und eine Pneumonie (S. 246) verantwortlich sein, die ebenfalls das Ergebnis einer bakteriellen Superinfektion nach banalem Virusinfekt des oberen Respirationstrakts sein können.

9.2.3 Pharyngitis und Tonsillitis [J02–J03]

Aufgrund der Lokalisation der Entzündung lassen sich Pharyngitis und Tonsillitis voneinander abgrenzen. Es bestehen aber fließende Übergänge zwischen diesen Krankheitsbildern, sodass ihre gemeinsame Besprechung sinnvoll ist.

Streptokokkenpharyngitis und Scharlach [A38, A40]

Streptokokkeninfektionen des Rachenrings gehören zu den häufigsten Infektionskrankheiten. Sie können zu gefährlichen Komplikationen und Folgekrankheiten führen, insbesondere dann, wenn sie nicht diagnostiziert und nicht ausreichend therapiert werden. Die Übertragung erfolgt meist durch Tröpfcheninfektion und geht vom akut Erkrankten aus. Es müssen aber auch gesunde Keimträger als Infektionsquelle in

Betracht gezogen werden. Erkrankungen sind vor allem im Schulkindalter häufig.

> **MERKE**
>
> – Pharyngitis, Tonsillitis, Rhinitis: 15–30 % Gruppe-A-Streptokokken (*Streptococcus pyogenes*)
> – Sinusitis, Otitis media: 3 % Gruppe-A-Streptokokken (*Streptococcus pyogenes*)

Der typische Erreger von Angina lacunaris und Scharlach ist *Streptococcus pyogenes*, dessen einziger natürlicher Wirt der Mensch ist.

Angina lacunaris (syn. Tonsillitis) ▏ Die Angina lacunaris entwickelt sich nach einer Inkubationszeit von 2–4 Tagen und ist durch ein Enanthem, Halsschmerzen, hohes Fieber und Eiterstippchen charakterisiert, die sich meistens an den Tonsillen befinden und leicht mit einem Abstrichtupfer weggewischt werden können (Abb. 9.3).

S. pyogenes (GAS = Gruppe-A-Streptokokken) ist eine β-hämolysierende Streptokokkenart und besitzt ein breites Spektrum zellständiger und extrazellulärer Virulenzfaktoren, die als Antigene wirken und im Menschen die Bildung spezifischer Antikörper hervorrufen. Solche Antikörper, die mit menschlichen Geweben kreuzreagieren oder nach Zusammenlagerung mit ihrem Antigen als Immunkomplexe im Körper zirkulieren können, spielen eine wichtige Rolle bei der Pathogenese von Streptokokkenerkrankungen (S. 49) bzw. ihrer Folgeerkrankungen.

Scharlach ▏ Als Folge einer Streptokokken-Tonsillitis kann es zum Scharlach kommen. In Deutschland liegt die Inzidenz bei mehr als 60/100 000 Einwohnern. Es gibt insgesamt drei phagenkodierte erythrogene Toxine (Spe-A, -B, -C), die als Superantigene wirken und nur von einigen S. pyogenes-Stämmen (S. 52) produziert werden. Diese erythrogenen Toxine sind für das Scharlachexanthem (Abb. 9.4) mit nachfolgender Hautschuppung (v. a. an Handtellern und Fußsohlen) sowie für das Scharlachenanthem

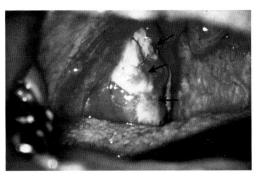

Abb. 9.3 Angina lacunaris mit typischen Eiterstippchen (Pfeil) auf den Tonsillen. (mit freundlicher Genehmigung von Prof. Dr. W. Steiner, Göttingen)

9

verantwortlich und können auch zum Toxic Shock Syndrome (TSS) führen.

> **MERKE**
>
> Es handelt sich demzufolge um eine infektiöse Intoxikation.

Weitere charakteristische Krankheitszeichen des Scharlachs sind die Himbeerzunge mit hypertrophierten Papillen und die periorale Blässe, d. h. das Fehlen eines Exanthems im Mundbereich (Abb. 9.4).

Praxistipp

Eine dauerhafte Immunität bildet sich nur gegen das jeweilige Spe-Toxin aus, sodass man theoretisch bis zu dreimal an Scharlach erkranken kann.

Andere Streptokokken, z. B. der serologischen Gruppen C und G, rufen zuweilen ebenfalls Pharyngitiden hervor. Dagegen spielen β-hämolysierende Streptokokken der serologischen Gruppe B (= S. agalactiae) im Respirationstrakt praktisch keine Rolle. Sie sind aber einer der wichtigsten Erreger von Neugeborenen-Sepsis (S. 326) und/oder Meningitis.
Lokale Komplikationen bei Tonsillitis und Pharyngitis sind der parapharyngeale und der peritonsilläre Abszess. Bei weiterer Ausbreitung der Infektion kann es zu dem schweren Krankheitsbild der septischen Jugularvenenthrombose und zur Sepsis mit Purpura fulminans und Verbrauchskoagulopathie kommen.

Folgekrankheiten [I00–I02]
Als Folge einer A-Streptokokken-Infektion können nichteitrige Folgekrankheiten auftreten: akute Glomerulonephritis, akutes rheumatisches Fieber, Chorea minor (selten).
Bei ca. 3 % aller A-Streptokokken-Infektionen entwickelt sich eine akute Glomerulonephritis (AGN): Dabei handelt es sich um das Ergebnis einer Antigen-Antikörper-Reaktion (Ablagerung von Komplexen aus Antigenen von S. pyogenes (S. 52) und gegen sie gerichteten Antikörpern an der glomerulären Basalmembran), die zur Immunkomplex-Nephritis führt. Die dadurch entstehende Entzündungsreaktion führt zur gesteigerten Kapillarpermeabilität mit Proteinurie und Erythrozyturie. Eine chronische Niereninsuffizienz kann u. U. die Folge sein. Die AGN kann ca. 10 Tage nach Tonsillopharyngitis/Scharlach oder (häufiger) ca. 21 Tage nach einer Pyodermie/Erysipel auftreten.
Das akute rheumatische Fieber (ARF) ist hierzulande selten und kommt in der Regel nur nach einer Racheninfektion (nach ca. 18 Tagen) vor. Es ist charakterisiert durch die Trias Arthritis, Pankarditis (Endo-,

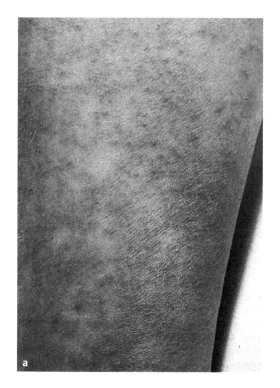

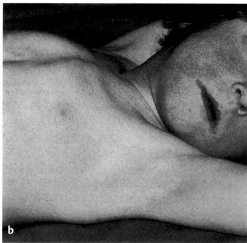

Abb. 9.4 Kleinfleckiges Exanthem (**a**) und periorale Blässe (**b**) bei Scharlach. (aus Hof, H., Dörries, R., Duale Reihe Medizinische Mikrobiologie, Thieme, 2009)

Myo- und Perikarditis) und Chorea minor. Bei Letzterer handelt es sich um eine Hypotonie der Muskulatur mit Hyperkinesen, die sich als schnelle und unwillkürliche Kontraktionen einzelner Muskeln manifestieren. Die Patienten fallen durch eine motorische Unruhe mit „Schneiden von Grimassen" und eventuell durch Grunzlaute auf.
Als pathogenetisch bedeutsame Teilaspekte werden sowohl direkte toxische Wirkungen durch die Erreger selbst oder durch ihre Produkte (Toxine) als auch

ein molekulares Mimikry (zelluläre und humorale Kreuzreaktion zwischen Proteinantigenen der Streptokokken [v. a. M-Protein] und kardialem, synovialem und neuronalem Gewebe) diskutiert.

Diagnostik, Therapie und Prävention

Diagnostik ‖ Der kulturelle Nachweis von A-Streptokokken aus Rachenabstrichen erfolgt auf bluthaltigen Nährmedien. Die Spezies (= serologische Gruppe nach Lancefield) wird mit spezifischen Antikörpern bzw. antikörperbeladenen Latexpartikeln oder durch biochemische Differenzierung bestimmt. Die Erregerdifferenzierung durch MALDI-TOF-Massenspektrometrie ist bei Streptokokken bisher schwierig. Zusätzliche diagnostische Hinweise gibt die Bestimmung des Antikörpertiters im Patientenserum gegen Exoenzyme der A-Streptokokken, die bei den nicht eitrigen Folgekrankheiten unabdingbar für die Diagnose ist. Als diagnostisch verwertbar haben sich Antikörperbestimmungen (S. 53) gegen Streptolysin O (ASL-O) und Desoxyribonuklease B (ADN) erwiesen.

> **MERKE**
>
> Da jeder Mensch im Laufe seines Lebens zur Auseinandersetzung mit Streptokokken gezwungen ist, findet man auch bei gesunden Menschen Antikörper gegen diese Antigene („Basistiter"), sodass nur **hohe Titer** bzw. ein **Titeranstieg** auf eine floride oder kürzlich durchgemachte Streptokokkeninfektion hinweisen.

Therapie ‖ Bei *S.-pyogenes*-Infektionen ist Penicillin vom Wirkungstyp des Penicillin G immer noch Mittel der Wahl, da gegen diese bisher keine nennenswerte Resistenzentwicklung beobachtet wurde. Unabhängig vom klinischen Erfolg einer Penicillintherapie ist die Behandlung in ausreichender Dosierung mindestens 10 Tage fortzusetzen, um dem Auftreten einer Folgekrankheit sicher vorzubeugen.

Als Alternative kommen Cephalosporine oder Makrolide bzw. Clindamycin infrage, wenn sie sich bei der Testung des Bakterienstammes als wirksam erwiesen haben. Eine Makrolid-Therapie kann wegen der guten intrazellulären Penetration dieser Pharmaka von Nutzen sein, wenn sich eine Angina mit β-Laktamantibiotika nicht ausheilen lässt.

Praxistipp
> Ein infiziertes Kind sollte frühestens 24 h nach Therapiebeginn wieder Kontakt mit anderen Kindern haben.

Prävention ‖ Eine Prävention von A-Streptokokken-Infektionen durch Impfung ist nicht möglich. Die Entstehung des akuten rheumatischen Fiebers lässt sich jedoch mit großer Sicherheit durch die 10-tägi-

ge orale Penicillintherapie verhindern. Zur Dauerprophylaxe bei besonders gefährdeten Personen (z. B. vorgeschädigte Herzklappe) hat sich die tägliche orale Penicillineinnahme oder eine monatliche Injektion eines Depotpräparates (z. B. Benzathin-Penicillin) bewährt. Das Auftreten einer akuten Glomerulonephritis lässt sich nicht mit gleicher Sicherheit chemoprophylaktisch abwenden.

Der vorbeugende Wert einer Tonsillektomie ist umstritten, da Streptokokken-Pharyngitiden auch nach Entfernung der Tonsillen auftreten können.

Angina Plaut-Vincenti (Fusotreponematose) [A69.1]

Die Angina Plaut-Vincenti wird auch als Fusotreponematose bezeichnet. Sie gilt als spezifische Infektionskrankheit, da sie endogen durch die Koinfektion mit *Treponema vincentii* und *Fusobacterium nucleatum* (Kommensalen der normalen Mundflora) hervorgerufen wird. Daher spielen wahrscheinlich Einschränkungen der Immunabwehr oder/und ein Ungleichgewicht innerhalb der Normalflora eine Rolle bei der Pathogenese.

Die Erkrankung ist durch eine meist einseitige, nekrotisierende Tonsillitis mit dramatischem Lokalbefund, aber gering gestörtem Allgemeinbefinden gekennzeichnet. Auffällig ist ein starker Foetor ex ore (unangenehmer Mundgeruch).

Es erkranken überwiegend junge Erwachsene. Meist heilt die Krankheit innerhalb von 1–2 Wochen aus, sie kann sich aber auch als ulzeröse Stomatitis ausbreiten. Bei abwehrschwachen Patienten, insbesondere in den Tropen, kann eine destruierende Entzündung der Schleimhaut und der angrenzenden Gewebe ausgelöst werden, die als Noma bezeichnet wird.

Praxistipp
> Die Angina Plaut-Vincenti ist eine der wenigen bakteriellen Infektionskrankheiten, die nicht kulturell, sondern allein mikroskopisch aus dem nach Gram oder mit Fuchsin gefärbten Originalpräparat diagnostiziert wird (Abb. 9.5).

Im Grampräparat sieht man gramnegative, relativ lange, an den Enden zugespitzte Stäbchen (Fusobakterien) und sehr zarte gramnegative Schraubenbakterien (*T. vincentii*).

Die klinische Differenzialdiagnose umfasst vor allem die Diphtherie, aber auch einen syphilitischen Primäraffekt (S. 308) oder ein Neoplasma.

Die Therapie erfolgt durch hoch dosierte Penicillin-Gabe, alternativ können Tetracycline oder Clindamycin eingesetzt werden.

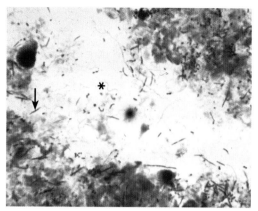

Abb. 9.5 Angina Plaut-Vincenti: Koinfektion mit Spirochäten (*) und Fusobakterien (→).

Diphtherie (echter Krupp) [A36]

Die Diphtherie ist eine akute Infektionskrankheit, die durch das Bakterium *Corynebacterium diphtheriae* hervorgerufen wird.

Pathogenität und Virulenzfaktoren

Die Diphtherie ist eine lokale Infektion, die zu einer generalisierten Intoxikation führen kann.

> **MERKE**
>
> Phagenfreie Stämme bilden kein Toxin und sind somit meistens ungefährlich. Dennoch können sog. aggregative, atoxische Stämme Ursache für **Septikämien** und **Endokarditiden** (v. a. bei Drogenabhängigen) sein.

Die minimal letale Toxindosis beträgt 0,1 µg/kg Körpergewicht. Das Diphtherietoxin ist ein Exotoxin mit AB-Struktur. Die B-Unterheit bindet an entsprechende Zielzellen. Nach Translokation durch die Zytoplasmamembran entfaltet die A-Untereinheit ihre toxische Aktivität durch ADP-Ribosylierung des Elongationsfaktors-2 (EF-2), Abb. 9.6.

$$\text{NAD} + \text{EF-2} \xrightarrow{\text{Diphtherietoxin}} \text{ADF-Ribosyl-EF-2} + \text{Nikotinamid} + H^+$$

Abb. 9.6 Inhibition der Proteinsynthese in Eukaryonten.

Der EF-2 spielt eine wesentliche Rolle in der Proteinbiosynthese, weil er normalerweise die Verlängerung der Aminosäurenketten an den Ribosomen bewirkt. Durch die ADP-Ribosylierung wird EF-2 in seiner Funktion gehemmt: Als Folge wird die Proteinbiosynthese der Wirtszelle gehemmt und die Zelle stirbt. Die klinischen Symptome sind abhängig von der durch das Diphterietoxin zerstörten Wirtszelle bzw. des zerstörten Gewebes.

Klinik

Die Übertragung des Erregers erfolgt meist durch Tröpfcheninfektion, wobei Erkrankte, Inkubationsausscheider oder Keimträger als Infektionsquelle dienen können.

> **MERKE**
>
> **Keimträger** spielen sicher die größere Rolle, denn die durch die Impfung erzeugte Immunität ist antitoxisch und schützt somit zwar vor der Erkrankung, verhindert aber nicht das Keimträgertum!

Wegen der relativ guten Umweltresistenz von *C. diphtheriae* kann auch von Gegenständen abgewirbelter Staub zur Infektion führen.

Die Erreger vermehren sich in der Regel an der Eintrittspforte (meistens Rachen, seltener Hautwunden) und produzieren Toxin, das zunächst lokal, später ggf. aber auch generalisiert wirkt. Daher ist die Diphtherie meistens eine primär an den Tonsillen lokalisierte Schleimhautinfektion, die durch toxische Fernwirkung zur schweren Allgemeinerkrankung führen kann.

Das Toxin wirkt lokal nekrotisierend und gefäßdilatierend, wodurch es zur Ödembildung, zu Blutungen und zur Fibrinausscheidung kommt. Durch Zelltod und Fibrinausscheidung bedingt bilden sich die charakteristischen pseudomembranösen Beläge auf der infizierten Schleimhaut aus (Abb. 9.7).

Nach einer Inkubationszeit von durchschnittlich 2–6 Tagen entwickelt sich in Abhängigkeit von der Eintrittspforte die Nasen-, Rachen-, Kehlkopf- oder Wunddiphtherie. Die klassische Rachen-Kehlkopfdipterie ist durch die bereits geschilderten festen Membranen, eine Gaumensegelparese, Fieber, lokale Lymphknotenschwellung und schweres Krankheitsgefühl charakterisiert. Gefürchtete Komplikationen sind die nach 8–10 Tagen eintretende Früh- oder die erst nach 4–8 Wochen auftretende Spätmyokarditis und Nervenlähmungen.

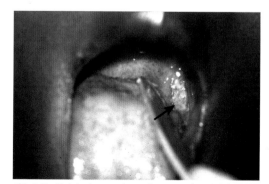

Abb. 9.7 Diphtherie: pseudomembranöse Beläge (Pfeil). (mit freundlicher Genehmigung von Prof. Dr. A. Stich, Würzburg)

Vor allem in den Ländern des Südens ist außerdem die Wunddiphtherie von klinischer Bedeutung. Diese fällt durch weißliche Wundränder auf.

Früher war die durch die pseudomembranösen Beläge bedingte Laryngitis diphtherica eine gefürchtete Komplikation, die ohne frühzeitige Tracheotomie zum Erstickungstod führte. Sie ist u. a. durch den sogenannten Caesarenhals (durch die starke Lymphknotenbeteiligung) und süßlichen Mundgeruch charakterisiert.

Exkurs

Diphtherieimpfung

Nachdem in **Osteuropa** und der **früheren Sowjetunion** wegen des politischen Umbruchs in den 90er Jahren die Diphtherieimpfung nicht mehr adäquat durchgeführt werden konnte, traten dort bis 1995 jährlich ca. 50 000 Diphtheriefälle mit einer Letalität von ca. 3 % auf. Sie zeigten überwiegend keine Larynxbeteiligung, sondern durch toxische Fernwirkungen des Diphtherietoxins bedingte Manifestationen. Seit 1996 sind die Erkrankungszahlen zurückgegangen, da Impfungen wieder verstärkt durchgeführt wurden. Sehr selten kommen Einzelfälle in Deutschland vor.

Diagnostik

Das Hauptproblem besteht darin, dass das Krankheitsbild bei uns nicht mehr bekannt ist. Es ist also sehr wichtig, ggf. an die Diphtherie überhaupt zu denken und dann zunächst den Impfstatus des Patienten zu erfragen.

Für die Überprüfung des Impfstatus stehen serologische Methoden (ELISA) zur Verfügung. Wenn der Impfstatus wegen Zeitmangels nicht zu ermitteln ist oder wenn definitiv keine ausreichende Immunisierung vorliegt, muss die Indikation zur passiven Immunisierung allein aufgrund des klinischen Bildes gestellt werden.

Praxistipp

Der Verdacht auf Diphtherie ist dann gegeben, wenn die Schleimhaut von fest sitzenden Pseudomembranen belegt ist und es nach Abheben der Membranen darunter zur Blutung kommt.

Der Verdacht wird durch den Erregernachweis bestätigt: Dazu ist es unbedingt erforderlich, dass vor Beginn der Therapie Untersuchungsmaterial gewonnen wird, und zwar unter den Pseudomembranen abgenommene Rachen-, Nasen- oder Trachealabstriche, Wundsekret oder Operationsmaterial. Dazu wird nach Lokalanästhesie die Pseudomembran mit einer Pinzette abgehoben.

ACHTUNG

Das Material muss wegen der Gefahr der Überwucherung durch andere Bakterien **schnell** oder **gekühlt** zum Untersuchungslabor gebracht werden.

Der Verdacht wird durch den Erregernachweis bestätigt. Vereinfachend sieht die mikrobiologische Diagnostik folgendes Vorgehen vor:
1. Kultur
2. Mikroskopie von Kultur
3. Differenzierung und Toxinnachweis.

1. Kultur Der sichere Nachweis von *C. diphtheriae* gelingt kulturell. Dafür werden Universalmedien (Blutagar, Löffler-Medium aus koaguliertem Serum) sowie selektive Differenzierungsnährböden (z. B. Clauberg-III-Agar, Tinsdale-Agar) eingesetzt.

2. Mikroskopie Nach 12–20-stündiger Bebrütung können von verdächtigen Kolonien auf den Universalmedien mikroskopische Präparate angefertigt werden: *C. diphtheriae* weist im mikroskopischen Präparat eine keulenförmige Gestalt und eine typische Lagerung in Y- und V-Form auf.

Besteht der Verdacht auf das Vorliegen von Diphtheriebakterien, wird eine Spezialfärbung nach Neisser durchgeführt (2 min Eisessig/Methylenblau/Kristallviolett gefolgt von 1 min Chrysoidin).

Durch die Neisser-Färbung lassen sich in den Stäbchen metachromatische Körnchen darstellen (Abb. 9.8). Bei diesen Polkörperchen handelt es sich um für Diphtheriebakterien charakteristische metachromatische Granula bzw. Voluntinkörnchen, die aus Kalzium- und Polyphosphatablagerungen bestehen.

MERKE

Trotz der typischen Morphologie von *C. diphtheriae* im Neisser-Präparat sollte der direkte mikroskopische Nachweis vom Rachenabstrich **nicht** durchgeführt werden, da einerseits auf der Rachenschleimhaut harmlose „diphtheroide" Bakterien mit Polkörperchen vorkommen können, andererseits bei niedriger Erregerkonzentration die Wahrscheinlichkeit ihrer mikroskopischen Auffindung sehr gering ist.

3. Differenzierung und Toxinnachweis Erhärtet sich der Verdacht, werden Subkulturen angelegt, um eine biochemische Differenzierung mithilfe von Saccharose, Glukose und Stärke vorzunehmen: *C. diphtheriae* spaltet stets Glukose, manchmal Stärke und niemals Saccharose.

Zur endgültigen bakteriologischen Diagnose der Diphtherie gehört zwingend der Nachweis der Toxinbildung des jeweiligen Stammes. Er wird konventionell als Präzipitationsreaktion nach Elek-Ouchterlony durchgeführt (Abb. 9.9): Dazu werden die verdächti-

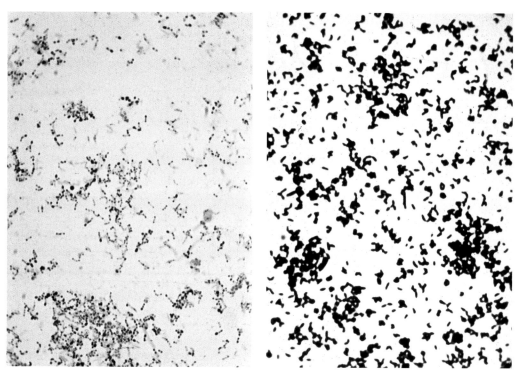

Abb. 9.8   Nachweis von *Corynebacterium diphtheriae* mit der Neisser- (links) und der Gram-Färbung (rechts).

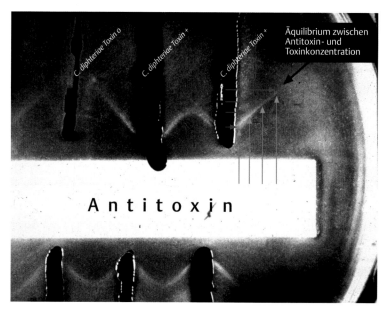

Abb. 9.9   Präzipitationsreaktion nach Ouchterlony.

gen Kolonien zusammen mit einem antitoxinhaltigen Filterpapierstreifen auf eine Agarplatte gegeben, um bei Toxinbildnern ggf. nach einer Inkubationszeit von bis zu 3 Tagen eine Präzipitationslinie zu erkennen. Alternativ kann das phagenkodierte Toxingen durch die PCR nachgewiesen werden.

MERKE

Für die endgültige Erregeridentifizierung einschließlich Toxinnachweis benötigt das bakteriologische Labor mindestens **3–4 Tage**.

Therapie und Prävention

Therapie | Im Vordergrund der kausalen Therapie steht die frühzeitige und ausreichend dosierte Gabe von Antitoxin (500–4 000 I.E. pro kg Körpergewicht), das vom Pferd stammt. Um anaphylaktischen Reaktionen vorzubeugen, sollte vorher eine Intrakutan- oder Konjunktivaltestung zum Ausschluss einer Allergie durchgeführt werden. Fällt die Reaktion positiv aus, verwendet man gepooltes, insgesamt aber viel weniger wirksames Humangammaglobulin.

Außerdem muss eine Antibiotikatherapie mit Penicillin, Erythromycin oder evtl. Tetracyclinen durchgeführt werden, um die weitere Toxinproduktion zu unterbinden und die Ausscheidungszeit der Bakterien zu verkürzen.

Praxistipp

Bei Verlegung der Atemwege muss ggf. eine Tracheotomie durchgeführt werden.

Prävention | Die Diphtherie lässt sich durch eine Impfung verhindern! Die aktive Immunisierung zum Aufbau einer antitoxischen Immunität erfolgt mit Diphtherie-Formoltoxoid. Die Grundimmunisierung findet bereits im Kindesalter (2., 3., 4., 11.–14. Lebensmonat) mit einer höheren Antigendosis (D) statt.

Auffrischungsimpfungen sollten im 5.–6. und 9.–11. oder 12.–17. Lebensjahr sowie danach alle 10 Jahre durchgeführt werden. Für Kinder ab einem Alter von 5 bzw. 6 Jahren, Jugendliche und Erwachsene ist ein Impfstoff mit geringerer Toxoidkonzentration (d) zu verwenden, da mit dem Lebensalter die Impfreaktionen zunehmen. Die Grundimmunisierung sollte in Kombination mit der Tetanus-, Pertussis- und Haemophilus-Impfung erfolgen.

Nur wenn eine Herdimmunität erreicht ist, d. h., wenn mindestens 70–75 % der Bevölkerung geimpft sind, wird ein Epidemieschutz für die Bevölkerung aufgebaut.

Bei allen Kontaktpersonen eines Erkrankten sollte ebenfalls erst einmal der Impfstatus durch ELISA ermittelt werden. Nicht immune Kontaktpersonen können durch die prophylaktische Gabe von Penicillin oder Erythromycin geschützt werden.

Der Nachweis toxinbildender Erreger ist gemäß IfSG meldepflichtig (in Deutschland wurden im Jahr 2012 9 Fälle gemeldet).

Infektiöse Mononukleose (Pfeiffer-Drüsenfieber)

Eine wichtige Differenzialdiagnose der Diphtherie oder der Streptokokkenpharyngitis ist die Mononukleose. Die Erkrankung geht einher mit Fieber, einer Tonsillitis mit weißen Belägen, Schwellung der Halslymphknoten und dem Gefühl der Abgeschla-

genheit. Da EBV nicht nur eine Racheninfektion verursacht, sondern eine systemische Virusinfektion ist, wird das Krankheitsbild im Kapitel infektiöse Mononukleose (S. 402) detailliert beschrieben.

9.2.4 Laryngitis, Epiglottitis und Tracheitis (Tracheobronchitis) [J04–J05]

Laryngitis und Epiglottitis | Heiserkeit und Abgeschlagenheit können Hinweis für eine Laryngitis oder Epiglottitis sein. Die Erkrankungen entwickeln sich meistens deszendierend im Rahmen einer Pharyngitis oder – seltener – aszendierend bei einer Tracheobronchitis. Sie können zu einer Behinderung der Atmung führen und dann akut lebensbedrohlich sein.

Die Erkrankung tritt bei Kindern in zwei Formen auf:
- subglottische stenosierende Laryngotracheitis (Pseudokrupp) im Verlauf banaler Viruserkrankungen
- Epiglottitis acutissima, wobei es sich um eine schwere Erkrankung durch Infektion mit *Haemophilus influenzae* Kapseltyp b handelt. Bekapselte Arten sind invasiv und können deshalb neben einer Epiglottitis auch eine Meningitis oder eine septische Arthritis verursachen. Unbekapselte Arten besiedeln hingegen nur die Schleimhaut und können zu einer nicht invasiven bronchopulmonalen Infektion führen. *Haemophilus influenzae* benötigt die Wachstumsfaktoren Haemin (Faktor X) und NAD (Faktor V). Da Letzterer von *Staphylococcus aureus* produziert wird, wächst *H. influenzae* auf Blutagar in der Umgebung von *S. aureus* (Satelliten- oder Ammenphänomen).

Selten sind andere Erreger für Infektionen von Kehlkopf und Epiglottis verantwortlich. Zahlenmäßig herrschen die harmlosen katarrhalischen Erkrankungsformen durch RS-, Parainfluenza-, Corona- oder Adeno-Viren vor.

Für die Diagnose steht die klinische Erkennung der Kehlkopf- oder Epiglottisentzündung im Vordergrund. Die individuelle Ätiologie kann aber nur durch die Erregerisolierung und -identifizierung aus Kehlkopfabstrichen festgestellt werden.

Praxistipp

Bei der Epiglottitis acutissima ist ein Rachenabstrich zum Nachweis nicht geeignet; stattdessen wird *H. influenzae* meist in der Blutkultur nachgewiesen.

Die Therapie erfolgt bei der subglottischen stenosierenden Laryngotracheitis zunächst nur symptomatisch (antiphlogistisch-antipyretisch); bei der Epiglottitis acutissima wird nach Abnahme des Materials für die Diagnostik die Therapie mit Cefotaxim begonnen.

Als Alternativen kommen je nach Antibiogramm Ampicillin, Tetracyclin und Erythromycin in Betracht. Bei stärkerer Einengung des Luftweges ist die Tracheotomie oder die Intubation u. U. nicht zu umgehen. Seit der Einführung der Haemophilus-Impfung tritt die Epiglottitis acutissima wesentlich seltener auf.

Akute Tracheitis und Bronchitis (Tracheobronchitis)

Primäre Ursache sind fast immer Adeno-, Parainfluenza-, Corona- oder RS-Viren, die durch Tröpfcheninfektion übertragen werden. Sekundär wird die vorgeschädigte Schleimhaut häufig bakteriell superinfiziert, wobei in fallender Häufigkeit Pneumokokken, *H. influenzae*, *Klebsiella pneumoniae* bzw. β-hämolysierende Streptokokken gefunden werden. Säuglinge, Kleinkinder und alte Menschen sind besonders anfällig für schwer verlaufende Bronchialinfektionen. Typische Symptome sind Husten mit Auswurf sowie leichtes Fieber und Brustschmerzen.

> **MERKE**
>
> Die **Diagnose** wird zunächst **klinisch** gestellt. Die mikrobiologisch-virologische Absicherung ist schwierig und unzuverlässig, da der Virusnachweis nur in den ersten 3 Krankheitstagen gelingt.

Die Erkennung der bakteriellen Superinfektion ist kaum einfacher, da die o. g. bakteriellen Erreger in der Mund- und Rachenflora vorkommen können und somit ihr Nachweis nicht zwingend ihre Erregerfunktion beweist.

Auch bei bronchoskopisch gewonnenem Untersuchungsmaterial besteht diese Schwierigkeit. Das Untersuchungsmaterial muss rasch transportiert werden, um Überwucherung der Erreger zu vermeiden. Material zur Virusisolierung erfordert spezielle Transportmedien.

Die Therapie erfolgt zunächst nur symptomatisch (Stillung des Hustenreizes, Brusteinreibungen etc.). Eine Antibiotikagabe ist nur angezeigt, wenn die Krankheit nach 10–14 Tagen nicht abklingt bzw. wenn ein hochfieberhafter Verlauf und weitere klinische Parameter auf das Entstehen einer Pneumonie (S. 246) hinweisen. Kann mit genügender Sicherheit ein bakterieller Superinfektionserreger durch die bakteriologische Untersuchung ausgemacht werden, ist er nach Antibiogramm zu behandeln. Sonst muss im Sinne der kalkulierten Chemotherapie mit Aminopenicillinen, Cephalosporinen, Tetracyclinen, Cotrimoxazol oder Fluorchinolonen die Ausheilung versucht werden.

9.2.5 Keuchhusten (Pertussis) [A37]

Der Keuchhusten, syn. Pertussis (S. 71), ist eine durch *Bordetella pertussis* hervorgerufene Infektionskrankheit, die mit charakteristischen Hustenanfällen einhergeht.

WHO-Schätzungen gehen von weltweit 40 Millionen Erkrankungen und 350 000 Todesfällen aus, wobei der Keuchhusten vor allem eine Gefahr für kleine Kinder darstellt (< 1 Jahr). In afrikanischen Ländern ist der Keuchhusten neben den Masern und der Malaria wichtige Ursache der hohen Kindersterblichkeit.

In Deutschland besteht seit 2013 bundesweit eine Meldepflicht, nachdem allein in den östlichen Bundesländern 2012 > 5 100 (→ 6,4/100 000) Fälle gemeldet wurden.

> **MERKE**
>
> Nichtimmune Personen erkranken unabhängig vom Lebensalter bei Erregerkontakt mit 60–80 %iger Wahrscheinlichkeit.

Pathogenität und Virulenzfaktoren

Die Trachea ist das Ziel für *Bordetella pertussis*, dessen wichtigstes Adhäsin (das Filamentöse Hämagglutinin, FHA) spezifisch an Glykoproteine der Flimmerepithelien der Trachea bindet. FHA vermag auch andere Bakterien (wie z. B. *Haemophilus influenzae*, Pneumokokken und *Staphylococcus aureus*) zu binden, was die häufige Superinfektion durch diese Bakterien im Anschluss an den Keuchhusten erklärt. Weitere bakterielle Adhäsine von *B. pertussis* sind Fimbrien und Pertactin. Für die klinische Symptomatik des Keuchhustens (Pertussis) sind mehrere Exotoxine verantwortlich:

Das Pertussistoxin (PTX) besteht aus einer aktiven A-Untereinheit und mehreren B-Untereinheiten mit Bindungseigenschaften. Nach Andockung an die Flimmerepithelzelle wird die A-Untereinheit durch die Zellmembran transloziert und hemmt durch ADP-Ribosylierung die Funktion eines sonst auf die Adenylatzyklase der Wirtszelle inhibierend-wirkenden G_i-Proteins. Dadurch kommt es zur Aktivierung der zelleigenen Adenylatzyklase, die die Produktion von cAMP aus AMP stimuliert. Die intrazelluläre cAMP-Produktion wird zusätzlich durch eine bakterielle Adenylatzyklase (CYA) signifikant gesteigert. Als Folge des intrazellulären cAMP-Anstiegs kommt es zur Sekretion von Flüssigkeit aus der Flimmerepithelzelle und – wahrscheinlich durch Diffusionsvorgänge bedingt – auch zur Überproduktion von Schleim aus den benachbarten Schleimbecherzellen.

Das tracheale Zytotoxin ist die Hauptursache des Hustens bei dieser Erkrankung. Es bewirkt eine Zerstörung der Zilien, sodass die Flimmerepithelien den überproduzierten Schleim nicht mehr abtransportieren können. Aus diesem Grund sammelt sich der Schleim intratracheal an, um dann reflektorisch durch massive Hustenanfälle regelrecht aus der Trachea herausgeschleudert zu werden. Wahrscheinlich ist die Induktion derartiger Hustenanfälle eine Strategie von *B. pertussis*, um über Aerosole von einem Menschen mit hoher Sicherheit auf einen anderen Menschen übertragen zu werden: Der einzige Wirt von *B. pertussis* ist nämlich der Mensch; in der Umwelt stirbt der Erreger sehr schnell ab.

Klinik

Der Keuchhusten ist auf einen spezifischen Erreger zurückzuführen und daher eine spezifische bakterielle Infektionskrankheit. Infektionsquelle ist in der Regel der erkrankte Mensch, gesunde Keimträger sind eher selten. Die Erregerübertragung erfolgt durch Tröpfcheninfektion. Nach einer Inkubationszeit von 10–14 Tagen verläuft die Erkrankung in drei Stadien (Abb. 9.10).

Stadium catarrhale: Es dauert 1–2 Wochen und ist durch uncharakteristische respiratorische Symptome gekennzeichnet. In dieser Phase sind die Flimmerepithelien noch intakt und der Erreger ist aufgrund seiner massiven Vermehrung in der Trachea leicht nachweisbar. Allerdings wird wegen der uncharakteristischen Symptomatik in dieser Phase meistens noch nicht an Keuchhusten gedacht. Differenzialdiagnostisch könnten die Symptome u. a. auch an eine banale Bronchitis oder Erkältungskrankheit sowie an die Tuberkulose, Mukoviszidose und Fremdkörperaspiration denken lassen.

 Praxistipp

Pausenloses Husten spricht in der Regel gegen Pertussis!

Stadium convulsivum: In dieser 2–6 (8) Wochen andauernden Phase sind die Flimmerepithelien bereits größtenteils zerstört, sodass die charakteristischen stakkatoartigen Hustenanfälle mit ziehender Inspiration und Hochwürgen bzw. Erbrechen zähflüssigen, glasigen Sekrets im Vordergrund stehen. In schweren Fällen tritt der Tod im akuten Anfall ein.

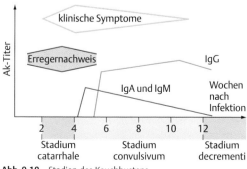

Abb. 9.10 Stadien des Keuchhustens.

Der Patient ist u. U. zyanotisch; im Blutbild fällt eine Lymphozytose auf. Bakterielle Superinfektionen mit *H. influenzae*, Pneumokokken oder *S. aureus* können zur Otitis media oder zur Pneumonie führen. Da es sich oft um kleine Kinder mit beginnendem Zahndurchbruch handelt, ist ein Zungenbandgeschwür nahezu pathognomonisch für den Keuchhusten: Es kommt durch das beim Husten entstehende Reiben des Zungenbandes an den noch scharfen kleinen Frontzähnchen im Unterkiefer zustande.

Kopfschmerzen als Zeichen einer Enzephalopathie werden beobachtet. Problematisch sind die Folgen des pulmonalen Überdrucks: So kann eine Alveolarruptur mit einem interstitiellen und subkutanen Emphysem entstehen.

Subkonjunktivale Hämorrhagien („rotes Kaninchenauge") mit Gewebseinblutungen und Nasenbluten sind nicht selten (Abb. 9.11). Bei Bindegewebsschwäche können Hernien auftreten.

 Praxistipp

In diesem Stadium wird aufgrund der Symptomatik zwar an Keuchhusten gedacht, die Erregerzahl in der Trachea ist jedoch schon stark vermindert, sodass der direkte Erregernachweis u. U. falsch-negativ ausfällt.

Stadium decrementi: Dieses Stadium kann mehrere Wochen andauern. Der Patient ist jetzt sehr anfällig gegenüber äußeren Reizen, die neuerliche Hustenanfälle auslösen können (psychische Komponente?).

Diagnostik

Die Diagnose erfolgt meistens klinisch. Da jedoch in einigen Fällen auch andere Bordetellen, Adenoviren und sogar Chlamydien eine dem Stadium convulsivum ähnliche Symptomatik auslösen können, sollte

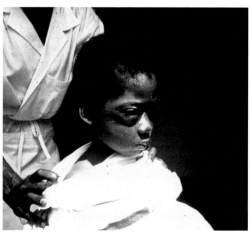

Abb. 9.11 Subkonjunktivale Hämorrhagien mit Gewebseinblutungen bei Pertussis.

grundsätzlich eine mikrobiologische Diagnostik angestrebt werden.

> **MERKE**
>
> **Hauptprobleme:** Der **Erregernachweis** ist **im charakteristischen Stadium convulsivum** nur noch **schwer möglich** und im vorhergehenden uncharakteristischen Stadium catarrhale wird meist noch nicht an den Keuchhusten gedacht.

Der Erregernachweis wird aus einem Transnasalabstrich (nicht Rachenabstrich!) möglichst im Stadium catarrhale oder im frühen Stadium convulsivum versucht. Sowohl für den Transport als auch für die Kultur ist ein Spezialmedium (Holzkohle-Blutagar) erforderlich. Da *B. pertussis* langsam wächst, müssen die Kulturen mindestens 3–5 Tage bei 37 °C bebrütet werden. Die Identifizierung gelingt entweder durch Agglutination oder Immunfluoreszenz mit spezifischen Antiseren oder durch biochemische Differenzierung. Eine gute und schnelle Alternative stellt der Nachweis durch die direkte mikroskopische Immunfluoreszenz (Material auf einem Objektträger ausstreichen und luftgetrocknet ins Labor schicken) oder durch die PCR dar. Da im für den Keuchhusten typischen Stadium convulsivum meist schon mehrere Wochen seit Infektion verstrichen sind, führt letztlich oft erst die Serologie zur definitiven Diagnose (Nachweis von IgA- und IgM-Antikörpern, Serokonversion).

> **MERKE**
>
> Der Erregernachweis erfolgt mittels **Transnasalabstrich** (nicht Rachenabstrich!).

Therapie und Prävention

Therapie I Die Therapie besteht neben symptomatischen Maßnahmen in der Gabe von Makroliden (Erythromycin oder besser Clarithromycin bzw. Roxithromycin) für zwei Wochen. Bei Makrolid-Unverträglichkeit kommt Cotrimoxazol infrage.

Im Stadium catarrhale gegeben führt die Therapie zur klinischen Besserung. Im Stadium convulsivum hingegen kann zwar eine Eradikation des Erregers und damit eine Verminderung der Infektiosität des Patienten erreicht werden; eine klinische Besserung ist oft aufgrund der schon bestehenden Zilienzerstörung nicht mehr möglich. Generell sollte der Patient vor äußeren Reizen abgeschirmt werden (keine Aufregung, keine Raucher in der Umgebung).

Prävention I Die aktive Immunisierung gegen Keuchhusten gehört zu den bei uns empfohlenen Impfungen. Sie wird meist in der Kombination mit der Diphtherie-, Tetanus- und Haemophilus-Impfung schon im ersten Lebensjahr durchgeführt und später aufgefrischt (5.-6. und 9.-11. oder 12.-17. Lebensjahr). Der azelluläre Impfstoff besteht aus den rekombinant hergestellten Antigenen FHA, PTX und Pertactin. Trotz Impfung oder durchgemachter Erkrankung wird zwar eine jahrzehntelange Immunität erreicht, diese besteht aber wahrscheinlich nicht lebenslang. Ein Impferfolg kann serologisch nachgewiesen werden.

> **MERKE**
>
> Wegen der **Ansteckungsgefahr** sollten sich Patienten im Stadium catarrhale und in den ersten 4 Wochen des Stadiums convulsivum nicht in Gemeinschaftseinrichtungen aufhalten.

9.3 Grippe und Pneumonie [J09–J18]

Key Point

Der Begriff „Grippe" wird im Volksmund oft fälschlicherweise als Synonym für eine banale Erkältungskrankheit benutzt. Im infektiologischen Sinn ist die Grippe jedoch eine Pneumonie, die durch Influenzaviren verursacht wird und deshalb auch als Influenza bezeichnet wird. Es wird geschätzt, dass in unseren Breitengraden jährlich 10–20 % der Gesamtbevölkerung an Influenza erkranken.

9.3.1 Influenzaviren

Die einzelsträngige RNA des Influenzavirus (S. 135) ist in 7 oder 8 Segmente unterteilt, die für die epidemiologisch hochbedeutsame Antigenvariation von großer Bedeutung sind. In der Virushülle sind nämlich Glykoproteine eingelagert, die als Spikes über die Virusoberfläche hinausragen:

— Hämagglutinin (H)
— Neuraminidase (N).

Darüber hinaus kommt das Transmembranprotein M2 in der Virushülle vor. Es formt einen Ionenkanal, der für den viralen Uncoatingprozess notwendig ist. Die kodierenden Gene für H und N befinden sich jeweils auf unterschiedlichen RNA-Segmenten.

Um Bindungseigenschaften entfalten zu können, muss das Hämagglutinin zuvor von Proteasen gespalten werden. Dies kann auch durch eine von *Staphylococcus aureus* gebildete Serinprotease oder körpereigene Proteasen geschehen. Aus diesem Grund kann eine vorbestehende Staphylokokkeninfektion die Entwicklung einer Influenza begünstigen. Das Hämagglutinin bindet sowohl an Erythrozyten als auch an die Epithelzellen des Respirationstrakts und bewirkt den Viruseintritt. Die Neuraminidase ist für den Virusaustritt aus der Zielzelle notwendig.

Primäre Zielzellen der Influenzaviren sind die **zilientra-genden Epithelzellen** des Respirationstrakts.

Einzelne Mutationen bewirken antigenwirksame Veränderungen innerhalb dieser beiden Glykoproteine: Antigendrift bei Influenza-A- und -B-Viren. Der Antigendrift ist Grundlage für Influenzaepidemien. RNA-Segmentaustausche zwischen Influenza-A-Viren des Menschen und von Vögeln (aviäre Influenzaviren) führen sogar zu neuen Subtypen: Antigenshift (nur bei Influenza-A-Viren). Diese Veränderungen sind selten, können aber Ursprung von Pandemien sein.

Es gibt drei humanpathogene Gattungen von Influenzaviren:

- Influenza-A-Viren: RNA mit 8 Segmenten; primäres Wirtsreservoir sind Wasservögel. Ausgeprägte Antigenvariabilität. Die dadurch zustande kommenden Untertypen befallen dabei jeweils nur bestimmte Wirte. Darüber hinaus können sie aber von anderen als Vektor dienenden Wirten übertragen werden, ohne dass diese erkranken. Influenzaviren infizieren den Menschen, verschiedene Säugetierarten (wie z.B. Schweine) sowie zahlreiche Vogelarten.

Da der Respirationstrakt von **Schweinen** eine besondere Empfänglichkeit für menschliche und aviäre Influenzaviren hat, kommt es vor allem in diesem Tier zu Mischinfektionen als Grundlage des Reassortments (Antigenshift, Abb. 9.12).

- Influenza-B-Viren: RNA mit 8 Segmenten; der Mensch ist das einzige Wirtsreservoir.
- Influenza-C-Viren: RNA mit 7 Segmenten; Infektion von Menschen und Schweinen möglich.

Pandemien

Pandemien werden fast nur von Influenza-A-Viren verursacht, da diese ihre antigenen Oberflächenmoleküle H und N im Sinne einer Antigenvariation ständig verändern können und dadurch bei einer erneuten Infektion nicht mehr vom humoralen Immunsystem erkannt werden. Bisher sind Pandemien alle 10–40 Jahre aufgetreten und haben sich dabei jedes Mal weltweit explosionsartig ausgebreitet (s. u.). Auslöser ist fast immer ein neuer Subtyp des Influenza-A-Virus, der stets auf einer Durchmischung von humanen und aviären Gensegmenten der viralen RNA beruht (Reassortment → Antigenshift). Dabei findet die Durchmischung der RNA-Segmente meistens im Schwein statt, weil dieses Wirtstier von humanen und aviären Influenzaviren gleichermaßen infiziert werden kann. Da in Südostasien häufig Menschen, Schweine und Vögel auf engstem Raum zusammenleben, haben Pandemien meistens dort ihren Ursprung. In den vergangenen 100 Jahren hat es vier große Pandemien gegeben, die meistens nach ihrem Ursprung benannt wurden. Dabei war der Erreger der „Spanischen Grippe" im Gegensatz zu den anderen Pandemien nicht durch Antigenshift, sondern durch Antigendrift entstanden. Wahrscheinlich aufgrund einer relativ niedrigen Pathogenität und dank einer schnellen globalen Präventions- und Therapiestrategie lief die erst vor wenigen Jahren stattgefundene sogenannte „Neue Grippe" (auch „Schweinegrippe" genannt) mit geschätzten 280 000 Toten (davon 18 500 laborbestätigte Fälle) im Vergleich zu den anderen Pandemien relativ glimpflich ab.

- 1918–1920: A/H1N1 (Antigendrift) → „Spanische Grippe", 20–50 Mio. Tote
- 1957–1958: A/H2N2 (Antigenshift) → „Asiatische Grippe", ca. 1 Mio. Tote
- 1968–1969: A/H3N2 (Antigenshift) → „Hongkong-Grippe", ca. 1 Mio. Tote
- 2009–2010: A/California/H1N1 → „Neue Grippe", ca. 280 000 Tote (CDC-Schätzung).

Um vorbeugend agieren zu können, wurde im Jahr 1948 ein weltweites Überwachungssystem installiert, das die in den jeweils nationalen Referenzlaboratorien isolierten Virusstämme ständig dahingehend überprüft, ob neue Subtypen entstanden bzw. zu erwarten sind. Darauf aufbauend werden von der WHO die Empfehlungen für die Impfstoffzusammensetzung der jeweils kommenden Saison gegeben.

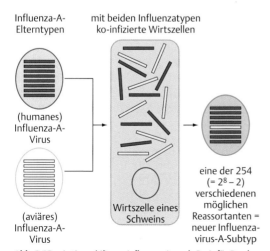

Abb. 9.12 Antigenshift von Influenzaviren als Basis für Pandemien: Die Kombination verschiedener H- und N-Antigene führt zu unterschiedlich pathogenen Influenza-A-Subtypen.

Influenza-A-
Elterntypen

mit beiden Influenzatypen
ko-infizierte Wirtszellen

(humanes)
Influenza-A-
Virus

(aviäres)
Influenza-A-
Virus

Wirtszelle eines
Schweins

eine der 254
(= 2⁸ – 2)
verschiedenen
möglichen
Reassortanten =
neuer Influenza-
virus-A-Subtyp

Klinik

(Inzidenz nach IfSG: 2012: 11 564 → 14,1/100 000; 2011: 43 764 → 53,5/100 000)
Die hohe Kontagiosität der Influenza ist auf die zahlreichen Übertragungsmöglichkeiten zurückzuführen: Die Übertragung findet zwar vor allem durch Tröpfcheninfektion statt, daneben besteht aber auch ein Transmissionsrisiko über kontaminierte Gegenstände, Trinkwasser oder durch Schmierinfektion.
Das klassische Bild dauert meistens ca. 1 Woche und wird vor allem durch Influenza-A- und Influenza-B-Viren verursacht. Nach einer Inkubationszeit von wenigen Stunden bis 5 Tagen kommt es schlagartig zunächst zu unspezifischen Symptomen, wie hohem Fieber bis 40 °C mit Kopf- und Gliederschmerzen, Schnupfen sowie einem trockenen Husten, eventuell mit Dyspnoe.

> **Praxistipp**
>
> Der Patient ist bereits 3–4 Tage nach Infektion selbst als Ausscheider für seine Mitmenschen infektiös.

Das Vollbild der Influenza wird durch eine primär hämorrhagische oder interstitielle oder sekundär bakteriell superinfizierte Pneumonie geprägt.
Gerade die bakterielle Superinfektion ist kein seltenes Ereignis, da Staphylokokken, Pneumokokken und *Haemophilus influenzae* an die Glykoproteine der Influenzaviren binden können.
Bei gleichzeitiger Einnahme von Salizylaten kann es im Anschluss an eine Infektion mit dem Influenza-B-Virus im Kindesalter zum Auftreten eines Reye-Syndroms mit Leberschädigung und Enzephalopathie kommen.

MERKE

Die Behandlung **kindlicher Influenza-B-Infekte** mit **Salizylaten** wird als Ursache für das Auftreten des **Reye-Syndroms** angesehen. Daher sollte die Behandlung von fieberhaften Erkrankungen mit ASS bei Kindern und Jugendlichen nur nach strenger Indikationsstellung erfolgen.

Die Infektion mit Influenza-C-Virus führt meistens zu einer milden Form der Grippe.
Im Jahr 2012 betrug die Inzidenz der Influenza allein in Deutschland mehr als 14/100 000 Personen (das entspricht > 11 000 gemeldeten Fällen). Vor allem bei über 60-jährigen Patienten ist die Erkrankung mit einer hohen Letalität verbunden.

Diagnostik und Therapie

Für die Diagnostik stehen einerseits der direkte Virusnachweis durch PCR und als Schnelltest ein Anti-

gennachweis zur Verfügung. Alternativ kommen einerseits die aufwendige Virusisolierung oder Elektronenmikroskopie infrage, andererseits ist die Bestimmung spezifischer Antikörper möglich.
Für die kausale Therapie (S. 124) werden Neuraminidase-Hemmer (Oseltamivir = Tamiflu®; Zanamivir = Relenza®, Letzteres nur zur Aerosolapplikation) und M2-Hemmer (Amantadin und Rimantadin) eingesetzt. Während Neuraminidase-Hemmer die Virusfreisetzung aus der infizierten Wirtszelle inhibieren, führen M2-Hemmer zur Hemmung des Virus-Uncoatings, indem sie den dafür notwendigen viralen M2-Ionenkanal blockieren. M2-Hemmer sind nur gegen Influenza-A-Viren wirksam, die jedoch relativ schnell eine entsprechende Resistenz entwickeln können.
Für die aktive Impfung stehen Tot- bzw. Spaltimpfstoffe zur Verfügung, die einen Schutz gegen die jeweils aktuellen Epidemiestämme (z. B. 2013: H1N1, H3N2, B) vermitteln. Die Impfung sollte im Herbst durchgeführt werden und ist indiziert für:

– Personen mit Komplikationsrisiko: > 60 Jahre, chronische Kreislauf- und Atemwegserkrankungen, Stoffwechselerkrankungen oder Immundefekte
– Ärzte und Pflegepersonal.

Die Dauer des Schutzes ist kurz und reicht oft nur eine Saison. Die durch die Impfung induzierte Immunität verhindert nicht immer die Infektion, sondern nur die Erkrankung. Etwa 10 % der geimpften Personen erkranken allerdings trotz Vakzination, z. B. bei Auftreten neuer Virusvarianten.
Bei Epidemien und Pandemien sollten auch Neuraminidasehemmer und M2-Hemmer ergänzend zur Impfung eingesetzt werden.
Der direkte Nachweis von Influenzaviren ist gemäß IfSG meldepflichtig.

Aviäre Influenza (Vogelgrippe, Geflügelpest) und „Neue Grippe" („Schweinegrippe") [J09]

Von der aviären Influenza (Vogelgrippe, Geflügelpest) werden Hühner, Puten, Wachteln, Gänse, Enten und wild lebende Wasservögel befallen. Seit 1981 ist hier ein aggressiver Subtyp der Influenza-A-Viren gefürchtet, weil er epidemieartig auftritt und meistens zum Tod der infizierten Vögel führt.
Der aktuell vorherrschende Subtyp A/H5N1 ist besonders aggressiv (High Pathogenic Avian Influenza, HPAI) und führt zum schnellen Tod befallener Vögel. Ausnahmen sind wild lebende Enten und andere Wasservögel, da diese zu seinem natürlichen Reservoir gehören und das Virus sie für seine Vermehrung benötigt.
Obwohl sich prinzipiell alle Vogelarten infizieren können, scheinen klinische Symptome vor allem bei Hühnern, Puten und Wachteln vorzukommen: Fie-

9

ber, Atembeschwerden und Durchfall. Auch Zug-, See- und Küstenvögel können sich infizieren, entwickeln aber seltener schwere Symptome. Aus diesem Grund wird vor allem den Zugvögeln eine Rolle bei der gefürchteten weltweiten Ausbreitung der Vogelgrippe beigemessen.

Bei Ausbruch der Vogelgrippe werden Vögel im Ausbruchsgebiet notgeschlachtet, um eine weitere Verbreitung zu verhindern. In China wurde bereits ein Impfstoff gegen A/H5N1 für die Anwendung bei Geflügel zugelassen. Es besteht jedoch die Gefahr, dass dieser Impfstoff lediglich die Manifestation klinischer Symptome verhindert, nicht aber zur Elimination des Virus im infizierten Tier führt. Dadurch kann es zum unerkannten Vektor der Vogelgrippe werden.

Säugetiere, einschließlich Menschen, sind prinzipiell weniger empfänglich für das Virus, können aber gelegentlich infiziert werden.

Global sich ausbreitende Infektionen gehen hauptsächlich von Südchina aus. Hier leben Bauernfamilien oftmals noch zusammen in einem Raum mit Geflügel (z. B. Enten) und Schweinen.

Da das Schwein als Reservoir für Vogelgrippe- und menschliche Influenzaviren fungieren kann, könnte ein völlig neuer Subtyp entstehen, der eine neue aggressive Pandemie humaner Influenza – einschließlich Mensch-zu-Mensch-Übertragung – auslösen kann. Damit wäre die Grundlage für eine neue Pandemie gelegt.

Dass das Schwein für die Übertragung neuartiger Influenza-Viren auf den Menschen von großer Bedeutung ist, wurde im Jahr 2009 deutlich: In Mexiko wurde eine neue Variante des Influenza-Subtyps A/H1N1 beim Menschen identifiziert, die aufgrund ihres Ursprungs im Schwein zunächst als „Schweinegrippe", später dann als „Neue Grippe" bezeichnet wurde. Vor allem aufgrund des internationalen Reiseverkehrs breitete sich diese Influenza-Virusvariante so schnell über den Erdball aus, dass es innerhalb von nur wenigen Tagen auch zu Erkrankungen in anderen Erdregionen kam und schließlich von der WHO die 4. Influenzapandemie ausgerufen wurde.

Exkurs

Gefährdung des Menschen durch die Vogelgrippe
Seit November 2003 ist zwar nur in ungefähr 630 Fällen und vor allem in Asien die Übertragung des Influenzasubtyps A/H5N1 von infizierten Vögeln auf den Menschen beobachtet worden, diese aviäre Influenza verläuft aber beim Menschen mit einer **Letalität von mehr als 50 %** überdurchschnittlich häufig tödlich. Neben den charakteristischen Symptomen einer Influenza hat sich die Infektion mit dem viralen Subtyp A/H5N1 bei den bisher beschriebenen Fällen des Menschen mit einer

starken **Leukopenie** und **Thrombozytopenie** manifestiert. Eine Übertragung von Mensch zu Mensch ist bisher nicht mit letzter Sicherheit nachgewiesen worden. Menschliche Infektionen können durch **Vermeidung** des Kontakts zu möglicherweise **infiziertem Geflügel** verhindert werden.

Seit März 2013 wurde erstmals auch über Infektionen des Menschen mit dem aviären Influenzasubtyp **A/H7N9** berichtet. Dieser neue Ausbruch beschränkt sich zunächst auf Ostchina und hat dort bisher beim Menschen zu mehr als 130 Erkrankungen mit einer Letalität von ca. 30 % geführt. Im Gegensatz zu A/H5N1 zeigt der neue Subtyp A/H7N9 bisher jedoch nur eine geringe Pathogenität in Vögeln.

Bei bereits erfolgter Infektion des Menschen mit aviären Influenzasubtypen sind im Frühstadium der Erkrankung – ebenso wie bei der regulären Influenza – die antiviralen **Neuraminidasehemmer** Oseltamivir (Tamiflu®) und Zanamivir (Relenza®, Applikation per inhalationem) wirksam. Gegen die M2-Hemmer Amantadin und Rimantadin ist der Subtyp A/H5N1 hingegen resistent.

9.3.2 Schweres akutes respiratorisches Syndrom (SARS) [U04]

Im November 2002 wurde in Südostasien eine bis dahin unbekannte Form von aggressiver Pneumonie beobachtet, die sich innerhalb eines halben Jahres weltweit ausbreitete und insgesamt über 8 000 Patienten betraf, von denen fast 10 % verstarben. In einer bis dahin beispiellosen weltweiten Kooperation wurden Coronaviren als Ursache für das als SARS (schweres akutes respiratorisches Syndrom) bezeichnete Krankheitsbild identifiziert.

Das SARS-Coronavirus (SARS-CoV) ist ein behülltes ss(+)RNA-Virus, das aerogen übertragen wird. Die Hülle besitzt Glykoproteine in regelmäßiger Anordnung, die dem Virus elektronenmikroskopisch eine Corona-(Strahlenkranz-)ähnliche Morphologie verleihen. Vermutlich sind asiatische Fledermäuse das natürliche Reservoir für SARS-CoV, von denen es über andere Tiere (u. a. Schleichkatzen) auf den Menschen übertragen werden kann. Bei SARS handelt es sich also um eine Zoonose.

Welche Bedeutung bisher unbekannte, aber hoch pathogene Coronoviren für den Menschen haben, hat sich auch in 2012 wieder gezeigt. Vor allem in den Ländern der arabischen Halbinsel wurden bei mehr als 100 Personen schwerste Atemwegserkrankungen in Verbindung mit Nierenversagen beobachtet, die auf die Infektion mit einem bisher unbeschriebenen Coronovirus (MERS-CoV, Middle East Respiratory Syndrome Coronavirus) zurückgeführt wurden. Die Letalität dieser neuartigen Erkrankung beträgt ca. 50 %.

Klinik | Nach einer Inkubationszeit von 2–7 Tagen entwickeln sich im Prodromalstadium Fieber, Kopf- und Muskelschmerzen. Nach 3–7 Tagen entsteht in der respiratorischen Phase eine interstitielle Pneumonie mit trockenem, unproduktivem Husten sowie Dyspnoe und Hypoxämie. Alle anderen humanen Coronaviren verursachen meistens banale Infekte des oberen Respirationstrakts oder Gastroenteritiden.

Diagnostik | Die Infektion wird serologisch durch Bestimmung spezifischer Antikörper diagnostiziert. Bei Verdacht auf SARS oder eine Infektion mit MERS-CoV sollte eine RT-PCR aus respiratorischen Materialien oder Stuhl in Speziallaboren (z. B. Virologie Marburg oder BNI Hamburg) unter hoher Sicherheitsstufe durchgeführt werden.

Therapie | Eine kausale Therapie gegen SARS (und auch gegen MERS-CoV) ist bisher nicht möglich, die Gabe von IFN-α hat sich als hilfreich erwiesen. Am wichtigsten sind jedoch die Expositionsprophylaxe mit Mundschutz und Quarantäne der Betroffenen.

9.3.3 Pneumonie

Key Point
Pneumonien gehören zu den sehr häufigen Erkrankungen. In Deutschland kommen jährlich 4–10 ambulant erworbene Pneumonien/1000 Personen vor, d. h. hierzulande ist jährlich mit weit mehr als 400 000 Pneumonien zu rechnen. Dabei liegt die Letalität zurzeit bei ungefähr 13 %.

Allgemeines
Bei der Pneumonie handelt es sich um eine akute oder chronische Entzündung der Lunge, die den Alveolarraum und/oder das Interstitium betrifft. Einteilungsprinzipien sind in Tab. 9.1 aufgeführt.

Praxistipp
Meistens werden die Einteilungen kombiniert, um aufgrund des jeweils typischen Keimspektrums u. U. sehr schnell kalkuliert eine Therapie zu initiieren.

Die alveoläre Pneumonie wird meist durch Bakterien verursacht. Sie liegt in der Regel dann vor, wenn mindestens drei der folgenden Kriterien erfüllt sind:
— Fieber > 38,5 °C
— Leukozytose
— Husten mit purulentem Trachealsekret
— Bildgebung: neu aufgetretenes und konstantes oder zunehmendes Infiltrat.

Die klinische Untersuchung ergibt auskultatorisch feuchte Rasselgeräusche und bei der Perkussion eine Klopfschalldämpfung über dem betroffenen infiltrierten Lungenareal. Fehlen bei der körperlichen Untersuchung diese Befunde, wird von einer atypischen Pneumonie gesprochen. Sie wird häufig auch gleichgesetzt mit der interstitiellen Pneumonie.

Die interstitielle (atypische) Pneumonie hat oft einen langsamen Verlauf, meist besteht nur eine geringe Temperaturerhöhung. Trockener Reizhusten mit spärlichem bis fehlendem Auskultationsbefund ist typisch (Tab. 9.2).

Praxistipp
Bei der interstitiellen Pneumonie ist oft die Diskrepanz zwischen positivem Röntgenbefund und geringem Auskultationsbefund auffallend.

Das Spektrum der wichtigsten Erreger einer Pneumonie mit Angabe der relativen Häufigkeit ist in Tab. 9.3 aufgeführt.
Bei Neugeborenen muss vor allem mit *C. trachomatis* und B-Streptokokken im Rahmen einer perinatalen

---

Tab. 9.1

Pneumonie.

Einteilung	Formen/Ursachen
nach der Ätiologie	— Infektionen — physikalische Noxen — chemische Noxen — Kreislaufstörungen
nach klinisch-pathologischen Aspekten	**alveoläre Pneumonie:** — Lobärpneumonie (Infektion der Alveolen eines Lungenlappens) — Bronchopneumonie (multilobuläre alveoläre Infektion) **interstitielle Pneumonie:** — Infektion des Lungeninterstitiums
nach dem Umfeld während des Erkrankungsbeginns	— ambulant erworbene Pneumonie — nosokomiale Pneumonie

---

Tab. 9.2

Wichtige Unterscheidungsmerkmale zwischen alveolärer (typischer) und interstitieller (atypischer) Pneumonie.

	alveoläre Pneumonie	interstitielle Pneumonie
Beginn	akut	langsam
Husten	produktiv (eitriges Sputum)	trockener Reizhusten (kein Sputum)
Fieber	> 38,5 °C	< 38,5 °C
Untersuchungsbefund	Rasselgeräusche + Klopfschalldämpfung +	keine Rasselgeräusche keine Klopfschalldämpfung
Bildgebung (Röntgen)	Infiltrate	interstitielle Zeichnungsvermehrung
Labor	Leukozytose, CRP ↑, BSG ↑	Neutropenie mit relativer Lymphozytose CRP, BSG im Normbereich

Tab. 9.3

Spektrum der wichtigsten Erreger einer Pneumonie mit Angabe der jeweils relativen Häufigkeit[1].

	alveoläre Pneumonie	interstitielle Pneumonie
ambulant	Pneumokokken +++	Mykoplasmen ++
	Haemophilus influenzae ++	Legionellen[2] ++
	Moraxellen +	Coxiellen +
	Staphylococcus aureus +	RS-Viren +
	E. coli + Klebsiella pneumoniae (+)	Enteroviren + Chlamydien (+)
nosokomial[3]	Enterobacteriaceae +++	Legionellen[2] ++
	Staphylococcus aureus +++	Pilze ++
	Pseudomonas aeruginosa +++	
	KN Staphylokokken ++	

[1] In Anlehnung an CAPNETZ- und EPIC-Studie, Influenza und Tuberkulose sind hier nicht berücksichtigt.
[2] Legionellen können u. U. sowohl eine alveoläre als auch eine interstitielle Pneumonie hervorrufen.
[3] oft Mehrfachinfektionen
KN = koagulasenegativ

Infektion gerechnet werden. Ursache einer Pneumonie bei jüngeren Kindern ist oft eine Infektion mit RS-Viren, bei älteren Kindern spielen auch Mykoplasmen und H. influenzae eine wichtige Rolle. Bei einer Aspirationspneumonie ist u. a. mit Anaerobiern zu rechnen.

Ambulant erworbene Pneumonien

Die Häufigkeitsverteilung der Erreger ambulant erworbener Pneumonien ist einem ständigen Wandel unterworfen. Zurzeit kommen bei uns Pneumokokken mit über 30 %, M. pneumoniae mit 10 %, Legionellen mit 6 % und H. influenzae mit 5 % sowie in geringerer Häufigkeit weitere Bakterien und Viren vor. Den bakteriell bedingten Pneumonien geht oft eine Virusinfektion voraus. In ca. 25 % aller Fälle gelingt kein Erregernachweis.

Therapie I Solange der ursächliche Erreger noch nicht gefunden ist, muss die Antibiose im Sinne der kalkulierten Chemotherapie begonnen werden. Darunter versteht man eine Antibiose, die sich nach dem klinisch und regional zu erwartenden Erregerspektrum richtet.

Praxistipp

Wurde Procalcitonin (PCT) im Serum bestimmt und liegt es bei < 0,1 ng/ml, kann auf eine Antibiotikatherapie verzichtet werden.

Ansonsten kann – solange noch kein Erregernachweis vorliegt – bei einem Patienten mit unkomplizierter, ambulant erworbener Pneumonie und ohne Auslandsanamnese aufgrund der zu erwartenden Er-

regerhäufigkeiten zunächst mit einem Aminopenicillin begonnen werden. Wenn sich darunter kein baldiger Erfolg einstellt, kommen Makrolide oder Doxycyclin infrage.

Bei Patienten mit Risikofaktoren (Antibiotikavortherapie, chronische internistische oder neurologische Begleiterkrankungen oder Herkunft aus einem Pflegeheim) wird kalkuliert ein Aminopenicillin/BLI empfohlen, bei Verdacht auf eine interstitielle Pneumonie ein Makrolid. Alternativ kommt ein neueres pneumokokkenwirksames Fluorchinolon (z. B. Levofloxacin oder Moxifloxacin) infrage.

Bei schwerer, krankenhauspflichtiger ambulant erworbener Pneumonie ohne Risiko für eine Infektion mit P. aeruginosa (= keine vorausgegangene Antibiotikatherapie) wird zunächst kalkuliert eine Kombinationstherapie mit einem Breitspektrum-ß-Laktamantibiotikum (Cefotaxim, Ceftriaxon, Piperacillin/BLI, Ertapenem) und einem Makrolid empfohlen; ggf. auch eine Monotherapie mit einem pneumokokkenwirksamen Fluorchinolon (Levofloxacin oder Moxifloxacin).

Liegt eine vorausgegangene Antibiotikatherapie vor, muss auch P. aeruginosa in die kalkulierte Antibiotika-Therapie eingeschlossen werden. In diesem Fall wird eine Kombinationstherapie aus Piperacillin/BLI, Cefepim oder Imipenem bzw. Meropenem und einem pseudomonaswirksamen Fluorchinolon (Levofloxacin oder Ciprofloxacin) oder eine Kombination aus einem Aminoglykosid zusammen mit einem Makrolid empfohlen.

Pneumokokken-Pneumonie [J13]

Pneumokokken – Streptococcus pneumoniae (S. 54) – sind für 30–40 % der ambulant erworbenen Lungenentzündungen verantwortlich. Da dieser Erreger auch bei gesunden Menschen in geringer Zahl in der Rachenflora vorkommen kann, handelt es sich oft um eine endogene Infektion.

MERKE

Obwohl die Lobärpneumonie häufig mit Pneumokokken assoziiert ist, lässt sich allein aufgrund des klinisch-röntgenologischen Bildes **keine sichere Erregerdiagnose** stellen (Abb. 9.13).

Bräunlich tingiertes Sputum kann ein Hinweis auf eine Pneumokokken-Pneumonie sein. Die Diagnose ist definitiv gestellt, wenn die Pneumokokken aus dem Blut des Patienten angezüchtet werden, denn es kommt bei der Pneumokokken-Pneumonie häufig zu hohem Fieber und einer Bakteriämie (aus diesem Grund ist die mehrfache Abnahme von Blutkulturen zwingend erforderlich). Auch der Nachweis aus der Bronchiallavage hat einen hohen diagnostischen

9

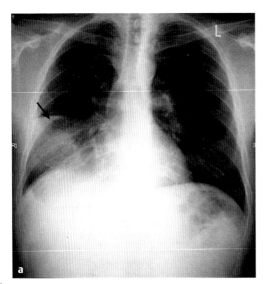
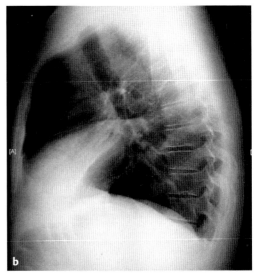

Abb. 9.13   Patient mit Lobärpneumonie (→). (mit freundlicher Genehmigung von Prof. Dr. E. Grabbe, Göttingen)

Wert, während bei Sputumproben die Bakterienanzahl mit in die Beurteilung eingehen muss.

> **MERKE**
>
> **Hauptvirulenzfaktor** der Pneumokokken ist die **Schleimkapsel**. Unbekapselte Pneumokokkenstämme sind avirulent.

Die Therapie erfolgt mit Penicillin G. Allerdings gibt es inzwischen weltweit penicillinresistente Stämme; dann wird auf Cephalosporine 3 ausgewichen. Die Resistenz beruht nicht auf Penicillinasebildung, sondern auf der schrittweisen Veränderung der Penicillin-bindenden Proteine, sodass sich die Vollresistenz über die Stufe der mäßigen Empfindlichkeit langsam entwickelt.

Die penicillinresistenten Stämme weisen häufig auch noch Resistenzen gegen andere Antibiotika auf – z. B. Makrolide: in Deutschland sind > 15 % der Pneumokokken resistent gegen Erythromycin.

Praxistipp

Eine Testung jedes Stammes ist daher absolut notwendig, um die Entwicklung von Resistenzen auch bei uns weiter zu beobachten. Als Reserveantibiotikum kann ggf. auch ein pneumokokkenwirksames Fluorchinolon oder Rifampicin (nur als Kombinationspartner) eingesetzt werden.

Eine Impfung gegen Pneumokokken wird für alle Personen > 60 Jahre und für Personen mit Wohnsitz in einem Seniorenheim empfohlen. Hierfür steht eine 23-valente Vakzine zur Verfügung, die auch den in Deutschland häufigsten Serotyp 14 einschließt.

Außerdem wird eine generelle Impfung gegen Pneumokokken für Säuglinge und Kleinkinder (2., 3., 4., 11.–14. Monat) mit einem Konjugatimpfstoff empfohlen.

Zusätzlich ist bei Patienten mit Milzexstirpation eine aktive Immunisierung gegen Pneumokokken notwendig, da diese Patienten vermehrt an schweren Pneumokokken-Infektionen erkranken. Die Vakzine ist gegen das Kapselpolysaccharid der meisten Pneumokokken-Serotypen (jedoch nicht alle) gerichtet und muss bei geplanter Milzentfernung vor der Operation gegeben werden.

Ebenfalls impfen sollte man abwehrgeschwächte Personen und Patienten mit chronischen Erkrankungen des Herzens, der Lunge, Leber oder Nieren sowie mit zerebrovaskulären Erkrankungen oder Diabetes mellitus. Auch Personen mit erhöhter Gefährdung durch Exposition (z. B. medizinisches Personal) sollten einen Impfschutz aufweisen.

Gemäß IfSG müssen penicillinresistente Pneumokokken als Erreger einer nosokomialen Infektion vom Hygienezuständigen in einer fortlaufenden Liste dokumentiert werden.

Haemophilus-Pneumonie [J14]

Ein Bakterium, welches häufig als Erreger einer Superinfektion nach einem banalen Virusinfekt zur alveolären Pneumonie führt, ist *Haemophilus influenzae* (S. 68). Vor allem bei Rauchern kommt die *H. influenzae*-Infektion gehäuft als Exazerbation bei chronischer Bronchitis vor.

Nachdem *H. influenzae* über Aerosole eingeatmet wird, haftet das Bakterium sich mithilfe von Fimbrien an die Schleimhautepithelien des oberen Respirationstrakts und persistiert als transienter Bestandteil der Rachenflora für längere Zeit bei 30–50 % aller gesunden Individuen. Diese Persister sind meistens unbekapselte Bakterien. Wichtigster Virulenzfaktor von invasiven und damit pathogenen *H. influenzae* ist eine Kapsel, die den Erreger vor der Phagozytose schützt und serologisch in die Typen A–F eingeteilt werden kann. Der Kapseltyp B ist am gefährlichsten. *H. influenzae* kann der humoralen Immunität durch Bildung einer IgA_1-Protease entgehen, die das schleimhautassoziierte IgA spalten kann.

Im Gegensatz zur Pneumokokken-Pneumonie ist bei der Haemophilus-Pneumonie eine Bakteriämie eher selten, sodass man für die Diagnostik auf den Nachweis aus der Bronchiallavage oder aus dem Sputum angewiesen ist.

Für den kulturellen Nachweis ist zu beachten, dass *H. influenzae* für sein Wachstum Hämin (Faktor X) und NAD oder NADP (Faktor V) benötigt; eine ausführliche Beschreibung befindet sich im Kapitel *Haemophilus influenzae* (S. 68).

Mittel der Wahl sind in Deutschland Aminopenicilline. Besonders in den südeuropäischen Ländern ist jedoch eine zunehmende Resistenzentwicklung festzustellen. Bei Stämmen mit Penicillinasebildung kommen Aminopenicilline/BLI oder Cephalosporine 3 (Ceftriaxon) infrage, während bei Resistenz aufgrund der Veränderung der Penicillinbindeproteine (PBP) nach Testergebnis auf andere Antibiotika, z. B. Makrolide oder neue Chinolone, zurückgegriffen werden muss.

Seit einigen Jahren steht für Kinder ab vollendetem 2. Lebensmonat sowie für Risikopatienten (Abwehrschwäche, chronische Bronchitis, Asplenie) eine aktive Impfung (Konjugatimpfstoff aus Kapselpolysaccharid Typ B) zur Verfügung, die in mehreren Dosen und gemeinsam mit den Impfungen gegen Tetanus, Diphtherie und Pertussis gegeben werden kann.

Klebsiellen-Pneumonie [J15]

Die durch *Klebsiella pneumoniae* (S. 66) hervorgerufene alveoläre Pneumonie hatte früher den Namen Friedländer-Pneumonie. Wie bei Pneumokokken und Haemophilus ist ein wichtiger Virulenzfaktor dieser Erreger die Schleimkapsel. Sie kann so stark ausgebildet sein, dass sich beim Abnehmen der Kolonien von der Agarplatte ein Schleimfaden hochziehen lässt. Während dieser Erreger früher auch im ambulanten Bereich häufiger vorkam, ist er heute vor allem im Krankenhaus verbreitet (nosokomiale Pneumonie).

Bei der Therapie sind die natürliche Resistenz gegen Aminopenicillin sowie der zunehmende Nachweis von ESBL-Bildnern zu beachten.

Mykoplasmen-Pneumonie [J15]

Mycoplasma pneumoniae (S. 77) ist Verursacher einer interstitiellen Pneumonie. Der Mensch ist der einzige Wirt.

> **Praxistipp**
>
> Durch das Fehlen einer funktionierenden Zellwand sind Mykoplasmen resistent gegen zellwandwirksame Antibiotika (z. B. Resistenz gegen alle β-Laktamantibiotika). Außerdem sind sie sehr empfindlich gegenüber Umwelteinflüssen.

Pathogenese | Die Übertragung findet durch Tröpfcheninfektion statt. Es handelt sich stets um eine exogene Infektion, da *M. pneumoniae* im Gegensatz zu anderen Mykoplasmen nicht zur Normalflora gehört. Die Bakterien sind Oberflächenparasiten: Sie benötigen externe Wuchsstoffe, wie z. B. Cholesterin, Fettsäuren und Nukleotide, die sie nach Anheftung an das Flimmerepithel des Respirationstrakts durch Fusion mit der Wirtszellmembran akquirieren. Dabei parasitieren sie vom Wirtszellstoffwechsel. Schließlich kommt es zur Hemmung der Zilienmotilität und zur Zellzerstörung.

Klinik | Die Mykoplasmen-Pneumonie hat hierzulande mit ca. 10 % einen wichtigen Anteil an allen ambulant erworbenen Pneumonien. Die Infektion manifestiert sich nach einer Inkubationszeit von 12–20 Tagen zunächst als Pharyngitis oder Tracheobronchitis. Bei den weitaus meisten Patienten kommt es danach zur spontanen Abheilung. Nur bei weniger als 25 % aller Betroffenen geht die Infektion in eine fiebrige, interstitielle Pneumonie mit trockenem, unproduktivem, hartnäckigem Reizhusten über. Diese ist u. a. dadurch gekennzeichnet, dass Auskultations- und Perkussionsbefund meistens wenig aussagekräftig sind (daher wird auch der Begriff „atypische" Pneumonie verwendet).

Radiologisch ist vor allem die interstitielle Zeichnungsvermehrung (meistens basal) bereits ein erster Hinweis auf einen der möglichen Erreger einer interstitiellen Pneumonie. Hier spielen neben den Mykoplasmen vor allem auch Chlamydophila, Coxiellen und Viren eine Rolle, die zusammen aber für nur weniger als 5 % aller ambulant erworbenen Pneumonien verantwortlich sind.

Mykoplasmen findet man gehäuft bei 5–15-jährigen Patienten, insbesondere als Ursache einer Ausbruchsituation bei engem Zusammenleben im frühen Herbst. Obwohl der Verlauf der atypischen Pneumonie meistens nicht schwer ist, können als Komplikation nach einer Mykoplasmen-Pneumonie eine reaktive Arthritis und – seltener – eine Meningitis, Karditis und Erythema exsudativum multiforme entstehen.

Diagnostik | Die Routinediagnostik erfolgt molekularbiologisch mithilfe der PCR aus respiratorischen Materialien. Zunehmende Bedeutung gewinnt auch die Multiplex-PCR aus respiratorischen Materialien, die die für die interstitielle Pneumonie relevantesten Erreger simultan erfasst. Eine weitere, häufige Nachweismethode der Infektion ist der serologische Antikörpernachweis, wobei nur ein deutlicher Titeranstieg beweisend für die akute Infektion ist.

Außer spezifischen Antikörpern treten bei einem Teil der Patienten zusätzlich im Verlauf der Erkrankung Kälteagglutinine (Autoantikörper gegen Erythrozyten) auf.

Der kulturelle Nachweis des Erregers aus Sputum oder Rachensekret auf Spezialmedien ist zwar möglich, erfordert jedoch eine Bebrütungszeit von mindestens 1 (–2) Wochen. Die Kulturen sind durch ein spiegeleiartiges Aussehen charakterisiert (Abb. 9.14). Dabei kann auch u. U. ein Wachstumshemmtest mit Immunseren eingesetzt werden.

Die Mikroskopie spielt wegen der Kleinheit und der problematischen Anfärbbarkeit der Erreger keine Rolle.

Therapie | Zur antibiotischen Therapie werden am besten Tetracycline oder ggf. Chinolone; besonders bei Kindern auch Makrolide eingesetzt. Besorgniserregend für die Therapie bei Kindern ist die Zunahme makrolidresistenter Mykoplasmen, über die bisher besonders aus China und Japan berichtet wird.

> **MERKE**
>
> β-Laktamantibiotika sind grundsätzlich gegen Mykoplasmen **nicht wirksam** (Fehlen einer funktionellen Zellwand).

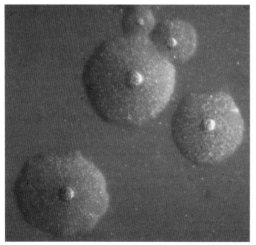

Abb. 9.14   Typische spiegeleiähnliche Kolonien von Mykoplasmen.

Legionellen-Pneumonie [A48]

Im Juli 1976 trat bei 221 von etwa 4 400 Teilnehmern eines Kongresses des amerikanischen Veteranenverbandes in Philadelphia eine akute, hoch febrile Pneumonie auf (Legionärskrankheit). Von den 221 Erkrankten verstarben 34, das entspricht 15 %. Als Erreger wurde ein damals neues gramnegatives, strikt aerobes Stäbchen, *Legionella pneumophila* (S. 70), isoliert. Heute sind 14 Serogruppen von *L. pneumophila* bekannt, von denen Serogruppe 1 ungefähr für 60 % aller Legionellosen verantwortlich ist. Da ihr Wachstumsoptimum bei 25–42 °C liegt und sie erst ab Temperaturen von mehr als 60 °C abgetötet werden, haben Legionellen ihr Reservoir vor allem in Warmwasserleitungen, aber auch in Kühltürmen und Klimaanlagen. Sie überleben wahrscheinlich vor allem in freilebenden Amöben und werden als Aerosol vom Menschen aufgenommen. Die Pathogenität ist relativ gering, sodass von Seiten des Patienten bestimmte Prädispositionsfaktoren bestehen müssen: Dazu zählt vor allem eine herabgesetzte zelluläre Immunität, wie sie bei alten Menschen und bei Patienten mit konsumierenden Erkrankungen (Malignome), Lungenerkrankungen, Immunsuppression durch Kortikosteroide oder nach Transplantation, aber auch Dialysepatienten sowie Diabetikern und Alkoholikern vorzufinden ist.

Pathogenese und Klinik | Nach Tröpfchenübertragung werden die Legionellen durch eine sogenannte „coiled" Phagozytose von Alveolarmakrophagen aufgenommen. Sie vermehren sich anschließend innerhalb von intrazellulären Autophagosomen, die nicht mit Lysosomen fusionieren. Die bakterielle Vermehrung verläuft so rasant, dass bereits nach 8–18 Stunden die Wirtszelle zerstört wird.

Vor allem bei älteren Menschen führen Legionellen nach einer Inkubationszeit von 2–10 Tagen zur Pneumonie mit oft schwerem Verlauf. Sie beginnt meistens wie eine Erkältungskrankheit und entwickelt sich dann zur hochfiebrigen, atypischen Pneumonie, deren radiologisches Korrelat sich in multilobulären Lungeninfiltraten widerspiegelt (Abb. 9.15). Die Pneumonie wird u. a. deshalb als atypisch bezeichnet, weil der Patient einen trockenen, unproduktiven Husten aufweist. Die Patienten machen oft einen verwirrten Eindruck.

> **MERKE**
>
> Legionellen (vor allem *L. pneumophila*) kommen heute bei ca. 6 % der ambulant erworbenen Pneumonien vor.

Diagnostik | Die kulturelle Anzucht von Legionellen aus respiratorischen Materialien ist auf Spezialmedien (BCYE-Agar) zwar möglich, aber schwierig. Als weitere diagnostische Methoden stehen die direkte

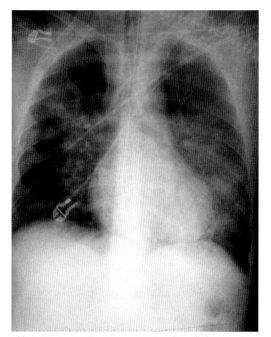

Abb. 9.15   Legionellen-Pneumonie. (mit freundlicher Genehmigung von PD Dr. K. Schröppel, Tübingen)

Immunfluoreszenz und die PCR zur Verfügung. Der Antigennachweis im Urin (ELISA) hat die höchste Sensitivität und weist u. a. Legionellen des häufigen Serotyps O1 nach; er sollte daher stets bei V. a. eine Legionellen-Pneumonie durchgeführt werden. Mittels des Antikörpernachweises kann die Erkrankung im späteren Stadium diagnostiziert werden.

Therapie und Prävention I Die Letalität der unbehandelten Legionellose liegt bei 20 %. Aufgrund der diagnostischen Schwierigkeiten und des schweren klinischen Verlaufs muss die Therapie mit Fluorchinolonen (besonders wirksam ist Levofloxacin) oder alternativ mit Makroliden bereits bei klinischem Verdacht begonnen werden. Legionellen sind resistent gegen Cephalosporine.

 Praxistipp

Bei einer Pneumonie, die auf die Gabe der „Standard"-Antibiotika nicht nach zwei Tagen anspricht, sollte immer an Legionellen gedacht werden.

In Einrichtungen mit Risikopatienten sollte Wasser auf > 60 °C erhitzt oder durch Sterilfilter behandelt werden.

Der Nachweis von Legionellen ist nach IfSG meldepflichtig (Anzahl der gemeldeten Fälle 2012 und 2011: jeweils 600–660 → Inzidenz = 0,8/100 000).

Chlamydophila-(Chlamydien-)Pneumonie [J16]

Chlamydophila psittaci (S. 78) – früher *Chlamydia psittaci* – ist Auslöser der „Papageienkrankheit" (Ornithose, Psittakose), einer interstitiellen Pneumonie. Es handelt sich um eine Anthropozoonose, die von Papageienvögeln, Tauben, Nutzgeflügel und Seevögeln aerogen über eingetrockneten Vogelkot auf den Menschen übertragen werden kann. Die Erkrankung ist nicht von Mensch zu Mensch übertragbar.

Außerdem kann *Chlamydophila pneumoniae* als eine von Mensch zu Mensch übertragbare Chlamydophila-Art eine ambulant erworbene, interstitielle Pneumonie verursachen (Abb. 9.16). Ob diese Chlamydophila-Art auch mit der Ätiologie der Arteriosklerose und damit der koronaren Herzerkrankung in Verbindung steht, konnte bisher nicht eindeutig bewiesen werden.

Chlamydia trachomatis kann in Abhängigkeit von der Serogruppe (Serogruppe D-K) eine Urethritis (S. 306), Zervizitis oder Salpingitis hervorrufen. Während des Geburtsvorganges kann sich das Neugeborene infizieren und dann eine Pneumonie entwickeln. Sie ist charakterisiert durch schleimigen Auswurf in der 3.–4. Lebenswoche und verläuft oft afebril. Um diese Komplikation für das Neugeborene zu verhindern, soll in Deutschland im Rahmen der Mutterschaftsrichtlinien nach Feststellung der Schwangerschaft u. a. eine gynäkologische Untersuchung einschließlich einer Untersuchung auf genitale *C.-trachomatis*-Infektion durch PCR-Diagnostik aus Urin durchgeführt werden.

Für die Diagnostik von Chlamydophila- und Chlamydieninfektionen ist vor allem der PCR-Nachweis, ggf. auch ein Antigennachweis durch Immunfluoreszenz bzw. ELISA geeignet. Bei einer Pneumonie kann respiratorisches Material untersucht werden. Ansonsten werden Abstriche (Bindehaut, Urethra) mit speziellen Tupfern entnommen.

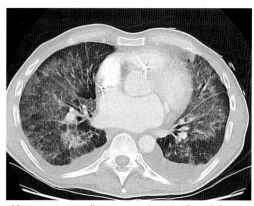

Abb. 9.16   Interstitielle Pneumonie (CT). (mit freundlicher Genehmigung von Prof. Dr. E. Grabbe, Göttingen)

9

Da Chlamydien obligat intrazelluläre Bakterien sind, lassen sie sich nicht auf künstlichen Nährböden anzüchten, sondern ggf. nur in Gewebekulturen. Aufgrund häufiger Kreuzreaktivitäten ist die Serologie für die Diagnostik weniger gut geeignet.

Für die Therapie der Chlamydien-Pneumonien sind Tetracycline Mittel der ersten Wahl. Eine Alternative sind Fluorchinolone (wie z. B. Levofloxacin); Kinder erhalten Makrolide.

Andere durch Bakterien oder Pilze verursachte Pneumonien

Das Q-Fieber ist eine Anthropozoonose, die sich überwiegend als Pneumonie manifestiert. Erreger ist *Coxiella burnetii*, er kommt bei Haustieren (Rind, Schaf, Ziege) vor. Die Infektion erfolgt aerogen durch Einatmen erregerhaltigen Staubes (z. B. Dung). Coxiellen gehören zu den intrazellulären Rickettsien und lassen sich somit auf künstlichen Nährböden nicht anzüchten.

MERKE

Das Q-Fieber ist die einzige zurzeit in Mitteleuropa verbreitete Rickettsiose.

Die Diagnose wird vor allem serologisch gestellt; die Therapie erfolgt wie bei den Chlamydien primär mit Tetracyclinen. Die ausführliche Beschreibung des Krankheitsbildes erfolgt im Kapitel Q-Fieber (S. 371). Selten können auch andere Bakterien, wie z. B. *E. coli*, *S. aureus* und hämolysierende Streptokokken, im ambulanten Bereich eine Pneumonie auslösen. Bei AIDS-Patienten muss an eine interstitielle Pneumonie durch den Pilz *Pneumocystis jirovecii* (S. 398) gedacht werden.

Einige aggressive Erreger, die auch oder überwiegend über andere Eintrittspforten den menschlichen Organismus befallen, können bei aerogener Aufnahme zu lebensgefährlichen Lungenentzündungen führen. Dazu gehören vor allem der Milzbranderreger *Bacillus anthracis* (S. 58), der Pesterreger *Yersinia pestis* (S. 64), der in diesem Falle die fast immer tödliche Lungenpest hervorruft, und *Francisella tularensis* (S. 71), Erreger der Tularämie (Hasenpest). Außerdem können im Rahmen einer Brucellose und einer Syphilis Pneumonien auftreten.

Virale Pneumonien

Virusinfektionen der Atemwege sind häufig und wandeln sich meist erst bei bakterieller Superinfektion zur Pneumonie. In manchen Fällen entsteht aber auch eine reine Viruspneumonie ohne bakterielle Komponente. Erreger sind Parainfluenza-, RS-, Adeno- oder Corona-Viren sowie evtl. Masern- oder Mumps-Viren als Komplikation bei diesen Erkrankungen.

Das diagnostische und therapeutische Vorgehen entspricht dem der Bronchitis.

Nosokomiale Pneumonien

Pathogenese ▌ Die Verdachtsdiagnose einer nosokomialen Pneumonie sollte gestellt werden, wenn ein neues oder progredientes Infiltrat vorliegt und zwei der nachfolgenden Kriterien erfüllt sind: Leukozyten im Blut > 10 000 oder < 4 000/µl, Fieber > 38,3 °C, purulentes Sekret.

Nosokomiale Infektionen sind im Krankenhaus erworbene Infektionen, die zur Zeit der Krankenhausaufnahme bei dem Patienten nicht vorhanden waren und auch nicht in der Inkubation waren. In Deutschland werden jährlich ungefähr 40 000 nosokomiale Pneumonien beobachtet, die mit einer Inzidenz von 2–5 pro 1000 Beatmungstage vorkommen. Nosokomiale Pneumonien machen mit mehr als 45 % den überwiegenden Anteil aller nosokomialen Infektionen auf Intensivstationen aus. Die Letalität der nosokomialen Pneumonien beträgt hierzulande bis zu 21 %. Nosokomiale Pneumonien treten zwar auch bei nicht beatmeten Patienten auf, kommen aber bei beatmeten Patienten wesentlich häufiger vor.

Risikofaktoren sind Intubation (vor allem Reintubation nach Extubation), PEEP-Beatmung, Gabe von H_2-Blockern oder Antazida zur Ulkus-Prophylaxe sowie enterale Ernährung per Nasen-Magen-Sonde und Aspiration.

Erreger und Klinik ▌ Die Early-onset-Pneumonie tritt 48 h–5 Tage nach der Krankenhausaufnahme auf. Erreger sind in ca. 5–10 % der Fälle Pneumokokken, in ca. 5 % *Haemophilus influenzae* sowie auch *Moraxella catarrhalis*.

Diese Erreger kommen bei der später beginnenden Late-onset-Pneumonie kaum noch vor. Dann sind in ca. 35 % der Fälle Enterobacteriaceae (vor allem Klebsiella- und Enterobacter-Arten), *S. aureus* in 30 % und die „High-risk-pathogens" *Pseudomonas aeruginosa* (> 25 %), Acinetobacter (7 %) sowie *Stenotrophomonas maltophilia* (3 %, Tendenz ↑) verantwortlich.

Circa 10 % der nosokomialen Pneumonien werden durch Legionellen hervorgerufen. Bei immunsupprimierten Patienten kommen *Pneumocystis jirovecii* (Transplantationspatienten) oder *Aspergillus* (Knochenmarktransplantation, Patienten in der Aplasie) vor.

Diagnose ▌ Sie beruht auf den o. g. klinischen und röntgenologischen Befunden sowie dem Erregernachweis. Als Untersuchungsmaterial benutzt man das Trachealsekret bzw. durch endotracheale Absaugung und/oder bronchoskopisch gewonnenes Material – insbesondere die bronchoalveoläre Lavage oder die Materialentnahme mittels der „geschützten

Bürste". In besonderen Fällen müssen invasivere Maßnahmen angewandt werden. Grundsätzlich sollten bei nosokomialer Pneumonie auch Blutkulturen abgenommen werden, bei V. a. Legionellen zusätzlich auch Urin für den Antigennachweis.

Therapie ❘ Möglichst gezielt nach Antibiogramm. Solange der ursächliche Erreger noch nicht gefunden ist, muss sie im Sinne der kalkulierten Chemotherapie begonnen werden.

Hierfür ist die Kenntnis des auf der Station vorkommenden Erregerspektrums wichtig. Bei Patienten ohne erhöhtes Risiko für multiresistente Erreger werden Cephalosporine der Gruppe 3a, Aminopenicilline/BLI, Ertapenem oder pneumokokkenwirksame Fluorchinolone (Levofloxacin oder Moxifloxacin) empfohlen.

Bei Patienten mit erhöhtem Risiko für multiresistente Erreger sind Pseudomonas und *S. aureus* mit in das Therapieschema einzubeziehen. In diesem Fall sollte die Therapie entweder mit Piperacillin/BLI oder einem pseudomonaswirksamen Carbapenem bzw. Cephalosporin jeweils initial in Kombination mit einem Aminoglykosid oder mit einem pseudomonaswirksamen Fluorchinolon (Levofloxacin oder Ciprofloxacin) begonnen werden.

Bei Verdacht auf MRSA sollte ggf. Linezolid oder Vancomycin in das Schema mit einbezogen werden.

> **MERKE**
>
> Bei den nosokomialen Erregern ist durch die Selektion resistenter Stämme immer mit einer hohen **Resistenzrate** zu rechnen.

Da die Erreger von Patient zu Patient übertragen werden können („cross infection"), sind hygienische Maßnahmen zur Prävention besonders wichtig: Händewaschen, Isolierung von Patienten mit resistenten Erregern – vgl. auch MRGN-Klassifizierung (S. 180). Eine wichtige präventive Maßnahme ist zudem die Vermeidung einer Aspiration.

Pneumonien durch systemische Pilzinfektionen

Auch Pilzinfektionen können Auslöser von Pneumonien sein. In Europa kommen vor allem drei Pilze als Ursache systemischer Infektionen vor:

- *Candida* (S. 410)
- *Aspergillus* (S. 413)
- *Cryptococcus* (S. 416).

Die Erreger werden ausführlich im Kapitel Mykosen besprochen.

Außerhalb Europas muss außerdem mit folgenden Erregern gerechnet werden:

Coccidioides immitis (S. 149): Erreger der Kokzidioidomykose, die als Pneumonie mit Pleuritis in Erscheinung tritt und meist spontan ausheilt. Selten

Disseminierung mit granulomatösen Veränderungen in verschiedenen Organen, was bei Befall der Nebennieren meist zum Tode des Patienten führt.

Histoplasma capsulatum (S. 149): Auslöser der Histoplasmose, die sich überwiegend in Form einer der Tuberkulose ähnlichen Erkrankung der Lunge manifestiert und meist spontan ausheilt. Bei abwehrgeschwächten Patienten kommt es zur Disseminierung mit ulzerösen Veränderungen im Mund sowie Befall von Milz, Leber und Knochenmark.

Blastomyces dermatitidis: Erreger der nordamerikanischen Blastomykose; chronische granulomatöse Infektion, die herdförmig die Lunge, aber auch Haut und Knochen befällt.

Paracoccidioides brasiliensis: Verursacher der Parakokzidioidomykose (syn. südamerikanische Blastomykose). Die Erkrankung tritt oft erst Jahre nach Inhalation der Sporen auf und äußert sich in Form von Geschwüren in der Mundhöhle, Stomatitis und Zahnausfall. Bei der Ausbreitung im Körper werden Milz, Leber, Knochenmark und Lunge befallen. Dann ist die Prognose infaust.

9.4 Akute und chronische Bronchitis

 Key Point

> Die akuten Infektionen der unteren Atemwege, zu denen auch die akute Bronchitis gehört, sind die häufigsten Erkrankungen überhaupt. Eine Häufung der Bronchitiden und anderer Erkältungskrankheiten findet man vor allem im Frühjahr und im Herbst. Das Hauptsymptom ist der teils quälende Husten.

Als Bronchitis wird die Entzündung der Bronchien bezeichnet. Aufgrund klinisch bedeutsamer Unterschiede erfolgt eine Einteilung in akute Bronchitis und chronische Bronchitis.

9.4.1 Akute Bronchitis [J20–J21]

Die akute Bronchitis wird meist durch Viren ausgelöst, die sich in den nasopharyngealen Epithelzellen vermehren. Hier spielen vor allem Rhino-, Influenza- und Parainfluenzaviren eine bedeutende Rolle, aber auch RS-, Coxsackie- und ECHO-Viren (Tab. 9.4).

> **Tab. 9.4**

Virale Verursacher der Bronchitis.

Familie	Gattung	Art
Picornaviridae	Enterovirus	Coxsackievirus A und B
		ECHO-Virus
	Rhinovirus	Rhinovirus
Paramyxoviridae	Paramyxovirus	Parainfluenzavirus
	Pneumovirus	RS-Virus

Die Übertragung erfolgt üblicherweise durch Tröpfcheninfektion, teilweise auch fäkal-oral.

Übliche Symptome sind Hustenreiz, retrosternale Schmerzen beim Husten, zäher, spärlicher Auswurf (eitrig bei bakterieller Superinfektion) sowie allgemeine Infektionszeichen (Kopf- und Gliederschmerzen, Temperaturerhöhung).

Die Diagnose wird primär klinisch gestellt, für den Erregernachweis stehen Kultur (zum Nachweis bakterieller Erreger), Virusanzucht, PCR und Antigennachweis zur Verfügung.

Die Therapie erfolgt bei viraler Ursache symptomatisch, bei bakterieller Bronchitis werden Antibiotika verabreicht.

Bronchitis durch Coxsackieviren [J20.3]

Coxsackieviren (S. 137) verursachen meistens im Sommer eine grippeähnliche Symptomatik mit Fieber und Atemwegssymptomen. Es handelt sich um nackte RNA-Viren, von denen mehrere Serotypen existieren, die jedoch keine Kreuzimmunität verleihen. Nach fäkal-oraler Infektion vermehren sie sich zunächst in den Epithelzellen des Nasopharynx und anschließend im Gewebe des Darms, von wo sie wieder ausgeschieden werden. Für die Diagnostik steht zwar die Virusisolierung oder RT-PCR aus Rachenabstrichen und Stuhl zur Verfügung, aufgrund der Benignität der Erkrankung wird darauf aber in der Regel verzichtet. Eine Kausaltherapie ist nicht möglich.

Bronchitis durch Parainfluenzaviren [J20.4]

Parainfluenzaviren (S. 136) sind behüllte RNA-Viren. Sie rufen eine grippeähnliche Symptomatik hervor, die von hohem Fieber begleitet wird. Gefürchtet ist eine Laryngotracheobronchitis mit inspiratorischem Stridor – Differenzialdiagnose: Pertussis (S. 240). Für die Diagnostik stehen serologische Verfahren sowie der Direktnachweis durch Virusisolierung, RT-PCR oder Immunfluoreszenz zur Verfügung. Eine Kausaltherapie ist nicht möglich.

Bronchitis durch RS-Viren [J20.5]

Das Respiratory-Syncytial-Virus – RSV (S. 136) – verursacht vor allem bei Säuglingen und Kleinkindern in der kalten Jahreszeit eine Bronchiolitis. Aufgrund seiner hohen Kontagiosität sind nosokomiale Infektionen gefürchtet.

Das Virus wird durch Tröpfcheninfektion und kontaminierte Gegenstände übertragen und vermehrt sich in den nasopharyngealen Epithelzellen. Dabei kommt es zur Fusion mit nicht infizierten Zellen (Riesenzell- bzw. Synzytienbildung). Durch weitere Ausbreitung werden das Flimmerepithel des Respirationstrakts und schließlich die Bronchiolen infiziert. Die Riesenzellbildung geht mit einer Zerstörung der Flimmerepithelien und einer begleitenden Inflammation einher, die schließlich die Exspiration behindert. Die resultierende Überblähung der Lunge kann lebensbedrohlich sein. Bei Immunsupprimierten wird auch eine interstitielle Pneumonie mit hoher Letalität beobachtet. Die Infektion wird durch direkten Erregernachweis (Antigen-Schnelltest, RT-PCR oder direkte Immunfluoreszenz) aus Nasenrachenspülwasser oder transnasalem Absaugsekret nachgewiesen. Alternativ kommt die zeitintensive Virusanzucht infrage. Bei lebensbedrohlicher Klinik kann ein humanisierter monoklonaler Antikörper gegeben oder Ribavirin als Aerosol eingesetzt werden.

Bronchitis durch Rhinoviren [J20.6]

Die humanen Rhinoviren (S. 138) sind die klassischen Erreger des Schnupfens. Der typische Schnupfen mit wässrigem Sekret kann von einer Bronchitis abgelöst werden. Die Infektion dauert ca. 1 Woche, kann aber durch bakterielle Superinfektionen kompliziert werden. Eine Diagnostik mithilfe der RT-PCR ist nur bei schwierigen Sonderfällen indiziert. Eine Kausaltherapie existiert nicht.

Bronchitis durch ECHO-Viren [J20.7]

ECHO (Enteric Cytopathic Human Orphan)-Viren (S. 137) verursachen eine grippeähnliche Symptomatik mit Fieber und Atemwegssymptomen. Die Diagnostik kann zwar durch Virusisolierung oder RT-PCR erfolgen, diese wird aber meistens nicht in Anspruch genommen. Eine Kausaltherapie ist nicht möglich.

9.4.2 Chronische Bronchitis [J41]

> **MERKE**
>
> Laut WHO ist eine chronische Bronchitis dann anzunehmen, wenn bei einem Patienten in **2 aufeinander folgenden Jahren** während mindestens **3 aufeinander folgenden Monaten** pro Jahr **Husten und Auswurf** bestanden.

Symptome einer chronischen Bronchitis lassen sich unabhängig vom Geschlecht bei 30 % der Menschen jenseits des 50. Lebensjahres nachweisen. Bei der chronisch obstruktiven Bronchitis tritt zusätzlich eine Bronchialobstruktion auf (COPD = chronic obstructive pulmonary disease).

Die chronische Bronchitis ist ein multifaktorielles Krankheitsgeschehen, bei dem neben dem Nikotinabusus die infektiöse Komponente eine wesentliche Rolle spielt.

Neben den bei der akuten Bronchitis genannten Erregern werden insbesondere bei Exazerbationen Enterobakterien (*E. coli*, Enterobacter- und Proteus-Arten), *Pseudomonas aeruginosa* und andere Mikroorganismen gefunden. Bei Bronchiektasen können außerdem Anaerobier eine Rolle spielen.

Es handelt sich praktisch immer um endogene Infektionen, die durch Deszension der Erreger aus dem oberen Atemtrakt entstehen.

Klinisch bestehen – überwiegend morgens – Husten und Auswurf, in späteren Stadien treten Belastungsdyspnoe und Leistungsabfall auf. Bei der Auskultation fallen meist trockene, bei größeren Sekretmengen auch feuchte Rasselgeräusche (RG), bei Obstruktion zudem ein verlängertes Exspirium mit Giemen und Brummen auf.

> **MERKE**
>
> Für die bakteriologische Diagnose ist Sputum nicht gut geeignet.

In schweren, progredienten Fällen ohne sichtbaren Therapieerfolg und insbesondere zur Sicherung einer Anaerobierinfektion sind eingreifende Techniken zur Gewinnung von Untersuchungsmaterial, z. B. bronchoskopische Materialgewinnung oder transtracheale Aspiration, nicht zu umgehen.

Die Basistherapie besteht vor allem im Vermeiden der auslösenden Noxen (Nikotinkarenz!) und in der symptomatischen Therapie mit Inhalationen und Atemgymnastik. Die medikamentöse Therapie umfasst Antiobstruktiva und ggf. Kortikosteroide.

Bei Infektexazerbation erfolgt die antibiotische Therapie, die der der akuten Tracheobronchitis (S. 240) entspricht.

> **MERKE**
>
> Durch Antibiotika wird in der Regel keine dauerhafte Sanierung erreicht.

9.5 Weitere Erkrankungen der unteren Atemwege

9.5.1 Lungenabszess [J85]

Beim Lungenabszess kommt es zur eitrigen Einschmelzung von Lungengewebe, die oft mit einer Kavernenbildung einhergeht. Ursache für den Abszess sind entweder eine vorausgehende (Aspirations-)Pneumonie oder ein Lungeninfarkt aufgrund einer Embolie. Wichtigster Risikofaktor für die Entstehung einer Aspirationspneumonie und damit eines Lungenabszesses sind Bewusstseinsstörungen (z. B. Alkohol- und Drogenabusus, neurologische Störungen, Hirninfarkte).

Gefürchtet ist prinzipiell die Entstehung eines Hirnabszesses durch hämatogene Verschleppung der Erreger aus dem Lungenherd.

Sobald der Lungenabszess Anschluss an das Bronchialsystem hat, findet sich nekrotisches, fötides Material im Sputum.

 Praxistipp

Bei fehlendem Abhusten nekrotischen Materials kann die Diagnose schwierig sein, denn der Verlauf ist oft schleichend und der Patient klagt u. U. nur über Fieber, Schwäche und Thoraxschmerzen.

Wegweisend ist häufig erst der Röntgenbefund, bei dem die Abszesshöhle meistens durch eine Spiegelbildung charakterisiert ist.

Meistens liegt eine Mischinfektion vor, bei der fast immer auch Anaerobier beteiligt sind. Darüber hinaus kommen Viridans-Streptokokken sowie die typischen Pneumonieerreger (selten Pneumokokken) vor. Bei neutropenischen oder anderweitig immunsupprimierten Patienten ist auch an Aspergillen und an Mykobakterien zu denken.

Der direkte Erregernachweis sollte nicht aus Sputum geführt werden, da auf diese Weise der Nachweis einer ursächlichen Beteiligung von Viridans-Streptokokken kaum möglich ist. Stattdessen sollte bronchoskopisch gewonnenes respiratorisches Material verwendet werden. Gegebenfalls ist auch eine Lungenbiopsie notwendig, um an die Abszesshöhle zu gelangen.

Die Therapie besteht in der Beseitigung der Ursache sowie der Antibiose. Sie wird mindestens 3 Wochen durchgeführt und sollte stets auch Anaerobierwirksamkeit aufweisen:

- Aminopenicillin plus β-Laktamase-Inhibitor
- Piperacillin plus β-Laktamase-Inhibitor
- Cephalosporin der 3. oder 4. Generation plus Clindamycin
- neues Fluorchinolon (z. B. Moxifloxacin)
- bei MRSA-Verdacht: z. B. Vancomycin plus Rifampicin oder Linezolid.

Gegebenenfalls sind außerdem die Abszessdrainage sowie die chirurgische Sanierung erforderlich.

9.5.2 Pleuraempyem [J86]

Ein Empyem ist eine Eiteransammlung in einer präformierten Höhle, in diesem Fall in der Pleurahöhle. Ursache ist meistens eine eitrige Pneumonie, ein Lungenabszess, eine Infektion eines nekrotisierenden Lungenkarzinoms oder eine fortgeleitete Oberbauchinfektionen.

Vor allem bei Pneumonien durch Pneumokokken oder S. aureus kann ein Pleuraempyem entstehen, das durch Mischinfektion mit Anaerobiern (Bacteroides, Peptostreptokokken) komplizierend wird. Gefürchtet ist zudem bei Patienten mit einer Neutropenie die Aspergillose mit Einbruch von Aspergillen in den Pleuraspalt. Seltener werden Klebsiellen oder Viridans-Streptokokken nachgewiesen.

9

Klinisch stehen hohes Fieber und Mattigkeit im Vordergrund. Die Perkussion ergibt eine Klopfschalldämpfung über dem betroffenen Areal.

Die Diagnose wird durch direkten Erregernachweis aus dem Eiterpunktat gestellt. In Ergänzung zur Entlastung des Empyems durch Saugdrainage wird sofort eine kalkulierte Antibiotikatherapie unter Einschluss von Anaerobiern vorgenommen: z. B. Piperacillin/Tazobactam plus Aminoglykosid oder neuere Fluorchinolone.

Bei neutropenischen Patienten muss auch an die entsprechende antimykotische Therapie gedacht werden. Nach Vorliegen des kulturellen Befundes und Antibiogramms bzw. Antimyzetogramms wird die Therapie ggf. angepasst.

9.6 Tuberkulose [A15–A19]

Key Point

Nach einem vorübergehenden Rückgang der Tuberkulosefälle erlebt diese Erkrankung heutzutage – nicht zuletzt aufgrund der zunehmenden Resistenzentwicklung und der weltweiten Migration – wieder eine Renaissance: Die WHO geht davon aus, dass weltweit ungefähr 2 Milliarden Menschen infiziert sind und die Tuberkulose mit jährlich 1,7 Millionen Verstorbenen die häufigste bakterielle Infektionskrankheit ist, die zum Tode führt.

Die Tuberkulose wird auch als Schwindsucht und „weiße Pest" bezeichnet. Sie war bereits zu Zeiten von Aristoteles als „Phthisis" bekannt. Robert Koch berichtete erstmals 1882 in Berlin über den Erreger der Tuberkulose (S. 60).

Die weitaus meisten Tuberkulosefälle treten bei Menschen in den Ländern des Südens auf. Bei Vorliegen einer HIV-Infektion verläuft die Tuberkulose bei diesen Patienten in der Regel klinisch apparent und breitet sich besonders schnell aus.

Die WHO hat ein Programm initiiert, das eine kostenlose Tuberkulosetherapie in den betreffenden Ländern vorsieht.

In Europa stellt sich zurzeit besonders im Osten eine bedrohliche Situation dar (www.eurotb.org). Dabei ist trotz gesetzlich vorgeschriebener Meldung die Dunkelziffer hoch: Ein Tuberkulosefall verursacht wahrscheinlich 2–10 neue Infektionen. Während die weltweite Inzidenz 137/100 000 Personen beträgt, liegt derzeit in Deutschland die jährliche Inzidenz bei ungefähr fünf neuen Fällen/100 000 Einwohner (jeweils > 4 200 Fälle in 2012 und 2011).

9.6.1 Pathogenese

Der Erreger der Tuberkulose gehört zu den Mykobakterien: säurefeste Stäbchen, die durch Säure (Magensäure!) kaum abgetötet werden. Die Tuberkulose des Menschen ist eine spezifische Erkrankung, die durch die „typischen" Mykobakterienarten des *Mycobacterium-tuberculosis*-Komplexes hervorgerufen wird: *Mycobacterium tuberculosis* (natürlicher Wirt Mensch), aber auch *M. bovis* (natürlicher Wirt Rind), *M. africanum* (natürlicher Wirt Mensch) und *M. microti* (natürlicher Wirt Wühlmaus).

Nach Inhalation der Erreger kommt es in der ersten Krankheitsphase vor allem in den gut belüfteten Lungenspitzen (aerobe Bakterien!) zum extra- und intrazellulärem Bakterienwachstum, besonders in Alveolarmakrophagen (Abb. 9.17).

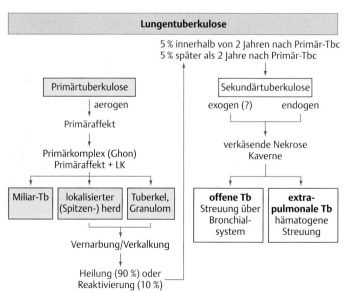

Abb. 9.17 Pathogenese der Tuberkulose.

Das klinische Korrelat dieses Primäraffekts wird deshalb als Simon-Spitzenherd bezeichnet. Zusätzlich werden die hilären Lymphknoten befallen. Primäraffekt und Befall der regionalen Lymphknoten bilden den Ghon-Primärkomplex (Abb. 9.18).

Anschließend kann es – insbesondere bei immunsupprimierten Patienten – zum Einbruch in die Blutgefäße mit hämatogener Streuung kommen (Miliartuberkulose, Abb. 9.19). Der Erreger kann dann in allen Organen zu multiplen Mikroabszessen führen, wobei nur eine geringe Granulombildung beobachtet wird. Gefürchtet ist der Befall von Meningen, Leber und Knochenmark.

Aufgrund des Zellwandaufbaus zeigen Mykobakterien eine relativ geringe Immunogenität, sodass sich beim immunkompetenten Patienten erst nach 3–4 Wochen eine T-Zellimmunität entwickelt, die zur Abnahme des intrazellulären Wachstums der Bakterien führt. Die humorale Immunität spielt bei der Tuberkulose keine vorherrschende Rolle.

In den meisten Fällen erfolgt allerdings trotz zellulärer Reaktion intrazellulär keine Abtötung der Erreger, weil eine Fusion zwischen bakterienhaltigen Phagosomen und enzymhaltigen Lysosomen ausbleibt (intrazelluläre Erregerpersistenz innerhalb der Lunge).

Typisch für die Erkrankung sind die Tuberkel bzw. tuberkulösen Granulome, die aus mehreren bakterienhaltigen Makrophagen (Langhans-Riesenzellen) bestehen und von einem Mantel aus Epitheloidzellen, Makrophagen und Lymphozyten umgeben sind. In diesem Primärtuberkel entsteht zentral eine verkäsende Nekrose mit Aufhebung aller Strukturen.

Bei 90 % aller Patienten kommt es schließlich zur Vernarbung bzw. Verkalkung des Tuberkels.

Die verbleibenden 10 % der Patienten können bei Abnahme der zellulären Immunität eine Reaktivierung erleiden und der Krankheitsprozess entwickelt sich zur endogenen Sekundärtuberkulose. Dabei erleiden 5 % der Patienten eine Reaktivierung bereits innerhalb von zwei Jahren nach der Primärtuberkulose (Abb. 9.17). Meist handelt es sich bei dieser Sekundärtuberkulose um eine endogene Reinfektion, selten ist auch eine exogene Reinfektion möglich.

Aufgrund der Induktion einer besonderen immunologischen Reaktion durch M.-tuberculosis-Komplex führt die Sekundärtuberkulose meist zu klinischen Symptomen: Dabei kommt es zur verkäsenden Nekrose und zur Bildung einer Kaverne (Höhle), in der die Bakterien sich stark vermehren können (Abb. 9.20).

> **MERKE**
>
> Bricht die Kaverne in die ableitenden Atemwege durch, so wird von **„offener" Tuberkulose** gesprochen, weil der Erreger nun über das Bronchialsystem streuen kann und damit der Patient **infektiös** für seine Umgebung wird.

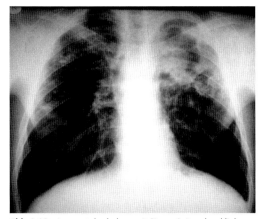

Abb. 9.18 Lungentuberkulose mit Simon-Spitzenherd links oben und Beteiligung der hilären Lymphknoten.

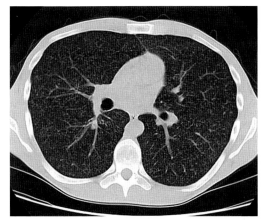

Abb. 9.19 Miliar-Tb (CT). (mit freundlicher Genehmigung von Prof. Dr. E. Grabbe, Göttingen)

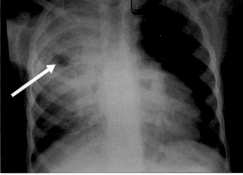

Abb. 9.20 Lungen-Tuberkulose eines Kindes mit Kavernenbildung (Pfeil). (mit freundlicher Genehmigung von Dr. C. Krüger, Ahlen)

9

9.6.2 Klinik

M. tuberculosis wird in der Regel durch Tröpfchen-infektion von Mensch zu Mensch übertragen. Infekti-onsquelle sind Patienten mit einer unbehandelten „offenen" Tuberkulose. Der Empfänger muss eine be-stimmte Konstitution aufweisen. Risikofaktoren sind u. a. hohes Alter, chronische Erkrankungen, Alkoho-lismus und Immunschwäche (z. B. AIDS).

Circa 90 % der primären Fälle verlaufen subklinisch. Die meisten klinisch-manifesten Erkrankungen be-ruhen daher auf einer Reaktivierung (Sekundär- bzw. Postprimär-Tuberkulose). Besonders gefährdet sind alle immunsupprimierten Patienten (AIDS-Patienten, Patienten unter immunsupprimierender sowie unter Kortikosteroidtherapie).

Die meisten klinisch-apparenten Verläufe manifes-tieren sich mit 80 % an der Lunge; ansonsten können prinzipiell alle anderen Organe befallen werden: Niere, Knochen, Leber, Meningen, Darm, Haut (Abb. 9.21).

Die Symptomatik ist zunächst eher von Allgemein-symptomen beherrscht: Starke Gewichtsabnahme (Abb. 9.22), Nachtschweiß und ein Leistungsknick sollten erster Anlass sein, an die Tuberkulose zu den-ken. Darüber hinaus fallen die betroffenen Patienten durch subfebrile Temperaturen und Appetitlosigkeit auf.

Erst später gesellen sich bei der Lungentuberkulose Husten, atemabhängige Schmerzen und Hämopty-

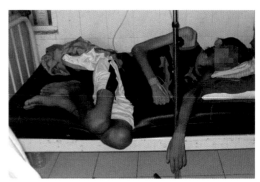

Abb. 9.22   Kachektischer Patient mit Tuberkulose.

sen hinzu. Die Nierentuberkulose fällt zunächst durch eine Hämaturie auf. Unter Umständen sind bei allen Formen der Tuberkulose ein Erythema nodo-sum und eine Pleuritis exsudativa nachweisbar.

Die Klinik ist beim Erwachsenen meistens anders als im Kindesalter: Während bei nicht immunsuppri-mierten Erwachsenen die chronische Lungentuber-kulose vorherrscht, kommt es bei Kindern unter 5 Jahren durch hämatogene Streuung relativ häufig zu Meningitis oder Knochenbefall.

Bei AIDS-Patienten sind extrapulmonale Manifesta-tionen der Tuberkulose häufiger als bei anderen Pa-tienten, auch die Meningen können befallen werden. Eine weitere Komplikationen bei AIDS- und ander-weitig stark immunsupprimierten Patienten ist die käsige Pneumonie, die radiologisch wie eine Lobär-pneumonie aussieht sowie eine infaust verlaufende Sepsis (Typhobazillose Landouzy).

Manifestationen in anderen Organen können entwe-der durch Durchwanderung (Pleura, Perikard) oder ebenfalls durch hämatogene Streuung zustande kommen (Miliartuberkulose, Abb. 9.19).

Durch *M. bovis*, den Erreger der Rindertuberkulose, wird meist primär eine Darmtuberkulose hervor-gerufen, seltener wird zuerst die Lunge durch Staub-inhalation befallen. *M. bovis* wird praktisch nicht von Mensch zu Mensch übertragen. Erkrankungen treten bei Metzgern, Tierärzten oder Landwirten als Berufs-krankheit auf und wurden früher über Nahrungsmit-tel (Rohmilch) erworben. Seit der intensiven Be-kämpfung der Rindertuberkulose ist diese Erkran-kung bei uns sehr selten geworden.

9.6.3 Diagnostik

Die klinisch wichtigen Mykobakterien haben eine Generationszeit von 12–18 Stunden (zum Vergleich *E. coli* = 20 Minuten), sodass bei den konventionellen Kulturverfahren frühestens nach 2–3 Wochen mit Wachstum zu rechnen ist.

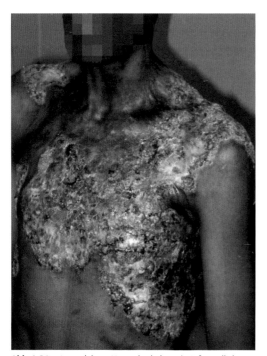

Abb. 9.21   Ausgedehnte Hauttuberkulose. (mit freundlicher Genehmigung von Dr. M. Grade, Quakenbrück)

MERKE

Alle **Mykobakterien** wachsen in der Regel **nicht** auf den **üblichen Nährböden**. Wegen dieser besonderen Eigenschaft ist bei Verdacht auf Erkrankungen durch Mykobakterien die spezielle Untersuchung explizit **anzufordern**.

Bei Verdacht auf Lungentuberkulose sind mindestens 3×5 ml tief abgehustetes Morgensputum das beste und am leichtesten zu gewinnende Untersuchungsmaterial. Ist dies nicht zu erhalten, kann z. B. bei Kleinkindern oder alten Menschen Magensaft eingesandt werden. Ausnahmsweise kommt auch ein Kehlkopfabstrich (nicht Rachenabstrich!) oder bronchoskopisch bzw. durch Bronchiallavage gewonnenes Material infrage.

Bei Verdacht auf urogenitale (Nieren-)Tuberkulose werden mindestens 100 ml Morgenurin untersucht, bei Verdacht auf Genitaltuberkulose der Frau muss Menstrualblut eingesandt werden, welches mit Kappenpessaren am 1. und 3. Tag der Menses gewonnen und in der doppelten Menge Aqua dest. aufgelöst wird. Bei Verdacht auf Genitaltuberkulose des Mannes wird das Ejakulat untersucht.

Bei verdächtigen Pleura- und Gelenkergüssen ist Punktionsmaterial zu gewinnen und bei Verdacht auf tuberkulöse Meningitis wird der Liquor (mindestens 5–10 ml) untersucht. Bei Verdacht auf andere Lokalisationen (Lymphknoten, Knochen, Haut, Perikard u. a.) ist die Untersuchung von Gewebeproben oder Punktaten angezeigt.

ACHTUNG

Gewebeproben, Lymphknoten o. Ä. dürfen **auf keinen Fall in Formalin** eingelegt werden! Das Material ist dann natürlich unbrauchbar für die Anzucht; es muss nativ eingesandt werden. **Punktate** dürfen auch **nicht in** eine **Blutkulturflasche** gegeben werden, da das darin enthaltene Medium für das Wachstum von Mykobakterien nicht ausreicht.

Praxistipp

Generell wenig geeignet als Untersuchungsmaterial sind Abstriche, da wegen der meist zu geringen Keimzahl der Nachweis von Mykobakterien aus Abstrichen selten gelingt!

Die Untersuchung von Stuhl dient heute vor allem dem Nachweis von MOTT (S. 60) bei AIDS-Patienten. Bei noch ungesicherter Diagnose sind – falls möglich – 3 Proben an 3 unterschiedlichen Tagen zu entnehmen. Als Behandlungskontrolle bei gesicherter Diagnose sind Untersuchungen in 2–4-wöchigen Abständen zu empfehlen.

Tab. 9.5

Vorgehen bei Verdacht auf Tuberkulose.

Ablauf
– mikroskopischer Nachweis (ggf. direkter Nachweis durch Sondentechnik)
– kultureller Nachweis
– bei positiver Kultur→ Differenzierung der Mykobakterien u. evtl. Resistenztest
– PCR

Der gelegentlich noch erwähnte Meerschweinchenversuch ist heute meistens obsolet und nur bestimmten Fragestellungen vorbehalten.

Das diagnostische Vorgehen bei Verdacht auf Tuberkulose ist in Tab. 9.5 kurz zusammengefasst.

Mikroskopischer Nachweis

Wegen der langen Dauer des kulturellen Nachweises kommt der mikroskopischen Untersuchung große Bedeutung zu.

Sie ist bei entsprechendem Verdacht bei allen Untersuchungsmaterialien angezeigt. Ausnahme ist Urin: Hier ist wegen der geringen Anzahl eventuell vorhandener Tuberkelbakterien ein mikroskopischer Nachweis praktisch nicht zu führen; andererseits können apathogene säurefeste Stäbchen, „Smegmabakterien", vorhanden sein, deren Nachweis zu Fehldiagnosen führen könnte.

Für den mikroskopischen Nachweis werden flüssige Materialien aus sterilen Köperbereichen nur zentrifugiert. Sputum u. a. Materialien werden erst nach Vorbehandlung mit N-Acetyl-L-Cystein-NaOH zentrifugiert, welches „zähes" Material verflüssigt und die Begleitflora zum Teil abtötet. Die Zentrifugation dient der Anreicherung, denn nur bei einem Keimgehalt ab ca. 10^{4-5} Bakterien/ml ist ein mikroskopischer Nachweis möglich.

Nach der Zentrifugation wird das Sediment auf neue Objektträger ausgestrichen und mithilfe der Kaltfärbung Kinyoun gefärbt bzw. mit fluoreszierenden Farbstoffen wie Auramin oder Acridinorange behandelt. Die früher übliche Ziehl-Neelsen-Färbung wird heutzutage aufgrund der Entstehung schädlicher Dämpfe beim Erhitzen des Karbolfuchsins kaum noch eingesetzt.

9

Exkurs

Kaltfärbung Kinyoun

zum Nachweis säurefester Stäbchen:

1. Das luftgetrocknete Präparat muss hitzefixiert sein.
2. Karbolfuchsin auftropfen und auf der Färbebank 2 Minuten einwirken lassen, Farbe abgießen und mit Wasser spülen
3. Entfärben mit **Salzsäure**-Alkohol, bis keine Farbe mehr abgeht
4. mit Wasser nachspülen
5. nachfärben mit Methylenblau (höchstens 1 min)
6. mit Wasser abspülen und trocknen lassen → mikroskopieren.

In der Kinyoun-Färbung wird Salzsäure zum Nachweis „säurefester Bakterien" eingesetzt. Dabei erscheinen alle säurefesten Stäbchen rot, Zellen und andere Bakterien blau (Abb. 9.23).

> **MERKE**
>
> Allein aufgrund des mikroskopischen Bildes kann kein Verdacht auf eine bestimmte **Mykobakterienart** ausgesprochen werden. Als positives Untersuchungsergebnis wird daher nur „Nachweis säurefester Stäbchen" mitgeteilt.

Das ist wichtig, weil sich die mikroskopische Morphologie der säurefesten Stäbchen durch Einwirkung von Chemotherapeutika verändern kann: So zeigen Tuberkelbakterien nach langfristiger INH-Behandlung keine gleichmäßige Färbung mehr, sie sind nur noch segmental angefärbt.

> **MERKE**
>
> Ein **negativer mikroskopischer Befund** schließt eine Tuberkulose aufgrund der geringen Sensitivität der Mikrokopie **nicht** aus!

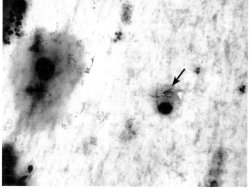

Abb. 9.23 Sputum mit *Mycobacterium tuberculosis* (rot).

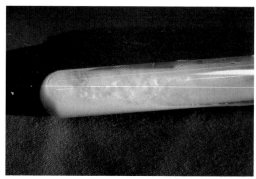

Abb. 9.24 Kultur von *M. tuberculosis* auf Löwenstein-Jensen-Agar. (mit freundlicher Genehmigung von A. Cichon, Göttingen)

Kultureller Nachweis

Die Mykobakterien benötigen für ihr Wachstum komplex zusammengesetzte Nährböden, auf denen sie strikt aerob bebrütet werden müssen. Vor dem Beimpfen der Nährböden müssen die Proben mit N-Acetyl-L-Cystein-NaOH vorbehandelt und anschließend bei 3 000 g zentrifugiert werden. Diese Vorbehandlung dient drei Zwecken:

— Anreicherung der Mykobakterien
— Reduzierung oder völlige Abtötung der Begleitflora
— Verflüssigung des Materials.

Nur normalerweise steriles Material, wie z. B. Liquor, kann auch ohne Vorbehandlung verimpft werden. Mit jeder zu untersuchenden Probe müssen mehrere unterschiedliche Nährböden beimpft werden, worunter auch ein flüssiger Nährboden sein sollte. Für die Kultur verwendet man meist eihaltige Festnährböden (z. B. nach Löwenstein-Jensen, Stonebrink oder Gottsacker) die zur Unterdrückung der Begleitflora Farbstoffe (z. B. Malachitgrün) oder/und Antibiotika enthalten (Abb. 9.24). Ein häufig verwendeter synthetischer, flüssiger Nährboden ist der nach Middlebrook. Die Sensitivität des kulturellen Keimnachweises beträgt 10^{2-3} Erreger/ml.

Auf festen Nährböden benötigt *M. tuberculosis* etwa 2–4 Wochen, *M. bovis* etwa 3–6 Wochen, bis Kolonien sichtbar werden; für die nichttuberkulösen Mykobakterien – MOTT (S. 60) – variiert die Inkubationszeit je nach Spezies zwischen wenigen Tagen und 6–8 Wochen. *Mycobacterium tuberculosis* zeigt ein eugones Wachstum mit blumenkohlartigen, farblosen Kolonien, während *M. bovis* dysgon in glatten, farblosen Kolonien wächst.

In flüssigen Medien gelingt der Nachweis des Wachstums in der Regel wesentlich schneller, für *M. tuberculosis* meist innerhalb von 1–2 Wochen. Hierzu stehen heute verschiedene kommerzielle Systeme zur Verfügung: z. B. Systeme, bei denen die Wachstumsdetektion mittels Fluoreszenz erfolgt.

Bei Feststellung von Wachstum wird in jedem Fall zunächst ein mikroskopisches Präparat angefertigt. Ist kein Wachstum nachweisbar, müssen die Kulturen mindestens 6 Wochen bebrütet werden, bevor ein negativer Befund herausgegeben werden darf (Tab. 9.6).

Differenzierung und Resistenztest

Nachdem kulturelles Wachstum festgestellt wurde, kann mithilfe von Gensonden, der PCR oder einer Sequenzierung sofort die Identifizierung vorgenommen werden.

Wenn so keine Identifizierung möglich ist, müssen andere Kriterien herangezogen werden wie z. B. die Wachstumstemperaturen, biochemische Reaktionen sowie die Wachstumszeit und Pigmentbildung (Tab. 9.7).

Zur Unterscheidung der Bakterien des *M.-tuberculosis*-Komplexes dient der Niacin-Test, der bei *M. tuberculosis* positiv, bei *M. bovis* negativ ausfällt. Ergibt die Differenzierung „*M.-tuberculosis*-Komplex", so erfolgt eine Testung der Antibiotika-Empfindlichkeit, die in der Regel in Flüssigmedien durchgeführt wird. Beim Ergebnis „MOTT bzw. nichttuberkulöse Mykobakterien" muss im Einzelfall erwogen werden, ob eine Differenzierung und ggf. ein Resistenztest erfolgen sollen.

Tab. 9.6	
Empfindlichkeit der Tuberkulosediagnostik.	
Test	**Keime/ml**
Kultur in Flüssigmedien, Kohlenstoff-Umsatz	10–100
PCR	50–100
Kultur auf Festmedien (LJ = Löwenstein-Jensen-Agar)	100–1000
Mikroskopie	10 000–100 000

Tab. 9.7	
Einteilung der Mykobakterien nach Runyon.	
Gruppe	**Mykobakterien**
I photochromogene (Pigmentbildung nur nach Lichteinwirkung), langsam wachsende Mykobakterien	*M. kansasii* *M. marinum* *M. simiae*
II skotochromogene (Pigmentbildung auch im Dunkeln), langsam wachsende Mykobakterien	*M. szulgai* *M. xenopi* *M. scrofulaceum* *M. gordonae*
III nicht chromogene (keine Pigmentbildung), langsam wachsene Mykobakterien	*Mycobacterium-tuberculosis*-Komplex *M. avium*-Komplex *M. molmoense* *M. haemophilum*
IV nicht chromogene, schnell wachsende Mykobakterien (sichtbare Kolonien in einer Woche)	*M. fortuitum* *M. chelonae*

Nicht kulturelle Nachweisverfahren

Als nicht kulturelles Nachweisverfahren kommt die PCR zum Einsatz. Ihre Sensitivität beträgt zurzeit ca. 50–100 Erreger/ml. Da sie auch abgetötete Bakterien nachweist, ist sie auch nur geeignet für die Erstuntersuchung bei noch unklarer Diagnose, nicht aber zur Kontrolle einer Therapie. Falsch-negative Ergebnisse (besonders aus Sputum) kommen vor, bedingt durch Inhibitoren der Polymerase oder auch durch die oft sehr inhomogene Verteilung der Bakterien im Untersuchungsmaterial (für die PCR werden nur sehr kleine Probenvolumina eingesetzt).

Darüber hinaus steht der Direktnachweis durch molekulare Sonden zur Verfügung.

Tuberkulintest und Lymphozytenstimulationstest

Tuberkulintests (z. B. Tine-Test [Stempel-Test] oder Mendel-Mantoux-Test [Intrakutantest]) sind indiziert für Umgebungsuntersuchungen und bei klinischer Verdachtsdiagnose. Nach durchgemachter Tuberkuloseinfektion bildet sich eine Überempfindlichkeitsreaktion vom verzögerten Typ aus (Typ IV).

Für den Tuberkulintest wird in Deutschland das GT-Tuberkulin verwendet, ein gereinigtes Tuberkelprotein. 0,1 ml Tuberkulin werden intrakutan an der Innenarmunterseite injiziert. Positiv wird eine Induration von 6 mm Durchmesser bewertet, abgelesen wird nach 72 h.

Der Tuberkulinhauttest ist aufgrund der hohen Rate falsch-negativer Befunde bei HIV-infizierten Patienten insbesondere bei fortgeschrittenem Immundefekt diagnostisch nur sehr eingeschränkt verwertbar. Bei BCG-Impfung und Infektion mit anderen Mykobakterien kann er auch falsch-positiv ausfallen.

Seit einigen Jahren steht ein Lymphozytenstimulationstest (IFN-γ-Release-Assay) zur Verfügung, der im Blut des Patienten die zelluläre Immunantwort (Produktion von γ-Interferon) nach Kontakt mit Tuberkelbakterien misst, jedoch nicht zwischen aktiver und latenter Infektion unterscheiden kann. Der wichtigste Vorteil gegenüber den Tuberkulintests besteht darin, dass der Test nicht durch eine frühere BCG-Impfung beeinflusst wird.

9.6.4 Therapie und Prävention

Die Letalität der Tuberkulose in Deutschland beträgt derzeit ca. 3,5 %. Bei Behandlung mit nur einem Antituberkulotikum kommt es bei hohen Keimzahlen im Gewebe sehr häufig zur Resistenzentwicklung innerhalb weniger Wochen.

Praxistipp

Aufgrund der raschen Resistenzentwicklung ist eine Monotherapie bei Tuberkulose als Kunstfehler zu betrachten (Ausnahme: Tuberkulose der Haut mit geringer Keimkonzentration).

Die Therapie wird daher und um möglichst unterschiedliche Angriffspunkte innerhalb der Bakterien zu treffen immer mit einer 4er-Kombination begonnen. Auch bei den antituberkulösen Medikamenten unterscheidet man grob zwischen bakterizid und bakteriostatisch wirksamen Substanzen:

- bakterizid: die meisten Erstrangmedikamente wg. hohem Quotienten aus Wirksamkeit und Toxizität
- bakteriostatisch: die meisten Zweitrangmedikamente.

Antituberkulöse Erstrang-Medikamente

Die Erstrang-Medikamente (Isoniazid, Rifampicin, Pyrazinamid, Ethambutol) sind im Gegensatz zu den Zweitrang-Medikamenten mikrobiologisch hochwirksam, meistens gut verträglich, und ihre Effektivität wurde in kontrollierten Studien gut belegt.

INH = Isoniacid | Wegen seiner stark bakteriziden Wirkung und seiner guten Verträglichkeit ist es das führende Mittel. Es wirkt auf intra- und extrazelluläre Mykobakterien durch Hemmung der Mykolsäuresynthese und der Nukleinsäuresynthese. Die Pharmakokinetik zeichnet sich durch eine rasche intestinale Resorption mit hoher Konzentration in Serum, Gewebe und Liquor aus.

Nebenwirkungen: Neurotoxizität mit Parästhesien und Neuritiden.

Praxistipp

Diese Nebenwirkung kann durch Gabe von Vitamin B_6 verhindert werden, da in den Zellen des menschlichen Körpers ein Antagonismus von INH oder Isonikotinsäure gegen Pyridoxin (= Vitamin B_6) anzunehmen ist.

Selten werden auch – insbesondere bei älteren Patienten – psychische Störungen, Magen-Darm-Beschwerden, das Auftreten antinukleärer Antikörper sowie eine leichte Lebertoxizität beobachtet.

RMP = Rifampicin | Breitspektrumantibiotikum aus *Streptomyces mediterranei* wirkt bakteriostatisch auf extra- und intrazelluläre Mykobakterien, indem es die Transkription hemmt. RMP weist eine sichere Wirkung gegen persistierende, ruhende Keime auf. Eine primäre Resistenz gegen RMP ist viel seltener als gegen INH oder SM (= Streptomycin, s. u.).

Nebenwirkungen: Hepatotoxizität → engmaschige Kontrolle der Leberfunktion (Anstieg der Transaminasen?). Nach RMP-Gabe wurde auch über Thrombozytopenien berichtet.

Da RMP ein starker Enzyminduktor ist, kommen Wechselwirkungen mit anderen Medikamenten vor: Die Wirksamkeit oraler Kontrazeptiva kann herabgesetzt oder aufgehoben werden. Auch die Halbwertszeit von Kortikosteroiden, Cumarin-Derivaten und oralen Antidiabetika kann vermindert sein.

PZA = Pyrazinamid | PZA wirkt stärker gegen intra- als gegen extrazellulär persistierende Keime, ist jedoch unwirksam gegen *M. bovis*. Im Gegensatz zum *In-vitro*-Wirkungstyp (bakteriostatisch) wirkt es *in vivo* wegen des sauren Milieus im Inneren der verkäsenden Granulome bakterizid.

Nebenwirkungen: Hepatotoxizität, Hyperurikämie, Arthralgien. Eventuell ist eine Induktion von Photodermatosen möglich.

> **MERKE**
>
> PZA soll nur in der Initialphase der Therapie und nur **bei völlig intakter Leber** eingesetzt werden. Wegen der Hemmung der tubulären Harnsäuresekretion ist es außerdem bei Gicht kontraindiziert.

EMB = Ethambutol | EMB wirkt sehr gut in Kombination mit INH und RMP. Besondere Bedeutung hat es bei Verdacht auf INH-Resistenz oder bei Unverträglichkeit von anderen Antituberkulotika. Es wirkt auf intra- und extrazelluläre Mykobakterien durch Hemmung der Nukleinsäuresynthese und führt zur Störung des bakteriellen Phosphathaushaltes. Es wird hauptsächlich durch die Nieren ausgeschieden; eine eingeschränkte Nierenfunktion ist daher eine relative Kontraindikation.

Nebenwirkungen: reversible Schädigung des N. opticus mit Einschränkung von Sehvermögen, Gesichtsfeld und Farbsehen. Daher sind regelmäßige Kontrollen des Augenhintergrundes und des Farbsehvermögens erforderlich.

Antituberkulöse Zweitrang-Medikamente

Auf die Zweitrang-Medikamente trifft eines oder mehrere der o. a. Kriterien (mikrobiologisch hohe Wirksamkeit, gute Verträglichkeit und eindeutige Studienergebnisse) nicht zu.

SM = Streptomycin | Aminoglykosid aus *Streptomyces griseus*, das nur auf extrazelluläre Mykobakterien wirkt. SM greift u. a. in die Proteinsynthese am Ribosom ein, stört so die Translation und fördert die Bildung von „Nonsense-Peptiden".

Wegen seiner guten Liquorgängigkeit wird SM bei tuberkulöser Meningitis verwendet.

Nebenwirkungen: nephro- und ototoxisch (Schädigung des VIII. Hirnnerven).

Praxistipp

Schwindel und Hörstörungen sind Alarmsymptome, die zum sofortigen Absetzen des Präparates zwingen.

Eine Störung der Nierenfunktion wird zwar nur selten beobachtet, SM sollte dennoch bei Patienten mit bereits eingeschränkter Nierenfunktion vorsichtig eingesetzt werden.

Weitere Substanzen ▎ Amikacin (AMK), Capreomycin (CM), Kanamycin (KM) sowie Fluorchinolone neuerer Generation (Levofloxacin, Gatifloxacin, Moxifloxacin) sind weitere Zweitrang-Medikamente, die nur eingesetzt werden, wenn aus verschiedenen Gründen eines der anderen Mittel nicht gegeben werden kann.

Als Reservemittel kommen außerdem noch Rifabutin, Protionamid, Ethionamid, Terizidon/Cycloserin, Para-Aminosalicylsäure, Amoxicillin/Clavulansäure, Clarithromycin, Clofazimin, Imipenem, Linezolid und Thioacetazon infrage.

Darüber hinaus stehen neue Therapeutika zur Behandlung der Tuberkulose kurz vor der Zulassung. Dazu zählen Delamanid, das durch Hemmung der Mykolsäuresynthese die mykobakterielle Zellwandbildung stört, sowie Bedaquilin, das die mykobakterielle ATP-Synthase inhibiert. Das dem Rifampicin ähnliche Rifapentin ist bereits in den USA für die Therapie der Tuberkulose zugelassen.

Therapiekonzept

Die Therapie einer Tuberkulose orientiert sich am Zustand des Patienten, der Lokalisation der Tuberkulose und den individuellen Gegebenheiten. Die Dauer der Chemotherapie muss mindestens 6 Monate betragen, wobei sich an die Initialphase von 2 Monaten die Stabilisierungsphase von 4 Monaten anschließen muss. In der Initialphase soll die Erregerzahl rasch reduziert werden, um das Ansteckungsrisiko der Erkrankten zu minimieren und eine Resistenzentwicklung zu vermeiden.

Falls Tuberkelbakterien nach 2-monatiger Initialtherapie mikroskopisch dennoch nachweisbar sein sollten, sowie bei kavernöser Lungentuberkulose und bei allen extrapulmonalen Tb-Manifestationen, soll ein 9-Monate-Regime angewandt werden. Die im Normalfall verwendeten Kombinationen sind in Tab. 9.8 aufgeführt.

Resistenzen

Die Therapie der Tuberkulose wird durch eine Zunahme der Resistenzen insbesondere bei Patienten aus Osteuropa erschwert. So sind jetzt schon ca. 10–20 % aller Tuberkulosen vor allem in Kasachstan und den baltischen Staaten therapierefraktär (zum Vergleich: In Deutschland beträgt die Rate der MDR-TB derzeit ungefähr 2 %).

Es muss prinzipiell zwischen der primären und der sekundären Resistenz unterschieden werden:

- primäre (syn. natürliche) Resistenz: Infektion mit resistenten Mykobakterien
- sekundäre Resistenz: Selektion resistenter Mykobakterien durch insuffiziente Behandlung. Diese kann entweder durch unzureichende Konzentrationen der Antituberkulotika (z. B. mangelnde Compliance des Patienten) oder durch falsche Auswahl der Antituberkulotika bedingt sein.

Multidrug-Resistance (MDR): Resistenz gegen INH und RMP. In diesem Fall werden teilweise bis zu 8 verschiedene Wirkstoffe miteinander kombiniert und die Therapiedauer auf bis zu 20 Monate ausgedehnt. Ist ein *M.-tuberculosis*-Stamm zusätzlich resistent gegen Fluorchinolone und gegen Amikacin, Capreomycin oder Kanamycin, spricht man von „Extensive-Resistance (XDR)".

Um die zunehmende Resistenzsituation einzudämmen, empfiehlt die WHO für die Länder des Südens das sogenannte DOT = Directly Observed Treatment, d. h. die Einnahme der Antituberkulotika unter Aufsicht über mindestens 6 Monate. In Deutschland wird das DOT vor allem bei Zweifel an der Compliance des Patienten angewandt. Für diesen Zweck wurde in Parsberg/Bayern ein spezielles Krankenhaus eingerichtet.

9.6.5 Prävention

Die Tuberkuloseschutzimpfung ist eine Aktivimpfung mit einem lebenden, attenuierten (abgeschwächten) Stamm von *M. bovis*: BCG-Impfstoff, Bacille-Calmette-Guirin „Kopenhagen".

Die Dauer des Impfschutzes soll 5–15 Jahre betragen, wobei als Impferfolg nicht die Vermeidung einer Infektion, sondern nur das Fehlen einer tuberkulösen Meningitis und einer Miliartuberkulose angesehen wird.

Nachteile sind der unzuverlässige Schutz und Impfkomplikationen, die von einer Gewebsreaktion an der Einstichstelle und Lymphknotenabszessen bis hin zu Osteomyelitiden, Septikämien und BCG-Meningitis reichen. Außerdem wird nach der Impfung der Tuberkulintest positiv und steht dann nicht mehr als Diagnostikum zur Verfügung.

Tab. 9.8		
Therapie der Tuberkulose.		
	Initialphase	**Stabilisierungsphase**
6-Monate-Regime	2 Monate INH, RMP, PZA und EMB täglich	4 Monate INH, RMP täglich
9-Monate-Regime	2 Monate INH, RMP, PZA und EMB täglich, gefolgt von 1 Monat INH, RMP und PZA	6 Monate INH, RMP täglich

MERKE

Aufgrund des unzureichenden Schutzes und der Komplikationen wird die **BCG-Impfung** heute in Deutschland von der STIKO **nicht mehr empfohlen.**

Zur Prävention sind Hygienemaßnahmen unerlässlich. Ein Patient mit offener Lungentuberkulose muss strikt isoliert werden. Bei nachgewiesener Rifampicin-Empfindlichkeit des Erregers kann die Isolierung bei guter Compliance meistens nach 3-wöchiger Rifampicin-Therapie und drei mikroskopisch-negativen Kontrolluntersuchungen von an unterschiedlichen Tagen entnommenen respiratorischen Materialien gelockert werden.

Nach Exposition mit *M. tuberculosis* wird eine Sekundärprophylaxe mit INH über 3(–6) Monate für folgende Individuen empfohlen:
— Kinder unter 5 Jahren
— Erwachsene unter 35 Jahren bei Konversion des Hauttests
— Immunsupprimierte (z. B. HIV positiv).

Meldepflicht | Erkrankung und Tod sind gemäß IfSG vom feststellenden Arzt oder/und Pathologen innerhalb von 24 Stunden dem Gesundheitsamt zu melden. Das gilt auch bei fehlendem Erregernachweis und/oder bei der Behandlungsverweigerung des Patienten. Darüber hinaus hat das Labor jeden Nachweis von *M.-tuberculosis*-Komplex zu melden. (Inzidenz nach IfSG: 2012 und 2011: jeweils > 4 200 Fälle → 5,3/100 000).

9.7 Myokarditis und Perikarditis [I30, I40]

Key Point

Der klinische Verlauf der vor allem im jungen Erwachsenenalter vorkommenden Myokarditis variiert stark und kann alle Formen vom asymptomatischen Verlauf bis zum fulminanten Verlauf annehmen. Es ist wichtig, an die Erkrankung zu denken: Anamnestisch stehen die Symptome meist im Zusammenhang mit einem (vorausgegangenen) Infekt.

Die Myokarditis ist eine entzündliche Erkrankung des Herzmuskels, oft vergesellschaftet mit einer Entzündung des Perikards (Perimyokarditis). Wichtigster Erreger der Myokarditis sind Coxsackieviren B1–B5, seltener Coxsackieviren A4 und A16 sowie ECHO-Viren 9 und 22. Darüber hinaus kann es infolge anderer viraler Infektionen, wie z. B. einer Influenza oder einer infektiösen Mononukleose, zur Myokardbeteiligung kommen.

Bakterielle Myokarditiden sind sehr viel seltener und stehen meistens im Zusammenhang mit einer Endokarditis (S. 265).

Obwohl die Ursache der isolierten Perikarditis in 30–80 % unklar bleibt, wird auch hier in den meisten Fällen eine virale Genese vermutet.

9.7.1 Coxsackieviren

Coxsackieviren (S. 137) sind hüllenlose und daher umweltresistente RNA-Viren. Sie verwenden die Proteinsynthesemaschinerie der Myokardzellen zur Replikation, die dann selbst nicht mehr für den eigenen Zellstoffwechsel genutzt werden kann („host shut off"). Die Erstinfektion erfolgt meistens bereits im Kindesalter, Reinfektionen sind jedoch lebenslang möglich. Nach erfolgter fäkal-oraler oder Tröpfcheninfektion vermehren die Viren sich zunächst asymptomatisch im Nasopharynx und gelangen dann lymphogen und hämatogen zu ihren Zielorganen (Myokard, Respirationstrakt, Muskulatur, ZNS). Erst vor einigen Jahren wurde gezeigt, dass Coxsackieviren auch im Myokard persistieren können. Die Ausscheidung erfolgt über respiratorisches Sekret oder mit dem Stuhl.

Klinik | Die meist jungen Patienten fallen durch plötzlich auftretende Schwäche, Müdigkeit, Tachykardie mit Rhythmusstörungen und Belastungsdyspnoe auf. Bei Perikardbeteiligung kommen Präkordialschmerzen sowie in 30–60 % der Fälle ein auskultatorisch hörbares Perikardreiben hinzu. Häufig findet sich eine erhöhte BSG, auch CRP, CK/CK-MB sowie Troponin T können erhöht sein.

Fieber besteht nicht immer. In einigen Fällen fällt die Myokarditis lediglich durch EKG-Veränderungen (ST-Anomalien, negative T-Wellen) auf. Bei Patienten mit fulminantem Verlauf kann es zur Linksherzinsuffizienz mit Angina-pectoris-Symptomatik kommen, die eventuell zum kardiogenen Schock führt.

Diagnostik | Diagnostisch muss der Virusnachweis aus dem erkrankten Organ als Beweis für die Infektion gefordert werden. Daher erfolgt die Diagnostik der Coxsackievirus-bedingten Myokarditis durch RNA-Nachweis aus der Endomyokardbiopsie (RT-PCR, Hybridisierung). Der serologische Antikörpernachweis (Serokonversion!) kann u. U. zusätzliche Informationen liefern. Darüber hinaus sind bei Verdacht auf andere mögliche Erreger (Tab. 9.9) kulturelle bzw. serologische Nachweisverfahren anzustreben.

Therapie | Die symptomatische Therapie (körperliche Schonung, medikamentöse Therapie der Herzinsuffizienz) steht im Vordergrund. Eine kausale Therapie der durch Coxsackieviren verursachten Perimyokarditis ist nicht möglich. Bei anderen Erregern kann ggf. eine spezifische antiinfektive Therapie eingeleitet werden.

Tab. 9.9

Erreger der Perimyokarditis.

Perimyo-karditis	Erreger
häufig	Coxsackieviren B1–5 (seltener A4, A16)
selten	ECHO-Viren 9, 22, Influenzaviren, EBV u. a. Streptokokken, Staphylokokken, *Mycoplasma pneumoniae*, *Borrelia burgdorferi*, *N. meningitidis*, *M.-tuberculosis-Komplex*, Toxoplasmen, *Corynebacterium diphtheriae* (Toxinwirkung)

9.8 Endokarditis [I33]

Key Point

Die Endokarditis tritt üblicherweise als infektiöse (bakterielle) Endokarditis auf und ist meist Folge einer transitorischen Bakteriämie (Inzidenz 2–7 Fälle je 100 000 Einwohner). Leitsymptome sind Fieber, Herzgeräusche und BSG-Erhöhung. Ursächliche Erreger sind in der Mehrzahl der Fälle Streptokokken und Staphylokokken.

Bei der Endokarditis handelt es sich um eine septische Erkrankung, deren Herd im Bereich des Endokards bzw. der Herzklappen liegt. Voraussetzung für die Absiedlung von Bakterien, die bei den normalen transitorischen Bakteriämien (Tab. 9.10) im Blut kreisen, ist ein bereits bestehender – meist rheumatischer – Vorschaden des Klappenapparates oder künstliche Herzklappen.

Es werden zwei Formen unterschieden:

– **Akute Endokarditis:** Erkrankung durch Erreger hoher Pathogenität, auch gesunde Herzklappen können befallen und zerstört werden; oft fulminanter Verlauf.

– **Subakute Endokarditis (Endocarditis lenta):** Erkrankung durch Erreger niedriger Pathogenität, manifestiert sich meist an vorgeschädigten oder künstlichen Herzklappen; subakuter, schleichender Verlauf.

MERKE

Fast immer befällt die Endokarditis einen **vorgeschädigten Klappenapparat** oder künstliche Herzklappen.

Tab. 9.10

Häufigkeit der transitorischen Bakteriämie.

auslösendes Ereignis	positive Blutkultur
Zahnextraktion	18–85 %
Peridontalchirurgie	33–88 %
Zähneputzen	0–26 %
Tonsillektomie	28–38 %
transurethrale Prostataresektion	12–46 %

Klinik I Fieber tritt fast immer auf, außerdem Allgemeinsymtpome wie Abgeschlagenheit, Appetitlosigkeit und Schwäche. Neu aufgetretene Herzgeräusche sind sehr verdächtig; ebenfalls verdächtig ist es, wenn sich bei einem bereits bekannten Vitium die Geräuschqualität verändert.

Eine Anämie kann sich ebenso einstellen wie eine Nierenbeteiligung (Löhlein-Herdnephritis); bakterielle Mikroembolien können zur embolischen Herdenzephalitis führen. Kutane Symptome sind häufig: Osler-Knötchen sind schmerzhafte Knötchen an Fingern und Zehen aufgrund einer Immunkomplex-Vaskulitis, auch Petechien treten ebenfalls häufig auf (Abb. 9.25).

Im Labor fallen typische Entzündungszeichen auf (BSG ↑ und CRP ↑). In der transösophagealen Echokardiografie lassen sich meist Auflagerungen (Vegetationen) auf den Herzklappen feststellen (Abb. 9.26). Am häufigsten ist mit 74 % die Mitralklappe betroffen, da es bei einer Mitralinsuffizienz im linken Herzen in der Systole bei hohem Ausstoß-

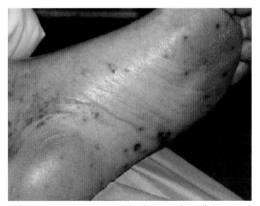

Abb. 9.25 Petechien bei Endokarditis. (mit freundlicher Genehmigung von PD Dr. K. Schröppel, Tübingen)

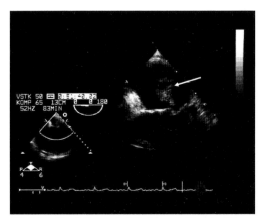

Abb. 9.26 Vegetation an der Mitralklappe bei Endokarditis – transösophageales Echokardiogramm. (mit freundlicher Genehmigung des Echokardiografie-Labors der Abteilung für Kardiologie und Pneumologie, Universitätsmedizin Göttingen)

9

druck zur Wirbelbildung und damit zu Mikrotraumen und Thrombenbildung auf der atrialen Oberfläche der Mitralklappe kommt. Bei Patienten mit Verweilkathetern und bei Fixern ist gehäuft das rechte Herz betroffen.

Praxistipp

Eine normale BSG schließt eine Endokarditis so gut wie aus.

Der Verlauf der Erkrankung wird von der ursächlichen Erregerart bzw. ihrer Virulenz und von der Abwehrlage des Patienten bestimmt. Die subakut verlaufende Endokarditis lenta kommt vor allem bei vorgeschädigten Klappen mit Ulzerationen und Thrombenbildung vor. Hierbei findet man im Blut des Patienten überwiegend Erreger mit niedriger Pathogenität, wie z. B. vergrünende Streptokokken, und zwar vor allem die dextranbildenden Viridans-Streptokokken *S. sanguis, S. bovis, S. mutans.* Diese sind auch bei Spätinfektionen von Herzklappenprothesen zu finden, jedoch kommen hierbei häufiger aufgrund ihrer Plastikadhärenz koagulasenegative Staphylokokken (KNS) sowie Bakterien der HACEK-Gruppe vor. Diese gehören normalerweise zu den Kommensalen der Mundhöhle und können z. B. nach einem zahnmedizinischen Eingriff in die Blutbahn eingeschwemmt werden.

— Haemophilus parainfluenzae und H. aphrophilus
— Aggregatibacter (früher: Actinobacillus) actinomycetemcomitans
— Cardiobacterium hominis
— Eikenella corrodens
— Kingella kingae.

Enterokokken und der ebenfalls zu den D-Streptokokken gehörende *Streptococcus bovis* spielen vor allem eine Rolle als Endokarditiserreger bei älteren Männern, die einen urologischen Eingriff hinter sich gebracht haben.

MERKE

Es gibt praktisch keine Erregerart einschließlich der Pilze, die nicht schon als Ursache akuter oder subakuter Endokarditiden gefunden wurde.

Bei der akuten Form werden meist pathogenere Bakterienarten wie z. B. *Staphylococcus aureus* oder gramnegative Stäbchen gefunden. Hierbei sind die Klappen meistens nicht vorgeschädigt (Tab. 9.11).

Diagnostik Die Diagnosesicherung erfolgt durch wiederholte Abnahme von Blutkulturen, wobei zu berücksichtigen ist, dass bei der Endokarditis die Erreger kontinuierlich in die Blutbahn gelangen. Die Abnahme sollte vor Beginn der Antibiotikatherapie durchgeführt werden.

Dabei sollten mindestens drei venöse aerob/anaerobe Blutkulturpaare innerhalb von 24 Stunden (unabhängig vom Fieberanstieg) abgenommen werden, um die Sensitivität des Erregernachweises zu erhöhen.

Praxistipp

Das Labor muss auf die Verdachtsdiagnose „Endokarditis" hingewiesen werden, damit die Kulturen wegen evtl. langsam wachsender Erreger länger bebrütet werden (>3 Wochen)!

In 10–20 % der Fälle gelingt jedoch der Erregernachweis nicht; man spricht dann von der „abakteriämischen Form". Bei V. a. Infektion mit Brucellen, Bartonellen, Chlamydien oder Coxiellen sind serologische Verfahren des Antikörpernachweises angezeigt. Bei vorbestehender Antibiose und negativem Erregernachweis kann u. U. ein Absetzen der Antibiose für mindestens 3 Tage mit anschließender Neuabnahme von Blutkulturen zum Erfolg führen.

Therapie Die Therapie (Tab. 9.12) muss über mindestens 4–6 Wochen durchgeführt werden. Unter

Tab. 9.11

Erregerhäufigkeiten bei der Endokarditis (Angaben in Prozent).

	natürliche Herzklappe				künstliche Herzklappe nach operativem Eingriff		
	Neugeborene	2 M–15 J	16–60 J	>60 J	früh (<60 T)	mittel (2–12 M)	spät (>12 M)
Viridans–Streptokokken	15–10	40–50	45–60	30–45	1	7–10	30–33
S. aureus	40–50	22–27	30–40	25–30	20–24	10–15	15–20
KNS	8–12	4–7	4–8	3–5	30–35	30–35	10–12
Enterokokken	<1	3–6	5–8	14–17	5–10	10–15	8–12
Enterobacteriaceae	8–12	4–6	4–10	5	10–15	2–4	4–7
Pilze	8–12	1–3	1–3	1–2	5–10	10–15	1
HACEK / negativ	2–6	0–15	3–10	5	3–7	3–7	3–8
Corynebakterien	<1	<1	<1	<1	5–7	2–5	2–3
Mehrfachinfektion	3–5	<1	1–2	1–3	2–4	4–7	3–7
T = Tag, M = Monat, J = Jahr							

Tab. 9.12

Therapie der Endokarditis.

	natürliche Herzklappen	künstliche Herzklappen
Viridans-Streptokokken, *S. bovis* (penicillinempfindlich)	Penicillin G 4 Wo. oder Ampicillin 4 Wo. oder Ceftriaxon 4 Wo.	Penicillin G 6 Wo. plus Gentamicin 2 Wo. (Vancomycin 6 Wo.)
Streptokokken, Enterokokken, Abiotropha (penicillinresistent)	Ampicillin plus Gentamicin 4–6 Wo.	Ampicillin plus Gentamicin 6 Wo (Vancomycin plus Gentamicin 4–6 Wo.)
Staphylokokken (methicillinempfindlich)	Flucloxacillin/Oxacillin 4–6 Wo. (oder Cefazolin oder Cefuroxim)	Flucloxacillin/Oxacillin plus Rifampicin 6–8 Wo. plus Gentamicin 2 Wo.
Staphylokokken (methicillinresistent)	Vancomycin ≥ 6 Wo. oder Daptomycin 6 Wo.	Vancomycin plus Rifampicin 6–8 Wo. plus Gentamicin 2 Wo.
HACEK	Cefotaxim oder Ceftriaxon 4 Wo.	Cefotaxim oder Ceftriaxon 6 Wo.
Initialtherapie bei unbekanntem Erreger	Ampicillin/Sulbactam 6 Wo. oder Vancomycin 6 Wo. oder Daptomycin 6 Wo. (jeweils ggf. plus Gentamicin)	Vancomycin ≥ 6 Wo oder Daptomycin ≥ 6 Wo (jeweils plus Gentamicin oder plus Rifampicin)

Bei Allergie gegen β-Laktamantibiotika → Vancomycin.
Bei Einsatz von Gentamicin oder Vancomycin sind ein regelmäßiges Monitoring der Wirkspiegel und eine regelmäßige Kontrolle der Nierenfunktion erforderlich.

9

Tab. 9.13

Endokarditisprophylaxe für Erwachsene und Kinder vor zahnärztlichen Eingriffen* (nach Dt. Gesellschaft für Kardiologie/ Paul-Ehrlich-Gesellschaft für Chemotherapie).

Situation	Antibiotikum	Einzeldosis 30–60 min vor dem Eingriff	
		Erwachsene	Kinder
orale Einnahme	Amoxicillin	2 g p. o.	50 mg/kg p.o
orale Einnahme nicht möglich	Ampicillin	2 g i. v.	50 mg/kg i. v.
Penicillin-/Ampicillinallergie			
orale Einnahme	Clindamycin	600 mg p.o	20 mg/kg p. o.
orale Einnahme nicht möglich	Clincamycin	600 mg i. v.	20 mg/kg i. v.

Prophylaxe erhalten Patienten mit der höchsten Wahrscheinlichkeit eines schweren oder letalen Verlaufs einer infektiösen Endokarditis: z. B. nach Herzklappenersatz, früher abgelaufener bakterieller Endokarditis, zyanotische Herzfehler, operierte Herzfehler, Herztransplantierte mit Entwicklung eines Herzklappenfehlers.

* Prophylaxe für Patienten ohne manifeste Infektionen, vor zahnärztlichen Eingriffen und vor Eingriffen am Respirationstrakt. Bei Patienten mit manifesten Infektionen und Eingriffen an verschiedenen anatomischen Regionen wird die Prophylaxe ggf. entsprechend angepasst.

Herzpässe für betroffene Patienten können bei der Paul-Ehrlich-Gesellschaft für Chemotherapie, Von-Liebig-Str. 20, 53 359 Rheinbach angefordert werden.

Umständen ist eine chirurgische Intervention erforderlich.

Zur Therapie der durch vergrünende Streptokokken hervorgerufenen Endokarditis lenta gibt man je nach Schwere des Falles für 4–6 Wochen Benzylpenicillin (oder Ampicillin oder Ceftriaxon) plus ggf. Gentamicin in den ersten zwei Wochen.

Bei Penicillinallergie sowie bei allen grampositiven Erregern, die eine hohe Resistenz aufweisen (z. B. manche Enterokokkenstämme, koagulasenegative Staphylokokken und *Corynebacterium jekeium*), muss ggf. Vancomycin oder Teicoplanin gegeben werden. Endokarditiden, die durch andere Erreger verursacht werden, müssen mit den jeweils adäquaten Antiinfektiva therapiert werden.

Prophylaxe I Patienten mit Anamnese eines Klappenersatzes, einer bakteriellen Endokarditis, mit bekannten Herzfehlern oder nach Herzoperationen sind Risikopatienten! Sie müssen vor bestimmten Eingriffen eine Endokarditisprophylaxe durchführen (Tab. 9.13).

9.9 Sepsis [A41]

Key Point

Der Sepsisbegriff hat in den letzten Jahren eine Veränderung erfahren: Während die klassische Sepsisdefinition durch Schottmüller einen Ausgangsherd (unspezifische pyogene Infektion, Wundinfektion, Harnwegsinfektion) forderte, von dem ständig oder intermittierend Bakterien in die Blutbahn abgegeben werden, steht heute die inflammatorische Reaktion im Vordergrund der Betrachtung.

In unseren Breiten kommt die Sepsis mit einer Inzidenz von 0,5–1 % aller Krankenhauspatienten vor; auf Intensivstationen muss sogar mit einer Inzidenz von 20 % gerechnet werden. Die neue Bezeichnung lautet SIRS = Systemic Inflammatory Response Syndrome (systemisches Inflammationssyndrom). Danach wird unter Sepsis eine Inflammation infektiöser Ätiologie verstanden, die durch mindestens zwei der folgenden Kriterien gekennzeichnet ist:

— Körpertemperatur > 38 °C oder < 36 °C (häufig Schüttelfrost)
— Herzfrequenz > 90/min (Tachykardie)
— Tachypnoe: Atemfrequenz > 20/min oder Hypokapnie: $paCO_2 < 32$ mmHg
— Leukozytose (> 12 000/µl) oder Leukopenie (< 4 000/µl) oder Linksverschiebung (d. h. > 10 % unreife Leukozytenformen im Differenzialblutbild).

Der Krankheitsherd tritt bei dieser Definition in den Hintergrund. Der Nachweis von Bakterien im Blut des Patienten ist aber nach wie vor ein wichtiges Kriterium für das Vorliegen eines septischen Prozesses.

Von der Sepsis muss die Bakteriämie unterschieden werden, bei der lediglich Bakterien im Blut nachweisbar sind, ohne dass klinische Erscheinungen bestehen.

Eintrittspforten bzw. Ausgangsherde sind in abnehmender Reihenfolge:

— > 40 % Lunge
— ca. 20 % Abdominalregion
— ca. 10 % Urogenitaltrakt (Urosepsis, vor allem durch *E. coli*).

Praxistipp

Bei Intensivpatienten ist auch an intravasale Fremdkörper aus Kunststoffmaterialien (Katheter!) zu denken, die vor allem koagulasenegativen Staphylokokken (S. 48) als Eintrittspforte dienen können.

9.9.1 Pathophysiologie der Fieberentstehung

Auslöser für den septischen Prozess sind Zellwandbestandteile von Bakterien:

— bei gramnegativen Bakterien das Endotoxin (= Lipid A)
— bei grampositiven Bakterien das Peptidoglykan sowie auch sogenannte „Superantigene", (z. B. Enterotoxine von *Staphylococcus aureus*).

MERKE

Die **Freisetzung** dieser bakteriellen Komponenten, insbesondere des Endotoxins, kann durch die **antibiotische Therapie gefördert** werden.

Darüber hinaus können Gallensäuren und auch Medikamente (u. a. Antibiotika) als exogene Pyrogene wirken. Die bakteriellen Faktoren oder die anderen exogenen Pyrogene wirken auf Makrophagen/Mono-

zyten und neutrophile Granulozyten ein, welche daraufhin primäre Mediatoren (z. B. Interleukin 1, 6, 8 und 12 und Tumornekrosefaktor) abgeben. Diese bewirken die Freisetzung sekundärer Mediatoren (wie z. B. Plättchen-aktivierender Faktor, Thromboxan), die die oben beschriebenen Sepsissymptome auslösen.

Wenn die Therapie nicht greift, kommt es schließlich zum septischen Schock, zur disseminierten intravasalen Gerinnung (DIC) und zum Multiorganversagen. Dadurch hat die Sepsis auch heute noch eine hohe Letalität von mehr als 20 %.

MERKE

Fieber ist eine Sollwertverstellung des hypothalamischen Regelzentrums auf eine höhere Temperatur (> 38 C):

mikrobielle Pyrogene (z. B. Endotoxin, Peptidoglykan, Superantigene) → Makrophagen/Monozyten/Granulozyten → endogene Pyrogene (z. B. IL-1, -6, -8, -12, TNF-α) → Hypothalamus → PGE2 → Sollwertverstellung → Fieber (Abb. 9.27).

Es kommt eine ganze Reihe von Faktoren für die Induktion von Fieber infrage. Dazu gehören neben Bakteriämien oder Fungämien auch Neoplasien, intraabdominale Abszesse, Bindegewebserkrankungen, granulomatöse Erkrankungen (Sarkoidose u. a.) und me-

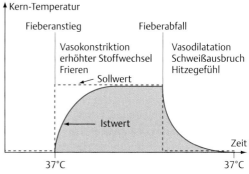

Abb. 9.27   Pathogenese des Fiebers.

Tab. 9.14	
Keimspektrum bei Sepsis.	
Erreger	**Häufigkeit**
grampositive Kokken (*S. aureus* > *S. epidermidis*)	50–70 %
gramnegative Stäbchen (*E. coli* u. a. Enterobacteriaceae, Pseudomonas)	20–40 %
grampositive Stäbchen (Propioni-, Corynebacterium)	5 %
Pilze/Hefen	3–5 %
Anaerobier	2–3 %
gramnegative Kokken	< 1 %

tabolische Störungen (z. B. Gicht, Thyreotoxikose). Bei Auslandsanamnese sind u. a. eine Malaria oder ein Typhus auszuschließen.

9.9.2 Keimspektrum und Klinik

Keimspektrum ∣ Vor allem Bakterien sind für die Entstehung einer Sepsis verantwortlich. Bei neutropenischen oder anderweitig immunsupprimierten Patienten sind Fungämien, vor allem mit *Candida*-Pilzen, nicht selten.

Klinik ∣ Im Vordergrund der klinischen Symptome stehen Fieber, Schüttelfrost, Tachykardie, Blutdruckabfall und eventuell die Entwicklung einer Schocksymptomatik.

9.9.3 Diagnostik

Bei klinischen Hinweisen auf eine Sepsis sollte man versuchen, die verursachenden Bakterien bzw. Pilze aus dem Blut zu isolieren. Zur Diagnostik werden wiederholt Blutkulturen abgenommen: täglich 2–3 Proben über 1–3 Tage möglichst im Fieberanstieg bzw. während des Schüttelfrosts. Da die Konzentration der Keime meist gering ist, müssen sie in geeigneten Medien angezüchtet werden. Man verwendet heute in der Regel käufliche Kulturflaschen, die unter leichtem Unterdruck stehen und Nährbouillon und als Zusatz zur Gerinnungshemmung fast immer Natriumpolyanetholsulfonat enthalten. Man entnimmt mit einer sterilen Spritze oder einem Besteck, das über einen Schlauch mit der Kulturflasche verbunden ist, 2 × ca. 5–10 ml Venenblut und injiziert bzw. saugt es in zwei Kulturflaschen.

Praxistipp

Abnahme nicht aus liegenden Venenkathetern wegen der Gefahr der von den Ansatzstutzen ausgehenden bakteriellen Kontaminationen!

Die Bebrütung des Blutkulturflaschenpaares erfolgt unter aeroben und anaeroben Bedingungen für bis zu 10 Tage. Während dieser Zeit werden ggf. systemabhängig mikroskopische und kulturelle Zwischenuntersuchungen durchgeführt und bei Keimnachweis die jeweils relevanten Differenzierungsschritte vorgenommen.

9.9.4 Therapie

Bis zum Vorliegen des Erregernachweises sollte eine kalkulierte Therapie begonnen werden, die das zu erwartende Keimspektrum umfasst und die lokalen Resistenzmuster berücksichtigt.

Bei bekanntem Ausgangsherd ist vor allem seine vollständige Sanierung anzustreben, die häufig in chirurgischen Maßnahmen besteht. Die antibiotische Therapie soll stets in hoher Dosierung über nicht zu kurze Zeit hinweg durchgeführt werden. Die Wahl des Antibiotikums hängt von der nachgewiesenen Erregerart und deren Antibiogramm ab. Bei bisher unbekanntem Erreger sollte zunächst eine Breitbandantibiose - z. B. mit Piperacillin/BLI oder einem Carbapenem – begonnen werden. Nach Möglichkeit sollen bakterizid wirkende Mittel verwendet werden.

Staphylokokkensepsis ∣ Isoxazolylpenicilline (z. B. Flucloxacillin). Bei Vorliegen eines Testergebnisses mit Empfindlichkeit für Benzylpenicillin sollte Benzylpenicillin gegeben werden. Bei MRSA oder bei Penicillinallergie kann ggf. Vancomycin oder Linezolid gegeben werden.

Enterokokkensepsis ∣ Ampicillin, ggf. in Kombination mit einem Aminoglykosid. Bei Penicillinallergie oder Ampicillin-Resistenz kommen z. B. Linezolid, Tigecyclin, Daptomycin oder Vancomycin bzw. Teicoplanin infrage. Allerdings kommen besonders in den USA schon häufig hoch-resistente Enterokokkenstämme vor, die auch auf Vancomycin nicht mehr ansprechen (VRE).

E. coli-Sepsis ∣ Ursache ist meistens eine Cholangitis oder eine Pyelonephritis.

Die Auswahl des Antibiotikums richtet sich nach dem Resistenzverhalten. Für die Initialtherapie kommen z. B. Cefotaxim plus Gentamicin oder die neuen Fluorchinolone infrage. Auf die zunehmende Bedeutung von ESBL-Bildnern und MRGN sei hingewiesen.

Pseudomonassepsis ∣ Pseudomonaswirksames β-Laktamantibiotikum, z. B. Piperacillin/BLI oder Ceftazidim oder Carbapeneme.

Neugeborenensepsis ∣ Meistens durch β-hämolysierende Streptokokken der Gruppe B (S. 326); Therapie mit Cefotaxim plus Ampicillin oder Piperacillin. Durch diese Therapie wird in den meisten Fällen auch die gefürchtete Neugeborenensepis durch *Enterococcus faecalis* abgedeckt.

Spezielle Therapieschemata gibt es für Patienten, die sich aufgrund einer Chemotherapie wegen maligner Erkrankung in der Aplasie befinden.

9.9.5 Phlebitis, Thrombophlebitis und Kathetersepsis [I80]

Venenkatheter (VK), Blasenkatheter, Drainagen, Herzklappen, Trachealtuben u. a. bestehen aus Kunststoffen. Diese können Eintrittspforte oder Streuherde für Bakterien und Pilze sein. VK-Infektionen sind teilweise bei mehr als 15 % der stationären Patienten zu finden. Klinische Konsequenzen können eine Phlebitis, Thrombophlebitis oder eine Kathetersepsis sein (Tab. 9.15).

9

Tab. 9.15

Kathetersepsis.

Begünstigende Faktoren

- PVC ist häufiger besiedelt als Polyäthylen, Polyurethan oder Teflon
- Plastikspitzen sind häufiger betroffen als Metallspitzen
- V.-jugularis-Katheter ist häufiger kontaminiert als Subclavia- oder periphere Katheter
- lange Katheter sind häufiger befallen als kurze
- ZVK sind häufiger kontaminiert als periphere VK (hier steigt das Infektionsrisiko allerdings nach 48 h rapide an)
- lange Liegedauer!
- mangelnde Sorgfalt beim Legen und Pflegen des Katheters

MERKE

Neben *S. aureus* und Enterobacteriaceae ist der häufigste Erreger *S. epidermidis* oder eine andere **koagula-senegative Straphylokokkenart** (KNS). KNS können mithilfe einer extrazellulären Schleimmatrix (keine Kapsel) am Kunststoff adhärieren.

Bei einer Phlebitis handelt es sich um eine Gefäßentzündung, die meistens an der Einstichregion des peripheren venösen Katheters lokalisiert ist und durch eine schmerzhafte Rötung und Schwellung auffällt. Meistens besteht auch Fieber. Die Thrombophlebitis entwickelt sich auf dem Boden der Phlebitis: Durch die Entzündungsreaktion des Gefäßendothels kommt es lokal zur Initiierung der Blutgerinnungskaskade mit Thrombusentstehung.

Die Thrombophlebitis geht mit einem 20-fach gesteigerten Sepsisrisiko einher (Endokarditisgefahr!).

Die Therapie bei *S.-epidermidis*-bedingter Phlebitis und Kathetersepsis besteht meistens darin, das befallene Kunststoffteil (ggf. inkl. Herzklappe) auszutauschen.

9.9.6 Meningokokkeninfektion[A39]

Neisseria meningitidis – Meningokokken (S. 57) – sind Erreger einer Allgemeininfektion, die sich stets als Meningitis mit Bakteriämie manifestiert. Sie sind für ca. 20 % aller Meningitiden verantwortlich und lassen sich aufgrund der Antigenstruktur der Polysaccharidkapsel in mehr als 10 Serotypen einteilen. In Deutschland kommt in 75 % die Serogruppe B vor (Eselsbrücke: Deutsche Bahn, DB), während weltweit vor allem die Kapseltypen A und C (weniger B, Y und W-135) vorherrschen.

Praxistipp

Die Region südlich der Sahara gilt als wichtiges Endemiegebiet (subsaharischer Meningitisgürtel) der Serogruppen A und C → Indikation für Reiseimpfung!

Pathogenität und Virulenzfaktoren

Vor allem die Anwesenheit der Kapsel entscheidet darüber, ob es sich um virulente Meningokokken handelt. Für den Verlauf einer Infektion entscheidend sind sowohl zelluläre als auch sezernierte Faktoren.

Zelluläre Faktoren |

- Wie alle gramnegativen Bakterien besitzen Meningokokken in ihrer Zellwand Liposaccharidstrukturen, die im Gegensatz zu gramnegativen Bakterien (LPS) bei den Kokken aus Lipooligosacchariden (LOS) bestehen. Genau wie LPS hat LOS eine pyrogene Wirkung auf den menschlichen Organismus, sodass eine systemische Meningokokkeninfektion in der Regel mit hohem Fieber einhergeht.
- Für die Adhäsion an die Epithelzellen des Nasopharynx verantwortlich sind eine Reihe von Pili und Oberflächenadhäsine, wie z. B. Pilin, PilC, Opa und Opc, von denen die drei erstgenannten Strukturen sich durch eine Antigenvariation auszeichnen, sodass es während einer Infektion als Immunevasionsstrategie stets zur Bildung unterschiedlich ausgestatteter Meningokokkenstämme kommt.
- Entscheidend für die Invasivität und damit für die Virulenz der Meningokokken ist jedoch die Anwesenheit der Polysaccharidkapsel. Sie verhindert u. a. die Phagozytose, nachdem der Erreger an das Nasopharynxepithel gebunden hat.

Sezernierte Faktoren | Wie einige andere Erreger, die schleimhautassoziierte Kolonisationen bzw. Infektionen hervorrufen, exprimieren Meningokokken eine IgA1-Protease, die entsprechende auf den Schleimhäuten lokalisierte Immunglobuline zerstört. Zusammen mit der Antigenvariation der Oberflächenadhäsine verfügen Meningokokken so über ein effizientes System der Immunevasion.

MERKE

Ein noch **unbekannter Faktor** wird darüber hinaus für einen zytotoxischen Effekt gegen Flimmerepithelzellen des Nasopharynx verantwortlich gemacht.

Klinik

Neisseria meningitidis zeichnet sich durch eine sehr hohe Kontagiosität aus und wird durch Tröpfcheninfektion übertragen. Man unterscheidet zwischen sporadischen (vor allem Typ B) und epidemischen Formen (Heime, Kasernen → vor allem Typ A und C). Bei ca. 5–10 % der Bevölkerung persistiert der Erreger symptomlos im Nasen-Rachen-Raum.

Damit es zur Bakteriämie durch Meningokokken und daraus resultierender Meningitis kommt, müssen die folgenden beiden Bedingungen erfüllt sein:

- Der Nasopharynx ist mit virulenten (d. h. bekapselten) Meningokokken besiedelt.
- Der Patient besitzt keine gegen den entsprechenden Kapseltyp spezifischen Antikörper. Ein Risiko stellen daher auch der Komplement- oder/und Immunglobulinmangel (z. B. nach Plasmaspende) dar.

Die Meningitis beginnt schlagartig nach einer Inkubationszeit von meistens nur 1–3 Tagen („eben noch kerngesund, jetzt tot!") und ist durch Fieber, Reizbarkeit, Nackensteife und Kopfschmerzen gekennzeichnet.

Aufgrund intrakranieller Verklebungen, die besonders oft nach einer unzureichend oder zu spät therapierten Meningokokken-Meningitis beobachtet werden, kann es zu Spätschäden kommen. Diese können sich in Demenz und Psychosen manifestieren.

Bei ca. 30 % der Patienten tritt zusätzlich eine disseminierte intravasale Koagulation mit LOS-Schock auf: Das bakterielle Endotoxin schädigt in diesen Fällen das Gefäßendothel, sodass die Erythrozyten in den Extravasalraum gelangen und petechiale Blutungen in die Haut hervorrufen (Abb. 9.28).

Praxistipp
> Diese Petechien lassen sich durch einen Glasspatel nicht wegdrücken.

Bei Versagen der Nebennieren durch Nekrose der Nebennierenrinde resultiert das Waterhouse-Friderichsen-Syndrom. Es kann darüber hinaus zu Nekrosen der Akren kommen.

MERKE

Verdächtig auf **Meningokokken-Meningitis**:
- keine Vorerkrankung
- Petechien (Kapillarblutungen, enthalten Meningokokken)
- fulminanter Verlauf
- Waterhouse-Friderichsen-Syndrom (Nekrose der Nebennierenrinde).

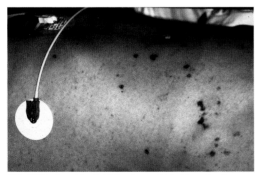
Abb. 9.28 Petechien bei Waterhouse-Friderichsen-Syndrom.

Diagnostik

Ein Rachenabstrich hat keinen Sinn für die Akutdiagnose der Meningokokkenmeningitis oder -sepsis! Stattdessen sollten Liquor und Blut untersucht werden. Das Material muss aufgrund der hohen Umweltempfindlichkeit des Erregers schnellstens ungekühlt in das Labor gebracht werden. Die Laboratoriumsdiagnostik besteht aus einer Liquorsofortdiagnostik (Mikroskopie und Antigennachweis durch Agglutinationsschnellteste) und der Kultur.

Mikroskopisch handelt es sich bei Meningokokken um semmelförmig angeordnete, gramnegative Diplokokken, die im Patientenmaterial intra- und extrazellular vorliegen (Abb. 9.29). Meningokokken sind anspruchsvolle Keime, die Kochblutagar oder Spezialmedien benötigen. Bei Nachweis verdächtiger und oxidasepositiver (!) Kolonien wird mithilfe der biochemischen Differenzierung – Bunte Reihe (S. 89) – die Neisserien-Spezies bestimmt.

Therapie und Prävention

Ohne Therapie hat die Meningokokken-Meningitis eine Letalität von > 50 %! Durch rechtzeitige adäquate Therapie kann sie auf < 1 % reduziert werden. Therapie der Wahl bei Meningokokkennachweis ist Penicillin G, da bisher Penicillinasen nur sehr selten von Meningokokken gebildet werden.

MERKE

Da eine **schnell einsetzende Therapie** lebensrettend sein kann und darüber hinaus insbesondere bei Meningokokkenmeningitis die Entstehung intrakranieller Verklebungen zu verhindern hilft, sollte bei fehlendem Keimnachweis und in Abhängigkeit von der Anamnese (abrupter Beginn!) eine kalkulierte Therapie mit einem **Cephalosporin** der **3. Generation** begonnen werden.

Für Kontaktpersonen muss eine Chemoprophylaxe mit Rifampicin über 2 Tage (Kinder) oder Ciprofloxa-

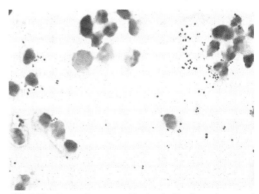
Abb. 9.29 Grampräparat von Meningokokkenliquor: intra- und extrazelluläre Lagerung der Bakterien.

9

cin oder Ceftriaxon jeweils als Einmaldosis (Erwachsene) durchgeführt werden.

Gegenwärtig steht hierzulande ein tetravalenter Konjugatimpfstoff gegen die Meningokokken-Serogruppen A, C, W135 und Y zur Verfügung. Die STIKO empfiehlt die Impfung gegen Meningokokken für alle Kinder im 2. Lebensjahr zum frühestmöglichen Zeitpunkt. Falls die Impfung versäumt wurde, sollte sie bis zum 18. Lebensjahr nachgeholt werden. Außerdem ist die Meningokokken-Impfung bei Reisen in Endemiegebiete (v. a. Subsahara-Meningokokkengürtel) indiziert.

In 2013 hat darüber hinaus ein neuer Impfstoff gegen Meningokokken der Serogruppe B für die Anwendung bei Personen ab einem Lebensalter von 2 Monaten und älter die Marktzulassung in Europa erhalten.

Gemäß IfSG sind die Erkrankung und der Erregernachweis aus normalerweise sterilen Materialien (Blut, Liquor u. a.) meldepflichtig. (Anzahl der gemeldeten Fälle 2012 und 2011: jeweils 350–370 → 0,5/ 100 000).

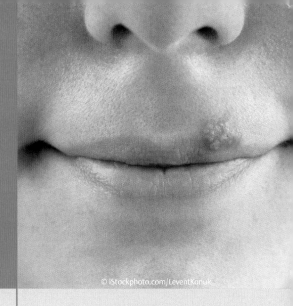

© iStockphoto.com/LeventKonuk

Kapitel 10

Infektionen von Haut, Weichgewebe und Skelett

10.1 Klinischer Fall

Streptococcus pyogenes

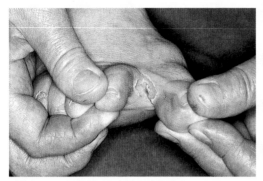

Abb. 10.1   Rhagaden im Zehenzwischenraum. (aus Moll, I. et al., Duale Reihe Dermatologie, Thieme, 2010)

Als der Chirurg Theodor Billroth 1894 in das Mikroskopokular blickte, um den Wundeiter eines Patienten zu untersuchen, sah er erstmals kugelrunde bis eiförmige Bakterien, die in geschlängelten Reihen dicht nebeneinander angeordnet waren. Bei dem Bild fühlte sich Billroth an eine Halskette erinnert. Er gab den neu entdeckten Bakterien den Namen „Streptokokken", was aus dem Griechischen kommt und „gewundene Körner" heißt. Die Gruppe der Streptokokken gibt ein buntes Bild ab: Sie kommen physiologisch als Bestandteile der Hautflora vor, können aber auch pathogen sein, etwa wie *Streptococcus pyogenes*, der zum Beispiel den Scharlach oder die Phlegmone hervorrufen kann.

Fieber und Schüttelfrost

Als Gregor M. seine 4-jährige Tochter vom Kindergarten abholt, fühlt er sich krank wie noch nie. Beim Aussteigen aus dem Auto wird ihm schwindlig, in der Oberbauchgegend verspürt er ein flaues Gefühl. Es scheint ihm, als würde sein Herz rasen. Er schwitzt. „Sie sehen aber bleich aus, bekommt er von der Kindergärtnerin zu hören, als er unbeholfen versucht, seiner kleinen Tochter Janina das Jäckchen anzuziehen. „Ja, mir geht es heute nicht gut", antwortet er. Schon am Morgen erwachte Gregor mit Kopfschmerzen, bei der Arbeit war ihm abwechselnd heiß und kalt und allgemein fühlte er sich sehr schwach. Als sich Gregor am Abend zum Schlafengehen umzieht, fällt ihm eine große Rötung am rechten Unterschenkel auf. Am nächsten Morgen ist alles noch schlimmer. Der Unterschenkel ist rot, überwärmt und geschwollen. Er schmerzt unerträglich. Gregor fühlt sich noch schwächer als am vorherigen Tag. Kurz entschlossen fährt der 34-Jährige anstatt zur Arbeit mit dem Taxi zum Hausarzt. In der Praxis wird ein Blutdruck von 100/50 mmHg, eine Herzfrequenz von 102/min und die Temperatur von 39,3 °C gemessen. Der Hausarzt überweist ihn ins Krankenhaus.

Blutkulturen weisen den Weg

In der Notaufnahme der Uniklinik fragt Dr. Ute K.: „Haben Sie sich in letzter Zeit eine Beinverletzung zugezogen?" Gregor denkt scharf nach: „Nein. Ich hatte nur Risse zwischen den Fußzehen. Sie heilten vor etwa einer Woche ab", erinnert er sich. Die Assistenzärztin nimmt Blut und Blutkulturen ab. „Verdacht auf Phlegmone", schreibt sie auf den Aufnahmebogen. Gregors Blutwerte zeigen eindeutige Entzündungszeichen: Die Leukozyten und das C-reaktive Protein sind deutlich erhöht. Weiterhin besteht mit 39,5 °C hohes Fieber. Die Ärztin ordnet eine intravenöse Therapie mit einem Cephalosporin sowie Flüssigkeitssubstitution und fiebersenkende Medikamente an und verlegt den Patienten auf Normalstation. Der Zustand von Gregor verschlechtert sich zunehmend. 24 Stunden nach Aufnahme sieht man auf der inzwischen tiefrot gewordenen Haut des Unterschenkels offene Stellen. Manche von ihnen sind schwarz. Die Herz- sowie Atemfrequenz des Patienten bleiben instabil. Hin und wieder antwortet Gregor im Rahmen einer Bewusstseinstörung nicht adäquat auf Fragen. Sowohl die Leukozyten als auch das CRP schießen in die Höhe. Das Ergebnis der Blutkulturen lautet: „grampositive Kokken".

Wechsel der Antibiose

Aufgrund der Verdachtsdiagnose „septischer Schock bei nekrotisierender Fasciitis" stellt der zurate gezogene Infektiologe die Antibiose auf Penicillin und Clindamycin um. Mittlerweile wurde auch der Keim in der Blutkultur genau charakterisiert: Es ist *Streptococcus pyogenes*, M-Typ 1, der mit dem erythrogenen Toxin Superantigen SpeA ausgestattet ist. Der Wechsel der Antibiose und die erfolgte operative Sanierung scheint die richtige Therapie zu sein: Nach zwei Tagen fallen die Entzündungsparameter. Dem Patienten geht es zunehmend besser.

Ansteckungsquelle: Rhagaden zwischen den Zehen

Als Gregor vier Wochen nach Aufnahme die Klinik verlässt, ist sein Bein vollständig abgeheilt. Er fühlt sich wieder so gut, dass er gleich am Wochenende mit seinen Töchtern einen Ausflug ans Meer machen möchte. Die Ärzte der Uniklinik wollen allerdings unbedingt erfahren, woher Gregors Infektion stammte. Dr. Ute K. bohrt noch einmal nach: „Waren Ihre Kinder vielleicht in letzter Zeit krank?" Gregor nickt: „Ja, drei Wochen bevor ich in die Klinik kam hatten sie beide Scharlach." Vermutlich hat sich Gregor M. über die Rhagaden zwischen den Fußzehen bei seinen Kindern mit Streptokokken angesteckt.

10.2 Infektionen der Haut und der Unterhaut [L 00–L 08]

Key Point

Zur normalen transienten Hautflora gehören vor allem *Staphylococcus aureus* und *Streptococcus pyogenes*, die deshalb auch die häufigsten bakteriellen Erreger einer Hautinfektion sind (Abb. 10.2). Die viral bedingten Exantheme sind oft Ausdruck typischer Kinderkrankheiten, wie z. B. Masern, Röteln, Varizellen, Exanthema subitum und Ringelröteln.

Haut lässt sich grob in Epidermis, Dermis (Corium) und Unterhaut (subkutanes Gewebe) einteilen (Abb. 10.3).

Als Exanthem wird ein generalisierter Hautausschlag bezeichnet, dessen Einzeleffloreszenzen makulös (fleckförmig), papulös (knotig), vesikulös (bläschenförmig) oder ulzerös (geschwürig) sein können. Effloreszenzen an den Schleimhäuten werden als Enanthem bezeichnet.

Es wird zwischen der eigentlichen Infektion der Haut und der Beteiligung der Haut im Rahmen systemischer Infektionen unterschieden.

Die häufigsten bakteriellen Erreger einer Hautinfektion sind *S. aureus, S. pyogenes,* Borrelien (Erythema migrans) und Treponemen (Lues). Darüber hinaus sind Dermatomykosen durch *Candida* und Dermatophyten möglich. Bei den Parasiten spielen vor allem Leishmanien und Arthropoden, wie z. B. die Krätzemilbe (Scabies), eine Rolle. Die viral bedingten Exantheme sind oft Ausdruck typischer Kinderkrankheiten.

Man unterscheidet je nach Befallsort verschiedene primäre bakterielle Infektionen der Haut:

— **Impetigo:** Befall der Epidermis
— **Follikulitis:** Infektion des oberflächlichen Haarbalges
— **Furunkel:** Abszessbildung des Haarbalgs bis in die Subkutis
— **Karbunkel:** Einbeziehung benachbarter Haarbälge
— **Erysipel:** Befall dermaler Lymphgefäße
— **Phlegmone:** Einbeziehung von subkutanem Fettgewebe.

Auch durch die Einwirkung mikrobiell-toxischer Faktoren können Hauterkrankungen ausgelöst werden:

— Staphylococcal Scalded Skin Syndrome (SSSS): Exfoliatintoxine von *Staphylococcus aureus* (Tab. 2.3)
— Scharlach (S. 233): erythrogene Toxine von *Streptococcus pyogenes*
— Waterhouse-Friderichsen-Syndrom (S. 271): Lipooligosaccharide von Meningokokken.

10

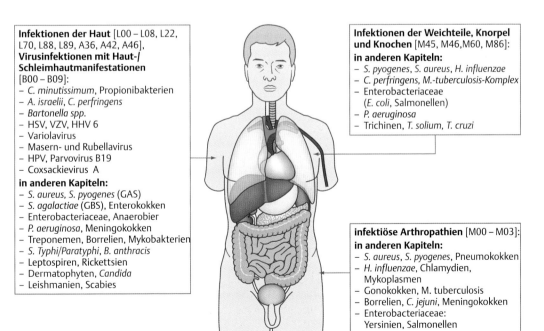

Infektionen der Haut [L00 – L08, L22, L70, L88, L89, A36, A42, A46], **Virusinfektionen mit Haut-/ Schleimhautmanifestationen** [B00 – B09]:
– *C. minutissimum,* Propionibakterien
– *A. israelii, C. perfringens*
– *Bartonella spp.*
– HSV, VZV, HHV 6
– Variolavirus
– Masern- und Rubellavirus
– HPV, Parvovirus B19
– Coxsackievirus A
in anderen Kapiteln:
– *S. aureus, S. pyogenes* (GAS)
– *S. agalactiae* (GBS), Enterokokken
– Enterobacteriaceae, Anaerobier
– *P. aeruginosa,* Meningokokken
– Treponemen, Borrelien, Mykobakterien
– *S. Typhi/Paratyphi, B. anthracis*
– Leptospiren, Rickettsien
– Dermatophyten, *Candida*
– Leishmanien, Scabies

Infektionen der Weichteile, Knorpel und Knochen [M45, M46, M60, M86]: **in anderen Kapiteln:**
– *S. pyogenes, S. aureus, H. influenzae*
– *C. perfringens, M.-tuberculosis-Komplex*
– Enterobacteriaceae (*E. coli,* Salmonellen)
– *P. aeruginosa*
– Trichinen, *T. solium, T. cruzi*

infektiöse Arthropathien [M00 – M03]: **in anderen Kapiteln:**
– *S. aureus, S. pyogenes,* Pneumokokken
– *H. influenzae,* Chlamydien, Mykoplasmen
– Gonokokken, M. tuberculosis
– Borrelien, *C. jejuni,* Meningokokken
– Enterobacteriaceae: Yersinien, Salmonellen

Abb. 10.2   Infektionen von Haut, Weichteilen und Skelett.

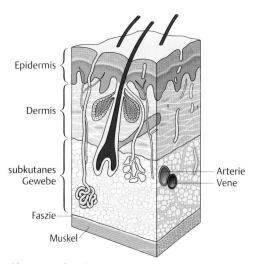

Abb. 10.3   Aufbau der Haut.

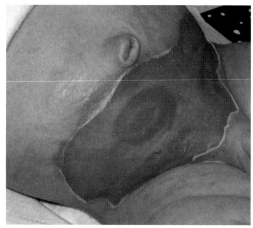

Abb. 10.4   Staphylococcal Scalded Skin Syndrome. (mit freundlicher Genehmigung von Dr. C. Krüger, Ahlen)

Exkurs

Exanthematöse Kinderkrankheiten
Im 17. Jahrhundert begannen Ärzte damit, exanthematöse Kinderkrankheiten voneinander abzugrenzen und einfach durchzunummerieren, weil zu diesem Zeitpunkt eine mikrobielle Ursache ja noch nicht bekannt war. Diese Bezeichnungen werden z. T. auch heute noch benutzt:

- 1. Krankheit = Masern (S. 290)
- 2. Krankheit = Scharlach (S. 233)
- 3. Krankheit = Röteln (S. 291)
- (4. Krankheit = Röteln-Unterform)
- 5. Krankheit = Ringelröteln (S. 293)
- 6. Krankheit = Exanthema subitum (S. 293).

10.2.1 Staphylococcal Scalded Skin Syndrome [L 00]

Das Staphylococcal Scalded Skin Syndrome (SSSS, syn. staphylogenes Lyell-Syndrom, vgl. Tab. 2.3) ist eine schwere, lebensbedrohliche, blasige Erkrankung der Haut und kommt vor allem bei kleineren Kindern und Säuglingen (Pemphigus neonatorum) vor. Sie beruht auf einer meist extrakutanen Infektion mit einem Exfoliatintoxin-produzierenden *S. aureus.* Dieses Toxin gelangt hämatogen zur Haut und bewirkt hier eine Epidermolyse mit Spaltbildung zwischen dem Stratum spinosum und dem Stratum granulosum (DD zum toxischen Lyell-Syndrom, z. B. bei Arzneimittelallergie: subepidermale Hautablösung mit Nekrose der gesamten Epidermis).
Zunächst entwickeln die betroffenen Kinder beginnend im Gesicht unscharf begrenzte Erytheme, die innerhalb von 1–2 Tagen in Blasen übergehen. Diese rupturieren, sodass die Haut sich in großen Arealen ablöst (Abb. 10.4). Oft tritt die Erkrankung im An-

schluss an eine bullöse Impetigo, eine Otitis media oder Pharyngitis auf.

MERKE

Die **Schleimhäute** sind – im Gegensatz zum Lyell-Syndrom – **nicht betroffen.**

Die mikrobiologische Diagnostik beruht auf dem kulturellen Erregernachweis.
Therapeutisch stellt Flucloxacillin das Antibiotikum der ersten Wahl dar. Darüber hinaus sind eine Volumen- und Elektrolytsubstitution angezeigt.

10.2.2 Impetigo [L 01]

Die Impetigo (syn. Eiterflechte) ist eine typische Pyodermie, d. h. eine durch Eitererreger bedingte Hauterkrankung (Streptokokken und/oder Staphylokokken). Charakteristisch ist eine Infektion der obersten Epidermisschichten, die zu einem meist großflächigen, leicht juckenden Hautausschlag führt. Dieser ist zunächst bläschenförmig und pustulös und weist dann zahlreiche honigfarbene Krusten auf.
Die Erkrankung ist sehr ansteckend und tritt vorwiegend im Kindesalter auf.
Prädisponierende Faktoren sind schlechte Hygienebedingungen und oft ein vorbestehendes atopisches Ekzem. Die dadurch bedingten Mikrotraumata der Haut stellen eine ideale Eintrittspforte für die transient auf der Haut vorhandenen Keime *S. pyogenes* sowie *S. aureus* dar.
Man unterscheidet eine großblasige von einer kleinblasigen Form. Haupterreger der großblasigen, bullösen Impetigo ist *S. aureus.* Die eher kleinblasige Impetigo contagiosa wird zwar meistens von *S. pyogenes* verursacht, ist aber oft mit *S. aureus* superinfiziert.

Das Kratzen durch den Patienten führt zu einer schnellen Ausbreitung der Erreger und erklärt die Großflächigkeit der betroffenen Hautpartien.

Als Komplikation kann eine postinfektiöse Glomerulonephritis auftreten.

Diagnostisch wird der direkte Erregernachweis durch Kultur angestrebt. Dazu wird Eiter oder ein entsprechender Abstrich einer eitrigen Hautstelle entnommen.

Bei der Impetigo contagiosa ist serologisch meistens die streptokokkenspezifische ADNase erhöht.

In Abhängigkeit von Erreger und Antibiogramm sind meistens Penicillin, Flucloxacillin oder Makrolide wirksam. Topisch kann bei der großblasigen Form außerdem Fusidinsäure- oder Gentamicin-Salbe angewandt werden.

10.2.3 Hautabszess, Furunkel und Karbunkel [L 02]

Die häufig vorkommende Follikulitis ist eine Infektion des oberen Bereichs eines Haarfollikels, die durch eine hellgelbe Pustel mit einem zentralen Haar charakterisiert ist und fast immer durch S. aureus bedingt ist.

Auch beim Furunkel und Karbunkel steht S. aureus als Erreger im Vordergrund. Als Furunkel wird die abszedierende und nekrotisierende Entzündung des gesamten Haarfollikels einschließlich des umgebenden Gewebes bezeichnet. Aufgrund der Nekrotisierung kommt es zum irreversiblen Haarverlust. Meistens sind auch die regionalen Lymphknoten am Entzündungsprozess beteiligt. Beim Karbunkel sind mehrere Haarfollikel betroffen und zusätzlich ist auch das subkutane Fettgewebe in den Entzündungsprozess eingeschlossen. Ausgedehnte Infektionen sind meistens von Fieber begleitet. In den letzten Jahren wird bei nekrotisierenden Haut- und Weichgewebeinfektionen insbesondere in den USA vermehrt CA-MRSA als auslösendes Bakterium nachgewiesen.

Praxistipp
Gefürchtete Komplikation bei einer Infektion im Nasolabialbereich ist die Ausbreitung der Infektion in die Vena angularis mit nachfolgender septischer Thrombose des Sinus cavernus.

Ein Abszess ist eine Eiteransammlung in einer nicht präformierten Höhle (Abb. 10.5). Die Abszesswand wird vor allem durch bakterielle Produkte von *Staphylococcus aureus* (Plasmakoagulase und Clumpingfaktor) aufgebaut, der auch der häufigste Abszesserreger ist. Dies trifft insbesondere bei Abszessen der Haut zu, wo S. aureus ja Mitglied der transienten Flora ist und so leicht durch kleinste Mikrotraumen oder durch Einwanderung entlang des Haarschafts in die Tiefe der Haut vordringen kann. Vor allem bei

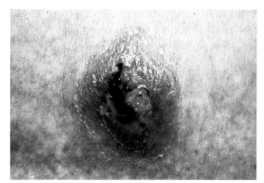
Abb. 10.5   Spontan rupturierender Abszess mit Eiter.

Wundabszessen müssen als potenzielle Erreger neben *S. aureus* grundsätzlich auch Anaerobier (z. B. Bacteroides) einkalkuliert werden, die als residente Hautflora von außen in die Wunde gelangen können. Nach kulturellem Erregernachweis aus Eitermaterial besteht die Therapie des Abszesses oder Furunkels in der Stichinzision zur Eiterentleerung, falls eine spontane Drainage nicht erfolgt. Ausgedehntere Befunde sowie das Karbunkel machen eine kombinierte chirurgische Vorgehensweise plus systemische Antibiose mit Flucloxacillin, Makroliden oder Clindamycin erforderlich.

Für die Therapie von Infektionen mit CA-MRSA sind u. a. Linezolid, Daptomycin oder Tigecyclin geeignet.

10.2.4 Erysipel [A46]

Das Erysipel (syn. Wundrose) ist eine intradermale Infektion der oberen Dermis mit scharfer Begrenzung (Abb. 10.6). Fast immer ist *Streptococcus pyogenes* der Erreger, selten auch β-hämolysierende Streptokokken der Gruppe C oder G sowie *Staphylococcus aureus*.

Als Eintrittspforte dienen oft kleine Mikrotraumen, Rhagaden oder ekzematös veränderte Hautpartien.

Innerhalb kurzer Zeit bildet sich dann ein flächenhaftes, leuchtend rotes Erythem aus. Das Erysipel kann sich sehr schnell peripher über das Lymphgefäßsystem weiter ausbreiten und typische zungenförmige

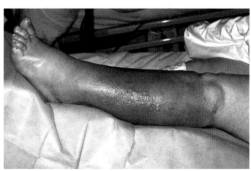
Abb. 10.6   Erysipel: flächenhaftes, leuchtend rotes Erythem. (mit freundlicher Genehmigung von Dr. W. Boes, Duderstadt)

Ausläufer bilden. Die regionalen Lymphknoten können ebenfalls beteiligt sein. Die Haut ist überwärmt und aufgrund der starken Entzündungsreaktion geschwollen, sodass die Hautporen hervortreten.

Der Patient hat in der Regel hohes Fieber, das eventuell von Schüttelfrost begleitet wird. Gefürchtete Komplikation ist die postinfektiöse Glomerulonephritis; bei 5 % der Patienten wird außerdem eine Bakteriämie beobachtet.

Da es sich um eine intradermale Infektion ohne Beteiligung der Epidermis handelt, ist der Versuch des kulturellen Erregernachweises durch oberflächliche Hautabstriche nicht zielführend.

Stattdessen ist die Erhöhung der Anti-Streptokokken-DNase (ADNase-Titer) im Serum diagnostisch gut verwertbar. Penicillin oder Makrolide (bei Penicillinallergie) werden zur Therapie eingesetzt.

> **MERKE**
>
> Da beim Erysipel die Epidermis nicht infiziert ist, sind oberflächliche Hautabstriche nicht hilfreich.

> **Fallbeispiel**
>
> Bei einer 78-jährigen, pflegebedürftigen Frau fällt dem ambulanten Pflegedienst eine gerötete Stelle des rechten Unterschenkels auf. Der herbeigerufene Hausarzt veranlasst wegen des reduzierten Allgemeinzustands (Gewichtsverlust, Dyspnoe, Müdigkeit) und hohem Fieber (39,3 °C) eine Krankenhauseinweisung. Bei Aufnahme imponiert der Lokalbefund der Haut als scharf begrenzte, überwärmte und rote Effloreszenz; ein Druckschmerz ist nicht nachweisbar. In der Sakralregion ist darüber hinaus ein beginnender Dekubitus nachweisbar. Laborchemisch fallen eine Anämie (Hämoglobin 9,7 g/dl, Hämatokrit 27 %) sowie erhöhte Entzündungsparameter (CRP 17,0 mg/dl, Leukozyten 20,9/nl) auf. Eine Kultur von einem oberflächlich abgenommenen Hautabstrich im Bereich der geröteten Stelle ergibt lediglich den Nachweis der Hautflora (S. epidermidis und Corynebacterium spp.). Der Verdacht auf ein Erysipel wird erst serologisch durch eine erhöhte ADNase (1200 IE) bei grenzwertigem ASL (200 IE) bestätigt. Nach Therapie mit Penicillin G kommt es innerhalb weniger Tage zur deutlichen Besserung. Der beginnende Dekubitus wird durch adäquate Lagerungstechniken behandelt.

10.2.5 Phlegmone [L03]

Die Phlegmone (syn. Zellulitis) ist eine schwere, abszedierende Infektion mit diffuser Ausbreitungstendenz, wobei die Infektion nicht auf die Dermis begrenzt bleibt, sondern auf das subkutane Gewebe übergeht (Abb. 10.7). Klinisch ist eine livide, teigige, unscharf begrenzte Hautschwellung auffallend, oft mit Beteiligung der regionalen Lymphknoten.

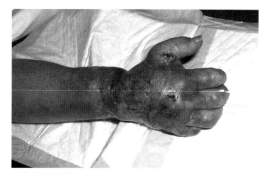

Abb. 10.7 Phlegmone: livide, teigige, unscharf begrenzte Hautschwellung. (mit freundlicher Genehmigung von Dr. W. Boes, Duderstadt)

Die Phlegmone ist meist Folge einer Infektion mit *Streptococcus pyogenes*. Darüber hinaus können u. a. *S. aureus*, *S. pneumoniae* und Enterobacteriaceae Auslöser sein. Bei der durch *S. pyogenes* verursachten Phlegmone ist die serologische Diagnostik durch ADNase-Titerbestimmung der Kultur überlegen.

Penicillin ist Therapie der Wahl, ansonsten richtet sich die Therapie nach dem vermeintlichen Erreger.

10.2.6 Erythrasma [L08.1]

Das Erythrasma ist eine oberflächliche Dermatitis, die bei starker lokaler Feuchtigkeit von dem Hautkommensalen *Corynebacterium minutissimum* verursacht wird. Diese Infektion imponiert als ein scharf begrenztes Erythem mit diskreter Schuppung, eventuell besteht ein leichter Juckreiz.

Speziell in den Hautfalten wird die Haut aufgeweicht und wund gerieben und es kommt zur Vermehrung von *C. minutissimum* im Stratum corneum. Hier sind die Herde dann auch besonders häufig zu finden. Übergewicht, starke Schweißproduktion und enge Kleidung begünstigen die Infektion.

Die Porphyrinproduktion von *C. minutissimum* wird diagnostisch genutzt, da die Bestrahlung des Erythems mit UV-A-Licht (Wood-Licht) zur roten Fluoreszenz führt.

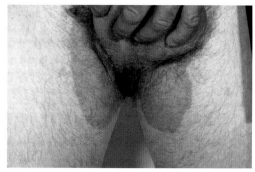

Abb. 10.8 Erythrasma. (aus Moll, I., Duale Reihe Dermatologie, Thieme, 2010)

Die Anwendung von Cremes ohne Wirkstoffe kann durch ihren austrocknenden Effekt bereits eine therapeutische Hilfe darstellen.

10.2.7 Windeldermatitis [L 22]
Die Windeldermatitis entsteht, wenn bei Kleinkindern nach Einnässung die Windel zu selten gewechselt wird und die Haut am Gesäß, den Genitalien und am Oberschenkel durch den Wärmestau und Alkalischädigung (Urin) mazeriert wird. Die Folge ist meistens eine Infektion, an der vor allem *Candida*, aber u. U. auch *S. aureus* oder *S. pyogenes* beteiligt sind. Dadurch erscheinen Erosionen auf geröteter Haut (Abb. 10.9).
Bereits ein regelmäßiger Windelwechsel kann die Symptome signifikant reduzieren.

10.2.8 Akne vulgaris [L 70]
Die Akne vulgaris ist eine multifaktorielle Erkrankung jener Hautareale, die viele Talgdrüsen aufweisen. Sie ist durch Bildung von Komedonen (Mit-

essern) gekennzeichnet, zusätzlich treten Papeln, Pusteln und Knoten auf.
Die Komedonen kommen einerseits durch vermehrte Talgproduktion durch Androgenwirkung in der Pubertät und andererseits durch die Lipase-Aktivität der zur normalen Hautflora gehörenden *Propionibacterium acnes* zustande (Abb. 10.10). Die aus dem Talg freigesetzten Fettsäuren induzieren eine perifollikuläre Entzündungsreaktion u. a. durch Komplementaktivierung, was zur Abflussbehinderung des Talgs und damit zur Bildung der Komedonen führt (Abb. 10.11).

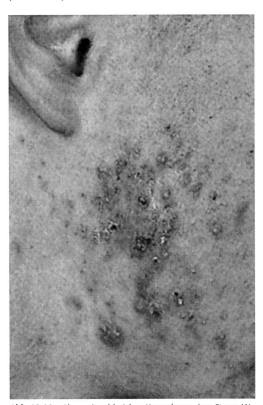

Abb. 10.11   Akne mit zahlreichen Komedonen. (aus Sterry, W., Paus, R., Checkliste Dermatologie, Thieme, 2004)

10

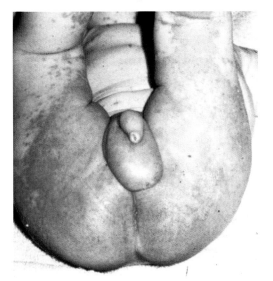

Abb. 10.9   *Candida*-Mykose.

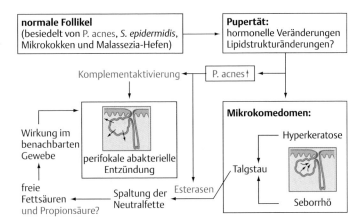

Abb. 10.10   Pathogenese der Akne.

Die Therapie ist komplex und besteht u. a. aus der Kombination von topisch anzuwendender Vitamin-A-Säure plus systemischer Doxycyclin-, Minocyclin- oder Tetracyclin-Gabe.

10.3 Tiefere Hautinfektionen mit Beteiligung des Weichgewebes und der Muskulatur

Key Point

Besonders bettlägerige Menschen sind von tieferen Hautinfektionen mit Beteiligung des Weichteilgewebes betroffen.

10.3.1 Dekubitalgeschwür [L 89]

Dekubitalulzera sind Druckgeschwüre, die im Rahmen einer lokalen Durchblutungsstörung aufgrund eines lang andauernden Drucks entstehen, z. B. bei längerem Liegen auf einer Stelle. Aus diesem Grund sind davon vor allem alte oder pflegebedürftige Menschen betroffen. Realistische Schätzungen gehen davon aus, dass jeder 10. Bewohner eines Pflegeheims entsprechende Wundgeschwüre aufweist. Die Einteilung ist in Tab. 10.1 aufgeführt.

Durch regelmäßiges Wechseln der Liegeposition sowie Abpolsterung besonders gefährdeter Stellen kann die Entstehung eines Ulkus oft sehr effektiv verhindert werden. Bevorzugte Lokalisation sind Körperstellen, an denen die Haut dicht über dem Knochen liegt (Ferse, Dornfortsätze der Wirbelsäule, Kreuzbein).

Häufig kommt es zur Infektion eines Dekubitalgeschwürs. Wie bei allen Wundinfektionen muss dabei grundsätzlich mit *Staphylococcus aureus* und Anaerobiern (Bacteroides) gerechnet werden. Bei Diabetikern ist häufig *Streptococcus agalactiae* die Ursache für eine Infektion. Ein Geschwür in Analnähe wird meistens durch Bakterien der Darmflora (Enterokokken, Enterobacteriaceae und Anaerobier) infiziert. Bei Patienten, bei denen ein eventuell angelegter Wundverband zu selten gewechselt wird und

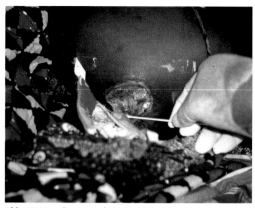

Abb. 10.12   Ulcus cruris bei einer AIDS-Patientin.

dadurch lokal Feuchtigkeit besteht, kommt *Pseudomonas aeruginosa* in Betracht (Abb. 10.12).

Der Erregernachweis wird kulturell gestellt. Die Therapie sollte in erster Linie in der Sanierung des Dekubitalulkus durch Wunddebridement und der Verhinderung neuer Druckgeschwüre durch adäquate Lagerung des Patienten (z. B. Luftkissenbetten) bestehen. In Abhängigkeit vom Erregerspektrum und der Ausdehnung des Infektionsbefundes ist in der Regel zusätzlich eine systemische Antibiose angezeigt.

10.3.2 Aktinomykose [A42]

Aktinomyzeten (S. 60) sind grampositive, nicht sporenbildende, mikroaerophile bis anaerobe Stäbchenbakterien und Auslöser der Aktinomykose, einer spezifischen Anaerobierinfektion.

MERKE

Spezifische unterscheiden sich von unspezifischen Infektionen dadurch, dass hier regelmäßig ganz bestimmte Mikroorganismen nachweisbar sind und sich bei diesen Erkrankungen auch ein histologisch typisches Bild finden lässt.

In über 90 % der Fälle handelt es sich um *Actinomyces israelii*, außerdem sind *A. naeslundii*, *A. viscosus* und *A. odontolyticus* relevant. Sie gehören zur residenten oder transienten Flora des menschlichen Körpers.

98 % aller Aktinomykosen manifestieren sich im Zervikofazialbereich, was auf die besonders dichte Anaerobierbesiedlung der Mundhöhle und die Anfälligkeit dieser Region für Verletzungen zurückzuführen ist. Andere Lokalisationen sind möglich.

Die zervikofaziale Aktinomykose tritt besonders bei jüngeren Erwachsenen auf (Abb. 10.13); Männer erkranken dreimal häufiger als Frauen.

Tab. 10.1	
Einteilung Dekubitus.	
Stadium	**Klinik**
1. Grades	nicht wegdrückbare Rötung bei intakter Haut
2. Grades	Teilverlust der Haut; Epidermis bis hin zu Anteilen des Koriums sind geschädigt.
3. Grades	Verlust aller Hautschichten einschließlich Schädigung und Nekrose des subkutanen Gewebes, die bis auf, aber nicht unter, die darunterliegende Faszie reichen kann.
4. Grades	Verlust aller Hautschichten mit ausgedehnter Zerstörung, Gewebsnekrose oder Schädigung von Muskeln, Knochen oder stützenden Strukturen, wie Sehnen oder Gelenkkapseln.

10

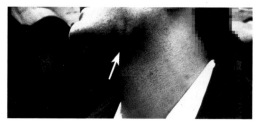

Abb. 10.13   Aktinomykose: bretthharte, wenig schmerzhafte, livide verfärbte Induration (Pfeil) im Zervikofazialbereich.

Pathogenese

Kennzeichen der Erkrankung ist, dass die Aktinomyzeten nie in Reinkultur aus dem Entzündungsprozess isoliert werden, sondern dass es sich stets um eine Mischinfektion handelt. Dabei kommt den Aktinomyzeten offenbar die Rolle eines „Leitkeimes" zu, der für die typische Symptomatik, den Verlauf und die Prognose der Erkrankung verantwortlich ist. Die Begleitflora kann aus weiteren Anaerobiern (wie z. B. dem typischen Begleiter A. actinomycetemcomitans, Peptococcaceae, Bacteroides-Arten, Fusobakterien) oder auch aus fakultativ anaerob wachsenden Bakterien (Staphylokokken, Streptokokken, Enterobacteriaceae u. a.) bestehen.

Vermutlich bahnt die Begleitflora die Infektion, indem sie ein reduziertes Milieu schafft, das den anaeroben Aktinomyzeten erst die Etablierung im Gewebe ermöglicht. Dabei verstärkt die Begleitflora durch ihre Enzyme und Toxine die relativ geringe Invasionskraft der Aktinomyzeten.

Von den eher anekdotisch anmutenden Fällen einer exogenen Infektion durch Menschenbiss abgesehen, entsteht die Aktinomykose daher fast immer endogen. Zum Eindringen ins Gewebe benötigen die Aktinomyzeten ein negatives Redoxpotenzial, das in normal durchbluteten Bereichen nicht vorliegt. Es kann aber an eingedrungenen Fremdkörpern (z. B. Getreidegrannen, Fischgräten, Knochensplitter) oder bei Gewebsquetschung/-zertrümmerung (Unfallfolge) durch die gestörte Blutzirkulation entstehen und wird durch die Begleitflora mitbedingt.

Klinik

Das klinische Vollbild der Aktinomykose ist durch bretthharte, wenig schmerzhafte, livide verfärbte Indurationen vor allem im Zervikofazialbereich charakterisiert. Komplizierend kommen in der Regel die Ausbildung eines vielkammerigen, eitergefüllten Höhlensystems, das sich über multiple Fisteln oft nach außen selbst drainiert, zentrale Vernarbung bei peripher fortschreitender Infiltration und eine ausgesprochene Rezidivneigung hinzu.

Bei Einbruch der Erreger in das Blutsystem drohen lebensgefährliche hämatogene Metastasierungen vor allem in das ZNS, in dem optimale Bedingungen für anaerobe Keime herrschen: Die Folge kann ein Hirnabszess sein.

Diagnostik

Als Untersuchungsmaterial dienen Eiter, Fistelsekret oder exzidiertes Granulationsgewebe. Eine Kontamination mit der Schleimhautflora muss unbedingt vermieden werden. Um eine Schädigung durch Oxidationsvorgänge zu vermeiden, sind möglichst große Probenvolumina zu gewinnen und/oder ein sauerstoffreduzierendes Transportmedium zu verwenden. Eine Verdachtsdiagnose kann bereits geäußert werden, wenn im Eiter makroskopisch schon sichtbar, ca. 1–2 mm große Drusen vorhanden sind (Abb. 10.14).

Praxistipp

Drusen kommen nur in ca. 30 % der Fälle vor und es gibt außerdem auch bei anderen Erkrankungen Körnchen im Eiter, die zu Verwechslungen führen können. Man muss deshalb die drusenverdächtigen Partikel mikroskopisch weiter untersuchen.

10

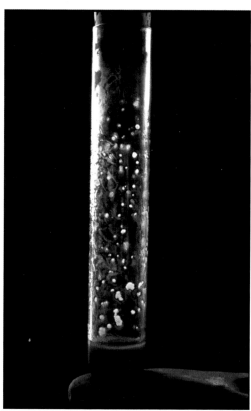

Abb. 10.14   Eiter mit Drusen: gelbliche oder rötlich-braune, harte Körnchen, die sich schwer zerreiben lassen. Sie bestehen aus Myzelkolonien der Aktinomyzeten und ihrer Begleitbakterien und sind von einem Leukozytenwall umgeben.

Die Drusen werden weiter untersucht, indem man sie auf einem Objektträger mit einem Tropfen 1%iger Methylenblau-Lösung versetzt und mit einem Deckglas andrückt. Dann sieht man bei schwacher Vergrößerung ein blumenkohlartiges Gebilde mit radiärer Fadenstruktur, das sich im Zentrum nicht anfärbt. Zerreibt man die Druse zwischen zwei Objektträgern und färbt dann nach Gram, sieht man Nester von grampositiven, gewellten und verzweigten Stäbchen (Abb. 10.15).

In der modifizierten Ziehl-Neelsen-Färbung zeigen Aktinomyzeten eine partielle Säurefestigkeit. Außerdem erkennt man eine Vielzahl anderer Bakterien als Ausdruck der obligaten Mischinfektion.

Die kulturelle Anzucht erfordert hochwertige, durchsichtige Spezialnährböden und erfolgt unter anaeroben Bedingungen. Die Kulturen können täglich auf das Vorhandensein typischer myzelialer Mikrokolonien durchgemustert werden, ohne das anaerobe Milieu zu stören. Erst nach einer Bebrütungszeit von 7–14 Tagen sind die Kolonien makroskopisch sichtbar, dann allerdings oft ohne myzeliale Morphologie. Zur vollständigen Diagnostik gehört die Identifizierung, da auch apathogene Aktinomyzetenarten auf den Schleimhäuten vorkommen und gegen die pathogenen Arten abgegrenzt werden müssen. Die Identifizierung erfolgt durch MALDI-TOF-Massenspektrometrie, biochemisch oder mithilfe Fluorochrom-markierter spezifischer Antikörper. Serologische Methoden haben nur eine geringe Bedeutung.

Therapie

Nur selten gelingt die Ausheilung allein durch operative Eröffnung und Ausräumung der Abszesse, es kommt in der Regel zu Rezidiven. Grundlage der Therapie ist die Gabe von Antibiotika, die aber meist durch chirurgische Maßnahmen unterstützt werden muss. Die Auswahl des Präparats richtet sich nicht nur nach der Empfindlichkeit der Aktinomyzeten, sondern muss auch die Begleitbakterien berücksichtigen. Penicillin ist nicht Mittel der Wahl, da zwar die Aktinomyzeten, nicht aber die Begleitkeime (wie z.B. *Aggregatibacter actinomycetemcomitans* oder Bacteroides-Arten) erfasst würden. Zuverlässiger wirken Aminopenicilline (Ampicillin, Amoxicillin) am besten in Kombination mit Clavulansäure oder Sulbactam, da damit dann auch die Begleitkeime (auch *Bacteroides fragilis*) erfasst werden. Als Alternative kommen auch Mezlocillin, Cefoxitin oder Tetracycline in Kombination mit Clindamycin oder Metronidazol infrage.

Praxistipp

Penicillin hilft nur gegen Actinomyzeten, nicht aber gegen die Begleitkeime und ist daher nicht Mittel der Wahl.

10.3.3 Bartonellose [A44]

Zu den Bartonellosen gehören verschiedene Krankheitsbilder. Die sie verursachenden Bartonellen (S. 72) sind gramnegative, fakultativ intrazellulär wachsende Stäbchenbakterien, von denen die meisten vom Tier auf den Menschen übertragen werden können. Es handelt sich bei Bartonellosen also überwiegend um Zoonosen.

Die Gattung Bartonella umfasst über 30 Spezies, von denen mehr als 4 eine humanpathogene Bedeutung haben. Die wichtigsten Arten sind in Tab. 10.2 genannt.

Bartonella henselae

Insbesondere junge Katzen gelten als Reservoir und können den Erreger u.U. über Monate symptomlos im Blut mit sich tragen (Persistenz innerhalb der Erythrozyten). In Deutschland sind mehr als 10% aller Katzen seropositiv. Die Übertragung zwischen den Tieren erfolgt durch Katzenflöhe.

Klinik ▮ Die durch *B. henselae* ausgelösten Erkrankungen des Menschen sind von seinem Immunstatus abhängig. Während es bei immunkompetenten Individuen vor allem zur Katzenkratzkrankheit, seltener zur Bakteriämie mit nachfolgender Endokarditis kommen kann, stellt die bazilläre Angiomatose das wichtigste klinische Korrelat der *B.-henselae*-Infektion des Immunsupprimierten dar. Dabei kommt es zu einem bakteriell induzierten pathologischen Blutgefäßwachstum.

— Die Katzenkratzkrankheit (cat scratch disease) ist eine Krankheit vor allem von immunkompetenten Kindern und Jugendlichen. Nach einer Kratz- oder Bissverletzung durch eine Katze entsteht nach einer Inkubationszeit von 3–5 Tagen an der Eintrittspforte eine kleine Papel, die innerhalb von 2 Wochen abheilt. Nach einem Intervall von 7–50 Tagen kommt es im regionalen Lymphab-

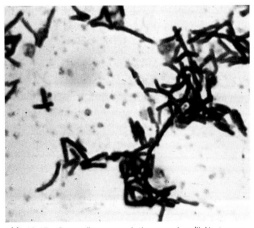

Abb. 10.15 Grampräparat von *Actinomyces israelii*: Nester von grampositiven, gewellten und verzweigten Stäbchen.

Tab. 10.2

Einteilung Bartonellen.

Art	häufigstes Reservoir	häufigster Übertragungs- weg auf den Menschen	Vorkommen	typische Erkrankungen
B. bacilliformis	Mensch (keine Zoonose)	Phlebotomus (Sandmücken)	Südamerika	Carrión-Krankheit Oroya-Fieber Verruga peruana
B. henselae	junge Katzen	Katzenbisse oder -kratzverletzungen	weltweit	Katzenkratzkrankheit bazilläre Angiomatose Peliosis hepatis Endokarditis
B. quintana	Mensch (keine Zoonose)	Läuse	weltweit	Wolhynisches Fieber bazilläre Angiomatose Endokarditis
B. rochalimaea	Füchse Waschbären	Flöhe (?)	Nord- und Südamerika (?)	Fieber mit Splenomegalie

flussgebiet zur meist schmerzlosen, weichen Lymphknotenschwellung. Insgesamt kann die Krankheit als gutartig und selbstlimitierend bewertet werden.

- Die bazilläre Angiomatose ist eine vaskuloproliferative Krankheit, die dem Kaposi-Sarkom ähnlich sieht und fast nur bei stark Immunsupprimierten (z. B. AIDS) vorkommt. Sie manifestiert sich als kutane Form mit lividen, stecknadelkopfgroßen Papeln, aus denen sich Knoten und Tumoren entwickeln. Die parenchymatöse Form wird als Peliosis hepatis bezeichnet und betrifft den Gastrointestinaltrakt, die Milz und Leber sowie Herz, Lunge und Knochenmark. Entsprechend vielfältig sind die Symptome (Hautläsionen, Lymphadenopathien und Abdominalbeschwerden mit Fieber). Das histologische Korrelat der Erkrankung besteht im Wesentlichen in kapillären Gefäßproliferationen. Diese sind Folge der Induktion des Vascular Endothelial Growth Factor (VEGF) durch das bakterielle Oberflächenprotein BadA sowie der bakteriell verursachten Hemmung der Endothelzell-Apoptose.

Diagnostik I Die Diagnose der Katzenkratzkrankheit wird in erster Linie durch Serologie (Immunfluoreszenztest) gestellt. Alternativ kommt die PCR aus Gewebebiopsien infrage. Die Anzucht des Erregers gelingt zwar auf angereicherten Nährböden, erfordert aber unter mikroaerophilen Bedingungen (5 % CO_2) bei Direktanzucht aus klinischen Materialien mindestens 2 Wochen, bevor erste Kolonien sichtbar sind. Die Zellkultur ist zwar sensitiver, aber ebenfalls langwierig.

Therapie I Die Katzenkratzkrankheit muss nur selten antibiotisch behandelt werden und wird dann mit dem Makrolid Azithromycin für 5 Tage behandelt. Azithromycin oder Roxythromycin für 2–4 Wochen sind auch Mittel der Wahl bei der bazillären Angiomatose; beim stark Immunsupprimierten muss die Therapie auf mindestens 2 Monate ausgedehnt werden. Alternativ kommen für die Therapie auch Erythromycin, Doxycyclin und Chinolone in Betracht. Bei schweren Verläufen hat sich die Kombination aus Doxycyclin und Rifampicin als wirksam erwiesen.

Bartonella quintana
Das Wolhynische Fieber, auch Fünftage-Fieber genannt, wird durch B. quintana verursacht. Aufgrund schlechter hygienischer Bedingungen (Übertragung durch Läuse, bzw. Läusekot) war es im 1. Weltkrieg eine gefürchtete Krankheit. Die Erkrankung ist durch mehrere Fieberschübe gekennzeichnet, die 5 Tage andauern und von Arthralgien und Kopfschmerzen begleitet sein können, bis es schließlich zur spontanen Heilung kommt. Darüber hinaus kann B. quintana bei Immunsupprimierten eine bazilläre Angiomatose (s. o.) verursachen und – vor allem bei Obdachlosen – zu einer Endokarditis führen.
Die Diagnostik erfolgt vorwiegend durch den serologischen Nachweis spezifischer Antikörper sowie durch direkten Erregernachweis mithilfe der PCR.
Für die Therapie werden ggf. Doxycyclin in Kombination mit Gentamicin eingesetzt. Im Vordergrund sollte aber die Prävention durch Läusebekämpfung stehen.

10.3.4 Gasbrand [A48]

Die beiden wichtigsten nekrotisierenden Haut- und Weichgewebeinfektionen sind die durch Streptococcus pyogenes verursachte Fasciitis necroticans – Fournier Gangrän (S. 306) als Sonderform – und der Gasbrand, dessen häufigster Erreger Clostridium perfringens (S. 62) ist. Dieses anaerobe, grampositive Stäbchenbakterium kommt natürlicherweise im Erdboden vor und gehört auch zur normalen Darmflora des Menschen.
Der Gasbrand kann exogen oder endogen entstehen:
- endogener Gasbrand: Gefährdet sind Patienten mit perforierendem Kolonkarzinom, nach Bauch-

10

operationen, septischen Aborten sowie Diabetiker mit Durchblutungsstörungen der Füße.

- **exogener Gasbrand:** Risiken sind tiefe, erdverschmutzte Wunden, Zertrümmerungswunden, Quetschungen, Nekrosen, Gefäßverletzungen, Muskelwunden und Schussverletzungen.

Weitere Erreger des Gasbrandes sind *C. histolyticum, C. novyi, C. haemolyticum, C. oedematiens* und *C. septicum.*

Pathogenese

Innerhalb des Darms wird *C. perfringens* wahrscheinlich durch die normale Darmflora unter Kontrolle gehalten. Gelangt der Erreger jedoch in eine für ihn unübliche anatomische Region, kann es zur Expression wichtiger Virulenzfaktoren kommen. Hier ist vor allem das bakterielle Alpha-Toxin, eine Lezithinase, für den sehr aggressiv verlaufenden Muskelzerfall entscheidend.

Das Gleiche gilt auch bei einer Wundinfektion durch exogene Exposition. Bei Wundinfektionen handelt es sich ohnehin meistens um Mischinfektionen, bei denen *Staphylococcus aureus* eine wesentliche Rolle spielt: Die fakultativ anaeroben Staphylokokken verbrauchen nämlich den Sauerstoff in der Wunde, sodass sich sekundär *C. perfringens* unter dann anaeroben Wundverhältnissen vermehren kann. Zusätzliche Faktoren wie z. B. Mangeldurchblutung durch Schock, Abbindung etc. tragen zur weiteren Unterbindung der Sauerstoffversorgung im derartig infizierten Gewebe bei.

Klinik

Die Inkubationszeit ist kurz (5–48 Stunden!) und setzt mit plötzlicher Dramatik und starken Schmerzen ein. Der starke Spannungsschmerz kommt u. a. durch die Gasbildung (CO_2) im Gewebe zustande und imponiert als Knister- oder Krepitus-Geräusch („Knirschen von Schnee").

Der klinische Verdacht auf Gasbrand wird dann erhärtet, wenn ein schnell voranschreitender Muskelzerfall besteht und die Muskulatur trocken und „morsch" erscheint (wie „gekochter Schinken"). Der Patient ist meist bei vollem Bewusstsein.

> **MERKE**
>
> Auch bei adäquater Therapie sterben **40–60 %** der Patienten und das oft **innerhalb weniger Stunden.** Daher erfordert bereits der Verdacht auf Gasbrand umgehende Entscheidungen des verantwortlichen Arztes und ein gutes Zusammenspiel mit dem Mikrobiologen!

Das ist umso wichtiger, als auch andere Bakterien, wie z. B. *Escherichia coli,* als Wundverschmutzer Gas produzieren können.

Diagnostik

Jeder Verdacht auf Gasbrand ist als eilige CITO- (schnell oder sofort) Anforderung anzusehen! Bei Verdacht auf Gasbrand sollte Material durch Aspiration oder Gewebeproben aus der Tiefe der Wunde entnommen werden, da die Isolierung von Clostridien aus Oberflächenabstrichen nicht beweisend ist. Der typische mikroskopische Befund ergibt eine Mischinfektion und den Nachweis grampositiver, plumper Stäbchen meist ohne Sporen (evtl. wenige subterminale Sporen), Abb. 10.16.

> **MERKE**
>
> Durch den mikroskopischen Befund kann der klinische Verdacht zwar weiter erhärtet werden, jedoch ist der Therapiebeginn nur vom klinischen Bild abhängig zu machen. **Keinesfalls** darf **mit der Therapie gewartet** werden, bis das mikrobiologische Kulturergebnis vorliegt.

Der Kulturbefund hat daher nur einen nachträglichen, bestätigenden Charakter.

Bei Anzucht von *C. perfringens* in Flüssigmedium zeigt sich die typische Gasbildung bereits innerhalb weniger Stunden. Der Erreger bildet in Kulturen und im Infektionsprozess meistens keine Sporen (sehr selten subterminale Sporen), ist als einziger Gasbranderreger unbeweglich und weist auf Blutagar (anaerobe Bebrütung) als typisches Merkmal eine Doppelzonenhämolyse auf, weil er zwei Hämolysine gleichzeitig exprimiert. Für die differenzierende Kultur wird ein Eigelbagar eingesetzt, auf dem der Gasbranderreger eine positive Lezithinase- und negative Lipase-Reaktion ergibt. Die endgültige Differenzierung erfolgt mithilfe der MALDI-TOF-Massenspektrometrie oder der „Bunten Reihe".

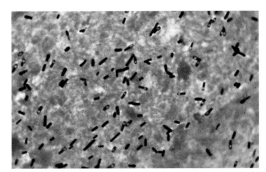

Abb. 10.16 Grampräparat von *Clostridium perfringens*: Typisch ist die Mischinfektion mit plumpen grampositiven Stäbchen, die im Gewebe oft keine Sporen aufweisen (in dieser Abbildung ist ausnahmsweise eine Monoinfektion zu sehen).

Eine serologische Untersuchung macht aufgrund der rasch voranschreitenden Infektion natürlich überhaupt keinen Sinn.

Therapie und Prävention

Am wichtigsten sind schnellste chirurgische Maßnahmen mit großzügiger Wundtoilette und Öffnung des Infektionsgebietes, um mehr Sauerstoff zuzuführen. Wenn erforderlich, darf auch vor einer Amputation nicht zurückgeschreckt werden. Unterstützend werden Penicillin G in hoher Dosierung (40 Millionen Einheiten pro Tag) plus Metronidazol plus ein Tetracyclin oder Clindamycin (3 × 600 mg pro Tag) gegeben, eventuell unterstützt durch eine hyperbare Sauerstofftherapie.

10.4 Virusinfektionen, die durch Haut- und Schleimhautläsionen gekennzeichnet sind [B00–B09]

Key Point

Viele der wichtigsten viralen Erkrankungen manifestieren sich (auch) durch Haut- und Schleimhauteffloreszenzen. In diesem Kapitel soll neben den viralen Erregern typischer Kinderkrankheiten (Varizellen, Masern, Röteln, Exanthema subitum und Ringelröteln) u. a. auch auf HSV und Pockenviren eingegangen werden.

10.4.1 Infektionen durch Herpes-simplex-Viren [B00]

Herpes-simplex-Viren (HSV 1 und HSV 2, Tab. 3.6) werden heute taxonomisch eigenständig als Humane Herpesviren 1 und 2 (HHV 1 und HHV 2) bezeichnet. Der Mensch ist das einzige Reservoir und infiziert sich mit HHV 1 sehr leicht durch direkten Kontakt (z. B. Kuss) oder durch Tröpfchen- bzw. Schmierinfektion, sodass bis zum 5. Lebensjahr ca. 50 % und im Erwachsenenalter mehr als 90 % latent infiziert sind. Die HSV-2-Infektion findet vorwiegend durch Geschlechtsverkehr statt und weist mit 10–30 % latent infizierter Erwachsener ebenfalls eine hohe Durchseuchung auf.

Pathogenese

Nach der Primärinfektion befällt das neurotrope Virus zunächst mukoepitheliale Zellen. Hier kommt es zu einer starken Virusvermehrung und zur Infektion von peripheren Nervenzellen. Bevor das Immunsystem die Infektion unter Kontrolle gebracht hat, wandern die Viren retrograd entlang der autonomen und sensiblen peripheren Nerven in die regionalen Ganglien (Trigeminusganglion oder Lumbosakralganglien) ein und verbleiben dort im latenten Stadium.

In diesem Stadium findet eine episomale Genomreplikation bei minimaler Genexpression statt, ohne dass neue Viruspartikel gebildet werden: Die Viren persistieren in nicht infektiöser Form innerhalb neuronaler Zellen. Da diese normalerweise keine oder nur sehr wenige MHC-Moleküle auf ihrer Oberfläche exprimieren, wird die Infektion vom Immunsystem nicht als solche erkannt, sodass HHV 1/2 lebenslang im Organismus persistieren.

> **MERKE**
>
> HHV 1 und 2 **persistieren lebenslang** im Organismus.

Durch eine Vielzahl unterschiedlicher Reize, z. B. Sonnenlicht, Prüfungsstress, Nervenreizung, Fieber, Hormonveränderungen, kann eine Transaktivierung viraler Replikationsgene induziert und eine endogene Reaktivierung mit Rezidiv ausgelöst werden. Es werden neue Viruspartikel gebildet, die aus den Ganglien entlang der Axone wieder in die Haut- bzw. Schleimhautperipherie wandern und – falls die Reaktivierung z. B. asymptomatisch verläuft (Rekurrenz) – von dort aus ggf. Kontaktpersonen infizieren. Eine klinisch manifeste Reaktivierung wird bei ca. 60 % der HHV-2-, aber nur bei weniger als 20 % der HHV-1-infizierten Personen beobachtet.

Klinik

Nach einer Inkubationszeit von 3–7 Tagen entwickeln sich bei nur ca. 10 % der primär infizierten Personen an der Eintrittspforte Läsionen in Form von virushaltigen Bläschen, die sich innerhalb weniger Tage in kleine Ulzerationen umwandeln und dann mit schneller Krustenbildung abheilen.

Die HHV-1-Infektion manifestiert sich dabei meistens bereits im Kindesalter als Gingivostomatitis bzw. Stomatitis aphthosa im Mundbereich (Abb. 10.17a) und geht mit Fieber, Schluckbeschwerden und einer Schwellung der regionalen Lymphknoten einher.

Die Primärinfektion mit HHV 2 führt zu den typischen Läsionen im Genitalbereich mit Beteiligung der regionalen Lymphknoten (Abb. 10.17b). In Abhängigkeit von den praktizierten Sexualtechniken können aber auch Läsionen im Anal- und/oder Oralbereich nachweisbar sein.

Alle anderen klinischen Manifestationsformen sind das Resultat der bereits beschriebenen endogenen Reaktivierung (Rekrudeszenz):

- Herpes simplex labialis (Lippenherpes)
- Herpes simplex facialis
- Ekzema herpeticum: Meist durch Autoinokkulation bedingte Infektion eines ekzematisch vorgeschädigten Hautareals mit HHV 1; letaler Verlauf bei bakterieller Superinfektion möglich.

10

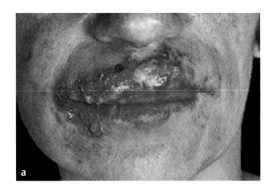

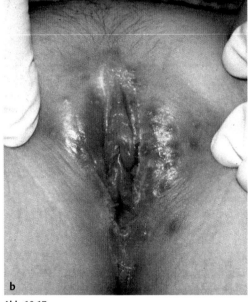

Abb. 10.17

a Herpes labialis: zahlreiche Bläschen, die sich innerhalb weniger Tage in kleine Ulzerationen umwandeln und unter Krustenbildung abheilen. (aus Sterry, W., Paus, R., Checkliste Dermatologie, Thieme, 2004)
b Herpes genitalis. (mit freundlicher Genehmigung von Prof. Dr. A. Günthert, Luzern)

– **Keratokonjunktivitis**: Befall der Kornea, der auch als Keratitis dendritica (mit Ulzerationen) oder bei tiefergehendem Befall als Keratitis disciformis (ohne Ulzerationen) bezeichnet wird.
– **Herpesenzephalitis** beim Kind oder Erwachsenen: Charakteristisch ist der Befall des Temporallappens (Abb. 10.18). Oft Dauerschäden und hohe Letalität (> 50 %).
– **Herpes genitalis bzw. Herpes anogenitalis**
– **generalisierte Infektion** bei Immunsuppression.

Bei der HHV-2-Infektion kommt vor allem der Herpes genitalis als endogenes Rezidiv vor. Die pränatale, diaplazentare Übertragung von HHV 1 oder HHV 2 führt zur Herpes-simplex-Embryofetopathie des Kindes. Während beide Virusarten bei einer perinatalen Übertragung einen Herpes neonatorum des Neugeborenen verursachen können, wird die Herpesenzephalitis Neugeborener (S. 324) nur als Folge einer HHV-2-Infektion angesehen.

> **MERKE**
>
> – **Rekurrenz**: asymptomatisch ablaufendes Rezidiv
> – **Rekrudeszenz**: symptomatisches Rezidiv.

Diagnostik und Therapie

Serologische Methoden sind aufgrund der hohen Seroprävalenz in der Bevölkerung nur bei jungen Patienten und/oder zum Nachweis der Primärinfektion durch IgM-Antikörperbestimmung geeignet. Die Serologie stößt jedoch bei immunsupprimierten Patienten auf eine nachvollziehbare Grenze. In diesem Fall – aber auch bei allen anderen Patienten – kann die Virusisolierung aus Bläscheninhalt, Abstrichen, Rachenspülwasser, bronchoalveoläre Lavage, Liquor u. a. versucht werden.

Diese spezifische und sehr empfindliche Nachweismethode ist aufwendig und dauert 2–4 Tage. Routinemäßig wird daher alternativ der Virusnachweis durch PCR (bei Enzephalitis aus Liquor!) durchgeführt. Der elektronenmikroskopische Nachweis wird aufgrund seiner geringen Spezifität kaum noch

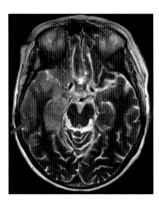

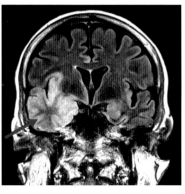

Abb. 10.18 Herpes-Enzephalitis des Temporallappens. (mit freundlicher Genehmigung von Prof. Dr. M. Knauth, Göttingen)

durchgeführt, da alle Herpesviren die gleiche Morphologie haben.

Für die Behandlung wird vor allem Aciclovir (Acycloguanosin) eingesetzt. Es bewirkt durch Einbau in die virale DNA replizierender, nicht latenter Viren einen DNA-Kettenabbruch. Resistenzentwicklungen sind möglich. Als weitere Virostatika sind Famciclovir, Foscarnet, Valaciclovir und Brivudin zu nennen.

10.4.2 Varizellen (Windpocken) [B01] und Herpes zoster [B02]

Die Windpocken und der Zoster beruhen auf einer Infektion durch das Humane Herpesvirus 3 – HHV 3 (S. 130) – das auch als Varizella-Zoster-Virus (VZV) bekannt ist. Es ist neurotrop und morphologisch nahezu identisch mit HHV 1 und HHV 2, weist aber mit etwa 200 nm einen etwas größeren Durchmesser auf.

MERKE

Die Windpocken sind durch eine außerordentlich **hohe Kontagiosität** charakterisiert: Bereits im jungen Erwachsenenalter sind mehr als 90 % der Bevölkerung seropositiv.

Pathogenese

Nach Übertragung durch Tröpfchen-, Schmier- oder aerogene Infektion vermehrt sich das Virus in mukoepithelialen Zellen und streut dann lymphogen in die regionalen Lymphknoten und das retikuloendotheliale Gewebe. Anschließend kommt es zur ersten hämatogenen Dissemination in Leber und Milz. Die anschließende 2. virämische Phase manifestiert sich klinisch als Windpocken. Danach verharrt HHV 3 lebenslang in einem Latenzstadium in den dorsalen, sensorischen Spinalganglien, um vor allem bei Schwäche der Immunabwehr zu reaktivieren.

Bei endogener Reaktivierung sind die auf der Haut meist einseitig sichtbaren Läsionen eng an die anatomischen Grenzen eines Dermatoms geknüpft und werden aufgrund der Bevorzugung von mittleren Thorakalsegmenten auch als Gürtelrose bzw. Zoster bezeichnet (s. u.).

Klinik

Fast alle Infektionen manifestieren sich nach einer Inkubationszeit von ungefähr 2 Wochen als Windpocken, die neben grippeähnlichen Symptomen mit Fieber und Gliederschmerzen vor allem durch ein Enanthem und ein stark juckendes generalisiertes makulopapulöses Exanthem von ca. einer Woche Dauer imponieren (Abb. 10.19). Neben dem Rumpf sind auch der Kopf und die Gliedmaßen betroffen, während die Palmar- und Plantarflächen frei bleiben. Alle Effloreszenzstadien mit Bläschen, Pusteln,

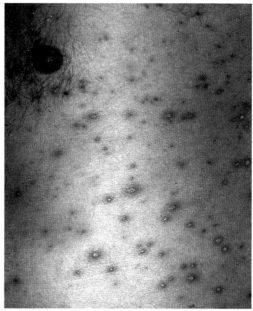

Abb. 10.19 Varizellen-Hautausschlag: Alle Effloreszenzstadien mit Bläschen, Pusteln, Papeln, Krusten kommen nebeneinander vor. (mit freundlicher Genehmigung von Prof. Dr. A. Stich, Würzburg)

Papeln, Krusten kommen nebeneinander vor („buntes Exanthem").

 Praxistipp

Differenzialdiagnostisch ist das Nebeneinanderbestehen der verschiedenen Effloreszenzen hilfreich, da diese prinzipiell den Pocken sehr ähneln. Bei Letzteren befinden sich die sichtbaren Effloreszenzen jedoch stets im gleichen Stadium (Synchronisation).

Die HHV-3-Primärinfektion kann vor allem bei Kindern zu bakteriellen Superinfektionen der zerkratzten Hauteffloreszenzen führen. Bei Jugendlichen und Erwachsenen kommt es sehr selten zu Komplikationen, die sich als Pneumonie, Thrombozytopenie, Otitis, Nephritis, Arthritis, Zerebellitis oder Meningoenzephalitis äußern.

Verschiedene Faktoren (Alter, Traumata, Immunschwäche) können eine endogene Reaktivierung entlang der Nervenbahnen bewirken, die ohne Virämie verläuft und zu Effloreszenzen führt, die sich morphologisch nicht von den Windpocken unterscheiden, jedoch streng auf das von der infizierten Nervenbahn betroffene Dermatom begrenzt sind (Abb. 10.20a). Die begleitenden Schmerzen sind massiv und erfordern eine adäquate Analgesie.

Nicht selten sind neurologische Komplikationen: Fazialisparese, segmentale Myelitiden, para- und postinfektiöse Meningoenzephalitis oder Guillain-Barré-

Syndrom sowie postzosterische Neuralgien. Eine Beteiligung motorischer Nerven kann zu Lähmungen führen. Beim HHV-3-Befall des Trigeminus kann es zur Augenbeteiligung (Zoster ophthalmicus) kommen (Abb. 10.20b).

Gefürchtet ist die Generalisation bei immunsupprimierten Patienten, die mit einer Letalität von ca. 40 % einhergeht.

Diagnostik und Therapie
Routinemäßig wird die Infektion durch serologische Antikörperbestimmung (IgM und IgG) aus Serum oder Liquor diagnostiziert. Kreuzreaktionen mit HHV 1 und HHV 2 können gelegentlich vorkommen. Der direkte Virusnachweis kann mithilfe der PCR oder der Virusisolierung aus Bläscheninhalt, Liquor oder Gewebe geführt werden.

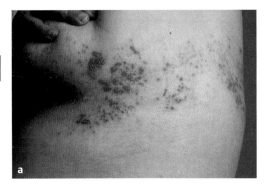

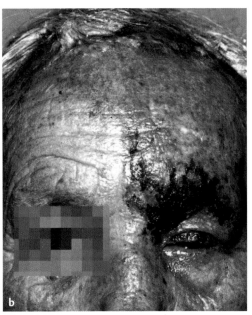

Abb. 10.20

a Herpes zoster (Gürtelrose) thorakal. (mit freundlicher Genehmigung von Prof. Dr. H. Klinker, Würzburg)
b Zoster ophthalmicus. (mit freundlicher Genehmigung von Prof. Dr. Dr. J. Petersen, Göttingen)

Für die antivirale Therapie der aktiven Infektion stehen für Kinder Aciclovir und für Erwachsene neben dem Aciclovir auch Brivudin, Famciclovir, Foscarnet und Valaciclovir zur Verfügung. Diese Medikamente kommen vor allem beim schmerzhaften Zoster zum Einsatz.

Prävention und Meldepflicht
Die Impfung gegen Varizellen wird mit einem Lebendimpfstoff in der Regel im Alter von 11–14 und 15–23 Monaten durchgeführt. Darüber hinaus sollten ungeimpfte 9- bis 17-jährige Jugendliche ohne Varizellen-Anamnese, seronegative Frauen mit Kinderwunsch, seronegative Patienten vor geplanter immunsuppressiver Therapie (z. B. Transplantation, Leukämie) sowie andere Risikopersonen geimpft werden. Seit 2009 steht für Personen ab dem 50. Lebensjahr ein Lebendimpfstoff zur Vorbeugung gegen Herpes zoster zur Verfügung, der eine stark erhöhte Konzentration im Vergleich zum regulären Varizellen-Impfstoff aufweist. Eine postexpositionelle Prophylaxe mit Varizella-Zoster-Immunglobulin (VZIG) ist indiziert u. a. für:
- Neugeborene, bei denen die Mutter 7 Tage vor bis 2 Tage nach der Geburt an Windpocken erkrankte
- ungeimpfte, seronegative Schwangere nach Varizellenkontakt innerhalb von 48 (–96) Stunden
- bei möglicher Exposition für ungeimpfte Personen mit negativer Varizellen-Anamnese oder für Immunsupprimierte.

Seit 2013 sind nach IfSG der Krankheitsverdacht, die Erkrankung oder der Tod an Varizellen meldepflichtig.

10.4.3 Pocken [B03]
Im Jahr 1980 hat die WHO die Welt für pockenfrei erklärt (seitdem konnte weltweit allerdings auch keine weitere Infektionskrankheit ausgerottet werden). Restbestände von Pockenviren lagern in Sicherheitslaboren beim CDC (Atlanta, USA) und beim Forschungsinstitut VECTOR (Koltsovo, Russland).

Die Pocken des Menschen (syn. Variola vera oder major, Blattern) werden von Orthopoxvirus variola (Variolavirus) aus der Familie der Poxviridae verursacht (DNA-Virus). Es ist mit einer Größe von 230 × 400 nm das größte bekannte Virus. Das Virus ist insofern einzigartig, als es außerhalb des Zellkerns im Zytoplasma der befallenen Wirtszelle repliziert.

Klinik Pocken kommen nur beim Menschen vor und werden direkt durch Tröpcheninfektion oder durch Einatmen von Staub von kontaminierten Gegenständen (z. B. Kleidung eines Pockenkranken) übertragen. Nach einer Inkubationszeit von 12–14 Tagen treten rasch starkes Fieber, Schüttelfrost und Rachenbeschwerden (Enanthem) auf. Der typische

Hautausschlag der Pocken folgt als Eruptionsstadium am 6. –10. Tag nach Krankheitsbeginn. Es bilden sich am gesamten Körper zunächst (1) Macula, die in (2) Papeln, dann in (3) Bläschen, anschließend in (4) unangenehm riechende Pusteln und nach 1–3 Wochen letztlich in (5) Krusten übergehen. Die Effloreszenzen ähneln zwar sehr denen der Windpocken, bei den Pocken zeigt sich jedoch ein monomorphes Bild, d. h., es kommt immer nur ein Stadium der Pockeneffloreszenzen gleichzeitig vor (Abb. 10.21). Bei leichteren Verläufen heilen die Effloreszenzen unter deutlich sichtbarer Narbenbildung ab. Der Patient ist 2 Tage vor Beginn des Hautausschlags bis zum Abfall der Krusten infektiös. Oft kommt es aber zu schweren Verläufen der Pocken, die mit Hirnschäden, Lähmungen, Erblindung und Taubheit einhergehen können. Unbehandelt führt die Erkrankung in ca. 30 % der Fälle zum Tod.

Diagnostik | Der Virusnachweis wird aus Bläscheninhalt durch Elektronenmikroskopie geführt und ermöglicht eine morphologische Abgrenzung zu den Varizellen. Alternativ wird auch eine Anzucht in Zellkulturen durchgeführt. Heute steht die PCR für den Erregernachweis zur Verfügung.

Prävention | Es gibt keine kausale Therapie. Bei einem früheren Ausbruch haben sich Quarantänemaßnahmen und die aktive Impfung bewährt. Dieser Lebendimpfstoff (Vacciniavirus) wurde aus abgeschwächten Varianten des Kuhpockenvirus entwickelt. Trotz Attenuierung kann das Vacciniavirus jedoch hämatogen streuen und als gefährlichste Komplikation der Impfung eine postvakzinale Enzephalitis verursachen.

Bereits bei begründetem Verdacht muss der Patient isoliert und gemäß IfSG dem regionalen Gesundheitsamt und dem Robert-Koch-Institut gemeldet werden.

Exkurs

Bioterrorismus
Die nach dem 11. September 2001 aufgeflammten Diskussionen zu möglichen Bedrohungen durch bioterroristischen Einsatz von Pockenviren haben dazu geführt, dass damals viele Länder neue Chargen von Pockenimpfstoffen eingelagert und Pockenalarmpläne entworfen haben. Das gilt auch für Deutschland.
Für den Pockenalarmplan ist von Bedeutung, dass die Impfung ihre Schutzwirkung auch noch entfalten kann, wenn sie bis etwa 5 Tage nach der Infektion vorgenommen wird. In Deutschland stehen genügend Impfstoffe für die gesamte Bevölkerung zur Verfügung.
Pockenalarmplan gemäß Zivilschutzausnahmeverordnung vom 18.06.2003:
— **Phase 1:** weltweit kein Pockenkrankheitsfall → Impfempfehlung für Personen, die für Erkennung und Behandlung von Verdachtsfällen ausgewählt wurden
— **Phase 2:** Pockenfall in einem entfernten Land außerhalb Deutschlands → Impfung wichtiger Funktionsträger
— **Phase 3:** Pockenfall in Nachbarland oder Deutschland → Abriegelungsimpfungen, evtl. Massenimpfungen innerhalb von 4–5 Tagen.

10.4.4 Affenpocken [B04]
Auch Tierpockenviren können den Menschen infizieren, lösen allerdings meistens nur milde Symptome aus. Ausnahme ist das Affenpocken-Virus. Während der Pockenschutzimpfung bis ca. 1970 waren Geimpfte aufgrund der Kreuzimmunität zwischen den meisten Pockenviren auch gegen Affenpocken geschützt. Seit 1970 wurden jedoch vermehrt Erkrankungsfälle in den tropischen Regenwaldgebieten Zentral- und Westafrikas gemeldet, die wahrscheinlich auf den nachlassenden Impfschutz zurückgeführt werden können. Daher wird für diese Fälle der Einsatz von attenuierten Pockenimpfstoffen (MVA) in den Endemiegebieten erwogen.
Als natürliches Reservoir werden Rotschenkelhörnchen angesehen; Affen infizieren sich wohl eher zufällig. Die Primärinfektion des Menschen geht von infizierten Tieren aus. Tröpfcheninfektionen von Mensch zu Mensch sind jedoch prinzipiell auch möglich.

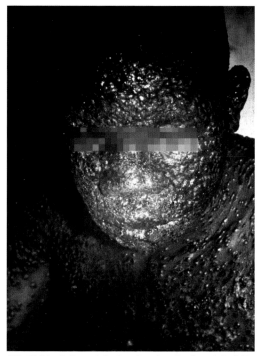

Abb. 10.21 Patient mit Pocken. (aus dem Fundus von Prof. H. P. R. Seeliger)

10

Nach einer Inkubationszeit von ca. 12 Tagen entwickelt sich unter dem Bild fieberhafter grippeähnlicher Symptome das typische, den echten Pocken sehr ähnliche vesikuläre Exanthem. Die Letalität liegt bei ca. 10 %.

In Europa ist die Wahrscheinlichkeit von importierten Affenpocken sehr gering. Verdacht besteht, wenn der Patient sich innerhalb der vergangenen 3 Wochen in Regenwaldgebieten Zentral- oder Westafrikas aufgehalten hat und ein akutes Krankheitsbild mit Fieber und pockenähnlichem vesikulärem Exanthem bietet.

Der Virusnachweis wird aus Bläscheninhalt durch Elektronenmikroskopie geführt und ermöglicht eine morphologische Abgrenzung zu den Varizellen. Alternativ sind auch eine Anzucht in Zellkulturen und der Nachweis durch PCR möglich.

Bereits bei begründetem Verdacht muss der Patient isoliert und gemäß IfSG dem regionalen Gesundheitsamt und dem Robert-Koch-Institut gemeldet werden.

10.4.5 Masern [B05]

Masern werden vom weltweit vorkommenden, RNA-haltigen Masernvirus verursacht, das nur den Menschen befällt. Die Masern sind hochkontagiös, sodass bereits im Kindesalter die meisten Infektionen stattfinden. Ein besonderes Problem stellen die Masern in den Ländern des Südens dar, weil sie dort mit einer hohen Letalität einhergehen. Vermutlich sind Masern weltweit für ungefähr die Hälfte aller theoretisch durch Impfung vermeidbaren Todesfälle verantwortlich.

Die WHO hat sich das Ziel gesetzt, in Europa die Masern – und auch die Röteln – innerhalb der kommenden Jahre nahezu auszurotten.

Der Mensch infiziert sich vor allem durch Tröpfcheninfektion, wobei trotz hoher Durchseuchung im Kindesalter immer wieder Ausbrüche vorkommen. So ist beispielsweise zu erklären, dass in Deutschland im Jahr 2011 wegen eines Ausbruchs 1608 Fälle (Inzidenz: 2,0/100 000) gemeldet wurden, diese Zahl im Jahr 2012 aber wieder auf unter 200 Fälle abgesunken war, nur um in 2013 wieder massiv anzusteigen.

Nach Infektion des Nasopharyngealraums erreicht das lymphotrope Masernvirus sehr schnell die regionalen Lymphknoten, wo die erste Virusreplikationsphase stattfindet und eine Lymphopenie mit Einschränkung der Immunabwehr induziert. Durch hämatogene Streuung gelangt das Virus in die Haut und wieder in den Pharyngealbereich.

Klinik

Nach der Inkubationszeit von 8–12 Tagen entwickelt sich bei mehr als 95 % der Infizierten das Prodromalstadium, das durch grippeähnliche Symptome mit hohem Fieber bis 41 °C, Katarrh in Form einer Rhinitis mit trockenem Husten sowie einer Konjunktivitis charakterisiert ist.

Praxistipp

> In diesem Stadium weist die Symptomatik nicht auf die Infektion mit Masern hin, der Patient ist aber bereits für seine Mitmenschen eine Infektionsgefahr.

Erst ab dem 12. Krankheitstag kommt es zum typischen Enanthem der Wangenschleimhaut mit Koplik-Flecken (Abb. 10.22). Dabei handelt es sich um

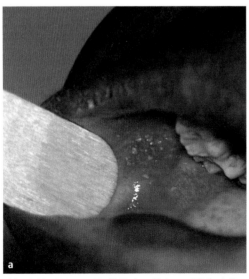
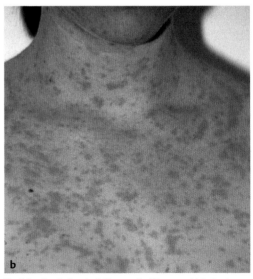

Abb. 10.22   Masern. **a** Koplik-Flecken: kleine, weißliche, kalkspritzerähnliche, fest haftende Beläge an der Wangenschleimhaut umgeben von einem roten Hof. **b** Masern-Exanthem. (mit freundlicher Genehmigung von Prof. Dr. A. Stich, Würzburg)

Epithelnekrosen, die durch die Virusvermehrung zustande kommen.

Erst nach dem Enanthem (ab dem 14. Tag) entwickelt sich im Exanthemstadium von retroaurikulär ausbreitend das typische makulopapulöse Exanthem, dessen Flecken teilweise konfluieren und meistens schon innerhalb von 24 Stunden den ganzen Körper betreffen (Abb. 10.22). Das Exanthem bildet sich im Allgemeinen nach 4–5 Tagen zurück.

In ca. 20 % der Fälle kommt es zu Komplikationen: Otitis media mit eventuell dauerhafter Schädigung des Hörvermögens oder/und Pneumonie. Letztere zeigt sich als primäre, interstitielle Masernpneumonie, seltener als Riesenzellpneumonie mit vielkernigen Riesenzellen (pathognomonisch für Masern). Die Vorschädigung der Lunge kann u. U. eine bakterielle Pneumonie als Superinfektion nach sich ziehen. Auch eine generalisierte Lymphadenopathie, thrombozytopenische Purpura, Myokarditis und Keratitis können auftreten. Letztere ist in den Ländern des Südens eine der häufigsten Ursachen für Blindheit bei Kindern.

Gefürchtet ist die Beteiligung des ZNS in Form einer Enzephalomyelitis mit EEG-Veränderungen, die häufig mit Dauerschäden und einer hohen Letalität einhergeht. Ohne ZNS-Beteiligung liegt die Letalität der Masern hierzulande bei unter 1 %. Die durchgemachte Infektion verleiht eine lebenslange Immunität.

Die Masern können die Immunabwehr supprimierend beeinflussen, sodass Superinfektionen oder sogar die Exazerbation einer Tuberkulose ermöglicht werden.

Eine charakteristische Folgeerkrankung bei Kindern und Jugendlichen ist die subakute sklerosierende Panenzephalitis (SSPE), die zu den Slow-Virus-Infektionen (S. 122) zählt. Als infektiöses Agens konnte ein Masernvirus mit defektem M-Protein identifiziert werden, das eine starke intrathekale Antikörperproduktion induziert (Diagnostik!). Die SSPE entwickelt sich bei weit weniger als 1 ‰ der Infizierten innerhalb eines Zeitraums von bis zu 10 Jahren nach der Primärinfektion und nimmt meistens einen langsam progredienten Verlauf von 1–3 Jahren Dauer. Der Patient entwickelt schrittweise psychische Störungen bis hin zur Demenz, später epileptische Anfälle, Myoklonien und ein Dezerebrationssyndrom mit charakteristischen Veränderungen im EEG.

> **MERKE**
> Die SSPE führt immer zum Tod!

Diagnostik und Prävention

Die Diagnose erfolgt durch den serologischen Nachweis spezifischer IgM-Antikörper. Bei der SSPE wird die intrathekale Antikörperantwort mit Elektrophorese nachgewiesen.

Bisher lassen sich die Masern nicht kausal therapieren. Stattdessen wird präventiv die Impfung als kombinierte Masern-Mumps-Röteln- (MMR-)Impfung durchgeführt. Sie gehört in Deutschland zu den Regelimpfungen und sollte im Alter zwischen 11 und 14 Monaten und nochmals bis zum Ende des 2. Lebensjahres vorgenommen werden. Die 2. Impfung vermittelt aufgrund der MMR-Kombination bei einer späteren Schwangerschaft auch weitestgehend einen Schutz vor Rötelnembryopathie.

Da es sich beim Masernimpfstoff um eine attenuierte Lebendvakzine handelt, können in einigen Fällen Impfmasern als abgeschwächte Form der Masern auftreten, die in der Regel keine schwerwiegenden Folgen haben.

Krankheitsverdacht, Erkrankung und Tod sind gemäß IfSG meldepflichtig. Außerdem besteht ein Tätigkeits- und Aufenthaltsverbot in Gemeinschaftseinrichtungen.

10.4.6 Röteln [B06]

Die Röteln (Rubeola, Rubella) werden vom Rubellavirus verursacht und sind eine typische, weltweit vorkommende Kinderkrankheit, die nur den Menschen befällt. Sie werden insbesondere deshalb gefürchtet, weil die Primärinfektion während der Schwangerschaft zur Rötelnembryopathie (S. 322) des Kindes führen kann.

Röteln machen normalerweise bereits Kinder im Alter von 5–14 Jahren durch und erwerben dabei eine meist lebenslange Immunität. Der Mensch infiziert sich durch Tröpfchen- oder Schmierinfektion. Die Verhinderung der Übertragung ist schwierig, da der Infizierte bereits ca. 6 Tage vor Ausbruch des charakteristischen Exanthems das Virus im Rachen und mit dem Urin ausscheidet und damit infektiös für seine Mitmenschen ist. Nach der Infektion repliziert das Rubellavirus primär im nasopharyngealen Epithel und erreicht auf dem lymphogen Weg die regionalen Lymphknoten. In der anschließenden virämischen Phase kommt es zur Dissemination und Streuung in die Organe.

Klinik

Nur ungefähr die Hälfte der Infektionen verläuft mit Symptomen. Die klinisch manifeste Erkrankung ist eine generalisierte Infektion mit Multiorganbeteiligung, die nach einer Inkubationszeit von 10–14 Tagen Prodromalsymptome zeigt: grippeähnliche Beschwerden mit Kopfschmerzen, Rhinitis und Konjunktivitis, die sich kaum von denen der Masern unterscheiden lassen.

Hauptsymptom ist der charakteristische Hautausschlag, der – wie die Masern – hinter den Ohren be-

10

ginnt und sich dann auf den ganzen Körper ausbreitet und nur 2–5 Tage anhält.

Es handelt sich dabei um kleine, scharf begrenzte, hellrote Makulae, die **nicht konfluieren** (Differenzialdiagnose Masern, Abb. 10.23).

Charakteristisch ist die begleitende Lymphadenitis vor allem der nuchalen und retroaurikulären Lymphknoten. In seltenen Fällen kommen Arthralgien der kleinen Gelenke oder eine Myo- bzw. Perikarditis vor. Die durchgemachte Infektion verleiht eine lebenslange Immunität. Selten kommt es zur meist tödlich verlaufenden Autoimmunenzephalitis, die als progressive Panenzephalitis verläuft und wohl eine „Slow-Virus-Disease" ist.

Diagnostik und Prävention

Die Diagnose erfolgt serologisch durch Bestimmung von IgM-Antikörpern im ELISA oder durch den Hämagglutinationshemmtest.
Eine kausale Therapie ist bisher nicht möglich. Präventiv wird die Kombinationsimpfung zusammen mit Masern- und Mumps-Impfstoffen (MMR-Impfung) eingesetzt.
Seit 2013 müssen gemäß IfSG der Krankheitsverdacht, die Erkrankung sowie der Tod an Röteln (einschließlich Rötelnembryopathie) gemeldet werden.

10.4.7 Viruswarzen [B07]

Viruswarzen sind benigne, knotenartige, schmerzlose Hautwucherungen, die von humanen Papillomaviren – HPV (S.131) – verursacht werden. Die mehr als 80 Genotypen haben ein unterschiedliches Potenzial zur Induktion gut- und bösartiger Gewebstumore.
Die Verruca vulgaris ist die häufigste Warzenform. Sie wird von den HPV-Typen 1–4 verursacht und ist meistens an Händen und Füßen bei Kindern und Jugendlichen lokalisiert. Im späteren Lebensalter bilden sie sich oft spontan zurück.

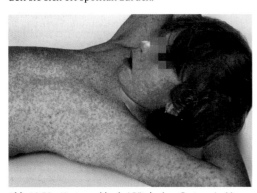

Abb. 10.23 Hautausschlag bei Röteln. (aus Gortner, L., Meyer, S., Sitzmann, F. C., Duale Reihe Pädiatrie, Thieme, 2012)

Plane Warzen (Verrucae planae juveniles) kommen vor allem bei Kindern und Jugendlichen an Stirn, Wangen und peroral vor. Auslöser ist HPV 3.
Condylomata acuminata – auch Feig- oder Genitalwarzen (S.317) genannt – sind kleine, teilweise konfluierende Warzen, die in der Genital- und Analregion lokalisiert sind und die von HPV 6 und 11 ausgelöst werden.
Die Infektion erfolgt durch direkten Hautkontakt oder durch Kontakt mit virushaltigem Warzenmaterial. Da das Virus sich in Hautzellen vermehrt, können z.B. infizierte Hautschuppen in feuchten Handtüchern und anderen Gegenständen für die Infektion verantwortlich sein.
Wenn die Schutzfunktion der Haut durch Mikroläsionen unterbrochen ist, kann das Virus eindringen und sich in den Epithelzellen der Haut vermehren. Hier findet dann das faszinierende Wechselspiel zwischen Virus und Wirt statt, das letztlich zur Warzenbildung führt: In den undifferenzierten Zellen des Stratum basale liegt das virale Genom episomal vor. Eine vollständige virale Replikation findet hier noch nicht statt. Das virale Genom wird aber durch Teilung und Differenzierung der Wirtszellen an die nachfolgenden Tochterzellen weitergegeben, die sich schließlich im Stratum corneum zu Keratinozyten differenzieren.
Jetzt ist die Zeit für das virale Genom gekommen, den vollständigen replikativen Viruszyklus zu durchlaufen und die Early-Proteine E6 und E7 zu bilden. Die HPV-Typen 16 und 18 haben eine grundlegende Beteiligung bei der Entwicklung von Zervixkarzinomen und oralen Malignomen (HPV-Übertragung via Oralverkehr). Vor allem bei diesen HPV-Typen bindet das virale Protein E6 an das wirtszelleigene Tumorsuppressorprotein p53 und das virale Protein E7 an das zweite wirtszelleigene Tumorsuppressorprotein pRB. Die dadurch bewirkte Funktionsinhibierung der Tumorsuppressorproteine führt zu einer ungehemmten Zellproliferation und legt so die Grundlage für eine maligne Entartung.
Zur Reduktion der Krankheitslast durch das Zervixkarzinom wird seit einigen Jahren eine Impfung gegen die HPV-Typen 16 und 18 für alle Mädchen im Alter von 12–17 Jahren und vor dem ersten Geschlechtsverkehr empfohlen. Darüber hinaus steht auch eine Impfung zur Verfügung, die zusätzlich gegen die HPV-Typen 6 und 11 (Condylomata acuminata) schützt. Im Gegensatz zu den HPV-Typen 16 und 18 bindet das Protein E6 der HPV-Typen 1–4 nicht an p53 und die Bindung des viralen Proteins E7 an pRB ist bei den HPV-Typen 1–4 nur schwach ausgeprägt.

Die vom HPV-Typ abhängige **Bindung an die Tumor-suppressorproteine** bestimmt, ob es zur malignen Transformation der infizierten Zelle kommt oder ob eine benigne Warze entsteht.

Die schwache Bindung des viralen Proteins E7 der HPV-Typen 1–4 an das Tumorsuppressorprotein pRB bewirkt eine Aktivierung der Transkription mit nachfolgender unkontrollierter Zellteilung. Resultat dieses Prozesses ist eine epitheliale Hyperplasie, ohne dass es dabei zur malignen Transformation der Zelle kommt (da p53 ja nicht gehemmt wird). Die so entstandene gutartige, lokal begrenzte Hautwarze bildet sich im Laufe von Monaten bis Jahren unter Einwirkung zytotoxischer T-Zellen allmählich zurück.

Eine mikrobiologisch-virologische Untersuchung von Hautbiopsien ist in der Regel nicht notwendig, wäre aber prinzipiell durch molekularbiologische Verfahren (PCR, Hybridisierung) möglich. Therapeutisch kann die Warze operativ oder durch Kryo- und andere Verfahren beseitigt werden.

10.4.8 Sonstige Virusinfektionen mit Haut-Schleimhaut-Beteiligung [B08]

Molluscum contagiosum

Der Erreger gehört innerhalb der Familie der Poxviridae zur Gattung Molluscipoxvirus und verursacht gutartige epidermale Tumoren, die auch als Dellwarzen oder Molluscum contagiosum bezeichnet werden (Abb. 10.24). Diese weißlichen, zentral eingedellten Papeln können am ganzen Körper, außer den Palmar- und Plantarflächen, vorkommen und heilen meist nach einigen Monaten spontan ab. Das weltweit vorkommende DNA-Virus wird durch direkten Kontakt von Mensch zu Mensch übertragen. Die Diagnose kann durch PCR oder histologisch gesichert werden. Eine Anzucht ist nicht möglich. Aus kosme-

tischen Gründen können die Dellwarzen therapeutisch mit einem scharfen Löffel abgetragen werden.

Exanthema subitum

Das Exanthema subitum (syn. Dreitagefieber) wird vom Humanen Herpes-Virus 6 – HHV 6 (S. 130) – verursacht. Es kommt vor allem bei Säuglingen und Kleinkindern bis zum 16. Lebensmonat vor und verursacht meistens keine klinischen Symptome. Mit 2 Jahren sind ca. 95 % aller Kinder infiziert.

Nach Übertragung durch Tröpfchen oder Speichel kommt es nach einer Inkubationszeit von 5–10 Tagen zunächst zur Primärinfektion, die sich als akut auftretendes, 3–5 Tage anhaltendes Fieber mit Leukozytose präsentiert. Anschließend entwickelt sich unter Fieberabfall und ausgehend vom Rücken das 3 Tage andauernde typische Exanthem (Abb. 10.25), das von einer extremen Leukopenie und Lymphozytose begleitet wird und unter Abblassung ohne Schuppen verheilt. In seltenen Fällen kann als Komplikation eine Enzephalitis eintreten.

Das DNA-Virus persistiert nach der Primärkrankheit im Latenzstadium in CD4-positiven T-Lymphozyten, um bei Immunsuppression (z. B. nach Knochenmarktransplantation) reaktivieren zu können. Hierbei stehen eine Pneumonie, Hepatitis und Chorioretinitis im Vordergrund.

Die Diagnose wird durch PCR aus Rachenspülwasser oder Speichel oder serologisch durch Antikörperbestimmung gestellt.

Therapeutisch haben Ganciclovir oder Foscarnet Erfolge gezeigt.

Erythema infectiosum [B34]

Erreger des Erythema infectiosum (syn. Ringelröteln) ist das weltweit vorkommende Parvovirus B19. Es besitzt eine einzelsträngige DNA und ist mit einem Durchmesser von 20–28 nm sehr klein. In unseren Breiten sind 40–60 % der Bevölkerung seropositiv.

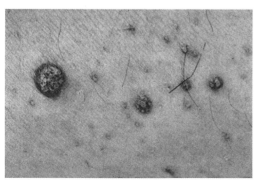

Abb. 10.24 Mollusca contagiosa: weißliche, zentral eingedellte Papeln. (aus Sterry, W., Paus, R., Checkliste Dermatologie, Thieme, 2004)

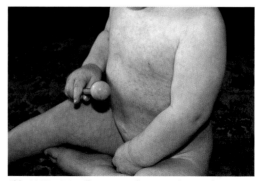

Abb. 10.25 Hautefloreszenzen beim Exanthema subitum. (mit freundlicher Genehmigung von Prof. Dr. U. Reichard, Göttingen)

10

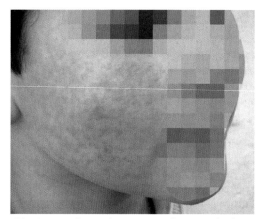

Abb. 10.26 Erythema infectiosum: Exanthem mit girlandenförmigen Figuren. (mit freundlicher Genehmigung von Prof. Dr. S. Modrow, Regensburg)

Die Ringelröteln sind eine klassische Kinderkrankheit. Nach aerogener Infektion und einer Inkubationszeit von 2–3 Wochen tritt ein eigentlich harmloses, typisches, rezidivierendes Exanthem im Gesicht oder an den Extremitäten mit girlandenförmigen Figuren auf (Abb. 10.26). Da die Effloreszenzen sich dabei fast täglich ändern, wird die Erkrankung auch als Ringelröteln bezeichnet. Eine Therapie ist nicht notwendig, da die Erkrankung nach 1–2 Wochen spontan ausheilt. Aufgrund der typischen klinischen Manifestation erübrigt sich hier in der Regel eine infektiologisch-virologische Diagnostik.

Beim Erwachsenen kann sich Parvovirus B19 innerhalb des Knochenmarks in erythropoiden Vorstufenzellen vermehren und diese anschließend zerstören. Dadurch kommt es bei Patienten, die ohnehin an Anämien leiden (z. B. hereditäre, chronische hämolytische Anämie, Sichelzellanämie) zu aplastischen Krisen. Beim ansonsten gesunden Erwachsenen verläuft die Parvovirus-Infektion in aller Regel jedoch ohne Symptome. Parvovirus-assoziierte Thrombozytopenien, Neutropenien und Arthritiden können aber vorkommen. In 20–30 % kann die Infektion in ein persistierendes Stadium übergehen.

> **ACHTUNG**
>
> Gefährlich ist die Infektion während des 2. und 3. Trimenons der Schwangerschaft, da es dann zum **Hydrops fetalis** kommen kann, der in ca. 70 % zum Abort führt.

Für die Diagnose werden in der Regel serologische Verfahren zum Nachweis spezifischer IgM- und IgG-Antikörper eingesetzt. Während der virämischen Phase ist der direkte Virusnachweis aus Blut mithilfe der PCR oder ggf. der Elektronenmikroskopie möglich.

Während der Schwangerschaft sollte eine Exposition unbedingt vermieden werden (z. B. kein Aufenthalt bei Ringelröteln im Kindergarten). Sollte es dennoch zu einer Infektion kommen, so kann durch frühe passive Immunisierung (Immunglobulingabe) die diaplazentare Übertragung des Virus verhindert werden. Ein intrauteriner Blutaustausch kann zur Verhinderung der Erkrankung des infizierten Fetus beitragen.

Die oft asymptomatische virämische Phase ist durch sehr hohe Viruskonzentrationen charakterisiert, sodass eine Übertragung durch Blutprodukte vorkommen kann.

Vesikuläre Pharyngitis durch Enteroviren (Herpangina)

Die Herpangina wird von Coxsackie-A-Viren verursacht. Nach fäkal-oraler Übertragung oder durch Aufnahme von kontaminierten Lebensmitteln oder Wasser vermehrt sich das Virus zytolytisch in den Epithelzellen des Oropharynx. Betroffen sind vor allem Kleinkinder. Nach einer Inkubationszeit von wenigen Tagen bis zu 6 Wochen kommt es zu einem abrupten Fieberschub mit gastrointestinalen Symptomen. Typisch sind kleine Bläschen mit rotem Entzündungshof, die im Bereich des weichen Gaumens, der Tonsillen und der Uvula auftreten und sich spontan innerhalb von 2 Wochen zurückbilden (Abb. 10.27). Aufgrund der Spontanheilung und des typischen klinischen Befundes erübrigt sich in der Regel eine mikrobiologische Diagnostik, die prinzipiell z. B. durch PCR aber möglich wäre.

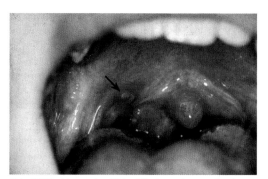

Abb. 10.27 Herpangina: kleine Bläschen mit rotem Entzündungshof. (mit freundlicher Genehmigung von Prof. Dr. W. Steiner, Göttingen)

10.5 Infektionen von Weichgewebe, Knorpel und Knochen

Key Point

Entzündliche Erkrankungen der Wirbelsäule entwickeln sich meistens hämatogen auf dem Boden einer Bakteriämie oder postoperativ nach Eingriffen an der Wirbelsäule. *Staphylococcus aureus* und *Mycobacterium tuberculosis* stehen hierzulande als Erreger im Vordergrund. Die beiden wichtigsten bakteriellen Infektionen der Muskulatur sind die Fasciitis necroticans und die Gasbrand. Außerdem ist an Wurmbefall zu denken (Taenien, Trichinen).

10.5.1 Spondylitis bzw. Spondylodiszitis [M46]

Die entzündliche Erkrankung der Wirbelsäule wird als Spondylitis bezeichnet, bei Einbeziehung der Bandscheibe wird von Spondylodiszitis gesprochen. Sie entwickeln sich meistens hämatogen auf dem Boden einer Bakteriämie oder postoperativ nach Eingriffen an der Wirbelsäule. Der hierzulande am häufigsten nachgewiesene Erreger ist neben *Staphylococcus aureus* vor allem *Mycobacterium tuberculosis*.
Klinik ▮ Im Vordergrund der Erkrankung stehen Rückenschmerzen mit daraus resultierender Fehlhaltung, die wiederum die Rückensymptomatik verstärkt. Bei Ausdehnung des entzündlichen Prozesses sind Wurzelkompressionen mit Lähmungserscheinungen möglich.
Diagnostik ▮ Bildgebende Verfahren sind wegweisend für die Diagnose. Im Rahmen der chirurgischen Therapie sollte Material für die mikrobiologische und histologische Diagnostik gewonnen werden.
Therapie ▮ Bei *S. aureus* sollte die Wahl des Antibiotikums neben der Empfindlichkeit des Erregers (z. B. Flucloxacillin; bei CA-MRSA: Linezolid, Daptomycin oder Tigecyclin) auch die Gewebegängigkeit (z. B. unter Einbeziehung von Clindamycin) berücksichtigen. Bei *M. tuberculosis* ist eine adäquate antituberkulöse Therapie indiziert.

10.5.2 Myositis [M60]

Die beiden wichtigsten bakteriellen Infektionen der Muskulatur sind die durch *Streptococcus pyogenes* verursachte Fasciitis necroticans (S. 306) und der durch *Clostridium perfringens* bedingte Gasbrand (S. 283). Die typische klinische Symptomatik dieser Erkrankungen mit rascher Progredienz ist wegweisend für die Diagnose. Das Ergebnis des direkten mikroskopischen und kulturellen Erregernachweises aus dem Infektionsherd darf für die Therapie nicht abgewartet werden. Diese muss schnellstens erfolgen und besteht aus chirurgischen Maßnahmen und der Gabe von Penicillin G plus Clindamycin, sowie intravenösem polyspezifischem Immunglobulin (IVIG). Vor allem in Ländern mit ungenügender Fleischhygiene bzw. ungenügender Fleischbeschau ist auch an Trichinen zu denken. Bei *Taenia-solium*-Befall besteht durch potenzielle Infektion mit den Schweinebandwurm-Eiern die Gefahr der Zystizerkose (S. 442). Wichtige Hinweise können Eosinophilie und Muskelschmerzen sein. Die Diagnose wird durch Antikörpernachweis gestellt. Therapeutisch wirksam gegen beide Wurmarten ist Albendazol; wirksamer bei der Zystizerkose ist aber oft Praziquantel.

In Südamerika sei darüber hinaus auf die Möglichkeit der Chagas-Krankheit (S. 431) durch *T. cruzi* hingewiesen.

10.5.3 Osteomyelitis [M86]

Bei der Osteomyelitis sind Knochen und Knochenmark infiziert. Die akute Osteomyelitis entsteht hämatogen und manifestiert sich meist am Femur oder der Tibia, im Erwachsenenalter auch an der Wirbelsäule (meistens Lumbalregion). Die akute kann in eine chronische Osteomyelitis übergehen (Abb. 10.28).

In mehr als 70 % ist *Staphylococcus aureus* der Erreger. In den Ländern des Südens spielen auch typhöse Salmonellen eine wichtige Rolle. Bei Erwachsenen ist darüber hinaus vor allem an Enterobacteriaceae

10

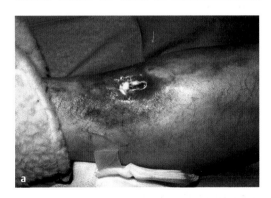

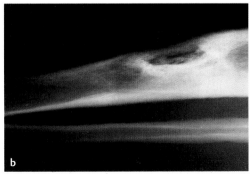

Abb. 10.28   a Chronische Osteomyelitis der Tibia mit dazugehörigem **b** Röntgenbefund. (mit freundlicher Genehmigung von Dr. W. Boes, Duderstadt)

(*E. coli*), *Pseudomonas aeruginosa* und vor allem bei Infektion der Wirbelsäule an *Mycobacterium tuberculosis* zu denken.

Bei Kindern werden neben *S. aureus* vor allem *Streptococcus pyogenes* und *Haemophilus influenzae* als Erreger nachgewiesen.

Klinik I Oft weisen lediglich plötzlich auftretende Schmerzen im Knie- oder Unterschenkel- bzw. Rückenbereich in Zusammenhang mit einer Schonhaltung auf eine Osteomyelits hin. Unter Umständen ist eine lokale Schwellung bei Befall von Gliedmaßenknochen sichtbar. Darüber hinaus bestehen oft Fieber und eine allgemeine Mattigkeit.

Diagnostik I Bildgebende Verfahren, wie MRT, CT und Szintigrafie, stehen meistens im Zentrum der initialen Diagnosestellung. Die serologische Untersuchung auf Staphylokokken-spezifische Antikörper (ASTA) kann bei *S.-aureus*-bedingter Osteomyelitis einen ersten wichtigen Hinweis auf die Ursache der Erkrankung liefern. Für die direkte mikrobiologische Diagnostik sind vor allem Nadelaspirate, Knochenbiopsien oder die direkte Materialentnahme am Infektionsherd im Rahmen eines therapeutisch-chirurgischen Eingriffs geeignet. Blutkulturen sind zwar weniger invasiv, dafür aber auch nur in ca. 50 % der Fälle diagnostisch verwertbar.

Therapie I Bereits bei begründetem Verdacht ist die Gabe eines Breitbandantibiotikums unter Berücksichtigung der Staphylokokken-Wirksamkeit und guter Knochenpenetrationsfähigkeit angezeigt (z. B. Clindamycin plus Ceftriaxon oder Amoxicillin/Clavulansäure plus Ciprofloxacin oder ein Carbapenem; bei V. a. MRSA Linezolid, Daptomycin oder Tigecyclin) und die betroffene Extremität ruhig zu stellen. Nach Vorliegen des Erregernachweises inklusive Antibiogramm wird die Therapie gezielt um- bzw. fortgesetzt. Meistens ist eine zusätzliche chirurgische Vorgehensweise zur Ausräumung des Infektionsherdes und Platzierung lokaler Antibiotika (z. B. Gentamicin) nicht zu umgehen.

10.6 Infektiöse Arthropathien

Key Point

Die infektiöse oder septische Arthritis kann als direkte Infektion über eine Wunde (Punktion, Injektion) oder im Rahmen einer andauernden Infektion entstehen, z. B. bei Sepsis. Seltener sind fortdauernde Infektionen im Rahmen einer Tuberkulose bzw. durch Gonokokken, Pilze, Brucellen oder Parasiten.

Bei der reaktiven Arthritis tritt die Entzündung begleitend oder nach einer Infektionskrankheit auf. Im Gelenk können keine lebenden Erreger nachgewiesen werden.

10.6.1 Eitrige Arthritis [M00, M01.3]

Bei der eitrigen oder septischen Arthritis handelt es sich um eine meist bakteriell bedingte Infektion des Gelenks, die in der Hälfte der Fälle auf hämatogenem Weg erfolgt. Auch eine nosokomiale Infektion im Rahmen einer vorausgegangenen Gelenksoperation oder -punktion ist möglich.

Beim Erwachsenen sind vor allem *Staphylococcus aureus*, *Streptococcus pyogenes* (GAS) und Enterobacteriaceae verursachende Erreger, seltener Pneumokokken, Gonokokken oder *Mycobacterium tuberculosis*. Im Kindesalter ist *Haemophilus influenzae* der wichtigste Erreger. Auch im Rahmen einer Infektion mit Parvovirus B19 kann es zum direkten Virusbefall der Gelenkmembran kommen; ebenso wird in der Frühphase von Masern, Mumps, Röteln und Varizellen sowie bei Hepatitis-B eine passagere Gelenkbeteiligung beobachtet.

> **MERKE**
>
> Im Gegensatz zur direkten bakteriellen Gelenkinfektion sind bei den viral bedingten Arthralgien Ablagerungen von **Antigen-Antikörper-Komplexen** für die Symptomatik verantwortlich.

Klinik I Das betroffene Gelenk ist aufgrund eines Gelenkergusses meistens schmerzhaft geschwollen, weshalb der Patient eine Beuge-Schonhaltung einnimmt. Außerdem ist das Gelenk in der Regel gerötet und überwärmt (DD reaktive Arthritis). Meistens besteht auch hohes Fieber.

Praxistipp

Die körperliche Untersuchung sollte alle Organsysteme einbeziehen, um Rückschlüsse auf eine mögliche Genese der Gelenkbeteiligung zu ziehen.

Diagnostik I Die Ergussbildung stellt sich radiologisch durch Verbreiterung des Gelenkspalts dar. Eine Verschmälerung des Gelenkspalts ist dagegen bereits ein Zeichen der Knorpelzerstörung im fortgeschrittenen Infektionsstadium (Abb. 10.29).

So schnell wie möglich sollte eine Gelenkpunktion durchgeführt werden, um die mikrobiologische Diagnostik durch Mikroskopie und Kultur sowie ggf. mithilfe der universellen PCR durchzuführen: Dabei werden ungezielt bakterielle Gensequenzen gesucht und diese anschließend sequenziert.

Bei Verdacht auf Borreliose (Lyme-Arthritis, s. u.) oder eine virale Genese steht der gezielte Antikörpernachweis im Vordergrund.

Therapie I Die Therapie besteht in der Ruhigstellung des Gelenks, der arthroskopischen Spül-Saugdrainage und ggf. weiterer chirurgischer Maßnahmen so-

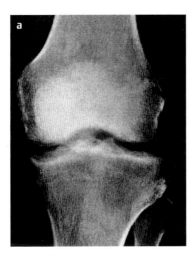
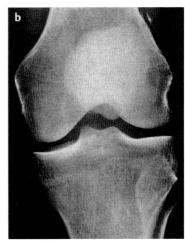

Abb. 10.29   a Postoperative eitrige Arthritis: Der Gelenkspalt scheint verbreitert, eine Arrosion des Knochens ist nachweisbar. **b** zum Vergleich das gesunde Gelenk. (aus Hof H., Dörries, R., Duale Reihe Medizinische Mikrobiologie, Thieme, 2004)

wie der Gabe von Antibiotika. Dabei werden zunächst Breitspektrumantibiotika (z. B. Cephalosporine oder Amoxicillin/Clavulansäure) gegeben, bis eine Anpassung in Abhängigkeit vom Erregernachweis erfolgen kann.

10

> **MERKE**
>
> Diagnostik und Therapie sollten **so schnell wie möglich** erfolgen, um eine folgenlose Ausheilung zu ermöglichen. Ist der Knorpel erst einmal geschädigt, ist meist nur noch eine Defektheilung möglich.

10.6.2 Lyme-Arthritis [M01, auch A69]

Die Lyme-Arthritis wird vor allem von *B. burgdorferi sensu stricto* (S. 75) verursacht und manifestiert sich erst Monate bis Jahre nach einer akuten Infektion im Stadium III der Borreliose. Betroffen sind vor allem die großen Gelenke der unteren Extremitäten. Es ist bisher nicht eindeutig klar, ob der Erreger im Gelenk persistiert oder nicht. Die meisten Patienten können sich weder an einen vorausgegangenen Zeckenstich noch an ein Erythema migrans erinnern. Für die Diagnose steht vor allem der Antikörpernachweis zur Verfügung. Eine PCR aus Gelenkpunktat ist nur relativ selten erfolgreich. Die Therapie erfolgt in erster Linie mit Ceftriaxon für 3 Wochen.

10.6.3 Reaktive und postinfektiöse Arthritis [M02–M03]

Die reaktive bzw. postinfektiöse Arthritis ist eine sterile Arthritis, bei der keine Erreger im Gelenk nachgewiesen werden. Sie unterscheidet sich von der Lyme-Arthritis dadurch, dass sie bereits Tage bis Wochen nach einer akuten Infektion des Urogenital-, Gastrointestinal- oder Respirationstrakts auftritt und als Oligoarthritis der unteren Extremitäten imponiert. Vor allem Knie- und Sprunggelenke sind betroffen (Abb. 10.30).

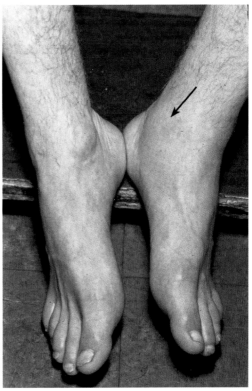

Abb. 10.30   Reaktive Arthritis mit Schwellung des linken Sprunggelenks (→) nach enteraler Yersiniose.

Wenn nach einer bakteriellen Infektion neben der reaktiven Arthritis auch eine Urethritis und Konjunktivitis bestehen, spricht man von der Reiter-Krankheit bzw. dem Reiter-Syndrom.

Die wahrscheinlichsten Ursachen in Abhängigkeit der Lokalisation einer vorangegangenen Infektion sind in Tab. 10.3 aufgeführt.

Besonders häufig sind Patienten betroffen, die das HLA-Antigen B27 aufweisen. Die Persistenz bestimmter Antikörper weist auf eine Erreger- oder Antigenpersistenz, z. B. im lymphatischen Gewebe, hin. Darüber hinaus muss vor allem bei Kindern nach einem Racheninfekt mit *Streptococcus pyogenes* (S. 52) mit der Poststreptokokken-Arthritis im Rahmen des rheumatischen Fiebers gerechnet werden. Klinisch unterscheidet sich der Lokalbefund von der eitrigen Arthritis vor allem darin, dass eine Überwärmung und Rötung des betroffenen Gelenks nur selten nachweisbar sind. Ansonsten liegt aber auch eine schmerzhafte Schwellung mit Beuge-Schonhaltung vor. Die Arthralgien heilen meistens nach 3 Wochen spontan ab.

> **MERKE**
>
> Bei der reaktiven Arthritis bestehen im Gegensatz zur infektiösen Arthritis meist **keine Rötung** und Überwärmung des Gelenks. Eine Sonderstellung nimmt die *S.-pyogenes*-bedingte Gelenkbeteiligung ein (Tab. 10.4).

Die Diagnose der reaktiven Arthritis wird durch den Antikörpernachweis gegen zu erwartende Erreger (Tab. 10.3) gestellt. Für die gezielte Untersuchungs-anforderung ist daher eine gute Anamneseerhebung wesentlich.

Praxistipp

Fragen Sie den Patienten, ob er z. B. Durchfall oder Atemwegsbeschwerden einige Wochen vor Beginn der Arthralgien hatte.

Unter Umständen gelingt sogar auch noch der direkte Erregernachweis am Ort der Primärinfektion. Die gezielte Antibiotikatherapie richtet sich nach dem Ergebnis der Serologie, sollte aber in Anbetracht der hohen Spontanheilungsrate eher zurückhaltend erfolgen. Ansonsten sind bei darmpathogenen Erregern vor allem Chinolone, bei Chlamydien und Mykoplasmen Tetracycline und bei *S. pyogenes* und Meningokokken vor allem Penicillin therapeutische Optionen.

Tab. 10.3

Ursachen in Abhängigkeit der Lokalisation der vorangegangenen Infektion.

Lokalisation	Erreger
Urogenitaltrakt	*Chlamydia trachomatis* *Mycoplasma hominis*
Gastrointestinaltrakt	*Yersinia enterocolitica* *Salmonella Enterica* *Campylobacter jejuni*
Respirationstrakt	*Mycoplasma pneumoniae* *Chlamydophila pneumoniae* *Neisseria meningitidis*
Rachen (Kinder)	*Streptococcus pyogenes*

Tab. 10.4

Differenzialdiagnose der *S.-pyogenes*-bedingten Arthritis.

Erkrankung	Hinweise
akutes rheumatisches Fieber	– ca. 18 Tage nach Angina lacunaris bzw. Scharlach – Beteiligung der großen Gelenke (wechselnde Gelenke!) → Spontanheilung nach 3 Wochen – Pankarditis – Chorea minor – gutes Ansprechen auf Azetylsalizylsäure (ASS)
Poststreptokokken-Arthritis	– innerhalb von 10 Tagen nach Angina lacunaris – symmetrische Polyarthritis – keine Karditis – Dauer über mehrere Monate – kein Ansprechen auf Azetylsalizylsäure (ASS)

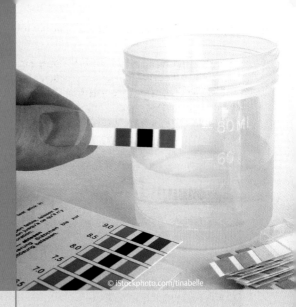
© iStockphoto.com/tinabelle

Kapitel 11

Infektionen des Urogenitalbereichs einschließlich Geschlechtskrankheiten

11.1 Klinischer Fall

Das infektiologische Chamäleon

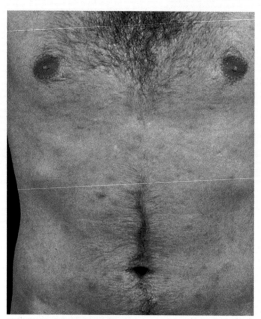

Abb. 11.1 Hautmanifestationen im Stadium Lues II. (aus Sterry, W. et al., Checkliste Dermatologie, Thieme, 2004)

Über viele Jahrhunderte hinweg war die Syphilis, auch Lues genannt, eine gefährliche und unheilbare Geschlechtskrankheit. Der Komponist Robert Schumann litt daran, der Schriftsteller Charles Baudelaire ebenso. Ob sich Nietzsche, Heine, Napoleon und viele andere Persönlichkeiten ebenfalls mit dem Bakterium *Treponema pallidum* infiziert haben, ist nicht sicher. Dass allerdings der italienische Abenteurer Casanova an Syphilis gelitten hat, gilt als wahrscheinlich. Während sich Casanova noch mit dem toxischen Quecksilber einrieb, um seine Erkrankung zu besiegen, gibt es heute ein wirkungsvolles Medikament gegen Syphilis: Penicillin. Auch der Student Christoph aus der folgenden Fallgeschichte kann damit behandelt werden.

Peinliche Pickel

Patrick hat sie schon in der siebten Klasse gehabt. Giuseppe und Bert haben später daran gelitten. Christoph ist als einziger der Clique davon verschont geblieben: Diese furchtbaren, peinlichen Pickel und Mitesser hatte er nie. Um so mehr ärgert ihn, dass er jetzt, mitten im Studium, doch noch Akne bekommen muss. Ist er mit 22 nicht schon zu alt dafür? Eine Weile hilft er sich mit Mitteln und Cremes aus der Drogerie, doch schließlich sucht er einen Hautarzt auf.

Geschwür am Penis

Dr. Berger untersucht Christoph von Kopf bis Fuß. Er findet rötliche, leicht nässende, papulöse Effloreszenzen an den Extremitäten sowie am Stamm und am Kopf. Die Hautveränderungen schmerzen zwar nicht, doch insbesondere an den Handflächen empfindet Christoph sie als sehr störend. Bei der weiteren körperlichen Untersuchung fällt Dr. Berger eine generalisierte Lymphadenitis auf, d. h. die Lymphknoten sind am ganzen Körper vergrößert tastbar. Dr. Berger runzelt die Stirn: Auf den ersten Blick ist die Diagnose nicht zu stellen. Und die Anamnese ist völlig unauffällig. Der Patient hatte noch nie Hautprobleme und ist auch ansonsten selten krank. Medikamente nimmt er nicht ein. Dennoch wird Dr. Berger das Gefühl nicht los, dass etwas Ernsthaftes dahintersteckt. Ein akutes HIV-Exanthem? Oder Lues? „Sind Ihnen in letzter Zeit Hautveränderungen an Ihrem Penis aufgefallen?", fragt Dr. Berger. „An meinem Penis?", wiederholt Christoph und merkt, wie er rot wird. „Nein, nein", stottert er, „oder vielmehr, jetzt, wo Sie fragen...". Und er erzählt, dass er vor etwa zwei Monaten ein hartes, schmerzloses Geschwür an seinem Penis bemerkt hat. Da dieses aber spontan abgeheilt sei, hat er ihm damals keine Bedeutung beigemessen. Dr. Berger nickt. Die Beschreibung passt zu einem sogenannten Ulcus durum.

Partnerbehandlung erforderlich!

„Ich würde bei Ihnen gerne einige Bluttests durchführen, unter anderem auf Lues und zur Sicherheit auch auf eine Infektion mit HIV", sagt Dr. Berger. Christoph bekommt einen Riesenschreck, aber Dr. Berger versichert ihm, dass er nicht glaubt, dass Christoph an AIDS erkrankt ist. Als Christoph in der darauffolgenden Woche wieder zu Dr. Berger kommt, ergibt die serologische Untersuchung keinen Anhalt für eine HIV-Infektion. Die Luesserologie zeigt folgende Werte: TPHA 1 : 64 000, VDRL positiv, IgM positiv. „Das bedeutet, dass Sie an Syphilis erkrankt sind", erklärt Dr. Berger. „Syphilis?!", entfährt es Christoph, „ist die nicht schon ausgestorben?" „Leider nein", sagt Dr. Berger, „aber im Gegensatz zu früher ist die Erkrankung heutzutage gut behandelbar." Er erläutert auch, dass Christoph an einer frühen Form der Syphilis leidet. Die heute selten gewordene Spät- oder Tertiärsyphilis kann u. a. zu neurologischen Ausfällen oder zur Demenz führen.

Christoph erhält in der Arztpraxis eine Kurzzeitinfusion mit Penicillin. Anschließend wird die Penicillin-Therapie oral weitergeführt. Bis zum Abschluss der Behandlung soll Christoph keinen Geschlechtsverkehr haben. Auch die nette Kommilitonin, mit der Christoph erst seit zwei Monaten befreundet ist, muss zum Arzt gehen und sich eventuell behandeln lassen. Und das ist Christoph wirklich sehr peinlich!

11.2 Infektionen des Nieren- und Harnsystems [N16, N30–N39]

Key Point

Vor allem Frauen leiden an Harnwegsinfektionen, da die kurze Harnröhre das Eindringen von Keimen begünstigt. Betroffen sind aber auch ältere Männer, wenn eine vergrößerte Prostata den Harnabfluss stört.

Harnwegsinfektionen sind die häufigsten bakteriellen Infektionen des Menschen. Es wird zwischen der Infektion des oberen Harntraktes (Nierenbecken und Ureter) und der des unteren Harntraktes (Harnblase und Urethra, Prostata) unterschieden:

– Pyelonephritis: Entzündung des Niereninterstitiums und Nierenbeckenkelchsystems
– Zystitis: Entzündung der Harnblase
– Urethritis: Entzündung der Harnröhre
– Prostatitis: Entzündung der Prostata.

Erregeransiedlungen in den ableitenden Harnwegen stellen häufig nur das Vorstadium dar, aus dem sich nach kürzerem oder längerem Intervall durch Aszension eine Infektion des Nierenparenchyms entwickelt.

11.2.1 Zystitis und Pyelonephritis

Häufigster Infektionsweg ist die Aszension der meist aus der Fäkalflora stammenden Erreger über die Urethra als Eintrittspforte. Die Infektion kann selte-

ner auch hämatogen erfolgen. Die Ansiedlung der Erreger wird erheblich begünstigt durch verschiedene prädisponierende Faktoren:

– Länge der Urethra: Frauen haben aufgrund der Kürze ihrer Urethra häufiger Harnwegsinfekte als Männer.
– Lokale pathologisch-anatomische Veränderungen bzw. Einengungen des Urogenitaltraktes (Strikturen, Tumore, Steine, Missbildungen, Prostatahypertrophie, Schwangerschaft), die zu Abflussbehinderungen führen: „Wo Stase, da Infektion."
– Veränderungen des hormonellen Gleichgewichtes und der allgemeinen Abwehrlage (z. B. Schwangerschaft, Diabetes mellitus)
– Diagnostische oder therapeutische Eingriffe (Katheterisieren, Instrumentationen, Operationen): Circa 40 % der nosokomialen Infektionen auf Normalstationen sind Harnwegsinfektionen, meist infolge einer Katheterisierung.

Vom Verlauf her lassen sich akute und primär oder sekundär chronische Erkrankungen unterscheiden. Bei jeder akuten Harnwegsinfektion, auch wenn sie noch so „banal" erscheint, besteht die potenzielle Gefahr, in die sekundär chronische, meist symptomarme Verlaufsform überzugehen. Primär chronisch ist der Beginn vor allem bei Schwangeren, Kindern und Diabetikern; er ist nicht selten völlig asymptomatisch. Das ist umso schwerwiegender, als am Ende der nicht erkannten oder nicht ausreichend behan-

11

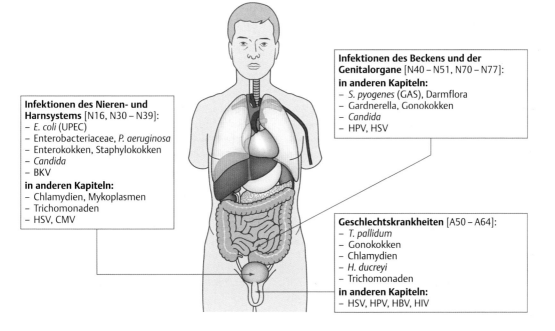

Infektionen des Nieren- und Harnsystems [N16, N30 – N39]:
– *E. coli* (UPEC)
– Enterobacteriaceae, *P. aeruginosa*
– Enterokokken, Staphylokokken
– *Candida*
– BKV

in anderen Kapiteln:
– Chlamydien, Mykoplasmen
– Trichomonaden
– HSV, CMV

Infektionen des Beckens und der Genitalorgane [N40 – N51, N70 – N77]:
in anderen Kapiteln:
– *S. pyogenes* (GAS), Darmflora
– Gardnerella, Gonokokken
– *Candida*
– HPV, HSV

Geschlechtskrankheiten [A50 – A64]:
– *T. pallidum*
– Gonokokken
– Chlamydien
– *H. ducreyi*
– Trichomonaden
in anderen Kapiteln:
– HSV, HPV, HBV, HIV

Abb. 11.2   Infektionen des Urogenitalbereichs und Geschlechtskrankheiten.

delten Pyelonephritis meist schwere Funktionsein-
bußen der Niere (Schrumpfniere) stehen.

> **MERKE**
>
> Obwohl Infektionen des Nierenbereichs zu den häu-
> figsten bakteriellen Infektionen überhaupt gehören (in
> einer großen Sektionsstudie wiesen ca. 20 % entzündli-
> che Veränderungen im Harntrakt auf), wird die **Diag-
> nose meist zu spät** oder gar nicht gestellt.

Klinik

Klassische Symptome der Zystitis sind Pollakisurie
(häufiger Harndrang), Algurie (Schmerzen bei der
Miktion, v. a. am Ende), Dysurie (erschwertes Wasserlassen) und – bei hämorrhagischer Zystitis – eine
terminale Hämaturie.
Fieber tritt nicht auf. Im Harnsediment sieht man
Leukozyten, Erythrozyten und Bakterien; Eiweiß tritt
nicht unbedingt auf.
Die akute Pyelonephritis beginnt immer mit Fieber
(und evtl. Schüttelfrost) sowie mit Spontan- und/
oder Klopfschmerz im Nierenlager und evtl. Dysurie.
Im Harnsediment sind granulierte Zylinder, massenhaft Leukozyten und evtl. Bakterien zu sehen; außerdem besteht eine Proteinurie.
Die Symptomatik der chronischen Pyelonephritis ist
eher uncharakteristisch: Kopfschmerzen, Abgeschlagenheit, dumpfe Rückenschmerzen.

Keimspektrum

Harnwegsinfektionen gehören zu den unspezifischen
bakteriellen Erkrankungen, d. h., sie können durch
eine ganze Reihe verschiedener Erreger hervorgerufen werden, die wiederum allein (Monoinfektion)
oder in wechselnder Kombination (Mischinfektion)
auftreten können. Wegen der engen anatomischen
Nachbarschaft stammen die Erreger meist aus dem
Darm, wo sie als fakultativ pathogene Kommensalen
leben.
Der weitaus häufigste Erreger der akuten Fälle im
ambulanten Bereich ist *Escherichia coli*. Bei hospitali-
sierten Patienten und bei Patienten mit chronischer
Infektion werden auch andere Bakterien sowie *Candida*-Arten nachgewiesen (Tab. 11.1).

> **Tab. 11.1**
>
> **Keimspektrum und Häufigkeit bei Harnwegsinfektionen.**

	ambulant	stationär
E. coli (UPEC)	80 %	40 %
Proteus mirabilis	6 %	11 %
Klebsiella, Enterobacter, Serratia, *P. aeruginosa* u. a.	< 5 %	25 %
Staphylococcus saprophyticus	7 %	< 5 %
andere Staphylokokken, Entero-kokken	< 5 %	16 %
Candida	< 1 %	5 %

UPEC (= uropathogene *E. coli*) exprimieren auf ihrer
Oberfläche P-Fimbrien, die auch als Pyelonephritis-
assoziierte Pili (PAP) bezeichnet werden und für die
spezifische Bindung an das Urogenitalepithel verantwortlich sind. Weitere Virulenzfaktoren sind Nicht-
Fimbrien-Adhäsine (NFA) und Hämolysin A (HLyA).
Proteus und Klebsiella sind oft Ursache von Harnsteinen, weil die bakterielle Urease Harnstoff in Ammoniak umwandelt und dadurch den pH des Urins erhöht.
Pseudomonaden werden vor allem als Ursache einer
nosokomialen Harnwegsinfektion gefunden.
Enterokokken spielen ebenfalls bei stationären Patienten eine Rolle, weil sie aufgrund ihrer natürlichen Resistenz gegen Cephalosporine insbesondere
unter intensivmedizinischen Bedingungen herausselektioniert werden. Sie sind häufige Ursache für
eine Urosepsis (ca. 8 %).
S. saprophyticus kann als Erreger einer ambulant erworbenen Harnwegsinfektion bei jungen Frauen
nachgewiesen werden ("Honeymoon-Zystitis").
Candida spielt eine Rolle als Erreger einer Harnwegsinfektion bei Einnahme nierengängiger Antibiotika
und bei Immunsupprimierten.
Die akuten Infektionen sind bei Erkrankungsbeginn
meist Monoinfektionen. Bei chronischen und chronisch-rezidivierenden Verläufen sowie nach ärztlichen Eingriffen oder bei anatomischen Veränderungen steigt die Mischinfektionsrate an. Dadurch wird
es immer schwieriger, den (die) ätiologisch relevanten Erreger von Kontaminationen, die in der Regel
ebenfalls durch eine artenreiche Mischflora gekennzeichnet sind, zu unterscheiden.

> **Praxistipp**
>
> Für eine akzidentelle Verunreinigung der Urin-
> probe spricht die Anzucht von drei oder mehr
> Mikroorganismen-Arten und/oder das Vorhan-
> densein mehrerer typischer Vertreter der Haut-
> oder Schleimhautflora (koagulasenegative Sta-
> phylokokken, vergrünende Streptokokken, En-
> terokokken, "apathogene" Corynebakterien
> u. a.). Dies gilt vor allem, wenn nur geringe
> Keimzahlen bei fehlender Leukozyturie vorlie-
> gen.

Solche Befunde erfordern deshalb gegebenenfalls
eine Kontrolluntersuchung unter Optimierung der
Entnahme- und Transportbedingungen.

Diagnostik

Für den Schnellnachweis einer möglichen bakteriellen Harnwegsinfektion werden häufig Urinteststrei-
fen eingesetzt: Der Nachweis von Nitrit deutet auf
das Vorhandensein von Bakterien hin. Auch der Leu-

kozytennachweis im Urin ist ein wichtiger Hinweis für eine bakterielle Ursache.

Die Diagnose „Harnwegsinfektion" sollte grundsätzlich immer bakteriologisch abgesichert werden, auch bei klinisch typischen, akuten Erkrankungsformen. Denn nur die Kenntnis der im Einzelfall ursächlichen Erregerart(en) und ihrer Antibiotikaempfindlichkeit ermöglichen eine optimal wirksame und rationale Therapie.

> **MERKE**
> Urin ist ein ideales Nährmedium für Bakterien. Um eine sekundäre Keimvermehrung zu verhindern, darf **Urin nicht zu lange lagern.**

Am besten geeignet für den Nachweis einer Harnwegsinfektion ist Morgenurin, der in einem sterilen Gefäß aufgefangen, schnellstens zum Labor transportiert und dort sofort verarbeitet werden sollte.

Uringewinnung
Mittelstrahlurin (MSU): Für den Patienten am wenigsten invasiv, aber auch mit den meisten Fehlerquellen belastet. Der vordere Anteil der Harnröhre ist natürlicherweise von Bakterien besiedelt, die mit dem Urin ausgeschwemmt werden und sich in ihrer Artzusammensetzung nicht von der Entzündungsflora unterscheiden müssen. Aus diesem Grund gelten erst Keimzahlen $> 10^5$/ml als Hinweis für eine signifikante Bakteriurie. Der Fehler einer Kontamination der Probe lässt sich vermindern, wenn bei der Entnahme folgendermaßen vorgegangen wird:
- Hände sorgfältig mit Wasser und Seife waschen und mit Einmalhandtuch oder frisch gebügeltem Stoffhandtuch abtrocknen
- Labien spreizen bzw. Vorhaut zurückziehen, Glans penis zweimal mit in frisches Leitungswasser getauchten Tupfern reinigen und Orificium urethrae mit einem weiteren trockenen Tupfer abtrocknen
- erste Urinportion (ca. 50 ml) ablaufen lassen, dann – ohne den Harnstrahl anzuhalten – ca. 10 ml in einem sterilen Gefäß auffangen unter Vermeidung einer Verunreinigung des Gefäßrandes durch Hände, Kleidung, Hautberührung etc.
- Verschluss sofort auf das Gefäß setzen, beschriften und bis zur Weiterleitung zum Labor in den Kühlschrank stellen.

Katheterurin (KU): Die Uringewinnung durch Katheterisieren schließt eine Kontamination der Probe nicht aus, gefährdet aber den Patienten zusätzlich durch die Möglichkeit einer iatrogen inokulierten Infektion. Keimzahlen $> 10^3$/ml gelten als signifikant.

Blasenpunktionsurin (PU): Durch suprapubische Blasenpunktion lässt sich eine sekundäre Kontamination einer Harnprobe weitgehend vermeiden. Allerdings handelt es sich bei diesem Vorgehen um einen Eingriff, der Komplikationsmöglichkeiten beinhaltet und den der Patient verständlicherweise scheut. **Indikationen:**
- Schwierigkeiten bei der Gewinnung von Mittelstrahl- oder Katheterurin (z B. bei Vorliegen einer Phimose)
- erhebliche Unterschiede der bakteriologischen und der zellulären Befunde von verschiedenen Proben desselben Patienten
- mehrfach fragliche Ergebnisse der quantitativen bakteriologischen Untersuchung
- Klärung der ätiologischen Bedeutung einer mehrfach nachgewiesenen Mischflora.

Jeder Keimnachweis gilt als signifikant.

Transport der Proben
Viele Bakterienarten können sich im Urin gut vermehren – und das auch bei Temperaturen unter 37 °C. Da zudem eine Verunreinigung mit Mikroorganismen der Haut- und Schleimhautflora auch bei der Blasenpunktion nicht absolut sicher ausgeschlossen werden kann, müssen alle Harnproben entweder sofort nach der Gewinnung (Latenzzeit je nach Temperatur 1–3 Stunden) verarbeitet oder bis zur bakteriologischen Untersuchung auf 4–6 °C gekühlt werden.

Bakteriologische Urinuntersuchung
Die bakteriologische Urinuntersuchung sollte immer qualitativ und quantitativ erfolgen. Für die qualitative Untersuchung eignet sich am besten frischer Urin, d. h. möglichst Morgenurin wegen der langen nächtlichen Verweildauer des Harns in der Blase. Aus diesem werden die Erreger kulturell angezüchtet, identifiziert und in der Resistenzbestimmung auf ihre individuelle Empfindlichkeit für antimikrobielle Chemotherapeutika getestet. Als grober Anhaltswert für Mittelstrahlurin gilt das in Tab. 11.2 gezeigte Schema.

Tab. 11.2

Keime im Mittelstrahlurin[*].

Keimzahl	Bedeutung
$> 10^5$ pro ml	signifikante Bakteriurie
10^4–10^5 pro ml	Kontrollbereich
$< 10^4$ pro ml	Kontamination

[*]Folgende Faktoren sind dabei zu berücksichtigen:
- **Fälschlich zu hohe Keimzahlen** werden bei Entnahme- und Transportfehlern gefunden.
- **Fälschlich zu niedrige Keimzahlen** findet man bei Polyurie, Pollakisurie, fehlendem Konzentrierungsvermögen, Antibiotikatherapie, abgekapselten Abszessen, Ureterverschluss sowie bei Harnwegsinfektionen im Kindesalter

11

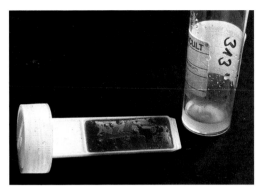

Abb. 11.3   Uricult-System: In diesem Beispiel ist die Untersuchung wegen des Urinrückstands im Röhrchen nicht sinnvoll, da der Urinrückstand den Nährboden während des Transports mehrfach benetzt haben könnte.

Die Keimzahl kann nur mit kulturellen Verfahren sicher bestimmt werden. Ursprünglich wurde die bereits von Robert Koch entwickelte Gussplattenmethode benutzt, heute werden meist nährbodenbeschichtete Objektträger in den Urin eingetaucht und dadurch relativ konstant beimpft – Objektträgerkultur, Slide-Verfahren, z. B. Uricult (Abb. 11.3). Sie haben für Routinezwecke eine genügend große Genauigkeit, können direkt am Krankenbett oder in der Praxis beimpft werden und schalten dann auch den Transportfehler aus. Sie sollten jedoch nur bei unumgänglich langen Transportzeiten als Transportmedium für die qualitative Untersuchung verwendet werden, da sie keine Aussage zu antibakteriellen Wirkstoffen im Urin oder Anhaltspunkte für Entzündungsparameter (z. B. Leukozyturie) liefern.

> **MERKE**
>
> Anhaltspunkte für das Vorhandensein eines Harnwegsinfekts:
> - **signifikante Keimzahl** (MSU $> 10^5$/ml, KU $> 10^3$/ml, PU $> 10^0$/ml)
> - **Reinkultur** (meistens keine Mischinfektion!)
> - **Leukozyturie**.

Therapie

Grundlagen ❙ Neben der Bettruhe sollte für eine ausreichende Flüssigkeitszufuhr gesorgt werden. Voraussetzungen für eine wirksame Chemotherapie sind die exakte klinische Diagnose mit Lokalisation der Entzündung (Pyelonephritis oder Zystitis), die bakteriologische Untersuchung mit Erregeridentifizierung und Antibiogramm sowie die Beseitigung von Abflussbehinderungen oder Konkrementen. Bei der Pyelonephritis müssen durch Anwendung systemisch wirksamer Chemotherapeutika die Erreger aus dem Gewebe eliminiert werden. Substanzen mit hochkonzentrierter Ausscheidung im Urin, aber praktisch fehlenden Gewebespiegeln (sogenannte Hohlraumtherapeutika oder Harndesinfizienzien, z. B. Nalidixinsäure, Nitrofurantoin), sind im floriden Stadium nicht indiziert. Bei der Auswahl systemisch wirksamer Chemotherapeutika ist eine mögliche Nephrotoxizität des verwendeten Präparates (Aminoglykoside!) zu beachten.

Therapie der Zystitis ❙ Die erstmalig (einmalig) auftretende Zystitis erfordert nicht unbedingt eine antibiotische Therapie. Sie kann u. a. mit Bettruhe, reichlichem Trinken und häufiger Blasenentleerung behandelt werden.

Tritt keine rasche Besserung ein sowie bei allen rezidivierenden oder chronischen Fällen, ist eine bakteriologische Diagnostik notwendig. Für die empirische Therapie bei Frauen werden vor allem Fosfomycin (Fosfomycin-Trometamol als Einmalgabe) oder Nitrofurantoin empfohlen; in Österreich steht auch Pivmecillinam zur Verfügung. Obwohl prinzipiell zwar auch Fluorchinolone (Ciprofloxacin, Levofloxacin, Norfloxacin, Ofloxacin) und Cephalosporine für die Therapie der unkomplizierten Zystitis geeignet sein können, werden sie bei dieser Erkrankung aufgrund einer möglichen Selektion multiresistenter Erreger oder der Entwicklung einer antibiotikaassoziierten Diarrhö (*C. difficile*!) nur als Mittel der 2. Wahl angesehen. Alternativ kommt Cotrimoxazol infrage, wenn lokal die entsprechende Resistenzrate von *E. coli* weniger als 20 % beträgt.

Bei Männern kommen Harnwegsinfekte sehr viel seltener vor. Nitrofurantoin ist hier nicht indiziert, da es keine ausreichenden Wirkspiegel in der Prostata erreicht.

Bei manchen jungen Frauen tritt eine Zystitis im Anschluss an den Geschlechtsverkehr auf (Honeymoon-Zystitis). Erreger sind in diesen Fällen häufig koagulasenegative Staphylokokken (vor allem *S. saprophyticus*). Bewährt hat sich hierbei die prophylaktische Blasenentleerung direkt nach der Kohabitation oder die Gabe eines Hohlraumdesinfizienz kurz vor und/ oder nach der Kohabitation für 1–2 Tage.

Therapie der akuten Pyelonephritis ❙ Die Pyelonephritis ist eine eindeutige Indikation für eine gezielte antibakterielle Therapie. Der frühe und ausreichend dosierte Einsatz soll ausgedehnte Schäden am Nierenparenchym verhindern und vor allem dem Übergang in eine chronische Verlaufsform vorbeugen. Die systemisch wirksame Substanz ist nach Antibiogramm gezielt einzusetzen. Für die empirische Therapie gelten Fluorchinolone (Ciprofloxacin oder Levofloxacin) als erste Wahl, wenn lokal die entsprechende Resistenzrate von *E. coli* weniger als 10 % beträgt. Häufig wirksam sind auch Cephalosporine, Breitspektrum-Penicilline (insbesondere die Aminopenicilline/BLI) oder Cotrimoxazol.

Praxistipp

Bei einer evtl. notwendigen kalkulierten Initial-behandlung kann aufgrund des zu erwartenden Erregers zunächst eine der o. g. Substanzen eingesetzt werden.

Eine Kombinationstherapie mit voraussichtlich additiv oder synergistisch wirkenden Mitteln ist nur dann angezeigt, wenn es sich um eine echte Mischinfektion handelt und ein einzelnes Präparat nicht alle Erreger erfasst.

Der Therapieerfolg sollte in jedem Falle nach Absetzen der Antibiotikabehandlung (ca. eine Woche nach der letzten Gabe) durch eine bakteriologische Kontrolluntersuchung überprüft werden. Sind die zu Beginn als Erreger erkannten Bakterienarten noch nicht verschwunden oder besteht der Verdacht auf einen Erregerwechsel, ist die Therapie entsprechend den Ergebnissen des neuen Antibiogramms fortzusetzen. In Einzelfällen kann auch eine bakteriologische Kontrolluntersuchung unter der Therapie sinnvoll sein, vor allem wenn sich während der Behandlung die klinischen Symptome nicht ausreichend zurückbilden.

Therapie der chronischen Pyelonephritis ▌ Die Therapie ist wesentlich problematischer als bei der akuten Verlaufsform. Das liegt vor allem daran, dass die früher empfohlene Behandlungsdauer von 10–14 Tagen oft zu kurz ist und daher besonders bei chronisch-rezidivierenden Verläufen erst eine Therapiedauer von 6 Wochen bis 3 Monaten zur Besserung führt.

Prinzipiell werden die gleichen Antibiotika wie bei der akuten Pyelonephritis empfohlen. Bei nachgewiesener Erregerempfindlichkeit (!) hat sich insbesondere die Anwendung von Cotrimoxazol bewährt, da es ausreichende Gewebe- und Hohlraumwirkungen entfaltet. Außerdem sind die Nebenwirkungen dieses Kombinationspräparates bei längerer Anwendung vergleichsweise gering. Blutbildkontrollen sind wegen möglicher Depression des Knochenmarks (Granulo- oder Thrombozytopenie) bei längerer Anwendung dennoch sinnvoll.

Alternativ kommen darüber hinaus Amikacin oder Carbapeneme für die initiale Therapie bei schweren Verlaufsformen infrage.

Fallbeispiel

Wegen Schmerzen in der rechten Flanke kommt eine 53-jährige Frau in die Allgemeinarztpraxis. Die Anamnese ergibt, dass die Beschwerden seit ca. einer Woche bestehen. Aufgrund des sich auch zusätzlich entwickelnden Fiebers macht sie sich nun große Sorgen. Die in der Praxis sofort durchgeführte Untersuchung des Mittelstrahlurins mit einem Teststreifen ist nitritpositiv. Daraufhin wird der Urin zur weiteren mikrobiologischen Untersuchung eingeschickt und eine kalkulierte Antibiotikatherapie mit Cotrimoxazol begonnen. Außerdem wird ihr empfohlen, viel zu trinken. Nach 3 Tagen liegt der mikrobiologische Befund mit dem folgenden Ergebnis vor: 10^5/ml E. coli, 10^3/ml Enterokokken. Da das Antibiogramm eine Empfindlichkeit des nachgewiesenen E. coli für Cotrimoxazol zeigt, wird die Antibiose unverändert fortgeführt. Daraufhin bessert sich schließlich auch die klinische Symptomatik.

11.2.2 BK-Virusinfektion nach Nierentransplantation

Das BK-Virus (S. 131) gehört zur Familie der Polyomaviridae. Nach der meist asymptomatischen Primärinfektion, die meistens bereits im 2. und 3. Lebensjahr wahrscheinlich auf aerogenem Wege stattfindet, persistiert das BK-Virus lebenslang in Urothelialzellen. Im Erwachsenenalter sind hierzulande 71 % der Bevölkerung seropositiv.

Unter den Bedingungen der aggressiven therapeutischen Immunsuppression mit Tacrolimus und Mycophenolsäure nach einer Nierentransplantation kann eine Infektion mit dem BK-Virus erneut „aufflackern": Polyoma-assoziierte Nephropathie (PVN) bei 5 % aller Patienten nach Nierentransplantation. Sie manifestiert sich als tubulointerstitielle Nephritis mit drohender Nierenabstoßung.

Typisch sind Decoy-Zellen im Urinsediment (tubuläre Epithelialzellen mit viralen Einschlusskörperchen). Diagnostisch steht neben der PCR aus Blut (!) die Immunhistologie aus Nierengewebe zur Verfügung.

Therapeutisch kann der weiteren Nierenschädigung nur durch eine Kombination aus antiviraler Therapie mit Cidofovir und der Reduktion der Immunsuppressiva begegnet werden.

11.2.3 Hantavirusinfektion

Zur Hantavirusinfektion siehe Kapitel Hämorrhagisches Fieber mit renalem Syndrom (S. 386).

11.2.4 Urethritis [N34]

Klinik ▌ Bei Entzündungen der Harnröhre treten als Symptome eitriger oder schleimiger Ausfluss, Juckreiz, Brennen beim Wasserlassen sowie Schleimhautrötung am Orificium urethrae externum auf. Die

11

Dunkelziffer ist hoch, es kommen auch asymptomatische Infektionen vor.

Die Erregerübertragung in die Harnröhre erfolgt überwiegend durch Sexualkontakt; somit gehört dieses Krankheitsbild zu den „sexually transmitted diseases" (STD). Aus therapeutischen, epidemiologischen und „psychologischen" Gründen ist die Abgrenzung der spezifischen Urethritis gonorrhoica gegen die unspezifische (nicht gonorrhoische) Urethritis (= NGU) wichtig. Die Geschlechtskrankheiten werden im Kapitel Sexuell übertragbare Krankheiten (S. 308) besprochen.

Unspezifische nicht gonorrhoische Urethritis (NGU)

Erreger ▍ Die unspezifische Urethritis bzw. NGU kann durch verschiedene Erreger verursacht werden. Dazu zählen vor allem:

- *Chlamydia trachomatis* (S. 77): Serovare D–K sind mit 22–55 % die häufigsten Erreger der NGU.
- *Ureaplasma urealyticum* und Mykoplasmen: *U. urealyticum* ist der zweithäufigste Erreger (20–40 %); *M. hominis* kommt seltener vor.
- *Trichomonas vaginalis* (S. 154) ist ein Parasit und gehört innerhalb der Protozoen zu den Flagellaten (2–5 %).
- Herpes-simplex-Viren u. a.: eine HSV-2-Primärinfektion geht bei Frauen in ca. 40 % und bei Männern in ca. 80 % der Fälle mit einer Dysurie einher; meist sind zusätzlich typische Läsionen im Genitalbereich vorhanden.
- *Candida albicans* (S. 147) und andere *Candida*-Arten spielen vor allem eine Rolle im Rahmen lokaler hormoneller Veränderungen oder bei Anwendung nierengängiger Antibiotika, die zu einer urovaginalen Dysbalance zugunsten der Pilze führen.
- „banale" Erreger wie z. B. *Staphylococcus aureus*, koagulasenegative Staphylokokken, insbesondere *S. saprophyticus*, β-hämolysierende Streptokokken der serologischen Gruppe B, *E. coli*, weitere Enterobakterien, Pseudomonaden und Enterokokken. Alle diese Bakterienarten können aber auch als reine Besiedler der Harnröhre und als Erreger aszendierender Infektionen des Harntrakts auftreten. Deshalb ist ihre ätiologische Bedeutung in jedem Einzelfall kritisch zu prüfen.

Diagnose und Therapie ▍ Die Untersuchung auf Chlamydien basiert auf der PCR oder dem Antigennachweis durch Immunfluoreszenz. Die Anzucht in Zellkultur wird aufgrund des Aufwands und der damit verbundenen Kosten nur in Einzelfällen durchgeführt. Die Therapie besteht in der Regel aus Tetracyclinen (Doxycyclin); bei Unverträglichkeit können Makrolide (z. B. Erythromycin) gegeben werden.

Bei V. a. Ureaplasmen- und Mykoplasmen-Urethritis muss die Untersuchung quantitativ erfolgen, da diese Bakterien in geringer Zahl auch bei Gesunden die Harnröhre besiedeln. 10 µl Sekret werden mit einer Öse entnommen und in 2 ml eines speziellen Transportmediums gegeben. Die Kultur erfolgt dann auf pferdeserumhaltigen Spezialagarplatten, die bis zu 5 Tage bebrütet werden. Die Therapie besteht in der Gabe von Tetracyclinen oder Makroliden (Erythromycin). Letzteres ist allerdings nicht wirksam gegen *Mycoplasma hominis*.

Ein Verdacht auf *Candida*-Infektion ergibt sich bei Vorhandensein von weißlichen Belägen – Soor (S. 411). Im mikroskopischen Präparat können Sprosszellen und evtl. Pseudomyzelien nachgewiesen werden. Kulturell wachsen *Candida*-Arten auf allen Nährböden, ein spezielles Medium ist der Sabouraud-Agar. Zur Therapie kommen lokal Nystatin, Amphotericin B oder Imidazole infrage, für die systemische Gabe nur die Imidazole (vor allem Fluconazol). *Candida glabrata* und *C. krusei* sind oft resistent gegen Imidazole.

Bei V. a. bakterielle Urethritis wird mit einem Wattetupfer möglichst viel Sekret aufgenommen und schnell zum Labor gebracht. Dort erfolgen die Kultivierung und Erregeridentifizierung nach dem üblichen Schema. Die Therapie richtet sich nach der Empfindlichkeitstestung der nachgewiesenen Erreger. Wenn primär nur ein Abstrich zur Untersuchung auf diese Erreger entnommen wird und kein Ergebnis erbrachte, liegt der Verdacht auf Chlamydien, Ureaplasmen, Mykoplasmen, Trichomonaden oder Viren nahe.

11.3 Entzündliche Krankheiten der Becken- und Genitalorgane [N40–N51 und N70–N77]

Key Point

Entzündliche Krankheiten der Becken- und Genitalorgane können durch direkte mikrobielle Infektion oder im Rahmen einer systemischen Erkrankung (z. B. Mumps) zustande kommen.

11.3.1 Fournier-Gangrän [N49]

Die Fournier-Gangrän (Abb. 11.4) ist eine seltene, jedoch lebensbedrohliche Gangrän der Genitalregion (meist bei Männern) und tritt als Sonderform einer Fasciitis necroticans auf.

Bei der Fasciitis necroticans kommt es zur rasanten Nekrose des Weichgewebes innerhalb der Begrenzung von Muskelfaszien. Typ I entsteht durch eine anaerob-aerobe Mischinfektion, während Typ II vor allem von β-hämolysierenden Streptokokken der Gruppe A (GAS, *Streptococcus pyogenes*) verursacht wird. Diese Form der nekrotisierenden Fasziitis ist

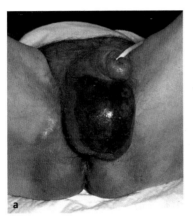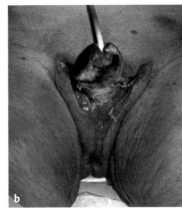

Abb. 11.4 Fournier-Gangrän **a** prä- und **b** postoperativ. (mit freundlicher Genehmigung von Dr. W. Boes, Duderstadt)

daher auch häufig mit dem Streptococcal Toxic Shock Syndrome (STSS) assoziiert.

Vor allem Gruppe-A-Streptokokken, die die Virulenzfaktoren M1 und SpeA exprimieren, spielen hierbei eine Rolle; sie werden in einigen Medien auch als „Killerbakterien" bezeichnet. Die Therapie besteht in der chirurgischen Sanierung und Faszienspaltung sowie der Gabe von Penicillin und Clindamycin. Außerdem sollte intravenös polyspezifisches Immunglobulin (IVIG) appliziert werden.

Bei der Fournier-Gangrän bleibt oft nur die zusätzliche operative Entfernung des Skrotums als lebensrettende Sofortmaßnahme.

11.3.2 Epididymitis und Orchitis [N45, N51]

Epididymitis | Fast immer einseitige Entzündung des Nebenhodens, die meist auf einer fortgeleiteten Infektion der Urethra mit *Chlamydia trachomatis* (S. 77) oder *Neisseria gonorrhoeae* (S. 57) beruht. Klinisch steht die schmerzhafte Schwellung des Nebenhodens im Vordergrund, auch Fieber kann auftreten.

Die Diagnose erfolgt durch direkten Erregernachweis (z. B. PCR) aus Urethralabstrichen, Ejakulat oder der ersten morgendlichen Urinportion.

Orchitis | Entzündung eines oder beider Hoden, die vor allem bei systemischen Infektionen wie Mumps (ca. 1 Woche nach der Parotitis) und Infektionen mit Enteroviren (ECHO- oder Coxsackie-Virus-A9 oder -B5) sowie bei einer Brucellose beobachtet wird. Der Hoden ist schmerzhaft geschwollen, oft besteht zusätzlich Fieber. Die Diagnose viraler Erreger wird meistens durch den Antikörpernachweis im Serum gestellt.

Die Therapie beinhaltet u. a. Bettruhe und Hochlagerung des Hodens und richtet sich ansonsten nach dem Erreger (bei den genannten Bakterien z. B. mit Chinolonen, bei Viren ist in der Regel keine kausale Therapie möglich). Selten kann eine Tuberkulose (S. 256) zur Beteiligung des Hodens und Nebenhodens führen, die dann antituberkulostatisch be-

handelt werden muss. Nachfolgend können sich eine Azoospermie, Hodenatrophie und eine eingeschränkte Fertilität entwickeln.

11.3.3 Prostatitis [N51]

Die Entzündung der Prostata verläuft meist chronisch, selten akut. Wichtigster Leitkeim ist *Escherichia coli*. Daneben spielen aber auch andere Enterobacteriaceae, Gonokokken, *Mycobacterium tuberculosis*, Anaerobier, *Candida* und selten Trichomonaden eine Rolle.

Klinisch geht die Prostatitis mit Fieber, Miktionsstörungen und starken Schmerzen im Perineum/Rektalbereich einher.

Der Erregernachweis wird aus Urin oder Blutkultur geführt.

> **ACHTUNG**
>
> Bei der akuten Prostatitis sollte im Gegensatz zur chronischen Erkrankung **keinesfalls** die Gewinnung von Prostatasekret durch Prostatamassage versucht werden.

Die Therapie richtet sich nach dem Antibiogramm.

11.3.4 Adnexitis [N70]

Unter einer Adnexitis versteht man eine Entzündung der Adnexe (= Eileiter und Eierstock); diese kommt bei ca. 1 % aller Frauen vor. Leitkeime der Adnexitis sind Streptokokken (ca. 30 %), Staphylokokken (ca. 20 %), Anaerobier (ca. 20 %), Enterobacteriaceae (ca. 15 %), Chlamydien (ca. 8 %), *Gardnerella vaginalis* (ca. 5 %) sowie selten Gonokokken und *Mycobacterium tuberculosis*. Eine besondere Bedeutung hat die Salpingitis (Entzündung der Eileiter), die meist auf einer aszendierenden Infektion beruht. Sie beruht oft auf einer Infektion mit Staphylokokken, Streptokokken oder Gonokokken.

11

Leitsymptome sind Fieber und Unterleibschmerzen. Als Komplikation treten häufig eine Sterilität und Disposition zur Tubargravidität auf.

Abstriche von den Salpingen werden im Rahmen einer laparoskopischen Untersuchung abgenommen und mikrobiologisch untersucht. Der direkte Erregernachweis erfolgt dann durch Mikroskopie, Kultur oder PCR.

Differenzialdiagnostisch kommt eine ganze Reihe anderer Krankheiten (z. B. Endometriose, Ovarialkarzinom, Beckenvenenthrombose) in Betracht.

Wegen der drohenden Sterilität sollte die Diagnostik möglichst umgehend durchgeführt und die zunächst initiierte kalkulierte Breitspektrumantibiose nach Vorliegen des Antibiogramms gezielt angepasst werden. Eine Tuberkulose wird antituberkulostatisch behandelt.

11.3.5 Entzündliche Krankheiten des Uterus und der Cervix uteri [N71–N72]

Das Erregerspektrum und die klinischen Symptome der Endo-, Myo- oder Perimetritis entsprechen denen der Adnexitis.

Die Zervizitis wird meistens durch *Chlamydia trachomatis*, HPV, HSV 2 sowie selten auch durch Gonokokken verursacht. Das Hauptsymptom ist gelblicher Ausfluss, bei HSV 2 (S.129) werden zusätzlich Schleimhaut-Bläschen und -Erosionen beobachtet. Zusätzlich kann es bei der Zervizitis leicht zu Blutungen der Schleimhaut kommen.

Die Diagnostik erfolgt durch direkten Erregernachweis aus Zervixabstrichen (Kultur, PCR oder Histologie). Die Therapie gelingt durch Chinolone; bei Nachweis von HSV 2 wird Aciclovir erfolgreich eingesetzt.

11.3.6 Vulvovaginitis [N77]

Bei der Vulvovaginitis kommt es zu einer akuten oder chronischen Entzündung der Vulva (Vulvitis) und Vagina (Kolpitis). Häufig ist eine Veränderung der protektiven vaginalen Normalflora Auslöser.

Am häufigsten nachgewiesen werden *Gardnerella vaginalis* (40–50%), Hefen der Gattung *Candida* (ca. 25%) und Trichomonaden (ca. 20%). *Gardnerella vaginalis* führt zusammen mit Anaerobiern und *Mycoplasma hominis* zum Krankheitsbild der bakteriellen Vaginose. Die *Candida*-Vulvovaginitis ist eine meist endogene Infektion, die durch Therapie mit nierengängigen Antibiotika oder durch Diabetes mellitus begünstigt wird. Zur Trichomonas-Infektion siehe Kapitel Trichomoniasis (S.316).

Die Klinik beschränkt sich meistens auf verstärkten Ausfluss und vaginalen Juckreiz. Der Ausfluss kann bereits einen Hinweis auf den Erreger geben:

- *Gardnerella vaginalis* (bakterielle Vaginose): wässriger Fluor, fischiger Geruch bei Zugabe von 10% KOH, mikroskopischer Nachweis von Clue-Zellen (Vaginalepithelzellen, die dicht mit kokkoiden Stäbchen bepackt sind).
- *Candida albicans*: dickflüssiger, weißlich-gelber Ausfluss
- *Trichomonas vaginalis*: übel riechender, gelblich-grünlicher Fluor.

Die Diagnostik durch direkten Erregernachweis (Mikroskopie, ggf. Kultur) gelingt meistens problemlos aus dem Fluor vaginalis. Die bakterielle Vaginose und auch die Trichomonaden-Vaginitis werden mit Metronidazol behandelt. Bei massivem *Candida*-Nachweis ist meistens die Therapie mit Fluconazol erfolgreich, die jedoch bei resistenten *Candida*-Arten durch eine adäquate antimykotische Therapie ersetzt werden muss.

Praxistipp

Bei Schwangeren ist Fluconazol kontraindiziert.

11.4 Sexuell übertragbare Krankheiten

Key Point

Sexuell übertragbare Krankheiten (sogenannte Geschlechtskrankheiten) sind all jene Krankheiten, die auch oder hauptsächlich durch den Geschlechtsverkehr übertragen werden können. In ganz Europa ist die Zahl der Patienten mit Geschlechtskrankheiten weiterhin hoch, auch mit den „klassischen" Formen wie Syphilis und Gonorrhö.

Schutz vor Geschlechtskrankheiten bietet der Gebrauch von Kondomen.

11.4.1 Syphilis [A50–53]

Erreger der Syphilis (syn. Lues) ist *Treponema pallidum ssp. pallidum* (S.75), ein Bakterium, das zu den Spirochäten gehört. Da nur diese Subspezies Erreger der Syphilis ist, spricht man auch von einer „spezifischen Infektionskrankheit". Der Einfachheit halber wird der Subspezieszusatz aber in der Regel weggelassen.

Treponemen sind zarte, gramnegative Schraubenbakterien, die mikroskopisch aufgrund ihres geringen Durchmessers und schlechter Gram-Anfärbbarkeit jedoch kaum zu sehen sind. Die Übertragung des Erregers erfolgt durch direkten körperlichen Kontakt während des Geschlechtsverkehrs, wobei *T. pallidum* am Kontaktort durch Mikrotraumen in Haut oder Schleimhaut in das Gewebe eindringen kann. In Abhängigkeit von der ausgeübten Sexualtechnik können die Primäraffekte daher nicht nur im Genital-, sondern auch im Oral- oder Analbereich lokalisiert sein.

Klinik

Nach einer Inkubationszeit von 2–3 Wochen entwickelt sich die Syphilis, die in drei ineinander übergehenden Stadien verlaufen kann (Tab. 11.3).

Stadium I Nach einem Erythem entwickelt sich an der Eintrittspforte zunächst ein harter, schmerzloser Knoten, der sich innerhalb weniger Tage in ein hartes, schmerzloses Geschwür umwandelt (**Primäraffekt**, Abb. 11.5). Es wird auch als **Ulcus durum** bezeichnet und weist dünnflüssiges, erregerhaltiges Sekret auf (→ hohe Ansteckungsgefahr!). Zusätzlich sind die regionalen **Lymphknoten** vergrößert; sie sind **hart und schmerzlos**.

Stadium I ist **lokal** begrenzt und heilt meistens (zunächst) spontan aus.

Stadium II Nach einem freien Intervall von ca. 6 Wochen kann der Patient in Stadium II übergehen. Es kommt zur hämatogenen **Dissemination** des Erregers (bei Schwangerschaft mit Gefahr der diaplazentaren Übertragung). Das klinische Korrelat der Dissemination sind ein generalisiertes **Exanthem** mit Fieber sowie eine generalisierte Lymphknotenvergrößerung. Die **infektiösen Effloreszenzen** können pustulös, makulös oder papulös sein (buntes Bild) und sind daher nicht immer von der Akne zu unterscheiden (Abb. 11.6).

Ein leichtes Differenzierungsmerkmal besteht darin, dass bei der Syphilis II in der Regel die Palmar- und Plantarflächen ebenfalls betroffen sind (Abb. 11.7), während sie bei der Akne oft ausgespart bleiben (Eselsbrücke: „Wenn ihr ohne Scham seid, zeigt her eure unschuldigen Hände!").

An den Schleimhäuten entsteht ein **Enanthem** mit Plaques muqueuses (weißliche Flecken). Zusätzliche Symptome sind feuchte Papeln, die im Genital- und Analbereich in **Condylomata lata** (ebenfalls erregerhaltig) übergehen können. Eventuell bestehen eine Meningitis und andere klinische Manifestationen als Zeichen eines Organbefalls. Ein regionaler Ausfall der harten Behaarung (Bart, Augenbrauen) ist eher selten.

Auch die Syphilis II kann spontan ausheilen, wobei aber immer wieder leichte Rezidive prinzipiell möglich sind.

Stadium III Bei fehlender Therapie erreichen ca. 35 % der Patienten nach einer Latenz von 3–10 (30) Jahren (!) das folgenschwere Stadium III mit Betei-

Tab. 11.3

Verlauf der Syphilis.

Stadium	Leitsymptome
Lues I (2–3 Wochen) nach Infektion = lokale Infektion	▬ Primäraffekt („harter Schanker") = harter, schmerzloser Knoten → hartes, schmerzloses Ulkus (Ulcus durum) ▬ Primärkomplex = Primäraffekt plus harte, schmerzlose Schwellung der regionalen Lymphknoten ▬ Spontanheilung in 4–8 Wochen möglich
Lues II (ca. 6 Wochen) nach Lues I = hämatogene Disseminiation	▬ Exantheme/Enantheme und generalisierte Lymphknotenschwellung ▬ Papeln → Condylomata lata ▬ Befall innerer Organe (z. B. Meningitis) ▬ evtl. Haarausfall (Augenbrauen, Bart)
Lues III (3–10 [30] Jahre) nach Lues II = Persistenz	falls nicht vorher therapiert wird, bei 35 % der Patienten ▬ Neurolues (progressive Paralyse, Tabes dorsalis) ▬ Gefäßschäden: Mesaortiitis syphilitica → Endarteriitis obliterans (Aneurysma-Entstehung möglich) ▬ tertiäres Syphilid (narbig abgeheilte Knoten) ▬ zerfallene Gummata (nekrotisierende Granulome)

11

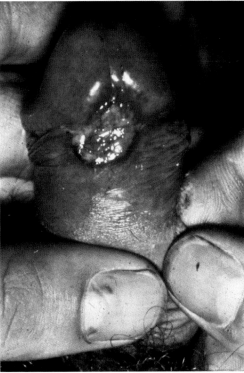

Abb. 11.5   Hartes Ulkus im Stadium Lues I.

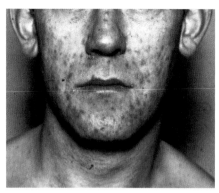
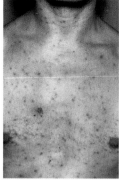

Abb. 11.6 Lues II: Hautmanifestation. (aus dem Fundus von Prof. H. P. R. Seeliger)

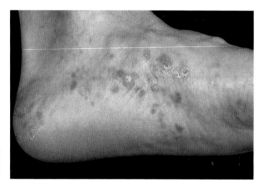

Abb. 11.7 Lues II: Plantarexanthem.

ligung von Nervensystem, Gefäßen und Weichgewebe. Diese so genannte Neurolues ist durch progressive Paralyse (Hirnatrophie mit Demenz und Halluzinationen) und Tabes dorsalis (Schädigung der Rückenmarkshinterstränge mit ataktischen Gangstörungen) charakterisiert. Die zusätzlich eintretenden Gefäßschäden werden als Mesaortiitis syphilitica bezeichnet und manifestieren sich als Endarteriitis obliterans: Hiervon ist besonders der Aortenbogen betroffen, in dessen Bereich die Entstehung eines Aneurysmas möglich ist. Gummen stellen zentrale Nekrosen im Gewebe dar, die von Granulomen aus Makrophagen, Epitheloidzellen, Lymphozyten und Fibroblasten umgeben sind und eine gummiartige Konsistenz aufweisen.

> **MERKE**
>
> Im Gegensatz zu Syphilis I und II ist Stadium III **nicht mehr infektiös.**

Konnatale Syphilis

Der Erreger kann diaplazentar ab der 16.–19. SSW und vor allem im letzten Trimenon auf das Kind übertragen werden. Die resultierende konnatale Syphilis führt in der Hälfte der Fälle zu einer Fehlgeburt (oft im 7.–8. Schwangerschaftsmonat) bzw. kann sich als Früh- oder Spätform manifestieren.

— **Frühform:** zum Zeitpunkt der Geburt generalisiertes Exanthem/Enanthem (Abb. 11.8); allgemeine Zeichen einer pränatalen Infektion, wie z. B. Hepatosplenomegalie und Lungenblutung. Nicht selten sterben die betroffenen Kinder.

— **Spätform:** Manifestation erst im 5.–25. Lebensjahr; klassische klinische Symptome: Deformation der Schneidezähne (Tonnenzähne) und der Knochen (Säbelscheidentibia, syphilitische Sattelnase), parenchymatöse Keratitis, Innenohrschwerhörigkeit und Rhagaden.

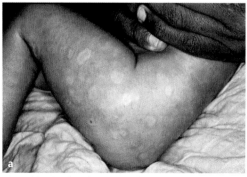
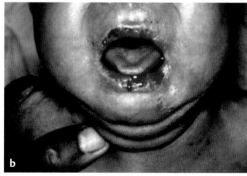

Abb. 11.8 Exanthem (**a**) und Rhagaden (**b**) bei konnataler Syphilis. (C. Krüger, I. Malleyeck; Congenital syphilis: still a serious, underdiagnosed threat for children in resource-poor countries; World Journal of Pediatrics 2010; 6(2): 125–131. Mit freundlicher Genehmigung von Springer Science+Business Media.)

Hutchinson-Trias: **Tonnenzähne**, **Keratitis** und **Innenohrschwerhörigkeit**.

Diagnostik

Während das klinische Bild des primären Stadiums aufgrund des harten, schmerzlosen Ulkus in der Regel sehr leicht den Verdacht auf die Primärsyphilis lenken kann, ist das klinische Bild in Stadium II und III oft schwieriger zu deuten. Aus diesem Grund und u. a. wegen der relativ schlechten Prognose muss stets die mikrobiologische Diagnose gesucht werden: Der direkte Erregernachweis ist prinzipiell möglich im Stadium I und II, nicht aber in Stadium III. Aufgrund der relativ langen Inkubationszeit sind zum Zeitpunkt der primären Syphilis bereits aussagekräftige Antikörperantworten nachweisbar, sodass die Serologie in jedem Stadium durchgeführt werden kann.
- Stadium I: Serologie und Erregernachweis aus Ulkus, Lymphknoten
- Stadium II und III: Serologie (Serum, ggf. Liquor).

Direkter Erregernachweis

Als Material dient Exsudat aus offenen oder abradierten primären oder sekundären Schleimhaut- oder Hauteffloreszenzen (Reizserum = Sekret aus mazerierten Ulzera oder mazerierten Lymphknoten). Der Direktnachweis wird entweder durch Dunkelfeldmikroskopie, Immunfluoreszenzmikroskopie oder durch PCR geführt. Die Gramfärbung ist nicht geeignet, da die sehr dünnen Spirillen unter diesen Färbebedingungen meist nicht zu sehen sind. Im Gegensatz zu vielen apathogenen, primär saprophytären Treponemen (die z. T. als normale Kommensalen auf der Mundschleimhaut des gesunden Menschen vorkommen können), ist *T. pallidum* bisher nicht in vitro anzüchtbar. Es gelingt zwar, ihn im Kaninchenhoden anzuzüchten, doch ist diese Methode aus naheliegenden Gründen für die Routinediagnostik nicht praktikabel.

Serologische Verfahren

Da die Serologie prinzipiell in jedem Stadium der Syphilis möglich ist, kommt ihr die größte Bedeutung in der Diagnostik zu. Um kosteneffektiv vorzugehen, wird sie in der Regel nach einem Stufenschema durchgeführt:
1. Suchtests: TPHA/TPPA und VDRL, jeweils qualitativ
2. Bestätigungstests: FTA-ABS und TPHA quantitativ
3. Aktivität der Erkrankung bzw. Nachweis des Therapieerfolgs: IgM-Nachweis (IFT, ELISA, Immunoblot), VDRL, quantitativ.

In der Regel reicht es daher aus, das Serum zu untersuchen. Bei Verdacht auf Meningitis oder Neurolues sollte zusätzlich auch die Antikörperkonzentration im Liquor bestimmt werden. Man unterscheidet in der Luesserologie zwischen spezifischen Reaktionen, bei denen *T. pallidum* als Antigen eingesetzt wird, und unspezifischen Reaktionen, bei denen Lipidantigene verwendet werden. Für die Routinediagnostik benutzt man als Treponemen-spezifische Reaktionen den TPHA/TPPA, den FTA-Test (früher zusätzlich den TPI = *Treponema-pallidum*-Immobilisationstest) und den IgM-Nachweis. Als unspezifische (Lipid-)Reaktionen werden der VDRL-Test, die Cardiolipin-KBR (früher auch Wassermann-KBR) oder der RPR-Test (Rapid-Plasma-Reagin-Test) eingesetzt.

Treponema-pallidum-Hämagglutinationstest (TPHA)

Der TPHA/TPPA erfasst *T.-pallidum*-spezifische IgG- und IgM-Antikörper mit hoher Sensitivität und Spezifität. Bei dieser Häm- bzw. Partikelagglutinationsreaktion werden abgetötete und an Schaferythrozyten (TPHA) oder an künstliche Partikel (TPPA) gekoppelte *T. pallidum* als Antigen verwendet. Als Suchtest wird der TPHA/TPPA qualitativ (Antikörper ja/nein?) und als Bestätigungstest quantitativ (Höhe der Antikörpertiter?) eingesetzt.

Der Test wird in Mikrotiterplatten durchgeführt: Sind in einem zu untersuchenden Patientenserum Antikörper gegen *T. pallidum* enthalten, kommt es zu einer makroskopisch ablesbaren Agglutination der mit dem Antigen gekoppelten Erythrozyten (= sensibilisierten Erythrozyten) bzw. Partikel. Ist er negativ, gilt in der Regel eine Lues zu diesem Zeitpunkt als ausgeschlossen. Der Test wird 2–3 Wochen nach der Infektion positiv und bleibt sehr lange (u. U. lebenslang = Serumnarbe) und auch nach einer erfolgreichen Therapie positiv.

Bei der Durchführung des Tests ist zu beachten, dass kreuzreagierende Gruppenantikörper gegen apathogene Treponemen vorher durch Absorption mit *T. phagedenis* (Reiter-Treponemen) entfernt werden müssen. Häufig besteht keine Korrelation zwischen der Titerhöhe und der Aktivität des Krankheitsprozesses.

Fluoreszenz-Treponemen-Antikörper-Absorptionstest (FTA-ABS)

Bei diesem Test handelt es sich um einen indirekten Immunfluoreszenztest, der ebenfalls *T.-pallidum*-spezifische IgG- und IgM-Antikörper nachweist und nach positivem TPHA als Bestätigungstest eingesetzt wird. Bei diesem Test werden Treponemen als Antigen auf einem Objektträger fixiert und mit dem Probandenserum inkubiert. Falls spezifische Antikörper im Patientenserum vorhanden sind, werden diese von den Treponemen gebunden und können dann mit Fluoreszein-markierten anti-Humanglobulin-Seren im Fluoreszenzmikroskop nachgewiesen werden. Auch hier werden un-

11

spezifische Antikörper vorher durch Absorption mit ultraschallbehandelten apathogenen Reiter-Treponemen entfernt (s. o.).

Der FTA-ABS wird 2–3 Wochen nach der Infektion positiv und bleibt auch nach erfolgreicher Therapie positiv, meist jedoch nicht ganz so lange wie der TPHA-Test. Die Sensitivität ist bereits in der Frühphase der Infektion sehr hoch. Trotzdem ist er nur bedingt für eine Verlaufskontrolle geeignet, weil der Nachweis von spezifischen IgM-Antikörpern einen Hinweis auf frische Infektion liefert, während IgG-Antikörper auch nach Ausheilung nachweisbar bleiben.

VDRL-Test (veneral disease research laboratory test)
Als Antigen wird ein Cardiolipin-Lezithin-Cholesterin-Gemisch eingesetzt. Der VDRL-Test (Cardiolipin-Mikroflockungstest) sowie die von manchen Laboren an seiner Stelle durchgeführte Cardiolipin-KBR oder der RPR-Test messen kreuzreagierende Antikörper gegen lipoidhaltige Antigene von Mitochondrien, die beim Gewebszerfall frei werden. Diese mitochondrialen Antigene sind dann immunogen, weil sie vom Körper nicht als körpereigen erkannt werden. Da ein derartiger Gewebszerfall sowohl bei der Syphilis als auch bei anderen Erkrankungen vorkommt (z. B. Kollagenosen, Tumoren, Tuberkulose), ist der VDRL-Test auch bei diesen Erkrankungen positiv und daher nicht spezifisch für die Syphilis.

Trotzdem stellt der VDRL-Test ein wertvolles Instrument in der Syphilisserologie dar, weil nur dieser Test bei quantitativer Auswertung (Titerverlauf) eine Aussage über die Aktivität der Erkrankung und den Therapieerfolg ermöglicht.

> **MERKE**
>
> Der VDRL-Test wird erst **4–6 Wochen nach** der **Infektion positiv**. Aus diesem Grund hat er in der Frühphase der Infektion nur eine sehr geringe, in der **Syphilis II** jedoch eine sehr **hohe** diagnostische **Sensitivität** (ca. 100 %).

Nach erfolgreicher Therapie fällt der Titer im Primärstadium innerhalb von einigen Monaten auf sehr niedrige Werte ab bzw. der Test wird negativ. Ein positiver VDRL-Test nach ausreichender Therapie im Sekundär- oder Tertiärstadium einer Lues muss als Hinweis auf die persistierende Gewebedestruktion und Freisetzung von Lipidantigenen gewertet werden.

IgM-Nachweis | Für den Nachweis T.-pallidum-spezifischer IgM-Antikörper können sowohl ein Fluoreszenztest (IgM-FTA-ABS) als auch ein ELISA oder Immunoblot eingesetzt werden. Bei positivem IgM-Antikörpernachweis kann bei unbehandelten Patienten von einer Persistenz des Erregers ausgegangen wer-

den, sodass eine Behandlung indiziert ist. Bei anderweitig positiven serologischen Testergebnissen (z. B. TPHA, FTA-ABS) ist ein negativer IgM-Antikörpernachweis in der Regel ein Zeichen dafür, dass die durchgemachte Infektion entweder spontan ausgeheilt ist oder ausreichend behandelt wurde.

Auf Sonderfälle der Syphilisserologie kann im Rahmen eines Kurzlehrbuches nicht eingegangen werden – exemplarisch soll jedoch ein Beispiel die Besonderheiten der menschlichen Immunantwort verdeutlichen: Wenn bei sehr hohem TPHA-Titer der IgM-Antikörpernachweis negativ ausfällt, so besteht u. U. auch die Möglichkeit, dass die im Patienten gebildeten IgG-Antikörper die IgM-Antikörpersynthese geblockt haben. In diesem Fall läge u. U. trotz negativen IgM-Antikörpernachweises eine aktive und damit therapiebedürftige Syphilis vor.

Diagnostik bei Verdacht auf Lues connata
Insbesondere beim Neugeborenen spielt der Nachweis von IgM-Antikörpern eine wichtige Rolle für die Diagnostik einer Lues connata:

— Bei spät in der Schwangerschaft erfolgter Infektion können u. U. eigene IgG-Antikörper noch nicht im Blut des Neugeborenen vorhanden sein, wohl aber IgM.

— Findet man bei einem Neugeborenen nur *T. pallidum*-spezifisches IgG, so handelt es sich meistens um eine „Leihimmunität" von der Mutter, da IgG-Moleküle die Plazentaschranke passieren können.

Therapie
Mittel der Wahl ist Penicillin, das in Abhängigkeit vom Erkrankungsstadium in unterschiedlicher Dosierung gegeben wird. Bei Allergie kann auf Tetracyclin, Erythromycin oder Cephalosporin 3 ausgewichen werden. Der Therapieerfolg muss serologisch überwacht werden (VDRL negativ, IgM-Test negativ).

 Praxistipp

Wegen einer möglichen Jarisch-Herxheimer-Reaktion (LPS-Freisetzung durch Penicillintherapie → Schocksymptomatik!) ist besondere Vorsicht bei Einleitung der Therapie angeraten (nur unter ärztlicher Kontrolle; Kortikosteroide bereithalten).

Nach IfSG besteht eine nicht namentliche Meldepflicht. In den letzten Jahren hat die Syphilis hierzulande kontinuierlich zugenommen: Im Jahr 2012 wurden mehr als 4 400 Fälle (Inzidenz 5,4/100 000) gemeldet.

11.4.2 Gonokokkeninfektion [A54]
Die Gonokokkeninfektion wird auch als Tripper oder in Kurzform als „Go" bezeichnet. Wegen der Emp-

findlichkeit der Gonokokken (S.57) für Umwelteinflüsse erfolgt die Übertragung in der Regel durch engen körperlichen Kontakt, überwiegend durch Sexualkontakt.

Pathogenität und Virulenzfaktoren
Im Gegensatz zu Meningokokken haben Gonokokken keine Kapsel. *Neisseria gonorrhoeae* besitzen LOS und exprimieren Pili und Oberflächenadhäsine für die spezifische Adhäsion und Invasion. Die Antigenvariation der Pili zusammen mit der Expression einer IgA-Protease stellt eine wirkungsvolle Strategie der Immunevasion dar.

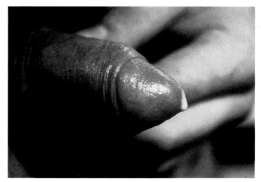

Abb. 11.9 Bonjour-Tröpfchen bei akuter Gonorrhö. (mit freundlicher Genehmigung von Prof. Dr. H. Blenk, Fürth)

Klinik
Die Gonorrhö (Tripper) ist eine der häufigsten Geschlechtskrankheiten in Deutschland. Prädilektionsstellen für die Ansiedlung sind die Schleimhaut der männlichen Harnröhre und die Schleimhäute von Urethra und/oder Zervikalkanal (nicht Vagina!) bei der Frau. Darüber hinaus können in Abhängigkeit von den ausgeübten Sexualpraktiken primär auch Rektum, Mundhöhle, Tonsillen oder Konjunktiven befallen werden.
Die Inkubationszeit beträgt 2–7 Tage. Beim Mann sind Symptome häufiger (70–85%) als bei der Frau (20–50%) und manifestieren sich oft als Urethritis mit Schmerzen beim Wasserlassen. Hierbei fehlen Zeichen einer Allgemeininfektion (keine Leukozytose!). Beim sogenannten „Bonjour-Tröpfchen" handelt es sich um Eitertröpfchen, die evtl. morgens vor dem ersten Wasserlassen an der Urethralöffnung sichtbar und ein fast pathognomisches Zeichen sind (Abb. 11.9). Bei der Frau fällt oft lediglich ein verstärkter Fluor auf.
Unerkannt und unbehandelt können sich die Erreger entlang der Hohlorgane des Urogenitaltraktes zunächst lokal ausbreiten und beim Mann zu Prostatitis und/oder Epididymitis mit Zeichen einer Allgemeininfektion (z.B. Leukozytose) führen (Abb. 11.10). Bei der Frau kann es zur Adnexitis kommen, die evtl. mit einer Peritonitis einhergeht. Spätfolge kann Sterilität sein.
Auch eine hämatogene systemische Ausbreitung mit Entstehung einer septischen Arthritis gonorrhoica ist möglich. Sehr selten können eine Endokarditis oder Hautläsionen Zeichen der systemischen Ausbreitung von Gonokokken sein.
Darüber hinaus sind Gonokokken als Erreger perinataler Infektionen gefürchtet: Die resultierende Blenorrhoea gonorrhoica oder Gonoblenorrhoea neonatorum ist eine Konjunktivitis des Neugeborenen und war noch im 19. Jahrhundert eine der Hauptursachen von Blindheit in Europa (s.u.).

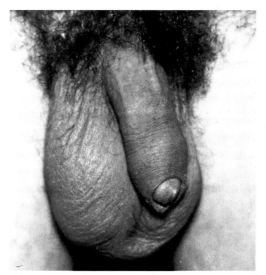

Abb. 11.10 Epididymitis mit Schwellung des rechten Nebenhodens bei Gonokokken-Infektion.

Diagnostik
Für die Abstriche der vorderen Harnröhre (Mann) oder von der Endozervix (Frau) steht ein Spezialtransportmedium zur Verfügung, weil Gonokokken aufgrund ihrer Umweltempfindlichkeit sonst häufig den Transport in das Labor nicht überstehen würden. In Abhängigkeit von den sexuellen Praktiken sollten ggf. auch Abstriche von Analkrypten oder/und den Tonsillen abgenommen werden.

Mikroskopische Untersuchung
Gonokokken zeigen im mikroskopischen Originalpräparat eine so typische Morphologie und Lagerung, dass damit allein in manchen Fällen eine recht verlässliche Verdachtsdiagnose möglich ist: In der Methylenblau-Schnellfärbung (hitzefixierte Präparate vom Eiter werden ca. 1 Minute mit Methylenblau gefärbt) sieht man intrazelluläre Diplokokken – d.h. Kokkenpaare, die mit den abgeflachten Seiten anei-

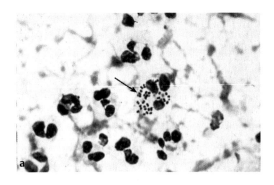

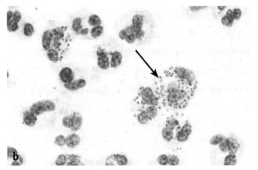

Abb. 11.11 Metyhlenblau- (**a**) und Grampräparat (**b**) von Gonokokken-Eiter: intrazelluläre Lagerung der Bakterien (→).

11

Deshalb sind entweder kohleimprägnierte Tupfer zu verwenden oder der Tupfer muss in ein Transportmedium gesteckt werden (z. B. Stuart-Medium oder Port-a-cul), in welchem die Gonokokken ca. 12 Stunden überleben können. Beim Transgrow-Medium („transportation and growth") handelt es sich um Thayer-Martin-Medium (s. u.) in kleinen Glasflaschen mit CO_2-Atmosphäre. Es wird direkt nach der Materialentnahme mit der Öse oder mit einem Tupfer beimpft (Fläschchen dabei aufrecht halten!) und nach festem Verschluss bei 37 °C bebrütet. Wird es unbebrütet transportiert, darf die Transportzeit ebenfalls nur einige Stunden betragen. Flüssige Körpersekrete werden am besten sofort in eine Blutkulturflasche gespritzt.

Für die Anzucht von Gonokokken werden Kochblutagarplatten oder – besser noch – selektive Medien eingesetzt (z. B. nach Thayer-Martin: Antibiotikazusätze zur Unterdrückung der normalen Standortflora). Die Bebrütung muss in CO_2-angereicherter Atmosphäre erfolgen, da Gonokokken carboxiphil sind; ihr Stoffwechsel ist jedoch oxidativ. Die CO_2-Anreicherung erreicht man unter Feldbedingungen in den Ländern des Südens am einfachsten im sogenannten „Kerzentopf": In einem fest schließenden Topf wird durch eine brennende Kerze ein Teil des Sauerstoffs verbraucht und CO_2 freigesetzt. Die Identifizierung der Gonokokken, vor allem die Abgrenzung gegen apathogene Neisserien, kann mittels biochemischer Reaktionen oder durch MALDI-TOF-Massenspektrometrie vorgenommen werden.

nander liegen und eine typische Semmel- oder Kaffeebohnenform zeigen (Abb. 11.11). Die Gramfärbung sollte unbedingt durchgeführt werden, um gramnegative Diplokokken zu bestätigen (Abb. 11.11). Trotzdem sind Verwechslungen mit apathogenen Neisseria-Arten möglich und – wenn keine Gramfärbung durchgeführt wird – auch mit anderen Kokken. Daher darf sich die für den Betroffenen schwerwiegende Diagnose einer Gonorrhö nur bei klassischer Lokalisation (d. h. nur an der Harnröhre) und bei typischem klinischem Bild ausschließlich auf die Mikroskopie stützen.

Kulturelle Untersuchung

Die mikroskopische Verdachtsdiagnose sollte auch bei klassischer klinischer Manifestation möglichst immer durch kulturelle Anzucht bestätigt werden. Bei der Zervix-Gonorrhö im chronischen Stadium und bei allen atypisch lokalisierten Erkrankungen muss die Diagnose kulturell gesichert werden. Die Anzucht der Gonokokken ist jedoch nicht ganz einfach, da sie besonders gegen Austrocknung und Temperaturveränderungen empfindlich und anspruchsvoll in den Wachstumsbedingungen sind. Am besten ist es, das Material gleich nach der Entnahme auf Nährböden aufzubringen.

Andere Methoden

Die mikrobiologische Diagnose kann auch durch Antigennachweis z. B. mittels Gensonde gestellt werden. Es handelt sich hierbei um eine Methode, mit der auch bereits zerfallene Erreger erfasst werden; eine Testung ihrer Empfindlichkeit ist derzeit auf diesem Wege nicht möglich. Bei extraurogenitaler Infektion (v. a. Arthritis) ist der Antikörpernachweis aus Serum diagnostisch oft wegweisend.

Praxistipp
Eine nicht seltene Koinfektion mit Chlamydien oder/und Treponemen sollte diagnostisch ausgeschlossen werden.

Therapie und Prävention

Da bis zu 45 % der Patienten eine Koinfektion mit Chlamydien aufweisen, werden heute vorzugsweise Fluorchinolone (Ciprofloxacin), Azithromycin, Doxycyclin oder Ceftriaxon plus Doxycyclin bzw. Erythromycin gegeben. Die vor vielen Jahren durchgeführte Therapie mit Penicillin ist überholt, da Gonokokken im Gegensatz zu Meningokokken nicht selten Penicillinasen bilden.

Die früher vorgeschriebene Credé-Prophylaxe sah unmittelbar nach Geburt das Einträufeln einer 1 % Silbernitratlösung in die Konjunktivalsäcke des Neugeborenen vor, um hier ggf. Gonokokken und andere perinatal übertragbare Bakterien abzutöten. Da Silbernitrat zur Reizung der Konjunktiven und der Hornhaut führt, wird hierzulande seit einigen Jahren entweder auf die Prophylaxe verzichtet oder 2,5 % Povidon (PVP)-Jod-Lösung bzw. antibiotikahaltige Augentropfen (Erythromycin oder Tetracyclin) als Prophylaxe eingesetzt.

> **MERKE**
>
> Nach einer durchgemachten Gonorrhö besteht **keine schützende Immunität**! Schutz vor einer Infektion bietet der Gebrauch von Kondomen.

11.4.3 Chlamydienkrankheiten [A55–A56]

Lymphogranuloma venerum

Lymphogranuloma venereum (syn. Lymphogranulomatosis inguinalis) wird durch *Chlamydia trachomatis Serovar L 1–L 3* (S. 77) hervorgerufen. Die Krankheit verläuft biphasisch: Durch direkten (Geschlechts-) Kontakt entsteht nach einer Inkubationszeit von 1–3 Wochen an der Eintrittspforte im Bereich eines vorbestehenden Mikrotraumas der Urogenitalschleimhaut zunächst ein Bläschen, das nach Übergang in ein Ulkus meist spontan abheilt. Nach einem bis zu 8 Wochen andauernden symptomlosen Intervall geht die Krankheit in die 2. charakteristische Phase über: Es kommt zur schmerzhaften Schwellung der regionalen Lymphknoten, die evtl. ulzerieren und Vernarbungen im Bindegewebe hinterlassen. Als Folge davon entstehen Behinderungen des Lymphabflusses, die eine krankhafte Vergrößerung (Elephantiasis) von Penis und Vulva nach sich ziehen können (Abb. 11.12).

Non-Gonococcal Urethritis

Chlamydia trachomatis Serovar D–K ist Ursache von in Deutschland häufigen urogenitalen Infektionen (300 000 Fälle jährlich), die sich als Non-Gonococcal

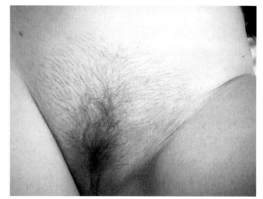

Abb. 11.12   Lymphogranuloma venerum: schmerzhafte Schwellung der regionalen Lymphknoten links. (mit freundlicher Genehmigung von Prof. Dr. A. Günthert, Luzern)

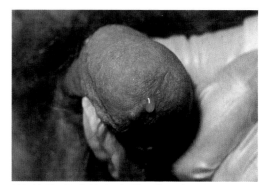

Abb. 11.13   Urethritis durch *Chlamydia trachomatis*: gerötetes Ostium urethrae mit Sekrettropfen. (mit freundlicher Genehmigung von Prof. Dr. H. Blenk, Fürth)

Urethritis (S. 306) manifestieren und durch Geschlechtsverkehr übertragen werden können (Abb. 11.13). Die zusätzliche Beteiligung der Konjunktiven und Gelenke wird als Reiter-Syndrom bezeichnet. Folgen der Infektion können beim Mann eine Epididymitis oder Prostatitis, bei der Frau eine Adnexitis mit daraus resultierender Tubensterilität sein.

Von besonderer Tragweite ist die Kolonisation bzw. Infektion der Zervix, die in Deutschland zwar bei immerhin 5–10 % aller Schwangeren nachweisbar ist, aber bei bis zu 80 % der betroffenen Frauen ohne klinische Symptome verläuft. Unter der Geburt kann es dann zur perinatalen Infektion des Kindes kommen, die sich bei 20–40 % der Kinder als (Einschluss-)Konjunktivitis und bei bis zu 20 % als bedrohliche Neugeborenen-Pneumonie (S. 327) manifestiert. Daneben wird die urovaginale Infektion mit dem vorzeitigen Blasensprung und daraus resultierender Frühgeburtlichkeit in Verbindung gebracht.

Diagnostik

Der Nachweis von Chlamydien kann aus Urethral- oder Zervikalabstrichen (bei Neugeborenen auch

11

Konjunktivalabstrich bzw. respiratorische Materialien) geführt werden. Da die Anzucht in Zellkultur aufwendig und langwierig ist, wird heute in der Regel der direkte Erregernachweis durch molekularbiologische Verfahren (z. B. PCR) geführt. Die PCR eignet sich auch für die Diagnostik aus Urin. Der direkte mikroskopische Nachweis mithilfe spezifischer Antikörper in der Immunfluoreszenz erfordert eine hohe Chlamydiendichte, die nicht immer gegeben ist (außer bei venerischer Lymphknotenentzündung).

> **MERKE**
>
> Serologische Verfahren können versucht werden, sind aber häufig in ihrer Spezifität unzureichend.

Therapie und Prävention

Für die Infektion des Erwachsenen werden Doxycyclin und andere Tetracycline sowie Makrolide (Azithromycin) eingesetzt. Im Kindesalter sind nur Makrolide Mittel der Wahl. Bei der Konjunktivitis reicht u. U. die lokale Applikation von Tetracyclin aus. Der Gebrauch von Kondomen verhindert in der Regel die sexuelle Übertragung des Erregers.

Die Mutterschaftsrichtlinien in Deutschland sehen nach Feststellung der Schwangerschaft u. a. eine gynäkologische Untersuchung einschließlich einer Untersuchung auf genitale *C.-trachomatis*-Infektion durch PCR-Diagnostik aus Urin vor.

11.4.4 Ulcus molle [A57]

Haemophilus ducreyi (S. 69) ist ein pleomorphes, zartes, gramnegatives Stäbchen. Es kommt zwar weltweit vor, ist aber dennoch vor allem in den Ländern des Südens und bei Promiskuität als Erreger für das Ulcus molle (weicher Schanker) verantwortlich.

Klinik

Voraussetzung für die Entstehung des Ulcus molle sind kleinste Schleimhautverletzungen im Genitalbereich, durch die das Bakterium in das Gewebe eindringen kann. Nach einer Inkubationszeit von 1–5 Tagen entstehen dann eitrige, schmerzhafte, weiche Geschwüre an der Eintrittspforte mit Beteiligung der regionalen Lymphknoten, die ebenfalls weich und schmerzhaft sind (Abb. 11.14).

 Praxistipp

Differenzialdiagnostische Abgrenzung zur Lues: schmerzlose, harte Geschwüre.

Diagnostik und Therapie

Der Erregernachweis erfolgt durch mikroskopischen Keimnachweis und kulturelle Anzucht. Hierfür sind Spezialmedien notwendig, obwohl *H. ducreyi* als einzigen Wachstumsfaktor nur Hämin (= Faktor X) benötigt.

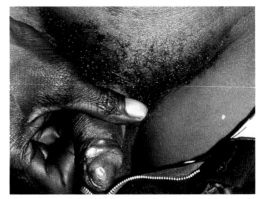

Abb. 11.14   Ulcus molle. (mit freundlicher Genehmigung von Prof. Dr. A. Stich, Würzburg)

Oft wird allein aufgrund der klinischen Symptomatik die Diagnose gestellt. Gerade in diesen Fällen sollte differenzialdiagnostisch aufgrund der schlechteren Prognose stets die Syphilis z. B. durch serologische Verfahren ausgeschlossen werden.

Das Ulcus molle wird entweder mit Makroliden (Erythromycin für 7 Tage), Ceftriaxon oder Fluorchinolonen (Ciprofloxacin für 1–3 Tage) behandelt.

11.4.5 Trichomoniasis [A59]

Trichomonaden (S. 154) sind Parasiten und zählen zu den Flagellaten. Im menschlichen Körper kommen apathogene Trichomonaden als Bestandteil der normalen Flora von Mundhöhle (*Trichomonas tenax*) und der Darmschleimhaut (*T. hominis*) vor. Eine Bedeutung als Krankheitserreger hat nur *T. vaginalis.* Er hat eine Größe von 10–20 μm × 2–14 μm und besitzt an seinem anterioren Pol vier freie Geißeln und eine Schleppgeißel, die die äußere Begrenzung der undulierenden Membran bildet. Außerdem sind Trichomonaden durch einen im anterioren Randbereich gelagerten Kern und einen am posterioren Pol aus dem Zellleib austretenden Achsenstab charakterisiert (Abb. 11.15).

Der Parasit besiedelt den Urogenitaltrakt des Menschen und wird durch Geschlechtsverkehr übertragen. Da in der Regel eine Transmission über die Umwelt kaum beobachtet wird (evtl. über feuchte Handtücher etc.), ist ein umweltstabiles Zystenstadium nicht notwendig. Trichomonaden kommen daher nur in Form von Trophozoiten vor. Für das therapeutische Vorgehen ist von Bedeutung, dass Trichomonaden Anaerobier sind, weil sie über keine mitochondriale Atmungskette verfügen.

Die Trichomoniasis ist eine weltweit häufige Geschlechtskrankheit. Die WHO geht von einer Inzidenz von über 150 Millionen Fällen pro Jahr aus. In unseren Breiten soll mindestens jede 20. Frau eine urogenitale Besiedlung bzw. Infektion aufweisen.

Klinik ❘ Der Parasit wird durch Geschlechtsverkehr übertragen und führt nach einer Inkubationszeit von

2–24 Tagen zur Urethritis bzw. Kolpitis. Bei der Frau sind im Gegensatz zur Gonorrhö klinische Symptome häufiger (> 50 %) als beim Mann (< 50 %). Sie äußern sich als Vaginitis mit faulig riechendem (Anaerobier!), schaumigem, gelblich-grünlichem Fluor und starkem Juckreiz (Abb. 11.16). Prämenstruell sind die Beschwerden besonders stark. Beim Mann tritt vor allem eine Urethritis auf. Eine Aszension in die weiblichen oder männlichen Adnexe und in die distalen Harnwege ist möglich.

Diagnostik I Da der Erreger leicht abstirbt, wird die Diagnose in der Regel bereits bei der gynäkologischen Untersuchung mikroskopisch gestellt. Dazu wird Vaginalsekret, PAP-Smears oder Urin (bei urologischer Untersuchung des Mannes auch Prostatasekret oder Sperma) untersucht. Im Nativpräparat vom frischen Material ist bei guter Abblendung mit 10er-Objektiv im Hellfeld, besser im Dunkelfeld- oder Phasenkontrastmikroskop, die typische „Zappelbewegung" zu sehen. Die Darstellung in gefärbten Präparaten, z. B. Giemsa-Färbung, ist weniger empfehlenswert: Hierbei fällt vor allem der peripher gelagerte, prominent erscheinende Nukleus auf. Alternativ sind auch die PCR oder ein Antigennachweis möglich. Eine Anzucht in Spezialmedien wird in einigen Laboren durchgeführt.

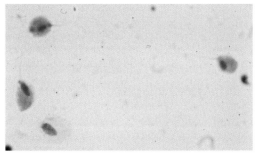

Abb. 11.15 *Trichomonas vaginalis.*

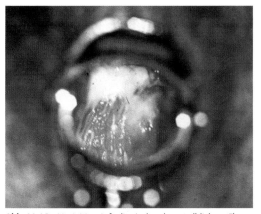

Abb. 11.16 Vaginitis mit faulig riechendem, gelblichem Fluor durch *Trichomonas vaginalis.*

Praxistipp

Eine serologische Diagnostik ist zwar prinzipiell möglich, wird aber aufgrund relativ geringer Sensitivität eher nicht empfohlen.

Therapie I Die Behandlung wird oral mit Azolderivaten, wie Metronidazol, Tinidazol oder Ornidazol durchgeführt. Eine Partnermitbehandlung ist notwendig, auch wenn keine klinischen Erscheinungen vorliegen. Auf die Möglichkeit der Prävention durch Kondombenutzung sei hingewiesen.

11.4.6 Infektionen des Anogenitalbereichs durch Herpesviren [A60]

Siehe Kapitel Herpesviridae (S. 129) und Kapitel Infektionen durch Herpes-simplex-Viren (S. 285).

11.4.7 Condylomata acuminata [A63]

Condylomata acuminata (S. 292) werden auch als Feig- oder Genitalwarzen bezeichnet. Es handelt sich dabei um kleine, teilweise konfluierende Warzen, die in der Genital- und Analregion lokalisiert sind und die von Papillomaviren der Genotypen 6 und 11 verursacht werden (Abb. 11.17). Infektionen mit Papillomviren können jahrzehntelang persistieren. Unter Immunsuppression, z. B. bei Transplantatpatienten oder bei HIV-Infektion, kommt es zu Reaktivie-

11

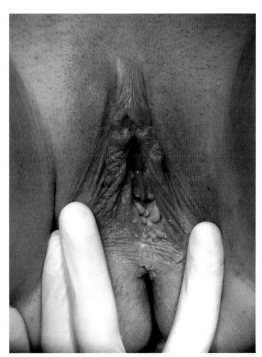

Abb. 11.17 Condylomata acuminata (Feig- oder Feuchtwarzen) der Vulva nach Infektion mit HPV-Genotypen 6 oder 11. (mit freundlicher Genehmigung von Prof. Dr. A. Günthert, Luzern)

rungen und es werden gehäuft multifokale und rezidivierende Papillome und Tumoren beobachtet.

Die mikrobiologisch-virologische Untersuchung mithilfe der PCR oder durch Hybridisierungsverfahren wird meistens aus therapeutisch resezierten Kondylomen vorgenommen. Therapeutisch kommt neben dem operativen Vorgehen bei kleineren Lokalbefunden auch die Kryotechnik infrage.

11.4.8 HIV-Infektion

Siehe Kapitel HIV-Krankheit und AIDS (S. 391).

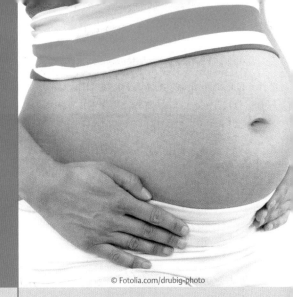

© Fotolia.com/drubig-photo

Kapitel 12

Schwangerschaftsrelevante Infektionen

12.1 Klinischer Fall

Kaiserschnitt nach Virusinfekt

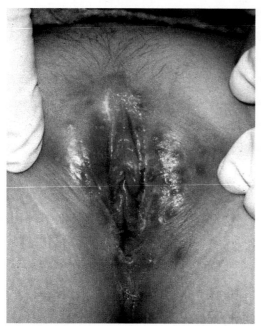

Abb. 12.1   Herpes genitalis. (mit freundlicher Genehmigung von Prof. Dr. A. Günthert, Luzern)

Schüttelfrost in der Schwangerschaft

Bettina F. ist zum ersten Mal schwanger. Ganz ehrlich: So anstrengend hatte sie sich die Schwangerschaft nicht vorgestellt. Jetzt, im achten Monat, kann sie nicht einmal mehr länger aus dem Haus gehen. Etwa alle halbe Stunde muss die 28-Jährige wegen Harndrangs auf die Toilette. Ihr Rücken schmerzt unerträglich und ihre Beine sind angeschwollen. „Zum Glück kannst du deine Launen an mir auslassen", scherzt ihr Mann Roberto, um die Situation zu entspannen.

Doch irgendetwas kommt dem angehenden Vater seit gestern anders vor. Bettina ist gereizter als sonst, klagt über abwechselnde Kälte- und Wärmewallungen und hat einen roten Kopf. „Miss doch mal deine Temperatur nach", bittet Roberto seine Frau und reicht ihr das Thermometer. „38,6 °C, ich habe Fieber!", sagt die 28-Jährige. Die künftige Mutter macht sich Sorgen um ihr Baby. In der Nacht spitzt sich die Situation zu: Bettina F. bekommt Schüttelfrost und zittert. Am nächsten Morgen wacht sie mit fortbestehendem Fieber und Muskelschmerzen auf. Als Roberto von der Arbeit zurückkommt, beschließt das Paar, ins Krankenhaus zu fahren.

Die Angst um das Baby

„Meine Mutter hat damals wegen einer Entzündung ihr erstes Baby verloren", hört Dr. Baumann die Patientin schluchzen. In der Notaufnahme der Klinik ist zu dieser Zeit nicht viel los. Der Mediziner kann sich auf den Fall der angehenden Mutter voll und ganz konzentrieren. Die Krankenschwester hat bei der Patientin gerade eine Temperatur von 38,7 °C, eine Herzfrequenz von 84 pro Minute und einen Blutdruck von 130/80 mmHg gemessen. Sowohl die Rachenschleimhaut als auch die Atemgeräusche der Frau sind unauffällig. Dr. Baumann verwirft seinen anfänglichen Verdacht auf eine Entzündung der Atemwege. Da er weiß, dass Infektionen in der Schwangerschaft gefährlich werden können, bittet er einen Kollegen aus der Gynäkologie um ein Konsil.

Vesikuläre Läsionen auf den Labien

„Sie haben Bläschen an den Schamlippen. Wir müssen ein paar spezielle Untersuchungen machen, damit wir wissen, welche Erreger dahinter stecken", erklärt der Gynäkologe Bettina F. nach der Untersuchung. Als er die ulzerierenden Vesikulae an den Labien sieht, denkt er als erstes an eine systemische Infektion mit dem Herpes Simplex Virus Typ 2 (HSV 2). Zur Bestätigung der Diagnose veranlasst der Frauenarzt eine Serumuntersuchung auf HSV-2-spezifische Antikörper und eine HSV-2-PCR aus dem Abstrich der infizierten Genitalregion. „Differenzialdiagnostisch wäre es noch wichtig, in den Abstrichen nach Gonokokken und Chlamydien zu suchen", sagt er zu Dr. Baumann, als er den Konsiliarbefund in den Computer eintippt.

Aciclovir intravenös

„Es ist bestimmt nichts Schlimmes", tröstet Roberto seine Frau, die mittlerweile seit drei Tagen auf der gynäkologischen Station beobachtet wird. Als Dr. Baumann ins Krankenzimmer eintritt, um der Patientin das Ergebnis der Untersuchungen mitzuteilen, schaut ihn das Paar erwartungsvoll an. Der junge Arzt weiß inzwischen, dass Bettina F. einen Herpes genitalis hat. Sowohl die HSV-2-PCR als auch die HSV-2-Antikörper im Serum waren positiv. Auf eine Gonokokken- oder Chlamydieninfektion gibt es keine Hinweise. Dr. Baumann veranlasst die systemische i. v.-Therapie mit dem Virostatikum Aciclovir und empfiehlt der Patientin die Kaiserschnitt-Entbindung: „So kommt Ihr Baby mit den Viren erst gar nicht in Kontakt", erklärt er ihr.

Sectio caesarea

Die frisch gebackenen Eltern können sich freuen: Am vierten Juli 2013 kommt ihre gesunde Tochter Klara zur Welt, per Kaiserschnitt.

12.2 Allgemeines

Key Point

Eine Infektion in der Schwangerschaft kann auf den Embryo bzw. Fetus übergehen und zu Missbildungen und/oder konnatalen Infektionen führen. Außerdem können als Folge Entwicklungsstörungen sowie – oft erst nach Jahren – späte Krankheitsmanifestationen auftreten. Schwangerschaftsrelevante Infektionen werden in pränatale (diaplazentare Übertragung), perinatale (Übertragung unter der Geburt) und postnatale (Übertragung nach der Geburt) Infektionen eingeteilt.

Hinsichtlich ihrer Fähigkeiten Missbildungen, Embryopathien bzw. Entwicklungsstörungen durch Infektionen in utero (pränatale Infektion) auszulösen sind als wichtigste Erreger zu nennen: *Treponema pallidum, Listeria monozytogenes, Toxoplasma gondii,* Röteln-, Zytomegalie-, Varizella-Zoster-Virus, HIV und das lymphozytäre Choriomeningitis-Virus. Ferner ist das humane Parvovirus B 19 zu erwähnen, → Ringelröteln (S. 293), das zum intrauterinen Fruchttod führen kann und im Ultraschall mitunter frühzeitig durch einen Hydrops fetalis zu diagnostizieren ist. Die Diagnose muss dann zügig gestellt und der Fetus durch eine intrauterine Blutaustauschtransfusion behandelt werden.

Kurz vor der Geburt erworbene Infektionen der Schwangeren können noch vor der Geburt auf das Kind übertragen werden und zu sepsisartigen Krankheitsbildern des Neugeborenen führen: Herpes-simplex-Virus Typ 2, Varizella-Zoster-Virus und Enteroviren (ECHO und Coxsackie).

Bei perinatalen Infektionen findet die Ansteckung des Kindes unter der Geburt bzw. kurz vorher oder danach statt. Häufige Erreger: *Listeria monozytogenes, Streptococcus agalactiae, Escherichia coli, Neisseria gonorrhoeae, Chlamydia trachomatis,* sowie die viralen Erreger CMV, HBV, HCV, HSV 2, HPV und Enteroviren. Letztere verursachen eine Enterovirus-Meningitis, die oft letal verläuft oder mit mentalen Defekten abheilt.

Neben den allgemein üblichen Entzündungsparametern wird in der Neonatologie gerne Interleukin (IL)-6 als Marker für einen entzündlichen Prozess bestimmt, da es eine Akutphase-Reaktion induziert. Hohe IL-6-Werte beweisen zwar keine neonatale Sepsis, werden aber als entsprechender Hinweis gewertet.

Für die antibakterielle Therapie während der Schwangerschaft und in der Neonatalperiode ist von Bedeutung, dass ß-Laktamantibiotika (Penicilline, Cephalosporine, Carbapeneme) und Makrolidantibiotika in der Regel gegeben werden können. Insbesondere während der Schwangerschaft dürfen folgende Antibiotika wegen möglicher teratogener Schäden jedoch nur eingesetzt werden, wenn keine Alternativen zur Verfügung stehen:

– Aminoglykoside
– Fluorchinolone
– Nitrofurantoin
– Cotrimoxazol
– Tetracycline.

Praxistipp

Das Infektionsrisiko für das Kind kann bei einzelnen Erregern verringert werden. So wird durch entsprechende Therapie einer HIV-positiven Schwangeren das HIV-Übertragungsrisiko für das Kind von bis zu 40 % auf 1–2 % gesenkt. Die HBV-Infektion des Neugeborenen lässt sich signifikant vermeiden, wenn das Neugeborene einer chronisch infizierten Schwangeren sofort nach der Geburt aktiv und passiv gegen Hepatitis B geimpft wird.

Die Mutterschaftsrichtlinien sehen bei der Erstuntersuchung folgende mikrobiologische Untersuchungen vor:

– Untersuchung auf genitale *C.-trachomatis*-Infektion durch PCR-Diagnostik aus Urin
– Test auf Rötelnantikörper (bei Schwangeren ohne nachgewiesene Rötelnimmunität)
– Lues-Suchtest (TPHA, TPPA oder ELISA)
– HIV-Antikörper (nur mit Einverständnis der Schwangeren)
– Nach der 32. SSW (möglichst nahe am Geburtstermin) wird außerdem das HBs-Antigen bestimmt.

Eine serologische Untersuchung auf Toxoplasmose und andere Infektionen ist gemäß Mutterschaftsrichtlinien aus dem Jahr 2012 nur bei begründetem Verdacht angezeigt. Eine bakteriologische Untersuchung des Mittelstrahlurins sollte bei auffälliger Anamnese durchgeführt werden.

12.3 Infektionen, die für die Perinatalperiode spezifisch sind [P35–P39]

Key Point

Für die wichtigsten schwangerschaftsrelevanten Infektionen, die zur Embryopathie führen können, wird das Abkürzel TORCH (Toxoplasmose, Röteln, Zytomegalie und Herpes-simplex-Virus) verwendet. Daneben gibt es natürlich noch eine ganze Reihe weiterer, relevanter Infektionskrankheiten, die ebenfalls in diesem Kapitel besprochen werden.

Tab. 12.1

Schwangerschaftsrelevante Infektionen [O98].

	relevanter Infektionszeitpunkt	Symptome beim Kind	Diagnostik Mutter/Kind	Therapie
Röteln*	gesamte SS, hohes Risiko in 1. bis 17. SSW	Organmissbildungen Herz-Auge-Ohr-ZNS (= Gregg-Syndrom) (chron. Infektionen)	IgM-Nachweis, PCR (z. B. Urin, kein Blut)	keine (in den ersten 12 SSW evtl. Abbruch)
HIV(*)	25–40 % präpartal 60–75 % peripartal	anfangs meist inapparent	PCR (aus Blut), AG/AK-Nachweis	Mutter: z. B. Combivir (= Zidovudin plus Lamivudin) plus Lopinavir Kind: Prophylaxe mit Nevirapin oder Zidovudin
Ringelröteln (Parvovirus B19)	gesamte SS	intrauteriner Hydrops fetalis, Abort oder gesundes Neugeborenes	AK-Nachweis, (PCR: Blut)	keine ggf. intrauteriner Blutaustausch
Varizellen	1. und 2. Trimenon und peripartaler Zeitraum	Gliedmaßendeformitäten, Hautskarifikation, neonatale Varizellen	PCR (aus Bläschen) beim Kind: AK-Persistenz	Aciclovir, Hyperimmunglobulin
Zytomegalie	gesamte SS und postpartal (Muttermilch)	meist inapparent, aber schwere Erkrankung möglich: z. B. Hepatitis, ZNS-Schäden	IgM-Nachweis PCR (Fruchtwasser)	in Schwangerschaft: Hyperimmunglobuline Neugeborenes: Ganciclovir, Valganciclovir
Lues*	diaplazentare Übertragung; Risiko hoch bei Lues 2 und ab 18. SSW	Exantheme, Hautsyphilide, blutige Rhinitis; ab 2. Lebensjahr: Hutchinson-Trias	beim Kind IgM-Nachweis bis Ende 3. Lebensmonat	Penicillin G
Listeriose	gesamte SS; auch peripartal	Granulomatosis infantiseptica, Sepsis, Meningitis, Hepatitis	Kultur	Amoxicillin/Ampicillin
Toxoplasmose	gesamte SS; zunehmende Übertragung ab 2. Trimenon	Retinochorioiditis, intrazerebrale Verkalkung, Hydrozephalus junge Erwachsene: Retinochorioiditis	IgM-/IgA-Nachweis, PCR (Fruchtwasser); IgG-Avidität bei der Mutter	bis Ende 15. SSW: Spiramycin, ab 16. SSW: Sulfadiazin plus Pyrimethamin plus Folinsäure
Herpes Simplex	perinatal (85 %), postnatal (10 %); selten pränatal (5 %)	Herpes, Enzephalitis	PCR (Bläschen)	Aciclovir
Hepatitis B*	perinatal	chron. Infektion, evtl. Spätmanifestation	HBsAg/PCR (Blut)	Mutter: evtl. Lamivudin oder Tenofovir Kind: sofortige aktive plus passive Impfung
Gonorrhö	peripartal	Ophthalmia neonatorum	Kultur	Mutter: Penicilline/Cephalosporine
B-Streptokokken	peripartal; meist nur Risikogeburten (Frühgeburt)	Early onset: Sepsis Late onset: Meningitis	Kultur; Schwangerenscreening	Penicillin oder Ampicillin
Chlamydien*	peripartal	Inklusionskonjunktivitis, Late onset-Pneumonie	Antigennachweis, PCR	SS: Makrolide

*Abkürzungen: * = in Mutterschaftsvorsorge enthalten, SS = Schwangerschaft, SSW = Schwangerschaftswoche, AG = Antigen, AK = Antikörper*

12

Tab. 12.1 führt die wichtigsten schwangerschaftsrelevanten Infektionen auf.

Es wird zwischen Embryopathie und Fetopathie unterschieden:

- **Embryopathie:** pränatale Infektion mit intrauterinen Störungen des Embryos während der Organentwicklung (erstes Trimenon)
- **Fetopathie:** pränatale Infektion mit intrauterinen Störungen des Fetus nach abgeschlossener Organentwicklung (nach dem 3. Schwangerschaftsmonat).

12.3.1 Rötelnembryopathie

Röteln (S. 291) wurden für viele Jahre als harmlose Kinderkrankheit eingestuft, bis der australische Augenarzt Gregg 1941 einen Zusammenhang zwischen Missbildungen beim Neugeborenen und Rötelninfektionen in der Frühschwangerschaft bemerkte. Hierzulande sind immer noch etwa 10 % der Frauen im gebärfähigen Alter seronegativ und haben daher in der Schwangerschaft das Risiko einer Erstinfektion.

Eine Infektion der Mutter während des ersten Schwangerschaftstrimenons führt fast immer zur diaplazentaren Infektion des Kindes, was im 1. und 2. Schwangerschaftsmonat häufig mit dem Spontanabort endet. Ansonsten weisen 30–50 % der diaplazentar infizierten Kinder später Schädigungen auf (Rötelnembryopathie).

> **MERKE**
>
> Auch inapparente Infektionen der Schwangeren führen in etwa der Hälfte der Fälle zu einer Embryopathie.

Findet die Primärinfektion der Schwangeren in der 12.–16. SSW statt, sind 10 % der Kinder geschädigt. Typisch sind Organmissbildungen beim Kind, da sich die virusinfizierten Zellen in dieser Phase (Organogenese) nicht richtig entwickeln können. Eine Zellzerstörung findet durch das Virus nicht statt.

Die Gesamtletalität der Rötelnembryopathie liegt bei bis zu 20 %. Die Zahl der gemeldeten konnatalen Rötelninfektionen ist sehr niedrig, weil sie nur die geborenen Kinder, nicht aber Spontanaborte oder Interruptio-Fälle beinhaltet (in 2012 wurde hierzulande nur ein Fall gemeldet).

Klinik ▌ Die Rötelnembryopathie führt zu klassischen Symptomen, die zusammenfassend als Gregg-Syndrom bezeichnet werden und vor dem 5. Lebensmonat in Erscheinung treten:

- **Augenschäden:** Retinopathien, Katarakte, Mikrophthalmus
- **Herzmissbildungen:** Pulmonalstenose, Pulmonalklappenstenose, offener Ductus Botalli, Ventrikelseptumdefekt u. a.
- **Hörschäden:** Innenohrschwerhörigkeit oder -taubheit, besonders oft bei Infektionen ab der 12. SSW

Zusätzlich können die Kinder durch allgemeine Retardierungszeichen, wie z. B. ein geringes Geburtsgewicht mit einer Hepatosplenomegalie, thrombozytopenische Purpura und Knochenveränderungen auffallen.

Praxistipp

Infizierte Kleinkinder, die mit Embryopathiesyndrom geboren sind, scheiden das Virus aus und sind deswegen für Mitmenschen infektiös.

Beim Late-Onset-Rubella-Syndrom, das sich zwischen dem 4. und 6. Lebensmonat manifestiert, kann es zum Wachstumsstillstand mit Exanthem und Pneumonie kommen. Spätmanifestationen der diaplazentaren Übertragung sind Hörschäden, eine progressive Röteln-Panenzephalitis, sowie ein Diabetes mellitus.

Diagnostik, Prävention und Therapie ▌ Um ein potenzielles Infektionsrisiko während der Schwangerschaft abzuklären, wird gemäß Mutterschafts-Richtlinien der Rötelnimmunstatus durch die Untersuchung auf rötelnspezifische Antikörper am besten vor (!) einer geplanten Schwangerschaft überprüft (mit ELISA oder Hämagglutinationshemmtest = HHT).

Nichtimmune Frauen sollen vor der Schwangerschaft aktiv geimpft und nach 4–6 Wochen der Impferfolg kontrolliert werden. Frauen, bei denen vor Eintritt der Schwangerschaft keine Immunstatusbestimmung durchgeführt wurde, werden mithilfe der Bestimmung von IgM-Antikörpern auf eine kürzliche Rötelninfektion hin untersucht.

Die konnatale Infektion kann aus fetalem Blut, Fruchtwasser oder einer Amnionzottenbiopsie durch Virusnachweis mithilfe der RT-PCR diagnostiziert werden. Ergänzend wird vielfach der serologische Nachweis spezifischer IgM-Antikörper versucht, weil diese im Gegensatz zu IgG-Antikörpern nicht diaplazentar übertragen werden und deshalb in der Regel als Hinweis für die kindliche Immunantwort gegen die Infektion gewertet werden können. Bei postnatalen Röteln sind die Viren etwa 3 Tage aus Blut und eine Woche aus Rachenspülwasser nachweisbar.

> **MERKE**
>
> Wie kann man sein ungeborenes Kind vor konnatalen Röteln schützen?
> - Erhebung des **Antikörperstatus** vor einer Schwangerschaft
> - ggf. **aktive Impfung** vor der Schwangerschaft.

Bei Feststellung einer Rötelnembryopathie bis zum 3. bzw. 4. Schwangerschaftsmonat muss ggf. mit den Eltern die Option eines Schwangerschaftsabbruchs diskutiert werden.

Eine kausale Therapie ist bisher nicht möglich, die klinischen Manifestationen können aber durch herzchirurgische Maßnahmen, Hörgeräte u. a. behandelt werden.

Zur Prävention wird in der Regel eine Kombinationsimpfung zusammen mit Masern- und Mumps-Impfstoffen (MMR-Impfung) eingesetzt. Sie gehört in Deutschland zu den Regelimpfungen und sollte im Alter zwischen 11–14 Monaten und nochmals bis zum Ende des 2. Lebensjahres vorgenommen werden und verleiht auch einen weitestgehenden Schutz im Falle einer späteren Schwangerschaft.

> **MERKE**
>
> Bei **Exposition während der Schwangerschaft** ist die Impfung mit der attenuierten Lebendvakzine kontraindiziert; das Risiko einer durch das Impfvirus verursachten Embryopathie liegt bei 1,2 %. Stattdessen sollte bei Exposition innerhalb von **7 Tagen** eine **passive Immunisierung** mit Röteln-Immunglobulin durchgeführt werden.

12

Der Krankheitsverdacht, die Erkrankung und der Tod an Rötelnembryopathie sind nach IfSG meldepflichtig.

12.3.2 Angeborene Zytomegalie

Eine Infektion mit dem humanen Zytomegalievirus – HCMV (S. 130) – im 1. und 2. Schwangerschaftstrimenon kann zur pränatalen Infektion des Kindes und im schlimmsten Fall zum intrauterinen Fruchttod führen.

Das Risiko einer konnatalen Infektion beträgt bei der Primärinfektion der Schwangeren aufgrund der hohen Virämie ca. 40–50 %, bei der rekurrierenden Infektion aber nur 0,5–1,5 %. Inzidenz: 5–10 Infektionen auf 1000 Lebendgeburten, 10 % der infizierten Kinder weisen kongenitale Schäden auf.

Verdächtig auf eine CMV-Infektion ist ein mononukleoseähnliches Bild der Mutter während der Schwangerschaft, vgl. Kapitel Zytomegalie (S. 399).

Klinik ❘ Die pränatal erworbene Zytomegalie manifestiert sich Wochen bis Monate nach der Geburt mit

- zerebralen Schäden: Mikrozephalie, Hörschäden, Chorioretinitis oder Optikusatrophie sowie Krampfanfälle, Spastik oder motorische Störungen
- Hepatosplenomegalie (Abb. 12.2) mit Ikterus und hämorrhagischer Diathese (Petechien)
- u. U. interstitielle Pneumonie.

Ungefähr 30 % der infizierten Kinder überlebt die Infektion nicht!

Die perinatale und postnatale Infektion (durch Muttermilch!) des Neugeborenen verläuft meistens inapparent; evtl. kann sich ein mononukleoseähnliches Krankheitsbild beim Kind entwickeln.

Diagnostik und Therapie ❘ Die Zytomegalie kann serologisch durch den Nachweis von IgM-Antikörpern nachgewiesen werden. Darüber hinaus ist der Immunfluoreszenznachweis des pp65-Antigens in Leukozyten möglich sowie die PCR oder die Virusisolierung aus Fruchtwasser.

Aufgrund einer möglichen Teratogenität und der hohen Nebenwirkungsrate verbietet sich in der Regel der Einsatz CMV-wirksamer Medikamente in der Schwangerschaft. Derzeit ist daher nur eine frühzeitig begonnene „off-label" Therapie mit Hyperimmunglobulinen die einzige Möglichkeit einer Primärinfektion mit CMV während der Schwangerschaft zu begegnen und den Fetus zu schützen.

Die Zytomegalie eines infizierten Neugeborenen mit klinischer Symptomatik wird dann in erster Linie mit den Polymeraseinhibitoren Ganciclovir oder Valganciclovir behandelt. Als 2. Wahl kommen ggf. Cidofovir oder Foscarnet in Betracht.

12.3.3 Angeborene Infektion durch Herpesviren

Infektionen durch humane Herpesviren 1 und 2 (HSV)

Pränatale (diaplazentare) Infektionen mit humanen Herpesviren 1 oder 2 – HHV 1/2 = Herpes-simplex-Virus 1/2 = HSV 1/2 (S. 129) – sind selten. Sie können zum Beispiel entstehen, wenn Primärinfektionen der Mutter während der Schwangerschaft eine aszendierende Infektion verursachen und den Fetus erreichen, vgl. auch Kapitel Infektionen durch Herpessimplex-Viren (S. 285).

Problematisch ist die perinatale Herpes-Infektion. Vor allem bei einer primären Genitalinfektion einer Schwangeren mit HSV 2 kann es unter der Geburt zur Infektion des Kindes mit der Entwicklung eines Herpes neonatorum kommen (Abb. 12.3). Da bei Primärinfektion noch keine maternalen Antikörper vorliegen, kann sich das Virus besonders gut im unreifen Neugeborenen ausbreiten und eine generalisierte Herpesinfektion hervorrufen.

Hat die Schwangere zum Zeitpunkt der Geburt ein Rezidiv, kann sich das Kind zwar auch im Geburtskanal infizieren, die diaplazentar übertragenen maternalen Antikörper verhindern aber eine anschließende Virämie. Da das Virus sich jedoch intraaxonal ausbreitet und damit vor dem Angriff der extrazellulären Antikörper geschützt ist, ist dennoch eine Enzephalitis des Neugeborenen möglich (Letalität > 60 %).

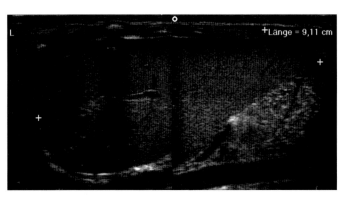

Abb. 12.2 Ultraschallbefund: Splenomegalie bei konnataler CMV-Infektion. (mit freundlicher Genehmigung von Dr. C. Krüger, Ahlen)

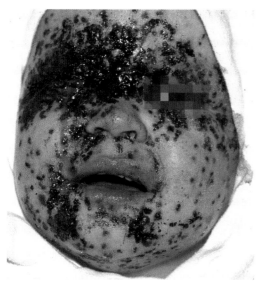

Abb. 12.3 Eczema herpeticum eines Neugeborenen mit zahlreichen Herpesbläschen. (mit freundlicher Genehmigung von Prof. Dr. Dr. J. Petersen, Göttingen)

Praxistipp

Um die Infektion zu verhindern, muss der aktive Herpes genitalis vor dem errechneten Geburtstermin erkannt und durch den Virusnachweis gesichert werden.

Das Kind muss bei aktivem Herpes genitalis der Schwangeren durch Sectio geholt oder bei der Schwangeren vor der Geburt eine Aciclovir-Behandlung durchgeführt werden.

Gefürchtet ist auch die postnatale Infektion eines seronegativen Neugeborenen (von einer nicht infizierten Mutter) durch Kontakt mit Angehörigen (Vater!) oder Pflegepersonal, wenn diese gerade eine aktive HSV-1-Infektion aufweisen.

Infektionen durch das humane Herpesvirus 3 (HHV 3 = Varizella-Zoster-Virus)

Nur 3–4% aller Frauen weisen vor Beginn ihrer Schwangerschaft keine HHV-3-spezifischen Antikörper auf und sind daher prinzipiell gefährdet, sich erstmals während der Schwangerschaft zu infizieren. Während der Schwangerschaft besteht nur dann eine Infektionsgefahr für das Kind, wenn die Mutter die Windpocken als Primärinfektion durchmacht, weil es nur dann zur Virämie kommen kann. Eine endogene Reaktivierung (Herpes zoster) verläuft hingegen ohne Virämie und ist daher ohne Relevanz für das Kind.

> **MERKE**
>
> – **Primärinfektion** der Mutter mit VZV (S. 130): Virämie → für das Kind **gefährlich**
> – endogene **Reaktivierung** (Herpes zoster): keine Virämie → für das Kind **ungefährlich**.

Die Infektion der Mutter im 1. und 2. Trimenon kann zur Embryopathie unter dem klinischen Bild des kongenitalen Varizellensyndroms mit Beteiligung von Haut, Auge, ZNS und Skelett (Hypoplasie der Extremitäten) führen. Die Virämie der Mutter (und damit die diaplazentare Übertragung des Virus auf das Kind) tritt hierbei bereits einige Tage vor dem Erscheinen des Varizellenexanthems ein. Daher kann in diesem Fall weder eine Immunglobulingabe noch eine Therapie mit Aciclovir die Infektion des Föten verhindern. Andererseits ist Aciclovir aber dringend indiziert, wenn die Schwangere selbst schwere klinische Symptome entwickelt.

Eine große Gefahr besteht für das Kind auch, wenn die Mutter sich perinatal infiziert. Dann entwickelt das Neugeborene zwischen dem 1. und 10. Lebenstag schwere neonatale Varizellen (Windpocken mit einer Letalität bis zu 30%). In einigen Fällen kommt zusätzlich eine Varizellenpneumonie vor.

Eine postexpositionelle Prophylaxe mit Varizella-Zoster-Immunglobulin (VZIG) ist indiziert für Neugeborene, deren Mutter 7 Tage vor bis 2 Tage nach der Geburt an Windpocken erkrankte und für ungeimpfte, seronegative Schwangere nach Varizellenkontakt innerhalb von 48 (–96) Stunden.

12.3.4 Angeborene Virushepatitis

Eine akute oder chronische Hepatitis-B-Virusinfektion (S. 221) der Mutter kann perinatal zur Infektion des Kindes führen. Sie geht beim Kind in 80–90% der Fälle in eine chronische Hepatitis über mit einem hohen Risiko der späteren Entwicklung einer Zirrhose und eines hepatozellulären Karzinoms. Aus diesem Grund gehört in Deutschland das Screening auf eine HBV-Infektion zu den allgemein empfohlenen Vorsorgeuntersuchungen in der Schwangerschaft.

Praxistipp

Gemäß den Mutterschafts-Richtlinien ist bei allen Schwangeren nach der 32. Schwangerschaftswoche – möglichst nahe am Geburtstermin – das Serum auf die Anwesenheit von HBs-Antigen zu überprüfen.

Als Konsequenz dieser Untersuchung sollten alle Neugeborenen von HBs-Antigen-positiven Müttern innerhalb von 12 Stunden nach der Geburt eine kombinierte aktive und passive Impfung gegen Hepatitis B erhalten. Die begonnene Grundimmunisie-

12

rung wird dann einen Monat später durch eine 2. aktive Impfung und frühestens 5 Monate nach der 2. Impfung durch eine 3. aktive Impfung vervollständigt. Wird die HBs-Antigenämie der Mutter erst nachträglich festgestellt, sollte beim Neugeborenen eine passive Immunprophylaxe innerhalb der ersten Lebenswoche erfolgen.

Bei weniger als 5 % aller HCV-infizierten Schwangeren ist mit einer perinatalen Virusübertragung zu rechnen.

12.3.5 Angeborene HIV-Infektion

Das Risiko einer prä- oder perinatalen Infektion eines Kindes mit dem HI-Virus (S. 134) durch eine HIV-positive Mutter liegt bei 15–40 %. Darüber hinaus ist eine Infektion mit der Muttermilch möglich. Die klinischen Symptome entsprechen denen einer HIV-Infektion des Erwachsenen (S. 391). Nach den derzeit gültigen Leitlinien erfolgt hierzulande bei asymptomatischen Schwangeren und einer CD4-T-Zellzahl > 350/µl eine Prophylaxe je nach Viruslast ab der 24. oder 28. SSW. Schwangere Frauen mit einer CD4-Zellzahl < 350/µl oder mit Symptomatik stehen meistens bereits unter Therapie. Nach neuesten WHO-Empfehlungen (Juni 2013) soll bei HIV-positiven schwangeren Frauen die antiretrovirale Therapie so früh wie möglich, d. h. unabhängig von der CD4⁺-T-Zellzahl, begonnen werden. Es konnte auch gezeigt werden, dass das Infektionsrisiko für das Kind durch eine bereits bestehende antiretrovirale Therapie der Mutter während der Schwangerschaft (z. B. Combivir [= Zidovudin plus Lamivudin] plus Lopinavir) und eine Geburt durch Kaiserschnitt in der 36.–37. SSW auf 1–2 % gesenkt werden kann. Postnatal wird für das Kind für 4–6 Wochen eine Prophylaxe mit Nevirapin oder Zidovudin empfohlen. Kinder mit nachgewiesener HIV-Infektion werden gemäß der WHO-Empfehlung unabhängig vom Krankheitsstadium und der CD4⁺-T-Zellzahl mit Abacavir oder Combivir plus Lopinavir therapiert.

12.3.6 Bakterielle Sepsis beim Neugeborenen

Ein Dilemma vieler schwangerschaftsrelevanter Infektionen ist, dass die Mutter selbst oft keine Symptome ihrer urovaginalen Besiedlung/Infektion mit potenziell für das Kind gefährlichen Erregern zeigt.

Infektionen durch Streptokokken
Streptococcus agalactiae
Streptococcus agalactiae (S. 49) gehört zu den β-hämolysierenden Streptokokken (Gruppe-B-Streptokokken = GBS). In Deutschland sind zurzeit mehr als 15 % aller schwangeren Frauen mit *S. agalactiae* besiedelt und somit asymptomatische Trägerinnen. Unter der Geburt kann es dadurch zur perinatalen Infektion des Kindes kommen.

In Abhängigkeit vom Infektionsweg unterscheidet man folgende B-Streptokokken-Infektionen des Neugeborenen:

Early onset: Die Infektion verläuft über den Geburtskanal (perinatale Infektion) und ist nicht selten: 3–6 Infektionen auf 1000 Lebendgeburten. Innerhalb der ersten 5–8 Lebenstage entwickelt das Neugeborene eine schwere Sepsis und Meningitis. Häufig besteht zudem eine Pneumonie. Die Letalität ohne Prophylaxe bzw. Therapie ist hoch (50 %) (Abb. 12.4).

Late onset: Das Neugeborene kann sich entweder über den Geburtskanal oder durch die Hände der Mutter oder im Rahmen einer Hospitalinfektion postnatal infizieren. Diese Form ist selten (< 2 Fälle auf 1000 Lebendgeburten). Ab der 2. Lebenswoche entwickelt sich eine Meningitis, die eine gute Prognose aufweist.

Streptococcus pyogenes
Streptococcus pyogenes gehört ebenfalls zu den β-hämolysierenden Streptokokken. Bakterien dieser Art werden auch als Gruppe-A-Streptokokken (GAS) bezeichnet. Sie können ebenfalls postpartal das Kind infizieren.

Exkurs

Kindbettfieber
Im Zusammenhang mit GAS sei auf die Puerperalsepsis bzw. das Puerperalfieber (Kindbettfieber [O85]) hingewiesen, das von Ignaz Semmelweis (1818–1865) in seiner Ätiologie richtig eingestuft wurde und ihn zum „Retter der Mütter" und Wegbereiter der Infektionsprophylaxe gemacht hat. Er konnte durch seine Beobachtungen nachweisen, dass das Kindbettfieber vom Leichnam der an dieser Krankheit verstorbenen Wöchnerin durch die Hände des Arztes, der erst in einem Nebenraum die Autopsie durchführte und dann eine neue Gebärende vaginal untersuchte, übertragen wurde. Als Konsequenz seiner Beobachtung veranlasste er, dass die Ärzte vor der Vaginaluntersuchung ihre Hände mit Chlorwasser waschen mussten – das Kindbettfieber konnte so fortan verhindert werden.

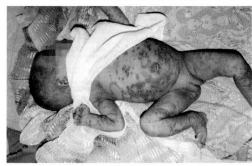

Abb. 12.4 Perinatale Streptokokkeninfektion eines Neugeborenen mit Sepsis und großflächigen Hauterosionen, aus denen GBS angezüchtet werden kann. (mit freundlicher Genehmigung von Prof. Dr. A. Günthert, Luzern)

Diagnostik und Therapie

Der Erregernachweis gelingt aus Vaginalabstrichen der Mutter, sowie aus Abstrichen, Blutkulturen, Liquor oder Urin vom Neugeborenen.

Infektionen sind in der Regel gut mit Penicillinen oder Cephalosporinen zu therapieren.

Eine evtl. Besiedlung der Mutter vor allem mit GBS sollte unbedingt in der 35.–37. SSW durch kombinierte Vaginal-Anorektalabstriche überprüft werden, auch wenn diese Untersuchung bisher nicht Bestandteil der Mutterschaftsrichtlinien ist. Bei Nachweis einer GBS-Besiedlung sollte subpartal zum Zeitpunkt der Entbindung Penicillin G oder Ampicillin gegeben werden (bei Allergie: Cefazolin oder Clindamycin). Eine Impfung gegen GBS ist nicht möglich.

Neugeborenenlisteriose

Eine Infektion mit *Listeria monocytogenes* (S. 59) während der Schwangerschaft kann zur prä- oder perinatalen Listeriose (S. 362) des Kindes führen. In Abhängigkeit vom Infektionszeitpunkt unterscheidet man zwei Formen:

Frühtyp (Early Onset): Die Infektion findet intrauterin diaplazentar oder aszendierend (pränatal) statt. Während die Schwangere nur erkältungsähnliche, unspezifische Symptome und Fieber bemerkt, kommt es je nach Alter der Frucht zum septischen Abort oder – bei Infektion in der 2. Schwangerschaftshälfte – zur septischen Frühgeburt (Granulomatosis infantiseptica). Das schwer kranke Frühgeborene zeigt alle Zeichen einer Sepsis: livides Hautkolorit, rote Mikrogranulome, Hepatosplenomegalie und Ateminsuffizienz (Listerienpneumonie). In Lunge, ZNS und Haut sind multiple Granulome z. B. durch Sonografie oder andere bildgebende Verfahren nachweisbar.

> **MERKE**
>
> Ohne Therapie beträgt die **Letalität** des Frühtyps fast **100 %**!

Spättyp (Late Onset): Bei oraler Infektion der Schwangeren (z. B. mit kontaminierter Rohmilch) werden Listerien mit dem Stuhl ausgeschieden. Aufgrund der anatomischen Nähe von Anal- und Urogenitalbereich kann der Erreger u. U. in die Geburtswege gelangen. Die Infektion findet dann perinatal unter der Geburt in den mit Listerien kontaminierten Geburtswegen statt. Klinisch manifestiert sich in der 2.–5. Lebenswoche eine Meningitis des Neugeborenen (Abb. 12.5). Diese wird im Vergleich zu anderen Neugeborenen-Meningitiden eher als gefährlich eingestuft, da die sonst übliche Therapie mit Cephalosporinen bei Listerien versagt (s. u.).

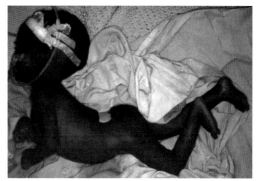

Abb. 12.5 Kind mit den typischen Zeichen einer Meningitis: nach dorsal überstreckter Kopf als Zeichen der Nackensteifigkeit. (mit freundlicher Genehmigung von Dr. C. Krüger, Ahlen)

Diagnostik ▌ Da die Schwangere oft keine Symptome einer Infektion zeigt, sollte rechtzeitig vor der Geburt ein Vaginalabstrich und ggf. eine Stuhlprobe auf schwangerschaftsrelevante Erreger (z. B. Listerien, GBS, Chlamydien) durchgeführt werden. Dies erfolgt in der Regel im Rahmen der Kontroll-Routineuntersuchungen, jedoch nicht zwingend gemäß den Mutterschaftsrichtlinien.

Wenn die Schwangere grippeähnliche Symptome aufweist, kann evtl. der Listeriennachweis aus der Blutkultur gelingen. Für die Diagnose beim Neugeborenen sind u. a. Blutkultur, Liquor, Hautabstriche und Stuhlproben für den kulturellen Erregernachweis erfolgversprechend.

Therapie und Prävention ▌ Für die mindestens 2-wöchige Therapie wird in der Schwangerschaft und beim Neugeborenen Ampicillin eingesetzt.

> **MERKE**
>
> **Cephalosporine** sind stets **wirkungslos** gegen Listerien.

Da Listerien sich auch noch bei Kühlschranktemperaturen vermehren können, sollten Schwangere risikobehaftete Lebensmittel (Rohmilchprodukte) nach Möglichkeit meiden. Auf keinen Fall sollten ungekochte Risikolebensmittel im Kühlschrank längere Zeit aufbewahrt werden.

Sonstige bakterielle Infektionen

Neben den genannten Erregern muss bei unklaren pulmonalen Infektzeichen des Neugeborenen auch an die Tuberkulose und eine Pneumonie durch *Chlamydia trachomatis* gedacht werden. Die Tuberkulose wird aerogen bei engem Kontakt mit einem Infizierten übertragen. Die Chlamydien-Pneumonie entsteht perinatal durch eine Infektion im Geburtskanal und manifestiert sich als atypische Pneumonie.

12

Bei ausgeprägten septischen klinischen Zeichen steht *E. coli* an erster Stelle der sonstigen möglichen bakteriellen Erreger. Häufig besteht dabei auch eine Meningitis.

Seltenere Erreger einer Sepsis des Neugeborenen sind Staphylokokken und Anaerobier.

Bei hohem Fieber nach Aufenthalt im tropischen Ausland muss schließlich auch an die Malaria als Erreger einer Infektion in der Perinatalperiode gedacht werden.

12.3.7 Angeborene Toxoplasmose

Eine serologische Untersuchung auf Toxoplasmose (S. 431) und andere Infektionen ist gemäß Mutterschaftrichtlinien aus dem Jahr 2012 nur bei begründetem Verdacht angezeigt. Daher wird in Deutschland und der Schweiz im Gegensatz zu Österreich und Frankreich während der Schwangerschaft routinemäßig nicht auf eine Infektion mit *Toxoplasma gondii* (S. 158) gescreent. Das ist insofern problematisch, als die Toxoplasma-Infektion des immunkompetenten Erwachsenen fast immer klinisch asymptomatisch verläuft und daher die Schwangere in der Regel keine charakteristischen Symptome für die Infektion aufweist. Selten ist eine Schwellung der nuchalen Lymphknoten ein Hinweis auf eine Infektion mit Toxoplasmen.

Präventionsmaßnahmen I Nur bei Erstinfektion in der Schwangerschaft kann es zur diaplazentaren Übertragung des Parasiten auf den Fetus kommen. Frauen sollten daher vor oder zu Beginn einer Schwangerschaft ihren Serostatus bestimmen lassen. Der Nachweis von Antikörpern vor der Schwangerschaft kann in der Regel als Immunschutz interpretiert werden.

Seronegative Frauen sind vor einer Infektion nicht geschützt und sollten daher folgende Präventionsmaßnahmen einhalten:

- Katzenkontakt möglichst meiden oder Katzentoilette täglich (!) gut von einer anderen Person mit heißem Wasser säubern lassen
- kein Frischfleisch: bei -20 °C → Zysten leben 2–5 Tage; + 4 °C → Zysten leben 3 Wochen; + 66 °C → Zysten werden inaktiviert.
- keine Frischmilch, insbesondere von Schafen
- Gemüse und Obst gut waschen
- Gartenarbeit nur mit Handschuhen
- Hände mit Seife waschen (besonders nach Garten- oder Küchenarbeit, insbesondere nach der Zubereitung von Fleisch und vor jedem Essen).

Klinik I Das Übertragungsrisiko und die Art und Häufigkeit der bei Geburt vorhandenen klinischen Symptomatik sind abhängig vom Infektionszeitpunkt während der Schwangerschaft (Tab. 12.2).

Tab. 12.2

Übertragungsrisiko der Toxoplasmose.

	Transmission	klinische Manifestation (bei Geburt)
1. Trimester	14 %	73 %
2. Trimester	29 %	28 %
3. Trimester	59 %	11 %

Tab. 12.3

Klinische Manifestationen der Toxoplasmose.

Diaplazentare Übertragung	Klinik
im 1. Trimenon	Spontanabort oder Generalisation (ca. 1%) — Untergewicht, Dyspnoe, Tachypnoe, Zyanose, Hepatosplenomegalie, Ikterus
im 2. Trimenon	floride Enzephalitis (ca. 10%) — Enzephalitis mit Hydrozephalus* (Abb. 12.6) → Fütterungsschwierigkeiten — evtl. intrazerebrale Verkalkungen* — Retinochorioiditis*
im 3. Trimenon	Spätschäden (bis zu 80%) — Retinochorioiditis → evtl. Erblindung — Verhaltensstörungen, Krampfanfälle

* die Kombination der „klassischen Trias" liegt nur in ca. 2% vor

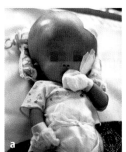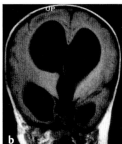

Abb. 12.6 Konnatale Toxoplasmose: **a** Hydrozephalus eines Kindes mit pränataler Toxoplasmose; **b** Bildgebung mit stark erweiterten Ventrikeln. (a mit freundlicher Genehmigung von Prof. Dr. A. Günthert, Luzern. b aus Sitzmann, F. C., Duale Reihe Pädiatrie, Thieme, 2002)

Insgesamt weisen ohne Therapie 6–10 % aller pränatal infizierten Kinder bei Geburt klinische Manifestationen auf. 50–80 % der infizierten, aber bei Geburt klinisch zunächst unauffälligen Kinder, entwickeln bis zum 20. Lebensjahr Spätschäden, vor allem in Form einer Augentoxoplasmose mit Retinochorioiditis (S. 344).

Die klinischen Manifestationen der pränatal erworbenen Toxoplasmose sind sehr vom Zeitpunkt der Infektion während der Schwangerschaft abhängig und können sich wie in Tab. 12.3 aufgeführt manifestieren.

12

In Deutschland und den meisten europäischen Ländern kommt es bei ca. 0,6 % aller Schwangerschaften zur Primärinfektion mit Toxoplasmen. Jährlich werden zwar in Deutschland gemäß IfSG ungefähr 20 konnatale Toxoplasmosen offiziell gemeldet, legt man jedoch die Zahlen von diaplazentarer Übertragung, klinischer Symptomatik bei Geburt und insbesondere Spätmanifestationen zugrunde, so muss jährlich mit ungefähr 1000 geschädigten Individuen gerechnet werden.

Diagnostik I Die Diagnostik der Primärinfektion während der Schwangerschaft beruht auf serologischen Verfahren, wobei eine nicht selten vorkommende IgM-Persistenz bei latenter Infektion die genaue Eingrenzung des Infektionszeitpunktes im Hinblick auf die Schwangerschaft erschwert. Da jede durchgemachte Infektion zur Erregerpersistenz führt, ist die latente Infektion nicht selten (Prävalenz bei 25-Jährigen ca. 25 %). Aus diesem Grund werden meistens mehrere verschiedene Verfahren zur Eingrenzung des Infektionszeitpunkts eingesetzt. Bei nachgewiesener Erstinfektion wird u. U. der direkte Erregernachweis (PCR) aus Fruchtwasser durchgeführt.

> **MERKE**
>
> Ein **negatives PCR-Ergebnis** ist nicht selten von **begrenzter Aussagekraft**, weil häufig bereits vor dem Zeitpunkt der Amniozentese eine Toxoplasma-spezifische Therapie eingeleitet wurde und dadurch das PCR-Ergebnis verfälscht wird.

Die intrauterine Nabelschnurpunktion zur Bestimmung fetaler IgA- und/oder IgM-Antikörper ist wegen ungenügender Sensitivität und der Gefahr des Spontanaborts nicht zu empfehlen.

Um über einen Schwangerschaftsabbruch versus Therapieindikation zu entscheiden, ist neben dem Ultraschallbefund eine gute infektiologische Zusammenarbeit zwischen medizinischem Mikrobiologen und Gynäkologen von großer Bedeutung.

Die meisten pränatal infizierten Kinder sind zum Zeitpunkt der Geburt klinisch unauffällig. Aus diesem Grund sollte jedes Neugeborene einer Schwangeren mit Primärinfektion auf eine potenziell bestehende pränatale Infektion hin untersucht werden. Da IgA- und/oder IgM-Antikörper diaplazentar nicht übertragen werden können, ist ihr Nachweis im Serum des Neugeborenen in der Regel als Zeichen einer pränatalen Infektion zu werten. Es besteht zusätzlich die Möglichkeit, mütterliche und vom Kind produzierte IgG-Antikörper durch ein sogenanntes IgG-Profil zu differenzieren. Bei dringendem klinischen oder serologischen Verdacht auf eine pränatale In-

fektion kann *T. gondii* mithilfe der PCR aus kindlichem EDTA-Blut oder Liquor nachgewiesen werden.

Therapie I Infizierte Kinder sollten intrauterin durch eine Therapie der Mutter behandelt werden: Bis zum Ende der 15. Schwangerschaftswoche wird die Gabe von Spiramycin (drei Einzelgaben von jeweils 3 Millionen IE) empfohlen.

Ab der 16. Schwangerschaftswoche sollte unabhängig von einer zuvor durchgeführten Spiramycin-Therapie eine Kombinationstherapie mit Pyrimethamin (1. Tag: 50 mg, danach 25 mg täglich) plus Sulfadiazin (täglich 50 mg pro kg KG bis 4 g maximal in 4 Einzeldosen) eingeleitet werden. Diese Behandlung sollte über mindestens 4 Wochen durchgeführt werden. Um eine Hemmung der Hämatopoese und besonders eine Thrombopenie zu vermeiden, empfiehlt sich die zusätzliche Gabe von 10–15 mg Folinsäure (NICHT Folsäure!) einmal wöchentlich. Bei einer Sulfonamidallergie kann statt Sulfadiazin das Spiramycin eingesetzt werden. Falls im Ultraschallbefund Schäden des ungeborenen Kindes nachgewiesen werden, muss die Kombinationstherapie bis zur Geburt fortgesetzt werden. Dabei sind eine regelmäßige Spiegelbestimmung der Antibiotika und eine Kontrolle potenzieller Nebenwirkungen durchzuführen. Bei intrauterinem Nachweis einer extremen Schädigung des Kindes ist u. U. ein Schwangerschaftsabbruch zu diskutieren.

Bei serologisch suspekter Serologie des Erstserums ist – in Abhängigkeit vom Schwangerschaftszeitpunkt – zunächst eine Therapie mit Spiramycin bzw. Pyrimethamin plus Sulfadiazin plus Folinsäure erforderlich, bis die entscheidende Serologie des Zweitserums vorliegt.

Das Neugeborene mit pränatal erworbener Toxoplasmose wird in den ersten 3 (Neugeborenes ohne Symptome) bis 12 Lebensmonaten (Neugeborenes mit schweren Symptomen) behandelt, um das Risiko für Spätschäden zu reduzieren: Die Kombinationstherapie besteht ebenfalls aus Pyrimethamin (1 mg/kg KG/Tag) plus Sulfadiazin (50–100 mg/kg KG/Tag) plus Folinsäure (2 × 5 mg/Woche). Zusätzlich sollte das Neugeborene regelmäßig – vor allem ophthalmologisch – untersucht werden.

Die pränatal erworbene Toxoplasmose ist gemäß IfSG meldepflichtig (20 gemeldete Fälle in 2012).

Praxistipp

Die Therapie des infizierten Neugeborenen wird unabhängig vom Vorhandensein klinischer Symptome durchgeführt, um das Risiko für Spätschäden zu reduzieren.

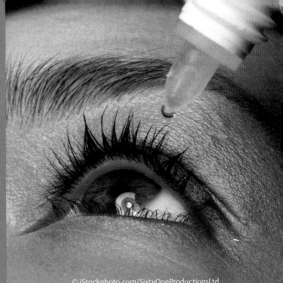

Kapitel 13

Infektionen von ZNS, Auge und Ohr

13.1 Klinischer Fall

Gefährliche Kopfschmerzen

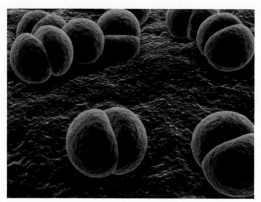

Abb. 13.1   Meningokokken. (© iStockphoto.com/IngramPublishing)

Pneumokokken, *Haemophilus influenzae*, *E coli*, Listerien, Streptokokken… die Liste der Erreger, die eine Meningitis hervorrufen können, ist lang. Häufigster Erreger ist jedoch *Neisseria meningitidis*. Die gramnegativen Bakterien werden auch Meningokokken genannt. Vor allem Kinder und junge Erwachsene sind von einer Infektion betroffen. So auch der 17-jährige Enrico, der zunächst an eine ganz andere Ursache für seine starken Kopfschmerzen glaubt… Mehr über Infektionen des Gehirns und der Sinnesorgane erfahren Sie auf den folgenden Seiten.

Abschied vom Ferienlager

Nie wieder Alkohol! Enrico presst die Hände gegen seinen Kopf und schwört sich, nie wieder so viel Alkohol zu trinken wie am vergangenen Abend. Die Abschiedsfeier am letzten Tag des Ferienlagers war zu einem Trinkgelage ausgeartet. Einige seiner Freunde hatten sich kaum noch auf den Beinen halten können. Enrico war hingegen noch relativ nüchtern gewesen. Umso schlimmer geht es ihm jetzt auf der Rückfahrt im Bus. Nicht nur der Kopf, auch seine Arme und Beine tun ihm weh. Und das Sonnenlicht erscheint ihm so grell, dass er die Augen geschlossen hält. Kurz hinter der deutschen Grenze bemerkt Enrico, dass er auch Fieber hat. Einer der Betreuer kramt ein Fieberthermometer aus seinem Handgepäck: 40,2 °C!

Kopfschmerzen und Nackensteife

Dass der Bus von der Autobahn abfährt, nimmt Enrico nur noch verschwommen war. Mühsam schleppt sich der 17-Jährige in die Aufnahmestation eines Krankenhauses im Bayerischen Wald. Ein Betreuer bleibt bei ihm, die restliche Gruppe setzt die Heimreise fort. Inzwischen sind die Kopfschmerzen so heftig, dass Enrico nicht mehr sitzen kann, sondern gekrümmt auf einer Bank liegt. Der Betreuer berichtet dem aufnehmenden Arzt vom Ferienlager in der tschechischen Republik und dem Alkoholexzess am letzten Abend.

Als der Arzt in der Notaufnahme Enrico ansieht, bezweifelt er sofort, dass Enrico an den Folgen übermäßigen Alkoholgenusses leidet. Enrico ist schwer krank! Was dem Arzt sofort auffällt, ist die gekrümmte Haltung. Außerdem bemerkt er an den Unterarmen Hauteinblutungen (Petechien). Er bittet Enrico, sich auf den Rücken zu legen. Nun nimmt der Arzt Enricos Kopf in beide Hände und will ihn nach vorne beugen. Doch Enrico klagt sofort über starke Schmerzen und spannt reflektorisch die Halsmuskeln an. Diese Nackensteife ist ein Zeichen für eine Meningitis; auch das hohe Fieber, die starken Kopfschmerzen und die ausgeprägte Lichtscheu sprechen dafür. Enrico wird sofort auf die Intensivstation verlegt.

Diagnosesicherung durch Liquorpunktion

Die Erkrankung muss so schnell wie möglich behandelt werden, um Komplikationen zu vermeiden. Doch welcher Erreger ist für die Infektion verantwortlich? Um hier Klarheit zu gewinnen, wird eine Liquorpunktion durchgeführt: Eine Punktionsnadel wird zwischen den Lendenwirbeln in den Liquorraum platziert und ein trüb aussehender Liquor entnommen, der sofort untersucht wird. Doch noch bevor das Ergebnis feststeht, wird bereits eine Antibiose mit Ceftriaxon begonnen. Das Antibiotikum ist gegen zahlreiche Meningitiserreger wirksam, beispielsweise gegen Streptokokken oder Haemophilus. Nach einer Stunde geben die Mitarbeiter des Labors telefonisch einen ersten Befund durch: Es handelt sich mikroskopisch um gramnegative Diplokokken. Der Agglutinationsschnelltest ergibt Meningokokken. Eine ernste Diagnose: Eine Meningokokkenmeningitis kann auch letal verlaufen.

Das örtliche Gesundheitsamt wird informiert, damit Kontaktpersonen rechtzeitig mit Chinolonen oder Rifampicin geschützt werden können. Gleichzeitig wird über das Bundesgesundheitsministerium das tschechische Gesundheitsministerium unterrichtet. Zum Glück werden keine weiteren Fälle von Meningitis entdeckt. Unterdessen kämpft Enrico auf der Intensivstation mit dem gefährlichen Erreger. Die weitere mikrobiologische Untersuchung des Liquors hat inzwischen penicillinempfindliche Meningokokken des Kapseltyps B als Bakterientyp ergeben. Die Antibiotikabehandlung wird beibehalten. Langsam geht es Enrico wieder besser. Komplikationen wie ein Hirnödem oder ein Schock bleiben aus. Nach zwei Wochen wird der Schüler gesund entlassen.

13.2 Infektionen des ZNS

Key Point

Leitsymptome zerebraler Infektionen sind Kopfschmerzen und Fieber. Je nach Lokalisation der Entzündung im ZNS können weitere Symptome wie Meningismus und fokal-neurologische Symptome auftreten. Bei jedem Verdacht auf eine akute ZNS-Infektion ist höchste Eile geboten, sowohl was Diagnostik als auch Einleitung der Therapie angeht.

13.2.1 Meningitis und Enzephalitis [A87, G00-G05]
Erreger und Klinik

Mikrobielle Ursache für Entzündungen der Hirnhaut (= Meningitis) sind meistens Bakterien, während die Enzephalitis (Entzündung der Hirnsubstanz) meistens auf Viren (und ggf. Listerien) zurückzuführen ist (Tab. 13.1). In diesem Kapitel wird vor allem auf die akute bakterielle Meningitis eingegangen. Der Verdacht auf eine Meningitis besteht, wenn ein Patient über Kopfschmerzen, Fieber, Übelkeit und Erbrechen klagt und evtl. Bewusstseinseintrübungen aufweist. Die Nackensteifigkeit (Meningismus) ist eher ein Symptom bei fortgeschrittener Erkrankung. Es müssen jedoch durchaus nicht alle genannten Symptome vorhanden sein.

> **MERKE**
>
> Kopfschmerzen, Fieber, Übelkeit und Erbrechen sowie ggf. Bewusstseinseintrübungen sollen den Verdacht auf eine Meningitis lenken.

Tab. 13.1

Keimspektrum der Meningitis.

Form	Erreger
bakterielle Meningitis 50 %	*Streptococcus pneumoniae* *Neisseria meningitidis* *Listeria monozytogenes* (< 5 %) Staphylokokken (1–9 %) Enterobakterien, *Pseudomonas aeruginosa* (< 10 %) *Haemophilus influenzae* (1–3 %)
bei Neugeborenen	*Streptococcus agalactiae* (GBS) *Listeria monozytogenes* *Escherichia coli*
Virusmeningitis [A87] 8–15 %	Enteroviren, Herpes-Viren, Mumpsviren, Masernviren, Arboviren (FSME), Adenoviren, Lymphozytäre-Choriomeningitis-Viren (LCMV)
nicht infektiöse Meningitis 2–5 %	physikalische Ursachen Hirnblutung u. a.
Meningitis bei Immunsuppression	z. B. Kryptokokken

Bei 40 % der Meningitiden bleibt die Ursache ungeklärt. Die Häufigkeitsverteilung der bakteriellen Erreger in den verschiedenen Altersgruppen ist unterschiedlich und bei der kalkulierten Primärtherapie zu berücksichtigen (Tab. 13.2):

– **Pneumokokken** sind insbesondere bei jungen Erwachsenen die häufigste Ursache für eine bakterielle Meningitis, der meistens eine symptomatische Infektion des unteren oder oberen Respirationstrakts vorausgeht (2012 wurden von einigen Bundesländern insgesamt > 330 Fälle einer invasiven Pneumokokken-Infektion gemeldet). Anfällig

13

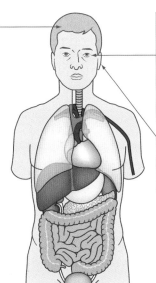

entzündliche Krankheiten und Virusinfektionen des ZNS
[G00 – G09, A80 – A89]:
– FSME- und Rabies- Virus, JCV
– Poliovirus, Prionen
– Japan-B-Enzephalitis-Virus
in anderen Kapiteln:
– Meningokokken, Pneumokoken
– *H. influenzae, E. coli, S. agalactiae*
– Listerien, *S. aureus, Borrelien*
– Streptokokken, Enterokokken
– Anaerobier, Nokardien,
– M. tuberculosis
– Toxoplasmen, Echinokokken
– *T. solium*, Schistosomen, Pilze
– Entero- und Herpes-Viren
– Mumps- und Masernvirus

Infektionen des Auges [H10, H16, H20, H30, H32, H44], Viruskonjunktivitis[B30]:
– Adenoviren
– Naegleria
in anderen Kapiteln:
– *H. influenzae*, Pneumokokken, Chlamydien
– Toxoplasmen,
– *Candida*
– CMV

Infektionen des Ohres [H60]:
in anderen Kapiteln:
– *S. aureus, H. influenzae*
– Pneumokokken

Abb. 13.2   Infektionen von ZNS, Auge und Ohr.

Tab. 13.2

Häufigkeitsverteilung der Erreger einer bakteriellen Meningitis in Abhängigkeit vom Lebensalter.

Lebensalter	Erreger
Neugeborene	— B-Streptokokken (GBS) — *Listeria monozytogenes* — *E. coli* — (*S. aureus*)
6 Monate–3 Jahre	— Pneumokokken — Meningokokken — (*Haemophilus influenzae*)
3 Jahre–40 Jahre	— Pneumokokken — Meningokokken — *Haemophilus influenzae*
>40 Jahre	— Pneumokokken — Meningokokken — *Listeria monozytogenes* — gramnegative Stäbchen — *Haemophilus influenzae*

sind vor allem Patienten mit eingeschränkter Phagozytosefähigkeit (z. B. Alkoholkrankheit, Splenektomie, Plasmazytom).

— **Meningokokken** kommen bei Kindern und Erwachsenen etwa gleich häufig vor. Der Verdacht besteht vor allem dann, wenn diese sich **plötzlich und fulminant** verlaufend aus völliger Gesundheit heraus entwickelt (2012: ungefähr 350 Fälle einer invasiven Meningokokken-Erkrankung).

— *Haemophilus influenzae* als Erreger einer Meningitis hat inzwischen durch die Einführung einer effektiven Impfung an Bedeutung verloren und sollte nach einer Pharyngitis, Sinusitis, Epiglottitis oder Otitis media in Betracht gezogen werden (2012: < 330 Fälle einer invasiven *Haemophilus-influenzae*-Erkrankung).

Allen drei genannten Keimen ist gemeinsam, dass sie eine Kapsel (→ Phagozytoseresistenz → Impfstoffbestandteil) und eine IgA-Protease (→ Zerstörung der schleimhautassoziierten IgA-Antikörper) bilden.

Bei Neugeborenen und bei Kleinstkindern kommen β-hämolysierende **Streptokokken der serologischen Gruppe B**, **E. coli** und **Listerien** am häufigsten vor. Bei Erwachsenen mit einer Meningoenzephalitis muss

außerdem an die Listeriose gedacht werden. Mischinfektionen treten bei otogen fortgeleiteten Meningitiden auf. Bei posttraumatischen Meningitiden (Liquorfistel!) kommen auch Enterobacteriaceae und Pseudomonas vor.

Pathogenese

Außer beim Neugeborenen geht die Infektion meist vom Nasopharynx aus (Tröpfcheninfektion!). Für die Infektion des Gehirns ist die Überwindung von mindestens zwei Gefäßwandsystemen erforderlich:

1. Besiedelung des Nasopharynx
2. Invasion der Schleimhäute mit Invasion in das Gefäßsystem
3. Bakteriämie
4. Schädigung der arteriellen Kapillaren
5. Überwindung der Blutgefäß-Hirnschranke mit Invasion in den Subarachnoidalraum
6. Meningitis (und ggf. Enzephalitis).

Diagnostik

Bei Verdacht auf Meningitis ist eine sofortige Klinikeinweisung zur weiteren Diagnostik notwendig. Nach Ausschluss eines erhöhten Hirndrucks sollte die Liquorentnahme erfolgen. Die Bestimmung der Zellzahl sowie Protein- und Glukose-Konzentrationen im Liquor können bereits einen ersten Anhalt über die Genese einer ZNS-Infektion liefern (Tab. 13.3).

Praxistipp
Bei erhöhtem Hirndruck (Stauungspapille!) ist eine Lumbalpunktion kontraindiziert.

Praxistipp
Wenn im oft schon trüb aussehenden Liquor eine Pleozytose von über 2000/3 Zellen (= Zellzahl/µl), überwiegend segmentkernige Granulozyten und eine Proteinerhöhung festgestellt werden, spricht dies für eine bakterielle Meningitis.

Tab. 13.3

Liquorbefund bei Infektionen des ZNS.

	Zellen/µl	dominanter Zelltyp	Protein mg/dl	Glukose Liquor/Serum	Ursache
normal	0–5	Lymphozyten + Mononukleäre	15–45	>0,5	
septische Meningitis	>1000	Neutrophile	≥100	<0,5	Bakterien (vgl. Tab. 13.2)
aseptische Meningitis	100–1000	Mononukleäre	>45	normal	Viren
			≥100	normal	Borrelien, Treponemen
			≥80	<0,4	*M. tuberculosis*
epiduraler oder Hirnabszess	200–500 (1000)	Neutrophile	>45	normal, <0,5	Bakterien

Die Diagnostik im mikrobiologischen Labor erfolgt durch die sofortige Anfertigung eines Grampräparates aus dem Liquorsediment und das Ansetzen von Kulturen. Da die wichtigsten bakteriellen Erreger sich mikroskopisch bereits unterscheiden lassen, hat die Mikroskopie eine wichtige Rolle für die Wahl der kalkulierten Ersttherapie (Tab. 13.4).

Als Schnellmethode steht für die wichtigsten Meningitis-Erreger, d. h. Pneumokokken, Meningokokken, Haemophilus, B-Streptokokken und *E. coli*, außerdem ein Antigennachweis mit antikörperbeladenen Latexpartikeln zur Verfügung. Bei Vorhandensein des Antigens im Liquor kommt es zu einer gut sichtbaren Agglutinationsreaktion mit den Latexpartikeln.

> **MERKE**
>
> Der Latex-Agglutinationstest hat im negativen Falle keinen ausschließenden Wert.

Die Erhöhung des Procalcitonins (PCT; > 0,5 ng/ml) ist ein weiterer Indikator für eine bakteriell bedingte Meningitis. Bei ungefähr der Hälfte der Patienten mit Meningitis kann der Erreger auch in der Blutkultur nachgewiesen werden.

Therapie und Prophylaxe

Therapie I Bei fehlendem Erregernachweis muss die Ersttherapie sofort (!) nach Liquorabnahme erfolgen und sollte zunächst mit Dexamethason und der Antibiotikakombination Ampicillin plus Cephalosporin 3 (z. B. Cefotaxim oder Ceftriaxon) durchgeführt werden. Bei nosokomial erworbener Meningitis (z. B. Shunt-Infektion) sollte für die Antibiose Vancomycin plus Meropenem oder Vancomycin plus Ceftazidim in Erwägung gezogen werden.

Wenn mikroskopisch der Verdacht auf einen Erreger eingeengt werden kann, ist eine kalkulierte Therapie möglich (Tab. 13.5).

Liegt das Kultur- und Testergebnis vor, wird auf gezielte Antibiotikatherapie umgestellt. Die Präparate werden i. v. und insbesondere bei gramnegativen Stäbchen wie *E. coli* oder Pseudomonas u. U. auch intrathekal gegeben.

Tab. 13.4

Grampräparat bei Meningitis.

Form	Verdacht auf
gramnegative Diplokokken	Meningokokken
grampositive Diplokokken	Pneumokokken
gramnegative, zarte, pleomorphe Stäbe	*H. influenzae*
vor allem bei Neugeborenen:	
grampositive Kettenkokken	B-Streptokokken
gramnegative Stäbchen	*E. coli*
grampositive Stäbchen	Listerien

Tab. 13.5

Kalkulierte Therapie bei Meningitis.

mikroskopischer Nachweis	Verdacht auf	kalkulierte Therapie
grampositive Kokken (ohne Differenzierung zwischen Diplo- und Kettenkokken)	– Pneumokokken – Staphylokokken – Enterokokken – bei Neugeborenen: B-Streptokokken	Aminopenicillin, bei Staphylokokken-Verdacht in Kombination mit einem Penicillinase-Inhibitor oder ggf. mit einem Penicillinase-festen Penicillin (z. B. Flucloxacillin)
gramnegative Diplokokken	Meningokokken	Benzylpenicillin (Penicillin G)
grampositive Stäbchen	Listerien	Ampicillin (bei Erwachsenen: plus Gentamicin)
gramnegative Stäbchen	– Kleinkinder: V. a. Haemophilus – Neugeborene: V. a. *E. coli* – Erwachsene: Enterobacteriaceae und Pseudomonas	Cefotaxim oder Ceftriaxon ggf. Meropenem

Eine Therapie mit Benzylpenicillin ist nur bei Nachweis von Pneumokokken oder Meningokokken indiziert, wobei aufgrund der Zunahme penicillinresistenter Pneumokokken zunehmend zunächst ein Cephalosporin der 3. Generation eingesetzt wird, bis das Antibiogramm vorliegt.

Bei einer Meningitis durch *Haemophilus influenzae* sollte für mindestens 7 Tage das Cephalosporin Ceftriaxon gegeben werden.

Die Liquorgängigkeit der Antibiotika, die in Prozent der erreichbaren Serumkonzentrationen ausgedrückt wird, ist sehr unterschiedlich. Sie beträgt für Penicillin nur 1 %, aber trotzdem ist bei entzündeten Meningen bei einer Penicillin-Dosierung von 10–20 Millionen Einheiten pro Tag mit einer bakteriziden Wirkung im Liquorraum zu rechnen. Chloramphenicol kann auch bei nicht entzündeten Meningen zu 30–50 % in den Liquorraum diffundieren; es wird aber wegen der Nebenwirkungen hierzulande nur als Reserveantibiotikum verwendet.

Prophylaxe I Die meisten bakteriellen Meningitis-Erreger exprimieren eine Kapsel, die einerseits als Virulenzfaktor die Phagozytose hemmt, andererseits z. T. aufgrund ihrer Immunogenität als Bestandteil von Impfstoffen eingesetzt wird (Tab. 13.6).

Bei kontagiöser Meningokokken-Meningitis ist eine Isolierung des Patienten angezeigt und Kontaktpersonen sollten ggf. prophylaktisch durch Antibiotikagabe geschützt werden. Bei Haemophilus-Meningitis wird bei exponierten Personen eine Umgebungsprophylaxe über 4 Tage mit Rifampicin (20 mg/kg KG) angeboten.

13

Tab. 13.6

Kapsel als Virulenzfaktor und als Basis für die Vakzination.

Erreger	Kapsel	Kapsel-typen	Impfstoff
Neisseria meningitidis	Poly-saccharid	A, B, C, Y, W-135	gegen A, C gegen B seit 2013 in Europa zugelassen
Haemophilus influenzae	Poly-saccharid	b	gegen b (für Säuglinge)
Streptococcus pneumoniae	Poly-saccharid	viele	Pneumovax (23-valent)
B-Streptokokken	Poly-saccharid	(Ia, Ib, II), III	–
E. coli	Poly-saccharid	K1	in Entwicklung

Der Nachweis von *H. influenzae* aus Liquor oder Blut ist gemäß IfSG meldepflichtig.

13.2.2 Intrakranielle und intraspinale Abszesse [G06-G09]

Hirnabszess

In unseren Breiten ist der Hirnabszess mit einer Inzidenz von ca. 0,5 Fällen/100 000 Einwohner keine so seltene Erkrankung. Die Letalität liegt bei 5–15 %. Bei Kindern entwickelt sich ein Hirnabszess vor allem im Alter von 4–7 Jahren im Zusammenhang mit angeborenen Herzfehlern. Diese prädisponieren zur Endokarditis, deren Keime dann – ausgehend vom Herzen – hämatogen ins Gehirn streuen können. Risikofaktoren beim Erwachsenen sind Immunschwäche, Malignome, Stoffwechselerkrankungen und i. v.-Drogenabusus.

Der Hirnabszess entsteht meistens durch hämatogene Streuung von Erregern, deren Spektrum vom primären Infektionsherd abhängt. Meistens liegen dabei Mischinfektionen vor. Mit ungefähr 50 % werden am häufigsten Streptokokken (v. a. *S. milleri*) nachgewiesen. Aufgrund der eher geringen Sauerstoffsättigung des Hirngewebes sind in 20–40 % der Fälle auch Anaerobier (vor allem Bacteroides-Gruppe) beteiligt, was bei der Therapie berücksichtigt werden sollte. Neben den in der Tabelle genannten Erregern muss ggf. in seltenen Fällen auch an Echinokokken und *Taenia solium* (Zystizerkose) gedacht werden (Tab. 13.7).

Klinik ⎮ Bei Hirnabszessen besteht fast immer Fieber. Die Klinik wird darüber hinaus einerseits vom primären Infektionsherd bestimmt, andererseits kommt es aufgrund des erhöhten intrakraniellen Drucks zu Kopfschmerzen und Übelkeit. Fokale Ausfallerscheinungen (z. B. Lähmungen oder Sprachstörungen) sowie epileptische Anfälle sind von der intrazerebralen Lokalisation des Abszesses abhängig.

Tab. 13.7

Erregerspektrum bei Hirnabszessen.

Organ des primären Infektionsherds	vorwiegende Erreger
Herz, Kind	Viridans- und andere (auch anaerobe) Streptokokken, *Haemophilus influenzae*
Herz, Erwachsener	*Staphylococcus aureus*, Streptokokken, Enterokokken
Lunge	Anaerobier, Streptokokken, Nokardien
Nasopharynx inklusive Zähne	Streptokokken, Anaerobier, *S. aureus*, Enterobacteriaceae, *H. influenzae*, Aktinomyzeten
Kopf, Trauma oder postoperativ	*S. aureus*, Streptokokken, Enterobacteriaceae, Pseudomonas, Clostridien
Immunsuppression (z. B. AIDS)	Toxoplasmen, Pilze

Diagnostik ⎮ Der Hirnabszess ist in der kranialen MRT oder CT meist gut erkennbar: In der kranialen CT (CCT) fällt er als hypodenser Bereich auf, der meistens von einer Bindewebskapsel umgeben ist (Abb. 13.3). Bei Immunsuppression kann die Kapselstruktur fehlen.

▶ **Praxistipp**

Bei erhöhtem Hirndruck (Stauungspapille!) ist eine Lumbalpunktion kontraindiziert.

Im Liquor können eine Pleozytose (< 500 Zellen/µl, Tab. 13.3), leicht erhöhte Proteinwerte und eine Laktaterhöhung nachgewiesen werden. Mikrobiologische Untersuchungen zum direkten Erregernachweis

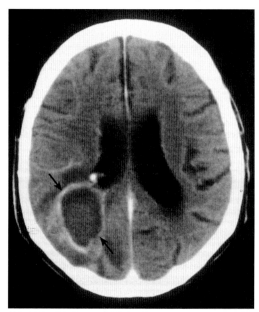

Abb. 13.3 Hirnabszess (Pfeile) in der CCT mit Kontrastmittel. (mit freundlicher Genehmigung von Prof. Dr. R. Nau, Göttingen)

(Mikroskopie, Kultur oder PCR) werden zunächst aus **Liquor und Blutkultur** durchgeführt. Meistens gelingt der Erregernachweis aber erst durch **Feinnadelbiopsie** oder im Rahmen der neurochirurgisch-therapeutischen Intervention direkt aus dem Abszessmaterial.

Therapie ▌ Neben neurochirurgischen Maßnahmen muss die kalkulierte Antibiotikatherapie ein möglichst breites Erregerspektrum erfassen: Bis zum Vorliegen eines Erregernachweises mit Antibiogramm wird daher bei einem außerhalb des Krankenhauses erworbenen Hirnabszesses initial zunächst eine Dreifachkombination aus **Cephalosporinen 3** (z. B. Ceftriaxon oder Cefotaxim) **plus Metronidazol plus Flucloxacillin** (oder Linezolid, Fosfomycin, Rifampicin, Vancomycin) gegeben. Bei posttraumatisch oder im Krankenhaus erworbenen Hirnabszessen kommt ggf. zusätzlich auch Meropenem für die Therapie in Betracht. Als Reserveantibiotikum kann ggf. auch Chloramphenicol (Nebenwirkungen!) ins Kalkül gezogen werden. Bei begründetem Verdacht auf Parasiten oder Pilze muss die antiinfektive Therapie dementsprechend angepasst werden. Bei perifokalem Ödem ist ggf. eine adjuvante Therapie mit **Kortikosteroiden** indiziert.

Praxistipp

Da dem Hirnabszess fast immer ein extrazerebraler Infektionsherd zugrunde liegt, muss stets eine Fokussuche durchgeführt werden (Tab. 13.7).

Epiduraler Abszess

Epidurale Abszesse entstehen intraspinal, häufig durch hämatogene Streuung von Krankheitserregern.

> **MERKE**
>
> Im Gegensatz zum Hirnabszess liegt beim **epiduralen Abszess** meist eine **Monoinfektion** vor.

Haupterreger in mehr als der Hälfte aller Fälle ist *Staphylococcus aureus*. Darüber hinaus kommen vor allem Streptokokken (auch anaerobe) sowie gramnegative Stäbchenbakterien und *Mycobacterium tuberculosis* vor.

Die Symptome bestehen vor allem in **Rückenschmerzen** und **Fieber**. Bereits innerhalb einer Woche entwickeln sich Lähmungserscheinungen als Folge der Rückenmarkskompression; außerdem kann es zu Entleerungsstörungen von Blase und Mastdarm kommen.

Die bildgebende **Diagnostik** wird meistens mithilfe von MRT und Myelographie durchgeführt. Im Liquor liegt oft eine Erhöhung von Leukozyten und Eiweiß vor. Mikrobiologische Untersuchungen zum direkten Erregernachweis werden aus Liquor, Blutkultur oder intraoperativ aus Abszessmaterial durchgeführt.

Praxistipp

Die Therapie darf wegen der Kompressionsgefahr nicht hinausgezögert werden.

Die Therapie besteht in **neurochirurgischen Maßnahmen** sowie der Gabe von Breitspektrumantibiotika: Drittgenerations-Cephalosporine (z. B. Ceftriaxon, Cefotaxim) plus Flucloxacillin oder Linezolid, Vancomycin.

13.2.3 Akute Poliomyelitis [A80]

Die Poliomyelitis ist eine Infektion der grauen Substanz des Rückenmarks und wird durch **Polioviren** (S. 137) ausgelöst. Polioviren gehören innerhalb der Unterfamilie der Enteroviren zur Familie der **Picornaviren**, haben eine einsträngige RNA und keine Hülle (Abb. 3.7). Es werden 3 Serotypen (I–III) unterschieden, die untereinander jedoch keine Kreuzimmunität aufweisen und nur im Menschen vorkommen.

Bis vor ca. 20 Jahren waren Polioviren weltweit verbreitet. Die WHO hat sich die Eradikation der Poliomyelitis bis zum Jahr 2018 zum Ziel gesetzt. Im Jahr 2012 wurden aber immer noch neue Erkrankungsfälle in Nigeria, Pakistan und Afghanistan gemeldet, von denen aus auch eine Einschleppung in andere Länder möglich ist. So kam es z. B. in 2010 zu einem dramatischen Ausbruch in Tadschikistan mit nachfolgender Weiterverbreitung nach Russland.

Pathogenese

Nach **oraler Infektion** durch kontaminierte Lebensmittel oder Wasser vermehren sich die Viren zunächst im lymphatischen Gewebe des Pharynx und der Darmwand. Mehr als 98 % der Infektionen verlaufen völlig ohne klinische Symptome. Bei den restlichen 1–2 % der Betroffenen disseminiert das Poliovirus hämatogen und erreicht so sein Zielgewebe, die **motorischen Neurone** in der grauen Substanz des **Rückenmarks** und im Hirnkortex. Durch intrazelluläre Vermehrung mit anschließender Wirtszelllyse kommt es zur Gewebszerstörung.

> **MERKE**
>
> Die meisten Infektionen verlaufen **klinisch inapparent**.

Klinik

Die Krankheit beginnt nach einer **Inkubationszeit** von **1–3 Wochen** und verläuft in mehreren Stadien, wobei die Erkrankung in jedem Stadium zum Stillstand kommen kann:

Initialstadium: Uncharakteristische Symptome treten auf, die einem grippalen Infekt ähneln. Eine begleitende Tonsillopharyngitis kann zunächst als banale bakterielle Angina fehlgedeutet werden.

13

Präparalytisches Stadium: erneuter Fieberanstieg, aseptische Meningitis mit Nackensteifigkeit und Kopfschmerzen (Dauer bis zu 3 Tagen). Bei einem Teil der Patienten wird eine allgemeine Erniedrigung des Muskeltonus und -reflexes beobachtet.

Paralytisches Stadium: < 1 % der Betroffenen mit klinisch-manifester Poliomyelitis (= < 2 ‰ der Infizierten) erreichen dieses Stadium. Mehrere Verlaufsformen sind möglich, wobei die Intensität der Symptome in den Morgenstunden in der Regel besonders ausgeprägt ist. Meist entwickelt sich die spinale Form (80 %) mit schlaffen Lähmungen v. a. der Extremitätenmuskulatur. Bei Beteiligung der Interkostalmuskulatur droht der Tod durch periphere Atemlähmung. In früheren Zeiten konnten die Patienten nur in „eisernen Lungen" überleben. Auch heute ist eine künstliche Überdruckbeatmung notwendig. Bei der bulbopontinen Form sind die Hirnnerven X–XII befallen, bei Befall des Atem- und Kreislaufzentrums besteht Lebensgefahr. Eine seltene Form ist die Polioencephalitis acuta infantum (isolierte Enzephalitis) mit hohem Fieber, Krampfanfällen und spastischen Lähmungen.

Diagnostik und Prävention

Die Diagnose wird einerseits durch die typische klinische Symptomatik und andererseits durch den Erregernachweis mithilfe der PCR aus Rachenspülwasser, Stuhl und Blut gestellt. Eine Virusanzucht in Zellkulturen ist möglich, jedoch im Vergleich zur PCR aufwendiger. Zusätzliche Informationen kann u. U. die serologische Antikörperbestimmung liefern.

Eine kausale Therapie ist bisher nicht möglich. Umso wichtiger ist die Bedeutung der Dispositionsprophylaxe. 1954 führte Salk eine aktive parenterale Impfung mit einem Totimpfstoff (Formalin-inaktivierte Polioviren Typ 1–3) ein; 1959 folgte der orale Lebendimpfstoff nach Sabin (Virus ohne neurovirulentes Potenzial). Die Grundimmunisierung erfolgt im ersten Lebensjahr in 3–4 Einzeldosen (2./3./4./11.–14. Monat) und sollte im Jugendalter sowie anschließend alle 10 Jahre aufgefrischt werden. Da der Lebendimpfstoff bei ungefähr jedem sechsmillionsten Impfling zu schweren Nebenwirkungen in Form von Lähmungserscheinungen führt, wird in Deutschland zurzeit nur die aktive Impfung mit dem Totimpfstoff empfohlen.

In anderen Ländern sollte die orale Impfung mit dem Lebendimpfstoff nicht bei Immunsupprimierten durchgeführt werden. In dieser Hinsicht ist bei Haushalten mit immunsupprimierten Mitgliedern auf die Gefahr der Übertragung des Impfstamms durch fäkale Ausscheidung eines Geimpften aufmerksam zu machen.

Der Krankheitsverdacht, die Erkrankung sowie der Tod sind ebenso meldepflichtig wie der direkte oder indirekte Nachweis von Poliovirus.

13.2.4 Atypische Virusinfektionen des Zentralnervensystems [A81]

Zu den atypischen Virusinfektionen des ZNS zählen die TSE, PML (S. 339) und SSPE (S. 291).

TSE ist die Abkürzung für übertragbare (transmissible) spongiforme Enzephalopathien. Überträger sind Prionen (proteinaceous infectious particle). TSE sind relativ seltene, meist tödlich verlaufende neurodegenerative Erkrankungen, die durch eine sehr lange Inkubationszeit von Jahren bis Jahrzehnten gekennzeichnet sind.

Beim Menschen unterscheidet man die Creutzfeld-Jakob-Krankheit, das Gerstmann-Sträußler-Scheinker-Syndrom, die Fatale Familiäre Schlaflosigkeit und Kuru (in Neuguinea). Klinische Korrelate sind beim Schaf Scrapie (Traberkrankheit) und beim Rind die Bovine Spongiforme Enzephalopathie (BSE).

Neuropathologische Untersuchungen der Gehirne von an TSE verstorbenen Patienten zeigen eine vakuolisierende Degeneration der Neurone, die dem Gehirn ein schwammartiges Aussehen (spongiforme Degeneration) geben, ohne dass es zu einer inflammatorischen Reaktion (keine Entzündung) oder Immunantwort kommt. Im Gehirn werden Ablagerungen proteaseresistenter Proteinkomplexe gefunden (amyloide Plaques), die das Prionprotein als infektiöses Agens enthalten.

Leitsymptom der Erkrankung ist die Demenz. Darüber hinaus können die betroffenen Patienten unter einer Vielzahl von Symptomen leiden, z. B. Depressionen, Ataxie, extrapyramidal-motorische Störungen, Myoklonien u. v. m.

Creutzfeld-Jakob-Krankheit [A81, F02]

Man unterscheidet verschiedene Formen der Creutzfeld-Jakob-Krankheit (CJD). Die klassische CJD wird unterteilt in:

- sCJD: sporadische Form (80 %)
- fCJD: familiäre Form (15 %), Mutationen im Priongen
- iCJD: iatrogene Form (5 %): Die Infektion geht von Präparaten aus, die von Verstorbenen gewonnen wurden (Wachstumshormon aus Leichenhypophysen, Hornhaut oder Dura mater) oder stammt von Sonden bzw. chirurgischen Instrumenten, die am Gehirn oder Augenhintergrund angewandt werden. Bei dieser Betrachtungsweise wurde schon früh eine Parallele zu der ähnlich verlaufenden TSE „Kuru" in Neuguinea deutlich, für deren Entstehung schon lange die Übertragung eines infektiösen Agens durch „kannibalistische" Rituale postuliert wurde.

13

Bei den Betroffenen kommt es innerhalb von wenigen Monaten zu einem progressiven Verlust von kognitiven und motorischen Leistungen mit demenziellem Verfall. Der Tod tritt innerhalb von wenigen Monaten ein.

Darüber hinaus gibt es seit einigen Jahren die vCJD als Variante der CJD, die im Zusammenhang mit BSE auftritt. Von dieser sind meist junge Menschen (mittleres Alter 27,5 Jahre) betroffen, während das Durchschnittsalter bei der klassischen CJD 58 Jahre beträgt. Der klinische Verlauf unterscheidet sich von dem der klassischen CJD darin, dass Verhaltensstörungen im Vordergrund stehen und die Erkrankung eher protrahiert über wenige Jahre verläuft.

Die CJD ist häufiger, als vielfach angenommen wird: Legt man die Meldezahlen nach dem IfSG zugrunde, lag die Zahl der 2012 gemeldeten CJD-Fälle mit n = 124 sogar höher als die der in Deutschland gemeldeten Typhus/Paratyphus-Fälle (n = 101).

Die Diagnose wird primär klinisch gestellt. Neben typischen EEG-Veränderungen kann die klinische Verdachtsdiagnose durch den Nachweis abnorm hoher Konzentrationen neuronaler und astrozytärer Proteine unterstützt werden. Hierzu gehören die Proteine 14–3-3, NSE (neuronenspezifische Enolase), S 100 sowie p130 im Liquor. In Hirnbiopsien oder post mortem wird der immunhistologische Nachweis von PrP^{Sc} mithilfe eines monoklonalen Antikörpers als pathognomonisch für die Krankheit angesehen. Eine Therapie ist bisher nicht möglich.

Exkurs

Im April 1985 starb in England eine Kuh, nachdem sie tollwutähnliche Symptome entwickelt hatte. Die Untersuchung ihres Gehirns ergab eine schwammartige Konsistenz mit Vakuolen und Proteinablagerungen. In der Folgezeit entwickelte sich diese als BSE bezeichnete Krankheit epidemieartig. Die Ähnlichkeit klinisch-pathologischer Befunde führte schnell zur Hypothese, dass es sich bei BSE vielleicht um eine Variante des Scrapie der Schafe handelt, die möglicherweise über die Verfütterung von Tiermehl aus Schafskadavern auf das Rind übergesprungen war und sich an diesen neuen Wirt adaptiert hatte. In der Folgezeit wurde in England ein Verbot der Verfütterung von Tiermehl verhängt. Aufgrund der langen Inkubationszeit hatte die BSE-Epidemie aber erst 1993 ihren Zenit überwunden. Heute gilt BSE als Krankheit, die „unter Kontrolle" ist.

Das für BSE verantwortliche Agens hat mittlerweile jedoch auch die Speziesbarriere zum Menschen durchbrochen und in England bei bis zu 30 Patienten pro Jahr zum Ausbruch einer neuen Variante der CJD (vCJD) geführt (s. o.). Seit dem Jahr 2000 nimmt in England die Zahl der betroffenen Patienten glücklicherweise kontinuierlich ab, sodass der zeitliche Verlauf der BSE- und der vCJD-Epidemie auf einen unmittelbaren Zusammenhang zwischen diesen beiden Erkrankungen hindeutet und eine Inkubationszeit von ca. 7 Jahren impliziert.

Prionhypothese

Lange Zeit nahm man an, dass es sich bei dem infektiösen Agens um ein Virus handelt. Seit ungefähr 10 Jahren werden zunehmend Hinweise gefunden, die die Prionhypothese unterstützen: Das normale Prionprotein (PrP^C) kommt auf verschiedenen Körperzellen vor und ist im Gehirn angereichert. Seine normale Funktion besteht in der Bindung von Kupferionen, um so Zellen möglicherweise gegen Oxidationsvorgänge zu schützen. Zentrales Ereignis der Pathogenese von TSE ist eine Proteinumlagerung, sodass aus dem ursprünglich körpereigenen Prionprotein (PrP^C) eine pathologische Scrapie-Isoform (PrP^{Sc}) entsteht. Letztere unterscheidet sich nicht in der Aminosäurensequenz von PrP^C, sondern nur in der Struktur. Diese Konformitätsänderung führt offensichtlich dazu, dass PrP^{Sc} im Gegensatz zur Normalform infektiös ist, eine Resistenz gegen Protease-Verdau aufweist und sich in Detergenzien nur sehr schwer lösen lässt.

Vermutlich wird bei einem Kontakt der Scrapie-Isoform mit normalen zellulären Prionproteinen in der Umgebung ein irreversibler Konformationswechsel von PrP^C induziert und die „Infektion" breitet sich dadurch direkt im Gewebe aus. Da PrP^{Sc} nicht normal abgebaut werden kann, wird es im Gehirn in Form von fibrillären Ablagerungen „entsorgt". Interessanterweise liegt bei Familien mit Disposition für eine CJD meistens eine bestimmte Mutation im Gen für das Prion-Protein vor, die eine spontane Umwandlung in die Scrapie-Isoform begünstigt.

Progressive multifokale Leukenzephalopathie [A81.2]

Die progressive multifokale Leukenzephalopathie (PML) gehört zu den klassischen opportunistischen Infektionen und wird vom JC-Virus – JCV (S. 131) – verursacht, das zusammen mit dem BK-Virus zur Familie der Polyomaviridae gehört. Es besitzt eine zirkuläre Doppelstrang-DNA und wird nicht von einer Hülle umgeben. Die Infektion wird wohl meistens bereits im Kindesalter erworben: > 60 % aller US-Amerikaner weisen bis zum 12. Lebensjahr Antikörper gegen JCV auf. Nach wahrscheinlich oraler Infektion und hämatogener Dissemination persistiert das Virus in latenter Form lebenslang in Niere, ZNS und wahrscheinlich auch in Leukozyten. Die Infektion verläuft bis hierher ohne klinische Symptomatik.

Bei starker Immunsuppression, vor allem bei AIDS oder Leukämie, kommt es zur Reaktivierung mit zytolytischer Zerstörung infizierter Oligodendrogliazel-

13

len. In der bildgebenden Diagnostik sind multifokale primäre Entmarkungsherde zu erkennen, die sich rasch ausbreiten und der Erkrankung den Namen gegeben haben.

Das klinische Bild ist im ersten Stadium zunächst durch eine Beeinträchtigung der mentalen Fähigkeiten und protrahierte Störungen der Bewegungs- sowie Seh- und Sprachleistungen charakterisiert. Im darauf folgenden 2. Stadium nimmt die Krankheit einen progressiven Verlauf, der Patient erblindet, eine Demenz und Paralysen entwickeln sich. Nach ungefähr 6 Monaten tritt der Tod ein.

Die Diagnostik erfolgt durch direkten Erregernachweis mithilfe der PCR aus Liquor. Die Tatsache, dass JCV auch bei geringfügiger Beeinträchtigung der Immunabwehr (z.B. während einer Schwangerschaft) im Urin nachweisbar sein kann, weist auf die Möglichkeit einer kurzzeitigen asymptomatischen Reaktivierung hin. Aus diesem Grund kann ein positives PCR-Ergebnis nur zusammen mit dem klinischen Bild der PML als bestätigender diagnostischer Befund bewertet werden. Eine Therapie ist bisher nicht möglich.

13.2.5 Tollwut (Rabies) [A82]

Die Tollwut wird vom Rabiesvirus (Lyssavirus) aus der Familie der Rhabdoviridae verursacht. Es handelt sich dabei um ein relativ großes (75 × 180 nm), umhülltes RNA-Virus. Rabiesviren kommen prinzipiell weltweit vor, Tollwuterkrankungen werden aber vor allem aus Asien berichtet. Zurzeit werden u. a. England, Island, die skandinavischen Länder, die iberische Halbinsel, Neuseeland und Japan als tollwutfrei deklariert. In Deutschland gab es im Zeitraum von 1996–2003 keinen einzigen Fall von Tollwut. Im Jahr 2004 wurde nur eine tödlich verlaufende Erkrankung gemeldet. Der Patient hatte zuvor in Indien Kontakt mit streunenden Hunden und war von einem Affen gebissen worden. In 2005 gab es in Deutschland gleich drei iatrogen durch Transplantation erworbene Fälle. Die Spenderin hielt sich zuvor ebenfalls in Indien auf. Die letzte in Deutschland gemeldete und tödlich verlaufende Erkrankung trat 2007 bei einem Mann auf, der zuvor in Marokko von einem streunenden Hund gebissen wurde.

Die Erkrankung betrifft vor allem Fleisch fressende Warmblüter, wie Füchse und andere Wildtiere, inklusive Fledermäuse (silvatische Tollwut), aber auch Hunde, Katzen und Weidetiere (urbane Tollwut).

Normalerweise wird das Virus mit Sekreten bzw. Speichel tollwütiger Tiere, meist durch Biss oder Kratzer auf den Menschen übertragen. In Europa sind besonders Jäger gefährdet, weil Füchse in unseren Breiten das größte Reservoir darstellen. Eine Infektion per inhalationem durch Aufenthalt in fledermausbewohnten Höhlen ist möglich, aber eher selten.

Das Virus dringt durch verletzte Haut (Biss) oder gesunde Schleimhaut (Speichelkontakt) in das Gewebe ein und vermehrt sich über einen Zeitraum von ca. 3 Tagen lokal an der Eintrittspforte in Muskel- und Bindegewebe. Zu diesem Zeitpunkt bestehen noch keine charakteristischen Symptome. Nachdem das Virus sich allmählich ausgebreitet hat und in das Axoplasma eingedrungen ist, wandert es mit einer Geschwindigkeit von 1–3 mm/h (= 3–7 cm/Tag) entlang der Nervenbahnen ins ZNS, wo eine zweite Vermehrungsphase stattfindet. Hiervon ausgehend können die Viren entlang der Nervenbahnen in periphere Organe gestreut werden (Gefahr der Übertragung bei Organtransplantation!).

Klinik

Die Inkubationszeit ist sehr variabel (Tage bis 3 [–12] Monate) und hängt von der Entfernung der Eintrittspforte zum Gehirn ab. Die Tollwut manifestiert sich in 4 Stadien und endet in der Regel immer tödlich (!):

— Prodromalstadium: unspezifische Symptome wie Kopfschmerzen, Übelkeit und Erbrechen, evtl. Fieber. Auffällig ist eine zunehmende Unruhe.
— Sensorisches Stadium: Die bereits verheilte Bissstelle juckt und schmerzt wieder, lokale Parästhesien treten auf.
— Exzitationsstadium: typisches Stadium der Tollwut mit meist enzephalitischem, seltener paralytischem Verlauf. Den Patienten befallen Angstzustände mit motorischer Unruhe, Muskelkrämpfen und Hyperreflexen; Differenzialdiagnose Tetanus (S. 364). Sein Gemütszustand wechselt von Depression zu Delirien und Wutanfällen („wilde Wut"). Auffällig sind oft der vermehrte Speichelfluss (Hypersalivation) und eine Hyperventilation. Eine Hydrophobie äußert sich darin, dass es bei Flüssigkeitsaufnahme zu pharyngealen Spasmen kommt. Wegen einer Photophobie und Geräuschempfindlichkeit sollte das Zimmer abgedunkelt und von Lärmbeeinflussung abgeschirmt werden.
— Paralytisches Stadium: Endphase, zunehmende Desorientiertheit, Entwicklung einer progressiven Paralyse („stille Wut") → Koma. Der Tod tritt nach ca. 7 Tagen ein und ist meistens auf eine Aspirationspneumonie oder Atemlähmung zurückzuführen.

> **MERKE**
>
> Tollwut liegt vor, wenn mindestens 2 der nachfolgend genannten 7 Kriterien vorhanden sind: Parästhesien, Angstzustände, Muskelkrämpfe, Delir, Hydrophobie, pharyngeale Spasmen, Lähmungen.

Diagnostik

Ein Hundebiss ist ein häufiges Ereignis in der klinischen Praxis. Dabei ist die Tollwut keineswegs Hauptgrund für die Aggressivität von Tieren. Um abzuklären, ob ein Tier möglicherweise Tollwut hat, kann man es zunächst über 2 Wochen beobachten: Ein mit Rabiesviren infiziertes Tier zeigt bereits nach einigen Tagen Symptome und verendet spätestens nach 14 Tagen. Meistens kann man aber nicht so lange warten. In diesem Fall kann versucht werden, einen Antigennachweis mithilfe der PCR oder eines Fluoreszenztests aus Speichel oder von einem Kornealabstrich des verdächtigen Tieres durchzuführen. Die höchste Sensitivität weist jedoch der Erregernachweis aus Gehirngewebe auf.

Beim bereits erkrankten Menschen sind der Antigennachweis aus Speichel, Rachen- oder Kornealabstrich mithilfe der PCR oder eines direkten Fluoreszenztests möglich. Post mortem gelingt der Nachweis von zytoplasmatischen Einschlüssen (Negri-Körperchen) im Gehirn. Der Antikörpernachweis aus Serum wird hauptsächlich zur Überprüfung des Impferfolgs eingesetzt.

Prävention

Da eine kausale Therapie nicht existiert, kommt der Impfung eine wichtige Bedeutung zu. Für die aktive Immunisierung stehen Impfstoffe aus inaktivierten Tollwutviren (HDC- oder PCEC-Impfstoff) zur Verfügung, die einen nahezu 100%igen Schutz vermitteln. Risikopersonen wie z.B. Waldarbeiter, Jäger, Tierärzte und ggf. Tropenreisende (v.a. Indien und Bali) sollten eine präexpositionelle Immunisierung erhalten, die nach ausreichender Grundimmunisierung (0–7–21/28 Tage –1 Jahr) einen Schutz über die Dauer von 2–5 Jahren vermittelt.

Bei Kontakt mit einem möglicherweise tollwütigen Tier ist zu beachten, dass das Virus zwar durch intakte Schleimhaut, nicht jedoch durch intakte Haut eindringen kann (z.B. durch Schlecken gesunder Haut). Die größte Gefahr der Übertragung besteht durch eine Bisswunde. Diese sollte grundsätzlich immer mit Seife oder anderen Detergenzien (anschließend mit Wasser gründlich spülen) gereinigt und danach mit 70%igem Alkohol oder 0,1% quaternärer Ammoniumbase desinfiziert werden. Gegebenenfalls sind auch eine Exzision zerfetzter oder stark verschmutzter Wundlappen ohne primäre Wundnaht sowie eine Tetanus- und Antibiotikaprophylaxe notwendig.

Besteht ein begründeter Verdacht, dass das beißende Tier tollwütig ist, so sollte eine postexpositionelle Immunisierung im Sinne einer Simultanprophylaxe durchgeführt werden. Dazu wird der Impfstoff aus inaktivierten Tollwutviren i.m. in den Musculus deltoideus nach dem Schema 0–3–7–14–28 Tage appliziert. Eine Auffrischung nach einem Jahr und anschließend alle 2–5 Jahre sind prinzipiell möglich.

Zusätzlich wird so schnell wie möglich, aber mindestens innerhalb von 72 Stunden eine passive Immunisierung mit spezifischen Immunglobulinen in einer Dosierung von 20 IE/kg KG durchgeführt. Die Hälfte der Dosis wird direkt um die Bisswunde herum appliziert, um die Disseminierung des Virus zu verhindern. Die andere Dosishälfte wird in den Musculus gluteus gespritzt. Die passive Immunisierung ist von vitaler Bedeutung, da nur durch die Immunglobuline das Tollwutvirus neutralisiert werden kann. Das bedeutet aber auch, dass aktiver und passiver Impfstoff keinesfalls simultan in den gleichen Muskel injiziert werden dürfen (Inaktivierung des aktiven Impfstoffs durch die Immunglobuline!).

> **MERKE**
>
> **Aktiver und passiver Impfstoff** dürfen **nicht simultan** in den gleichen Muskel injiziert werden wegen der **Inaktivierung** des aktiven Impfstoffs durch die Immunglobuline!

Bei Krankheitsausbruch kann dem Patienten nur mit palliativmedizinischen Maßnahmen (Sedierung und Abschirmung) die Leidensphase bis zum Tod etwas erleichtert werden.

Gemäß IfSG sind der Verdacht, die Erkrankung und der Tod vom Kliniker und der Erregernachweis vom Labor zu melden.

13.2.6 Durch Moskitos übertragene Virusenzephalitis [A83]

Japanische Enzephalitis

Das Japanische-B-Enzephalitis-Virus ist ein behülltes RNA-Virus, das zur Familie der Flaviviridae gehört. Es kommt endemisch in Japan, China, Indien und Südostasien vor und wird durch weibliche Stechmücken der Gattungen Culex und Aedes vom natürlichen Reservoir (u.a. Vögel, Reptilien, Fledermäuse, Schweine) auf den Menschen übertragen. Jährlich werden in den Endemiegebieten bis zu 50 000 Fälle mit mehr als 10 000 Toten vor allem bei der einheimischen Landbevölkerung registriert.

Die weitaus meisten Infektionen verlaufen asymptomatisch oder mit einem grippeähnlichen klinischen Bild. Gefürchtet ist die schwer verlaufende fiebrige Enzephalitis, die sich nach einer Inkubationszeit von 5–15 Tagen entwickelt und eine Letalität von 20–50% aufweist. Die Überlebenden leiden häufig an neurologischen Residualzuständen.

Die Erkrankung wird serologisch oder mithilfe der PCR aus Liquor diagnostiziert. Eine kausale Therapie steht nicht zur Verfügung. Daher sollte ein effektiver Mückenschutz betrieben werden. Für längere Reisen

Tab. 13.8

Weitere durch Moskitos übertragene Virusenzephalitiden.

	Western-Equine-Enzephalitis-Virus	Eastern-Equine-Enzephalitis-Virus	St.-Louis-Enzephalitis-Virus	Usutu-Virus
Familie	Togoviridae	Togoviridae	Flaviviridae	Flaviviridae
Gattung	Alphavirus	Alphavirus	Flavivirus	Flavivirus
Verbreitung	Westen und Südwesten der USA	Osten der USA und Südamerika	USA, Karibik, Südamerika	Afrika, Europa
Übertragung	Culex- und Aedes-Stechmücken, Zecken	Culex- und Aedes-Stechmücken, Zecken	Culex-Stechmücken	Culex-Stechmücken
Klinik	Fieber ggf. Übergang in Meningoenzephalitis	Fieber ggf. Übergang in Meningoenzephalitis	biphasischer Verlauf: erst „grippe"-ähnliche Symptomatik ggf. Übergang in Enzephalitis	Fieber mit Hautausschlag ggf. Übergang in Enzephalitis

in ländliche Regionen der Endemiegebiete steht ein Formalin-inaktivierter Totimpfstoff zur Verfügung, der seit kurzem auch in Deutschland zugelassen ist.

Weitere durch Moskitos übertragene Virusenzephalitiden

Die in Tab. 13.8 aufgeführten Arten haben für den klinischen Alltag hierzulande nur eine sehr geringe Bedeutung.

13.2.7 Durch Zecken übertragene Virusenzephalitis [A84]

Frühsommer-Meningoenzephalitis (FSME)

Die europäische Frühsommermeningoenzephalitis wird vom FSME-Virus übertragen. Es handelt sich um ein umhülltes RNA-Virus, das zur Familie der Flaviviridae gehört und von Schildzecken (Ixodes ricinus) vom tierischen Reservoir (Nagetiere, Igel etc.) auf den Menschen übertragen wird. Daher wird die Erkrankung auch als Tick-borne Enzephalitis (TBE) bezeichnet (Zecke = engl. tick).

Die FSME kommt vor allem in Süddeutschland, Österreich, den baltischen Staaten und Russland vor. Darüber hinaus gibt es kleinere Foci in den diesen Ländern benachbarten Staaten (www.fit-for-travel. de). Im Gegensatz zur Borreliose ist die Verbreitung des FSME-Virus in der Zeckenpopulation sehr gering: Innerhalb des Endemiegebietes wurde das Virus nur in jeder 1000. bis 10 000. Zecke gefunden.

MERKE

Da die Viren sich in den Speicheldrüsen ihres Vektors vermehren, können sie schon innerhalb **weniger Minuten** nach dem Zeckenstich in den Menschen injiziert werden.

Zunächst vermehren sich die Viren lokal an der Stichstelle und disseminieren dann auf dem lymphatischen und hämatogenen Weg. Nach dem Befall von Muskulatur und Bindegewebe („Grippeschmerzen") kann die Krankheit spontan stoppen oder die Viren

befallen die Vorderhörner des Rückenmarks und das Gehirn.

Klinik ❙ Die FSME-Saison korreliert genauso wie die Borreliose mit der Aktivität des Zeckenvektors und dauert von April–Oktober mit Häufungen im 3. Quartal (195 gemeldete Fälle 2012 nach IfSG; Inzidenz = 0,2/100 000). Die Erkrankung verläuft biphasisch: 3–14 Tage nach dem Zeckenstich entwickeln 10–30 % der Betroffenen grippeähnliche Symptome mit Fieber. Für den weitaus größten Teil der Patienten heilt die Krankheit nach 2–7 Tagen folgenlos aus. Bei 10 % der Patienten (= 1–3 % aller Patienten mit Zeckenstich im Endemiegebiet) kommt es nach einem freien Intervall von 5–10 Tagen in der 2. Phase der Erkrankung zur Beteiligung des ZNS mit unterschiedlichen klinischen Manifestationen:

- Meningitis (ca. 55 %): oft Kinder, selten Spätschäden → FSME-Erkrankungen verlaufen bei Kindern in der Regel leichter als beim Erwachsenen und manifestieren sich meistens als Meningitis.
- Meningoenzephalitis (ca. 35 %): oft Erwachsene, 25 % Spätschäden
- Myelomeningoenzephalitis (ca. 10 %): oft Erwachsene, 65 % Spätschäden.

Die Meningoenzephalitis ist die schwerste Form mit Bewusstseinseintrübung und Psychosen; in ca. 5 % nimmt sie einen tödlichen Verlauf. Außerdem werden im Gegensatz zur reinen Meningitis bei enzephalitischer Beteiligung häufig paralytische Spätschäden beobachtet.

Diagnostik ❙ Wenn der klinische Befund eine FSME wahrscheinlich macht und die Anamnese ergibt, dass der Patient sich in einem Endemiegebiet aufgehalten hat, ist eine mikrobiologische Diagnostik sinnvoll. Der Nachweis spezifischer Antikörper ermöglicht eine Unterscheidung zwischen frischer und früherer Infektion. Für den Erregernachweis steht heute die PCR aus Blut oder Liquor zur Verfügung.

Therapie und Prävention ❙ Eine kausale Therapie ist nicht möglich. Daher spielt neben der Expositionsprophylaxe (zeckenmeidendes Verhalten, helle Kleidung, Repellents) insbesondere die Dispositionsprophylaxe durch Impfung eine entscheidende Rolle. Es handelt sich dabei um eine Indikationsimpfung, d. h., sie ist nur dann indiziert, wenn verhaltensbedingt (Berufsausübung oder Freizeitaktivitäten) ein Zeckenstichrisiko (z. B. Waldarbeiter) in einem FSME-Endemiegebiet (z. B. Region Passau) besteht.

Für diese präexpositionelle Prophylaxe wurde ein Totimpfstoff entwickelt: ein österreichisches Virusisolat, das in Hühnerembryonen vermehrt und mit Formalin inaktiviert wurde. Um die Immunogenität zu erhöhen, ist es an Aluminiumhydroxid gekoppelt. Dadurch wird nach erfolgter Grundimmunisierung (0 – 1 Monat – 1 Jahr) eine Serokonversionsrate von mehr als 97 % und ein Schutz für 3–5 Jahre erreicht. Ein Teil der Geimpften entwickelt Nebenwirkungen in Form von Übelkeit, Kopfschmerzen und Fieber.

MERKE
Da Fieberreaktionen bei 1–2-jährigen Kindern in 15 % der Fälle beobachtet wurden, wird seitens der STIKO vor der Impfung von Kindern unter 3 Jahren gemeinsam mit den Eltern eine besonders sorgfältige Indikationsstellung empfohlen.

Die (postexpositionelle) Prophylaxe mit Hyperimmunglobulinen nach Zeckenstichen in Endemiegebieten wird heute nicht mehr empfohlen.

13.3 Infektionen des Auges

Key Point
Die Infektionen des Auges können in intraokuläre Infektionen (Uveitis, Endophthalmitis, Retinitis), Infektionen der Hornhaut (Keratitis) sowie Infektionen der Augenbindehaut (Konjunktivitis) unterteilt werden. Die häufigste Infektion am Auge ist die Konjunktivitis.

13.3.1 Uveitis und Chorioretinitis bzw. chorioretinale Affektionen [H30, H32]

Die Uvea (Gefäßhaut) besteht aus Iris (Regenbogenhaut), Ziliarkörper und Choroidea (Aderhaut). Die Iris liegt hinter der Hornhaut und umgibt die Pupille. Man unterscheidet:

- anteriore Uveitis: Iris bzw. Iridozyklitis
- intermediäre Uveitis (Vitritis = Glaskörperinfektion)
- posteriore Uveitis (Chorioiditis). Letztere verläuft oft unter Beteiligung der Netzhaut (Retina) und wird dann als Retinochorioiditis bzw. Chorioretinitis bezeichnet.
- Endophthalmitis: Entzündung des inneren Auges.

Häufige Erreger sind:
- Viren: VZV, HSV, CMV
- *Toxoplasma gondii*
- Bakterien: *Staphylococcus aureus*, Streptokokken, Enterokokken
- *Candida albicans.*

Iritis und Iridozyklitis [H20]

Infektiöse Ursachen für eine Iritis bzw. Iridozyklitis können die Reaktivierung einer VZV-Infektion mit Augenbeteiligung (Befall des Trigeminonganglions mit Zoster ophthalmicus), eine Tuberkulose sowie eine Beteiligung im Rahmen einer Syphilis, einer Yersiniose und anderer bakterieller Infektionen sein.

Die klinischen Symptome sind u. a. durch dumpfe Schmerzen, Lichtscheu, Sehverschlechterung und ziliare Injektion charakterisiert.

Die mikrobiologische Diagnostik gelingt nicht immer; in einigen Fällen kann die Serologie wegweisend sein. Die Therapie besteht aus der Kombination von Kortikosteroiden und erregerspezifischen Antiinfektiva.

Endophthalmitis [H44]

Die Endophthalmitis entsteht meist posttraumatisch oder -operativ, seltener auf hämatogenem Wege als Komplikation einer Sepsis. Haupterreger sind Staphylokokken, Streptokokken und Enterokokken. Gefürchtet sind Verletzungen mit kontaminierten Splittern, die zu Infektionen mit Bazillen oder Pilzen führen können. Im Zusammenhang mit Septikämien steht die endogene Ophthalmitis, die meistens durch *S. aureus*, Pneumokokken oder Meningokokken bedingt ist. Bei Immunsupprimierten kommt auch *Candida albicans* infrage (Abb. 13.4).

Die Endophthalmitis beginnt oft mit schmerzhafter Lichtscheu und einer abnehmenden Sehstärke. Diagnostisch sollte der direkte Erregernachweis aus Glaskörperpunktat oder Augenkammerwasser angestrebt werden. Bei negativem Befund aus Augenmaterialien

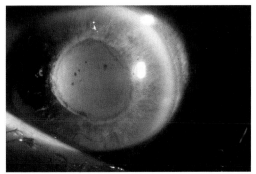
Abb. 13.4 Candida-Ophthalmitis mit Trübung des Glaskörpers und ziliärer Injektion. (mit freundlicher Genehmigung von Prof. Dr. Dr. J. Petersen, Göttingen)

können u. U. Blutkulturen hilfreich sein, insbesondere natürlich bei der endogenen Endophthalmitis.

Die Therapie richtet sich nach dem Erreger. Die Soforttherapie einer vermutlich bakteriell bedingten Endophthalmitis muss ein breites Erregerspektrum (ggf. auch Pilze) abdecken und erfolgt aus der kombinierten Gabe von lokal und systemisch wirksamen Antiinfektiva:

– **Postoperative Endophthalmitis**: intraokulare Applikation von Imipenem plus Vancomycin plus Dexamethason; systemische Gabe von Imipenem plus Cefuroxim.

– **Endogene Endophthalmitis**: ggf. intraokulare Applikation von Amphotericin B plus Ceftazidim; systemische Gabe von Cefotaxim plus Fluconazol, ggf. auch Voriconazol oder Amphotericin B.

Chorioretinitis [H32]

Toxoplasma-bedingte Chorioretinitis

Die Toxoplasma-bedingte Chorioretinitis (= Retinochorioiditis) entwickelt sich vor allem als Spätkomplikation bei pränatal erworbener Toxoplasmose (S. 328).

> **MERKE**
>
> Hierzulande ist die Toxoplasma-bedingte Retinochorioiditis mit Abstand die **häufigste** Ursache einer infektiösen posterioren Uveitis.

Sie tritt zwar oft bereits im Kleinkindesalter erstmalig auf; da sich die meisten Patienten in dem Alter jedoch noch nicht adäquat äußern können, bleibt diese erstmalige Manifestation unerkannt und heilt zunächst wieder ab. Erst bei einem späteren Rezidiv, d. h. bei einer endogenen Reaktivierung der früher bereits manifestierten Retinochorioiditis, kommen die sich jetzt oft im jugendlichen Alter befindlichen Patienten erstmals zum Ophthalmologen. Dabei ergibt sich dann der typische Befund des Augenhintergrunds (Fundoskopie): Meistens ist neben einer älteren vernarbten Läsion (unbemerktes Ereignis im Kleinkindesalter) ein frischer Entzündungsherd zu sehen (Abb. 13.5).

 Praxistipp

Neben der pränatal erworbenen Toxoplasmose kann auch die erst im Erwachsenenalter durchgemachte Infektion zu ophthalmologischen Manifestationen führen. In diesem Fall ist bei erstmaliger augenärztlicher Konsultation häufig nur ein frischer Entzündungsherd ohne alte, vernarbte Läsionen erkennbar.

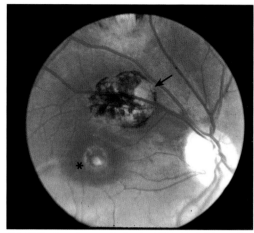

Abb. 13.5 Toxoplasmose-Retinochorioiditis: Typisch ist ein frischer Entzündungsherd (Pfeil) neben einer älteren vernarbten Läsion (*). (mit freundlicher Genehmigung von Prof. Dr. Dr. J. Petersen, Göttingen)

Die Diagnose ist primär eine ophthalmologische, sollte aber durch den Nachweis von Toxoplasma-spezifischen Antikörpern im Serum des Patienten bestätigt werden. Dabei sind fast immer nur IgG-Antikörper als Zeichen einer früher (pränatal) durchgemachten Toxoplasmose nachweisbar; selten ist der Nachweis von IgM-Antikörpern (v. a. bei im Erwachsenenalter erworbener Infektion).

Therapeutisch wird die klassische Kombination aus Pyrimethamin plus Sulfadiazin plus Folinsäure gegeben. Alternativ ist auch die Gabe von Clindamycin wirkungsvoll. Bei ausgedehnter entzündlicher Reaktion müssen unterstützend Kortikosteroide systemisch verabreicht werden.

Trotz Therapie können Rezidive zwar nicht grundsätzlich verhindert werden; eine langfristige, niedrig dosierte Gabe von Cotrimoxazol kann aber u. U. als Rezidivprophylaxe versucht werden.

CMV-Retinitis

Vor allem im Spätstadium von AIDS (< 50 CD4+-T-Zellen/µl) kann es zur systemischen Reaktivierung einer CMV-Infektion (S. 398) kommen, die sich meistens als Retinitis manifestiert und unbehandelt nicht selten zur Erblindung führt. Die CMV-Retinitis beginnt zunächst mit der schmerzlosen Sehstörung an einem Auge und kann schließlich zum Visusverlust führen. Der ophthalmologische Fundusbefund ist meistens typisch (Abb. 13.6), sodass bereits danach schnellstmöglichst die Therapie mit Ganciclovir, Foscarnet oder Cidofovir eingeleitet werden muss. Näheres siehe Kapitel Zytomegalie (S. 399).

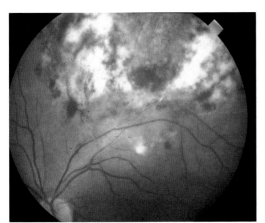

Abb. 13.6 CMV-Retinitis mit ausgedehnten wolkenähnlichen Entzündungsherden. (mit freundlicher Genehmigung von Prof. Dr. Dr. J. Petersen, Göttingen)

13.3.2 Keratitis [H16]

Die Entzündung der Hornhaut geht oft mit Hornhauterosionen bzw. –ulzerationen einher (Abb. 13.7) und muss wegen der daraus resultierenden Gefährdung des Sehvermögens schnellstmöglich therapiert werden. Die häufigsten Erreger sind:

— Viren: HSV (Abb. 13.7), VZV, Adenoviren, CMV
— Bakterien: *Staphylococcus aureus*, Pneumokokken, Moraxellen, Pseudomonaden, Mykobakterien
— Akanthamöben
— *Candida*, Mikrosporidien.

Die Infektion mit Bakterien, Parasiten und Pilzen findet meistens im Rahmen eines Mikrotraumas der Hornhaut statt; bei HSV und VZV steht die Reaktivierung der latenten Infektion durch externe Reize im Vordergrund.

Klinisch bestehen Schmerzen (besonders bei Akanthamöben- und HSV-Infektion), Lichtscheu, Sehverschlechterung, Gefäßerweiterung (rotes Auge) sowie eine Hypersekretion von Tränenflüssigkeit.

Die durch HSV und Akanthamöben verursachten Keratitiden sind am häufigsten. Die HSV-bedingte Keratitis wird in folgende Formen unterteilt:

— Keratitis dendritica: epitheliale Keratitis mit Sensibilitätsstörung, verzweigte Hornhautläsionen mit Ulzerationen
— Keratitis disciformis: stromale Keratitis ohne Beteiligung des Hornhautepithels, zentrale, scheibenförmige Hornhautläsionen ohne Ulzerationen
— Uveitis: endotheliale Keratitis mit Ausbreitung von HSV in das Kammerwasser.

Akanthamöben (S. 347) sind frei lebende Amöben, die hauptsächlich als Erreger einer nicht seltenen (!) Keratokonjunktivitis bei Kontaktlinsenträgern vorkommen.

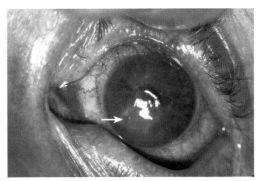

Abb. 13.7 Herpetische Ulzerationen mit typischen Epithelläsionen. (mit freundlicher Genehmigung von Prof. Dr. Dr. J. Petersen, Göttingen)

Bei Patienten mit Keratitis wird der direkte Erregernachweis durch Mikroskopie, Kultur oder/und PCR aus Abstrichen des Ulkusgrunds oder aus Hornhautgeschabsel geführt.

> 👁
> **Praxistipp**
>
> Für die Diagnostik spielt die Prüfung der Sensibilität der Hornhaut insofern eine wichtige Rolle, als sie fast nur bei viralen Infektionen herabgesetzt ist.

Wegen der Gefahr dauerhafter Sehminderung kann das mikrobiologische Ergebnis nicht abgewartet werden. Die Therapie muss sofort beginnen. Bei Verdacht auf eine bakterielle oder mykologische Genese wird die Therapie zunächst lokal mit einem Breitspektrumantibiotikum (Ciprofloxacin- oder Levofloxacin-Augentropfen) oder –antimykotikum (z. B. Amphotericin-B-Augensuspension) begonnen. Bei Verdacht auf Viren aus der Herpesgruppe (HSV, VZV) wird Aciclovir lokal und systemisch verabreicht.

13.3.3 Konjunktivitis [H10]

Die Konjunktivitis ist die häufigste Augeninfektion und wird vor allem durch Bakterien verursacht. Häufige Erreger sind:

— *Haemophilus influenzae*, Pneumokokken, Moraxellen
— *Staphylococcus aureus*
— Chlamydien und Gonokokken
— *Pseudomonas aeruginosa*, Akanthamöben
— Adenoviren, Enteroviren, HSV 1 und HSV 2, VZV
— *Candida albicans* und *Encephalitozoon hellem.*

Konjunktivitis durch Bakterien, Parasiten und Pilze

Die Gonokokken-bedingte Konjunktivitis des Neugeborenen ist dank der früheren Credé-Prophylaxe (Einträufelung von Silbernitrat-Lösung in den Konjunktivalbereich unmittelbar nach der Geburt) bzw. der heutzutage praktizierten Prophylaxe mit (PVP)-

13

Jod-Lösung bzw. antibiotikahaltigen Augentropfen seltener geworden. Sie entsteht, genau wie die *Chlamydia-trachomatis*-bedingte Konjunktivitis des Neugeborenen, perinatal durch Infektion im Geburtskanal (S. 315).

Im späteren Kindesalter und beim Erwachsenen stehen Infektionen mit *Haemophilus influenzae*, Pneumokokken und *Moraxella catharralis* im Vordergrund. Im geschlechtsaktiven Alter muss zusätzlich auch wieder mit *Chlamydia trachomatis* (Serotypen D–K) gerechnet werden. In den Ländern des Südens spielt *Chlamydia trachomatis* (Serotypen A–C) als Erreger des Trachoms eine wichtige Rolle.

Bei immunsupprimierten Patienten (vor allem AIDS) werden nicht selten *Candida albicans* sowie die zu den Pilzen zählende Mikrosporidien-Art *Encephalitozoon hellem* als Ursache für Augeninfektionen gefunden. Bei Kontaktlinsenträgern kann es durch Kontamination der Kontaktlinsen bzw. der entsprechenden Spülflüssigkeit mit *Pseudomonas aeruginosa* oder Akanthamöben zur Keratokonjunktivitis mit Hornhautulzerationen kommen.

Klinisch ist neben der Gefäßerweiterung und dem durch ein Fremdkörpergefühl induzierten Juckreiz auch ein purulentes oder wässrig-schleimiges Sekret nachweisbar. Außerdem entwickelt sich nicht selten ein Lidödem.

Diagnostisch stellt der direkte Erregernachweis aus Konjunktivalabstrichen in der Regel keine Probleme dar; bei Verdacht auf Chlamydien oder Mikrosporidien ist eine entsprechende Diagnostik durch Immunfluoreszenz- oder PCR-Verfahren anzustreben. Die Therapie richtet sich nach dem Erreger und Antibiogramm (Tab. 13.9).

Viruskonjunktivitis [B30]

Ursache für eine Viruskonjunktivitis sind Coxsackieviren, Enteroviren, das Newcastle-Virus und vor allem Adenoviren.

Epidemische Keratokonjunktivitis und Schwimmbadkonjunktivitis [H16]

Adenoviren sind DNA-Viren, die keine Hülle besitzen und deshalb sehr umweltresistent sind (Abb. 13.8). Es sind mehr als 50 humanpathogene Serotypen bekannt (Tab. 13.10). Eine hochkontagiöse Form der Keratokonjunktivitis ist die Keratitis epidemica bzw. epidemische Keratokonjunktivitis, die von Adenoviren der Serotypen 8, 19, 37, 53 und 54 verursacht wird und Patienten aller Altersgruppen infiziert. Kinder hingegen entwickeln vor allem die sogenannte Schwimmbadkonjunktivitis (folliculäre Konjunktivitis), bei der Adenoviren der Serotypen 3, 4 und 7 eine Rolle spielen.

Nach Tröpfcheninfektion, Kontakt mit kontaminiertem Wasser im Schwimmbad oder durch kontaminierte ophthalmologische Untersuchungsgegenstände (nosokomiale Infektion!) gelangt das Virus in die Epithelzellen des Auges, Pharynx, Respirations- und Gastrointestinaltrakts, wo es sich intranukleär vermehrt.

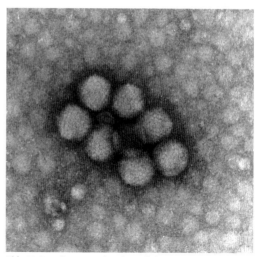

Abb. 13.8   Adenoviren. (mit freundlicher Genehmigung von PD Dr. A. Heim, Hannover)

Tab. 13.9

Therapie der wichtigsten bakteriellen Erreger einer Konjunktivitis.

Erreger	Applikation	Mittel
N. gonorrhoeae	lokal	z. B. Gentamicin, Tetracyclin
	systemisch	Fluorchinolone (Ciprofloxacin), Azithromycin, Doxycyclin
C trachomatis	lokal	Erythromycin, Tetracyclin
	systemisch	Erythromycin, Tetracyclin (nicht in der Schwangerschaft)
H. influenzae	lokal	z. B. Gentamicin, Neomycin, Erythromycin
S. pneumoniae, S. aureus	lokal	z. B. Gentamicin, Tetracyclin, Neomycin
P. aeruginosa	lokal	z. B. Gentamicin, Polymyxin B, Chloramphenicol

Tab. 13.10

Adenovirus.

Serotypen	Erkrankung	typische Patientengruppen
8, 19, 37, 53, 54	epidemische Keratokonjunktivitis	alle Altersgruppen
3, 4, 7	Schwimmbadkonjunktivitis	Kinder
1–7, 14, 21	respiratorische Erkrankungen	vor allem Kleinkinder und Soldaten
31, 40, 41	Gastroenteritis	Säuglinge, Kleinkinder
11, 34, 35	Meningitis/Enzephalitis	alle Altersgruppen

13

Elektronenmikroskopisch fallen dabei in den infizierten Zellen intranukleäre Einschlusskörper in großer Anzahl auf. Innerhalb von 10 Tagen entwickelt sich dann eine meist einseitige, schmerzhafte Konjunktivitis mit Rötung des Auges und periaurikulärer Lymphadenitis (Abb. 13.9).

Die Infektion wird heutzutage meistens durch direkten Erregernachweis mithilfe immunzytologischer Verfahren oder der PCR aus Konjunktivalabstrichen diagnostiziert. Hygienische Maßnahmen zur Vermeidung der Exposition sind unerlässlich, da eine kausale Therapie nicht zur Verfügung steht. Bakterielle Superinfektionen müssen antibiotisch behandelt werden. Die Zahl der Adenovirus-Infektionen hat in den letzten Jahren dramatisch zugenommen (2012 wurden gemäß IfSG > 2100 Fälle → 2,6/100 000 gemeldet im Vergleich zu 2011 674 Fälle → 0,8/100 000; Adenovirus-Konjunktivitis am Auge).

Keratokonjunktivitis durch Akanthamöben

Akanthamöben (S. 434) sind frei lebende Amöben, die relativ häufig eine Keratokonjunktivitis bei Kontaktlinsenträgern verursachen. Die Infektion entsteht dadurch, dass die Akanthamöben die unsauber gelagerte Spülflüssigkeit für die Kontaktlinsen kontaminieren. Die Diagnostik gelingt aus Augenabstrichen bzw. Spülflüssigkeit durch direkten mikroskopischen Erregernachweis und durch Kultur auf einfachen Nähragarplatten unter Zusatz von lebenden oder abgetöteten gramnegativen Bakterien (*E. coli*, Aerobacter). Die Amöben sind dann sehr eindrucksvoll nach 24-stündiger Inkubation am Ende der „Fressstraßen durch den Bakterienrasen" mikroskopisch zu erkennen.

Die Therapie wird lokal am Auge mit einer Kombination aus Natamycin plus Neomycin durchgeführt; neuerdings wurden auch verschiedenste Desinfektionsmittel (z. B. Chlorhexidin und Propamidin) mit Erfolg eingesetzt. Alternativ kann auch lokal Pentamidin versucht werden.

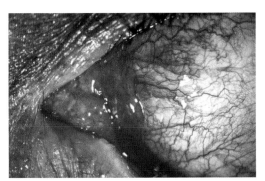

Abb. 13.9 Conjunctivitis epidemica mit starker Gefäßerweiterung. (mit freundlicher Genehmigung von Prof. Dr. Dr. J. Petersen, Göttingen)

13.4 Infektionen des Ohrs

Key Point
Die Mittelohrentzündung ist eine besonders häufige Erkrankung bei Säuglingen und Kleinkindern, weil die Verbindungsgänge vom Rachenraum zum Mittelohr im Vergleich zum Erwachsenen einen größeren Durchmesser haben und kürzer sind. Hierdurch können Krankheitserreger leichter über den Nasen-Rachen-Raum in das Mittelohr eindringen.

13.4.1 Otitis externa [H60, H62]

Entzündungen des Gehörgangs werden als Otitis externa bezeichnet und kommen besonders häufig bei Diabetikern oder bei vorgeschädigter Haut des Gehörgangs vor. Häufigster Erreger ist *Pseudomonas aeruginosa*. Darüber hinaus führen nicht selten *Staphylococcus aureus*, *Enterobacteriaceae*, *Streptococcus pyogenes* und Pilze der Gattungen *Candida* und *Aspergillus* (besonders häufig *A. niger* → Otomykose) zu Infektionen des Gehörgangs. Schließlich kann noch die Reaktivierung von HSV- und VZV-Infektionen (Zoster oticus) eine Otitis externa verursachen.

Die Otitis externa beginnt mit Juckreiz und geht dann in starke Schmerzen über. Schallleitungsbedingt tritt eine Hörminderung auf.

Die Inspektion des Gehörgangs zeigt eine Rötung und Schwellung der Haut, evtl. besteht eine eitrige Sekretion oder es sind Bläschen sichtbar (HSV, VZV). Bei Druck auf den Tragus werden die Schmerzen verstärkt. Reinigungsversuche sind wegen der Schmerzen nur schwer möglich.

Diagnostisch wird der Erregernachweis (Mikroskopie und Kultur) von einem Ohrabstrich oder bei vermutlich viraler Genese durch virusspezifische PCR aus Bläscheninhalt versucht.

Bei bakterieller Genese ist eine lokale antiseptische und antibakterielle Therapie meistens ausreichend. Eine HSV- oder VZV-Infektion kann z. B. mit Aciclovir behandelt werden.

13.4.2 Otitis media und Mastoiditis [H66]

Die akute Mittelohrentzündung entsteht meistens durch Aszension von Keimen des Nasopharynx über die Tuba eustachii. Die Otitis media betrifft vor allem Kinder bis zum 6. Lebensjahr, weil die in diesem Lebensabschnitt oft vergrößerten Adenoide den Sekretabfluss aus dem Mittelohr behindern. Das Erregerspektrum hängt auch vom Alter innerhalb dieser Patientengruppe ab:

— Neugeborene: *Staphylococcus aureus*, Enterobacteriaceae, Pseudomonaden
— Kinder bis zum 6. Lebensjahr: Pneumokokken, *Haemophilus influenzae*, Moraxellen und Viren (z. B. RSV, Rhinoviren).

13

Typische Symptome sind hohes Fieber, Ohrenschmerzen sowie Allgemeinbeschwerden in Form von Appetitlosigkeit und Gliederschmerzen.

Bei der Inspektion des Ohres kann ein Vorwölben des Trommelfells durch die Eiteransammlung im Mittelohr nachweisbar sein (Abb. 13.10a). Wenige Tage nach Beginn dieser Symptome kommt es meistens spontan zur Perforation des Trommelfells (Abb. 13.10b) mit Entleerung von Eiter in den Gehörgang. Die Schmerzen und Allgemeinsymptome lassen danach allmählich nach und das Trommelfell verheilt innerhalb von einigen Wochen.

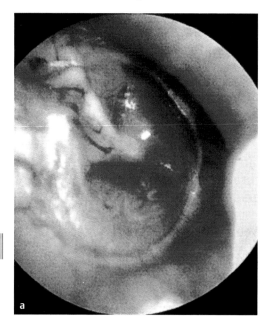

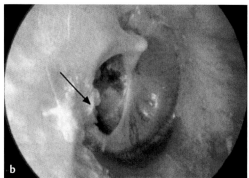

b

Abb. 13.10   (aus Arnold, W., Ganzer, U., Checkliste Hals-Nasen-Ohrenheilkunde, Thieme, 2005)

a   Akute Otitis media.
b   Trommelfellperforation bei chronischer Otitis media.

Praxistipp

Weil die Otitis media gerade bei kleinen Kindern häufig unspezifische Symptome wie Bauchschmerzen verursacht, sollte bei unklaren Beschwerden oder kontinuierlichem Weinen stets auch der Tragusdruckschmerz geprüft werden.

Das ist umso wichtiger, da aufgrund der anatomischen Besonderheiten im Kleinkindesalter als Komplikation der Otitis media eine Mastoiditis mit der Gefahr der fortgeleiteten Meningitis entstehen kann. Die Mastoiditis fällt durch die abstehende Ohrmuschel und retroaurikulären Tastschmerz auf.

Die akute Otitis media des Erwachsenen ist meistens Folge einer Infektion des oberen Respirationstrakts. Ganz anders verhält es sich bei der chronischen Otitis media: Ihr liegt ein permanenter Defekt des Trommelfells zugrunde, wobei ein im Vergleich zur akuten Mittelohrentzündung verändertes Keimspektrum vorliegt: *Pseudomonas aeruginosa* wird in mehr als 60 % aller Fälle nachgewiesen, gefolgt von *Staphylococcus aureus*, Enterobacteriaceae und Anaerobiern.

Der Patient sucht den HNO-Arzt nicht wegen Schmerzen, sondern wegen seiner Schwerhörigkeit auf. Eventuell berichtet er auch über ein Schwindelgefühl beim Baden (falls dabei Wasser in seinen Gehörgang gelangt und das Labyrinth reizt). Bei der Inspektion des Gehörgangs fällt oft schleimig-eitriges Sekret auf. Bei Vorliegen eines Cholesteatoms ist der Ausfluss fötide. Als Komplikation der chronischen Otitis media ist die Beteiligung knöcherner Strukturen gefürchtet.

Diagnostik | Falls bei der akuten oder chronischen Otitis media eitriges Sekret im Gehörgang nachweisbar ist, kann dieses der mikrobiologischen Diagnostik zugeführt werden.

MERKE

Ansonsten ist der Erregernachweis in der Regel nur bei einer Materialgewinnung im Rahmen einer evtl. therapeutisch vorgenommenen **Parazentese** (zur Entlastung des Mittelohrs) sinnvoll.

Therapie | Aufgrund der Spontanheilungstendenz der akuten Otitis media im Kindesalter muss bei geringen Symptomen nicht unbedingt eine antibiotische Therapie eingeleitet werden.

Bei Vorwölbung des Trommelfells und ausgeprägten klinischen Symptomen sollte möglichst frühzeitig kalkuliert mit Amoxicillin/Clavulansäure oder Amoxicillin/Sulbactam oder Clarithromycin bzw. Azithromycin oder Oralcephalosporin 2 therapiert werden.

13

Falls penicillinresistente Pneumokokken als Ursache möglich sind (z. B. nach Auslandsaufenthalt in Spanien, Frankreich, Südostasien), sollte ein neueres Fluorchinolon (z. B. Moxifloxacin) gegeben werden. Bei ausgedehnter Eitersammlung hinter dem Trommelfell oder bei therapierefraktären Verläufen ist eine Parazentese angezeigt. Bei der Mastoiditis ist fast immer zusätzlich eine chirurgische Intervention angezeigt.

Die antibiotische Therapie der chronischen Otitis media richtet sich nach dem Erregernachweis und Antibiogramm. Als kalkulierte Therapie kann u. U. zunächst ein Versuch mit einem Cephalosporin 3 b (Ceftazidim oder Cefipim) plus Clindamycin oder einem Chinolon plus Clindamycin oder Piperacillin plus β-Laktamase-Inhibitor angestrebt werden. Meistens ist im Anschluss an die antiinfektive Therapie zusätzlich ein operatives Vorgehen notwendig, um die der Erkrankung zugrunde liegenden anatomischen Missverhältnisse zu beheben.

13

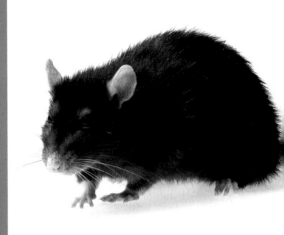

Kapitel 14

Bakterielle Zoonosen, bakterielle Krankheiten mit generalisierter Manifestation und Krankheiten durch obligat intrazelluläre Bakterien

14.1 Klinischer Fall

Sklerenikterus mit Fragezeichen

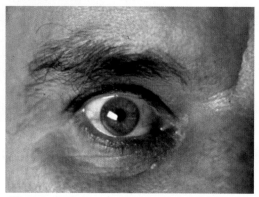

Abb. 14.1   Ikterus bei Leptospirose. (mit freundlicher Genehmigung von Prof. Dr. A. Stich, Würzburg)

Bakterien haben verschiedene Formen: Die einen sehen aus wie Stäbchen, die anderen wie Kugeln. Andere wiederum sind ei- oder spiralförmig. Manche von ihnen ahmen aber auch ausgefallene Strukturen nach. Das Spirochätenbakterium *Leptospira interrogans* zum Beispiel sieht aus wie ein Kleiderbügel.

Schutz gegen Ratten

„Ist doch klar, man muss die Rattenlöcher mit Glasscherben vollstopfen. Das hat schon mein Opa so gemacht", ruft der 69-jährige Martin W. seinem Nachbarn Joseph P. zu, der gerade erfolglos versucht, einen verschimmelten Holzbalken aus der Scheune herauszuhieven. Joseph hat vor, die alte Scheune seines Onkels endlich auf Vordermann zu bringen. Martin W., der im Haus nebenan wohnt, hilft ihm gerne. Als Erstes wollen die Männer die Scheune von Ratten befreien. Sie holen alte Bierflaschen aus dem Keller und schlagen sie zu Scherben. Mit den Glasstücken stopfen sie dann alle Rattenlöcher, die sie in der Scheune finden können, zu. Martin W. legt dabei die Scherben ganz tief in die Öffnungen hinein: „So haben die verfluchten Tiere erst recht keine Chance, herauszukommen!", ruft er. Da er keine festen Handschuhe angezogen hat, schneidet sich der 69-Jährige mehrmals mit den scharfen Glasstücken in die Hände.

Flankenschmerzen und Hauteffloreszenzen

Doktor Matern wundert sich, als Martin W. pünktlich zu Sprechstundenbeginn vor seiner Tür steht. Er kennt den Rentner und seine Familie gut. Mit Kleinigkeiten gehen die Mitglieder der Familie nicht zum Arzt. Das letzte Mal, als der 69-Jährige in die Praxis kam, hatte er einen Herzinfarkt. „Irgendetwas ist mit mir nicht in Ordnung", sagt Herr W. beim Betreten des Untersuchungszimmers. Er klagt über dumpfe Schmerzen der rechten hinteren Flankengegend und über Ausschlag an beiden Schienbeinen. Bei der Untersuchung stellt Dr. Matern neben rötlichen Effloreszenzen an beiden Unterschenkeln einen Klopfschmerz in der rechten Nierengegend und Fieber von 39 °C fest. Der Urinschnelltest ergibt eine Proteinurie. Da der Patient auf dem Land lebt, denkt der Allgemeinmediziner auch an eine durch Nagetiere hervorgerufene Infektion mit dem Hantavirus. Er veranlasst daher eine hantavirusspezifische Antikörpersuche im Serum.

Erhöhung der Leberwerte

Nach drei Tagen erscheint Martin W. wieder in der Praxis, diesmal mit Sklerenikterus und Schmerzen in der rechten Oberbauchgegend. Das Fieber besteht trotz symptomatischer Therapie mit Paracetamol fort. Auch die Flankenschmerzen sind nach wie vor vorhanden. Das Ergebnis der Hantavirus-Serologie fiel negativ aus. Dafür hat der Mann jetzt erhöhte Leberwerte im Blut. „Es sieht aus als hätten Sie etwas Komplizierteres. Ich fürchte, dass da ein Spezialist darauf schauen muss. Ich schicke Sie ins Krankenhaus!", teilt der Arzt dem Patienten vorsichtig mit. Dem rüstigen Rentner sagt ein Klinikaufenthalt gar nicht zu. „Können Sie das nicht behandeln, Doktor?", fragt er noch einmal nach. Dr. Matern verneint und erklärt dem Patienten wie wichtig es ist, jetzt ins Krankenhaus zu gehen.

„Sommergrippe" in der Vorgeschichte

„Vor vier Wochen haben Sie also mit Glasscherben Rattenlöcher gestopft und hatten danach eine Sommergrippe mit Muskelschmerzen und Fieber. Jetzt haben Sie eine Leber- und Nierenentzündung sowie Fieber", fasst Markus, Famulant in der Notaufnahme, die Anamnese des Rentners zusammen. Dem Medizinstudenten, der seinen Mikrobiologie-Kurs gerade hinter sich hat, fällt bei der Symptomkombination der Erreger *Leptospira interrogans* ein. „Könnte der Patient einen Morbus Weil haben?", fragt er seinen Assistenzarzt. Auch dieser hat bei der Anamnese schon an eine Leptospirose gedacht. Der aufnehmende Arzt nimmt Blut für Blutkulturen und für eine Hepatitis- und Leptospiren-Serologie ab. Drei Tage später hält Markus das Ergebnis der Serumuntersuchung in der Hand. „Es ist tatsächlich *Leptospira interrogans* gewesen", berichtet Markus. Der Famulant kann stolz auf sich sein. Durch die Erhebung der genauen Anamnese kam er auf die richtige Diagnose.

14.2 Bakterielle Zoonosen [A20–A28]

Key Point

Zoonosen sind von Tier zu Mensch und von Mensch zu Tier übertragbare Infektionskrankheiten. Erreger aus der Gruppe der folgenden Bakterien sind für große historisch-bedeutsame Seuchen verantwortlich und stellen zudem potenzielle Biowaffen dar (Pest, Tularämie, Milzbrand). Die Kenntnis der Übertragungswege und klinischen Symptome ist deshalb nach wie vor ausgesprochen wichtig für jeden Arzt.

14.2.1 Pest [A20]

Die Pest wird vom Bakterium *Yersinia pestis* (S. 64) ausgelöst. Sie gehört zu den großen historisch-bedeutsamen Seuchen („Der schwarze Tod"). Der Erreger hat auch eine Bedeutung als potenzielle Biowaffe. Endemisch kommt die Pest heute noch in Nord- und Südamerika sowie in Afrika und Asien vor. Der natürliche Lebenszyklus spielt sich dabei zwischen dem Nagetierreservoir und dem entsprechend angepassten Nagetierfloh als Überträger (Vektor) von *Yersinia pestis* ab. Springt der Nagetierfloh irrtümlich auf eine Ratte über, kann es zur urbanen Rattenpest kommen. Infizierte Ratten können an der Pest sterben („Wenn die Ratte stirbt, dann kommt die Pest"). Aufgrund der häuslichen Nähe von infizierten Ratten oder – seltener – anderen Nagern können infizierte Flöhe auf den Menschen treffen und ihn stechen (Abb. 14.2).

Pathogenität und Virulenzfaktoren

Für die Pathogenität ist die Anwesenheit von drei Virulenzplasmiden notwendig:

- das klassische Virulenzplasmid, dessen Gene Proteine (Yersinia outer proteins, Yops) bilden, die für die Manipulation der Wirtszelle gebraucht werden
- ein größeres Plasmid, welches für ein Kapselprotein kodiert und dadurch der Phagozytose entgegenwirkt
- ein drittes, kleineres Plasmid, welches Gene für Pesticin (ein Bacteriocin) und für eine Koagulase aufweist.

Für die Vermehrung des Pesterregers im Floh und seine Übertragung auf den Menschen spielt der Virulenzfaktor Koagulase eine zentrale Rolle: Hierbei handelt es sich um ein Enzym mit temperaturabhängigen Funktionsunterschieden: Gerinnungsförderung bei < 30 °C; Fibrinolyse bei > 30 °C.

Im Floh kommt es durch die Umgebungstemperatur zu einer Blutgerinnung im Magen. Als Folge dehnt sich das Gerinnungsgemisch aus Blut, Bakterien und Hämin in den Vormagen/Ösophagus des Flohs aus und führt schließlich zu einer Blockade des Vormagens. Da der Floh kein weiteres Blut in den Magen aufnehmen kann, entsteht ein Hungerreiz: Der Floh nimmt deshalb eine neue Blutmahlzeit zu sich und vermischt dabei das frisch gesaugte Blut mit dem alten, geronnenen Blut. Der dadurch ausgelöste Würgereiz bringt den Floh dazu, die Bakterien in den neuen Wirt zu injizieren. Die Körpertemperatur von 37 °C im neuen Wirt bewirkt nun eine Fibrinolyse,

14

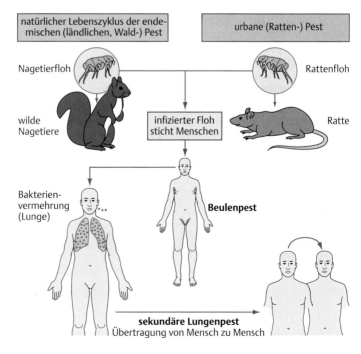

Abb. 14.2 Die Epidemiologie der Pest.

sodass die Erreger sich besser systemisch ausbreiten können.

Der Menschenfloh verfügt im Gegensatz zum Rattenfloh über keinen Vormagen und eignet sich daher auch nur sehr bedingt als Vektor.

Klinik

Die Pest kann sich in verschiedenen Formen manifestieren. Die Beulenpest ist mit mehr als 75 % die häufigste Form (Abb. 14.3). Nach der Inokulation des Pesterregers durch einen Flohstich kommt es innerhalb von 2–6 Tagen zu schmerzhaften Schwellungen der drainierenden Lymphknoten (Bubonen) mit Fieber und Schüttelfrost. Häufig kommt es zu Blutungen innerhalb der Lymphknoten, sodass diese bläulich-schwarz durch die Haut schimmern.

Praxistipp

Bei Kindern sind aufgrund der Sprungleistung des Flohs meistens die axillären oder Halslymphknoten befallen, beim Erwachsenen hingegen die Inguinallymphknoten.

Sofern die Lymphknoten geschlossen sind, besteht keine Ansteckungsgefahr. Erst durch die nachfolgende hämorrhagische Septikämie (> 10 %) gelangt der Erreger in die Lungen und verursacht so die sekundäre Lungenpest. Jetzt kann er durch Aerosole direkt von Mensch zu Mensch übertragen werden.

Die dadurch innerhalb von nur 1–2 Tagen bei der angehusteten Kontaktperson entstehende primäre Lungenpest (ca. 5 %) ist durch eine Bronchopneumonie mit blutigem Sputum und Dyspnoe charakterisiert. Dabei drohen Herzinsuffizienz und Kreislaufversagen.

Selten ist die Hautpest, deren Grundlage infizierte Mikrotraumen der Haut sind.

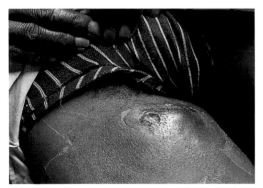

Abb. 14.3 Bubonenpest mit einem spontan durchgebrochenen Bubo am Oberschenkel. (Löscher, T. et al., Tropenmedizin in Klinik und Praxis, Thieme, 2010)

Diagnostik

Die Erkrankung wird durch den Erregernachweis (Kultur, Gensonden) aus den relevanten Patientenmaterialien (Bubonenaspirat, Blutkultur, Sputum) diagnostiziert (S 3-Labor = Sicherheitslabor erforderlich).

Die orientierende Mikroskopie ergibt gramnegative Stäbchen, die wie Sicherheitsnadeln aussehen. Durch Einsatz spezifischer Antikörper kann der Verdacht in der Immunfluoreszenz-Mikroskopie bestätigt werden. In Speziallaboren wird auch eine PCR durchgeführt. Für epidemiologische Fragestellungen stehen serologische Verfahren zur Verfügung.

Therapie und Prävention

Die Letalität der unbehandelten Beulenpest liegt bei 50–60 %, die der unbehandelten Lungenpest sogar bei 100 %. Therapeutisch können Streptomycin oder Gentamicin für 10 Tage gegeben werden. Alternativ können Doxycyclin, Fluorchinolone und Sulfonamide eingesetzt werden.

Nur für Risikopersonen (z. B. ärztliche Tätigkeit in einem Endemiegebiet), nicht aber für den normalen Fernreisenden, steht eine aktive Impfung zur Verfügung.

Bei Exposition muss zusätzlich eine Antibiotikaprophylaxe durchgeführt werden. Für die Verhinderung der Pest in Endemiegebieten sind neben der Erziehung und Aufklärung der Bevölkerung Ratten- sowie Flohkontrollmaßnahmen sinnvoll.

Der Verdacht, die Erkrankung, der Tod sowie der Erregernachweis sind gemäß IfSG meldepflichtig.

Die Pest gehört neben der Cholera und dem Gelbfieber zu den internationalen Quarantänekrankheiten. Das heißt, dass Personen mit Kontakt zu Erkrankten für die Dauer der Inkubationszeit isoliert werden müssen.

14.2.2 Tularämie [A21]

Die Tularämie wird auch als Hasenpest bezeichnet, weil sie vor allem bei Hasen, Kaninchen und anderen Nagetieren vorkommt. Der Name der Erkrankung rührt vom Ort der Erstentdeckung des Erregers (Tulare County in Kalifornien/USA) her. Das verursachende gramnegative Stäbchenbakterium *Francisella tularensis* (S. 71) kann auf den Menschen übertragen werden und hier zu einer pestähnlichen Erkrankung führen. Für die Infektion ist nur eine geringe Keimmenge (10–50 Bakterien) erforderlich. Aus diesem Grund und wegen der Schwere der Erkrankung wird der Erreger auch als potenzielle Biowaffe angesehen. Es gibt zwei Subspezies, die nur in der nördlichen Erdhälfte vorkommen:

— *Francisella tularensis ssp. tularensis* (Typ A) ist vor allem in Nordamerika beheimatet und ruft lebensbedrohliche Erkrankungen mit einer Letalität von mehr als 30 % hervor (vor allem pulmonale und typhoidale Tularämie).

— *Francisella tularensis ssp. holarctica* (Typ B) ist weniger virulent und kommt vor allem in Europa und Asien vor.

Pathogenese

Der Mensch infiziert sich vor allem durch direkten Kontakt mit infektiösen Nagetieren im Rahmen des Jagens, Schlachtens oder Verzehrs ungenügend erhitzten Fleisches. Im Gegensatz zum Menschen entwickeln infizierte Tiere eine ausgeprägte, tödlich verlaufende Septikämie, sodass blutsaugende Arthropoden (Mücken, Zecken, Läuse u. a.) den Erreger leicht vom Tier auf den Menschen, nicht aber von Mensch zu Mensch übertragen können. Selten kommen der Kontakt mit verunreinigtem Wasser oder das Einatmen verunreinigten Staubes (z. B. Heu, trockene Erde) als Ursache einer Infektion des Menschen infrage. Die Erkrankung ist hierzulande eher selten: 2012 wurden nur 21 Fälle gemeldet. Der letzte größere Ausbruch fand 2005 bei einer Treibjagd auf Hasen in Hessen statt, wobei sich 10 der Jäger wahrscheinlich während des Abbalgens bzw. Ausnehmens der erlegten Tiere infiziert hatten.

Klinik

Nach einer Inkubationszeit von meistens 3–5 Tagen (1–21 Tage sind möglich) kommt es beim Menschen in Abhängigkeit von der Eintrittspforte zu unterschiedlichen klinischen Manifestationen. Mit 75–85 % ist die ulzero- bzw. kutanoglanduläre Form am häufigsten. Hierbei entsteht an der Eintrittspforte – oft sind es kleine Verletzungen an der Hand, die im Rahmen einer Jagd fast unvermeidlich sind – zunächst eine Papel, die schließlich ulzeriert (Hautulzera) und als Primäraffekt bezeichnet wird. Dabei kommt es zeitgleich zur Beteiligung der regionalen Lymphknoten (Primärkomplex) und aufgrund einer begleitenden Bakteriämie auch zu Fieber.

Die glanduläre Tularämie ist wahrscheinlich Folge der Übertragung des Erregers durch Arthropodenstiche; aufgrund der wenig charakteristischen Symtomatik (Fieber und Lymphknotenschwellungen) wird in diesem Fall die Diagnose oft erst spät gestellt. Bei oraler Aufnahme von kontaminiertem Fleisch oder verunreinigtem Wasser kommt es zu Ulzerationen im Mundrachenraum mit regionaler Lymphadenitis. Später können intestinale Symptome, wie Durchfälle und abdominelle Schmerzen, hinzukommen. Eine Beteiligung von Leber und Milz ist möglich, sodass zusammen mit der fieberhaften Symptomatik ein typhusähnlicher Gesamteindruck entsteht (typhoide Tularämie). Dabei ist der Organbefall durch kleine, verkäsende Granulome charakterisiert.

Ist die Bindehaut des Auges Eintrittspforte, so ist mit einer Konjunktivitis und begleitender regionaler Lymphadenitis zu rechnen. Die Inhalation erregerhaltigen Staubes kann zur fiebrigen Pneumonie führen, die entweder mit Auswurf oder als trockener Reizhusten imponiert, kleine verkäsende Granulome aufweisen kann und als pulmonale Tularämie bezeichnet wird.

Diagnostik

Wegweisend für die Verdachtsdiagnose ist vor allem die Anamnese besonders gefährdeter Personengruppen (vor allem Jäger und Personen mit Hasenkontakt!) Die bestätigende Labordiagnostik basiert auf serologischen Verfahren des Antikörper- oder Antigennachweises. Die kulturelle Anzucht sowie der Nachweis durch PCR werden in Speziallaboren durchgeführt.

Therapie und Prävention

Für die 10–14 tägige Therapie steht Streptomycin oder Gentamicin zur Verfügung. Alternativen sind Doxycyclin, Fluorchinolone oder Makrolide. Die postexpositionelle Prophylaxe sollte innerhalb von 24 Stunden mit Doxycyclin oder Ciprofloxacin begonnen werden.

14.2.3 Anthrax (Milzbrand) [A22]

Seit dem 11. September 2001 ist der Bioterrorismus und mit ihm der Milzbranderreger als wichtige Biowaffe wieder ein Thema geworden. Dabei ist die Geschichte um *Bacillus anthracis* (S. 58) schon sehr viel älter: Da die Stäbchen von *B. anthracis* besonders groß sind, waren sie die ersten bakteriellen Krankheitserreger, die entdeckt wurden (Robert Koch, 1876). Aufgrund des potenziell tödlichen Verlaufs der Erkrankung und aufgrund der extrem hohen Umweltresistenz der Sporen von *B. anthracis* (Vitalität mindestens 80 Jahre!) hatte der Erreger seinen Reiz für die Entwicklung biologischer Waffen. So wurde *B. anthracis* beispielsweise als Waffe im 1. Weltkrieg zur Verhinderung des Handels zwischen Finnland und Russland eingesetzt, von den Engländern im 2. Weltkrieg erprobt, in afrikanischen Bürgerkriegen verwendet sowie als potenzielle Biowaffe von der früheren Sowjetunion bis mindestens 1979 und vom Irak im Golfkrieg gelagert.

Pathogenese

Der Milzbrand ist eigentlich eine Zoonose Pflanzenfressender Weidetiere, wie z. B. Rinder, Schafe, Ziegen. Nehmen diese Tiere über ihr Weidefutter mehr als 10^4 Sporen von *B. anthracis* auf, so kann es zur schweren, generalisierten Sepsis kommen. Charakteristisch ist der plötzliche Tod der Tiere, die eine große, rote Milz aufweisen („Milzbrand"). Tiere, die im Laufe der Zeit immer wieder Sporen aufnehmen, scheiden den Erreger mit dem Urin, den Fäzes oder im Speichel aus, sodass sich Sporen in Produkten der

14

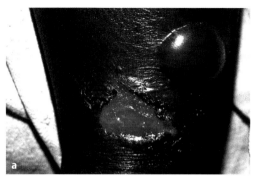
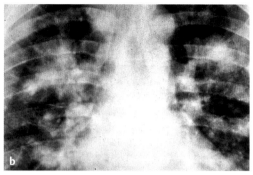

Abb. 14.4   Milzbrand. (mit freundlicher Genehmigung von Prof. Dr. K. Fleischer, Würzburg)
a   Hautmilzbrand: Es kommt zunächst zur Blasenbildung. Danach entwickelt sich eine ulzeröse Erosion.
b   Lungenmilzbrand: mit typischem breiten Mediastinum.

entsprechenden Tiere (importierte Pelze, Wolle, Knochenmehl) befinden können.

Werden Sporen des Milzbranderregers vom Menschen aufgenommen, so kommt es an der Eintrittspforte zur Keimung und Vermehrung.

An der Pathogenese ist vor allem die Kapsel aus Polyglutaminsäure beteiligt, die eine Phagozytose-Resistenz vermittelt. Außerdem spielt das plasmidkodierte Anthraxtoxin eine entscheidende Rolle. Dieses Exotoxin besteht aus drei unterschiedlichen Komponenten, von denen der sogenannte Ödemfaktor ähnlich wie das Choleratoxin (S. 194) wirkt: Durch Stimulierung der zellulären Adenylatzyklase wird ein Anstieg des intrazellulären cAMP-Spiegels mit resultierendem Flüssigkeitsaustritt in den Extrazellularraum bewirkt. Dadurch kommt es zu einer massiven Ödembildung am Ort der Bakterienvermehrung. Handelt es sich hierbei z. B. um die Haut, so sind erste Symptome des Hautmilzbrands die Quaddel mit anschließender Blasenbildung und schließlich bullöser Abhebung der Haut (Abb. 14.4a). Darüber hinaus sind Kollagenasen, Lezithinasen und Proteasen an der Pathogenese beteiligt.

Klinik

Die Eintrittspforte der Sporen entscheidet über die Art des Milzbrands:

Bei der häufigsten Form (ca. 95 %) dringt der Erreger über die verletzte Haut ein und entwickelt sich nach einer Inkubationszeit von nur wenigen Stunden bis drei Tagen (!) zum Hautmilzbrand (Pustula maligna, Abb. 14.4a). Diese Form ist glücklicherweise auch am ungefährlichsten: Zunächst kommt es aufgrund der Hypersekretion von Flüssigkeit an der Eintrittspforte zur Quaddelbildung. Die Haut hebt sich dabei regelrecht ab (s. o.). Später öffnet sich die Quaddel und heilt unter Bildung einer zentralen Gewebsnekrose ab.

Bei Inhalation kontaminierten Staubes kann die Erkrankung als Lungenmilzbrand und bei Aufnahme kontaminierter Nahrungsmittel als Darmmilzbrand auftreten. Letzterer weist die höchste Letalität auf.

Der Lungenmilzbrand ist durch einen sehr plötzlichen Beginn respiratorischer Symptome mit Lungenblutungen (Hämoptysen!) sowie in der Bildgebung durch ein sehr breites Mediastinum charakterisiert (Abb. 14.4b). Beim Darmmilzbrand kann es zu Erbrechen und blutigen Durchfällen kommen. Durch eine systemische Ausbreitung (Septikämie) entstehen generalisierte Ödeme und schließlich tritt der Tod durch zentrale Atemlähmung ein.

Diagnostik

Der Nachweis des Erregers gelingt je nach klinischer Situation aus Hautabstrichen, Blutkultur, respiratorischen Materialien, Stuhl oder Gewebe. Für die Anzucht von *B. anthracis* ist ein S 3-Labor erforderlich. Da die Diagnose Milzbrand für den öffentlichen Gesundheitsdienst u. U. weitreichende Konsequenzen hat, ist der Einsatz mehrerer Methoden für die Bestätigung notwendig! Das mikroskopische Bild zeigt im Gram-Präparat innerhalb einer Kapsel liegend mehrere in Ketten gelagerte Stäbchen mit zentralen Sporen, sodass das typische Bild eines Bambusstabs vorliegt (Abb. 14.5).

> **MERKE**
>
> Das mikroskopische Bild kann einen ersten Hinweis geben, eine Verwechslung mit apathogenen Bacillus-Arten ist aber möglich.

In der Kultur besitzt *B. anthracis* eine typische Kolonieform mit grauweißen, lockigen Rändern („Medusenhaupt"). Als schnelle und bestätigende Diagnose hat sich die PCR mit *B. anthracis*-spezifischen Primern bewährt.

Die Serologie ist nicht aussagekräftig, da aufgrund der kurzen Inkubationszeit bei Vorliegen klinischer Symptome meistens noch keine relevanten Antikörperkonzentrationen vorliegen.

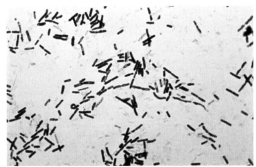

Abb. 14.5 Grampräparat von *Bacillus anthracis*: Grampositive Stäbchen in Ketten, von denen einige eine zentrale Spore (Auftreibung) aufweisen.

Therapie und Prävention

Unbehandelt beträgt die Letalität 10–20 %, wobei insbesondere der Darmmilzbrand gefährlich ist, während der Hautmilzbrand meistens überlebt wird.

Zur Therapie von natürlichen Milzbrandinfektionen – mit denen in Deutschland extrem selten zu rechnen ist (seit 2009 werden nahezu jedes Jahr 1–4 Erkrankungen gemeldet, die auf die Injektion von kontaminiertem Heroin zurückgeführt werden) – ist Penicillin G hochdosiert i. v. Mittel der Wahl. Alternativ kann Doxycyclin i. v. verabreicht werden.

Bei möglicher Exposition mit gentechnologisch veränderten Erregern wird das Fluorchinolon Ciprofloxacin empfohlen, eventuell mit Amoxicillin kombiniert.

> **MERKE**
>
> Sporen von *B. anthracis* sind **extrem umweltresistent** (über Jahrzehnte!) und zeigen eine ausgeprägte Wärmetoleranz: Bei 100 °C feuchter Hitze gelingt eine Abtötung erst nach 10–15 min, bei 150 °C trockener Hitze werden dafür sogar 60 min benötigt. Aus diesem Grund sollten **Produkte tierischer Herkunft** stets **autoklaviert** werden.

14.2.4 Brucellose [A23]

Brucellen (S. 72) sind pleomorphe, gramnegative, unbewegliche Stäbchen, die strikt aerob wachsen und jeweils ein spezifisches tierisches Reservoir haben. Die zwei wichtigsten auch den Menschen betreffenden Arten sind *Brucella abortus* und *Brucella melitensis*, die den Morbus Bang bzw. das Maltafieber hervorrufen. Da die Symptome nahezu identisch sind, wird die Krankheit als Brucellose bezeichnet.

Brucella abortus: Auslöser des Morbus Bang, natürliches Reservoir sind Rinder. Die Erkrankung kommt vor allem in Mitteleuropa vor und ist heute selten. Ob das an den veränderten Nahrungsgewohnheiten (weniger Rindfleischverzehr) liegt, bleibt unklar.

Brucella melitensis: kann eine Infektion von Ziegen und Schafen, typischen Weidetieren der Anrainerstaaten des Mittelmeeres, hervorrufen. Insofern ist leicht ableitbar, dass das von *B. melitensis* hervorgerufene Maltafieber vor allem in den Ländern des Mittelmeers, Asiens und Südamerikas vorkommt.

> **MERKE**
>
> - BR → *B. abortus* = M. **B**ang = **R**ind
> - M → *B. melitensis* = **M**altafieber = **M**ittelmeer (wo ja Ziegen und Schafe gehalten werden).

Die Brucellose wird als Berufskrankheit bei Veterinären, Landwirten und Schlachtern anerkannt, sofern diese die Erkrankung berufsbedingt erwerben.

Pathogenese und Klinik

Brucellen gelangen bei Kontakt mit infizierten oder erkrankten Tieren am ehesten über Mikrotraumen der Haut in den menschlichen Körper. Bei Verzehr von kontaminiertem Fleisch oder Rohmilchprodukten findet die Infektion über die Schleimhäute des Gastrointestinaltrakts statt.

Nach Invasion ins Gewebe werden sie von Granulozyten aufgenommen und vermehren sich intrazellulär innerhalb von Phagosomen. Eine phagolysosomale Fusion wird dabei von den Bakterien verhindert, sodass sie nicht von den intrazellulären Abtötungsmechanismen zerstört werden.

Gleichzeitig dienen die Granulozyten der Dissemination im Körper, indem die Erreger zunächst zu den Lymphknoten und dann zu verschiedensten Organen (v. a. Leber, Milz und Knochenmark) transportiert werden.

Dabei vermehren sie sich weiterhin intrazellulär und induzieren eine zelluläre Gewebsreaktion, sodass als Charakteristikum der Erkrankung multiple Granulome entstehen. In regelmäßigen Abständen werden die infizierten Wirtszellen zerstört und die Brucellen gelangen in den Blutkreislauf. Während dieser extrazellulären, intravasalen Vermehrung wirken die Erreger pyrogen und es kommt zu Fieberschüben.

90 % aller Infektionen verlaufen wahrscheinlich ganz ohne Symptome. In den anderen Fällen kommt es nach einer Inkubationszeit von 2–3 (6) Wochen zu einer biphasischen Erkrankung, wobei das Maltafieber oft schwerer als der Morbus Bang verläuft:

- Zunächst kommt es zu einer Phase mit undulierendem Fieber, das 7–21 Tage anhält und durch 2–5-tägige fieberfreie Intervalle unterbrochen ist. Daneben ist vor allem die Leberbeteiligung mit charakteristischen Granulomen wegweisend (→ auch bei der Listeriose!). Oft sind auch Milz und Lymphknoten beteiligt. Komplikationen wie Endokarditis, Meningitis oder Nephritis sind mög-

14

lich; während der Schwangerschaft ist ein Befall der Plazenta mit Abort möglich.
- Später entwickelt sich eine Arthritis, evtl. auch Spondylitis, mit der Gefahr der Chronifizierung.

Unbehandelt liegt die Letalität bei 2 %.

Diagnostik

Für den direkten Erregernachweis durch Anzucht auf nährwerthaltigen Medien (z. B. Blutagar) können je nach klinischer Symptomatik Blutkultur, Sternalpunktat, Lymphknotenbiopsien, Urin, Gelenkpunktat oder Liquor untersucht werden. Da Brucellen sehr langsam wachsen, müssen die Kulturen u. U. für mehr als zwei Wochen bebrütet werden und das Labor ausdrücklich auf die Verdachtsdiagnose hingewiesen werden!

Die weitere Differenzierung wird biochemisch und/oder durch Serotypisierung vorgenommen. Im fortgeschrittenen Stadium ist die Serologie zuverlässig.

Therapie

Brucellosen werden über einen Zeitraum von 6 Wochen mit Doxycyclin plus Rifampicin therapiert. Bei Kindern und in der Schwangerschaft kann Cotrimoxazol versucht werden.

Nach IfSG ist der Erregernachweis meldepflichtig (Anzahl der gemeldeten Fälle 2012: 28).

14.2.5 Erysipeloid [A26]

Das Erysipeloid ist heutzutage selten und kommt vor allem bei Metzgern, Köchen, Veterinären und Landwirten vor, wenn diese Kontakt mit infizierten Tieren hatten. Ist dieser Kontakt berufsbedingt gewesen, kann die Infektion als Berufskrankheit anerkannt werden. Der Erreger *Erysipelothrix rhusiopathie* (S. 59) ist ein grampositives Stäbchenbakterium, das weltweit in der Umwelt vorkommt und zur intestinalen Nomalflora vieler Tierarten (u. a. Fische, Geflügel) gehört. Die Infektion des Schweins kann zum Schweinerotlauf, einer meist tödlich endenden Septikämie, führen.

Klinik, Diagnostik und Therapie

Eintrittspforte ist in der Regel eine kleine Hautläsion, oft an der Hand: Nach einer Inkubationszeit von 1–7 Tagen entwickelt sich dort eine schmerzhafte eiterfreie Entzündung, die als Hautrötung imponiert (Abb. 14.6). Fieber oder andere Allgemeinsymptome kommen nur bei komplizierten Verläufen (s. u.) vor. Die Diagnostik erfolgt durch Mikroskopie und Anzucht des Erregers aus Wundsekreten bzw. Hautbiopsien, ggf. auch aus Blutkulturen. Meistens verläuft die Erkrankung nach 14–21 Tagen selbstlimitierend, sodass sich in diesen Fällen eine Therapie mit Antibiotika erübrigt und ggf. lediglich eine symp-

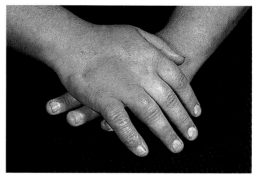

Abb. 14.6 Erysipeloid der rechten Hand. (aus Moll, I. et al., Duale Reihe Dermatologie, Thieme, 2005)

tomatische Behandlung (Kühlung durch feuchte Umschläge) notwendig ist.

Für die Therapie komplikationsreicher Verläufe, wie z. B. Septikämien und Endokarditis, stehen Penicillin sowie Clindamycin, Makrolide oder Doxycyclin zur Verfügung. Eine Meldepflicht besteht nicht.

14.2.6 Leptospirose [A27]

Erreger der Leptospirose ist *Leptospira interrogans* (S. 76), ein gramnegatives Spirochätenbakterium, von dem zahlreiche Serovare bekannt sind. In unseren Breiten ist hauptsächlich das *Serovar icterohaemorrhagiae* von Bedeutung.

Natürliches Reservoir der Erreger sind verschiedene Tiere (u. a. Nagetiere, Rinder, Schweine und Hunde), die die Leptospiren mit dem Urin in die Umgebung ausscheiden. Sie sind entweder symptomlose Träger oder entwickeln selbst klinische Manifestationen. Bei Kontakt von Mikrotraumen der Haut oder Schleimhaut mit dem tierischen Urin (z. B. Kanalarbeiter → Ratten: urinhaltiges Kanalwasser) können die Leptospiren ins Gewebe eindringen.

> **MERKE**
>
> Die in Europa bedeutsamsten Serovare haben ihr natürliches Reservoir in der **Ratte** (Serovar icterohaemorrhagiae) oder im **Schwein** (Serovar pomona).

Pathogenese und Klinik

Die Leptospirose ist in Deutschland mit 50–85 gemeldeten Fällen pro Jahr nicht so selten. Die Inkubationszeit beträgt 8–12 Tage. Im Gegensatz zu anderen Spirochäten entsteht beim Menschen an der Eintrittspforte meist keine sichtbare Läsion (keine Entzündungsreaktion!), sondern es kommt sofort zur hämatogenen Dissemination.

Viele extrazelluläre Bakterien werden in dieser Phase durch Komplement und die sich entwickelnde Antikörperantwort abgetötet. Die Vermehrung der Leptospiren findet deshalb vor allem in den Endothelzellen der Blutkapillaren und der Tubuli contorti der

Nieren statt. Folge ist eine generalisierte Vaskulitis sowie die Ausscheidung der Erreger mit dem Urin.
Eine Sonderform der Leptospirose ist der durch den Erreger *L. interrogans Serovar icterohaemorrhagica* ausgelöste Morbus Weil. Dabei besiedeln die Bakterien im Rahmen der hämatogenen Dissemination Leber und Nieren, deren Funktion sich dadurch verschlechtert. Es kommt aufgrund der Beteiligung der Leber zu einer Gelbsucht (ikterische Leptospirose, Abb. 14.7).
Der Morbus Weil verläuft biphasisch:

- Stadium I: Dauer 3–8 Tage, Dissemination der Erreger, uncharakteristischer Verlauf wie bei einer grippeähnlichen Erkältungskrankheit mit plötzlichem Fieberanstieg auf bis 40 °C, Kopfschmerzen und Myalgien („brutaler Beginn"). Danach fieberfreies Kurzintervall.
- Stadium II: Dauer 4–30 Tage, Organbefall, hohes Fieber, neben der Hepatitis und Nephritis können Meningitis und Pneumonie auftreten. Evtl. Hauteffloreszenzen als Zeichen einer generalisierten Vaskulitis (Abb. 14.8).

Als anikterische Leptospirose wird eine milder verlaufende Infektion ohne Leberschädigung bezeichnet.

Diagnostik

Die Diagnostik beruht vor allem auf der Serologie, da zum Zeitpunkt der typischen klinischen Manifestation (Leber und Niere!) bereits Antikörper in hohen Konzentrationen nachweisbar sind. Die (Dunkelfeld-) Mikroskopie kann eine erste Verdachtsdiagnose erhärten. Der Erregernachweis kann aus den jeweils relevanten Patientenmaterialien (Blut und Liquor im Stadium I = in der 1. Erkrankungswoche, später Urin oder Biopsien) durch aerobe Anzucht bei 27–30 °C auf Spezialnährböden versucht werden.

> **MERKE**
>
> Aufgrund der **langsamen Replikationszeit** der Erreger müssen die Kulturen mindestens für **3–4 Wochen beobachtet** werden.

Therapie und Prävention

Bei Beginn im Frühstadium ist die Therapie mit Penicillin G oder Doxycyclin meistens sehr wirksam. Im Stadium II ist ein Therapieerfolg durch alleinige Antibiose nicht immer gegeben, sodass meistens intensivmedizinische Maßnahmen erforderlich sind.
Um die Gefahr einer Leptospirose gering zu halten, sollte die Rattenpopulation unter Kontrolle gehalten werden und besonders exponierte Personen (Kanalarbeiter, Landwirte) adäquate Schutzkleidung tragen. Eine aktive Schutzimpfung von Haustieren ist ebenso möglich wie – nach Exposition – eine Chemoprophylaxe mit Doxycyclin.

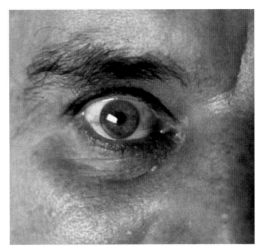

Abb. 14.7   Ikterus bei Leptospirose. (mit freundlicher Genehmigung von Prof. Dr. A. Stich, Würzburg)

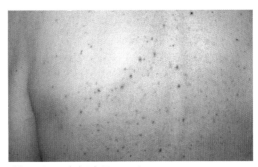

Abb. 14.8   Vaskulitis bei Leptospirose.

Insbesondere für Kanalarbeiter, Landwirte und Veterinäre ist die Leptspirose als Berufskrankheit von Bedeutung.
Gemäß IfSG ist der Nachweis des Erregers meldepflichtig (2012: 85 Fälle und 2011: 51 Fälle).

14.3 Sonstige bakterielle Krankheiten mit generalisierten Manifestationen [A30–A32, A35]

Key Point

Viele weitere Bakterien können Erkrankungen mit vielfältigen generalisierten Manifestationen auslösen. Im folgenden Kapitel sind einige wichtige Vertreter besprochen.

14.3.1 Lepra [A30]

Erreger der Lepra (Aussatz) ist *Mycobacterium leprae* (S. 60). Zielorgan sind Haut und Schleimhäute, das Temperaturoptimum für die Vermehrung der Erreger liegt unter 37 °C (im Gegensatz zu *M. tuberculosis*). Die Replikationszeit ist mit ca. 13 Tagen extrem langsam und erfolgt vor allem in Phagozyten und den Schwann-Zellen der Nervenscheiden. Dabei wird keine Phagolysosomenbildung beobachtet.

WHO-Schätzungen gehen von weltweit ungefähr 10 Millionen Infektionen mit ca. 250 000 manifest erkrankten Fällen aus, vor allem in Indien, Brasilien, Indonesien, Kongo und Nigeria. In Deutschland werden jedes Jahr weniger als 10 importierte Fälle gemeldet.

Pathogenese

Für die Entwicklung der Lepra ist die zelluläre Immunabwehr des Patienten von entscheidender Bedeutung:

- Eine hypererge Immunlage mit einem T-Zellverhältnis von CD4 > CD8 bei TH1-Dominanz und daraus resultierender Überproduktion von IFN-γ führt zur Bildung von Epitheloid-/Riesenzellgranulomen und der Kontrolle der Erreger. Als Resultat sind nur wenige Mykobakterien im Gewebe (Hautstanzen, Nasenschleimhaut) nachweisbar (→ tuberkuloide Lepra).
- Bei anerger Immunlage ist das T-Zellverhältnis gegensätzlich, d. h. CD4 < CD8, sodass eine Entzündungsreaktion nur schwach ausgeprägt ist bzw. ganz fehlt und die Erreger sich massenhaft im Gewebe vermehren können (→ lepromatöse Lepra).

Klinik

Die Lepra wird durch direkten Kontakt übertragen. Seit vielen Jahren wird auch die prinzipielle Möglichkeit einer aerogenen Transmission diskutiert, da man festgestellt hat, dass die Nasenschleimhaut eines multibazillär betroffenen Patienten ca. 10^8 Bakterien/ml aufweisen kann. Die Inkubationszeit ist lang und kann sich auf mehrere Jahre belaufen.

Es werden zwei Formen der Lepra unterschieden, die über eine Borderline-Form ineinander übergehen können: Die gutartige, tuberkuloide Form (T → gutartig = tuberkuloid) und die bösartige, lepromatöse Form (Ö → bösartig = lepromatös). Die Unterschiede sind in Tab. 14.1 dargestellt.

Diagnostik

Die Diagnostik gestaltet sich schwierig, weil der Lepra-Erreger bisher nicht kulturell anzüchtbar ist. Die einzige Möglichkeit der Anzucht besteht in zwei Tiermodellen, dem Armadillo (neunbändiges amerikanisches Gürteltier) und der Fußsohle von Nacktmäusen. Beides ist Speziallaboren vorbehalten (in Deutschland z. B. BNI, Hamburg).

Entscheidend für die diagnostische Vorgehensweise, aber auch für die endgültige Diagnosestellung ist die jeweils typische klinische Symptomatik.

Aufgrund der geringen Erregerzahl ist der direkte mikroskopische Keimnachweis bei der tuberkuloiden

Tab. 14.1	
Klinik der Lepra.	
Form	Klinik
tuberkuloide Lepra (paucibacilläre Form): → gutartig, lokal begrenzt	— Haut und periphere Nerven — Papeln und Maculae — (Depigmentierungen mit verminderter Sensibilität) — verdickte Nervenstränge — Lähmungen → Muskelatrophien (Daumenballen) — Facies antonina (Mönchsgesicht) mit Fazialisparese und Ptosis (Abb. 14.9a) — Sensibilitätsstörungen — Superinfektion von Ulzera — z. T. Deformation der Extremitäten — **Spontanheilung in 90 % der Fälle**
lepromatöse Lepra (multibacilläre Form) → bösartig, systemisch	— Leprome (knotige Infiltrate) — massiver Befall der Nasenschleimhaut mit Zerstörung der Nase (Kleeblattnase) — Facies leonina (Löwengesicht) mit Infiltrationen im Gesicht plus Keratokonjunktivitis (Abb. 14.9b) — schwerste Deformationen — Erythema nodosum leprosum (Leprareaktion) — **keine Spontanheilung**

Form schwierig; dennoch sollte eine Kinyoun-Kaltfärbung (oder Ziehl-Neelsen-Färbung) von Hautstanzen (Skin-Snips) und Nasenschleimhaut versucht und zum Ausschluss anderer Mykobakterien eine Kultur angelegt werden. In Speziallaboren steht außerdem eine spezifische PCR zur Verfügung. Aufgrund der starken zellulären Reaktion fällt der Lepromintest positiv aus. Der Lepromintest, ein Intrakutantest mit lepromatösem Gewebe, testet die T-Zell-vermittelte Immunabwehr.

Da bei der lepromatösen Form viele Erreger im Gewebe vorhanden sind, ist der direkte mikroskopische Erregernachweis mit der Kinyoun-Kaltfärbung (oder Ziehl-Neelsen-Färbung) vorzugsweise aus Hautstanzen oder von der Nasenschleimhaut oft erfolgreich. Ansonsten kann analog der tuberkuloiden Form vorgegangen werden. Der Lepromintest ist bei dieser Lepraform eher negativ.

Praxistipp

Bei Patienten mit tuberkuloider Lepra, also intakter zellulärer Immunität, ist der Lepromintest positiv, d. h. es kommt zu einer granulomatösen Reaktion an der Einstichstelle. Bei lepromatöser Lepra ist der Lepromintest negativ.

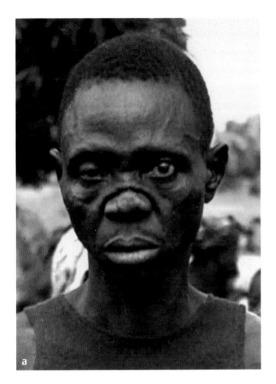

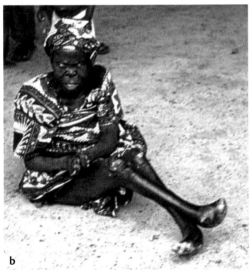

Abb. 14.9 Lepra.

a Tuberkuloide Lepra.
b Lepromatöse Lepra.

Therapie und Prävention

Die Therapie der tuberkuloiden Form wird über 6 Monate mit Rifampicin plus Diaminodiphenylsulfon (Dapson) durchgeführt. Bei der lepromatösen Form kommen Rifampicin und Dapson plus Clofazimin über eine Gesamtdauer von 12 Monaten zum Einsatz. Beim Erythema nodosum leprosum wird ggf.

Thalidomid (Contergan® → nicht während der Schwangerschaft geben!) zur selektiven Inhibierung der TNF-α-Produktion gegeben. Unter Umständen können auch Fluorchinolone (Ciprofloxacin, Levofloxacin) als Kombinationspartner versucht werden.

Der direkte Erregernachweis muss vom Labor gemäß IfSG gemeldet werden. Patienten mit unbehandelter lepromatöser Lepra müssen isoliert werden.

14.3.2 Infektionen durch sonstige Mykobakterien [A31]

Bakterien des *Mycobacterium-tuberculosis*-Komplex (S. 60) sind weltweit sicherlich die wichtigsten Mykobakterien. Dennoch spielen auch die weltweit vorkommenden nichttuberkulösen Mykobakterien – Mycobacteria other than tuberculosis, MOTT (S. 60) – eine wichtige Rolle in der Humanmedizin.

Mehr als 80 verschiedene Arten ubiquitärer Mykobakterien kommen in der Umwelt, wie z. B. Erde und Wasser, aber auch Wasserleitungen, vor. Eine direkte Übertragung von Mensch zu Mensch ist eher unwahrscheinlich (außer z. B. bei Analverkehr). MOTT vermehren sich schneller als Mykobakterien des *M.-tuberculosis*-Komplexes und zeichnen sich in der Regel durch eine Antibiotikaresistenz aus.

> **MERKE**
>
> Die Übertragung nichttuberkulöser Mykobakterien von Mensch zu Mensch ist selten.

Einteilung und Klinik

Eine Schwächung der Immunabwehr und chronische Lungenerkrankungen sind Risikofaktoren für eine Infektion mit MOTT. Daher werden einige MOTT auch als Erreger opportunistischer Infektionen angesehen und gelten als eine Indikatorkrankheit für AIDS (S. 399) bei HIV-positiven Patienten. Bei diesen kommt es häufig zum disseminierten Befall, wobei die Mykobakterien dann aus Dünndarm, Leber, Milz, Lymphknoten, Knochenmark, Gehirn und Blut, seltener aus der Lunge nachgewiesen werden können. Am häufigsten kommt bei AIDS-Patienten *M. avium-Komplex* (MAC) vor, der aus den Arten *M. avium* und *M. intracellulare* besteht

Die Aufnahme erfolgt mit der Nahrung oder mit dem Wasser; andere ubiquitäre Mykobakterien werden auch aerogen aufgenommen.

In Tab. 14.2 sind Beispiele für in klinischen Materialien vorkommende Arten aufgeführt.

Diagnostik

Die Diagnostik beruht auf den gleichen Methoden wie bei *M.-tuberculosis*-Komplex, wobei MOTT sich in der Regel durch schnelleres Wachstum unterscheidet. Es sei ausdrücklich auf die Einteilung nach

14

Tab. 14.2

Nichttuberkulöse („atypische") Mykobakterien MOTT.

Erreger	Klinik
M. kansasii	häufiger Erreger bei AIDS-Patienten; chronische Lungeninfektionen, eventuell mit Kavernenbildung, Nephritis, Meningitis, Haut- und Knocheninfektionen
M. avium-Komplex (*M. avium* und *M. intracellulare*)	häufiger Erreger bei AIDS-Patienten (Durchfälle, Fieber; multipler Organbefall); Lungeninfektionen; Lymphadenitis, Nephritis, Arthritis
M. scrofulaceum und *M. malmoense*	Lymphadenitis bei Kindern, Haut-, Knochen- und Lungeninfektionen
M. simiae	Lungeninfektionen
M. szulgai	Lungeninfektionen, Lymphadenitis, Bursitis, Hautaffektionen
M. xenopi	Lungeninfektionen, Epididymitis
*M. marinum**	Hautulzerationen nach oberflächlichen Verletzungen in Schwimmbädern oder am Aquarium (Abb. 14.10).
*M. ulcerans**	tiefe Hautulzera (Buruli-Ulkus), kommt hauptsächlich in den Ländern des Südens, China und Australien vor (Abb. 14.11).
M. fortuitum und *M. chelonae*	Eiterungen in vorgeschädigten Körperregionen (Spritzenabszesse, Eiterungen von OP-Wunden)
M. phlei und *M. smegmatis*	saprophytische Mykobakterien ohne pathogene Bedeutung (Abgrenzung gegen die pathogenen Arten!)

*M. marinum und M. ulcerans sind nahe verwandt und wachsen nicht bei 37 °C → bei V. a. diese Arten müssen zusätzliche Kulturen bei 30 °C bebrütet werden

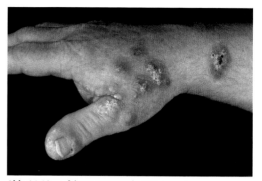

Abb. 14.10 Infektion mit *Mycobacterium marinum*.

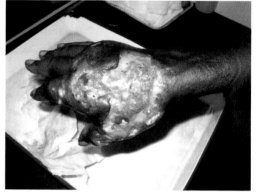

Abb. 14.11 Buruli-Ulkus. (mit freundlicher Genehmigung von PD Dr. J. Nitschke, Hamburg)

Runyon (S. 261) verwiesen. Die Tuberkulinreaktion ist negativ oder schwach positiv.

Therapie

Meist sind nichttuberkulöse Mykobakterien und vor allem *M. avium*-Komplex resistent gegen die gängigen Antituberkulotika. Erfolge in Bezug auf Symptombesserung sind bei der Infektion von AIDS-Patienten durch die neueren Makrolide Clarithromycin oder Azithromycin in Kombination mit mindestens zwei weiteren Substanzen (z. B. Ethambutol, Rifabutin, Clofazimin) zu verzeichnen. Die gleiche Kombinationstherapie kann auch bei Infektionen mit *M. marinum* zum Erfolg führen. Das Buruli-Ulkus wird mit Clarithromycin plus Rifampicin behandelt, ggf. in Kombination mit chirurgischen Maßnahmen. Auch bei Infektionen durch andere MOTT kann ein Therapieversuch mit den genannten Substanzen gemacht werden. Zum Teil sind u. a. auch Fluorchinolone, Amikacin, Streptomycin und Cotrimoxazol wirksam. Spezielle Erfahrung mit diesen Infektionen ist erforderlich.

14.3.3 Listeriose [A32]

Listerien (S. 58) sind grampositive, sporenlose, begeißelte Bakterien, die im Erdboden, im Wasser, auf Pflanzen und in vielen Tieren vorkommen können. Die Gattung Listeria selbst besteht aus mehreren Spezies, von denen *Listeria monozytogenes* sicher pathogen ist.

Diese Art kann Tiere und Menschen gleichermaßen gefährden, es handelt sich also um eine Anthropozoonose.

Pathogenität und Virulenzfaktoren

Listeria monocytogenes ist bekannt als Kontaminant von Milchprodukten (Käse, Rohmilch) und Rohkostprodukten (Salat). Die Erreger werden mit der Nahrung aufgenommen und überstehen die Magenpassage. Nach Bindung an Epithelzellen im Dünndarm induzieren sie selbst ihre Internalisierung in die Wirtszelle. Innerhalb der Zelle kommen sie zunächst in einem Phagosom zu liegen. Der Virulenzfaktor Listeriolysin, der zugleich als Hämolysin von Listerien fungiert, lysiert die Phagosomenmembran, sodass die Listerien der phagolysosomalen Fusion entgehen und frei im Zytoplasma der Wirtszelle lokalisiert sind.

Anschließend kommt es nun zu einem faszinierenden Wechselspiel zwischen Wirtszelle und Erreger: Zelluläre Aktinfilamente werden von den Listerien angelockt, es kommt zur Aktinkondensation mit nachfolgendem Transport der Listerien in die Nachbarzelle. Die weitere Vermehrung und Zell-Zell-Ausbreitung erfolgt dann in analoger Weise.

Durch ihre intrazelluläre Lage und der direkten Zell-Zell-Ausbreitung entgehen die Listerien der humoralen Immunabwehr. Beim immungesunden Individuum ist eine Elimination der Listerien durch die zelluläre Immunität möglich. Ist diese jedoch in einem unreifen Zustand (Neugeborene) oder gestört (Alkoholismus, Kortisontherapie) kann es zur Erkrankung kommen.

Klinik

Bei Infektion durch Verzehr von kontaminierten Lebensmitteln liegt die Inkubationszeit in der Regel bei ca. 3 Wochen (3–70 Tage); sie ist jedoch nicht immer genau feststellbar. Die Infektion des immungesunden Erwachsenen verläuft wie ein grippaler Infekt und wird meistens gar nicht bemerkt. Oft kommt es zu einer Monozytose. Bei Abwehrschwäche kann die grippeähnliche Symptomatik in eine schwere Allgemeinerkrankung mit Fieber, Sepsis und Entwicklung einer Meningitis oder Meningoenzephalitis übergehen (Abb. 14.12).

Praxistipp
Bei einer Meningoenzephalitis muss neben einer viralen Ursache immer auch an die Listeriose gedacht werden!

Die Infektion während der Schwangerschaft kann zur prä- oder perinatalen Listeriose des Kindes (S. 327) führen. Erstere kann einen septischen Abort, Frühgeburt mit Sepsis und Schäden des Kindes nach sich ziehen. Bei Neugeborenen unterscheidet man zwischen dem Früh- und Spättyp:
- Frühtyp (Early Onset): pränatal erworben, septische Frühgeburt mit multiplen Granulomen (Granulomatosis infantiseptica)
- Spättyp (Late Onset): perinatal erworben, Meningitis.

Diagnostik

Nach Verzehr kontaminierter Lebensmittel werden Listerien beim Menschen mit dem Stuhl ausgeschieden. Aufgrund der anatomischen Nähe können sie dabei vom Anal- in den Vaginalbereich gelangen. Die Diagnose der Vaginalbesiedlung der Schwangeren gelingt nur durch Screening, das rechtzeitig vor der Geburt durch Vaginalabstrich und ggf. eine Stuhlprobe durchgeführt werden sollte – aber nicht Bestandteil der Mutterschaftsrichtlinien ist.

Bei grippeähnlichen Symptomen während der Schwangerschaft liegt eventuell eine Bakteriämie vor, so dass dann der Keimnachweis aus der Blutkultur gelingen kann. Für den kulturellen Erregernachweis beim Neugeborenen sind u.a. Blutkultur, Liquor, Hautabstriche und Stuhlproben erfolgversprechend.

Listerien zeigen auf Blutagar zwar eine Hämolyse, der Nachweis erfolgt aber grundsätzlich kulturell auf Selektivnährböden (z.B. Alpamy-Agar). Da Listerien sich auch bei Kühlschranktemperaturen noch vermehren können, ist die Kälteanreicherung ein Verfahren, um Listerien aus multibakteriellen Patientenproben (z.B. Stuhl) anzureichern. Dazu wird das Patientenmaterial in einer entsprechenden Nährbouillon für einige Tage im Kühlschrank gelagert und anschließend eine Subkultur angelegt. Da alle anderen Bakterien sich unter diesen Bedingungen nicht vermehren, kommt es zur Überwucherung durch die Listerien.

Die Mikroskopie verdächtiger Kolonien zeigt grampositive Stäbchen (Abb. 14.13), ist aber nicht beweisend. Erst die „Bunte Reihe" und Serotypisierung be-

14

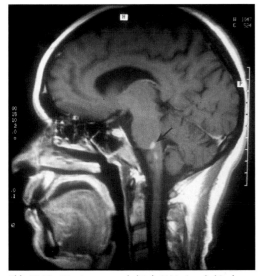

Abb. 14.12   Hirnstammenzephalitis bei Listeriose (→) in der MRT. (mit freundlicher Genehmigung von Dr. J. Forster, Kassel)

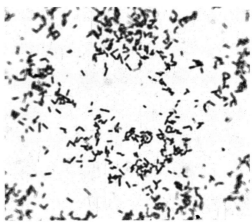

Abb. 14.13   Grampräparat von Listerien: grampositive Stäbchen.

stätigen den kulturellen Befund. Die Serologie ist nicht aussagekräftig, weil Antikörper gegen Listerien mit anderen grampositiven Bakterien kreuzreagieren und die Antikörperantwort entweder zu spät oder zu schwach (bei Immunschwäche) ausgeprägt ist. Außerdem wird eine humorale Immunantwort aufgrund der primär intrazellulären Ausbreitung des Erregers nur wenig stimuliert.

Therapie und Prävention
Die Therapie erfolgt bei Schwangeren und Neugeborenen mit Ampicilin über mindestens 2 Wochen. Beim nicht schwangeren Erwachsenen wird Ampicillin zusätzlich mit Gentamicin kombiniert. Alternativen zu Ampicillin sind Erythromycin, Cotrimoxazol und Tetracyclin. Cephalosporine sind bei Listeriose stets wirkungslos!

> **MERKE**
>
> Da Listerien sich auch noch bei Kühlschranktemperaturen vermehren können, sollten **Schwangere** und **Abwehrgeschwächte** risikobehaftete Lebensmittel (**Rohmilchprodukte**) nach Möglichkeit **meiden** und auf keinen Fall ungekochte Risikolebensmittel im Kühlschrank für längere Zeit aufbewahren.

Nach IfSG besteht eine Meldepflicht für den direkten Nachweis des Erregers aus Blut, Liquor oder anderen normalerweise sterilen Materialien sowie aus Abstrichen von Neugeborenen (Anzahl der gemeldeten Fälle 2012 und 2011: 427 bzw. 337 Fälle → Inzidenz 0,5/100 000).

14.3.4 Tetanus [A33–35]
Beim Tetanus (Wundstarrkrampf) handelt es sich um eine exogene, infektiöse Intoxikation. Der Erreger, *Clostridium tetani* (S. 62), ist ein plumpes, grampositives Stäbchen und kommt als Spore (Dauerform) im Erdboden vor.

Pathogenität und Virulenzfaktoren
Clostridium tetani bildet bei seiner Vermehrung im Gewebe ein hoch wirksames, neurotropes Exotoxin (Tetanospasmin), das von der Infektionsstelle aus in den Körper abgegeben wird. Dieses Toxin zählt zu den potentesten biologischen Toxinen (10 ng töten eine Maus) und bewirkt durch Blockierung der Freisetzung hemmender Transmittersubstanzen (GABA) an der motorischen Endplatte eine Spastik der motorischen Muskulatur. Zusätzlich vermittelt das Toxin nach Dissemination eine vom ZNS zentral induzierte Überstimulierbarkeit der Muskulatur auf äußere Reize.

Klinik
Gefährdet sind tiefe, verschmutzte Wunden, besonders solche mit Holzsplittern und anderen Fremdkörpern, Tierbisse, aber auch Bagatellverletzungen. Die Inkubationszeit beträgt in der Regel 4–14 Tage (evtl. 1–60 Tage) und ist länger als beim Gasbrand. Meist tritt zuerst eine Spastik der Gesichtsmuskulatur mit Tonuserhöhung der Kaumuskulatur auf, wodurch Sprechen und Schlucken erschwert werden und ein grinsender Gesichtsausdruck auftritt (Teufelsgrinsen bzw. Sardonisches Lachen → Risus sardonicus). Der Mund kann aufgrund einer Kiefersperre nicht mehr geöffnet werden (→ Trismus). Später treten Krampfzustände der gesamten Muskulatur auf und führen zu einer Überstreckung des gesamten Körpers (→ Opisthotonus). Schließlich führt die spastische Lähmung der Interkostalmuskulatur und des Zwerchfells zum Tod durch periphere Atemlähmung. Das Bewusstsein ist ungetrübt.

Eine Besonderheit stellt der Tetanus des Neugeborenen (Tetanus neonatorum) dar. Er kommt heute fast nur noch in den Ländern des Südens vor und wird durch eine Infektion der Nabelschnurwunde ausgelöst. Auch hier treten Risus sardonicus und Opisthotonus (Abb. 14.14) auf. Die Letalität ist sehr hoch.

Diagnostik
Da es sich um eine exogene Wundinfektion handelt, sollte von entsprechenden Wunden Material abgenommen und untersucht werden. Die Erkrankung schreitet rasant voran, sodass für die Akutdiagnostik der kulturelle Erregernachweis praktisch keine Rolle spielt. Die Sicherung eines klinischen Verdachtes erfolgt durch den Toxinnachweis im Mäuseversuch: Dazu wird Wundmaterial des Patienten subkutan in eine Hauttasche an der Schwanzwurzel von Mäusen eingebracht. Bei Tetanus sterben die Mäuse innerhalb von 1–3 Tagen in der „Robbenstellung" (→ Spastik der Gliedmaßenmuskulatur). Kontrolltiere, die gleichzeitig Antitoxin bekommen, überleben.

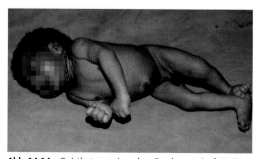

Abb. 14.14 Opisthotonus. (aus dem Fundus von Prof. W. Bommer, Göttingen)

MERKE

In der Akutdiagnostik spielt der kulturelle Erregernachweis keine Rolle.

Der mikroskopische Befund kann die klinische Verdachtsdiagnose zwar unterstützen, ähnlich wie beim Gasbrand ist aber für die Diagnose vor allem die typische klinische Symptomatik ausschlaggebend. Die Wundinfektion durch *Clostridium tetani* zeigt im mikroskopischen Präparat ein typisches Aussehen. In der Regel liegt eine Monoinfektion nur mit *Clostridium tetani* vor: plumpe grampositive Stäbchen mit runden terminalen Sporen (Trommelschlegelform, Abb. 14.15). Die kulturelle Anzucht unter anaeroben Bedingungen bleibt nicht selten erfolglos.

Therapie und Prävention

Als einzige therapeutische Maßnahmen sind bei Verletzungen die ausgedehnte chirurgische Wundtoilette sowie die Gabe von Tetanus-Antitoxin (z. B. Tetagam) erfolgversprechend:

- Bei verletzten Personen, deren Impfung länger als 10 Jahre zurückliegt oder deren Impfstatus unklar ist, muss bei allen entsprechenden Verletzungen die simultane aktive und passive Immunisierung durchgeführt werden.
- Verletzte Personen, deren Impfung zwischen 5 und 10 Jahre zurückliegt, erhalten eine aktive Immunisierung zur Auffrischung.

Ein Tetanus verläuft in ca. 25–50 % der Fälle tödlich, weil das Toxin sich schnell im Körper entlang der neuronalen Axone und hämatogen ausbreitet (Wanderungsgeschwindigkeit des Toxins: 5 mm/h). Um den ohnehin erhöhten Muskeltonus vor weiteren externen Reizen zu schützen, sollten Sedativa und Muskelrelaxanzien gegeben werden. Aus dem gleichen Grund sollten die Patienten vor externen Reizen isoliert werden. Metronidazol in hoher Dosierung oder Penicillin bzw. Cefazolin werden verabreicht, um eine weitere Toxinproduktion zu hemmen. Außerdem können Antibiotika zur Bekämpfung einer etwaigen Sekundärinfektion gegeben werden.

Da die Therapie des Tetanus äußerst unbefriedigend ist, stellt die aktive Immunisierung mit Tetanustoxoid, die bereits im ersten Lebensjahr begonnen werden soll (Grundimmunisierung: 2., 3., 4., 11.–14. Lebensmonat; Nachholimpfungen bei unzureichender Grundimmunisierung: 15.–23. Lebensmonat/2.–4. Lebensjahr → Auffrischimpfungen: 5.–6. und 9.–11. oder 12.–17. Lebensjahr; danach Auffrischimpfung alle 10 Jahre), die wesentliche Maßnahme zur Verhinderung des Tetanus dar. Es handelt sich dabei um einen Totimpfstoff aus an Aluminiumhydroxid gebundenem, durch Formalin inaktiviertem Tetanustoxin (Tetanustoxoid). Prinzipiell kann eine serologische Untersuchung (ELISA) jederzeit Aufschluss über den potenziellen Impfschutz geben.

Die Tetanusimpfung wird in der Regel mit der Diphtherie- und der Pertussisimpfung kombiniert.

14.3.5 Borreliose, Lyme-Krankheit [A69.2]

Lange Zeit nahm man an, dass die Borreliose (syn. Lyme-Krankheit) nur durch *Borrelia burgdorferi* ausgelöst wird. Heute wissen wir, dass in Europa hauptsächlich drei Borrelien-Arten mit insgesamt 7 Serovaren für die Lyme-Borreliose verantwortlich sind, die in ihrer Gesamtheit als *Borrelia burgdorferi sensu lato* bezeichnet werden:

- *Borrelia burgdorferi sensu stricto*: OspA-Serovar 1
- *Borrelia afzelii*: OspA-Serovar 2
- *Borrelia garinii*: OspA-Serovar 3–7.

Seltener kommen als Erreger der Borreliose vor:

- *Borrelia bavariensis*
- *Borrelia spielmanii*.

Die Borreliose verläuft in drei Stadien, die vielfältige Symptome widerspiegeln. Schon seit Anfang des 20. Jahrhunderts beobachtete man diese Symptomenvielfalt, ohne sie als eine eigenständige Krankheit zu erkennen. *Burgdorfer* und *Barbour* entdeckten erst 1982 auf der Suche nach einem ganz anderen Erreger zufällig schraubenartige Bakterien in Schildzecken (Ixodidae), die schließlich als Ursache für die Borreliose identifiziert und entsprechend bezeichnet wurden.

Epidemiologie

Schildzecken dienen als Vektor für den Erreger und übertragen ihn von einem Wirt auf den nächsten. Dabei sind vor allem Mäuse, Reh- und Rotwild, aber auch Füchse, Kaninchen, Schafe, Rinder, Hunde und Katzen Erregerreservoir für die Borrelien. Der Mensch kann durch den Stich (oft fälschlich als Biss bezeichnet) einer Borrelien-positiven Zecke infiziert werden. *Ixodes ricinus*, die als „Holzbock" bekannte Zeckenart, ist in Mitteleuropa mit einem Anteil von

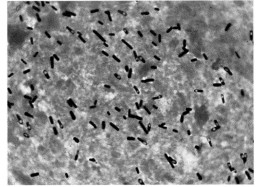

Abb. 14.15 Grampräparat von *Clostridium tetani*: plumpe grampositive Stäbchen mit runden terminalen Sporen = Trommelschlegelform.

14

90 % die häufigste und neben *Ixodes persulcatus* einzige Zeckenart, die Borrelien hier zu übertragen scheint.

In Europa sind ca. 20 % der adulten Zecken und 10 % der Nymphen mit Borrelien infiziert. Da aber ca. 80 % aller Zeckenstiche durch Nymphen hervorgerufen werden, besteht das größte Übertragungsrisiko durch die Stiche der nur 1,5 mm kleinen Nymphen. Außer durch die genannten Zeckenarten scheinen Borrelien auch durch einige Stechfliegen, wie z. B. *Stomoxys calcitrans* (Wadenstecher), und eventuell durch einige Stechmücken übertragen zu werden.

Pathogenität und Virulenzfaktoren

Borrelien exprimieren eine Reihe von Oberflächenproteinen (u. a. OspA, C), deren Bedeutung für die Pathogenese der Erkrankung nur in Teilen geklärt ist. Die Dissemination im Gewebe wird durch Flagellen (Beweglichkeit ↑) erleichtert, wobei der Erreger der Immunabwehr durch eine Variation in der Expression seiner Oberflächenproteine entgeht: durch Blutkontakt und Temperaturerhöhung kommt es z. B. zum Wechsel der Expression von OspA zu OspC. Die Persistenz im Gewebe wird einerseits durch das intrazelluläre Überleben in Makrophagen und Fibroblasten erleichtert, andererseits nutzen Borrelien immunologisch priviligierte Nischen des Körpers, wie z. B. das ZNS, in denen das Immunsystem wenig aktiv ist.

Klinik

Die Borrelien-Infektion ist wahrscheinlich viel häufiger, als allgemein angenommen wird. Ergebnisse serologischer Studien lassen auf eine große Anzahl klinisch unauffälliger oder subklinischer Verläufe schließen. Wahrscheinlich nur 5 % der Infizierten entwickeln Symptome, die aufgrund der Zeckenaktivität meist im Sommer auftreten. Dabei sind vor allem die Haut, die Gelenke und das Nervensystem betroffen. Die Krankheit kann – wie die Syphilis (S. 308)

– in drei Stadien unterteilt werden: lokale Infektion → Dissemination → Persistenz, Tab. 14.3.

Die Zeitabstände zwischen den Stadien sind von Patient zu Patient höchst unterschiedlich. Normalerweise dauert es nach dem Stich einer infizierten Zecke meistens mehrere Wochen, bis lokal an der Eintrittspforte ein Erythem entsteht, das scharf begrenzt ist, sich zentrifugal ausbreitet und dann allmählich von innen nach außen abblasst. Dieses als Erythema migrans (Abb. 14.16a) bezeichnete Erythem ist für das Stadium I der Erkrankung pathognomonisch und bleibt im Durchschnitt für einen Monat bestehen. Selten können durch beginnende Dissemination multiple Erythemata entstehen.

Praxistipp

Die meisten Patienten können sich in diesem Stadium nicht an einen Zeckenstich erinnern, was angesichts der geringen Größe einer Zeckennymphe (1,5 mm) nicht verwundert.

Die Lymphadenosis benigna cutis ist eine lokale lymphozytäre, knotige Infiltration (Lymphozytom; oft am Ohrläppchen oder Brustwarzen), die sowohl in diesem Stadium, als auch im frühen Stadium II gesehen werden kann, insgesamt aber eine seltene Manifestationsform der Borreliose darstellt.

Im Stadium II kommt es zur Dissemination der Erreger, die sich bei einem Großteil der Patienten als Neuroborreliose manifestiert (Meningoradikulitis oder aseptische Meningitis mit Fazialisparese). Kinder entwickeln zehnmal so häufig wie Erwachsene eine periphere Fazialisparese (Abb. 14.16b). Auch eine Karditis mit AV-Block ist eine typische Komplikation dieses Krankheitsstadiums.

Im Stadium III schließlich, das erst viele Monate (eventuell Jahre) nach Infektion erreicht wird, steht die nach dem Ort der Erstbeschreibung benannte Lyme-Arthritis der großen Gelenke und die Acrodermatitis chronica atrophicans im Vordergrund. Eine Enzephalomyelitis wird seltener beobachtet.

Tab. 14.3		
Stadien der Borreliose.		
Stadium	**wann**[*]	**Klinik**
Infektion →		
→ **Stadium I** lokale Infektion	nach Tagen bis Wochen	— **Erythema migrans** (EM), evtl. übergehend in multiple EM — Lymphadenosis cutis benigna = Lymphozytom (selten)
→ **Stadium II** Dissemination	nach Wochen bis Monaten	— Lymphadenosis cutis benigna = Lymphozytom (selten) — **neurologische Manifestationen**: Meningoradikulitis Bannwarth oder aseptische Meningitis, oft mit Fazialisparese — Karditis: AV-Block — Arthritis
→ **Stadium III** Persistenz	nach Monaten bis Jahren	— **chronische Lyme-Arthritis** (Latenzzeit mehrere Jahre) — Acrodermatitis chronica atrophicans — chronisch-progressive Enzephalomyelitis (selten)
[*] *Die Zeitabstände zwischen den Stadien sind von Patient zu Patient höchst unterschiedlich.*		

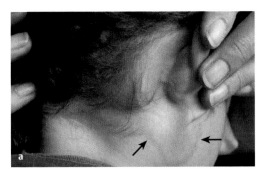

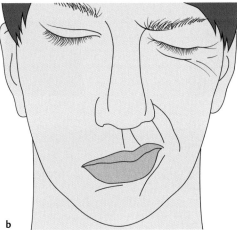

Abb. 14.16 Borreliose.
a Erythema migrans (→). (mit freundlicher Genehmigung von PD Dr. K. Schröppel, Tübingen)
b Fazialisparese.

Prinzipiell können zwar alle *B. burgdorferi sensu lato*-Arten alle klinischen Manifestationen auslösen, interessanterweise führt *B. garinii* jedoch häufiger zu neurologischen und *B. afzelii* häufiger zu Hautmanifestationen. *B. burgdorferi sensu stricto* zeigt eine Affinität zur Entwicklung der Arthritis.
Spontanheilungen können bei der Borreliose prinzipiell in jedem Stadium vorkommen, weswegen die Therapie-Indikation immer wieder zu Diskussionen Anlass gibt.

Diagnostik
Die Diagnose wird in der Regel durch die Serologie mithilfe von ELISA und Immunoblot gesichert. Der direkte Erregernachweis hat eine geringe Sensitivität und kann in Abhängigkeit der Symptomatik aus Hautbiopsien, Liquor oder Gelenkpunktat durchgeführt werden. Hierbei ist die PCR der Kultur überlegen, was nicht zuletzt an der langen Generationszeit der Borrelien liegt, die mit 7–20 Stunden ähnlich lang ist wie die der Tuberkulose-Erreger.
Seroprävalenzrate: Kinder 3–5 %, Erwachsene 8–17 %.

Therapie und Prävention
Die Spontanheilungsrate der Borreliose ist groß und die Erkrankung in der Regel auch nicht lebensbedrohlich. Dennoch sollten Früh- und Spätstadien wegen der möglichen Komplikationen antibiotisch behandelt werden. Die Therapie richtet sich dabei nach dem Stadium: Im Stadium I wird primär Doxycyclin (alternativ bei Kindern < 9 Jahre: Amoxicillin, Penicillin oder Cefuroxim) über 2 Wochen eingesetzt, Stadium II und III werden vor allem mit Cephalosporinen 3 (Ceftriaxon, Cefotaxim) therapiert (für 2 bzw. 3 Wochen).
In den östlichen Bundesländern wurden 2012 > 5 000 (→ 6,2/100 000) Fälle gemeldet. Neben den östlichen Bundesländern, Rheinland-Pfalz und dem Saarland hat 2013 auch Bayern eine Meldpflicht für die Borreliose eingeführt.

Praxistipp
Nach einem Zeckenstich dauert es ca. 24–48 Stunden, bis der Erreger aus dem Darm der Zecke in die Speicheldrüsen vorgedrungen ist und damit in den Stichkanal gelangen kann. Insofern kann eine schnelle mechanische Zeckenentfernung (mit einer Pinzette die Zecke unabhängig von der Drehrichtung gerade herausziehen) die Übertragung der Borrelien verhindern.

14.4 Krankheiten durch obligat intrazelluläre Bakterien

Key Point
Obligat intrazelluläre Bakterien vermehren sich ausschließlich innerhalb einer Wirtszelle. Humanmedizinisch besonders wichtige Vertreter sind Chlamydien. Sie können u. a. Ursache für Pneumonien und sexuell übertragene Erkrankungen sein.

14.4.1 Krankheiten durch Chlamydien [A70-A74]
Bei Krankheiten durch Chlamydiaceae (S. 77) muss man streng genommen unterscheiden zwischen den Gattungen
— Chlamydia: *C. trachomatis* und
— Chlamydophila: *C. psittaci* und *C. pneumoniae*.
Chlamydien sind gramnegative Energieparasiten, weil sie ATP ihrer Wirtszelle benötigen, um sich vermehren zu können. Mit einem Durchmesser von nur 0,2–0,3 µm sind sie in Form von Elementarkörperchen sehr klein (zum Vergleich: *Staphylococcus aureus* = 1 µm). Sie kommen in zwei Formen vor (Abb. 14.17):
Elementarkörperchen: Kleine Dauerformen mit sehr eingeschränkter metabolischer Aktivität. Aus diesem Grund sehr umweltstabil und für die Übertragung auf den Menschen verantwortlich (= infektiöse Form). Die

14

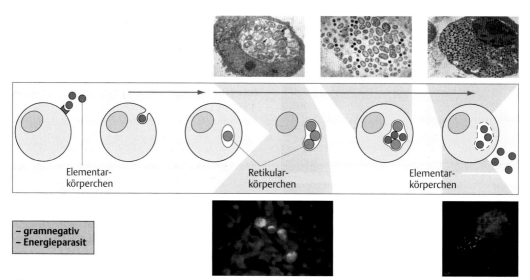

Abb. 14.17 Lebenszyklus von Chlamydien: oben in elektronenmikroskopischer, unten in immunfluoreszenzmikroskopischer Darstellung.

Invasion in spezifische Wirtszellen findet durch eine vom Bakterium induzierte Endozytose statt.

Die üblicherweise bei Chlamydiaceae-Infektion eingesetzten Antibiotika wirken nicht gegen Elementarkörperchen aufgrund deren metabolischer Inaktivität.

Einschlusskörperchen: Es entwickelt sich innerhalb der Wirtszelle. Seine Membran fusioniert nicht mit lysosomalen Vesikeln. Gleichzeitig wandelt sich das Elementarkörperchen in metabolisch aktive Retikularkörperchen (oder Initialkörperchen) um, die eine Größe von 1 μm erreichen und sich im Kompartiment des Einschlusskörperchens vermehren (= replikative Form). Innerhalb der folgenden 2–3 Tage kommt es dann zur Redifferenzierung in das Elementarkörperchenstadium. Schließlich wird die Wirtszelle von der neu gebildeten Bakterienpopulation zerstört, damit diese freigesetzt wird, um neue Zellen infizieren zu können.

> **MERKE**
>
> Elementarkörperchen = infektiöse Form
> Einschlusskörperchen = replikative Form.

Der intrazelluläre Lebenszyklus dauert speziesspezifisch ca. 48–72 Stunden. Innerhalb seiner Wirtszelle ist das Bakterium vor der Immunabwehr geschützt, weil:

- Antikörper das intrazelluläre Bakterium nicht angreifen können.
- Die intrazelluläre Abtötung durch Verhinderung der Fusion des Einschlusskörperchens mit lysosomalen Vesikeln verhindert wird.
- Das Bakterium die Expression von MHC-Molekülen auf der Wirtszelloberfläche verhindert und dadurch infizierte Zellen nicht von der zellulären Abwehr erkannt werden.

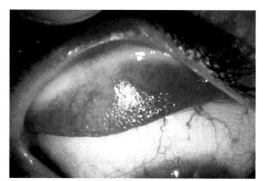

Abb. 14.18 Trachom: pflastersteinähnliche (follikuläre) Entzündung der Konjunktivalschleimhaut. (mit freundlicher Genehmigung von Prof. Dr. Dr. J. Petersen, Göttingen)

Erkrankungen durch Chlamydia trachomatis
Trachom
Das Trachom ist eine chronische, follikuläre Keratokonjunktivitis, die durch *Chlamydia trachomatis Serovar A–C* verursacht wird. Obwohl der Erreger weltweit vorkommt, findet sich das Trachom vor allem bei sozial schwach gestellten Individuen in Indien, dem vorderen Orient und Nordafrika („ägyptische Augenkrankheit"). Das Bakterium wird durch direkten menschlichen Kontakt (Augenreiben → Handschlag → Augenreiben) oder über kontaminierte Gegenstände übertragen. Nach wahrscheinlich langer Inkubationszeit (> 2 Jahre?) entwickelt sich nach schleichendem Beginn eine chronische, follikuläre Konjunktivitis mit Beteiligung der Augenhornhaut (Abb. 14.18). Aufgrund der Chronifizierung und Hornhautbeteiligung droht die Erblindung. Schätzungen der WHO gehen davon aus, dass dieser Erreger für weltweit mindestens 5 Millionen Fälle von Erblindung verantwortlich ist.

Diagnostik ❙ Der Nachweis kann aus Konjunktival-abstrichen geführt werden. Da die Anzucht in Zellkultur aufwendig und langwierig ist, wird in der Regel der direkte Erregernachweis durch Giemsa-Färbung und Mikroskopie (intrazelluläre Einschlüsse) oder durch PCR geführt.

Therapie ❙ Therapeutisch sollte Tetracyclin (lokal für mindestens 6 Wochen plus systemisch für mindestens 3 Wochen) gegeben werden.
Durch händehygienische Maßnahmen könnte die Krankheit eingedämmt werden.

Andere Erkrankungen durch C. trachomatis
Die Serovare D–K (S. 315) rufen vor allem urogenitale Erkrankungen und Serovare L 1–L 3 (S. 315) das Lymphogranuloma venerum hervor.

14.4.2 Krankheiten durch Chlamydophila [A70, A74]
Ornithose
Die Ornithose ist eine atypische Pneumonie, die von *Chlamydophila psittaci* verursacht wird. Diese Art kommt weltweit vor und setzt sich aus mehreren Biovaren zusammen. Natürlicher Wirt sind Vögel, weswegen für die Erkrankung neben dem Begriff Psittakose auch die Begriffe Ornithose oder Papageienkrankheit benutzt werden.

Klinik ❙ Nach Inhalation von Chlamydophila-haltigem Staub (z. B. eingetrockneter Vogelkot) entwickelt sich nach einer Inkubationszeit von 1–3 Wochen eine interstitielle (atypische) Pneumonie mit Fieber. Aufgrund des Erregerreservoirs tritt sie gehäuft bei Vogelbesitzern, -züchtern oder -händlern auf und wird deshalb bei Letzteren auch als Berufskrankheit anerkannt. Selten sind andere Organe (z. B. ZNS und Leber) beteiligt.

Diagnose ❙ Die Diagnose wird meist mit serologischen Verfahren gestellt, deren Spezifität jedoch nicht immer zufriedenstellend ist (Kreuzreaktivität vor allem mit *C. pneumoniae*). Für den direkten Erregernachweis sind respiratorische Materialien geeignet. Da die Anzucht in Zellkultur aufwendig und langwierig ist, wird heute in der Regel der direkte Erregernachweis durch molekularbiologische Verfahren (z. B. PCR) geführt. Der direkte mikroskopische Nachweis mithilfe spezifischer Antikörper in der Immunfluoreszenz erfordert eine hohe Erregerdichte, die jedoch nicht immer gegeben ist.

Therapie ❙ Für die Therapie werden Doxycyclin, Makrolide oder neuere Fluorchinolone eingesetzt.
Gemäß IfSG ist der Erregernachweis meldepflichtig. 2012 wurden 16 Fälle gemeldet.

Pneumonie durch Chlamydophila pneumoniae
Es existiert nur ein Serotyp von *C. pneumoniae*, der Mensch ist der einzig bekannte natürliche Wirt. Diese Bakterien wurden früher als TWAR bezeichnet, nach den Initialen der Patienten, in denen sie erstmalig nachgewiesen wurden.

Klinik ❙ Die Übertragung findet direkt von Mensch zu Mensch durch Inhalation erregerhaltiger Aerosole statt. Die Seroprävalenz *C. pneumoniae*-spezifischer Antikörper in der Bevölkerung ist groß. Vermutlich verlaufen die meisten Infektionen klinisch stumm.
Von einer klinisch-manifesten Infektion mit *C. pneumoniae* sind vor allem Jugendliche betroffen.
Die resultierende interstitielle Pneumonie verläuft eher mild, ist aber prinzipiell klinisch und radiologisch nicht von der durch *C. psittaci* verursachten Pneumonie zu unterscheiden. Verläufe, die sich auf eine Bronchitis oder Tracheitis beschränken, kommen ebenso vor wie eine Konjunktivitis.
Es wird seit Jahren kontrovers diskutiert, ob *C. pneumoniae* auch an der Pathogenese der Arteriosklerose beteiligt sein könnte.

Diagnostik ❙ Für den direkten Erregernachweis sind respiratorische Materialien geeignet. Die Anzucht in Zellkultur ist aufwendig und langwierig. Der direkte mikroskopische Nachweis mithilfe spezifischer Antikörper in der Immunfluoreszenz wird heute zugunsten molekularbiologischer Verfahren (z. B. PCR) zunehmend verlassen. Durch Sequenzierung oder Spaltung der amplifizierten DNA mit Restriktionsenzymen ergibt sich ein spezifisches DNA-Fragmentmuster (Restriktionsfragment-Längenpolymorphismus, RFLP), das die Differenzierung der Chlamydophila-Arten ermöglicht. Bei Einsatz der Serologie besteht eventuell eine Kreuzreaktion zwischen *C. pneumoniae* und *C. psittaci*.

MERKE

Da ca. 70 % aller Erwachsenen IgG-Antikörper gegen *C. pneumoniae* aufweisen, sind nur signifikante Titeränderungen diagnostisch aussagekräftig.

Therapie ❙ Für die Infektion des Erwachsenen werden Doxycyclin und andere Tetracycline, sowie neuere Fluorchinolone eingesetzt. Im Kindesalter sind Makrolide Mittel der 1. Wahl.

14.4.3 Rickettsiosen [A75-A79]
Bakterien der Familie Rickettsiacea (S. 78) verursachen beim Menschen eine ganze Reihe von Krankheiten mit unterschiedlichen Krankheitsbildern, die medizinisch zur Gruppe der Rickettsiosen zusammengefasst werden. Humanmedizinisch wichtig sind vor allem die Gattungen Rickettsia und Orientia. Die Gattungen Coxiella, Anaplasma und Ehrlichia gehören – streng genommen – zwar jeweils zu anderen Familien, werden aber aus didaktischen Gründen gemeinsam mit den Rickettiosen besprochen.

— Rickettsia, Orientia und Ehrlichia: obligat intrazelluläre, gramnegative Stäbchen, die durch Arthropoden auf den Menschen übertragen werden.
— Coxiella: kommt im Menschen zwar auch nur intrazellulär vor, kann aber außerhalb des menschlichen Körpers für längere Zeit auch extrazellulär überleben, sodass der Mensch sich durch coxiellenhaltige Aerosole infizieren kann.

Im Gegensatz zu den Coxiellen und den Ehrlichien kommen Erkrankungen durch Rickettsia in Deutschland schon seit vielen Jahren nicht mehr endemisch vor. Bei Reiserückkehrern oder Mitbürgern aus Endemiegebieten müssen aber die Rickettsiosen in die Differenzialdiagnose eingeschlossen werden.

Die Gattungen Rickettsia und Orientia werden in drei Gruppen eingeteilt, deren Arten sich jeweils durch spezifische Vektoren und der von ihnen verursachten Krankheit voneinander unterscheiden (Tab. 14.4).

Bakterien der Gattungen Rickettsia und Orientia haben ihren primären Lebenszyklus in Arthropoden, in denen sie auch vertikal, d. h. transovariell, übertragen werden können. Durch die Blutmahlzeit der Vektoren oder durch mit Arthropoden-Kot verunreinigte Mikrotraumen der Haut gelangen sie in den Menschen. Anschließend breiten sie sich systemisch aus und vermehren sich intrazellulär vor allem in den Kapillar-Endothelzellen. Die dadurch induzierte perivaskuläre Entzündungsreaktion mit Einwanderung von Leukozyten führt zur Entstehung kleiner Papeln und eventuell zum Gefäßverschluss. Als Folge entweichen die Erythrozyten aus dem Gefäß und petechiale Hauteinblutungen entstehen. Diese können mit dem Glasspatel nicht weggedrückt werden.

Da die Symptomatik der Rickettsiosen unabhängig von der verursachenden Rickettsien-Art sehr ähnlich verläuft, soll im Rahmen dieses Kurzlehrbuchs nur auf die wichtigsten Krankheiten eingegangen werden. Für die Diagnose sind vor allem die Anamnese (Reiseanamnese, Arthropodenkontakt) und der klinische Befund ausschlaggebend.

Praxistipp

An Rickettsiosen sollte bei allen Patienten gedacht werden, die Fieber und ein makulopapulöses Exanthem nach Kontakt mit Arthropoden (jedoch keine Mücken) entwickeln.

Klassisches, epidemisches Fleckfieber

Rickettsia prowazekii ist Erreger des klassischen Fleckfiebers und wird durch Kleiderläuse – bei Ausbrüchen oft von Mensch zu Mensch – übertragen. Vor allem unter extrem schlechten hygienischen Lebensbedingungen (Flüchtlingslager, Kriegssituation) kommt es meist zur Zunahme der Kleiderlauspopulation und dadurch bedingt zur schnellen Ausbreitung von *R. prowazekii*.

Klinik ❙ Das klassische Fleckfieber verläuft biphasisch. Nach einer Inkubationszeit von 10–14 Tagen kommt es zunächst zur uncharakteristischen klinischen Manifestation mit hohem Fieber und Schüttelfrost sowie schweren Gliederschmerzen. Erst nach weiteren 4–7 Tagen tritt zusätzlich das charakteristische makulopapulöse Exanthem (Flecken) auf, das sich über den ganzen Körper mit Ausnahme des Gesichts ausbreitet.

Diagnostik ❙ Die Diagnose wird serologisch entweder durch ELISA oder Immunfluoreszenzteste gestellt. Früher kam v. a. die Weil-Felix-Reaktion zur Anwendung. Diese beruht auf einer antigenen Kreuzreaktion von *R. prowazekii* (und anderen Rickettsien der Fleckfiebergruppe) mit Proteus OX19. Die Proteus-Antigene werden daher eingesetzt, um im Serum des Patienten reaktive Antikörper nachzuweisen. In einigen Laboren steht auch eine PCR für Hautbiopsien zur Verfügung.

Therapie ❙ Es werden vor allem Doxycyclin, Rifampicin und Fluorchinolone eingesetzt; in tropischen Endemiegebieten kommt auch Chloramphenicol infrage. Der Nachweis von *R. prowazekii* ist meldepflichtig.

Tab. 14.4

Rickettsiosen.

Gruppe	Erreger	Vektor	Reservoir	Vorkommen
Fleckfieber-Gruppe	*R. prowazekii* *R. typhi*	Kleiderlaus, Rattenfloh	u. a. Mensch, Ratte	trop. Länder, weltweit
Zeckenbissfieber-Gruppe	*R. rickettsii*	Zecke	Nagetiere, Hunde	Amerika
Tsutsugamushi-Fieber-Gruppe	*Orientia tsutsugamushi*	Milbe	Nagetiere, Vögel	Asien, Australien
Q-Fieber (atypische Pneumonie)	*Coxiella burnetii*	Aerosole	Rinder	weltweit
Anaplasmose	*Anaplasma phagocytophilum*	Zecke	verschiedene Tierarten	Amerika, Europa, Asien
Ehrlichiose	*Ehrlichia chaffeensis*	Zecke	verschiedene Tierarten	Amerika

14

Zeckenbissfieber

Eine Form des Zeckenbissfiebers ist das durch *Rickettsia rickettsii* verursachte Rocky-Mountains-spotted fever (RMSF). Der Erreger wird durch Zecken von Nagetieren und Hunden auf den Menschen übertragen. Der Begriff Zeckenbiss rührt fälschlicherweise von der englischen Bezeichnung „tick bite" her, obwohl es sich um einen Zeckenstich handelt.

Klinik ❘ Die klinischen Symptome sind ähnlich wie die des klassischen Fleckfiebers (Fieber und makulopapulöses Exanthem mit Aussparung des Gesichts). Zudem ist beim Zeckenbiss-Fieber nach einer Inkubationszeit von nur 6–7 Tagen zusätzlich an der Stichstelle eine prominente stark gerötete Läsion mit Vermehrung der Rickettsien nachweisbar.

Diagnostik ❘ Die Diagnose wird auch hier serologisch entweder mit ELISA oder Immunfluoreszenztesten, ggf. auch mit der PCR aus Hautbiopsien gestellt.

Therapie ❘ Die Therapie entspricht der des Fleckfiebers (s.o.).

Q-Fieber

Auch der Erreger des Q-Fiebers, *Coxiella burnetii*, ist gramnegativ und kommt im Menschen nur obligat intrazellulär vor. Vor allem Weidetiere wie Rinder, Schafe und Ziegen stellen das natürliche Reservoir für Coxiellen dar, die zwischen diesen Tieren auch durch bestimmte Zeckenarten übertragen werden können. Eine derartige Übertragung auf den Menschen ist jedoch nicht möglich, da der Mensch von der entsprechenden Zeckenart nicht befallen wird. Die Infektion des Menschen kommt durch Inhalation erregerhaltigen Staubes zustande (z. B. eingetrockneter Rinderdung). Diese Art der Übertragung wird dadurch begünstigt, dass Coxiellen – im Unterschied zu den Bakterien der Gattung Rickettsiaceae – eine umweltresistente, sporenähnliche Form annehmen können.

Klinik ❘ Nach Inhalation von erregerhaltigem Staub entwickelt sich nach 2–3 Wochen eine atypische, interstitielle Pneumonie, die mit starken Kopfschmerzen und Myalgien einhergeht. Selten disseminieren die Coxiellen und können dann eine Endokarditis oder Hepatitis entwickeln. Hautefloreszenzen werden in der Regel nicht beobachtet.

Diagnostik ❘ Das Q-Fieber tritt in ländlichen Gegenden (Weidegebiete) häufiger auf und kann mithilfe serologischer Verfahren diagnostiziert werden. Eine Kreuzreaktion mit Proteus besteht nicht. In Speziallaboren steht auch die Diagnostik durch PCR zur Verfügung.

Therapie ❘ Therapeutisch können Doxycyclin, Fluorchinolone oder – bei Schwangerschaft – Cotrimoxazol eingesetzt werden.

Der Nachweis der Erreger ist meldepflichtig. 2012 wurden 200 Fälle und 2011 sogar 287 Fälle gemeldet.

Anaplasmose und Ehrlichiose

Die gramnegativen Anaplasmen und Ehrlichien vermehren sich obligat intrazellulär in bestimmten hämatopoetischen Zellen und werden durch Arthropoden (Zecken) auf den Menschen übertragen. Die Bedeutung der beiden Erkrankungen hierzulande ist noch unklar. In Deutschland werden bei weniger als 5 % der Bevölkerung Antikörper gegen Anaplasma oder Ehrlichia nachgewiesen. Ein großer Teil der Infektionen verläuft wohl asymptomatisch. In Abhängigkeit von der infizierten Wirtszelle wird zwischen der humanen granulozytären Anaplasmose (Erreger = *Anaplasma phagocytophilum*) und der humanen monozytären Ehrlichiose (Erreger = *Ehrlichia chaffeensis*) unterschieden.

Klinik ❘ Klinisch manifestieren sich die Krankheiten ähnlich wie eine Mononukleose mit chronischer Müdigkeit und grippeähnlichen Symptomen (Kopfschmerzen, Myalgien, Fieber). Das kombinierte Vorkommen von Leukopenie, Thrombopenie und Anämie kann Hinweis für die Infektionen sein.

Diagnostik ❘ In Speziallaboren erfolgt der Erregernachweis vor allem durch Mikroskopie und PCR; eine Serologie ist möglich.

Therapie ❘ Es werden Doxycyclin, Rifampicin oder Chinolone eingesetzt.

14

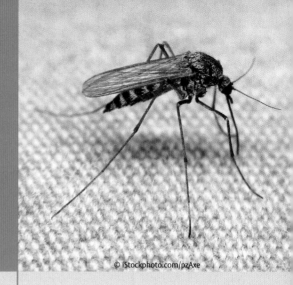
© iStockphoto.com/pzAxe

Kapitel 15

Durch Arthropoden übertragene Viruskrankheiten und virale hämorrhagische Fieber

15.1 Klinischer Fall

Fieber und Muskelschmerzen

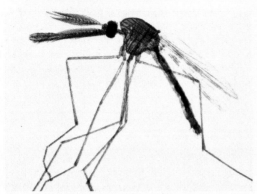

Abb. 15.1 Dengue-Fieber. Wichtigster Überträger des Virus ist die Stechmücke *Aedes aegypti*. (aus Gerlach, U., Wagner, H., Wirth, W., Innere Medizin für Gesundheits- und Krankenpflege, Thieme, 2011)

Um von einem Wirt zum nächsten zu kommen, lassen sich manche Viren „huckepack" von Insekten mitnehmen. Man nennt sie Arboviren. Einige dieser Viren, über die Sie im folgenden Kapitel mehr erfahren werden, lösen beim Menschen ein virales hämorrhagisches Fieber aus. Dieses kann über Organeinblutungen und Schockzustand zum Tod führen. Auch beim Dengue-Fieber, der häufigsten durch Arboviren übertragenen Erkrankung, kann es zu einer hämorrhagischen Verlaufsform mit hoher Letalität kommen. Jens T. hat hingegen Glück: Bei ihm entwickelt sich nur ein verhältnismäßig harmloses „Sieben-Tage-Fieber".

Das „Sieben-Tage-Fieber"

Jens T. ist froh, als er wieder in Deutschland ist. Sein letzter Einsatz mit dem Technischen Hilfswerk im indonesischen Erdbebengebiet ist sehr anstrengend gewesen. Um ein wenig abzuschalten, nimmt sich Jens eine Woche Urlaub und verbringt diese Zeit mit seinem Lieblingshobby, dem Training auf den nächsten Triathlon. Der 31-Jährige hat schon zahlreiche Wettkämpfe bestritten und ist dabei oft auf den ersten Plätzen gewesen. Sein Traum ist es, beim berühmten Ironman Triathlon in Hawaii dabei zu sein. Nun möchte er endlich einmal sieben Tage am Stück trainieren.

Starker Muskelkater

Schon am ersten Trainingstag bemerkt Jens einen leichten Muskelkater und ist ein bisschen überrascht. Ist er zu schnell gelaufen? Ist er so aus der Übung gekommen? Jens schluckt eine Tablette Acetylsalicylsäure. Das gute alte Aspirin hat ihm bei Muskelkater bisher immer geholfen. Doch am nächsten Tag werden die Muskelschmerzen stärker. Bald ist Jens klar, dass dies kein Muskelkater mehr sein kann. Jens schluckt noch mehr Aspirin, aber die Schmerzen nehmen weiter zu. Als zwei Tage später auch noch Fieber hinzukommt, ist für den THW-Mitarbeiter alles klar: Malaria! Zwar hat er während seines Einsatzes auf Java die empfohlene Prophylaxe eingenommen, aber ganz sicher kann man ja nie sein. Schließlich haben ihn dort auch ab und zu Mücken gestochen. Jens sucht deshalb die Notfallambulanz der Uniklinik auf.

Dicker Tropfen unauffällig

Die aufnehmende Ärztin untersucht ihren Patienten ausführlich. Die Herzfrequenz beträgt 104/min bei einem Blutdruck von 120/75 mmHg. Die Körpertemperatur liegt bei 38,8 °C. Es werden zahlreiche Blutröhrchen für verschiedene Untersuchungen abgenommen. Da es Jens immer schlechter geht und die Muskelschmerzen unerträglich werden, wird er stationär aufgenommen.

Kurze Zeit später treffen die ersten Ergebnisse der Laboruntersuchung ein. Im „Dicken Tropfen" ist kein Anhalt für Malaria zu erkennen. Auch alle anderen Labortests sind unauffällig. Die Ärzte beschließen am nächsten Tag einen Tropenmediziner hinzuzuziehen.

Sieben Tage Triathlon

Am Nachmittag des nächsten Tages klingelt Jens nach der Krankenschwester und zeigt ihr ein masernähnliches, juckendes Exanthem am Brustkorb und an den Extremitäten. Die Blutuntersuchung ergibt außerdem eine Lympho- und Thrombopenie, das Fieber persistiert bei 38,8 °C. Gegen Abend trifft endlich der Tropenmediziner ein. Er erhebt noch einmal eine ausführliche Anamnese. Als Jens berichtet, dass er gegen seine Muskelschmerzen Aspirin genommen habe, die Beschwerden daraufhin jedoch schlimmer geworden seien, horcht der Arzt auf: Dies ist typisch für eine Infektion mit dem Dengue-Virus. Er fragt Jens, seit wann er die Beschwerden habe. Jens überlegt. „Morgen werden es sieben Tage", sagt er dann. „Dann ist das Fieber übermorgen vorbei", meint der Arzt, denn auch das ist typisch für ein Dengue-Fieber. Die Blutprobe bestätigt die Diagnose des Tropenmediziners: In der Dengue-Virus-Serologie sind das IgM und das IgG positiv. Und tatsächlich geht es Jens nach sieben Krankheitstagen deutlich besser. Jens ist erleichtert: Die sieben Tage mit Fieber und Schmerzen waren deutlich anstrengender als sieben Tage Training auf den nächsten Triathlon.

15.2 Allgemeines

Key Point

Durch Arthropoden übertragene (arthropode borne) Viren werden als Arboviren zusammengefasst. Sie vermehren sich in Wirbeltieren oder dem Menschen, werden während der Virämie durch blutsaugende Insekten aufgenommen und durch Biss oder Stich auf weitere empfängliche Wirbeltiere bzw. den Menschen übertragen.

Arboviren sind die Auslöser schwerer hämorrhagischer Fiebererkrankungen. Hämorrhagische Fieber sind infektiöse Fiebererkrankungen, die mit Blutungen einhergehen. Neben den meisten Arboviren können noch eine ganze Reihe anderer viraler Erreger Auslöser eines viralen hämorrhagischen Fiebers sein (Tab. 15.1). Die Kontagiosität der hämorrhagischen Fieberviren ist sehr variabel; für eine Infektion können u. U. bereits 1–10 Viren ausreichend sein.

Tab. 15.1

Beschreibung der wichtigsten durch Arthropoden übertragbaren Viren und der viralen hämorrhagischen Fieberviren.

	Virus	Krankheit	Verbreitung
Flaviviridae (natürlicher Wirt: Mensch/Affe; Übertragung durch Mücken und Zecken)			
Flavivirus	Dengue-Virus(*)	Dengue-Fieber	SO-Asien (Indonesien), Ozeanien, Karibik, Südamerika
	West-Nil-Virus	West-Nil-Fieber	Afrika, Osteuropa, Nordamerika
	Gelbfieber-Virus(*)	Gelbfieber	Afrika (Nigeria/Liberia), Südamerika (Peru)
	FSME-Virus**	FSME (S. 342)	Europa
	Omsk-HF-Virus	Omsk-HF	Westsibirien
	Kyasanur-Forest-Virus	Kyasanur-Forest-Krankheit	Indien
Reoviridae (natürlicher Wirt: Mensch/Affe; Übertragung durch Zecken)			
Coltivirus	Colorado-Zeckenfieber-Virus	Colorado-Zeckenfieber	USA
Bunyaviridae (natürlicher Wirt: Tier/Mensch; Übertragung durch Mücken und Zecken)			
Phlebovirus	Rift-Valley-Fieber-Virus	Rifttal-Fieber	Ost-, Zentral- und südliches Afrika, Madagaskar
	Pappataci-Fieber-Virus	Pappataci-Fieber	Europa, Nordafrika, Asien, Südamerika
Orthobunyavirus	Oropouche-Virus	Oropouche-Viruskrankheit	Amazonien
Nairovirus	Krim-Kongo-Virus*	Krim-Kongo-HF	Asien, Afrika, Osteuropa
Bunyaviridae (natürlicher Wirt: Nagetier; Übertragung durch Nagerexkremente)			
Hantavirus	Hantaan-Virus	HFRS (Koreanisches HF)	China, Korea, Russland
	Dobrava-Virus	HFRS/Nephropathia epidemica	Europa
	Puumala-Virus	Nephropathia epidemica	Europa
Arenaviridae (natürlicher Wirt: Nagetier; Übertragung durch Nagerexkremente)			
Arenavirus	Lassa-Virus*	Lassa-Fieber	Westafrika
Tacaribevirus	Guanarito-Virus*	Venezolanisches HF	Südamerika (jeweils relativ kleine Endemiegebiete)
	Junin-Virus*	Argentinisches HF	
	Machupo-Virus*	Bolivianisches HF	
Filoviridae (natürlicher Wirt: Flughund [„Bat"]; Übertragung durch Kontakt, parenteral)			
Filovirus	Marburg-Virus*	Marburg-Krankheit	Zentral- und Westafrika
	Ebola-Virus*	Ebola-Krankheit	
Togaviridae (natürlicher Wirt: Tier/Mensch; Übertragung durch Stechmücken)			
Alphavirus	Chikungunya-Virus	Chikungunya-Krankheit	Afrika, SO-Asien
	O'Nyong-nyong-Virus	O'Nyong nyong-Krankheit	Afrika
	VEE-Virus	Venezolanisches Pferdefieber	Mittel- und Südamerika

*Übertragungen von Mensch zu Mensch möglich (strikte Isolierung erforderlich!)
** = tick-borne encephalitis (TBE) virus
(*) keine Übertragung von Mensch zu Mensch (außer durch Blutkontakt) möglich
HF = hämorrhagisches Fieber, HFRS = hämorrhagisches Fieber mit renalem Syndrom

15

15.2.1 Pathogenese des VHF

Das Krankheitsbild des viralen hämorrhagischen Fiebers (VHF) weist trotz unterschiedlicher viraler Agenzien eine gemeinsame klinische Pathogenese auf. Es manifestiert sich in der Regel während der hoch fieberhaften Virämie-Phase. In dieser Phase kommt es zur viralen Invasion des Gefäßendothels mit begleitender Endothelschädigung und Permeabilitätserhöhung. Zusammen mit einer Thrombopenie führt dies zu Hämorrhagien mit daraus resultierenden Organeinblutungen und -nekrosen (v. a. Leber). Schließlich entwickelt sich eine disseminierte intravasale Gerinnung (DIC), der Patient entwickelt einen Schockzustand und stirbt.

Neben hämorrhagischen Symptomen lassen sich die tropischen Viruskrankheiten aber noch weiteren klinischen Symptomkomplexen zuordnen, die z. T. auch von nicht in diesem Kapitel dargestellten Viren verursacht werden (Abb. 15.2).

Das natürliche Reservoir für die meisten dieser Infektionen ist im Tierreich zu suchen. Allerdings ist das Tierreservoir keineswegs in allen Fällen bekannt. Der Mensch infiziert sich durch

- den Stich von Arthropoden: Stechmücken übertragen die Erreger von Dengue-Fieber, Rift-Valley-Fieber, Chikungunya-Fieber oder Gelbfieber; Zecken übertragen die Viren des Krim-Kongo-hämorrhagischen Fiebers
- den Kontakt mit Exkrementen von Nagern: z. B. bei Lassa-Fieber, koreanisch-hämorrhagischem Fieber (Hantaan) und argentinisch-hämorrhagischem Fieber.

Bei Marburg- oder Ebolafieber ist der direkte Übertragungsweg bisher nicht bekannt; erst vor wenigen Jahren konnte gezeigt werden, dass wahrscheinlich die in Afrika vorkommenden Flughunde („Bats") als natürliches Reservoir fungieren.

In jedem Fall ist der Erwerb der Infektion bei den ersten Erkrankungsfällen abhängig vom regionalen Vorkommen der Erreger. Dieses ist meistens räumlich sehr begrenzt, weil der Mensch wahrscheinlich kein geeigneter Wirt ist und deshalb schnell zu Tode kommt. Ein Ausbruch eines viralen hämorrhagischen Fiebers wird daher in der Regel schnell erkannt und dann begrenzt. Trotzdem besteht für einige Erreger die prinzipielle Möglichkeit sich stark ausbreiten zu können. So sind die Vektoren für die Erreger des Gelbfiebers und des Dengue-Fiebers derart weit verbreitet, dass theoretisch $^2/_3$ der Weltbevölkerung von einer Infektion bedroht sein könnte.

15.2.2 Klinik des VHF

Das virale hämorrhagische Fieber (VHF) tritt epidemisch auf und ist u. U. hochkontagiös (Tab. 15.1). Es ist charakterisiert durch hämorrhagische Verlaufsformen mit begrenzten therapeutischen Möglichkeiten und daraus resultierender hoher Letalität. Die klinische Diagnose eines VHF im Anfangsstadium ist aufgrund der relativ unspezifischen allgemeinen Symptomatik schwierig. Erst in fortgeschrittenen Krankheitsstadien imponieren die pathognomonischen hämorrhagischen Symptome, sowie ein Multiorganversagen. Typisch für den hämorrhagischen Verlauf einer Erkrankung ist das Vorliegen von drei Kriterien:

1. Thrombozytopenie < 150 000 Zellen/mm³
2. Hämorrhagie (mindestens einer der 4 folgenden Befunde):
- Petechien, Ekchymosen oder Purpura (Hauteinblutungen unterschiedlichen Grades)

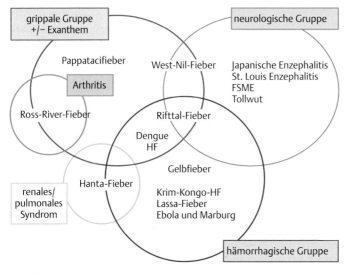

Abb. 15.2 Tropische Viruskrankheiten.

— positiver Tourniquet-Test (Auslösung von Haut-einblutungen durch Abschnürung des Arms mit einer Blutdruckmanschette)

— Blutung aus Schleimhaut, Magen-Darm-Trakt, Injektions- oder anderen Stellen

— Bluthusten oder Meläna (Blutstuhl, auch Teerstuhl)

3. Erhöhte Gefäßdurchlässigkeit (mindestens einer der 3 folgenden Befunde):

— Hämatokrit > 120 % des Normwertes

— Absinken des Hämatokrits nach Volumenersatztherapie um 20 % des Ausgangswertes

— Anzeichen für Plasmaaustritt (z. B. Pleuraerguss, Aszites, Hypoproteinämie).

> **MERKE**
>
> Ein hämorrhagisches Fieber ist definiert als eine Erkrankung, die mit **Fieber** und **hämorrhagischen Manifestationen** unterschiedlichen Ausmaßes bis hin zum Multiorganversagen (häufig Leberbeteiligung → Ikterus) einhergeht (Tab. 15.2).

Die Diagnose eines VHF wird durch virustypische Laborbefunde (aktivierte Lymphozyten im peripheren Blut, Thrombozytopenie, CRP ↑) gestützt. In Abgrenzung zu den akuten Virushepatiden ist der AST-Wert meistens höher als der ALT-Wert. In der Endphase ist das Krankheitsbild hochdramatisch: Der Patient verstirbt im hämorrhagischen Schock an Multiorganversagen, an dem neben den Nieren und der Leber vor allem die Lunge (Lungenödem, pulmonale Blutung) und das Gehirn (Enzephalitis, zerebrale Blutung) entscheidend beteiligt sind.

15.2.3 Aspekte des Meldevorgangs und des öffentlichen Gesundheitsschutzes

> **MERKE**
>
> **Keinesfalls** darf man bei Verdacht auf von Mensch zu Mensch übertragbares VHF mit der Einleitung notwendiger Sicherheitsmaßnahmen so **lange warten**, bis das virologische Untersuchungsergebnis vorliegt. Generell sind jeder Verdacht, Erkrankung und Tod an virusbedingtem hämorrhagischem Fieber sowie direkter und indirekter Erregernachweis **meldepflichtig**.

Für die Verhinderung der Weiterverbreitung des VHF kommt dem erstbehandelnden Arzt in Praxis bzw. Klinik eine kaum zu unterschätzende Bedeutung zu: Wenn er die Verdachtsdiagnose nicht stellt, kann der Erreger sich ausgehend von dem potenziellen Indexpatienten unerkannt verbreiten.

Unverzichtbar ist eine sorgfältige Reiseanamnese! Wenn (1) ein Patient eine entsprechende Symptomatik aufweist und (2) sich innerhalb von 3 Wochen vor Erkrankungsbeginn in einem Endemiegebiet aufgehalten hat und (3) keine anderen Ursachen für seine Symptome infrage kommen, muss aufgrund der hochgradigen Kontagiosität der Erreger der Verdacht auf ein VHF geäußert werden (Tab. 15.3).

Folgende Differenzialdiagnosen müssen ausgeschlossen werden: Malaria, (Meningokokken-) Sepsis mit Petechien, Dengue-Fieber, Hanta-Virus-Infektionen, Rickettsiosen, Leptospirose, Typhus abdominalis, Intoxikation („Body-Packer" = Drogenkurier); bei Immunsupprimierten zusätzlich Herpes-simplex- oder Varizella-zoster-Infektionen.

Wegen der Öffentlichkeitswirksamkeit einer solchen Meldung sollte stets vorher die Abstimmung mit dem Mikrobiologen bzw. Virologen sowie mit den eigens für diese Zwecke eingerichteten Kompetenzstellen (Informationen → www.rki.de) gesucht werden. Die Meldung an das Gesundheitsamt hat in der Regel ebenfalls eine unverzügliche Konsultation mit den lokalen und nationalen Experten zur Folge.

Bei begründetem Verdacht auf von Mensch zu Mensch übertragbares VHF sollte der Patient unverzüglich in eine der speziellen Isoliereinheiten eingewiesen bzw. verlegt werden. Diese finden sich

15

Tab. 15.2	
Virales hämorrhagisches Fieber (VHF).	
VHF	**Symptome**
initiale Symptome	— **Fieber > 38,5 °C** — Kopfschmerzen — Myalgien — Arthralgien — Konjunktivitis — **Pharyngitis** — Exanthem — Übelkeit, Erbrechen — Bauchschmerzen — Diarrhö — Dehydratation
Symptome im HF-Stadium	— **Blutung** aus Nase, Schleimhaut — Hämatochezie — Hämatemesis, Teerstuhl — Hämaturie — Schock — **Multiorganversagen: Niere**, Leber — Enzephalopathie
Labor	— **Thrombopenie** — **Transaminasen** ↑ (**AST > ALT**) — Proteinurie
Schlüsselbefunde sind hervorgehoben.	

Tab. 15.3
Verdacht auf VHF.
Symptome
— Fieber > 38,5 °C mit oder ohne weitere Symptome (Ödeme, Ikterus, ZNS-Symptome)   — Aufenthalt bis zu 3 Wochen vor Erkrankungsbeginn in einem VHF-Endemiegebiet   — Blutungsneigung (hämorrhagische Diathese) und/oder Schockzustand   — Kontakt mit anderem VHF-Patienten oder VHF-Material

in Berlin (www.infektiologie.charite.de), Düsseldorf (www.uniklinik-duesseldorf.de), Hamburg (www.bni.uni-hamburg.de), Leipzig (www.sanktgeorg.de), Frankfurt/M. (www.kgu.de), München (www.klinikum-muenchen.de/kliniken-zentren/schwabing/), Saarbrücken (www.klinikum-saarbruecken.de), Stuttgart (www.rbk.de) und Würzburg (http://missioklinik.de/tropenmedizin/startseite/), Abb. 15.3.

Wenn das Krankheitsbild jedoch eine sofortige stationäre Behandlung erfordert, darf die Einweisung bzw. Aufnahme des Patienten auch in ein Krankenhaus der Regelversorgung nicht verzögert werden. Jedes Krankenhaus sollte einen Alarmplan für hochkontagiöse Erkrankungen besitzen und in der Lage sein, eine notfallmäßige Behandlung unter den Bedingungen eines „Barrier nursing" durchzuführen, damit Folgeinfektionen im Krankenhaus vermieden werden (Abb. 15.6). Barrier nursing soll den Schutz des Krankenhauspersonals vor hochkontagiösen Erregern sicherstellen. Dazu dienen eine mechanistische Barriere (Abriegelung bzw. Isolierung des Bereichs, in dem der Patient liegt) sowie das Tragen von Schutzkleidung inklusive Augenschutz, Handschuhen, Stiefeln und virusdichtem Schutzkittel!

Dies ist besonders bei Infektionen zu befürchten, die leicht von Mensch zu Mensch übertragen werden: Ebola- und Marburg-Fieber, Lassa-Fieber, Krim-Kongo-hämorrhagisches Fieber, Südamerikanische hämorrhagische Fieber sowie Nipah-Fieber (Letzteres ist kein VHF und wird daher an anderer Stelle behandelt).

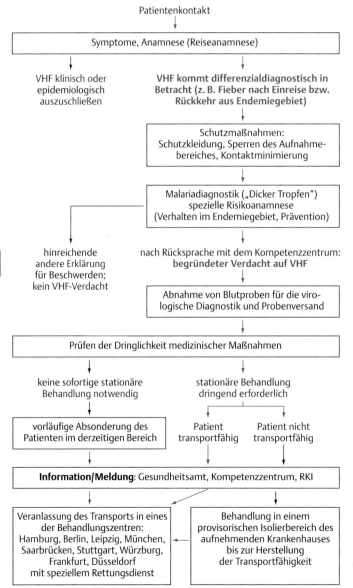

Abb. 15.3 Vorgehen bei Verdacht auf hochkontagiöses VHF oder andere hochkontagiöse Infektionen.

15.2.4 Diagnostik des VHF

Das Vorgehen bei Verdacht auf VHF ist in Abb. 15.3 dargestellt. Neben der klinischen Symptomatik (Tab. 15.2) können verschiedene klinische Tests durchgeführt werden, z. B. der Rumpel-Leede-Test: Mit einer Blutdruckmanschette wird am Oberarm für 5 min ein Druck aufrechterhalten, der 10 mmHg über dem diastolischen Blutdruck liegt. Zeigen sich daraufhin unterhalb der Stauung Petechien (punktförmige Hauteinblutungen), ist dies ein Hinweis auf eine erhöhte Gefäßdurchlässigkeit bei Kapillarschädigung oder/und auf Thrombozytopenie.

Für den Virusnachweis sind z. T. Hochsicherheitslabore (Stufe 4) erforderlich, die in Deutschland nur in Hamburg (www.bni-hamburg.de) und Marburg (www.med.uni-marburg.de/d-einrichtungen/virologie) bestehen. Hier kann innerhalb kurzer Zeit (z. B. mithilfe spezieller PCR-Nachweisverfahren oder/und der Elektronenmikroskopie) die Diagnose gestellt werden. Außerdem kann versucht werden, die Viren anzuzüchten. Serologische Verfahren sind nur bei VHF mit langer Inkubationszeit sinnvoll (ggf. bei hämorrhagischem Dengue-Fieber).

15.2.5 Therapie des VHF

Die meisten VHF werden symptomatisch behandelt. Dazu zählen u. a. Volumen- und Elektrolytersatztherapie sowie ggf. die Gabe von Thrombozytenkonzentraten oder/und Transfusionen.

Für einige VHF (z. B. Lassa-Fieber, Koreanisch-Hämorrhagisches Fieber und Krim-Kongo-Hämorrhagisches Fieber) steht mit Ribavirin ein wirksames antivirales Medikament für Therapie und Postexpositionsprophylaxe zur Verfügung. Bei südamerikanischen hämorrhagischen Fiebern können spezifische Antiseren (Hyperimmunglobuline) eingesetzt werden.

Gegen Gelbfieber und Koreanisch-Hämorrhagisches Fieber (Hantaan-Virus) sowie gegen Argentinisch-Hämorrhagisches Fieber (Junin-Virus) kann man sich durch eine Impfung schützen. Außer Gelbfieberimpfstoff sind die Impfstoffe aber nur in den betroffenen Ländern verfügbar.

15.3 Erkrankungen

Key Point
Es sind zahlreiche Arboviren bekannt, die auf den Menschen übertragbar sind und verschiedenste Erkrankungen auslösen können. Der Mensch ist häufig nur Zufallswirt und dient nicht als Reservoir. Durch ökologische Veränderungen (Migration, Klimaveränderungen etc.) haben sich einige Arboviren in den letzten Jahren über ihr ursprüngliches Verbreitungsgebiet hinaus ausgebreitet. Zu den Überträgern (Vektoren) gehören u. a. blutsaugende Stechmücken (Culicidae), Schildzecken (Ixodidae) und Sandmücken.

15.3.1 (Hämorrhagisches) Dengue-Fieber [A90-A91]

Das Dengue-Fieber (abgeleitet aus dem afrikanischen „ki denga pep" = „Knochenbruchfieber„) ist die häufigste durch Arboviren übertragene Erkrankung. Rund 40 % der Weltbevölkerung leben in einem Gebiet, in dem die tagaktiven Übertragermücken *Aedes (Stegomyia) aegypti* und *Aedes albopictus* endemisch sind. Zugleich ist das die Krankheit verursachende Dengue-Virus in fast allen im außereuropäischen Ausland liegenden Touristengebieten beheimatet (Asien, Afrika, Mittel- und Südamerika, NO-Australien, Tab. 15.1), sodass wahrscheinlich mehr als 50 % der Weltpopulation einem Infektionsrisiko ausgesetzt sind. Es ist unklar, welche Auswirkungen der globale Klimawandel auf diese Infektionskrankheit hat: So wurden beispielsweise 2010 erstmals auch in Südfrankreich und Kroatien und 2012 auf der portugiesischen Insel Madeira autochthone Fälle des Dengue-Fiebers nachgewiesen.

Es werden 4 serologische Typen des Dengue-Virus unterschieden (Tab. 15.1). Der Mensch wird durch den Stich der weiblichen Aedes- bzw. Stegomyia-Mücke infiziert. Zunächst vermehrt sich das Virus innerhalb von dendritischen Zellen an der Eintrittspforte. Dann wird es zu den regionalen Lymphknoten transportiert und disseminiert anschließend hämatogen innerhalb von Monozyten. Für die Pathogenese der Erkrankung ist die hohe T-Zellaktivierung mit Ausschüttung von Zytokinen (u. a. TNF-α) von Bedeutung, da diese die Gefäßpermeabilität erhöhen.

Klinik

Jedes Jahr infizieren sich mehr als 50 Millionen Menschen weltweit. In Deutschland werden derzeit jährlich 500–620 Fälle gemeldet.

15

> **MERKE**
>
> Die **Dunkelziffer** dürfte **viel größer** sein, da die meisten Fälle **asymptomatisch** verlaufen.

Die klinisch manifeste Erkrankung verläuft biphasisch: Nach einer Inkubationszeit von 3–14 Tagen entwickelt sich rasch hohes Fieber bis 40 °C mit Erbrechen und schweren Kopf-, Knochen- und Muskelschmerzen (Knochenbruchfieber!). Häufig treten Lymphadenopathien und ein makulopapulöses Exanthem auf (Abb. 15.4). Das Blutbild zeigt eine Leuko- und Thrombozytopenie.

Bei der überwiegenden Zahl der Patienten nimmt die Erkrankung nach ca. 7 Tagen einen selbstlimitierenden Verlauf („7-Tage-Fieber") und ist meistens nicht so gefährlich wie die anderen in diesem Kapitel beschriebenen Krankheiten. Eine Isolierung ist i. d. R. nicht erforderlich, sodass die Behandlung prinzipiell in jedem Krankenhaus erfolgen kann.

Die durchgemachte Dengue-Virusinfektion prädisponiert zur Sekundärinfektion mit einem heterologen Virusserotyp, weil die gegen den ersten Serotyp gebildeten Antikörper eine Virusaufnahme in Monozyten fördern.

Nachdem es zunächst zum Fieberabfall kommt, ist ein Übergang in das hämorrhagische Dengue-Fieber möglich. Es wird bei 0,2 % der Patienten mit Primärinfektion, aber bei 2 % der reinfizierten Patienten beobachtet. Hiervon sind insbesondere im Endemiegebiet lebende Kinder betroffen, wenn sie mit einem heterologen Virusserotyp infiziert wurden. Diese Manifestationsform ist eine wichtige Kinderkrankheit in Indonesien; Epidemien kamen bisher vor allem auch in Mexiko und der Karibik vor.

Das hämorrhagische Dengue-Fieber verläuft anfangs ähnlich wie das klassische Dengue-Fieber. Dann kommt es jedoch zu einer rapiden Verschlechterung mit hohem Fieber sowie hämorrhagischen Manifestationen in der Haut (Petechien), der Schleimhaut (Nasenbluten) und in den inneren Organen (Bluterbrechen, Hämaturie, Massenblutungen im Gehirn). Eine Leberbeteiligung kann in ein Leberversagen mit hepa-

tischer Enzephalopathie und Aszites gipfeln. Das Labor zeigt eine Neutropenie, Thrombozytopenie, Proteinurie, Anstieg von Kreatinin und Leberenzymen, Gerinnungsstörungen und oft einen Hämatokrit > 20 %.

Im schlimmsten Fall kommt es zum hypovolämischen Schock (Dengue-Schocksyndrom, DSS) mit hoher Letalität oder aber der Patient erholt sich am Tag 7–10.

Fallbeispiel

Ein 41-jähriger Reiseveranstalter sucht wegen Schlappheit und starken Muskelschmerzen, sowie plötzlich aufgetretenem Fieber zwischen 38,5–39 °C seinen Hausarzt auf. Die Symptome bestehen bereits seit 2 Tagen. Das vom Hausarzt veranlasste Blutbild ergibt außer einer Lymphopenie (8,2 %) keinen signifikant pathologischen Befund. Der Hausarzt veranlasst die mikrobiologische Untersuchung eines Uricult-Tests und verordnet fiebersenkende Medikamente. Vier Tage später sucht der Patient die Praxis wieder auf, weil sich nunmehr ein juckendes rotes, konfluierendes Exanthem am Brustkorb und an den Extremitäten entwickelt hat; dieses sieht „wie ein Sonnenbrand" aus. Das eingegangene Ergebnis des Uricult-Tests ist negativ. Es werden erneut Laborparameter bestimmt. Diese liegen am Folgetag vor: Leukopenie von 3 300/µl, Thrombopenie von 100 000/µl, keine Bestätigung der Lymphopenie. Als weitere pathologische Befunde fallen ein Hämatokrit von 96,3 %, sowie eine BSG von 17/51 auf. Der Patient wird nunmehr zur weiteren Abklärung stationär aufgenommen. Hier ergibt die Anamnese, dass der 41-jährige 2 Wochen vor Beginn der Symptomatik in Thailand war und die Fiebersymptomatik an seinem letzten Urlaubstag begann. Fragen nach Reiseimpfungen und Malariaprophylaxe werden verneint. Im Urlaub selbst hatte er auch Kontakt mit der ländlichen Bevölkerung, und er erinnert sich auch an Insektenstiche. Der körperliche Untersuchungsbefund am Aufnahmetag zeigt neben einem abgeblassten Exanthem eine Körpertemperatur von nur noch 37,6 °C. Röntgen-Thorax, EKG und Abdomensonografie sind ohne pathologischen Befund. Es wird neuerlich Blut für ein Blutbild abgenommen. Aus Serum und Blut werden verschiedene infektionsserologische Parameter bestimmt. Auch der Dicke Tropfen wird untersucht. Ergebnis: Leukozyten und Hämatokrit jetzt im Normbereich, Thrombozyten mit 157 000/µl im unteren Normbereich, kein Nachweis von Plasmodien. Als am nächsten Tag der serologische Befund eingeht (Dengue IgM- und IgG-ELISA positiv), bestätigt sich die Verdachtsdiagnose „Denguefieber (Siebentagefieber)" und der Patient wird aufgrund des spontanen, benignen Verlaufs nach Hause entlassen.

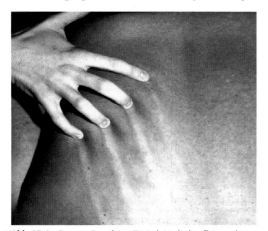

Abb. 15.4 Dengue-Exanthem: Typisch ist die konfluierende Rötung, die durch Druck weggestrichen werden kann. (mit freundlicher Genehmigung von Prof. Dr. A. Stich, Würzburg)

Diagnostik

Für die Diagnose stehen die serologische Bestimmung von IgM- und IgG-Antikörpern sowie des viralen NS-1 Antigens im Vordergrund. Selten ist eine Kreuzreaktivität der Antiköper gegen Japanische-B-Enzephalitis- und Westnil-Fieber-Viren möglich. In Speziallaboren wird die Virusisolierung und RT-PCR durchgeführt.

> **MERKE**
>
> Wichtigste **Differenzialdiagnose** ist die **Malaria**, die stets mithilfe eines Dicken Tropfens (S. 424) ausgeschlossen werden muss.

Therapie und Prävention

Bisher gibt es keine kausale Therapie, daher steht die symptomatische Behandlung im Vordergrund. Die Expositionsprophylaxe besteht im wirksamen Mückenschutz (Moskitonetze, Repellents). Eine Lebendvakzine für die Prophylaxe befindet sich in klinischer Prüfung.

> Bei einem milden Dengue-Fieberverlauf sollte keine Azetylsalizylsäure (Thrombozytenaggregationshemmer) eingenommen werden, da diese zu einem hämorrhagischen Verlauf disponiert. Nitrokapseln (Vasodilatator) gegen Angina-pectoris-Anfälle können bei einer zunächst milden Verlaufsform des Dengue-Fiebers durch die Vasodilatation mit anschließender Hypovolämie u. U. sogar ein Schockgeschehen einleiten.

15.3.2 Sonstige durch Moskitos übertragene Viruskrankheiten [A92]

Chikungunya-Viruskrankheit

Das Chikungunya-Virus (Tab. 15.1) kommt vor allem in den Anrainerstaaten des Indischen Ozeans vor, wo es durch Aedes- bzw. Stegomyia- und Mansonia-Stechmücken übertragen wird. 2005/2006 gab es auf Réunion einen Ausbruch, als dessen Folge auch in Deutschland erstmals in 2006 diese Erkrankung als importierte Infektion gemeldet wurde (53 Fälle). Die Krankheit hat eher einen benignen Verlauf, der nach einer Inkubationszeit von 1–6 Tagen durch Fieber mit grippeähnlicher Symptomatik und einer Arthritis charakterisiert ist. Häufig treten makulopapulöse Exantheme und Lymphadenopathien auf. Hämorragien oder eine ZNS-Beteiligung kommen extrem selten vor. Die Diagnose kann in erster Linie durch Erregernachweis (PCR, Anzucht) in Speziallaboren gestellt werden. Eine Kausaltherapie ist nicht möglich.

O'Nyong-nyong-Fieber

Das O'Nyong-nyong-Virus (Tab. 15.1) kommt in Afrika vor und wird von Anopheles-Mücken übertragen. Das klinische Bild und die Diagnostik entsprechen dem der Chikungunya-Viruskrankheit (s. o.).

Venezolanisches Pferdefieber

Diese in Mittel- und Südamerika vorkommende Erkrankung wird durch das Venezolanian-Equine-Encephalitis-Virus (VEE-Virus, Tab. 15.1) verursacht. Nach Übertragung des Virus durch Culicinae-Mücken entstehen zunächst grippeähnliche Symptome, die bei 1–4 % der Betroffenen aber schon bald von einer enzephalitischen Symptomatik abgelöst werden und dann in 50–75 % der Fälle binnen weniger Tage zum Tod führen. Diagnostik und Therapie entsprechen der Chikungunya-Viruskrankheit (s. o.).

West-Nil-Fieber

Das West-Nil-Fieber wird vom West-Nil-Virus (Tab. 15.1) verursacht und war ursprünglich in Afrika beheimatet. Sein natürliches Reservoir sind vor allem Vögel. Seit Ende des 20. Jahrhunderts werden auch Fälle des West-Nil-Fiebers vor allem in Südost- und Osteuropa beobachtet. Im Jahr 1999 wurde das Virus durch den Personenflugverkehr mit einer infizierten Mücke in die USA eingeschleppt und hat sich seitdem rasant in ganz Nordamerika ausgebreitet. Vor allem in New York City entwickelten zahlreiche Menschen eine Enzephalitis mit zum Teil tödlichem Ausgang, zugleich verstarben viele infizierte Vögel ebenfalls an der Virusinfektion. Durch Vektorkontrollmaßnahmen konnte ein weiteres Ansteigen der Fälle seit 2004 zunächst verhindert werden, in 2012 wurde aber wieder über eine starke Zunahme der Infektionen beim Menschen berichtet.

Erkrankungen in den USA:
- 1999–2001: 149 Infektionen; 18 Todesfälle
- 2003: 9 862 Infektionen; 264 Todesfälle
- 2008: 1370 Infektionen; 37 Todesfälle
- 2012: 5 674 Infektionen; 286 Todesfälle.

Die Ausbreitung wird dadurch erleichtert, dass in Nordamerika eine Hybridmücke aus *Culex molestus* und *Culex pipiens* als Vektor dient. Sie ist in der Lage, sowohl beim Menschen als auch bei Vögeln Blut zu saugen.

Die Infektion des Menschen verläuft in 80 % der Fälle ohne Symptome. In den anderen Fällen entwickelt sich nach einer Inkubationszeit von 3–14 Tagen das West-Nil-Fieber in Form von grippeähnlichen Symptomen. In der Regel kann es in < 1 % der Fälle zu einer eventuell tödlich verlaufenden Meningitis oder Enzephalitis kommen. Abweichend dazu sind jedoch ungefähr 50 % aller 2012 in den USA gemeldeten Fälle mit einer Meningitis bzw. Enzephalitis verlaufen.

15

In Speziallaboren wird die Diagnostik mithilfe der PCR, Anzucht oder Serologie durchgeführt. Da eine kausale Therapie bisher nicht möglich ist, versterben immer noch mehr als 2 % der Betroffenen. Zur Eindämmung der Erkrankung werden Mückenbekämpfungsmaßnahmen (z. B. Pestizide) eingesetzt.

Rifttalfieber
Das Rift-Valley-Fieber-Virus (Tab. 15.1) wird durch Phlebotomus-Sandmücken von seinem natürlichen Reservoir (Schlachttiere) auf den Menschen übertragen. Das Rifttalfieber kommt hauptsächlich in Ostafrika vor und geht nach einer Inkubationszeit von 3–12 Tagen mit Fieber und einer grippeähnlichen Symptomatik einher. Hämorrhagische Verläufe sind seltener, aber sehr viel gefährlicher. Sie entstehen bei extensiver Endothelinfektion, die zur Vaskulitis führt und Einblutungen in die Retina mit Erblindung zur Folge haben können.

Das Virus induziert außerdem eine Apoptose von Lymphozyten, sodass es zur Lymphopenie kommt. Bei ausgedehnten hepatozellulären Nekrosen oder/ und der Entwicklung einer Enzephalitis muss mit einer Letalität von bis zu 100 % gerechnet werden.

In Speziallaboren kann die Bestimmung spezifischer Antikörper die Diagnose bereits ab dem 4. Krankheitstag ermöglichen. Alternativ steht in Speziallaboren die PCR zur Verfügung. Therapeutisch kommen nur symptomatische Maßnahmen in Betracht.

15.3.3 Sonstige durch Arthropoden übertragene Viruskrankheiten [A93]
Oropouche-Viruskrankheit
Das Oropouche-Virus (Tab. 15.1) kommt nur in Amazonien vor. Nach Übertragung durch Culicoides-Stechmücken (vor allem in der Regenzeit) nimmt die Krankheit einen benignen Verlauf mit grippeähnlicher Symptomatik, die nur einige Tage anhält, von Lichtscheu und Kopfschmerzen begleitet wird und danach meist spontan ausheilt.

Pappataci-Fieber
Das Pappataci-Fieber (syn. Sandfliegenfieber, Phlebotomus-Fieber) wird vom gleichnamigen Virus

(Tab. 15.1) verursacht und kommt in Afrika, Asien und Südeuropa vor. Der Begriff Sandfliegenfieber ist eigentlich irreführend, weil es sich bei dem Überträger der Erkrankung um Insekten handelt, die innerhalb der Ordnung Diptera (Zweiflügler) zur Unterordnung Nematocera (Mücken) gehören. Folgerichtig wird der Erreger durch Sandmücken (Phlebotomus) auf den Menschen übertragen. Die Krankheit verläuft mit Fieber bis 40 °C, Arthralgien, Nackensteifigkeit und Lichtscheu prinzipiell ähnlich gutartig wie die Oropouche-Viruskrankheit (s. o.).

Colorado-Zeckenfieber
Diese Krankheit ist in den Wäldern der Rocky Mountains endemisch, weil dort der für die Übertragung des Colorado-Zeckenfiebervirus (Tab. 15.1) notwendige Zeckenvektor Dermacentor andersoni ansässig ist. Nach dem Zeckenstich vermehrt sich das Virus zunächst in Erythroblasten und bleibt im Laufe der weiteren erythrozytären Entwicklung (Retikulozyten → Erythrozyten = Virämie) in diesen Zellen.

Dadurch ist die lang anhaltende virämische Phase zu erklären, in deren Verlauf ein Befall von Herz- und Skelettmuskulatur möglich ist. Nach einer Inkubationszeit von wenigen Tagen bis zu 2 Wochen entwickelt sich sehr rasch Fieber mit Kopfschmerzsymptomatik sowie Muskel- und Gelenkschmerzen. Die Krankheit nimmt meistens einen milden Verlauf. Selten ist das Gehirn betroffen.

Meistens ist die serologische Diagnostik Erfolg versprechend. Alternativ können auch die Virusanzucht oder PCR diagnostisch genutzt werden. Da eine kausale Therapie nicht möglich ist, kommt der Zeckenabwehr durch Repellents große Bedeutung zu.

15.3.4 Sonstige Arbovirusinfektionen [A94]
Bei den nicht in den anderen Kapiteln beschriebenen Arboviren („arthropode borne" = von Arthropoden übertragen) handelt es sich um die in Tab. 15.4 aufgeführten Arten, die für den klinischen Alltag hierzulande jedoch nur eine sehr geringe Bedeutung haben.

Tab. 15.4

Sonstige Arbovirusinfektionen.

	Ross-River-Virus	Sindbis-Virus
Familie	Togaviridae	Togaviridae
Gattung	Alphavirus	Alphavirus
Verbreitung	Australien und Ozeanien	Skandinavien, Afrika, Australien und Indien
Übertragung	Aedes- bzw. Stegomyia- und Culex-Stechmücken	Culex-Stechmücken
Klinik	gutartiger Verlauf mit Fieber, makulopapulösem Exanthem und Gelenkschmerzen	gutartiger Verlauf mit Fieber und makulopapulösem Exanthem; DD: Dengue-Fieber

15.3.5 Gelbfieber [A95]

Das Gelbfieber ist eine Erkrankung, für die eine effektive Impfung zur Verfügung steht.

Das Gelbfieber-Virus ist ein umhülltes RNA-Virus und gehört zur Familie der Flaviviridae. Es kommt in Afrika, Mittel- und Südamerika vor, wo es mit verschiedenen Stechmückenarten der Gattung Aedes bzw. Stegomyia oder Haemagogus zwischen Menschen und Affen übertragen wird. Dabei muss zwischen verschiedenen Zyklen unterschieden werden, die jeweils vom spezifischen Stechmückenvektor abhängig sind:

- enzootischer Zyklus (Dschungelfieber): Affe → *Aedes* bzw. *Stegomyia africanus* und *Haemogogus* bzw. *Stegomyia spp.* → Affe
- sylvatischer Zyklus: Affe oder Mensch → zahlreiche Aedes- bzw. Stegomyia-Arten → Affe oder Mensch
- urbaner Zyklus (Stadtgelbfieber): Mensch → *Aedes* bzw. *Stegomyia aegypti* → Mensch

Nach dem Stich der weiblichen Stechmücke vermehrt sich das Gelbfieber-Virus zunächst an der Eintrittspforte in dendritischen Zellen und streut dann in die regionalen Lymphknoten. Von hier aus beginnt die rasche hämatogene Dissemination des Virus, das die Leber bereits am Tag 1–2 erreicht und sowohl eine Apoptose als auch Lyse der Hepatozyten induziert. Auch in weiteren Organen führt eine viral induzierte Wirtszellapoptose zu Funktionsausfällen, die sich u. a. in Blutdruckabfall (Herzbefall) und metabolischer Azidose (Nierenbefall) manifestieren. Das pathologische Korrelat der Infektion besteht in einer hepatozellulären Nekrose in der Mitte der Leberläppchen, fettiger Degeneration der Myokardzellen, sowie ausgedehnten Hämorrhagien in Mukosa und parenchymatösen Organen.

Klinik

Patienten mit importierter Gelbfieber-Erkrankung müssen nicht isoliert werden, da sie nicht direkt kontagiös sind. Für die Übertragung sind vielmehr bestimmte Stechmückenarten notwendig.

Das Gelbfieber durchläuft in der klassischen Form 3 Phasen:

Phase 1 | Nach einer Inkubationszeit von 3–6 Tagen führt die Virämie zur 3–4 Tage dauernden roten Phase, in der der febrile Patient eventuell durch ein Hauterythem und eine Stomatitis auffällt. Zusätzlich können uncharakteristische Beschwerden wie Kopfschmerzen, Erbrechen und Übelkeit sowie Myalgien und lumbosakrale Schmerzen auftreten. Eine relative Bradykardie mit Konjunktivitis und roter Zungenspitze sind für den Erfahrenen wichtige Hinweise auf das Vorliegen des Gelbfiebers. Die Laborwerte ergeben eine Leukopenie, Neutropenie, Proteinurie, sowie ein Verhältnis von AST > ALT. Differenzialdiagnostisch ist von Bedeutung, dass bei der akuten Virushepatitis dieses Verhältnis meistens umgekehrt ist (AST < ALT).

Phase 2 | Die darauf folgende Phase einer leichten Erholung dauert 2–24 Stunden und ist durch einen Temperaturabfall und ein hohes Schlafbedürfnis des Patienten charakterisiert. In dieser Phase entscheidet sich, ob es zur Genesung (milder Verlauf des Gelbfiebers) oder zum Übergang in die gelbe Phase kommt.

Phase 3 | Die gelbe Phase dauert 3–8 Tage und ist durch einen schweren Verlauf mit bevorzugtem Befall der Leber gekennzeichnet. Neben erneutem Fieberanstieg, Kopfschmerzen und Erbrechen treten als Zeichen des Leberbefalls vor allem ein Ikterus und epigastrische Schmerzen auf. Gerinnungsstörungen führen zu Haut- und Organblutungen. Blutungen im Magen-Darm-Trakt führen zum Erbrechen von zersetztem, schwarzem Blut (Kaffeesatzerbrechen, Vomito negro).

Typisch ist die Entwicklung eines akuten Nierenversagens (Mikrohämaturie, Übergang von Oligurie in Anurie, Proteinurie, Azidose). Das Gehirn ist üblicherweise nicht involviert. Im Labor sind eine Leukozytose und weiterhin eine Thrombozytopenie nachweisbar. Schließlich entwickelt der Patient ein Leberkoma und stirbt am Multiorganversagen.

> **MERKE**
>
> Während Endemien in der Regel einen milden Verlauf mit geringer Letalität nehmen, führen **rezidivierende Epidemien** häufig zum **schweren Verlauf** und in 60–70 % zum Tod der betroffenen Patienten.

Diagnostik und Prävention

In der roten Phase ist eine Virusanzucht aus Blut des Patienten in Speziallaboren möglich. Die größte Bedeutung für die Diagnosestellung haben serologische Verfahren. Da bisher keine kausale Therapie zur Verfügung steht, sollten exponierte Personen aktiv geimpft werden. Der Impfstoff besteht aus attenuierten Viren und wird i. m. oder s. c. von einem von der WHO dafür autorisierten Arzt appliziert. Dabei wird beim Immunkompetenten eine passagere Infektion der Leber erzeugt, die eventuell kurzzeitig zu grippeähnlichen Beschwerden führen kann und nach neuesten Erkenntnissen einen lebenslangen Schutz vermittelt.

> **MERKE**
>
> Bei Immunsupprimierten ist die Impfung **kontraindiziert!**

15

15.3.6 Hämorrhagisches Fieber durch Arenaviren [A96]

Viren der Familie Arenaviridae (lat. Arena = Sand) bewirken durch eine starke Zytokinaktivierung eine Störung der Zellfunktion ohne Zytolyse. Die wichtigsten Arenaviren sind Erreger des südamerikanischen hämorrhagischen Fiebers (Junin- und Machupo-Viren) und des Lassafiebers (Lassa-Virus).

Südamerikanisches hämorrhagisches Fieber durch Junin- und Machupo-Viren

Natürliches Reservoir sowohl für die das Argentinische Hämorrhagische Fieber (AHF) verursachenden Junin-Viren, als auch für die das Bolivianische Hämorrhagische Fieber (BHF) verantwortlichen Machupo-Viren, sind Nagetiere, Tab. 15.1.

Argentinisches Hämorrhagisches Fieber (AHF) ❙ Vor allem bei Landarbeitern der Pampas in den Provinzen Buenos Aires, Cordoba, La Pampa und Santa Fe kommt es zum AHF nach Kontakt mit virushaltigem Nagetierurin – durch Biss infizierter Tiere oder durch Aufnahme kontaminierter Lebensmittel. Übertragungen von Mensch zu Mensch kommen vor, sind aber selten.

Das AHF wird daher als fieberhafte Zoonose angesehen, die nach einer Inkubationszeit von 8–12 Tagen durch ausgedehnte Haut- und Organblutungen, neurologische Symptome und Funktionsstörungen der Nieren gekennzeichnet ist. Die Letalität kann 10–20 % erreichen; es sind jedoch auch sehr milde Verlaufsformen bekannt.

Die Diagnose erfolgt in Speziallaboren (Hamburg und Marburg) durch den Virusnachweis kulturell und molekularbiologisch vorzugsweise aus peripherem Blut. Gegen das insgesamt im Vergleich zum BHF schwerer verlaufende AHF ist eine passive Impfung mit humanem Immunplasma besonders in Frühstadien wirksam. Auch Ribavirin scheint virustatisch wirksam zu sein und wird deshalb auch als Postexpositions-Prophylaxe eingesetzt. Aktive Impfstoffe werden derzeit erprobt.

Bolivianisches Hämorrhagisches Fieber (BHF) ❙ Das BHF kommt im Nordosten Boliviens vor. Übertragungswege, Diagnostik, Therapie und Klinik sind ähnlich wie beim AHF, der Verlauf ist jedoch milder.

Lassa-Fieber [A96]

Das Vorkommen des Lassa-Fiebers ist auf Westafrika und Nigeria beschränkt, weil nur dort die als Reservoir für Lassaviren dienende Vielzitzenratte (*Mastomys natalensis*) vorkommt. Ungefähr die Hälfte aller dieser in der häuslichen Nähe vorkommenden Kleinnager sind Virusträger!

Der Mensch infiziert sich mit Lassaviren durch Aufnahme virushaltigen Staubes oder durch kontaminierte Lebensmittel. Darüber hinaus weist das Lassa-Fieber eine hohe Kontagiosität von Mensch zu Mensch auf: Es wird geschätzt, dass in den Endemiegebieten pro Jahr 100 000–300 000 Menschen erkranken, wovon 1–2 % versterben. Aufgrund der hohen Kontagiosität wird aber angenommen, dass darüber hinaus viele Infektionen blande verlaufen und daher nicht erkannt werden. So sind beispielsweise 50 % der Bewohner von Liberia und Sierra Leone seropositiv.

Klinik ❙ Das Lassafieber beginnt typischerweise nach einer Inkubationszeit von 1–2 Wochen langsam innerhalb 1 Woche als banaler Infekt mit Pharyngitis: in 65 % aller Fälle werden weiße Beläge nachgewiesen, die in Ulzerationen übergehen. Weiterhin treten trockener Husten und Myalgien auf. Ab dem 7. Tag ist häufig ein makulopapulöses Exanthem zu beobachten. Charakteristisch für das Lassa-Fieber ist ein retrosternaler Schmerz (ca. 80 % aller Fälle). Meist bleibt es bei dieser Symptomatik.

In 20 % der Fälle kommt es zu einer hämorrhagischen Verlaufsform (Letalität 40 %), auf die zunächst nur Gesichts- und Lidödeme, sowie eine Konjunktivitis hinweisend sein können.

Klinisch schwerwiegend ist eine ausgedehnte Beteiligung des retikuloendothelialen Systems: multifokale Lebernekrosen, fokale Nebennierennekrosen und eine interstitielle Pneumonie mit Lungenödem und -blutung treten auf. Im weiteren Verlauf kommt es zum Nierenversagen (Proteinurie, Hämaturie) sowie zu einer Enzephalitis. Der Patient entwickelt eine Schocksymptomatik und stirbt am Multiorganversagen.

Diagnostik und Therapie ❙ Erregeranzucht sowie RT-PCR und Antigennachweis aus Blut sind in Speziallaboratorien möglich. Auch die Serologie zum Nachweis spezifischer Antikörper wird ergänzend durchgeführt.

Therapeutisch (i. v.) und prophylaktisch (per os) wird Ribavirin eingesetzt. Aufgrund der sehr hohen Kontagiosität (!) ist unbedingt eine strikte „Barrier Nursing"-Isolierung notwendig. Dabei ist zu beachten, dass das Virus bis zu 2 Monate im Urin ausgeschieden wird. Die Prognose korreliert mit der Viruskonzentration und ist bei hämorrhagischem Verlauf schlecht.

15.3.7 Sonstige hämorrhagische Viruskrankheiten [A98]

Hämorrhagisches Krim-Kongo-Fieber

Das hämorrhagische Krim-Kongo-Fieber (CCHF) kommt vor allem in Osteuropa, Asien und Afrika vor und wird von dem gleichnamigen Virus verursacht. Die letzten Ausbrüche fanden 2009 im Kosovo, in der Türkei und in Russland statt. Das Virus kommt natürlicherweise in Vögeln und Nagetieren vor (Tab. 15.1).

Es kann durch Dermacentor-Zecken auf Weidetiere und den Menschen übertragen werden.

Das CCHF ist durch eine plötzlich auftretende schwerste Blutungsneigung mit petechialen Blutungen in Haut und Organe mit massiven Ekchymosen (Gesichtsröte), Fieber, Schüttelfrost, Kopf-, Bauch- und Gliederschmerzen sowie Übelkeit und Erbrechen von Blut (Hämatemesis) und Meläna gekennzeichnet. Ein typischer Befund als Zeichen der Serosabeteiligung ist die Injektion der Konjunktiven. Die Letalität ist hoch.

Hämorrhagisches Omsk-Fieber und Kyasanur-Wald-Krankheit

Das hämorrhagische Omsk-Fieber kommt nur in Westsibirien vor und wird von dem zu den Flaviviren gehörenden Omsk-hämorrhagischen Fieber-Virus verursacht. Die Viren werden ebenfalls durch Dermacentor-Zecken auf den Menschen übertragen und rufen ein hämorrhagisches Fieber hervor. Auch der Erreger der Kyasanur-Wald-Krankheit gehört zu den Flaviviren und wird durch Zecken auf den Menschen übertragen. Das Kyasanur-Forest-Virus kommt nur in Indien vor und verursacht zusätzlich zu dem hämorrhagisch-febrilen Krankheitsbild auch eine Enzephalitis.

Marburg- und Ebola-Viruskrankheiten

Marburg- und Ebola-Virus verursachen beide schwerste Formen des hämorrhagischen Fiebers mit jeweils sehr hoher Letalität (bis zu 88 %). Es handelt sich um die einzigen klinisch-relevanten Viren der Familie der Filoviridae (Abb. 15.5). Erkrankungen kommen natürlicherweise – außer bei Laborzwischenfällen – nur im zentralen Afrika vor, da die dort heimischen Flughunde das natürliche Reservoir für die Viren darstellen.

Durch experimentelle Untersuchungen an infizierten Affen konnten einige Erkenntnisse zur Pathogenese gewonnen werden: Die Viren binden an Folat-Rezeptoren von Monozyten, Endothelzellen und Fibroblasten und führen zur Zelllyse (lytischer Vermehrungszyklus). Zusätzlich bewirken sie Störungen der Immunantwort mit Hemmung der natürlichen Immunität und Induktion der Apoptose von nicht infizier-

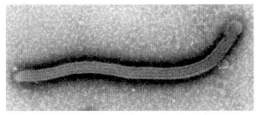

Abb. 15.5   Ebola-Virus (EM-Bild): sehr lange, filamentöse Partikel, u. U. verzweigt. (mit freundlicher Genehmigung von Dr. L. Kolesnikova und Prof. Dr. H.-D. Klenk, Marburg)

ten Lymphozyten, sodass ein Verlust von CD8$^+$-Zellen eintritt und die Infektion durch eine hohe Virusreplikation charakterisiert ist. Gerinnungsstörungen und die durch die Freisetzung vasoaktiver Mediatoren aus infizierten Monozyten/Makrophagen massiv gesteigerte Gefäßpermeabilität bewirken das schwere hämorrhagische Krankheitsbild mit Myokardödem und ausgeprägten Nekrosen vieler Organe (besonders pauciinflammatorische hepatozelluläre Nekrose).

Das Marburg-Virus wurde 1967 erstmalig in Marburg entdeckt, wo es nach Kontakt mit Organen importierter Affen zu einem Ausbruch kam, an dem von 31 erkrankten Personen 7 starben. In der Zeit von 1975–2000 wurden weitere vier Ausbrüche in Zimbabwe, Kenia und im Kongo beobachtet. In 2004/2005 kam es zu einem schweren Ausbruch im Norden Angolas mit sehr hoher Letalität (329/374 = 88 %).

Das Ebola-Virus kommt in den vier Typen Zaire, Sudan, Ivory Coast und Reston in Afrika vor. Der erste Ausbruch mit 284 Erkrankten wurde 1976 im Sudan gemeldet. Die Letalität lag mit 141 Betroffenen bei 50 %. Seitdem hat es bereits mehr als 10 weitere Ausbrüche in Afrika mit insgesamt mehr als 2300 Erkrankten gegeben, wovon der schwerste sich in 2000 in Uganda ereignete: Damals starben 224 der 425 Patienten, die meisten von ihnen im Lacor Hospital Gulu; auch medizinisches Personal war betroffen (Abb. 15.6). Auch in 2012 kam es wieder zu Ausbrüchen in Uganda und im Kongo mit insgesamt mehr als 100 Fällen.

Klinik | Der klinische Verlauf beider Erkrankungen ist nahezu identisch. Am Tag 3–5 nach Infektion erreichen die Viren Leber und Milz und führen am Tag 5–7 zur lytischen Infektion der vaskulären Endothelzellen. Zusammen mit der viral induzierten Zytokin-Dysregulation und Immunsuppression führt dies zur hämorrhagischen Manifestation (Abb. 15.7) mit Schockentwicklung, bei dem Leberversagen, Linksherzversagen, Darmblutungen und eine Enzephalitis im Vordergrund stehen. In der Regel kommt es nicht zur massiven Beteiligung von Lunge und Nieren (= Differenzialdiagnose: Lassa-Fieber). Der Tod tritt meist innerhalb von 3–7 Tagen nach dem Auftreten erster Symptome ein.

Diagnostik | Die Diagnostik erfolgt in Hochsicherheitslaboren (S 4; Hamburg und Marburg) durch Virusanzucht bzw. Virusnachweis mit PCR und Elektronenmikroskopie sowie Antikörperbestimmungen. Aufgrund der hochgradigen Kontagiosität muss eine strikte Isolierung des Patienten durch „Barrier Nursing" durchgeführt werden.

Therapie | Die Therapie kann nur symptomatisch erfolgen und sollte sich frühzeitig auf die Beseitigung der Exsikkose (z. B. Infusionstherapie), die Therapie

15

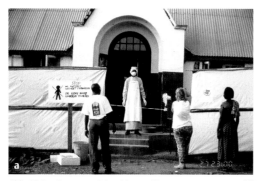
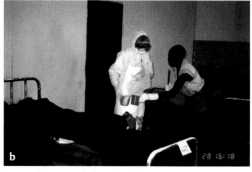

Abb. 15.6   Umgang mit hochkontagiösen Patienten unter Feldbedingungen bei einem Ebola-Ausbruch in Uganda („Barrier Nursing"). (mit freundlicher Genehmigung von Dr. M. Grade, Quakenbrück)

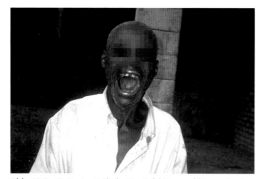

Abb. 15.7   Patient mit Ebola-Virusinfektion und hämorrhagischer Manifestation. (mit freundlicher Genehmigung von Dr. H. Sudeck, Hamburg)

Tab. 15.5

Klinik bei Infektionen mit Hantaviren.

Hantavirus-Typ	Verbreitung	typisches Krankheitsbild
Puumalavirus	Europa	HFRS → Nephropathia epidemica
Dobravavirus (Aa)	Mitteleuropa	HFRS → Nephropathia epidemica
Dobravavirus (Af)	Südosteuropa	schweres HFRS
Hantaan	Asien	schweres HFRS
Sin-Nombre-Virus	USA	Hantavirus-pulmonales Syndrom (HPS)

von Sekundärinfektionen (Sepsis und in den Endemiegebieten häufig Malaria) sowie ggf. auf Transfusionen konzentrieren. Eine Vakzine befindet sich in Entwicklung.

Hämorrhagisches Fieber mit renalem Syndrom (HFRS)

Unter diesem Oberbegriff werden Infektionen mit den behüllten RNA-Viren der Gattung Hantavirus zusammengefasst. Der Name Hanta geht auf einen Fluss in Korea zurück, an dem während des Koreakrieges in den 50er-Jahren tausende Soldaten an einer Infektion mit Hantaviren erkrankten.

Von klinischer Bedeutung sind vor allem die drei Arten Puumala, Dobrava und Hantaan, die natürlicherweise in für den Virustyp spezifischen Mausarten vorkommen und von diesen mit Speichel, Fäkalien und Urin ausgeschieden werden. Der Mensch infiziert sich sowohl durch Kontaktinfektion als auch durch orale oder respiratorische Aufnahme der Viren. Eine mögliche Mensch-zu-Mensch-Übertragung ist extrem unwahrscheinlich und wurde bisher nur in wenigen Einzelfällen beschrieben. Infektionen durch die in Europa und Asien vorkommenden Hantaviren verursachen eher eine renale Symptomatik, während in Nordamerika pulmonale Manifestatio-

nen im Vordergrund stehen. Weltweit werden jährlich mehr als 200 000 HFRS-Fällen beobachtet. 2012 wurden in Deutschland mit 2824 Fällen so viele wie nie zuvor gemeldet.

Die klinisch-manifeste Erkrankung beginnt nach einer Inkubationszeit von 2–5 Wochen und verläuft in Abhängigkeit von der Virusspezies zwar unterschiedlich, wird aber in ihrer Gesamtheit als hämorrhagisches Fieber mit renalem Syndrom (HFRS) bezeichnet (Tab. 15.5).

Diagnostik und Therapie von Hantavirus-Infektionen

Im akuten Stadium sind in der Serologie spezifische IgM- und IgA-Antikörper für einige Wochen nachweisbar, die IgG-Antikörperantwort bleibt jahrelang bestehen. In Speziallaboren kann darüber hinaus im Anfangsstadium der Erkrankung der Virusnachweis mithilfe der RT-PCR geführt werden.

Weder eine kausale Therapie noch eine Impfung stehen zur Verfügung. Ein Therapieversuch mit Ribavirin kann u.U. den Krankheitsverlauf positiv beeinflussen. Bei schwerer Urämie oder Oligo-/Anurie ist eine passagere Hämodialysebehandlung angezeigt. Die wirksamste Präventionsmaßnahme besteht im Vermeiden des Kontakts zu Mäusen.

15

Nephropathia epidemica

In Deutschland und Europa kommt das zu den Hantaviren zählende Puumala- und das Dobravavirus natürlicherweise vor. Beispielsweise sind einige Regionen in Bayern und Baden-Württemberg als Endemiegebiete für das Puumala-Hanta-Virus bekannt, während der Virustyp Dobrava mit der Variante DOBV-Aa im Norden und Osten Deutschlands vorherrscht. Die Seroprävalenz in der deutschen Bevölkerung liegt bei 2 %. Vermutlich wird ein großer Anteil der Infektionen nicht erkannt, da das Krankheitsbild teilweise keine spezifischen Symptome aufweist.

Die mitteleuropäische mildere Form des HFRS wird als Nephropathia epidemica bezeichnet, die durch eine akute interstitielle Nephritis charakterisiert ist. Nach einer Inkubationszeit von 2–5 Wochen beginnt die Erkrankung abrupt mit hohem Fieber (> 38,5 °C) und grippeähnlichen Symptomen.
Am 3.–6. Krankheitstag dominieren starke Flankenschmerzen, die das nachfolgende akute Nierenversagen ankündigen. Es kommt zur Oligurie mit Proteinurie und Hämaturie sowie einem Anstieg des Serumkreatinins.
Wie bei allen hämorrhagischen Fiebererkrankungen liegt eine Thrombozytopenie vor. Schließlich leitet eine polyurische Phase in die Rekonvaleszenz über, die über Wochen anhalten und mit einer renalen Hypertonie einhergehen kann. Dabei treten insgesamt nur selten eine Schocksymptomatik oder starke Blutungen auf. Die Letalität der einheimischen Hantavireninfektion liegt bei unter 1 %.

Praxistipp

Differenzialdiagnostisch muss an die Leptospirose (S. 358) gedacht werden, die jedoch aufgrund der starken Leberbeteiligung mit einem starken (!) Anstieg der Transaminasen und des Serumbilirubins einhergeht.

Schweres HFRS

Das Dobravavirus mit der Variante DOBV-Af in Südosteuropa sowie das Hantaanvirus in China, Korea und Russland verursachen häufig ein schweres hämorrhagisches Fieber mit renalem Syndrom (HFRS), das in Asien auch als koreanisches hämorrhagisches Fieber bezeichnet wird. Prinzipiell sind die Manifestationen in ihrem Ablauf zwar ähnlich wie bei der Nephropathia epidemica, bei mehr als 20 % der mit Hantaanviren oder mit der Dobravavirus-Variante DOBV-Af infizierten Patienten nimmt die Erkrankung einen sehr schweren 5-phasigen Verlauf:

- febrile Phase: Fieber mit Petechien an Kopf und Oberkörper
- hypotensive Phase: Hypotonie und Proteinurie
- oligurische Phase: Hämorrhagien und Enzephalitis mit Oligurie
- diuretische Phase
- langsame Rekonvaleszenz.

Nach einer 3–7 Tage andauernden Fieberphase mit retroorbitalen Schmerzen, Myalgien, konjunktivalen Blutungen, Petechien an Kopf und Oberkörper sowie Blutungen der Schleimhäute kommt es vorübergehend zu Hypotonie, Tachykardie und Proteinurie. Eine akute tubuläre und interstitielle Nephritis kann dann zunächst zu Oligurie mit Hypertonie führen; begleitend treten Hämorrhagien in Form von renalen (Hämaturie), gastrointestinalen (Hämatemesis, Teerstuhl) und zerebralen Blutungen (Enzephalitis) auf. Kommt es anschließend in der 5. Krankheitswoche zur diuretischen Phase ist dies ein gutes Zeichen für eine beginnende Rekonvaleszenz, die jedoch sehr langsam verläuft. Gefürchtet ist eine Niereninsuffizienz mit Schocksymptomatik, die für 5–12 % der Patienten tödlich endet.

15

Hantavirales pulmonales Syndrom (HPS)

In den USA verursacht das zur Gattung Hantavirus gehörende Sin-Nombre-Virus eine pulmonale Symptomatik (hantavirales pulmonales Syndrom, HPS), an dem ca. 50 % der Betroffenen sterben. Im Gegensatz zum HFRS ist hierbei die Niere meistens nicht wesentlich beteiligt. Stattdessen stehen pulmonale Symptome im Vordergrund, die zum rapid progredienten Atemnotsyndrom führen.

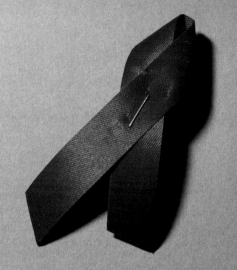
© PhotoDisc

Kapitel 16

Sonstige Viruserkrankungen

16.1 Klinischer Fall

Die verhängnisvolle Affäre

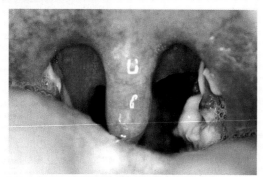

Abb. 16.1 Mononucleosis infectiosa mit typisch gelblich-weißlichen Belägen auf den Tonsillen. (aus Arnold, W., Ganzer U. et al., Checkliste Hals-Nasen-Ohren-Heilkunde, Thieme, 2011)

Küsse tun nicht immer gut

Den Seitensprung hätte er sich wirklich sparen können. Jochen D. macht sich Vorwürfe. Jetzt steht es in den Sternen, ob seine Freundin ihm das jemals verzeihen wird. Im Moment ist jedenfalls Funkstille. Zu allem Übel fühlt sich der 19-Jährige seit ein paar Tagen irgendwie krank. Bei der Arbeit wird er schnell müde, er ist heiser und hat leichtes Fieber. Außerdem hat er zunehmend Schwierigkeiten Speisen zu schlucken. Es ist, als hätte er eine Barriere im Hals, die den Schluckvorgang blockiert. Geplagt von den Beschwerden und in der festen Überzeugung er habe sich mit irgendetwas angesteckt, marschiert Jochen in die Ambulanz der Uniklinik.

Rote Mandeln und große Milz

Schweren Schrittes tritt der 19-Jährige ins Untersuchungszimmer. „Sie haben Halsschmerzen?", fragt Dr. Engels bei der Aufnahme und schaut gleich in den Rachen des Patienten. Die Assistenzärztin sieht dort geschwollene und gerötete Tonsillen mit gelbweißlichen Belägen. In der weiteren Untersuchung stellt sie fest, dass die Halslymphknoten des jungen Mannes stark vergrößert sind. Außerdem kann die Medizinerin eine vergrößerte Milz tasten. Um den Untersuchungsbefund zu erhärten, lässt sie das Organ im Ultraschall ausmessen:

Die Splenomegalie wird bestätigt. „Haben Sie zufällig eine neue Freundin?", fragt die Ärztin, während sie dem Patienten Blut abnimmt. Jochen errötet: „Ja, kurz gehabt", antwortet er. Die Frage ist ihm peinlich. Die Laborergebnisse bringen Dr. Engels in der Diagnosefindung weiter. Die Transaminasen und die alkalische Phosphatase zeigen erhöhte Werte. Auch die Leukozyten sind leicht erhöht. Im Differenzial-Blutbild zeigen sich 13 Prozent atypische Lymphozyten und mit 18 % ein sehr hoher Monozytenanteil.

Rachenabstrich und Serologie

„Vermutlich haben Sie sich mit einem Virus angesteckt, das sehr viele Menschen in sich tragen. Die meisten Menschen erkranken an dem Virus in der Kindheit, ohne es zu merken", klärt Dr. Engels den Kfz-Mechaniker auf. Sie denkt dabei an das Epstein-Barr-Virus und die dazugehörige Infektionskrankheit, die infektiöse Mononukleose. Um andere Differenzialdiagnosen nicht zu übersehen, fertigt sie Rachenabstriche zum Ausschluss einer durch A-Streptokokken verursachten Angina lacunaris an. Zudem nimmt sie Blut für die Epstein-Barr- und die Zytomegalievirus-Serologie ab. Wegen der Lymphknotenschwellung möchte sie das Patientenserum auch auf HIV-Antikörper untersuchen. „Jetzt warten wir das Ergebnis ab. Machen Sie sich keine Sorgen", tröstet die Ärztin den 19-Jährigen, als dieser mit gesenktem Kopf das Untersuchungszimmer verlässt.

EBV-Serologie positiv

Als Jochen nach einigen Tagen in die Ambulanz zurückkehrt, um die Untersuchungsergebnisse zu erfragen, fühlt er sich immer noch matt und müde. Im ausführlichen Gespräch informiert ihn Dr. Engels über die Diagnose: „Sie haben sich in der Tat mit dem Epstein-Barr-Virus angesteckt. Die Krankheit heißt auch infektiöse Mononukleose oder Pfeiffersches Drüsenfieber", erklärt sie dem 19-Jährigen. Im Serum des Patienten fand man EBV-spezifische IgM- und IgG-Antikörper. Auch der Immunfluoreszenz-Test auf die EA-Antikörper fiel positiv aus. „Der Seitensprung hat sich wirklich nicht gelohnt", murmelt Jochen leise vor sich hin, während ihn die Ärztin noch einmal untersucht, um den klinischen Verlauf der EBV-Infektion zu kontrollieren.

16.2 HIV-Krankheit und AIDS [B20–B24]

Key Point

Als AIDS wird ein erworbenes Immundefizienzsyndrom bezeichnet: Acquired Immuno-Deficiency Syndrome. Im Jahr 1981 wurden in Los Angeles (Kalifornien) die ersten fünf Fälle einer Pneumocystis-Pneumonie bei zuvor gesunden homosexuellen jungen Männern beschrieben. Da diese Erkrankungen bis dahin nur bei immungeschwächten Personen bekannt waren, nahm man eine erworbene Immunschwäche (AIDS) an. Im Jahr 1983 wurde das humane Immundefizienz-Virus (HIV) erstmalig beschrieben und als Ursache für AIDS erkannt.

Bis heute gibt es kein Medikament, das das HI-Virus vollständig und dauerhaft aus dem Körper der Patienten eliminieren kann. Die neuen Therapien führen zwar dazu, das man mit HIV leben kann, AIDS hat aber dennoch nichts von seinem Schrecken verloren und bleibt prinzipiell eine den Tod bringende Krankheit.

Bei HIV handelt es sich um ein umhülltes RNA-Virus, das innerhalb der Familie der Retroviridae (S. 134) zur Gattung Lentivirus gehört. Das Virus bewirkt eine sequenzielle Schwächung der Immunabwehr, wodurch es letztendlich zu einer Reihe von opportunistischen Infektionen kommt. HIV wird in zwei Stämme unterteilt:

- HIV 1: weltweite Verbreitung, vier Hauptgruppen (M, N, O, P = major, new, outlier und pending) und mehrere Subtypen
- HIV 2: vorwiegend in Westafrika.

Da der klinische Verlauf nahezu identisch ist, wird allgemein nur von HIV gesprochen. Phylogenetische Untersuchungen weisen darauf hin, dass HIV von dem bei Schimpansen vorkommenden SI-Virus abstammt und wahrscheinlich um 1930 herum auf den Menschen überging. Die erste HIV-positive menschliche Blutprobe stammt aus dem Jahr 1959 und wurde im Kongo abgenommen. Die älteste in Europa beschriebene Infektion kam bei einem norwegischen Seemann vor, der ab 1970 mit HIV 1 Hauptgruppe O infiziert war und 1976 verstarb.

16.2.1 Epidemiologie

Im Jahr 2011 lebten weltweit 34 Millionen Menschen mit HIV oder AIDS, die meisten davon südlich der Sahara (einer von 20 Menschen!). Die weltweite Zahl der HIV-Neuinfektionen (Inzidenz) nimmt kontinuierlich ab und beträgt derzeit ungefähr 2,5 Millionen Fälle pro Jahr. Vor allem in den Ländern südlich der Sahara ist es durch die Therapie in der Schwangerschaft zu einem deutlichen Rückgang von Neuinfektionen bei Kindern gekommen, die sich sonst peripartal bei ihren Müttern infiziert hätten. Trotzdem starben 2011 immer noch ungefähr 1,7 Millionen Menschen an den Folgen von AIDS. Seit der Erstbeschreibung sind mehr als 30 Millionen Menschen AIDS zum Opfer gefallen (www.unaids.org).

In Deutschland leben nach Schätzungen des Robert-Koch-Instituts (RKI) derzeit ca. 78 000 Menschen mit einer HIV-Infektion, wovon ungefähr 63 000 Männer sind. Im Jahr 2012 haben sich nahezu 3 000 Menschen neu mit HIV infiziert; ca. 550 sind an AIDS verstorben.

MERKE

Aktuell beträgt die Zahl der **HIV-Neudiagnosen** in Deutschland ca. 3 000 Fälle pro Jahr.

Von Anfang der AIDS-Pandemie bis Ende 2012 haben sich hierzulande ungefähr 94 000 Menschen mit HIV infiziert, wovon etwa 27 000 Menschen verstorben sind. Die wichtigsten Infektionswege sind in Tab. 16.1 aufgeführt.

16.2.2 Viruszyklus und Pathogenese

Die RNA des HI-Virus liegt in 2 Kopien im Viruskapsid vor. Damit sich das Virusgenom in das Wirtszellgenom integrieren und dadurch die Viruslatenz bewirken kann, sind virale Enzyme wie die reverse Transkriptase (RT), Integrase und Protease notwendig. Neben den üblichen retroviralen Genen gag, pol und env besitzt das HIV-Genom auch eine Reihe regulatorisch bedeutsamer Gene, wie z. B. tat und nef (Abb. 16.2). Das Gag-Pol-Vorläuferprotein enthält Polymerase-Untereinheiten und die virale Protease. Infektiöse Virionen können nur entstehen, wenn die virale Protease Gag und Pol korrekt spaltet.

In der Lipoproteinhülle von HIV sind env-Glykoproteinkomplexe eingebaut, die aus dem nach außen ragenden gp120 und dem Transmembranprotein gp41 zusammengesetzt sind. Gp120 bewirkt als wichtigs-

16

Tab. 16.1		
HIV – die wichtigsten Infektionswege*.		
Infektionsweg		**Häufigkeit**
Männer, die Sex mit Männern haben (MSM)		66 %
heterosexueller Geschlechtsverkehr	insgesamt (einschließlich Herkunft aus Hochprävalenzgebiet)	22 %
	davon in Deutschland infiziert	12,5 %
i. v. Drogenabusus		11 %
Hämophile und Bluttransfusionsempfänger		0,5 %
Mutter-Kind-Übertragung		0,5 %
* Schätzungen, alle Daten RKI		

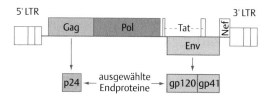

LTR | = long terminal repeat → Transkriptionskontrolle
Gag | = gruppenspezifisches Antigen
Pol | = Polymerase
Env | = Envelope (Hüllprotein)
Tat, Nef = Regulatoren

Abb. 16.2   HIV-Genomorganisation. (nach D. Lindemann)

ter viraler Adhäsionsfaktor die Bindung des Virus an Rezeptoren auf **CD4⁺-Körperzellen** (T-Zellen, Monozyten, Makrophagen und dendritische Zellen). Die Bindung zwischen gp120 und dem CD4-Rezeptor führt zur Konformationsänderung des Transmembranproteins gp41, wodurch die virale Integration in die Wirtszellmembran eingeleitet wird.

Neben den zellulären CD4-Rezeptoren sind vor allem der **Chemokin-Rezeptor CCR5** (auf monozytären Zellen) und **CXCR4** (auf T-Zellen) für die Virusbindung an die jeweiligen Zielzellen – und damit für den Zelltropismus – notwendig. Die Bedeutung dieser Korezeptoren wird darin deutlich, dass das HI-Virus in seiner **makrophagotropen Variante** (sog. **R5-Virus**) nach der Infektion des Menschen innerhalb der ersten Monate zunächst insbesondere CCR5⁺-Zellen infiziert (dendritische Zellen, Makrophagen, Monozyten). Dabei zeigen Menschen, die als homozygote Genträger einen genetischen Defekt des CCR5-Rezeptors aufweisen, eine gewisse Resistenz gegen eine HIV-Infektion. Erst im späteren Infektionsverlauf wandelt sich das HI-Virus aufgrund genetischer Mutationen in eine **lymphotrope X4-Variante** um, so-

dass jetzt auch T-Zellen (= Korezeptor CXCR4) infiziert werden.

Nach Eintritt des HI-Virus in die menschliche Zelle wird die virale RNA mithilfe der reversen Transkriptase in doppelsträngige DNA übersetzt und durch das virale Enzym Integrase in das Genom der Wirtszelle eingebaut; es kommt zum Latenzstadium der Infektion (Abb. 16.3).

> **MERKE**
>
> Hemmstoffe gegen das virale Enzym Integrase verhindern zwar den Einbau des HIV-Genoms in das Wirtszellgenom; wenn aber bereits das **Latenzstadium** erreicht wurde, ist das jetzt als **Provirus** bezeichnete HIV **weder durch** die **Immunabwehr** des Körpers **noch** durch **antiretrovirale Medikamente angreifbar**.

In der Phase der produktiven HIV-Infektion ist das Virus direkt zytopathisch und zerstört die infizierten CD4⁺-T-Zellen, sodass es schließlich zur selektiven Verringerung dieser Zellpopulation kommt. Ein Problem für eine eventuelle Impfstoffentwicklung besteht darin, dass HIV innerhalb einer Infektion zahlreiche **neue Virusvarianten** aufgrund seiner **genetischen Variabilität** bildet.

16.2.3 Klinik

Die **Übertragung** von HIV findet im Allgemeinen **auf parenteralem Wege** statt, indem virushaltiges Blut, Sperma, Zervixsekret, Liquor und andere Körpersekrete durch Mikrotraumata von Haut und Schleimhäuten in den Körper gelangen. Als wichtigste Infektionswege werden der ungeschützte **Geschlechtsverkehr** und Nadelsharing bei **i. v. Drogenabusus** angesehen. Bereits vorbestehende Geschlechtskrankheiten sind meistens mit Mikrotraumata der Urogenital-

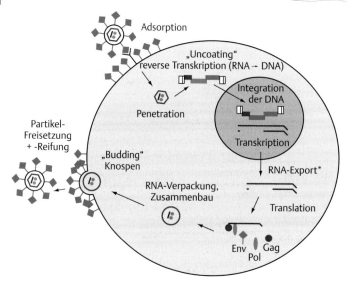

Abb. 16.3   Retroviraler Replikationszyklus von HIV. Die RNA wird im ungespleißten und gespleißten Zustand aus dem Zellkern transportiert (*). (mit freundlicher Genehmigung von Prof. Dr. D. Lindemann, Dresden)

schleimhaut vergesellschaftet, sodass das Risiko der HIV-Übertragung bei diesen Personen um das 5–10-Fache erhöht ist. Auch Tätowieren und Piercing sind mögliche Übertragungswege. Bei HIV-Infektion während der Schwangerschaft kann das Virus prä- oder perinatal (S. 326) auf das Kind übertragen werden.

Die HIV-Krankheit selbst verläuft schrittweise in mehreren Stadien (Abb. 16.4): Nach einer Inkubationszeit von 2–6 Wochen kommt es im akuten, symptomatischen Stadium – wie bei vielen Virusinfektionen typisch – zu einer ungefähr 4-wöchigen grippeähnlichen Symptomatik mit Fieber, Lymphadenopathien, Abgeschlagenheit und Gelenkbeschwerden. Das Krankheitsbild kann in diesem Stadium einer Mononukleose mit entsprechendem Exanthem ähneln.

Das akute Stadium sowie die darauf folgende asymptomatische Latenzphase der HIV-Infektion werden nach CDC-Einteilung in die Kategorie A eingeteilt, Tab. 16.2.

Tab. 16.2	
Kategorien der CDC-Klassifikation.	
Kategorie	**Kriterien/Parameter**
Klinische Kategorien	
Kategorie A	– akutes symptomatisches Stadium – persistierende generalisierte Lymph-adenopathie – asymptomatische HIV-Infektion
Kategorie B	Krankheitssymptome oder Erkrankungen, die nicht in die Kategorie C fallen, dennoch aber der HIV-Infektion ursächlich zuzuordnen sind oder auf eine Störung der zellulären Abwehr hinweisen
Kategorie C	AIDS-definierende Erkrankungen
Laborkategorien	
Kategorie 1	≥ 500 CD4$^+$-T-Zellen/µl
Kategorie 2	200–499 CD4$^+$-T-Zellen/µl
Kategorie 3	< 200 CD4$^+$-T-Zellen/µl

Das typische Krankheitsbild AIDS manifestiert sich in der Regel erst nach einer langen Inkubationszeit von ungefähr 10 Jahren. Dadurch kann es während dieser Zeit unbemerkt zur Infektion anderer Individuen kommen.

Durch die HIV-Infektion entwickelt sich schrittweise eine Schwächung des Immunsystems: Die Zahl der T-Helferzellen im peripheren Blut nimmt dabei langsam, aber kontinuierlich ab. Die Progression zum Vollbild AIDS wird durch hohes Alter bei Infektion sowie durch eine Übertragung von einer Person mit fortgeschrittenem Krankheitsbild und hoher Viruslast begünstigt. Gering ist die Progressionsrate hingegen, wenn die Infektion in jungen Jahren erfolgt, die durchschnittliche Virusbelastung gering ist, eine effektive polyklonale Immunantwort mit zytotoxischen T-Zellen stattfindet und beim Virus eine Deletion im nef-Gen vorhanden ist.

In der Endphase der Latenzphase ist das Immunsystem schließlich so weit geschwächt, dass der Patient zahlreiche opportunistische Infektionen entwickelt. Die dafür verantwortlichen Erreger besitzen nur wenige Virulenzfaktoren und führen aus diesem Grund beim Immungesunden meistens nicht zur Erkrankung. Bei einer HIV-bedingten partiellen Immunschwäche reichen ihre Virulenzfaktoren jedoch aus, um eine klinische Manifestation hervorzurufen, die aber noch nicht als AIDS-definierend gilt (CDC-Kategorie B):

– Herpes zoster
– orale Haarleukoplakie
– zervikale HPV-induzierte Dysplasie
– oropharyngeale Soormykose (Kandidose)
– vaginale Kandidose
– Bartonella-bedingte bazilläre Angiomatose
– Listeriose u. a.

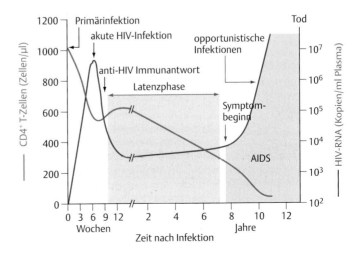

Abb. 16.4   Verlauf der HIV-Infektion.

Praxistipp

Vor allem bei jüngeren Patienten mit diesen Erkrankungen sollte an eine HIV-Infektion gedacht und eine entsprechende Anamnese und mikrobiologisch-virologische Diagnostik angestrebt werden.

Bei fehlender Therapie schreitet die Immunschwäche fort, bis es schließlich nach ungefähr 10 Jahren zu einem schweren Immundefekt mit weniger als 200 CD4$^+$-T-Zellen/µl kommt. Erst jetzt können weitere opportunistische Krankheitserreger eine klinische Manifestation bewirken, die zum Vollbild AIDS zählt und die deshalb als AIDS-definierende Erkrankungen angesehen werden (CDC-Klassifikation C):

— HIV-bedingte Enzephalopathie
— HHV-8-bedingtes Kaposi-Sarkom
— Reaktivierungen von HHV-1/2-Infektionen (Herpes simplex)
— CMV-Reaktivierungen (z. B. Pneumonie, Retinitis)
— JCV-bedingte progressive multifokale Leukenzephalopathie
— HPV-bedingtes Zervixkarzinom
— Soor-Ösophagitis oder -tracheitis (Kandidose)
— *Pneumocystis-jirovecii*-Pneumonie (PjP)
— Kryptokokkose
— außereuropäische Systemmykosen (*Coccidioides*, *Histoplasma*)
— zerebrale Toxoplasmose
— intestinale Kryptosporidiose und Isosporidiose
— Mykobakteriose (MOTT; *M.avium*-Komplex, *M. kansasii*)
— Tuberkulose
— Salmonellen-Septikämie
— Wasting-Syndrom.

16.2.4 Diagnostik

Die Diagnostik einer HIV-Infektion basiert zunächst auf serologischen Methoden des kombinierten Antigen-/Antikörpernachweises, wobei in der Regel ein ELISA mit hoher Sensitivität als Suchtest eingesetzt wird. Bei positivem Ergebnis folgt ein Immunoblot mit hoher Spezifität als Bestätigungstest. Mit diesem Vorgehen sind in den meisten Fällen bereits 3–6 Wochen nach Infektion HIV-spezifische Antikörper nachweisbar.

Sowohl bei serologisch nachgewiesener HIV-Infektion als auch für den Nachweis eines eventuellen Therapieerfolgs werden ein p24-Antigen-ELISA oder/und die (RT-)PCR zur Bestimmung der Viruslast eingesetzt. Darüber hinaus wird die Sequenzierung eines RT-PCR-Produktes zur Ermittlung möglicher Resistenzen herangezogen.

16.2.5 Prinzipien der Therapie

Wohl kaum eine andere Infektionskrankheit hat zu einer so rasanten Entwicklung von Antiinfektiva beigetragen wie die HIV-Infektion. Die Therapie wird als „Hoch aktive antiretrovirale Therapie = HAART" bezeichnet und besteht aus der Kombination von zwei Nukleosidanaloga plus einem nichtnukleosidischen Reverse-Transkriptase-Hemmer (NNRTI) oder einem mit Ritonavir verstärkten Proteaseinhibitor (PI).

Mit dieser dreifachen Kombinationstherapie ist zwar keine endgültige Eliminierung des HI-Virus möglich, es gelingt aber, die Viruslast unter die Nachweisgrenze zu senken und die Zahl der CD4$^+$-T-Zellen signifikant zu erhöhen. Dadurch wird auch ein Schutz gegen die opportunistischen Infektionen aufgebaut und die eigentlich fatale Infektion in eine chronische Erkrankung umgewandelt. Diesen Therapieerfolg erkauft man sich aber durch eine Reihe von Nebenwirkungen – allen voran das Lipodystrophie-Syndrom (S. 395).

Entsprechend dem Therapieziel (Reduzierung der Viruslast und Erhöhung der CD4$^+$-T-Zellzahl) soll nach aktuellen Leitlinien die Therapie begonnen werden, sobald erste AIDS-Symptome (CDC-Kategorie B oder C) auftreten oder/und < 350 CD4$^+$-T-Zellen/µl nachweisbar sind. Nach neuesten WHO-Empfehlungen (Juni 2013) soll die Therapie jetzt bereits bei einem Abfall der CD4$^+$-T-Zellzahl auf < 500/µl begonnen werden.

> **MERKE**
>
> Die **Therapie kann die Viren nicht vollständig eliminieren**, da die in das Wirtszellgenom integrierten Proviren durch die Therapie nicht erreicht werden.

16.2.6 Überblick über Therapeutika gegen HIV

Nukleosidanaloga bzw. nukleosidische Reverse-Transkriptase-Inhibitoren (NRTI)

Die Nukleosidanaloga sind Inhibitoren des viralen Enzyms reverse Transkriptase, das normalerweise die virale RNA in DNA umschreibt. Dabei besteht eine kompetitive Hemmung dadurch, dass NRTI anstelle der zellulären Nukleoside in die neu zu bildende DNA eingebaut werden. Die dabei auftretende Behinderung der Doppelstrangbindung führt schließlich zum DNA-Strangabbruch. Man unterscheidet zurzeit:

— die Thymidin-Analoga AZT (Zidovudin) und d4T (Stavudin)
— die Cytidin-Analoga ddC (Zalcitabin), 3TC (Lamivudin) und FCT (Emtricitabin)
— das Inosin-Analogon ddI (Didanosin)
— das Guanosin-Analogon ABC (Abacavir)

Häufige Nebenwirkungen sind z. B. Kopfschmerzen, Abdominalbeschwerden, Polyneuropathien und Lipodystrophie (S.395).

16

Mit Tenofovir steht auch ein nukleotidischer Reverse-Transkriptase-Inhibitor zur Verfügung.

Nicht-nukleosidische Reverse-Transkriptase-Inhibitoren (NNRTI)

Die Nicht-nukleosidischen Reverse-Transkriptase-Inhibitoren binden direkt in der Nähe der Substratbindungsstelle für Nukleoside an das virale Enzym Reverse Transkriptase und behindern dadurch die reverse Transkription. Zurzeit stehen die folgenden NNRTI zur Verfügung: Delavirdin, Efavirenz, Etravirin, Nevirapin und Rilpivirin.

Durch Punktmutationen können sehr schnell Resistenzen inklusive Kreuzresistenzen gegen NNRTI entstehen. Darüber hinaus ist der Einsatz dieser Stoffgruppe durch schwere Nebenwirkungen nur begrenzt möglich: Unter Nevirapin entwickeln bis zu 20 % der Patienten vor allem allergische Reaktionen, selten wirkt die Substanz hepatotoxisch. Bei Verwendung von Efavirenz kann es zu unerwünschten Nebenwirkungen seitens des ZNS in Form von Schwindel, Albträumen und Schlafstörungen kommen.

Protease-Inhibitoren (PI), Fusionsinhibitoren und andere

Das virale gag-pol-Polyprotein wird normalerweise durch eine virale Protease gespalten. Der Einsatz von Protease-Inhibitoren führt zur Bildung nicht infektiöser Viruspartikel. Die zurzeit eingesetzten Protease-Inhibitoren sind Amprenavir, Atazanavir, Darunavir, Fosamprenavir, Indinavir, Lopinavir/Ritonavir, Nelfinavir, Saquinavir/Ritonavir und Tipranavir.

Seit 2003 wird ein Fusionsinhibitor (Enfuvirtide) eingesetzt, der an das Transmembranprotein gp41 bindet und dadurch die virale Integration des Virus in die Zellmembran von CD4$^+$-T-Zellen hemmt (Entry-Inhibitor). Im Gegensatz zu NRTI und Proteasehemmern weist der Fusionsinhibitor keine mitochondriale Toxizität auf, sodass es nicht zur gefürchteten Nebenwirkung des Lipodystrophiesyndroms kommt.

Außerdem stehen zurzeit noch das Pyrophosphatanalogon Foscarnet, Hemmer der retroviralen Integrase (Raltegravir) sowie Inhibitoren gegen CCR5 (Maraviroc) zur Verfügung (Tab. 3.3).

HIV-assoziiertes Lipodystrophie-Syndrom

Unter der Therapie mit NRTI (vor allem Stavudin) und Protease-Inhibitoren kann es zum sogenannten Lipodystrophie-Syndrom kommen. Dabei handelt es sich um Störungen des Fettstoffwechsels, die durch die mitochondriale Toxizität der genannten Substanzklassen erklärt werden können. Im Vordergrund der klinischen Symptome stehen Veränderungen der Fettgewebsverteilung, die sich im Gesicht durch eingefallene Wangen, ausgehöhlte Schläfen und eingesunkene Augenhöhlen äußern, sodass ein

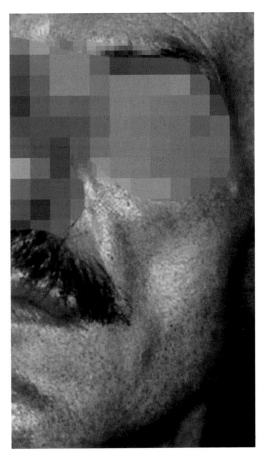

Abb. 16.5 Lipodystrophie als Nebenwirkung von HAART bei HIV-Infektion. (Schürmann, D. in Suttorp, N. et al., Infektionskrankheiten, Thieme, 2003)

ausgezehrter, schwerkranker Gesichtsausdruck entsteht (Abb. 16.5). Hinzu kommen der Verlust der Gesäßform sowie eine Abnahme des Arm- und Beinumfangs. Laborchemisch fällt eine Hypertriglyzeridämie und Hypercholesterinämie auf. Der Austausch von HIV-Proteasehemmern gegen Reverse-Transkriptase-Inhibitoren kann wenigstens teilweise zur Rückbildung der Hyperlipidämie beitragen.

 Praxistipp

Es ist verständlich, dass diese nicht seltene Nebenwirkung der antiretroviralen Therapie die lebensnotwendige Compliance des Patienten erschwert.

16.2.7 Prophylaxe

Da ein Impfstoff nicht zur Verfügung steht, ist die Expositionsvermeidung der einzige wirksame Schutz vor AIDS: Gebrauch von Kondomen, Arbeiten nur mit Schutzhandschuhen, kein Wiederaufsetzen von Schutzkappen auf Injektionskanülen, HIV-Testung aller Blutkonserven.

16

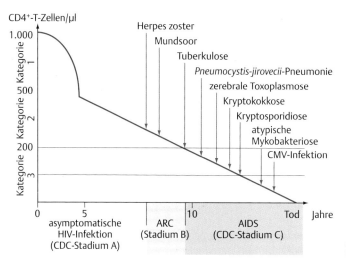

Abb. 16.6   Ausgewählte opportunistische Infektionen bei unbehandeltem AIDS.

Bei Nadelstichverletzungen sollte die Wunde ausgeblutet und desinfiziert werden; ggf. sollte ein Serum zur Bestimmung des Immunstatus asserviert und eine Postexpositionsprophylaxe mit einer Dreifachkombination begonnen werden.

16.2.8 Infektiöse und parasitäre Krankheiten infolge HIV-Krankheit [B20]

In diesem Kapitel werden die betreffenden opportunistischen Infektionen nur in Kürze beschrieben, auf die ausführliche Darstellung in den jeweiligen Kapiteln wird verwiesen.

Im Verlauf der unbehandelten HIV-Infektion kommt es zu einer Reihe opportunistischer Infektionen, deren Entwicklung sehr stark von der CD4$^+$-T-Zellzahl abhängig ist. Bei einer CD4$^+$-T-Zellzahl von mehr als 500/μl werden im Allgemeinen noch keine auf eine HIV-Infektion hindeutenden opportunistischen Infektionen gefunden. Bei 200–499 CD4$^+$-T-Lymphozyten/μl (Tab. 16.2) befindet sich der Patient im HIV-Stadium B, in dem auch vom AIDS-related Complex (ARC) gesprochen wird.

> **MERKE**
>
> Das Vollbild AIDS ist erreicht, wenn die **CD4$^+$-T-Lymphozytenzahl < 200/μl** beträgt und **AIDS-definierende opportunistische Infektionen** auftreten (Abb. 16.6).

Opportunistische Infektionskrankheiten im HIV-Stadium B

Herpes zoster [B02] ▌ Die Immunschwäche kann eine endogene Reaktivierung von HHV 3/VZV (S. 287) bewirken, die zu Effloreszenzen führt, die mehrere Dermatome betreffen oder als Rezidive in einem Dermatom auftreten und von starken Schmerzen begleitet sind.

Beim Befall des Nervus trigeminus kann es zur Augenbeteiligung (Zoster ophthalmicus) kommen. Gerade bei AIDS-Patienten ist eine Generalisation der HHV-3/VZV-Infektion gefürchtet, da diese mit einer hohen Letalität einhergeht.

Orale Haarleukoplakie ▌ Es handelt sich hierbei um schmerzlose weißliche Papeln, die meistens am seitlichen Zungenrand und der Wangenschleimhaut lokalisiert sind und auf einer intraepithelialen nichtmalignen Vermehrung von HHV 4/EBV (S. 130) beruhen (Abb. 16.7).

Zervikale HPV-induzierte Dysplasie [B07] ▌ Die Infektion der Uroepithelialzellen mit den HPV-Typen 16 und 18 (S. 131) führt aufgrund einer Bindung viraler Proteine an zelluläre Tumorsuppressorproteine zur Dysplasie der Zervixschleimhaut. Eine derartige Dysplasie wird bei HIV-infizierten Patientinnen ungefähr 10-mal so häufig wie bei Nicht-HIV-Infizierten beobachtet.

Oropharyngeale Soormykose und vaginale Kandidose [B27] ▌ Candida-Pilze (S. 147) kommen als Kom-

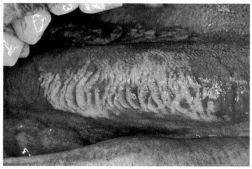

Abb. 16.7   Orale Haarleukoplakie am Zungenrand. (Schmidt-Westhausen, A. M. in Suttorp, N. et al., Infektionskrankheiten, Thieme, 2003)

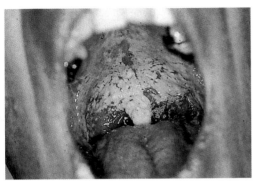

Abb. 16.8   Mundsoor. (aus Füeßl, H. S., Middeke, M., Duale Reihe Anamnese und Klinische Untersuchung, Thieme, 2005)

mensalen auf der (Schleim-)Haut des Menschen vor. Die mukokutane Kandidose bei HIV-Infizierten äußert sich auf den Schleimhäuten in Form von weißlichen Belägen (Soor), auf der Haut als Rötung mit der Gefahr von Mazerationen. *Candida*-Infektionen werden ausführlich im Kapitel Kandidose (S. 410) erläutert.

> **MERKE**
>
> Ca. 90 % aller AIDS-Patienten leiden mindestens einmal im Verlauf der Grundkrankheit an einer *Candida*-Infektion des **Mund-Rachenraums** bzw. der Speiseröhre (Abb. 16.8).

Für die vaginale Kandidose ist ein heftiger Juckreiz mit weißlichem Ausfluss typisch. Die beim HIV-Patienten am häufigsten identifizierten *Candida*-Arten sind *C. albicans, C. glabrata* und *C. dubliniensis*.

Bazilläre Angiomatose I Die bazilläre Angiomatose wird meistens von *Bartonella henselae* (seltener *B. quintana*) verursacht und manifestiert sich an der Haut mit lividen, stecknadelkopfgroßen Papeln, aus denen sich Knoten und Tumoren entwickeln. Es handelt sich hierbei um eine vaskuloproliferative Krankheit, die dem Kaposi-Sarkom ähnlich sieht. Die parenchymatöse Form betrifft den Gastrointestinaltrakt, die Milz und Leber sowie Herz, Lunge und Knochenmark. Entsprechend vielfältig sind die Symptome: Hautläsionen, Lymphadenopathien und Abdominalbeschwerden mit Fieber.

Listeriose I Bei Abwehrschwäche kann der Genuss von Rohmilchprodukten zur Infektion mit Listerien führen. Aus der akuten Listeriose (S. 362) mit grippeähnlicher Symptomatik entsteht dann nicht selten eine schwere Allgemeinerkrankung mit Fieber, Sepsis und Entwicklung einer Meningitis oder Meningoenzephalitis.

Opportunistische Infektionskrankheiten im HIV-Stadium C

HIV-bedingte Enzephalopathie I Die HIV-Infektion des ZNS führt innerhalb von Wochen bis Monaten zu demenzähnlichen Zuständen mit Einschränkungen der kognitiven und motorischen Leistungsfähigkeit. Voraussetzung für die Diagnose ist die Abwesenheit anderer ZNS-assoziierter opportunistischer Infektionen.

HIV-bedingtes Wasting-Syndrom I Bei massiver Gewichtsabnahme mit chronischen Durchfällen und/oder Fieber, die nicht durch andere opportunistische Infektionen erklärbar ist, kann ein HIV-bedingtes Wasting-Syndrom diagnostiziert werden.

HHV-8-bedingtes Kaposi-Sarkom I Das zur Familie der Herpesviridae gehörende HHV 8 (S. 130) wird durch Speichel oder Geschlechtsverkehr übertragen und persistiert in Epithel-, Endothel- und Spindelzellen von Haut und Schleimhaut. Auf noch unbekannte Weise manipuliert das Virus die Zytokinregulation und Angiogenese, sodass letztendlich eine maligne Gefäßproliferation in der Haut oder Schleimhaut mit lividen, eventuell leicht blutenden Effloreszenzen induziert wird (Abb. 16.10). Das Virus kann mithilfe der PCR in den Zellen des Kaposi-Sarkoms nachgewiesen werden. Darüber hinaus stehen serologische Verfahren des Antikörpernachweises zur Verfügung. Eine kausale Therapie ist nicht möglich.

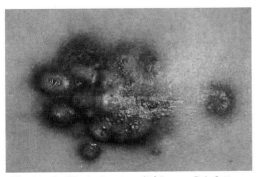

Abb. 16.9   Bazilläre Angiomatose. (Schürmann, D. in Suttorp, N. et al., Infektionskrankheiten, Thieme, 2003)

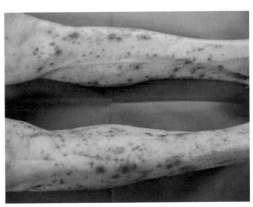

Abb. 16.10   Kaposi-Sarkom. (mit freundlicher Genehmigung von Dr. M. Grade, Quakenbrück)

16

Reaktivierungen von HHV-1/2-Infektionen ⎪ Bei HIV-Infizierten im Stadium C kommt es häufig zur Reaktivierung einer Infektion mit HSV 1 oder HSV 2 (S. 285), wobei die aus den Bläschen entstehenden Ulzerationen oft massiver erscheinen als beim nicht immunsupprimierten Patienten und nur verzögert abheilen. Gefürchtet sind die Keratitis dendritica mit Ulzerationen (S. 286) oder – bei tiefer gehendem Befall – die Keratitis disciformis (ohne Ulzerationen) sowie die Herpesenzephalitis und eine systemische Ausbreitung von HSV 1/2.

HHV-5-(CMV-)Reaktivierungen [B25] ⎪ Die CMV-Infektion (S. 399) des immunkompetenten Erwachsenen verläuft zwar in ungefähr 90 % der Fälle asymptomatisch, das Virus persistiert anschließend jedoch lebenslang vor allem in Monozyten und in der Speicheldrüse. Bei weit fortgeschrittener CD4+-T-Zelldepletion kann es dann zur Reaktivierung kommen, die sich vor allem als Pneumonie oder Retinitis manifestiert. Während die interstitielle Pneumonie mit einer hohen Letalitätsrate vergesellschaftet ist, manifestiert sich die Retinitis in Form von weißlichen Veränderungen in der Retina, die sich zentrifugal entlang der Blutgefäße ausbreiten und u. U. narbig verheilen können.

JCV-bedingte progressive multifokale Leukenzephalopathie (PML, [A81.2]) ⎪ Die PML (S. 339) stellt die dramatischste opportunistische Erkrankung dar, weil sie stets eine infauste Prognose aufweist. Sie wird vom JC-Virus (JCV) verursacht. Nach Infektion im Kindesalter persistiert das Virus in latenter Form lebenslang in der Niere, dem ZNS und wahrscheinlich auch in Leukozyten. Bei AIDS kommt es zur Reaktivierung mit zytolytischer Zerstörung infizierter Oligodendrogliazellen. In der bildgebenden Diagnostik sind multifokale primäre Entmarkungsherde zu erkennen, die sich rasch ausbreiten. Es kommt zunächst zur Beeinträchtigung der mentalen Fähigkeiten und Störungen der Bewegungs-, sowie Seh- und Sprachleistungen, die innerhalb weniger Wochen in einen progressiven Verlauf mit Erblindung, Demenz und Paralysen übergehen, bis schließlich nach ungefähr 6 Monaten der Tod eintritt.

HPV-bedingtes Zervixkarzinom [B07] ⎪ Bereits im HIV-Stadium B kommt es zur zervikalen Dysplasie aufgrund einer Infektion mit HPV Typ 16 oder 18 (S. 131). Bei fortschreitender Immundefizienz geht der Prozess dann im HIV-Stadium C in ein Zervixkarzinom über.

Soorösophagitis oder -tracheitis [B27] ⎪ Der bereits im HIV-Stadium B auftretende Schleimhautbefall mit Hefen tritt im Stadium C oft als massive Beeinträchtigung der Lebensqualität in den Vordergrund und wird vom Patienten vor allem in Form von Schluckbeschwerden und Brustschmerzen empfunden, vgl. Kapitel 17.4.2.

Pneumocystis-jirovecii-Pneumonie (PjP, [B59]) ⎪ Der Erreger ist *Pneumocystis jirovecii* (früher *P. carinii*). Die durch diesen Pilz verursachte interstitielle, atypische Pneumonie tritt bereits bei nur wenig eingeschränkter CD4+-T-Zellzahl (150–200/µl) in Erscheinung, sodass sie eine frühe AIDS-definierende opportunistische Infektion darstellt. Ohne die Therapie mit Cotrimoxazol (hoch dosiert) würde sie meistens letal verlaufen. Extrapulmonale Infektionen, die alle Organe betreffen können, kommen bei ungefähr 1 % der Betroffenen vor. Das Krankheitsbild wird ausführlich im Kapitel Pneumozystose (S. 417) beschrieben.

Kryptokokkose [B45] ⎪ Die vom Hefepilz *Cryptococcus neoformans* verursachte Erkrankung manifestiert sich zuerst als Infektion der Lunge, führt aber oft erst bei Befall des ZNS in Form einer Meningoenzephalitis – u. U. mit Beteiligung der Augen – zu deutlichen Symptomen. Selten sind disseminierte Verläufe mit Beteiligung der Haut; vgl. Kapitel Kryptokokkose (S. 416).

Außereuropäische Systemmykosen ⎪ Die dimorphen Pilze (S. 149) *Coccidioides immitis* und *Histoplasma capsulatum* kommen endemisch in bestimmten Regionen Nord- und Südamerikas, sowie in Afrika vor und können dort zu Pneumonien führen. Diese verlaufen bei HIV-Patienten deutlich progredienter.

Zerebrale Toxoplasmose [B58] ⎪ Bei einer CD4+-T-Zellzahl von ungefähr 150/µl muss bei latent mit Toxoplasmen infizierten AIDS-Patienten (= Nachweis spezifischer IgG-Antikörper im Serum) mit einer zerebralen Reaktivierung gerechnet werden (Abb. 16.11). Die klinische Manifestation ist von der Lokalisation des Parasitenherdes innerhalb des ZNS abhängig und kann in Form von zentralen Paralysen bis hin zu Sprachstörungen oder Verhaltensänderungen auftreten, vgl. Kapitel Toxoplasmose (S. 431). Radiologisch ist ein verzögertes Kontrastmittelenhancement der ZNS-Foci typisch.

Praxistipp

Um die PML als wichtigste Differenzialdiagnose auszuschließen, wird oft eine Therapie ex juvantibus mit toxoplasmaspezifischen Antiinfektiva (z. B. Pyrimethamin plus Sulfadiazin plus Folinsäure) durchgeführt.

Eine mikrobiologische Diagnostik kann mithilfe der PCR aus Liquor (oder Hirnbiopsat) versucht werden, ist aber nicht immer zielführend.

Intestinale Kryptosporidiose und Isosporidiose [A07.2, A07.3] ⎪ Die zu den Kokzidien zählenden Parasiten *Cryptosporidium parvum* und *Isospora belli* führen bei AIDS-Patienten zu schwersten, wässrigen Diarrhöen, die oft chronisch verlaufen und zu einer massiven Gewichtsabnahme führen. Die Kryptosporidiose (S. 212) führt bei 10 % der infizierten AIDS-Patienten zu einer sklerosierenden Cholangitis, Pan-

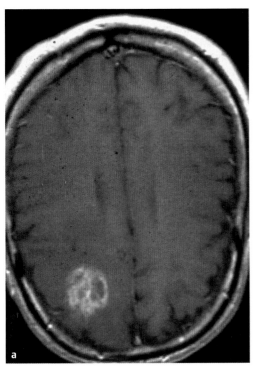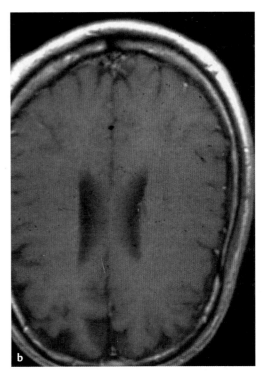

Abb. 16.11   Zerebrale Toxoplasmose bei AIDS: **a** vor Therapie, **b** nach Therapie. (mit freundlicher Genehmigung von Prof. Dr. D. Hahn, Würzburg)

kreatitis und Hepatitis; nur selten wird über einen Befall der Lunge berichtet.

Mykobakteriose (MOTT, [A31]) | Die klinische Manifestation setzt eine Abwehrschwäche voraus. Bei AIDS-Patienten kommt es häufig zum disseminierten Befall vor allem mit *Mycobacterium-avium*-Komplex (S. 60) oder *M. kansasii* (S. 60). Die Infektion erfolgt meistens mit der Nahrung oder mit dem Wasser und führt zu Durchfällen, Fieber und multiplem Organbefall (Lunge, Nieren, Gelenke).

Tuberkulose [A15–A19] | Die Tuberkulose (S. 256) kommt besonders oft in den Ländern des Südens als opportunistische Infektion bei AIDS-Patienten vor. Die Symptomatik besteht vor allem in einer Gewichtsabnahme mit Nachtschweiß, subfebrilen Temperaturen sowie Husten mit Hämoptysen und atemabhängigen Schmerzen. Insbesondere bei starker T-Zelldepletion kommen eine käsige Pneumonie sowie eine infaust verlaufende Sepsis (Typhobazillose Landouzy) vor.

Salmonellen-Septikämie | Nichttyphöse Salmonellen verursachen beim Immunkompetenten in der Regel Gastroenteritiden (S. 199). Bei starker Immunsuppression, wie z. B. AIDS, kann es jedoch bei ungefähr 1 % der mitteleuropäischen Patienten zur schweren Sepsis mit *Salmonella enterica* kommen. Da diese u. U. in einen septischen Schock mit hoher Letalität übergehen kann, muss schon frühzeitig eine Therapie mit Fluorchinolonen (z. B. Ciprofloxacin) eingeleitet werden.

16.3 Zytomegalie [B25]

Key Point
Die Infektion mit dem Zytomegalievirus (S. 130) verläuft meist unbemerkt. Bei geschwächtem Immunsystem, Schwangerschaft sowie für das Ungeborene kann die Erkrankung jedoch schwerwiegende Symptome und ernste Komplikationen haben. Da der Erreger im Körper persistiert, ist eine Aktivierung bei Abwehrschwäche jederzeit möglich.

Die Zytomegalie (S. 324) kommt weltweit nur beim Menschen vor und wird vom humanen Zytomegalievirus (HCMV bzw. CMV = Humanes Herpesvirus 5 [HHV 5]) verursacht, einem umhüllten DNA-Virus aus der Familie Herpesviridae (Abb. 16.12). Das Virus wird durch Speichel und andere Körperflüssigkeiten übertragen, z. B. beim Küssen oder Geschlechtsverkehr. Daneben ist auch eine Übertragung durch Blutprodukte und Organtransplantationen möglich.

CMV vermehrt sich zunächst vor allem in Monozyten, Epithel- und Endothelzellen und ruft dabei ein mononukleoseähnliches Krankheitsbild hervor: Die infizierten Zellen weisen charakteristische zytomegale Veränderungen (Eulenaugen) auf (Abb. 16.12). Wie alle Mitglieder der Familie der Herpesviridae persistiert CMV

16

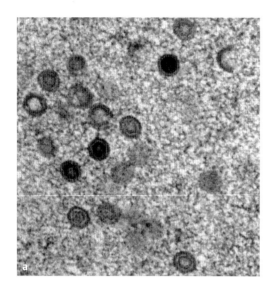

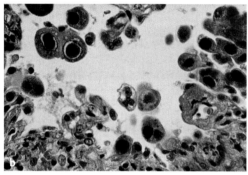

Abb. 16.12 CMV: **a** Elektronenmikroskopische Darstellung von CMV-Partikeln. **b** Eulenaugenzellen bei CMV-Infektion: Riesenzellen mit viralen Einschlusskörperchen. (mit freundlicher Genehmigung von Prof. Dr. T. Mertens, Ulm und C. Buser)

lebenslang, in diesem Fall vor allem in Granulozyten und Lymphozyten sowie in der Speicheldrüse.
In Europa scheint die Seroprävalenz vom sozialen Status abzuhängen: Bei niedrigem sozialen Status kommt es im frühen Lebensalter zur Infektion, was sich darin zeigt, dass bereits 20–60 % der 3-Jährigen und mehr als 90 % der 30-Jährigen Antikörper aufweisen. Bei hohem Sozialstatus weisen hingegen nur 10–20 % der 3- und 40–50 % der 30-Jährigen CMV-spezifische Antikörper auf.

16.3.1 Klinik
Ungefähr 90 % aller Infektionen des Jugendlichen und Erwachsenen verlaufen asymptomatisch. Bei den restlichen 10 % der Infizierten kommt es nach einer Inkubationszeit von 2–6 Wochen zum Bild einer infektiösen Mononukleose mit Kopfschmerzen, Myalgien, Lymphknotenschwellungen und einer persistierenden atypischen Lymphozytose.
In einigen Fällen können eine interstitielle Pneumonie, eine milde Hepatitis mit hämolytischer Anämie,

Thrombozytopenie, Vaskulitis mit makulopapulösem Exanthem sowie eine Retinitis (S. 344) und ulzerative Kolitis auftreten. Selten werden eine Meningoenzephalitis oder ein Guillain-Barré-Syndrom beobachtet.

> **MERKE**
>
> Nach akuter Infektion persistiert das Virus in den betroffenen Organen und wird bei den nicht seltenen **Reaktivierungen** vor allem mit dem Speichel, Urin, Zervixsekret und Ejakulat ausgeschieden.

Vor allem die Infektion im 1. und 2. Schwangerschaftstrimenon kann zur pränatalen Infektion des Kindes führen, die im schlimmsten Fall mit dem intrauterinen Fruchttod (S. 324) endet. Das pränatal infizierte Kind zeigt vor allem zerebrale Schäden (Mikrozephalie, Hörschäden, Chorioretinitis), eine Hepatosplenomegalie, sowie u. U. eine interstitielle Pneumonie.
Bei starker Immunsuppression (wie z. B. nach Nierentransplantation, bei Leukämie oder bei AIDS) können sich vor allem eine Chorioretinitis oder eine schwere interstitielle Pneumonie mit oft tödlichem Verlauf manifestieren. Seltener sind eine ulzerative Gastroenteritis oder eine Enzephalitis.

16.3.2 Diagnostik und Therapie
Die Zytomegalie kann serologisch durch Bestimmung von IgM- und IgG-Antikörpern nachgewiesen werden.
- Primärinfektion: Serokonversion (Neuerscheinen von IgG-Antikörpern gegen CMV) plus Nachweis von IgM-Antikörpern gegen CMV
- Persistierende Infektion: Nachweis von IgG-Antikörpern
- Reaktivierung: Titeranstieg der IgG-Antikörper und evtl. erneuter Nachweis von IgM-Antikörpern.

 Praxistipp

Ein Träger des Virus hat anti-CMV-IgG-Antikörper im Blut. Diese Information ist sehr wichtig, weil das CMV-Risiko bei Transplantationen von dem Antikörperstatus von Spender und Empfänger abhängt. Wenn nur der Spender ein CMV-Träger ist und der Empfänger nicht, liegt eine Hochrisikokonstellation vor.

Außerdem stehen ein Antigennachweis (Immunfluoreszenznachweis des pp65-Antigens in Leukozyten) sowie die PCR und die Virusisolierung für den Direktnachweis (z. B. aus respiratorischen Materialien, Liquor oder aus Urin) zur Verfügung.
Die Zytomegalie kann v. a. mit den Polymeraseinhibitoren Ganciclovir und Valganciclovir behandelt wer-

den. Alternativ kommen u.a. Foscarnet oder Cidofovir in Betracht. Resistenzen sind durch molekularbiologische Testsysteme nachweisbar. Darüber hinaus können Hyperimmunglobuline als passive Impfung für immunsupprimierte Patienten, z. B. vor einer geplanten Organtransplantation, eingesetzt werden. Beim Immunkompetenten ist normalerweise keine Therapie erforderlich.

16.4 Mumps [B26]

Key Point

Mumps ist eine durch Tröpfcheninfektion übertragene Viruserkrankung, die aufgrund der hohen Ansteckungsfähigkeit vor allem im Kindesalter vorkommt und eine lebenslange Immunität hinterlässt. In erster Linie kommt es neben allgemeinen Krankheitssymptomen zur Entzündung der Ohrspeicheldrüsen. Gefürchtete Komplikationen sind die Beteiligungen anderer Organe (z. B. Pankreas, Hoden). Zum Vorbeugen steht ein Lebendimpfstoff zur Verfügung.

Der Mumps kommt weltweit vor allem in der kalten Jahreszeit vor und wird auch als Parotitis epidemica oder Ziegenpeter bezeichnet. Erreger ist das Mumpsvirus, das als behülltes RNA-Virus zur Familie der Paramyxoviridae gehört. Der Mensch ist das einzige Reservoir und infiziert sich vor allem durch Tröpfcheninfektion. Dabei vermehrt sich das Virus zunächst in den Epithelzellen des Nasopharynx, von wo aus es die regionalen Lymphknoten infiziert und anschließend hämatogen streut.

16.4.1 Klinik

Circa 30–40 % der meist im Kindesalter erstmals auftretenden Infektionen verlaufen ohne Symptome. Sonst entsteht nach einer Inkubationszeit von 2–3 Wochen eine fieberhafte, schmerzhafte zunächst ein- dann meistens beidseitige Schwellung der Glandula parotis (abstehende Ohrläppchen!), Abb. 16.13. Zusätzlich können auch andere Speicheldrüsen, einschließlich Pankreas, betroffen sein. Bei 3–15 % der Patienten wird eine aseptische Meningitis beobachtet, die in etwa 0,1 ‰ der Fälle zur meist einseitigen Innenohrschwerhörigkeit bzw. -taubheit führt.

MERKE

Die **Mumps-Meningitis** ist die **häufigste** Form der aseptischen Meningitis in Deutschland.

Bei einer Primärinfektion während oder nach der Pubertät kommt es bei 25–30 % der männlichen Patienten zu einer fieberhaften, meist einseitigen, ödematösen und schmerzhaften Orchitis und Epididymitis,

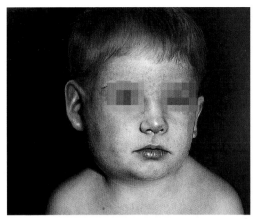

Abb. 16.13 Parotisschwellung bei Mumps. (aus Gortner, L., Meyer, S., Sitzmann, F. C., Duale Reihe Pädiatrie, Thieme, 2012)

die zur Atrophie des betroffenen Hodens führen kann. Bei beidseitiger Orchitis droht Sterilität.

Seltenere Komplikationen sind die folgenlose Adnexitis, sowie eine Thyreoiditis, Thymiditis, Chorioretinitis, Myokarditis, Nephritis, Polyarthritis oder Enzephalitis mit bleibenden paralytischen Spätschäden. Meistens jedoch verläuft die Erkrankung gutartig und selbstlimitierend. Nach der Infektion wird das Virus mit dem Speichel, Urin und der Muttermilch ausgeschieden. Die Erkrankung hinterlässt eine wahrscheinlich lebenslange Immunität.

Praxistipp

Der Mensch ist bis zu 7 Tage vor und bis zu 9 Tage nach der klinischen Manifestation ansteckend.

16.4.2 Diagnostik und Therapie

Die Erhöhung der Serumamylase kann wegweisend sein und ist am häufigsten bei der Pankreasbeteiligung nachweisbar.

Mikrobiologisch kann die Erkrankung mithilfe der Bestimmung spezifischer Antikörper oder durch RT-PCR bzw. Virusanzucht aus Rachenabstrichen, Speichel, Liquor, Blut, Urin oder Biopsien gestellt werden. Eine kausale Therapie ist nicht möglich. Umso wichtiger ist die aktive Impfung mit einem Lebendimpfstoff aus attenuierten Mumpsviren, der meistens als trivalenter MMR-Kombinationsimpfstoff zusammen mit attenuierten Masern- und Rötelnviren im 11.–14. und dann im 15.–23. Lebensmonat eingesetzt wird.

Seit 2013 besteht eine Meldepflicht bei Krankheitsverdacht, Erkrankung sowie Tod an Mumps.

16

16.5 Infektiöse Mononukleose [B27]

Key Point

Die Mononukleose ist eine überwiegend gutartig verlaufende Erkrankung des lymphatischen Gewebes, die durch eine Infektion mit
dem Epstein-Barr-Virus hervorgerufen wird.
Die Infektion kann sehr unterschiedlich verlaufen, im Allgemeinen heilt die Erkrankung nach
4–6 Wochen aus. Chronische Verläufe sind aber
möglich. Außerdem ist EBV Kofaktor bei der
Entstehung einiger bestimmter bösartiger Tumoren (z. B. Burkitt-Lymphom).

Die infektiöse Mononukleose wird auch als „Kissing
Disease" oder Pfeiffer-Drüsenfieber nach dem erst-
beschreibenden Kinderarzt Emil Pfeiffer (1846–
1921) bezeichnet, weil sie durch Speichel und Tröpfcheninfektion übertragen wird und es zur Schwellung der nuchalen Lymphknoten kommt. Sie wird
durch das weltweit verbreitete Epstein-Barr-Virus
(EBV) verursacht (= Humanes Herpesvirus 4, HHV 4),
das als behülltes DNA-Virus zu den lymphotropen
Gammaherpesviridae mit onkogenem Potenzial gehört. Hierzulande beträgt die Seroprävalenz bei Erwachsenen mehr als 90 %.
Nach Infektion vermehrt sich EBV zunächst in den
Epithelzellen des Nasopharynx und anschließend in
den B-Lymphozyten, in denen es dann auch persistiert. Die Persistenz wird durch immunogene virale
Proteine (u. a. EBV-kodierte nukleäre Antigene; EB-
NA) ermöglicht. Die Besonderheit von EBV besteht
darin, dass es die Proliferation infizierter B-Zellen induziert und diese sogar immortalisieren kann. Diese
Lymphoproliferation kann bei Immunschwäche oder
-modulation in einen unkontrollierten Verlauf und
eine maligne Transformation übergehen.

16.5.1 Klinik

Die Inkubationszeit beträgt 1–3 Wochen; danach
entwickeln mehr als 50 % der meist jugendlichen
oder erwachsenen Patienten Fieber, eine lang anhaltende Müdigkeit sowie Gliederschmerzen und Abdominalbeschwerden. Letztere sind durch eine Hepatosplenomegalie (Transaminasen ↑) bedingt. Neben
einer Pharyngitis und gelb-weißlichen Belägen der
Tonsillen sind regionale Lymphadenitiden wegweisend (Abb. 16.14a). Seltener kann ein makulopapulöses Exanthem beobachtet werden. Im Blutbild fällt
eine Leukozytose mit starker Erhöhung des Anteils
atypischer mononukleärer T-Lymphoblasten (60–
80 %) auf (Abb. 16.14b).
Im Allgemeinen heilt die Erkrankung nach 4–6 Wochen aus. Bei einigen Patienten kann sich jedoch eine
chronische Infektion mit Lymphadenopathie, Hepatosplenomegalie und neurologischen Symptomen
(Enzephalitis, Guillain-Barré-Syndrom) entwickeln.

MERKE

Typische **Trias der Mononukleose:**
- fieberhafte Angina tonsillaris/Pharyngitis
- Lymphknotenschwellungen
- typisches Blutbild.

Das Virus hat eine besondere Bedeutung für immunologisch geschwächte Patienten und wegen seiner
Fähigkeit, maligne Erkrankungen auszulösen. Bei Immunschwäche ist die immunologische Überwachung
virusinfizierter Zellen gestört, und es können EBV-
assoziierte B-Zell-Lymphome entstehen. Diese sind
eine häufige finale Todesursache bei AIDS. Auch ein
Teil der Hodgkin-Lymphome wird mit der EBV-Infektion in Verbindung gebracht. In Zentral- und Westafrika kann die EBV-Infektion durch eine immunpathologische Wechselwirkung mit Plasmodien zum
malignen Burkitt-Lymphom (B-Zell-Lymphom) im
Kieferbereich bei Kindern führen. Im südostasiati-
schen Raum ist das Nasopharynx-Karzinom mit der

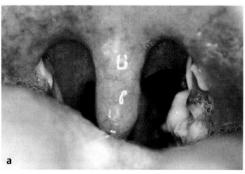

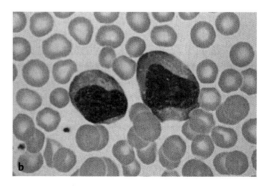

Abb. 16.14
a Infektiöse Mononukleose: Rachenbefund. (aus Arnold, W., Ganzer, U., Checkliste Hals-Nasen-Ohren-Heilkunde, Thieme, 2005)
b Blutbild mit mononukleären Zellen (→ T-Lymphoblasten). (aus Dörner, K., Klinische Chemie und Hämatologie, Thieme, 2003)

EBV-Infektion assoziiert, als Kofaktor werden hierbei Nitrosamine in der Nahrung diskutiert. Bei HIV-Infektion im Stadium B kann die EBV-Infektion zur oralen Haarleukoplakie führen (Abb. 16.7).

16.5.2 Diagnostik und Therapie

Neben der typischen Lymphozytose kann die Diagnose durch den Nachweis heterophiler Antikörper gestellt werden, die von EBV-infizierten B-Lymphozyten gebildet werden und gegen Antigene auf Pferdeerythrozyten gerichtet sind (Hanganutziu-Deicher- oder Paul-Bunnell-Reaktion = unspezifische Reaktion). Die spezifische Diagnostik erfolgt serologisch durch Bestimmung spezifischer IgG-, IgM- und IgA-Antikörper (Tab. 16.3) sowie durch Nukleinsäurenachweis mit PCR-Verfahren. Bei ungewöhnlichen Verlaufsformen können zusätzliche Antikörperbestimmungen, z.B. Antikörper gegen EBNA (= EBV-spezifisches nukleares Antigen) oder Antikörper gegen EA (= Early Antigen), weiterhelfen.

Eine normal verlaufende EBV-Infektion wird in der Regel nicht oder nur symptomatisch therapiert. Für die Therapie schwerer Fälle, chronisch-aktiver Verläufe sowie der Haarleukoplakie steht Aciclovir zur Verfügung.

Tab. 16.3

Serologische Diagnostik der EBV-Infektion.

Antikörper	Primär-infekt	abgelaufene Infektion	Reaktivie-rung
Anti-EBV IgM (ELISA)	+	–	+ /-
Anti-EBV IgG (ELISA)	+ +	+	+ +
Anti-EA (IFT)	+	–	+
Anti-EBNA (IFT)	–	+	+
IFT = Immunfluoreszenztest			

16

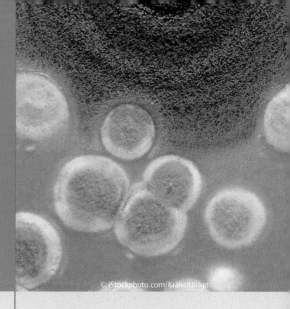

© iStockphoto.com/Kraivuttinun

Kapitel 17

Mykosen

17.1 Klinischer Fall

Invasive Pilzerkrankung

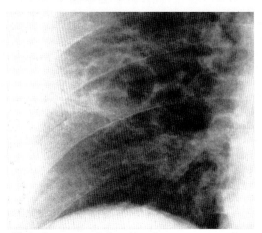

Abb. 17.1 Röntgenaufnahme der rechten Lunge: Aspergillom (dünnwandige Kaverne). (aus Reiser, M., Kuhn, F.-P., Debus, J., Duale Reihe Radiologie, Thieme, 2011)

Opportunistische Infektionen kommen bei Patienten mit geschwächtem Immunsystem vor. Sie werden durch Keime hervorgerufen, die in gesunden Menschen existieren können, ohne dass Symptome auftreten. Ein gesundes Immunsystem hält sie mit Leichtigkeit in Schach. Bei Patienten mit Leukämie, AIDS oder unter zytostatischer Therapie können sich die Erreger dagegen schnell vermehren und zu lebensbedrohlichen Zuständen führen.

Aplastische Krise

Frau Dr. Werner kennt Frau S. seit zwei Jahren. Ihre Kraft, nach der Diagnose „Leukämie" ihr Unternehmen wie bisher weiter zu leiten, bewundert sie sehr. Mehrmals hatte sie mit der Patientin lange Gespräche geführt und hatte hin und wieder das Gefühl, dass es Frau S. ist, die sie aufmuntert und tröstet, und nicht umgekehrt. Die 37-jährige Patientin kommt jetzt zum erneuten Chemotherapie-Zyklus in die Klinik. Bisher vertrug sie die Zytostatika-Behandlung relativ gut. Doch heute, einen Tag nach der Therapie, geht es ihr nicht gut. Sie fühlt sich schwach, die Körpertemperatur steigt.

Als Frau Dr. Werner morgens das Blutbild sieht, veranlasst sie sofort die Isolierung der Patientin. Die Leukozyten sind mit 800/ml so niedrig, dass jeder banale Infekt für sie lebensgefährlich werden könnte. Ihr steigendes Fieber bereitet der Ärztin große Sorgen. Durch die Isolierung will sie Frau S. vor Umgebungskeimen schützen.

Infekt in der Lunge

„Zu sehen sind ausgedehnte Verschattungen über beiden Lungenfeldern, am ehesten im Sinne einer Pneumonie", teilt der Radiologe Dr. Werner in der Röntgenbesprechung mit, während er das Thorax-Röntgenbild studiert. Die Ärztin denkt sofort an eine opportunistische Infektion und nimmt Blut ab, um nach Antikörpern gegen das Zytomegalievirus und die Pilze *Candida* und *Aspergillus* zu suchen. Außerdem veranlasst sie die Untersuchung von Sputum und Trachealsekret der Patientin. Dann verschreibt sie Frau S. eine breite i. v.-Antibiose mit Piperacillin und Tazobactam sowie das Antimykotikum Fluoconazol.

Klinische Verschlechterung

Am nächsten Morgen hat sich der Zustand der Patientin deutlich verschlechtert. Sie ist kurzatmig und hustet. Um ihren Kopf liegt eine Sauerstoffbrille. Die Körpertemperatur ist weiterhin hoch. „Wir werden Ihre Therapie ändern. Es gibt Hinweise darauf, dass Sie eine Pilzinfektion der Lunge haben", informiert Dr. Werner ihre Patientin. Inzwischen weiß sie, dass die kulturelle Untersuchung von respiratorischen Materialien der Patientin neben Neisserien und Streptokokken vereinzelte Kolonien von *Aspergillus fumigatus* ergab. Im Serum wurde allerdings kein Anstieg der Aspergillus-Antikörper im Vergleich zu Voruntersuchungen beobachtet. Der Aspergillus-Galactomannan-Antigentest ist zwar positiv, zeigt aber ebenfalls keinen Anstieg im Vergleich zur Voruntersuchung. Um gezielt gegen die dennoch diagnostizierte Aspergillose vorzugehen, stellt sie die Therapie von Fluconazol auf Amphotericin B um. Als sie am Freitagabend nach Hause geht, hat sie ein ungutes Gefühl. „Wir sehen uns in zwei Tagen", verabschiedet sie sich von Frau S. Dieses Wochenende hat sie keinen Dienst.

Vergebliche Therapie

„Als ich heute Morgen beim letzten Kontrollgang ins Zimmer ging, hat sie nicht mehr geatmet", berichtet die Nachtschwester. Die leukämiekranke Patientin ist heute Morgen um 6 Uhr tot im Bett liegend aufgefunden worden.

Todesursache: Invasive Aspergillose

Die Autopsie der Patientin ergibt, dass sowohl die Lunge als auch die Leber, Niere und andere Organe von Schimmelpilzen befallen waren. Frau S. hat die invasive Aspergillose im Rahmen einer aplastischen Krise nach Chemotherapie nicht überlebt.

17.2 Dermatophytose (Tinea) [B35]

Key Point

Dermatophytosen sind Erkrankungen der Haut und ihrer Anhänge (Haare, Nägel) durch Dermatophyten. Diese Faden- bzw. Hyphenpilze sind keratinophil, weil sie Keratin mithilfe von Enzymen verwerten und dadurch in der Haut bzw. in Nägeln und Haaren wachsen können. Obgleich auch Sprosspilze Mykosen von Haut und Nägeln verursachen können, rechnet man nur die Hyphenpilzgattungen *Trichophyton, Epidermophyton* und *Microsporum* zu den Dermatophyten.

Das Reservoir von Dermatophyten ist der Mensch (anthropophile Arten), verschiedene Tiere (zoophile Arten) oder der Erdboden (geophile Arten). Die Übertragung erfolgt dementsprechend direkt von Mensch zu Mensch bzw. von Tieren, Gegenständen oder vom Erdboden auf den Menschen. Die Kenntnis dieser Übertragungswege ist wichtig für die Anerkennung einer Dermatophytose als Berufskrankheit.

17.2.1 Klinik

Die Erkrankungsherde der Haut durch Dermatophyten entstehen an der Kontaktstelle (Eintrittspforte) und imponieren durch zunächst kleine, follikuläre, rote, schuppende Effloreszenzen, die allmählich vom Zentrum zur Peripherie fortschreiten. Dadurch ergibt sich das Bild einer ringförmigen Effloreszenz, wobei sich im Randbereich einerseits die Pilze vermehren und andererseits die stärkste Entzündungsreaktion stattfindet (Abb. 17.2).

Infizierte Haare (Abb. 17.3) brechen leicht ab, befallene Nägel zeigen Wachstumsstörungen und erscheinen brüchig (Abb. 17.4).

Eine Invasion und systemische Erkrankung findet durch Dermatophyten praktisch nie statt, u. a. weil das Temperaturoptimum bei 25–30 °C liegt. Es kann

jedoch u. U. eine bakterielle Superinfektion komplizierend hinzukommen.

Im deutschsprachigen Raum hat sich für die durch Dermatophyten verursachten Krankheiten der Begriff Tinea durchgesetzt, weil keine Einteilung den klinischen und mykologischen Aspekten wirklich gerecht wird. So können verschiedene Dermatophyten-Arten das gleiche Krankheitsbild hervorrufen (Tab. 17.1).

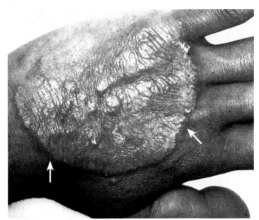

Abb. 17.2   Infektion mit *Trichophyton tonsurans*. Die Aktivitätszone der Infektion befindet sich im Bereich des roten Randsaums (Pfeile).

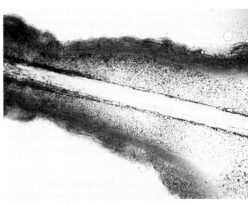

Abb. 17.3   Infektion eines Haares mit *Trichophyton verrucosum*.

Tab. 17.1

Überblick über die verschiedenen Tineaformen.

Deutsche Bezeichnung	Tineaform und Erreger
Hautmykose	Tinea corporis (Ringelflechte) durch *T. mentagrophytes* und *M. canis*
Fußmykose	Tinea pedis (Athletenfuss) durch *E. floccosum*, *T. rubrum* und *T. mentagrophytes*
Kopfhaarmykose	Tinea capitis durch *T. tonsurans* und *M. canis*
Barthaarmykose	Tinea barbae durch *T. rubrum* und *T. mentagrophytes*
Nagelmykose (Onychomykose)	Tinea unguium durch *E. floccosum*, *T. rubrum* und *T. mentagrophytes*

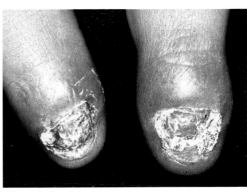

Abb. 17.4   Onychomykose.

17

17.2.2 Diagnostik

Für die Diagnose einer Dermatophytose werden in Abhängigkeit vom Befall entweder erkrankte Haare im Zentrum der Herde oder Hautschuppen bzw. Nagelgeschabsel vom Rand der Läsion entnommen.

Praxistipp

Nagelgeschabsel erhält man nach Abreiben des befallenen Nagels mit 70 %igem Alkohol durch vorsichtiges Schaben mit einem Skalpell.

Das Patientenmaterial wird anschließend in eine KOH-Lösung eingebettet, leicht erwärmt, ggf. nativ belassen oder mit Laktophenolbaumwollblau gefärbt und nach Auflegen eines Deckglases mit einem 40er-Objektiv mikroskopiert. Eine Artdifferenzierung eventuell nachgewiesener Hyphen ist auf diese Weise jedoch nicht möglich. Dazu ist die kulturelle Anzucht auf Spezialnährböden (z. B. Sabouraud-Agar) erforderlich, die allerdings bei 25–30 °C 1–3 Wochen dauert. Nach 1–2 Wochen entstehen wollig aussehende Kulturen. Für die Identifizierung der Pilze ist einerseits die Entwicklung der Fortpflanzungsorgane (Makro- und Mikrokonidien, Tab. 17.2) erforderlich, andererseits werden zusätzlich kulturelle Koloniemerkmale für die Artbestimmung herangezogen. Prinzipiell ist auch die PCR, ggf. mit anschließender Sequenzierung, zur Erregerbestimmung geeignet.

17.2.3 Therapie

Für die lokale Anwendung stehen viele Substanzen zur Verfügung, z. B. Azole (Clotrimazol, Miconazol, Econazol, Bifonazol), Ciclopiroxolamin, Allylamine (Naftifin, Terbinafin) oder Morpholine (Amorolfin). Bei massivem Befall gibt man oral Terbinafin oder Triazole.

MERKE

Es ist zu beachten, dass **Fluconazol** und **Itraconazol** eine gute Wirksamkeit **nur gegen** *Trichophyton*-Arten aufweisen, während **Voriconazol gegen alle Dermatophyten** eingesetzt werden kann.

Griseofulvin wirkt ebenfalls gegen alle Dermatophyten, wird heute jedoch nur noch selten verwendet.

Tab. 17.2

Systematik und Morphologie der Dermatophyten.

	Epidermophyton floccosum	*Trichophyton spp.*[*]	*Microsporum spp.*[**]
Klinik	Befall von **Haut** und **Nägeln**; Tinea pedum et manuum, Tinea unguium	Befall von **Haut, Nägeln** und **Haaren** (Eselsbrücke: „Trichophyton = alle drei"); Tinea pedum et manuum, Tinea corporis, Tinea unguium, Tinea barbae, Favus, Tinea capitis; Befall von **Haustieren**	Befall von **Haut** und **Haaren**; Tinea corporis, Tinea capitis Mikrosporie – Infektion der behaarten Kopfhaut mit Abbrechen der Haare; Befall von **Haustieren**, stark infektiös, endemische Ausbreitung
Vorkommen	weltweit	weltweit, in unterschiedlicher Häufigkeit	weltweit
Kultur	feinflaumige Kolonien mit radiären Furchen (Abb. 17.5)	samtartige, gummiartige oder flaumartige Kolonien mit weißer, gelblicher oder rot-violetter Farbe	flaumige oder fein- bis grobsandige Kolonien mit weißer, gelber oder gelbbrauner Farbe
Hyphen	septiertes Myzel	septiertes Myzel, Racket-Myzel, Spiralhyphen, Kandelaberhyphen	septiertes Myzel
Makrokonidien	keulenförmige glatte Makrokonidien (Abb. 17.6)	glatte Makrokonidien (Abb. 17.7)	rauhe, stachelige, spindelförmige Makrokonidien (Abb. 17.8)
Mikrokonidien	nicht vorhanden	vorhanden	vorhanden
Chlamydosporen	vorhanden (bei älteren Kulturen)	evtl. vorhanden	vorhanden

[*] Trichophyton mentagrophytes, T. rubrum, T. tonsurans, T. verrucosum, T. schoenleinii u. a.
[**] Microsporum audouinii, M. canis, M. gypseu

17

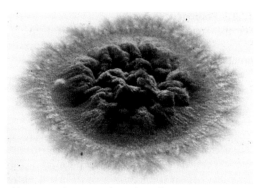

Abb. 17.5   Kultur von *Epidermophyton floccosum*.

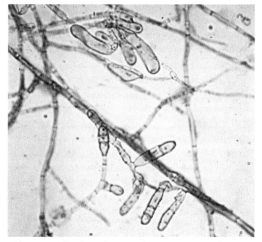

Abb. 17.6   Mikroskopische Darstellung von *Epidermophyton floccosum*.

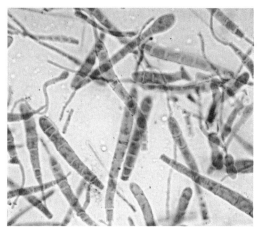

Abb. 17.7   Mikroskopische Darstellung von *Trichophyton rubrum*.

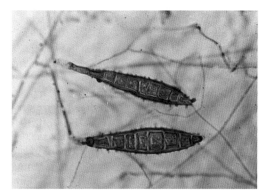

Abb. 17.8   Mikroskopische Darstellung von *Microsporum*.

17.3 Sonstige oberflächliche Mykosen [B36]

Key Point

Vor allem bei hormonellen Änderungen des Hautmilieus kann der Sprosspilz *Malassezia furfur* eine oberflächliche Hautinfektion mit Pigmentierungsstörungen, die Pityriasis versicolor, verursachen.

17.3.1 Pityriasis versicolor

Der Sprosspilz *Malassezia furfur* kann in zwei Formen auf der menschlichen Haut vorkommen. Als Saprophyt gehört er zur normalen Flora vor allem auf der Kopfhaut und wird dabei mit der Schuppenbildung in Verbindung gebracht.

Klinik

Ändert sich das Hautmilieu (hormonelle Umstellungen?) kann *M. furfur* als lipophiler Pilz in andere Hautregionen vordringen und dort oberflächlich in das Stratum corneum invadieren. Dabei produziert er eine ganze Reihe von Sekundärmetaboliten (vor allem UV-absorbierende Pigmente), sodass die befallene Haut hypopigmentiert ist. Die Krankheit wird als Pityriasis versicolor bezeichnet. Eine sehr seltene Komplikation ist eine durch *M. furfur* verursachte Sepsis, die z. B. dann entstehen kann, wenn ein Patient wegen einer anderen Erkrankung therapeutisch parenteral Lipidlösungen appliziert bekommt.

Diagnostik

Für die Diagnosestellung setzt der Dermatologe zunächst UV-Licht ein, um die pigmentbildenden Sekundärmetabolite in der Haut sichtbar zu machen. Mikrobiologisch erfolgt die Diagnose durch Mikroskopie und Anzucht der Sprosspilze auf lipidhaltigen Nährböden sowie ggf. durch PCR aus entsprechenden Hautschuppen.

Therapie

Therapeutisch kann bei geringem Befall lokal Tolnaftat appliziert werden, ansonsten sollten Azole (z. B. Clotrimazol) eingesetzt werden.

17

17.4 Kandidose (Candidose) [B37]

Key Point

Sprosspilze der Gattung *Candida* sind auch beim Gesunden häufig als Kommensalen, vor allem auf den Schleimhäuten, nachweisbar. Deswegen ist es nicht immer einfach, zwischen harmloser Besiedlung und gefährlicher Infektion zu unterscheiden.

Erreger der Kandidose sind Sprosspilze der Gattung *Candida* (S. 147). Sprosspilze werden auch als Hefen bezeichnet. Sie vermehren sich durch Sprossung, bei der kleine vegetative Tochterzellen aus der Mutterzelle herauswachsen (ähnlich wie Zweige aus einem Ast heraussprießen) und sich später abnabeln. Bei bestimmten Umgebungsbedingungen können die Zellen sich verlängern und Keimschläuche bilden, die im Verband als Pseudomyzel bezeichnet werden. Im Gegensatz zu einem echten Myzel sind beim Pseudomyzel keine Septen vorhanden.

Es gibt mehr als 200 *Candida*-Arten, die auch in der Umwelt weit verbreitet sind. *Candida albicans* ist mit Abstand der weltweit häufigste Sprosspilz der Gattung *Candida*. Er lässt sich leicht von allen anderen *Candida*-Arten durch seine Fähigkeit zur Chlamydosporenbildung unterscheiden (Abb. 17.9). Hierbei handelt es sich um sogenannte Dauerstadien, die unter schlechten Umweltbedingungen entwickelt werden.

Candida albicans kommt fast nur beim Menschen vor und gehört als Saprophyt zur normalen Schleimhautflora. Auch die anderen Candida-Arten (vor allem *C. tropicalis, C. pseudotropicalis, C. glabrata, C. krusei/Issatchenkia orientalis, C. parapsilosis* und *C. dubliniensis*) findet man weltweit als Kommensalen auf der Schleimhaut des Menschen. Sie sind jedoch sehr viel seltener als *C. albicans*.

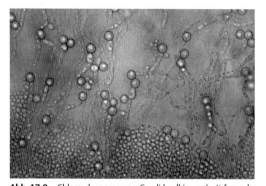

Abb. 17.9 Chlamydosporen von *Candida albicans*. (mit freundlicher Genehmigung von Prof. Dr. R. Rüchel, Göttingen)

17.4.1 Pathogenese

Für die Kontrolle der Schleimhautbesiedlung mit Sprosspilzen sind eine funktionierende natürliche Immunabwehr (Granulozyten, Makrophagen) sowie die zelluläre Immunität (T-Zellen) notwendig.

> **MERKE**
>
> Der Übergang von der (harmlosen) Besiedlung mit *Candida* zur (gefährlichen) Infektion erfolgt, wenn die Abwehrsysteme versagen und das ökologische Gleichgewicht des Körpers gestört ist. Das ist der Fall bei lokaler oder generalisierter Abwehrschwäche (z. B. Agranulozytopenie) sowie bei Störung der Zusammensetzung der Normalflora durch Antibiotikgabe und bei Barrierenverlust (z. B. Verbrennungswunden).

Auffällig beim Übergang von harmloser Besiedlung zur Infektion ist die hierbei auftretende Änderung der Pilzmorphologie: Das für die Kolonisierung typische Hefestadium wandelt sich in das für die Infektion charakteristische Hyphenstadium mit (Pseudo-) Myzelbildung um. Dieser „phenotypic switch" scheint notwendig zu sein, damit *Candida* oberflächlich oder tief in das Gewebe eindringen kann. Im Hyphenstadium werden teilweise zusätzliche Virulenzfaktoren gebildet, die das Eindringen in das Gewebe erleichtern (z. B. bestimmte Proteinasen und Phospholipasen).

Von einer Kandidose sind besonders Säuglinge (z. B. Windeldermatitis, s. u.) sowie Patienten mit Diabetes mellitus, Bronchiektasen, chronisch-konsumierenden Erkrankungen oder massiver Immunschwäche (z. B. AIDS-Patienten oder Patienten mit therapeutisch induzierter Immunsuppression nach Transplantation oder unter Kortikosteroidtherapie) betroffen. Aber auch eine Antibiotika- oder Zytostatikatherapie kann das Gleichgewicht der Normalflora zugunsten von *Candida* ändern.

Bei viszeralchirurgischen Patienten kann es nach Darmperforation zur *Candida*-Peritonitis mit nachfolgender Fungämie kommen. Prädisponierende Faktoren für die Entwicklung einer Kandidose stellen außerdem invasive diagnostische und therapeutische Techniken wie Venenkatheter, Intubation oder Herzklappenchirurgie dar.

> **MERKE**
>
> Pilze der Gattung *Candida* sind fakultativ pathogene Epiphyten, die meist auf **endogenem Wege** zur Infektion führen. Exogene Infektionen im Sinne von Übertragungen im Krankenhaus sind aber ebenfalls möglich.

17.4.2 Klinik

Die Kandidose ist eine opportunistische Infektion mit Sprosspilzen. Dabei muss zwischen lokalen, oberflächlich lokalisierten Infektionen und lebensbedrohlichen systemischen Kandidosen (Systemmykose, s. u.) unterschieden werden.

> **MERKE**
>
> Häufige **Manifestationsformen** der Kandidose sind:
> - Candidosis interdigitalis; ein der Tinea pedum et manuum ähnliches Krankheitsbild der Interdigitalräume an Händen und Füßen
> - Paronychie (Nagelbettentzündung)
> - Mundsoor
> - Vaginalmykose
> - Systemmykose (*Candida*-Peritonitis oder -Septikämie).
>
> Vor allem bei ungünstigen sozialen und hygienischen Bedingungen kann *Candida*, genau wie Dermatophyten, eine Onychomykose (Infektion des Nagels) verursachen (Abb. 17.10).

Mundsoor ▮ Nicht selten ist auch die mukokutane Kandidose, die sich auf den Schleimhäuten in Form von weißlichen Belägen manifestiert und auf der Haut als Rötung mit der Gefahr von Mazerationen imponiert.

Praxistipp

> Streng genommen fasst man unter dem Begriff „Soor" alle Infektionen zusammen, die durch *Candida* verursacht werden. Meistens wird der Begriff aber nur für Kandidosen der Schleimhäute benutzt.

Der Soor – insbesondere von Mund und Ösophagus – spielt eine nicht unerhebliche Rolle bei Patienten mit AIDS: So leiden ca. 90 % von ihnen mindestens einmal im Verlauf der Grundkrankheit an einer *Candi*-

da-Infektion des Mund-Rachenraums bzw. der Speiseröhre.

Vulvovaginale Kandidose ▮ Sie wird auch als vulvovaginaler Soor bezeichnet und entsteht oft als Folge einer Therapie mit nierengängigen Antibiotika oder aufgrund von pH-Änderungen im Vaginalbereich (z. B. durch eine Schwangerschaft oder die Einnahme von Kontrazeptiva). Typisch ist eine gerötete Haut im Vaginalbereich (Abb. 17.11) mit heftigem Juckreiz und weißlichem Ausfluss (Fluor vaginalis).

Windeldermatitis ▮ Sie entsteht, wenn feuchte Windeln nicht regelmäßig gewechselt werden.

Praxistipp

> Die Bedeutung von Candida-Pilzen für uncharakteristische Erscheinungen von Seiten des Darmtraktes wird in der Regel überschätzt und muss eher als „Mykophobie" bezeichnet werden.

Systemmykosen ▮ Bei viszeralchirurgischen Patienten oder bei stärkerer Beeinträchtigung der Abwehrlage kann es vom *Candida*-besiedelten Darm oder von den Schleimhäuten aus – aber auch ausgehend von infizierten Kathetern – zur septischen Ausbreitung und Absiedlung der Pilze in Peritoneum, Nieren, Augenhintergrund und/oder zum Befall anderer Organe kommen. Diese systemischen Candidainfektionen (Systemmykosen) einschließlich der *Candida*-

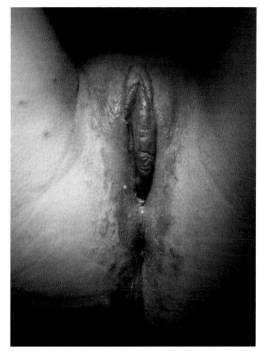

17

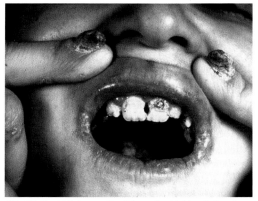

Abb. 17.10 Mukokutane Kandidose, die sich hier als Onychomykose und Mundmykose, u. a. mit weißlichen Belägen am harten Gaumen (im Mundhintergrund) manifestiert.

Abb. 17.11 Vulvovaginaler Soor (mit angioneurotischem Syndrom der linken kleinen Labie) bei einer Schwangeren. (mit freundlicher Genehmigung von Prof. Dr. A. Günthert, Luzern)

Tab. 17.3

Häufigkeit von *Candida*-Arten bei Fungämien in Deutschland.

Candida-Art	Häufigkeit bei Fungämien
C. albicans	>50 %
C. glabrata	>20 %
C. parapsilosis	ca. 8 %
C. tropicalis	ca. 5 %

Tab. 17.4

Besonderheiten der Non-albicans-Arten.

Candida-Art	Patho-genität	Sonstiges
C. glabrata	relativ gering	– oft Resistenz gegen Fluconazol – Soor bei AIDS – Fungämie bei Chemotherapie
C. tropicalis	hoch	– häufig letal verlaufende Fungämie
C. parapsilosis	relativ gering	– Plastikadhärenz kann zu nosokomialen Infektionen führen, vgl. auch *Staphylococcus epidermidis* (S. 48) – Fungämie führt zur Endokarditis (bei Kunstklappen) und zur Endophthalmitis (bei Kunstlinsen)

Sepsis und -Endokarditis sind trotz schleichendem Verlauf mit nur mäßig erhöhter Körpertemperatur und uncharakteristischem klinischen Erscheinungsbild bei nicht adäquater Therapie als lebensbedrohlich einzustufen. Dabei hat der Anteil der Nicht-albicans-Candida-Arten bei Fungämien bzw. *Candida*-Septikämien in den letzten Jahren zugenommen (Tab. 17.3).
Die Non-albicans-Arten zeichnen sich gegenüber *C. albicans* durch Besonderheiten aus, die oft zu bestimmten klinischen Manifestationen führen (Tab. 17.4).

17.4.3 Diagnostik

Je nach Lokalisation bzw. klinischer Symptomatik sind Schleimhautabstriche, Sputum, Stuhl, Urin oder Blutproben mikroskopisch und kulturell zu untersuchen. Dabei ist die Unterscheidung zwischen (harmloser) Besiedlung und (gefährlicher) Infektion gerade in üblicherweise nicht sterilen Materialien (Haut- und Schleimhautabstriche, Sputum, Stuhl) oft nicht einfach.
Wie bereits erwähnt, sind die Pilzzellen wesentlich größer als Bakterien und daher im mikroskopischen Präparat leicht zu erkennen. Neben den typischen Sprosszellen sind oft auch Pseudomyzelien zu erkennen (Abb. 17.12).
Der Einsatz von optischen Aufhellern (z. B. Uvitex, Calcofluor White) erleichtert bei mischinfizierten Patientenmaterialien das Auffinden von Pilzen, da

Tab. 17.5

Differenzierung auf Reis-Tween80-Agar (Mangelmedium).

Candida-Art	Kriterium	
Candida albicans*	Chlamydosporen	+
	Pseudomyzel	+
	echtes Myzel	(+)
alle anderen *Candida*-Arten	Chlamydosporen	–
	Pseudomyzel	+
	echtes Myzel	(+)
Candida glabrata (Torulopsis glabrata)	Chlamydosporen	–
	Pseudomyzel	(–)
	echtes Myzel	–

* *C. dubliniensis* bildet ebenfalls Chlamydosporen

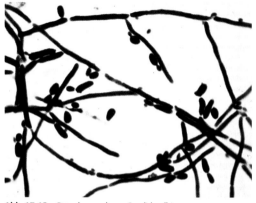

Abb. 17.12   Pseudomyzel von *Candida albicans*.

nur diese angefärbt werden. Kulturell wachsen Sprosspilze auf fast allen Nährböden. Um sie aber in stark bakterienhaltigen Körpersekreten zu finden, müssen Selektivmedien, z. B. Sabouraud-Agar, eingesetzt werden. Alle genannten Sprosspilze wachsen nach ca. 2 Tagen in Form von cremigen, weißen, oder gelblichen matten Kolonien, die ein porzellanartiges Aussehen suggerieren (Abb. 4.5).
Sie werden aufgrund morphologischer und/oder biochemischer Merkmale (Zuckervergärung oder –assimilation), sowie durch MALDI-TOF-Massenspektrometrie identifiziert. Als morphologische Kriterien benutzt man die Pseudomyzel- und Chlamydosporenbildung, die auf einem Mangelmedium (Reis-Tween80-Agar) induziert werden kann (Tab. 17.5).
Die Diagnose einer systemischen *Candida*-Infektion ist wegen der häufig zugrunde liegenden Immunschwäche oft schwierig. In diesen Fällen stehen als weitere Methoden der Candida-Antigennachweis (vor allem Zellwandbestandteile: das für *Candida* spezifischere Mannan oder das unspezifische Glukan) und der Antikörpernachweis zur Verfügung. Der Antigennachweis wird quantitativ durchgeführt und hat nur bei hohem Titer Aussagewert.

17

Bei den serologischen Reaktionen werden nur deutliche Titerbewegungen bzw. der IgM-Nachweis diagnostisch verwertet, weil ansonsten nicht zwischen Besiedlung und Infektion unterschieden werden kann. Der direkte Nachweis von *Candida* aus klinischem Material mithilfe der PCR ist bisher von untergeordneter Bedeutung.

17.4.4 Therapie und Prophylaxe

Bei der mukokutanen Kandidose werden Nystatin oder Amphotericin B lokal angewandt; ferner stehen Azolderivate für die lokale Therapie zur Verfügung (Clotrimazol, Econazol und Miconazol).
Systemisch anwendbare Echinocandine sind Caspofungin, Micafungin und Anidulafungin. Darüber hinaus kommen prinzipiell auch Triazole (v. a. Fluconazol oder Voriconazol) für die Therapie in Betracht. Da aber bei ca. 15 % aller Kandidämien mit einer Fluconazol-Resistenz gerechnet werden muss, werden Echinocandine für die Initialtherapie der *Candida*-Sepsis empfohlen. Alternativ steht auch noch liposomales Amphotericin B in der Regel in Kombination mit Flucytosin (5-Fluorcytosin) zur Verfügung.

> **ACHTUNG**
>
> Da Amphotericin nephro- und hepatotoxisch ist, muss sein Einsatz jedoch kritisch überdacht werden; liposomales Amphotericin ist weniger toxisch.

Außerdem muss stets die Empfindlichkeit des jeweiligen Stammes für Flucytosin getestet werden. Resistenzen gegen Amphotericin B kommen fast gar nicht vor.
Das Echinocandin Micafungin ist auch zur Prophylaxe einer systemischen Mykose im Rahmen einer Stammzelltransplantation oder bei schwerer Neutropenie zugelassen.

17.5 Aspergillose [B44]

Key Point
Im Gegensatz zu Kandidosen handelt es sich bei Aspergillosen stets um exogene Infektionen, die sich oft in der Lunge manifestieren. Darüber hinaus kommen Intoxikationen und Allergien als Folge einer Exposition mit Aspergillen vor.

Schimmelpilze (S. 148) der Gattung *Aspergillus* können Ursache verschiedener Erkrankungen sein, die als Aspergillose zusammengefasst werden. In der Natur sind Aspergillen als Saprophyten mit dem Abbau von organischem Material assoziiert, wie z. B. von Stroh oder Kompost. Neben lokalem Hyphenwachstum breitet sich der Pilz über die Produktion von Sporen (Konidien) aus, die über die Luft verbreitet

werden und somit in fast jedem Habitat zu finden sind. Sie werden auch vom Menschen regelmäßig mit der Atemluft eingenommen und können aufgrund ihrer geringen Größe (2–4 µm) sogar bis in die Alveolen vordringen und kurzzeitig den Respirationstrakt kolonisieren, ohne dabei Krankheitszeichen zu verursachen. Es können folgende klinisch wichtige *Aspergillus*-Arten unterschieden werden: *Aspergillus fumigatus, A. flavus, A. terreus, A. nidulans, A. niger* und *A. versicolor*. Darüber hinaus existieren aber noch ca. 200 weitere Arten, deren Bedeutung im klinischen Alltag jedoch zu vernachlässigen ist.

17.5.1 Klinik

Die Aspergillose kann sich beim Immunkompetenten und beim Immunsupprimierten in unterschiedlicher Form manifestieren (Tab. 17.6).
Ohrmykosen ❙ Bei nicht immunsupprimierten Patienten kommen *A. niger*, aber auch *A. fumigatus* und *A. flavus* als Erreger von Ohrmykosen (Otitis externa) vor.
Aspergillom ❙ Bei Patienten mit Kavernen (z. B. nach einer Tuberkulose) oder Bronchiektasen kann sich ein Aspergillom der Lunge mit typischem Röntgenbefund entwickeln: Charakteristisch ist eine kugelige Verschattung mit einer darüber liegenden Luftsichel („Pilzball"). Durch Gefäßeinbrüche können dabei tödliche Blutungen auftreten. Selten werden *Aspergillus*-Arten auf infizierten Herzklappen nachgewiesen.
Aflatoxin-Vergiftung ❙ Manche Schimmelpilze produzieren in Nahrungsmitteln Toxine, die als Mykotoxine bezeichnet werden. Ihre Bildung ist substratabhängig, d. h. sie werden nicht in jedem Nahrungsmittel gebildet. Aflatoxin B ist das wichtigste Mykotoxin. Es wurde zuerst bei *A. flavus* nachgewiesen, kann jedoch auch von anderen Pilzarten gebildet werden. Die Aufnahme größerer Aflatoxinmengen kann eine

17

Tab. 17.6

Manifestationen der Aspergillose bei Immunkompetenten und Immunsupprimierten.

Manifestationsform	Beschreibung
Erkrankungen des Immunkompetenten	
Aspergillom	lokale Infektion in einer präformierten Höhle
Tracheobronchitis	lokale Infektion des tracheobronchialen Epithels
Mykotoxikose	Leberschädigung durch Aflatoxin B
allergische Aspergillose	exogen allergische Alveolitis, die mit einem allergischen Asthma bronchiale einhergehen kann
Erkrankungen des Immunsupprimierten	
invasive Aspergillose	meistens pulmonale Aspergillose; durch hämatogene Dissemination ist ein Befall anderer Organe (z. B. Leber, Niere) möglich

akut toxische Leberschädigung bewirken. Bei chronischer Exposition ist Aflatoxin sogar kanzerogen und kann zum hepatozellulären Karzinom führen.

Allergische bronchopulmonale Aspergillose ❙ Eine weitere Erkrankung, die durch *Aspergillus*-Arten verursacht wird, ist die allergische bronchopulmonale Aspergillose. Sie kommt bei Patienten mit massiver Exposition häufiger vor (Farmerlunge) und spielt auch eine Rolle bei pulmonal vorgeschädigten Patienten, z. B. bei Mukoviszidose-Patienten.

Invasive Aspergillose ❙ Sie ist die klinisch wichtigste Manifestation. Voraussetzung für den Übergang von der transienten Besiedlung zur invasiven Aspergillose ist in der Regel eine Abwehrschwäche. Da für die Immunabwehr der Aspergillen in erster Linie zunächst die Alveolarmakrophagen und danach die Granulozyten eine Rolle spielen, sind besonders Patienten mit Funktionsdefekten dieser Zellen betroffen:

- Patienten mit konsumierenden, hämatologischen Erkrankungen, insbesondere mit akuter myeloischer Leukämie und nach allogener Stammzell- bzw. Knochenmarktransplantation (besonders mit Graft-versus-Host-Reaktion)
- Patienten mit therapeutisch induzierter Immunsuppression nach Organtransplantation
- Patienten unter hoher Kortikosteroid-Therapie (> 20 mg/Tag)
- Patienten mit chronischer Granulomatose.

Die invasive pulmonale Aspergillose (Abb. 17.13) kommt vor allem bei granulozytopenischen Patienten (Leukämiepatienten in der Aplasie und Knochenmarktransplantierte) vor und verläuft dann oft tödlich.

Sie beginnt meistens mit akut einsetzenden Pleuraschmerzen, Husten und Atemschwierigkeiten. Auskultation und Perkussion ergeben den Befund einer Pleuropneumonie. Bei einigen granulozytopenischen Patienten können diese Symptome nur wenig ausgeprägt sein, sodass u. U. als einziger Hinweis auf die invasive Aspergillose zunächst nur ein antibiotikarefraktäres Fieber besteht. Die invasive Aspergillose wird fast nur von *A. fumigatus* verursacht (90 % der Fälle). Selten kommen auch *A. flavus, A. terreus* und *A. nidulans* als Erreger infrage.

17.5.2 Diagnostik

Für die schnelle Stellung einer Verdachtsdiagnose wird orientierend der direkte mikroskopische Erregernachweis nach Anfärbung mit Laktophenolbaumwollblau (Abb. 17.14) oder mit optischen Aufhellern eingesetzt. Aspergillen zeigen eine typische Morphologie und werden aufgrund ihrer Ähnlichkeit mit einer Gießkanne auch als Gießkannenschimmel bezeichnet.

Praxistipp

Grundsätzlich ist bei der Aspergillose aber stets der kulturelle (Abb. 17.15) und ggf. auch der histologische Erregernachweis (Abb. 17.16) anzustreben, um eine genaue Identifizierung zu erreichen und ein Antimyzetogramm anzufertigen.

Dabei sei aber darauf hingewiesen, dass der kulturelle Nachweis aus respiratorischen Materialien nur begrenzt geeignet ist, weil Aspergillen ubiquitär in der Umwelt vorkommen und die Patientenproben primär oder sekundär verunreinigen können.

Praxistipp

Für die Diagnosestellung wird daher entweder der wiederholte Nachweis aus respiratorischen Sekreten oder der Nachweis aus üblicherweise sterilen Materialien (Bronchialabstrich mit so genannter geschützter Bürste zur Verhinderung der sekundären Keimkontamination, Lungen- oder Gewebsbiopsie, Blutkultur) gefordert.

Der Nachweis von Galactomannan-Antigen im Serum wird diagnostisch insbesondere bei immunsupprimierten Patienten eingesetzt. Dabei erfährt der Test in wenigen Fällen dadurch eine Einschränkung,

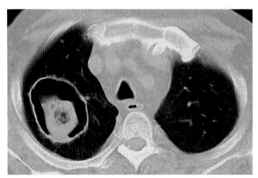

Abb. 17.13   CT einer pulmonalen Aspergillose. (mit freundlicher Genehmigung von Prof. Dr. E. Grabbe, Göttingen)

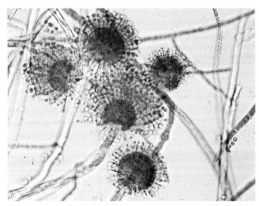

Abb. 17.14   Mikroskopisches Laktophenolbaumwollblau-Präparat von Aspergillen (mit typischer Gießkannenform).

17

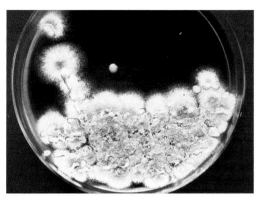

Abb. 17.15   Kultur von Trachealsekret bei *Aspergillus*-Pneumonie.

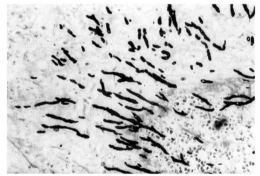

Abb. 17.16   Gewebsbiopsie mit Hyphen von *Aspergillus fumigatus* bei systemischer Aspergillose. (mit freundlicher Genehmigung von PD Dr. M. Weig, Göttingen)

Praxistipp

Der klinisch häufigste Schimmelpilz *A. fumigatus* unterscheidet sich von den anderen Aspergillen dadurch, dass er auch Temperaturen von > 42 °C toleriert.

17.5.3 Therapie und Prävention

Das Aspergillom sollte unter antimykotischem Schutz chirurgisch entfernt werden.

Die invasive Aspergillose wird meistens mit Voriconazol therapiert. Alternativ kann (liposomales) Amphotericin B (kombiniert mit Flucytosin), Posaconazol bzw. Itraconazol oder ein Echinocandin eingesetzt werden. Die Erkrankung hat aber trotz Antimykotikatherapie oft eine hohe Letalität von mehr als 40 %, weil das Immunsystem der Patienten aufgrund einer Granulozytopenie nicht unterstützend wirken kann. Posaconazol ist auch für die Prophylaxe einer invasiven Mykose bei Risikopatienten, v. a. Patienten unter Chemotherapie bei akuter myeloischer Leukämie (AML) oder myelodysplastischem Syndrom (MDS), zugelassen.

Praxistipp

Zum Schutz vor einer invasiven Aspergillose ist es besonders wichtig, immunsupprimierte Patienten vor den ubiquitär verbreiteten Schimmelpilzsporen abzuschirmen (filtrierte Luft, keine Zimmerpflanzen etc.).

dass Patienten unter antibiotischer Therapie mit Piperacillin-Tazobactam oder Amoxicillin-Clavulansäure falsch-positive Resultate aufweisen können. Seit einigen Jahren steht auch ein Glukan-Antigentest zur Verfügung, der aber nicht zwischen *Candida*, *Aspergillus* und *Pneumocystis* unterscheiden kann. Aufgrund der massiven Immunsuppression der betroffenen Patienten ist der Antikörpernachweis für die Diagnosestellung einer systemischen Aspergillose eher zu vernachlässigen.

Mangels Standardisierung wird die PCR für den Erregernachweis aus primär sterilen Materialien zurückhaltend beurteilt.

Für die klinische Praxis hat sich die Einteilung in gesicherte, wahrscheinliche und mögliche Systemmykosen als sehr sinnvoll erwiesen. Eine gesicherte Systemmykose wird durch folgende Befunde charakterisiert:

- histologischer Nachweis in Biopsiematerial oder
- kultureller Nachweis aus einem üblicherweise sterilen Material

und

- typische klinische und radiologische Veränderungen.

Fallbeispiel

Im Rahmen der Therapie wird eine 37-jährige Leukämiepatientin in die aplastische Phase versetzt. Wegen unklaren Fiebers steht sie bereits unter Piperacillin/Tazobactam und Fluconazol, als sie eine massive respiratorische Symptomatik entwickelt. Die Röntgenuntersuchung ergibt ausgedehnte Verschattungen über beiden Lungenhälften. Trotz wöchentlicher serologischer Kontrollen ist kein signifikanter Anstieg von Antikörpern gegen CMV, *Candida* und *Aspergillus* zu beobachten. Der Aspergillus-Galactomannan-Antigentest ist zwar positiv, zeigt aber keinen signifikanten Anstieg im Vergleich zur Voruntersuchung. Die kulturelle Untersuchung von respiratorischen Materialien ergibt neben Neisserien, vergrünenden Streptokokken und koagulasenegativen Staphylokokken den Nachweis vereinzelter Kolonien von *Aspergillus fumigatus*. Aus diesem Grund wird die Therapie von Fluconazol auf Amphotericin B umgesetzt. Auch unter dieser Therapie kommt es zur weiteren Verschlechterung. Schließlich verstirbt die Patientin nach weiteren 6 Tagen. Bei der Autopsie werden Foci mit Schimmelpilzen in der Lunge, aber auch in der Leber, Niere und anderen Organen nachgewiesen.

17

17.6 Kryptokokkose [B45]

Key Point

Die Kryptokokkose ist eine exogene Infektion mit den Sprosspilzen *Cryptococcus neoformans* und *C. gattii*, die vor allem bei Immunsupprimierten als Meningoenzephalitis in Erscheinung tritt.

Die Kryptokokkose wurde früher als europäische Blastomykose oder Torulose bezeichnet. Sie wird vor allem von den Sprosspilzen *Cryptococcus neoformans* (S. 147) und *C. gattii* verursacht. *C. neoformans* ist weltweit verbreitet, während *C. gattii* hauptsächlich in den Ländern des Südens und vereinzelt in Mittelmeerländern vorkommt. Als wichtiger Virulenzfaktor wurde die Polysaccharidkapsel identifiziert, die die Phagozytose der Kryptokokken durch Alveolarmakrophagen verhindert.

Kryptokokken kommen weltweit im Darm von Vögeln (Tauben!) vor, von wo aus sie mit dem Kot ins Erdreich gelangen. Dort können sie lange vital bleiben und sich sogar auf Gräsern, Getreide und Bäumen (*C. gattii* → Eukalyptusbäume!) vermehren. Es wird angenommen, dass es hier auch zur sexuellen Entwicklung mit der Bildung perfekter Formen (*Filobasidiella neoformans*) kommt. Der natürliche Zyklus schließt sich, wenn Vögel die besiedelten Pflanzen fressen und sich so die Kryptokokken wieder im Vogeldarm vermehren können.

MERKE

Cryptococcus-Infektionen des Menschen entstehen immer **exogen durch Inhalation** von trockenem Vogelkot-Staub (besonders Tauben!) oder anderem infektiösem Staub.

17.6.1 Klinik

Voraussetzung für das Entstehen einer *Cryptococcus*-Infektion des Menschen ist eine massive Abwehrschwäche der zellulären Immunität. Besonders AIDS-Patienten oder Leukämie-Patienten in der Aplasie sind betroffen. Die Infektion manifestiert sich zuerst in der Lunge, führt hier aber in der Regel nicht zu einer deutlichen klinischen Symptomatik. Die eigentliche Erkrankung ist eine schleichend bzw. subakut verlaufende Meningoenzephalitis. Selten kann es zu einem Befall der Augen sowie zu disseminierten Verlaufsformen mit kutanen Ulzerationen kommen.

17.6.2 Diagnostik

Da die Kryptokokkose sich meistens als Meningoenzephalitis manifestiert, wird für den Erregernachweis in der Regel Liquor untersucht. Für den schnel-

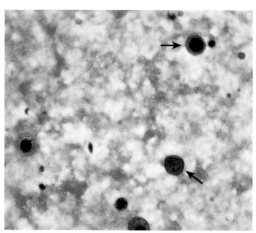

Abb. 17.17   Grampräparat von Kryptokokken (↑) in der Blutkultur.

len direkten mikroskopischen Nachweis wird die Kombination aus Gram- und Tuschepräparat gewählt. Man erkennt dabei 5–8 µm große, runde Gebilde im Grampräparat (Abb. 17.17), im Tuschepräparat wird die Schleimkapsel sichtbar (Hofbildung um den Pilz herum). Dieses typische Bild ergibt für den Geübten eigentlich schon die Diagnose.

Praxistipp

Ungeübte laufen Gefahr, die Kryptokokken mit Leukozyten zu verwechseln!

Auf Reis-Tween80-Agar bilden Kryptokokken weder Chlamydosporen noch ein Pseudomyzel.

Eine weitere sehr gute diagnostische Möglichkeit ist der Antigennachweis im Serum und/oder im Liquor. Nachgewiesen wird dabei das Kapselpolysaccharid der Kryptokokken, vor allem Glucuronoxylomannan (GXM). Der Glukantest ist bei der Kryptokokkose negativ. Die PCR bringt im Vergleich zum Antigennachweis keinen Vorteil.

Unter anderem für die Erstellung eines Antimyzetogramms sollte zusätzlich die kulturelle Anzucht auf Pilznährböden, wie z. B. Sabouraud-Agar, angestrebt werden. Hier erscheinen Kryptokokken erst nach 3–5 Tagen als schleimige weiße oder gelbliche, glänzende Kolonien. Aus diesem Grund sollten die Kulturen stets entsprechend lange bebrütet werden. Mit der MALDI-TOF-Massenspektrometrie aus angezüchteten Hefepilzkolonien ist eine schnelle Identifizierung von Kryptokokken möglich geworden.

Für die biochemische Identifizierung sind die starke Ureasebildung und die Phenoloxidasebildung (Nachweis auf Spezialnährböden) hilfreich. Der Antikörpernachweis ist aufgrund seiner geringen Sensitivität und Spezifität eher ungeeignet.

17

17.6.3 Therapie

Therapeutisch wird Amphotericin B plus Flucytosin, ggf. plus Fluconazol für 1–2 Monate eingesetzt. Nach Abklingen der klinischen Symptomatik erhalten AIDS-Patienten eine Dauerprophylaxe mit Fluconazol, um eine endogene Reaktivierung von persistierenden Kryptokokken (oft in immunologisch inerten Geweben) zu verhindern.

17.7 Pneumozystose [B59]

Der Erreger der Pneumozystose des Menschen ist *Pneumocystis jirovecii* (früher *P. carinii*). Hierbei handelt es sich um einen Pilz, der bei immunkompetenten Individuen als normaler Kommensale des Respirationstrakts gefunden werden kann. Nur bei massiver Schwäche der zellulären Immunabwehr kann es zur klinischen Manifestation kommen. Da *P. jirovecii* über viele Jahre fälschlicherweise den Protozoen zugeordnet wurde, haben sich für seine Entwicklungsstadien auch weiterhin Begriffe aus der Parasitologie gehalten: Vermehrungsstadien (Trophozoiten), Zwischenstadium (Sporozoiten) und sporenhaltige Zysten. Der Übertragungsweg ist bis heute nicht geklärt. Vor vielen Jahren wurde *P. jirovecii*-spezifische DNA zwar auf bestimmten Pflanzen entdeckt, der Lebenszyklus dieses Pilzes konnte dadurch jedoch nicht aufgeklärt werden. Da wahrscheinlich mehr als die Hälfte der Bevölkerung bereits früher eine Infektion durchgemacht hat oder sogar asymptomatischer Keimträger ist, wird zurzeit eine aerogene Aufnahme aus der Umwelt favorisiert.

17.7.1 Klinik

Bei massiver Störung der zellulären Immunität (AIDS, Transplantationen, selten bei unterentwickelten Frühgeborenen) kann eine interstitielle, atypische Pneumonie entstehen, die sehr schwer verlaufen und tödlich enden kann (Abb. 17.18). Die *Pneumocystis-jirovecii*-Pneumonie (PjP, früher PcP) ist in Deutschland mit ungefähr 70 % aller primären AIDS-Manifestationen die häufigste opportunistische Infektion. Extrapulmonale Infektionen kommen bei ungefähr 1 % der Betroffenen vor und können alle Organe betreffen.

17.7.2 Diagnostik

Die Diagnose wird am besten aus respiratorischen Materialien, v. a. bronchoalveolärer Lavage, mithilfe des direkten mikroskopischen Erregernachweises gestellt (Abb. 17.19). Dafür werden die Präparate zum Nachweis der Trophozoiten und Sporozoiten nach Giemsa und zum Nachweis der Zysten mit der Grocott-Silberfärbung oder mit optischen Aufhellern behandelt. Darüber hinaus stehen monoklonale Antikörper zum Erregernachweis durch einen direkten

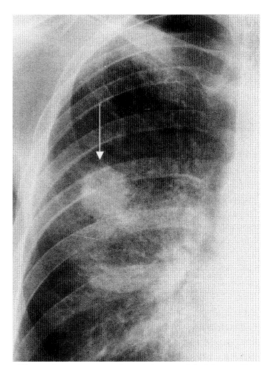

Abb. 17.18 *Pneumocystis-jirovecii*-Pneumonie bei einem AIDS-Patienten mit massiver Zeichnungsvermehrung aufgrund der Infektion des Interstitiums mit sekundärem Abszess in der rechten Lunge (↓).

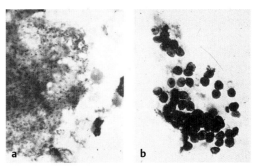

Abb. 17.19 *Pneumocystis jirovecii*: **a** massenhaft Trophozoiten (Giemsa-Färbung), **b** massenhaft Zysten (Grocott-Gomori-Silberfärbung).

Immunfluoreszenztest zur Verfügung. Alternativ kommt v. a. bei AIDS-Patienten die PCR in Betracht; ein positives Ergebnis bei immunkompetenten Patienten muss aufgrund des natürlichen Vorkommens von *P. jirovecii* kritisch hinterfragt werden. Zur Überprüfung des Therapieerfolgs eignet sich ggf. die wiederholte Bestimmung von Laktatdehydrogenase (LDH) oder/und Glucan im Serum. Bisher ist es nicht gelungen *P. jirovecii* auf Nährböden anzuzüchten.

17

> **MERKE**
>
> Eine serologische Diagnostik ist aufgrund der Immunsuppression der betroffenen Patienten nicht hilfreich.

17.7.3 Therapie

Die Therapie muss früh mit Cotrimoxazol oder Pentamidin initiiert werden. Für die Sekundärprophylaxe wird Pentamidin per inhalationem appliziert. Darüber hinaus ist auch die Kombination aus Clindamycin plus Primaquin wirksam. Bei frühzeitiger Therapie ist die Prognose gut.

17.8 Mikrosporidiose

Die Mikrosporidiose ist eine opportunistische Infektionskrankheit, die vor allem bei AIDS-Patienten und nach Transplantationen beobachtet wird. Molekularbiologische Untersuchungen haben gezeigt, dass es sich bei diesen eukaryontischen Erregern um primitive Pilze ohne Mitochondrien handelt.

Mikrosporidien weisen einen faszinierenden Lebenszyklus auf: Extrazellulär kommen sie in Form von Sporen vor, die auf einen kalziumabhängigen Reiz hin eine unter Druck stehende Zytoplasmabrücke (polares Filament) ausschleudern und damit die Zytoplasmamembran einer potenziellen Wirtszelle invaginieren oder durchstoßen. Anschließend wird das infektiöse Sporoplasma durch dieses polare Filament in die Wirtszelle injiziert. Ausgehend vom Sporoplasma, das u. a. den Zellkern enthält, werden obligat intrazellulär neue Mikrosporidien durch ungeschlecht-

liche Teilungsvermehrung produziert. Nach der weiteren Differenzierung in Meronten und Sporonten werden schließlich wieder Sporen gebildet, die nach Ruptur der Wirtszelle neue Zellen infizieren können. Erregerreservoir für Mikrosporidien ist entweder der Mensch oder – bei *Encephalitozoon cuniculi* – Tiere (Kaninchen). Auch bei Immunkompetenten kann eine transiente asymptomatische Besiedlung mit bestimmten Mikrosporidien-Arten vorkommen.

17.8.1 Klinik

Die Mikrosporidiose manifestiert sich bei AIDS-Patienten vorwiegend in chronischen Durchfällen. Erreger sind verschiedene Mikrosporidien-Arten, v. a. *Enterocytozoon bieneusi* und *Encephalitozoon intestinalis*. Andere Mikrosporidien-Arten sind Erreger systemischer (*Encephalitozoon cuniculi*) und okulärer Infektionen (*E. hellem*) bei AIDS-Patienten.

17.8.2 Diagnostik

Die Diagnose kann aus Stuhlproben, Abstrichmaterialien oder Biopsien gestellt werden und erfolgt histologisch oder durch direkten mikroskopischen Erregernachweis nach Färbung mit optischen Aufhellern oder Trichrom. Eine Speziesdifferenzierung ist nur durch PCR (früher: Elektronenmikroskopie) möglich.

17.8.3 Therapie

Albendazol und Fumagillin haben in Einzelfällen Erfolg gezeigt.

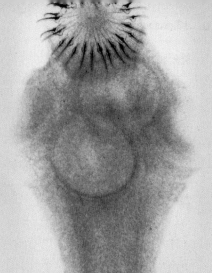

© Prof. W. Bommer, Göttingen

Kapitel 18

Parasitosen

18.1 Klinischer Fall

Toxoplasmose

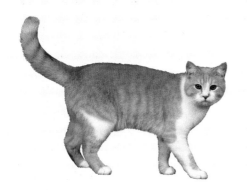

Abb. 18.1   Die Katze ist Endwirt für *Toxoplasma gondii.* (© PhotoDisc)

Parasiten, über die Sie im folgenden Kapitel mehr erfahren werden, leben auf Kosten ihrer Wirte. Und meist leiden die Wirte darunter. Das Protozoon *Toxoplasma gondii* ist dabei besonders heimtückisch: Gesunde Menschen bemerken eine Infektion mit dem Erreger kaum, aber ein ungeborenes Kind kann, vor allem im zweiten und dritten Trimenon der Schwangerschaft, schwer geschädigt werden. Es kann zu Hydrocephalus, geistiger Retardierung, Epilepsie und weiteren Schäden in fast allen Organsystemen kommen. Kein Wunder, dass die schwangere 33-jährige Anna F. beunruhigt ist.

Angst um Leon

Ein Besuch beim Friseur ist nicht nur für die Haare gut, sondern auch, um endlich mal wieder ungestört in Zeitschriften zu blättern. So kommt es, dass Anna F., während sie unter der Trockenhaube sitzt, einen Artikel über eine Krankheit liest, die ihr bis dahin völlig unbekannt war: Toxoplasmose. Eine Erkrankung, die sie durchaus betreffen könnte, denn Anna F. ist in der 12. Woche schwanger. Toxoplasmose, so liest sie, ist eine Krankheit, die vor allem für das ungeborene Kind gefährlich ist. Interessiert liest sie weiter und erfährt, dass die Erkrankung durch Katzen übertragen wird und schwangere Frauen aus diesem Grund Katzen meiden sollen. Da Anna F. keine Katze hat, ist sie beruhigt, doch auf einmal klingeln bei ihr alle Alarmglocken: Vor wenigen Tagen hat sie ein verlängertes Wochenende bei ihrer Schwester verbracht. Und diese hat einen Hauskater namens Ti-

ger, den auch Anna gefüttert und gestreichelt hat. Hat sie sich nun womöglich angesteckt?

Katzen streicheln verboten!

Zwei Tage später hat Anna F. einen routinemäßigen Kontrolltermin bei ihrer Frauenärztin. Sie berichtet ihr von ihren Befürchtungen. Es stellt sich heraus, dass der Kater zwar stets im Haus gehalten, jedoch auch mit frischem Fleisch gefüttert wird und daher als potenzielle Infektionsquelle infrage kommt. Aus diesem Grund wird bei Anna eine Blutuntersuchung durchgeführt, die jedoch keinen Anhalt für Toxoplasma-spezifische Antikörper ergibt. Anna F. ist beruhigt. Das bedeutet, dass sie sich bei ihrer Schwester nicht infiziert hat. Andererseits heißt das auch, dass sie noch nie im Leben mit Toxoplasmen in Kontakt gekommen ist, und gerade die Erstinfektion ist für das Ungeborene gefährlich! Die Frauenärztin rät Anna deshalb entsprechende Präventionsmaßnahmen einzuhalten, z. B. Katzen zu meiden, Gartenarbeit nur mit Handschuhen durchzuführen und kein rohes Fleisch zu essen. Im Verlauf der weiteren Schwangerschaft werden alle zwei Monate Serumkontrollen zum Nachweis von Toxoplasma-spezifischen Antikörpern durchgeführt.

Geliehene Antikörper

Kurz vor der Entbindung sind bei einer solchen Routineuntersuchung plötzlich hohe IgM- und IgG-Antikörper-Titer gegen Toxoplasmen nachweisbar. Anna F. ist außer sich. Sie hat alle Maßnahmen beachtet und weiß nicht, wie sie sich angesteckt haben könnte. Und von einer Infektion hat sie nichts bemerkt: Sie fühlt sich gesund und hat keinerlei klinische Symptome. Aber was ist mit dem Kind? In den Ultraschalluntersuchungen ist nichts Auffälliges zu erkennen. Dennoch wird vorsichtshalber eine Therapie mit Pyrimethamin, Sulfadiazin und Folinsäure eingeleitet. Die letzten beiden Schwangerschaftswochen vergehen wie in Zeitlupe. Anna F. und ihr Mann sind sehr besorgt.

Zwei Tage vor dem errechneten Termin wird der kleine Leon geboren. Er sieht gesund und munter aus, doch die serologische Untersuchung ergibt IgG-Antikörper gegen Toxoplasmen. Da es bei den folgenden Serumkontrollen zu einem kontinuierlichen Abfall der IgG-Titer kommt und keine IgM-Antikörper gefunden werden, wird von einem sogenannten Leihtiter der Mutter ausgegangen. Leon hat sich nicht mit *Toxoplasma gondii* infiziert. Die Angst um den Kleinen war zum Glück unbegründet.

18.2 Protozoenkrankheiten

Key Point

Protozoen sind eukaryontische Einzeller, die – im Gegensatz zu Pilzen – keine chitinhaltige Zellwand besitzen. Unter ihnen finden sich lebensgefährliche Krankheitserreger, wie z. B. Plasmodien. Sie sind Auslöser der Malaria. Die Malaria ist die wichtigste Tropenkrankheit und betrifft vorwiegend ärmere Länder (Armut und Malaria korrelieren in tropischen Ländern eng miteinander). Gefährdet sind vor allem aber auch Fernreisende.

18.2.1 Malaria [B50–54]

Der Rückgang der Malaria (S. 159) gehört zu den Millenniumsentwicklungszielen und hat mit der Aktion „Roll back Malaria" in der Tat in den letzten Jahren zu eindrucksvollen Ergebnissen geführt: Vor allem die Einführung von mit Insektiziden imprägnierten Moskitonetzen in vielen Ländern südlich der Sahara hat diese den Tod bringende Erkrankung zurückgedrängt.

Trotzdem hat die Malaria nichts von ihrem Schrecken verloren, denn immer noch erkranken nach Schätzung der WHO jedes Jahr ungefähr 215 Millionen Menschen an Malaria, wovon ungefähr 650 000 versterben. In Afrika sind 20–30 % aller Krankenhausaufenthalte durch eine Malaria bedingt. Ein Großteil der zu beklagenden Todesopfer (meist Kinder < 5 Jahre) stammt aus afrikanischen Ländern südlich der Sahara und ist auf die Infektion mit *Plasmodium falciparum* zurückzuführen. Doch auch auf dem amerikanischen und asiatischen Kontinent zwischen dem 40. Grad nördlicher und dem 30. Grad südlicher Breite ist die Malaria endemisch (Länderinformation: www.fit-for-travel.de).

Wahrscheinlich aufgrund der globalen Erwärmung erleben wir seit einigen Jahren eine Ausdehnung der Endemiegebiete: So wird beispielsweise immer wieder aus Teilen Floridas und dem Nordosten Australiens über Malariafälle berichtet. In Europa wurden 2012 aus Griechenland autochthone Erkrankungen an Malaria tertiana gemeldet. Tatsächlich benötigt *Plasmodium vivax* eine Mindesttemperatur von ca. 15 °C, bei *P. falciparum* sind sogar mindestens 16–19 °C notwendig, um sich in der Überträger-Mücke vermehren zu können. Die fünf humanpathogenen Erreger der Malaria sind:

- *Plasmodium falciparum:* Malaria tropica
- *Plasmodium vivax:* Malaria tertiana
- *Plasmodium ovale:* Malaria tertiana
- *Plasmodium malariae:* Malaria quartana
- *Plasmodium knowlesi:* südostasiatische zoonotische Malaria.

Exkurs

Die Malaria in Deutschland

In Deutschland auftretende Fälle sind fast ausnahmslos eingeschleppt. Eine seltene Ausnahme stellt die Flughafen-Malaria dar, bei der mit dem Flugzeug importierte infektiöse Anopheles-Mücken Plasmodien auf Menschen in der Nähe von Flughäfen übertragen. Die Zahl der nach Deutschland importierten Malariafälle ist in den letzten Jahren kontinuierlich gesunken. Jährlich werden dem Robert-Koch-Institut zwischen ca. 400 und 600 Erkrankungen gemeldet. Ungefähr 80–90 % der Erkrankungen ging eine Reise nach Afrika (häufig Ghana) voraus. ⅔ der Erkrankten haben während des Aufenthaltes in Endemiegebieten keine Chemoprophylaxe eingenommen. Für **mehr als 75 %** der importierten Fälle kann *Plasmodium falciparum* verantwortlich gemacht werden. Trotz intensivmedizinischer Möglichkeiten verläuft die Erkrankung in ca. 1–3 % der importierten Fälle tödlich, weil die Malaria zu spät oder gar nicht diagnostiziert und behandelt wird.

Übertragung, Entwicklungszyklus und Pathogenese

Plasmodien sind zweiwirtig: Überträger und Endwirt sind weibliche Anopheles-Mücken, Zwischenwirt ist der Mensch. Im Menschen finden zwei ungeschlechtliche Vermehrungsstadien statt, auch als präerythrozytäre (Leber-) und erythrozytäre Schizogonie bezeichnet (Abb. 18.2).

Die Plasmodien werden durch den Stich der Mücke, die ihre höchste Aktivität zwischen 2 und 4 Uhr morgens entfaltet, übertragen. Dabei werden Sporozoiten in die Blutbahn injiziert. Die Sporozoiten infizieren innerhalb von 30 Minuten zunächst Hepatozyten, vermehren sich asexuell zu Leberschizonten, aus denen durch Teilungsprozesse schließlich mehrere tausend Merozoiten entstehen.

Die Merozoiten werden nach Ruptur der infizierten Leberzelle in die Blutbahn ausgeschwemmt. Sie invadieren Erythrozyten, in denen sie zunächst als Trophozoiten (Ringform) und dann als Blutschizonten heranwachsen. Aus ihnen entstehen je nach Plasmodienart bis zu 32 Merozoiten, die nach dem Platzen der Erythrozyten für die Infektion weiterer Erythrozyten zur Verfügung stehen.

Die freigesetzten Merozoiten exprimieren eine ganze Reihe von Antigenen, wie z. B. Merozoiten-Surface-Proteine (MSP), die mithilfe von sogenannten Glycosylphosphatidylinositol (GPI)-Ankern in der Plasmodienmembran verankert sind. Diese GPI-Anker wirken – ähnlich wie LPS – als Pyrogene und induzieren über die Stimulierung von Makrophagen und Freisetzung von TNF-α, IL-1 und IL-6 den Fieberschub.

18

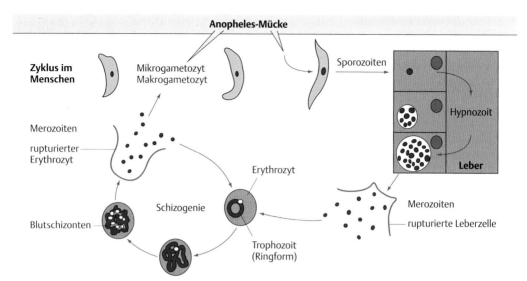

Abb. 18.2 Lebenszyklus von Plasmodien.

> **MERKE**
>
> Demnach kommt es immer nach **Freisetzen der Merozoiten** aus den infizierten Zellen zum **Fieberanfall.** Der erste Fieberanstieg erfolgt deshalb erst nach dem Durchlaufen des präerythrozytären Leberzyklus und definiert die Inkubationszeit (= Dauer des Leberzyklus).

Neben der Bildung von Schizonten entstehen aus Merozoiten geschlechtlich differenzierte Mikro- und Makrogametozyten (Gamogonie), die bei der nächsten Blutmahlzeit in den Darm der Anopheles-Mücke gelangen. Dort kommt es zur Befruchtung der weiblichen Makrogameten durch männliche Mikrogameten. Durch die Befruchtung bildet sich der Ookinet, der in der Magenwand die Verwandlung zur Oozyste vollzieht. Aus der Oozyste entstehen durch viele Reduktionsteilungen schließlich die infektiösen Sporozoiten, die in die Speicheldrüse der Mücke gelangen und beim nächsten Stich in den Menschen.
Wahrscheinlich um der Zerstörung in der Milz zu entgehen, modifiziert *P. falciparum* die Oberfläche infizierter Erythrozyten durch Einbau bestimmter parasitärer Moleküle (PfEMP-1-Proteinfamilie). Diese Modifikation findet sich auch in Form von sogenannten „knobs" (bzw. Knöpfchen) an der Erythrozytenoberfläche wieder. Die veränderte Oberfläche infizierter Erythrozyten induziert die Expression bestimmter wirtseigener Adhäsionsmoleküle (z. B. ICAM-1) an den Endothelien von Kapillargefäßen. Die Wechselwirkung zwischen PfEMP-1 und ICAM-1 vermittelt dann eine Bindung der infizierten Erythrozyten an das Kapillarendothel des Gehirns und anderer Organe, sodass dort eine Einengung der Blutstrombahn resultiert (Zytoadhärenz, Abb. 18.3a).

Zusätzlich erfolgt das Rosetting, ein Vorgang, bei dem sich nicht infizierte an infizierte Erythrozyten anlagern. Durch das kombinierte Geschehen beider Pathomechanismen werden kleinste Gefäße verschlossen und es kommt zu Ischämien und Mikroinfarkten, die sich beispielsweise im Gehirn als zerebrale Malaria manifestieren können (Abb. 18.3b).
Die Immunantwort wird einerseits dadurch umgangen, dass Plasmodien sich innerhalb von Erythrozyten vermehren und daher aufgrund des Fehlens von MHC-Molekülen auf der Erythrozytenoberfläche die zelluläre Immunität nicht greifen kann. Die zusätzliche Antigenvariation von Oberflächenproteinen der Plasmodien bewirkt, dass Antikörper keine effektive Abwehr z. B. gegen extraerythrozytäre Merozoiten vermitteln können.

Klinik

> **MERKE**
>
> Die von *Plasmodium falciparum* verursachte **Malaria tropica** ist ein **infektiologischer Notfall**. Mit der Diagnosestellung und dem Therapiebeginn darf nicht abgewartet werden.

Die Komplikationsrate und Letalität beträgt unbehandelt bis zu > 40 % und steigt exponentiell zur Zeitspanne, die zwischen dem Beginn klinischer Symptome und der Diagnosestellung bzw. dem Therapiebeginn liegt. Das große Problem besteht darin, dass die ersten Symptome der Malaria im Allgemeinen wenig charakteristisch sind: Kopf- und Gliederschmerzen, Fieber, Durchfall und andere gastrointestinale Beschwerden. Das charakteristische plötzliche Fieber von ca. 40 °C mit Schüttelfrost kann jedoch

18

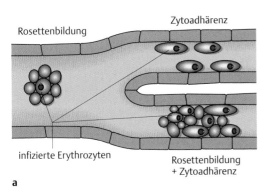

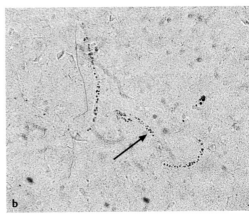

Abb. 18.3 Pathogenese der zerebralen Malaria.
a Zytoadhärenz und Rosettenbildung sind die Ursache für Ischämien und Mikroinfarkte.
b Hirnquetschpräparat eines Verstorbenen mit Nachweis intravaskulärer Plasmodien – das Malariapigment in den Blutgefäßen ist deutlich zu sehen (↑).

auch fehlen. Leicht können diese Symptome daher verkannt und als „grippaler Infekt" fehldiagnostiziert werden. Im Falle der Malaria tropica ein häufig tödlicher Irrtum!

👁
🎙 **Praxistipp**

Gerade bei Tropenheimkehrern ist beim Auftreten der o. g. unspezifischen Symptome so lange von einer Malariaerkrankung auszugehen, bis das Gegenteil bewiesen ist!

Malaria tropica
Bei der Malaria tropica können die Fieberschübe im Gegensatz zu den anderen Formen der Malaria auch unregelmäßig auftreten, u. U. auch als Kontinua (Tab. 18.2). Man unterscheidet eine unkomplizierte und eine schwere oder komplizierte Form. Die schwere Verlaufsform liegt nach WHO beim Auftreten eines oder mehrerer der in Tab. 18.1 aufgeführten klinischen Merkmale vor.

Besonders gefährlich ist die zerebrale Beteiligung, die zum Koma führt.
Die Anämie (Abb. 18.4) kommt einerseits durch die Zerstörung infizierter Erythrozyten und andererseits durch die intraerythrozytäre Vermehrung der Erreger zustande: Für ihre Vermehrung sind Plasmodien nämlich auf Eisen aus dem Abbau des Hämoglobins angewiesen.

👁
🎙 **Praxistipp**

Im Labor fällt die Malaria durch niedriges Hämoglobin, erhöhtes Gesamtbilirubin, eine Thrombozytopenie, Anstieg von LDH und Transaminasen, Kreatininerhöhung und Gerinnungsaktivierung auf.

Im Endemiegebiet zeigen Säuglinge bis zu 6 Monaten meist nur minimale Symptome einer Malaria, weil sie bei Infektion der Mutter noch über eine passive Immunität durch diaplazentar übertragene mütterliche Antikörper verfügen.

Tab. 18.1

Malaria tropica.	
Merkmale bei schwerer Verlaufsform*	
– zerebrale Malaria (Patient nicht erweckbar) – generalisierte Krampfanfälle – schwere normozytäre Anämie (auch durch *P. vivax*) – Hypoglykämie – metabolische Azidose mit respiratorischem Distress – Störungen des Flüssigkeits- und Elektrolythaushaltes	– akutes Nierenversagen (ANV) – Lungenödem und akutes Lungenversagen (ARDS) – Kreislaufkollaps und Schock – disseminierte intravasale Gerinnungsstörung (DIC) – Ikterus – Hämoglobinurie („Schwarzwasserfieber") – hohes Fieber („Kontinua") – Hyperparasitämie (> 5 %).
** Nach WHO liegt beim Auftreten eines oder mehrerer der genannten Merkmale die **schwere** Verlaufsform vor.*	

18

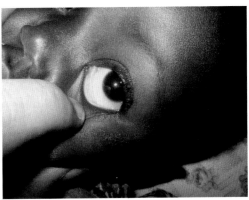

Abb. 18.4 Blasse Konjunktiven als Zeichen einer Anämie bei schwerer Malaria. (mit freundlicher Genehmigung von Dr. K.-G. Gerdts, Cuxhaven)

Tab. 18.2

Formen der Malaria.

	Malaria tropica	Malaria tertiana	Malaria quartana	Zoonotische Malaria
Erreger	*P. falciparum*	*P. vivax/ P. ovale*	*P. malariae*	*P. knowlesi*
Inkubationszeit	7–12 Tage (bis 1 Monat)	12–17 Tage (bis 15 Monate)	18–40 Tage (bis 20 Jahre)	ca. 11 Tage
Fieberdauer	>>6 Stunden	2–6 Stunden	>6 Stunden	Symptome ähneln denen der Malaria tropica
Periodizität	kann fehlen	48 Stunden	72 Stunden	
ZNS-Beteiligung	+++	–	–	
Anämie	+++	++	++	
nephrotisches Syndrom	–	–	+++	
unbehandelte Dauer	6–17 Monate, evtl. Tod	12 Monate/ 5–7 Jahre	>20 Jahre (Gefahr bei Transfusionen)	?

Ältere Kinder und Erwachsene mit langjähriger Exposition im Endemiegebiet sind semi-immun, d. h. sie haben zwar eine Parasitämie, die klinischen Symptome sind meistens aber nur gering ausgeprägt. Bei Abwesenheit der Exposition (z. B. bei längerem Studienaufenthalt eines Afrikaners in Europa) verschwindet die Semi-Immunität, sodass bei Rückkehr in das Endemiegebiet die Gefahr einer schweren Malaria besteht.

Die schwere Malaria ist daher vor allem eine Krankheit der (Klein)kinder (6 Monate bis 5[-10] Jahre), da sie nicht immun sind. Bei Kindern verhält sich die schwere Malaria dabei klinisch häufig ganz anders als bei Erwachsenen. Beispielsweise haben Kinder oft Husten als klinisches Zeichen der schweren Malaria. Bei Erwachsenen ist Husten dagegen ein seltenes Ereignis.

Praxistipp

Personen mit Sichelzellenanämie oder Glukose-6-Phosphatdehydrogenase-Mangel sind meistens vor einer Malaria tropica geschützt, weil der Parasit in ihren Erythrozyten nur suboptimale Wachstumsbedingungen vorfindet.

Malaria tertiana

Die Malaria tertiana zeigt einen charakteristischeren Krankheitsverlauf als die Malaria tropica: Alle 48 Stunden treten Fieberschub und Schüttelfrost mit einem fieberfreien Intervall von einem Tag auf (Tab. 18.2).

Erreger sind *Plasmodium vivax* und *P. ovale*. Sie bilden in den Leberzellen einkernige Hypnozoiten, die sich zunächst nicht zu Leberschizonten weiterentwickeln, sondern als Ruhestadium persistieren. Deshalb können hier Fälle mit primär langer Latenz („Winterstämme", die erst nach ca. 9 Monaten zur Primärerkrankung führen) und Rückfälle noch Jahre nach der Ersterkrankung auftreten.

Malaria quartana

Die Malaria quartana ist eine seltene Malariaform; Erreger ist *Plasmodium malariae* (Tab. 18.2). Die Fieberschübe treten alle 72 Stunden auf, d. h. zwei fieberfreie Tage zwischen den Fieberanstiegen. Nach überstandener Primärerkrankung können die Parasiten über Jahrzehnte im Blut in ganz geringer Zahl persistieren. Da die Parasitendichte sehr gering ist, werden sie nicht immer in Blutausstrichen gefunden und können bei einer evtl. Transfusion dieses Blutes im neuen, nicht immunen Wirt zur Erkrankung führen. In einigen Fällen kann die Malaria quartana zum nephrotischen Syndrom führen.

Südostasiatische zoonotische Malaria

Erst vor einigen Jahren wurde in Südostasien (vor allem in Malaysia und Indonesien) mit *Plasmodium knowlesi* die fünfte humanpathogene Plasmodienart entdeckt. Dieser Erreger kann als zoonotisch betrachtet werden, da er auch bei in Südostasien heimischen Affenarten (Makakken) vorkommt. Die Morphologie von *P. knowlesi* ähnelt im Blutausstrich der von *P. malariae*. Eine Artdifferenzierung ist durch PCR-basierte Methoden möglich. Die klinischen Symtome ähneln denen der Malaria tropica.

Diagnostik

Das Wichtigste ist, an die Malaria zu denken!

MERKE

Bei jedem Patienten, der sich mit unspezifischem Krankheitsgefühl oder mit **Fieber unklarer Ursache** (FUO = Fever of unknown origin) vorstellt, muss eine Malaria auch noch **1 Jahr** nach Rückkehr aus dem Malariaendemiegebiet ausgeschlossen werden.

Die Standardmethode für die Akutdiagnostik ist der mikroskopische Erregernachweis im dünnen und dicken Blutausstrich („dicker Tropfen"). Sollten trotz begründeten Verdachts auf eine Malaria keine Plasmodien nachgewiesen werden, muss die Diagnostik in 6-stündigen Abständen wiederholt werden.

Der „Dicke Tropfen" ist als Anreicherungsmethode der Goldstandard beim Nachweis der Plasmodien.

18

Man gibt dabei einen Tropfen Blut auf einen Objektträger und verrührt ihn mit der Ecke eines anderen Objektträgers in der Größe eines Cents. Der dünne Blutausstrich eignet sich gut zur Speziesdifferenzierung. Bei beiden Verfahren wird das Blut mit Giemsa-Gebrauchslösung gefärbt und lange mikroskopiert.

Die verschiedenen Malariaerreger lassen sich aufgrund ihrer typischen Strukturen und den eventuellen Veränderungen der befallenen Erythrozyten identifizieren (Tab. 18.3, Abb. 18.5, Abb. 18.6).

Die Schüffner-Tüpfelung kommt nur bei den Erregern der Malaria tertiana vor und äußert sich in der Giemsa-Färbung als mikroskopisch sichtbare rosa Punktierung der infizierten Erythrozyten. Es handelt sich dabei um kleine Einstülpungen der Erythrozytenmembran, an die Vesikel aufgelagert sind, welche parasitäre Antigene enthalten.

Falls die sofortige Anfertigung von Präparaten nicht möglich ist, muss EDTA-Blut zum Labor geschickt werden. Als andere diagnostische Verfahren kommen immunchromatografische Antigentests infrage, die auch als Malariaschnelltests innerhalb von 15 Minuten ein valides Ergebnis liefern. Sie erkennen plasmodienspezifische Antigene im Vollblut des Patienten, wie z. B. das histidinreiche Protein-2 von *P. falciparum* (HRP-2), die parasitäre Laktatdehydrogenase (pLDH) oder die Aldolase. Letzteres Protein wird von allen Plasmodien-Arten gebildet. Als Alternative zum Dicken Tropfen eignet sich auch der „quantitative buffy coat" (QBC). Zur Differenzierung der Plasmodien-Spezies ist auch die PCR geeignet, die jedoch bisher selten routinemäßig eingesetzt wird.

Serologische Verfahren des Antikörpernachweises haben für die akute Krankheitsdiagnose nur eine geringe Bedeutung, weil Antikörper erst zwischen dem 6. und 9. Tag nach Beginn der Parasitämie nachweisbar werden. Diese Methoden sind daher eher von retrospektiver Bedeutung, z. B. im Fall einer Infektion mit verschiedenen Plasmodien-Arten sowie bei der Aufklärung von Spätrezidiven.

| MERKE |

Es ist als **Kunstfehler** anzusehen, wenn zum Ausschluss einer akuten Malaria kein Blutausstrich oder Dicker Tropfen angefertigt wird.

Tab. 18.3

Grobes Schema zur Differenzierung der Malariaformen im Blutausstrich (Abb. 18.5).

Form	Besonderheiten
Malaria tropica	– hohe Parasitämie – viele Ringformen – evtl. Doppelinfektionen von Erythrozyten – evtl. sichelförmige Gametozyten (Abb. 18.6)
Malaria tertiana	– mittlere Parasitämie – vergrößerte Erythrozyten mit Schüffner-Tüpfelung – amöboide Parasiten
Malaria quartana	– geringe Parasitämie – Malariapigment – bandförmige Parasiten
südostasiatische zoonotische Malaria	– ähnlich wie Malaria quartana

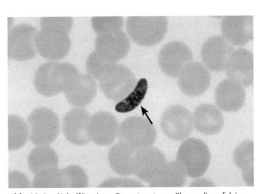

Abb. 18.6   Sichelförmiger Gametozyt von *Plasmodium falciparum* im Blutausstrich.

18

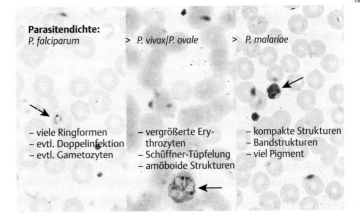

Parasitendichte:
P. falciparum   >   *P. vivax/P. ovale*   >   *P. malariae*

– viele Ringformen
– evtl. Doppelinfektion
– evtl. Gametozyten

– vergrößerte Erythrozyten
– Schüffner-Tüpfelung
– amöboide Strukturen

– kompakte Strukturen
– Bandstrukturen
– viel Pigment

Abb. 18.5   Malaria-Blutausstrich.

Das Labor ist gemäß IfSG verpflichtet, den Erregernachweis an das RKI zu melden (2012 und 2011: je ca. 550 Fälle → 0,7/100 000).

Prinzipien der Prophylaxe

Eines sei vorweggenommen: Keine der im Folgenden genannten Schutzmaßnahmen bietet einen hundertprozentigen Schutz vor Malaria. Grundsätzlich sollte man sich vor einer Reise in Endemiegebiete von einer kompetenten Stelle individuell über Prophylaxe und Therapie der Malaria beraten lassen.

Jeder Stich der Anopheles-Mücke kann zur Erkrankung führen. Deshalb sollte der Reisende wissen, dass die Mücken typischerweise in der Dämmerung und in der Nacht aktiv sind. In dieser Zeit sollte eine konsequente Expositionsprophylaxe betrieben werden. Auch wenn es lästig erscheint, sollte nachts in Malariaendemiegebieten immer ein feinmaschiges, mit Insektiziden (z. B. Permethrin) behandeltes Moskitonetz verwendet werden, unbedeckte Haut sollte mit Repellents eingerieben und langärmelige, helle Kleidung getragen werden. Außerdem sollte man sich, wenn möglich, in klimatisierten oder in durch Fliegengitter geschützten Räumen aufhalten.

Das zweite, lebenswichtige Standbein der Prophylaxe ist die Chemoprophylaxe (S. 427). Die Einnahme von Medikamenten zur Vermeidung einer Malaria richtet sich nach der Region, in die man reist, der Länge des Aufenthaltes, Vorerkrankungen, der Einnahme weiterer Medikamente etc.

Praxistipp

Um bei Ankunft im Zielland bereits ausreichend hohe Wirkspiegel zu besitzen, muss die Prophylaxe je nach Medikament wenige Tage bis 3 Wochen vor der Reise begonnen werden. Da die Medikamente nicht gegen Sporozoiten wirken, ist die Prophylaxe bis zu 1–4 Wochen nach Rückkehr aufrechtzuerhalten, da es ja theoretisch noch kurz vor Reiserückkehr zu einer Infektion gekommen sein könnte.

Die Chemoprophylaxe spielte lange Zeit nur für Touristen aus westlichen Ländern eine Rolle. Heutzutage wird sie in Form der Kombination Sulfadoxin-Pyrimethamin bei Schwangeren (intermittent preventive treatment in pregnancy = IPTp) im 2. und 3. Trimenon von der WHO in Malariaendemiegebieten empfohlen, um die maternale schwere Anämie zu verhindern, Frühgeburten mit hoher Mortalitätsrate zu vermeiden und ein höheres Geburtsgewicht der Neugeborenen zu erreichen. Ein weiterer Ansatz beschäftigt sich mit der Gabe einer Chemoprophylaxe bei Kindern unter 5 Jahren (intermittent preventive treatment in infants = IPTi), um Letalität und Morbidität der Malaria zu senken.

Wegen zunehmender Resistenzentwicklung der Plasmodien gegenüber vorhandenen Anti-Malariamitteln unterliegen Therapie- und Prophylaxeempfehlungen einem stetigen Wandel. Ausführlichere und aktuelle Informationen können u. a. der Homepage der Deutschen Tropenmedizinischen Gesellschaft (DTG) entnommen werden (www.dtg.org), Abb. 18.7.

Für den unangenehmen Fall, während eines längeren Aufenthaltes in einem Endemiegebiet an Malaria zu erkranken, ist es ratsam, eine Stand-by-Medikation als Behandlungsalternative im Reisegepäck zu haben, da die Wirksamkeit der vor Ort verkauften Medikamente sehr stark schwanken kann. Die Mitnahme eines Stand-by-Präparates (Mefloquin oder Atovaquon/Proguanil oder Artemether/Lumefantrin) wird empfohlen bei:

- Reisen ohne Prophylaxe in Gebiete mit niedriger Malariainzidenz
- fehlender/unzureichender medizinischer Versorgung im Malariagebiet
- Unverträglichkeit einer Chemoprophylaxe.

Aktuell befindet sich ein rekombinanter Malariaimpfstoff in einer klinischen Phase-III-Studie. Die Ergebnisse deuten jedoch darauf hin, dass die Schutzwirkung innerhalb von 4 Jahren nachlässt und dadurch insgesamt nur eine Schutzrate von weniger als 20 % erreicht wird.

Prinzipien der Therapie

Die Therapie der Malaria richtet sich nach der Plasmodien-Spezies, der Schwere des Krankheitsverlaufs und danach, ob aufgrund der Reiseanamnese mit einer Resistenz der Erreger zu rechnen ist.

> **MERKE**
>
> Alle Malariamittel werden enteral rasch resorbiert und sollten bei unkomplizierter Malaria **oral** verabreicht werden. Die risikoreiche i. v.-Gabe ist nur bei komplizierter Malaria (Koma, Schock) indiziert.

Malaria tertiana oder quartana I Mittlerweile werden die meisten Patienten mit Mefloquin therapiert, obwohl Chloroquin i. d. R. auch wirkt. Bei der Malaria tertiana muss eine Nachbehandlung mit Primaquin (in Deutschland nicht im Handel, über internationale Apotheke erhältlich) angeschlossen werden, um Hypnozoiten abzutöten (Kontraindikationen: Schwangerschaft, Glukose-6-Phosphat-Dehydrogenase-Mangel).

Malaria tropica und südostasiatische zoonotische Malaria I Die unkomplizierte Form wird entweder mit Mefloquin (Lariam®) oder mit Atovaquon/Proguanil (Malarone®) oder mit Artemether/Lumefantrin (Riamet®) behandelt. Bei schweren und komplizierten Fällen bzw. wenn die Prophylaxe mit Mefloquin durchgeführt wurde, muss dem Patienten intravenös Artesunat („off-label-use“) in Kombination mit

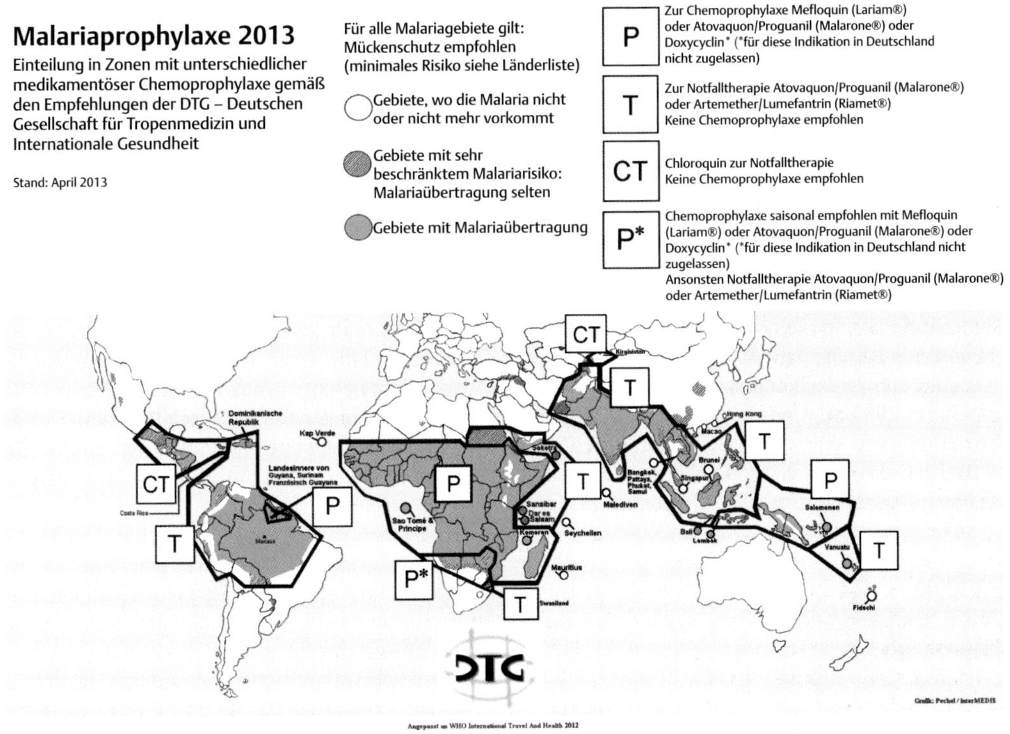

Malariaprophylaxe 2013

Einteilung in Zonen mit unterschiedlicher medikamentöser Chemoprophylaxe gemäß den Empfehlungen der DTG – Deutschen Gesellschaft für Tropenmedizin und Internationale Gesundheit

Stand: April 2013

Für alle Malariagebiete gilt: Mückenschutz empfohlen (minimales Risiko siehe Länderliste)

○ Gebiete, wo die Malaria nicht oder nicht mehr vorkommt

◍ Gebiete mit sehr beschränktem Malariarisiko: Malariaübertragung selten

◉ Gebiete mit Malariaübertragung

P Zur Chemoprophylaxe Mefloquin (Lariam®) oder Atovaquon/Proguanil (Malarone®) oder Doxycyclin* (*für diese Indikation in Deutschland nicht zugelassen)

T Zur Notfalltherapie Atovaquon/Proguanil (Malarone®) oder Artemether/Lumefantrin (Riamet®) Keine Chemoprophylaxe empfohlen

CT Chloroquin zur Notfalltherapie Keine Chemoprophylaxe empfohlen

P* Chemoprophylaxe saisonal empfohlen mit Mefloquin (Lariam®) oder Atovaquon/Proguanil (Malarone®) oder Doxycyclin* (*für diese Indikation in Deutschland nicht zugelassen) Ansonsten Notfalltherapie Atovaquon/Proguanil (Malarone®) oder Artemether/Lumefantrin (Riamet®)

Abb. 18.7   Malariaprophylaxe 2013: Chloroquin wird generell nicht mehr als Prophylaxe empfohlen. Für die Hochrisikogebiete wird entweder Mefloquin oder Atovaquon/Proguanil oder Doxycyclin als Prophylaxe empfohlen. (mit freundlicher Genehmigung der DTG)

Doxycyclin oder Clindamycin gegeben werden. Als Alternative kommt die Kombination aus Artemether plus Mefloquin in Betracht. Der Einsatz des bisher für die Therapie der schweren Malaria verwendeten Chinins wird aufgrund eventuell eintretender schwerer Nebenwirkungen kritisch gesehen.

Überblick über Medikamente für Prophylaxe und Therapie der Malaria

Im Folgenden soll ein kurzer Überblick über die derzeit in der Chemoprophylaxe und Therapie verwendeten Medikamente gegeben werden. Eine vollständige Übersicht über Nebenwirkungen, Gegenanzeigen, Wechselwirkungen, Dosierungen etc. sollten den entsprechenden Fachinformationen entnommen werden. **Mefloquin (Lariam®):** Langzeitprophylaxe bei Erwachsenen und Kindern (nicht Kleinkinder). Wirksam in den meisten Regionen der Welt (Ausnahmen: Grenzgebiet zwischen Thailand und Kambodscha, vermehrt auch in anderen Teilen Asiens, seltener in Afrika und im Amazonasbecken). Mit der Einnahme der Prophylaxe (250 mg/Woche) sollte man 2–3 Wochen vor der Reise beginnen, um einen ausreichend hohen Wirkspiegel zu erreichen und bei Nebenwirkungen noch vor Ankunft im Endemiegebiet auf ein anderes Präparat umsteigen zu können. Nach Verlas-

sen des Malariaendemiegebietes muss Mefloquin noch für 4 weitere Wochen eingenommen werden. Es kann auch zur Therapie der unkomplizierten Malaria tropica und prinzipiell zur notfallmäßigen Selbstbehandlung eingesetzt werden.

ACHTUNG

Mefloquin soll von Personen mit verantwortungsvoller Tätigkeit (z. B. Piloten) jedoch nicht zur Prophylaxe genommen werden. Keine Gabe zusammen mit β-Blockern, Kalzium-Antagonisten oder Antiarrhythmika.

Mefloquin ist für Kinder > 3 Monate zugelassen und für die Prophylaxe oder als Notfallselbsttherapie während der Schwangerschaft im Rahmen des „off-label-use" einsetzbar. In Afrika wird Mefloquin häufig als Standardtherapie eingesetzt.

Atovaquon-Proguanil (Malarone®): Gute, wenn auch relativ teure Prophylaxe-Alternative; in Europa bisher allerdings nur für einen Zeitraum von 28 Tagen zugelassen. Die Einnahme muss 1–2 Tage vor Betreten des Malariagebietes begonnen werden und noch 7 Tage nach Reiseende fortgesetzt werden. Auch zur Therapie der unkomplizierten Malaria tropica geeignet.

Doxycyclin: In Deutschland weder zur Therapie noch zur Chemoprophylaxe der Malaria zugelassen. Dennoch ist die Verwendung als Prophylaxe („off-label-use") alternativ zu Mefloquin oder Atovaquon-Proguanil in Gebieten mit Chloroquin-Resistenz prinzipiell möglich.

Artemether-Lumefantrin (Riamet®): Gehört zur Gruppe der ACTs (Artemisinin-based Combination Therapies), die nur zur Therapie der unkomplizierten Malaria tropica verwendet werden.

Chloroquin (Resochin®): Ggf. zur Chemoprophylaxe in Gebieten mit vorwiegend *P. vivax* oder *ovale*. Plasmodien bauen Hämoglobin in Aminosäuren und Häm ab. Chloroquin wirkt durch Hemmung der Hämpolymerisation, sodass das für den Parasiten toxische Häm nicht weiter in das atoxische Hämazoin (= Malariapigment) abgebaut werden kann und der Parasit deshalb stirbt. Zur Prophylaxe werden in der Regel wöchentlich zwei Tabletten genommen. Zur Therapie der Malaria tertiana oder quartana kann Chloroquin ebenfalls nach wie vor verabreicht werden. Chloroquin ist auch bei Schwangeren und Kleinkindern anwendbar.

> **ACHTUNG**
>
> Seit den 70er Jahren treten zunehmend regional massiv **Resistenzen** auf.

Proguanil (Paludrine®): Wird zwar nicht mehr empfohlen, kann aber in Gebieten mit chloroquinresistenten Malariaerregern zusätzlich zu Resochin (nicht allein) zur Prophylaxe eingesetzt werden. Im Gegensatz zu Chloroquin muss Proguanil täglich eingenommen werden.

Dihydroartemisinin/Piperaquin (Eurartesim®): Für die Therapie der unkomplizierten Malaria tropica zugelassen. Als Nebenwirkung ist die QTc-Verlängerung gefürchtet (→ EKG!); daher ist diese Kombination nicht für die Notfallselbsttherapie geeignet.

Artesunat: halbsynthetisch hergestelltes Mittel mit Ähnlichkeit zu Artemisinin. Bisher zwar nicht in Europa zugelassen, doch von vielen Experten als Mittel der ersten Wahl in Kombination mit Doxycyclin (Erwachsene) oder Clindamycin (Kinder) zur Therapie der komplizierten Malaria geschätzt.

Chinin: Einsatz vor allem für die Therapie der schweren Malaria tropica; bei Erwachsenen in Kombination mit Doxycyclin; bei Kindern und Schwangeren in Kombination mit Clindamycin.

Sulfadoxin-Pyrimethamin (Fansidar®): In Deutschland nicht mehr im Handel, wird aber in Afrika noch zur Therapie verwendet.

Primaquin: Das einzige Präparat, das auch Hypnozoiten wirksam bekämpfen kann, weshalb es bei der Therapie der Malaria tertiana einbezogen werden sollte.

> **ACHTUNG**
>
> Vor Einnahme von Primaquin muss ein Glukose-6-Phosphatdehydrogenase-Mangel ausgeschlossen werden.

18.2.2 Leishmaniose [B55]

Erreger der reise- und tropenmedizinisch relevanten Leishmaniose sind Leishmanien (S. 155). Sie gehören zu den Flagellaten und kommen in zwei Formen vor (vgl. Abb. 5.4):

- Endwirt ist die Sandmücke (*Phlebotomus*, seltener *Lutzomyia*). Hier entwickeln sie sich als extrazelluläre, begeißelte Form (Promastigoten-Stadium).
- Zwischenwirte sind vor allem Hunde, aber auch Nagetiere und der Mensch. Die Vermehrung findet intrazellulär innerhalb von dendritischen Zellen, Makrophagen und Monozyten statt. Für die intrazelluläre Lage sind Bewegungsorganellen nicht notwendig, sodass Leishmanien hier unbegeißelt vorliegen (Amastigoten-Stadium). Sie entgehen der zellulären Immunabwehr durch Herunterregulierung der MHC-abhängigen Antigenpräsentation.

Leishmanien werden durch den Stich der nachtaktiven Sandmücke vom tierischen Reservoir auf den Menschen übertragen und vermehren sich zunächst an der Einstichstelle. Von der Leishmanien-Art hängt dann der weitere Verlauf ab.

Infizierte Überträgermücken kommen in allen Anrainerstaaten des Mittelmeeres sowie in Asien, Afrika und Südamerika vor. Ein endemisches Gebiet liegt auch am Plattensee in Ungarn vor, wo vor allem Hunde infiziert sind. Nach Schätzungen der WHO sind derzeit ca. 12 Millionen Menschen infiziert, mindestens 40 000 erkranken jährlich manifest. In Deutschland schätzt man die Zahl auf 100–300 Fälle pro Jahr.

Klinik

Es gibt mehr als 10 verschiedene Leishmanien-Arten, die morphologisch zwar nicht voneinander unterschieden werden können, z. T. aber sehr unterschiedliche Krankheitsbilder verursachen können (Tab. 18.4).

Hautleishmaniose: Die Hautleishmaniose (Orientbeule, Aleppo-Beule) kommt vor allem im Mittelmeerraum vor. Aufgrund der globalen Erwärmung wird die Überträgermücke *Phlebotomus* seit einigen Jahren vermehrt auch in nördlicheren Breiten gefun-

Tab. 18.4

Übersicht über die wichtigsten Leishmanien-Arten.

Komplex/ Art	grobe Verbreitung	Klinik	Selbst- heilung
L. major *L. tropica*	Mittelmeer Afrika SW-Asien	kutane Form	ja
L. mexicana	Mittel- und Südamerika	kutane Form	ja
L. braziliensis	Südamerika	mukokutane Form	nein
L. donovani/ infantum	Südasien, Afrika/Mittelmeer	viszerale Form	nein

den (z. B. auch im Rheingraben), sodass eine zukünftige Ausbreitung der Hautleishmaniose nicht ausgeschlossen werden kann.

Die Infektion mit *L. tropica* oder *L. major* bleibt auf die Region der Stichstelle lokalisiert. Dabei vermehrt sich der Erreger vorwiegend in dendritischen Zellen und Makrophagen. Nach einer Inkubationszeit von Wochen bis Monaten entsteht in der Haut zunächst ein Knoten, der schließlich in ein typisch aussehendes Geschwür (Abb. 18.8) mit aufgeworfenem Rand und grober Kruste übergeht. Die „Beule" heilt unter Narbenbildung innerhalb ca. eines Jahres spontan ab.

Viszerale Leishmaniose: Die viszerale Leishmaniose (Kala Azar) ist wahrscheinlich auf eine höhere Pathogenität von *L. donovani* und eine verminderte Immunabwehr des Betroffenen (besonders schwere Verläufe bei Patienten mit HIV-Infektion, aber auch bei Diabetikern) zurückzuführen. Die Zeit zwischen Inokulation des Erregers und dem Auftreten von Symptomen kann 10 Tage bis 9 Jahre betragen.

Nach dem Stich durch die Sandmücke erreichen die Erreger zunächst die regionalen Lymphknoten. Bei Resistenzminderung des Wirtes brechen sie in die Blutbahn ein und führen vor allem in Milz, Leber und Knochenmark zur Proliferation von Makrophagen. Klinisch stehen Fieber, Hepatosplenomegalie mit entsprechenden Organschädigungen, Leukopenie, Thrombozytopenie und fortschreitende Anämie durch Verdrängung der blutbildenden Zellen im Knochenmark im Vordergrund. Unbehandelt ist die Prognose schlecht.

Eine wahrscheinlich immunpathologische Komplikation stellt das dermale Post-Kala-Azar-Leishmanoid (PKDL) dar, bei dem die Haut mit multiplen knotigen Infiltraten durchsetzt ist.

Schleimhautleishmaniose: Die mukokutane Form der Leishmaniose (syn. Espundia) wird durch Infektionen mit *L. braziliensis* und einigen anderen Leishmanien-Arten verursacht und kann zu schweren Ulzerationen und Erosionen an den Schleimhäuten von Mund, Rachen und Nase (u. U. Zerstörung des Nasenseptums) führen. Es kommt meistens nicht zur systemischen Ausbreitung des Erregers.

Eine Spontanheilung ist nicht möglich. Durch Sekundärinfektionen kann eine Bronchopneumonie entstehen. Der Tod erfolgt entweder aufgrund pulmonaler Komplikationen oder nach massiver Behinderung der Nahrungsaufnahme mit daraus resultierender Kachexie.

Diagnostik

Bei Hautläsionen gelingt meistens der mikroskopische Erregernachweis aus Material vom Rand der Ulzera. Im nach Giemsa gefärbten Ausstrich oder Punktat erkennt man unter größter Vergrößerung (100er Ölimmersionsobjektiv) intrazellulär gelagerte Leishmanien (Amastigotenstadium), die jeweils durch einen prominenten Kern von 2–5 µm Durchmesser und dem direkt danebenliegenden, kleineren Kinetoplasten charakterisiert sind (Abb. 18.9). Beim Kinetoplasten handelt es sich um das Mitochondrium, das als Ansatzpunkt für die im Amastigotenstadium fehlende Flagelle dient.

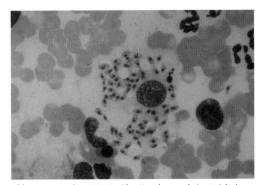

Abb. 18.9 Leishmanien im Blut-Knochenmark-Ausstrich. (aus dem Fundus von Prof. W. Bommer, Göttingen)

18

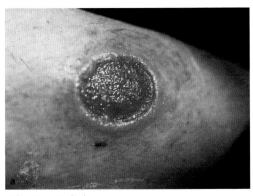

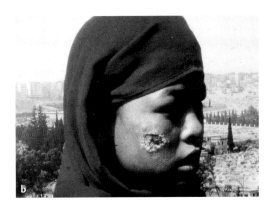

Abb. 18.8 Hautleishmaniose.
a Typisch aussehendes Geschwür mit aufgeworfenem Rand.
b Hautleishmaniose im Spätstadium. (aus dem Fundus von Prof. W. Bommer, Göttingen)

Bei viszeraler Leishmaniose sind für den direkten Erregernachweis Präparate von Knochenmark-, Milz- oder Leberpunktaten geeignet. Darüber hinaus ist der Erregernachweis auch durch PCR und durch Anzucht in Spezialmedien (Speziallabors) möglich. Hierbei vermehren die Parasiten sich jedoch als Promastigoten-Stadium. Schließlich werden bei viszeralen Verläufen auch serologische Verfahren für die Diagnostik eingesetzt.

Therapie

Die Hautleishmaniose kann eventuell schon durch alleinige Vereisung oder Elektrokoagulation erfolgreich therapiert werden. Als kausale Therapie können außerdem lokal das Aminoglykosid Paromomycin oder Antimonpräparate appliziert werden.

Für die viszerale und die mukokutane Form ist eine systemische Therapie mit Amphotericin B oder Miltefosin geeignet. Alternativ werden die nur im Ausland oder über internationale Apotheken erhältlichen Antimonpräparate (Glucantime), wie z. B. Natriumstibogluconat und Megluminantimonat, eingesetzt. Schließlich kommen für die Therapie der viszeralen Leishmaniose noch Paromomycin, Pentamidin und Azole infrage.

18.2.3 Afrikanische Trypanosomiasis [B56]

Die Afrikanische Trypanosomiasis (Schlafkrankheit) kommt im tropischen Afrika vor und wird von den Flagellaten *Trypanosoma brucei gambiense* (v. a. West- und Zentralafrika) und *T. brucei rhodesiense* (v. a. Ostafrika) verursacht. Die Erreger werden durch die tagaktiven Glossinen bzw. Tsetse-Fliegen (= Endwirt und Vektor) zwischen den Nebenwirten – d. h. von Mensch zu Mensch oder von anderen Säugetieren (v. a. Rindern oder Antilopen) auf den Menschen – übertragen. Dabei stechen Tsetse-Fliegen nicht wirklich, sondern mazerieren die Haut durch beißähnliche Mundwerkzeuge.

Im menschlichen Körper vermehren sich die Erreger (S. 156) zunächst an der Eintrittspforte und breiten sich dann vor allem hämatogen mithilfe ihrer Geißeln im Körper aus. Dabei liegen sie extrazellulär im Trypomastigotenstadium vor und entgehen der humoralen Antikörperabwehr durch Antigenvariation: *T. brucei* kann ihr Oberflächenglykoprotein (VSG = variant surface glycoprotein) sehr schnell verändern, sodass die ursprünglich gebildeten Antikörper keine anzugreifenden Antigenstrukturen mehr vorfinden.

> **MERKE**
>
> Diese **Antigenvariation** findet viele Male während einer Infektion statt und kann eine jahrelange **Persistenz** der Erreger ermöglichen.

Klinik

Die Schlafkrankheit durchläuft 3 Stadien:

– Nach einer Inkubationszeit von 1–2 Wochen entsteht an der Eintrittspforte eine ödematöse Läsion durch lokale Vermehrung der Erreger: Primäreffekt oder Trypanosomenschanker.

– Das nur ca. 1 Woche später folgende febril-glanduläre Stadium ist durch Fieber, Lymphknotenschwellungen im hinteren Halsbereich (Winterbottomzeichen) und eventuell eine Herzbeteiligung sowie ein Exanthem charakterisiert.

– Nach Wochen bis Monaten dringen im finalen meningoenzephalitischen Stadium Trypanosomen in das ZNS ein. Perivaskuläre Infiltrationen der Gehirngefäße bewirken eine zunehmende Eintrübung (daher der Name Schlafkrankheit), die schließlich in ein Koma übergeht und mit dem Tod endet.

Diagnostik und Therapie

Die Diagnose erfolgt durch den mikroskopischen Erregernachweis, der u. U. bereits nativ in frischen Blut- oder Liquorproben durch die Bewegung der Flagellaten gelingt. Sensitiver ist meistens jedoch der mikroskopische Erregernachweis im nach Giemsa gefärbten Blutausstrich, Liquorsediment oder Lymphknotenpunktat (Abb. 18.10). Die PCR wird nur in einigen Laboren eingesetzt.

Therapeutisch werden bei Patienten ohne ZNS-Symptomatik Suramin und Pentamidin eingesetzt. Bei ZNS-Befall können nur Melarsoprol (Arsenverbindung), Eflornithin oder Nifurtimox eingesetzt werden. Alle Präparate sind sehr toxisch. Trotz Therapie ist die Prognose bei ZNS-Befall schlecht.

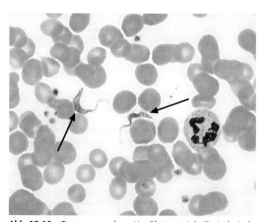

Abb. 18.10 *Trypanosoma brucei* im Blutausstrich: Typisch sind die spindelförmige Gestalt der Trypanosomen, die lange Geißel und die undulierende Membran. (mit freundlicher Genehmigung von Prof. Dr. C. G. K. Lüder, Göttingen)

18.2.4 Chagas-Krankheit [B57]

Die Chagas-Krankheit wird durch den Flagellaten *Trypanosoma cruzi* (S. 156) verursacht, der in Mittel- und Südamerika bei Hunden, Katzen sowie Nage- und Gürteltieren verbreitet ist und von diesen durch nachtaktive Raubwanzen der Gattung Triatoma auf den Menschen übertragen wird. Die Raubwanzen stellen den Endwirt für *T. cruzi* dar; sie leben als Ungeziefer vor allem in Slumquartieren. Dabei ist interessant, dass die Raubwanze die Trypanosomen mit ihrem Kottropfen unmittelbar nach der Blutmahlzeit absetzt. Da die Stichwunde juckt, kratzt der betroffene Mensch sich automatisch und kontaminiert dabei die Stichwunde mit dem erregerhaltigen Kot.

Im menschlichen Zwischenwirt disseminiert der Parasit hämatogen, um sich intrazellulär im Amastigotenstadium vor allem in Zellen der glatten Muskulatur (Herz, Darmwand) zu vermehren.

Der Pathogenese der Erkrankung liegen vor allem Autoimmunmechanismen zugrunde: Durch antigenes Mimikry zwischen Wirts- und Parasitenantigenen (z. B. B13-Protein des Parasiten und Herzmuskelmyosin des Menschen) wird die Bildung von Autoantikörpern induziert, die dann gegen die betreffenden Organe gerichtet sind.

Klinik

Die Infektion verläuft in 60–70 % der Fälle ohne Symptome, sodass bei in den Endemiegebieten lebenden Blutspendern an die Übertragung des Erregers durch Blutprodukte gedacht werden muss.

Erstes klinisches Zeichen der Infektion ist oft ein Lidödem (Romaña-Zeichen), das durch die häufige transkonjunktivale Übertragung zustande kommt. Sie erklärt sich daraus, dass die Raubwanze als nachtaktiver Vektor oft im Kopfbereich Blut saugt, da dieser nachts meistens nicht durch eine Decke geschützt ist. Ansonsten wird die sich an der Eintrittspforte manifestierende Primärläsion als Chagom bezeichnet.

Ca. 2–3 Wochen nach Infektion beginnt das akute fieberhafte Stadium als Zeichen der Parasitämie. Im weiteren Verlauf treten eine Hepatosplenomegalie und Anämie auf. Bereits jetzt kann es zur Myokarditis mit dem Leitsymptom Tachykardie kommen.

Praxistipp

Bei jungen südamerikanischen Patienten mit Tachykardie muss stets eine Chagas-Krankheit ausgeschlossen werden!

Die meisten Patienten genesen innerhalb von 1–2 Monaten und können 10–20 Jahre klinisch asymptomatisch bleiben (latente Phase). Selten kommt es in der latenten Phase durch eine infektiös bedingte Denervation der Herzmuskulatur zum plötzlichen Herztod.

Typisch und charakteristisch für die Chagas-Krankheit ist die chronische Phase der Erkrankung. Sie manifestiert sich als Chagas-Syndrom, das vor allem durch eine Kardiopathie, Enteromegalie (z. B. Megakolon) und die Beteiligung des ZNS charakterisiert ist. Die Prognose ist – insbesondere bei Kindern – häufig schlecht.

Diagnostik und Therapie

Der direkte mikroskopische Erregernachweis – in Knochenmark- oder Blutausstrichen, dem Dicken Tropfen oder in Muskelbiopsien – sollte versucht werden. In späteren Stadien (vor allem im charakteristischen chronischen Stadium) stehen serologische Verfahren im Vordergrund der Diagnostik. Weitere Methoden (z. B. Xenodiagnostik, PCR) sind Speziallaboren vorbehalten. Für die Therapie stehen nur Nifurtimox oder Benznidazol zur Verfügung.

18.2.5 Toxoplasmose [B58]

Infektionen mit Toxoplasmen (S. 158) verlaufen meistens latent und daher unbemerkt, können aber insbesondere beim immungeschwächten Individuum (Fötus, AIDS-Patient, Transplantatempfänger mit therapeutisch induzierter Immunsuppression) lebensgefährlich verlaufen. Der Erreger, *Toxoplasma gondii*, gehört zur Klasse der Sporozoa. Man schätzt, dass 25–30 % der Weltpopulation unbemerkt infiziert sind. In Deutschland korreliert die Seroprävalenz ziemlich genau mit dem Lebensalter: So sind beispielsweise ca. 40 % der 40-Jährigen latent infiziert.

Pathogenese

Toxoplasmen sind obligat intrazelluläre Parasiten, die aufgrund ihrer geringen Wirts- und Zellspezifität alle kernhaltigen Zellen zu infizieren vermögen. Toxoplasmen kommen in drei Lebensformen vor:
- Oozysten (mit Sporozoiten): Ruhestadium in der Umwelt → Transmission
- Zysten (mit Bradyzoiten): Ruhestadium im Gewebe → Transmission
- Tachyzoiten: Replikationsstadium → Krankheit.

Die Vermehrung der Toxoplasmen erfolgt ungeschlechtlich und geschlechtlich. Während die ungeschlechtliche Vermehrung (Schizogonie) in allen Wirtsorganismen abläuft, kann die geschlechtliche Vermehrung nur im Darmepithel von Katzen (= Endwirt) stattfinden (Abb. 18.11).

MERKE

Die **ungeschlechtliche** Vermehrung kann in **allen Wirtorganismen** stattfinden, die **geschlechtliche** Vermehrung jedoch nur im Darmepithel der **Katze**.

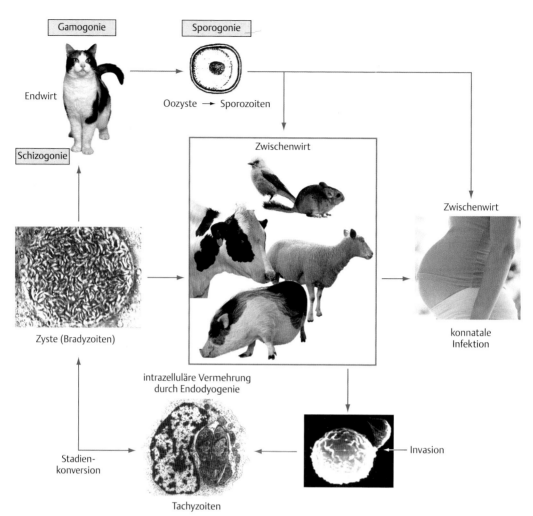

Abb. 18.11   Pathogenese der Toxoplasmose. (Foto Schwangere: © Jupiterimages)

Infizierte Katzen scheiden dann über einen Zeitraum von einigen Tagen bis zu 3 Wochen insgesamt bis zu 600 Millionen nicht-infektiöse Oozysten mit dem Stuhl aus. Nach einer Reifungszeit von 2–4 Tagen entstehen innerhalb der Oozysten 2 Sporozysten mit je 4 Sporozoiten. Diese sporulierten Oozysten sind für Mensch und Tier infektiös und weisen eine hohe Umweltresistenz auf. So können sie im Erdboden für bis zu 5 Jahre lebensfähig bleiben. Durch perorale Aufnahme von kontaminierten Nahrungsmitteln (z. B. Blattsalat) oder zystenhaltigem rohem Fleisch (z. B. Mett) können sich der Mensch und verschiedenste Tiere (z. B. Weide- und Nagetiere, aber auch Vögel) infizieren.

Sporulierte Oozysten oder Zysten (letztere enthalten Bradyzoiten) überstehen die Magenpassage. Wahrscheinlich durch das Milieu des Magens bedingt lösen sich die Oozysten – oder die Zystenwand – auf. Als Folge können die freigesetzten Sporozoiten oder

Bradyzoiten im Darm in das Gewebe eindringen und hämatogen und auf dem Lymphwege disseminieren. Dabei wandeln sich die Parasiten allmählich in Tachyzoiten um. Tachyzoiten unterscheiden sich von Sporozoiten und Bradyzoiten vor allem durch ihre schnellere Replikationszeit (6–8 Stunden) und ihre stärkere Invasionsfähigkeit (aggressives Replikationsstadium).

Tachyzoiten haben eine Größe von 2–4 × 4–7 μm und eine bogenförmige Gestalt (toxon = Bogen). Innerhalb der Wirtszelle vermehren sie sich in einer parasitophoren Vakuole, die keine Fusion mit Lysosomen eingeht. Nach mehreren Stunden ist die ganze Zelle schließlich mit Toxoplasmen angefüllt und rupturiert. Dadurch können die Tachyzoiten weitere Zellen infizieren und sich im ganzen Wirtsorganismus vermehren und ausbreiten.

Der Mensch und die meisten Tiere sind Nebenwirte, in ihnen erfolgt die ungeschlechtliche Vermehrung durch Endodyogenie: Dabei wird zunächst die DNA im Kern der Mutterzelle repliziert. Um diesen Kern bilden sich zwei Tochterzellen, die sich den Kern aufteilen und dann voneinander abschnüren.

> **MERKE**
>
> **Endodyogenie:** Form der ungeschlechtlichen Vermehrung, bei der innerhalb einer Mutterzelle zwei Tochterzellen entstehen.

Ca. 1 Woche nach der Infektion beginnt die Antikörperbildung des Wirtsorganismus. Gleichzeitig führt der einsetzende Aufbau der zellulären Immunität innerhalb der Wirtszelle wieder zur Umwandlung des Tachyzoitenstadiums in das Bradyzoitenstadium des Parasiten. Dieses Stadium ist durch eine stark eingeschränkte Replikation charakterisiert („harmloses" Ruhestadium).

Der Erreger persistiert anschließend lebenslang innerhalb von Zysten vor allem in Neuronen im Gehirn, aber auch in Muskel- und anderen Zellen. Durch das Vorhandensein dieser Zysten (Durchmesser bis zu 150 μm) mit jeweils bis zu mehreren Tausend lebenden Bradyzoiten wird beim einmal infizierten Menschen (und bei Tieren) die Immunität aufrechterhalten.

Exkurs

Verbreitungsstrategie von *Toxoplasma gondii*
Frisst eine Katze ein zystenhaltiges Tier (im natürlichen Lebenszyklus sind das vor allem Mäuse und Vögel), so gelangt der Parasit wieder in seinen Endwirt und kann nach geschlechtlicher Entwicklung im Katzendarm mit dem **Katzenkot** ausgeschieden werden. Dabei hat der Parasit eine Strategie entwickelt, die die Wahrscheinlichkeit seiner Übertragung auf die Katze erhöht: So konnte erst vor einigen Jahren gezeigt werden, dass infizierte Mäuse im Gegensatz zu nicht infizierten Tieren ihre Scheu vor Katzen verlieren und dadurch zur leichten Beute werden: **Toxoplasmen manipulieren** offensichtlich die **Hirnfunktion** ihrer Wirte (→ **fehlender Fluchtreflex**). Inwieweit diese Verhaltensmanipulation auch für den Menschen zutrifft, ist bisher völlig unklar.

Bei Mensch und Tier kann das Bradyzoitenstadium durch die zelluläre Immunabwehr kontrolliert werden. Bricht diese Abwehrfunktion zusammen (z. B. AIDS, nach Transplantationen, medikamentöse Immunsuppression), wandeln sich die Bradyzoiten wieder in aggressive Tachyzoiten um (opportunistischer Erreger), die aufgrund ihrer Vermehrung das Gewebe zerstören → zerebrale Toxoplasmose.

Klinik
Den klinischen Verlauf einer Toxoplasma-Infektion kann man in drei Gruppen einteilen.

Infektion des Immunkompetenten: Die meisten Toxoplasma-Infektionen des immunkompetenten Erwachsenen verlaufen klinisch asymptomatisch (> 95 %). Wenn Symptome auftreten, so handelt es sich überwiegend um eine Lymphadenopathie der nuchalen Lymphknoten mit oder ohne Fieber. Die Lymphknotentoxoplasmose wird nach der Erstbeschreiberin auch als Piringer-Kuchinka-Lymphadenitis bezeichnet. Schwerwiegende Symptome (z. B. Befall des Auges in Form einer Retinochorioiditis oder/und Enzephalitis) sind selten.

Pränatale Infektion (S. 328): Gefährlich ist die Erstinfektion mit Toxoplasmen in der Schwangerschaft, da bei fehlender Therapie die Erreger in ca. 50 % der Fälle diaplazentar auf das Kind übergehen.

Toxoplasmose bei Immunsuppression (S. 398): Die Toxoplasmose gilt auch als opportunistische Infektion. Sie entsteht durch eine endogene Reaktivierung der latenten Infektion und manifestiert sich meist als zerebrale Toxoplasmose (Abb. 18.12). Neuinfektionen immunsupprimierter Patienten sind eher durch eine disseminierte oder pulmonale Toxoplasmose charakterisiert.

Diagnostik
Die Labordiagnose beruht vorwiegend auf serologischen Methoden. Als Goldstandard galt lange Zeit der Sabin-Feldman-Test (SFT), der aber kaum noch durchgeführt wird. Heute wird meist der ELISA eingesetzt, der zwischen IgG-, IgM- und IgA-Antikörpern unterscheidet. Die Interpretation der Testergebnisse kann sehr schwierig sein, insbesondere, weil IgM-Antikörper bei der Toxoplasmose im Gegensatz zu anderen Infektionskrankheiten u. U. jahrelang persistieren können.

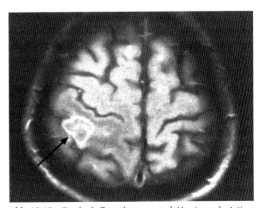

Abb. 18.12   Zerebrale Toxoplasmose nach Herztransplantation: abszessartige Zerstörung von Hirngewebe (Pfeil).

18

Praxistipp

IgM-Antikörper können bei der Toxoplasmose jahrelang nachweisbar sein.

Der direkte Parasitennachweis spielt in den meisten Fällen nur eine untergeordnete Rolle, obwohl er vor allem durch PCR (ggf. auch durch Mikroskopie, Zellkultur oder Tierversuch) aus Fruchtwasser, Liquor, Gewebebiopsien oder EDTA-Blut prinzipiell möglich ist. Bei immunsupprimierten Patienten mit Verdacht auf zerebraler Toxoplasmose ist die serologische Diagnosestellung oft problematisch, sodass in diesen Fällen eine Therapie *ex juvantibus* zum Ausschluss oder zur Bestätigung durchgeführt wird.

Therapie

Eine Lymphknotentoxoplasmose des immunkompetenten Erwachsenen heilt in der Regel spontan aus und erfordert daher keine Behandlung.

Die pränatale Toxoplasmose wird intrauterin bis zur Geburt durch eine Therapie der Mutter und anschließend mindestens während der ersten 3–12 Lebensmonate behandelt: Bis zum Ende der 15. Schwangerschaftswoche wird Spiramycin, danach werden Pyrimethamin plus Sulfadiazin plus Folinsäure gegeben.

Immunsupprimierte Patienten mit aktiver Toxoplasmose werden ebenfalls mit Pyrimethamin plus Sulfadiazin plus Folinsäure behandelt.

HIV-infizierte Patienten mit positiver Toxoplasma-Serologie sollten bei CD4$^+$-T-Zellzahlen von < 200/µl eine Prophylaxe z. B. mit Pyrimethamin erhalten, um eine potenzielle Reaktivierung der Infektion zu verhindern.

Die konnatale Infektion muss gemäß IfSG vom Labor gemeldet werden (jährlich 10–20 gemeldete Fälle).

18.2.6 Sonstige Protozoenkrankheiten [B60]
Babesiose

Die Babesiose wird von Sporozoen der Gattung Babesia verursacht, die durch Schildzecken von ihrem natürlichen Reservoir auf den Menschen übertragen werden können: *Babesia microti* (Reservoir: Mäuse) und *B. diversus* (Reservoir: Rinder). Sie vermehren sich asexuell innerhalb von Erythrozyten.

Hauptmanifestation sind selbstlimitierende, uncharakteristische, grippeähnliche Symptome. Über tödliche Verläufe bei massiver Immunsuppression oder Splenektomie wurde in Einzelfällen berichtet.

Die Diagnose wird oft nur zufällig durch mikroskopische Untersuchung von Blutausstrichen gestellt. Darin sind intraerythrozytäre Einschlüsse zu erkennen. Therapeutisch ist die Kombination aus Clindamycin plus Chinin oder Azithromycin plus Atovaquon wirksam.

Naegleria-Infektion und Akanthamöbiasis

Von den zahlreichen Amöben-Arten, die normalerweise im Boden oder in Gewässern gefunden werden, können nur wenige schwere Infektionen beim Menschen hervorrufen. Es handelt sich hierbei vor allem um die Gattungen *Akanthamoeba* und *Naegleria*, die aufgrund ihres charakteristischen Kerns eigentlich zur Gruppe der Limax-Amöben gehören und in der Umwelt natürliche Wirtszellen für Legionellen darstellen. *Naegleria* kommt weltweit in Süßwasser vor (natürliche Badeseen mit schlammreichem Grund). Der Mensch kann die Trophozoiten z. B. beim Tauchen nasal aufnehmen. Sie wandern dann über das Riechepithel entlang des Riechnervs in das ZNS ein und verursachen eine primäre Amöben-Meningoenzephalitis (PAME). Die meistens zum Tode führende Erkrankung wird nur selten zu Lebzeiten diagnostiziert (ca. 100 Fälle weltweit). Dies liegt eventuell daran, dass die Diagnose nur gestellt wird, wenn bei einer Meningoenzephalitis an Parasiten gedacht und nach Amöben im Liquor gesucht wird. Postmortal lassen sich die Erreger deutlich im Hirngewebe nachweisen.

Weitere frei lebende Amöben sind die Akanthamöben. Sie kommen weltweit ubiquitär vor und spielen hauptsächlich eine Rolle als Erreger einer nicht seltenen Keratokonjunktivitis bei Kontaktlinsenträgern. Übertragen werden sie häufig über unsauber gelagerte Spülflüssigkeit für die Kontaktlinsen.

Die Diagnostik gelingt aus Biopsien oder Augenabstrichen bzw. Spülflüssigkeit durch direkten mikroskopischen Erregernachweis und durch Kultur auf einfachen Nähragarplatten unter Zusatz von lebenden oder abgetöteten gramnegativen Bakterien (*E. coli*, Aerobacter).

> **MERKE**
>
> Die Amöben sind mikroskopisch nach ca. 24-stündiger Bebrütung sehr eindrucksvoll am Ende der „Fressstraßen durch den Bakterienrasen" zu erkennen.

Die Therapie der *Naegleria*-Infektion wird mit Amphotericin B plus Rifampicin plus Doxycyclin versucht, die der Akanthamöben-Infektion auch lokal am Auge mit einer Kombination aus Natamycin plus Neomycin. Neuerdings werden auch verschiedenste Desinfektionsmittel mit Erfolg eingesetzt.

18.3 Helminthosen

Key Point

Helminthen (Würmer) besitzen einen vielzelligen Aufbau mit unterschiedlichen Organsystemen. Sie lassen sich in Trematoden (Saugwürmer), Cestoden (Bandwürmer) und Nematoden (Fadenwürmer) einteilen. Die häufigste Wurmerkrankung weltweit ist die Askaridose, die durch Spulwürmer verursacht wird.

18.3.1 Schistosomiasis (Bilharziose) [B65]

Etwa 200 Millionen Menschen sind weltweit von Schistosomen befallen. Betroffen sind vor allem tropische und subtropische Regionen (in Ägypten liegt die Durchseuchungsrate bei 85%) und Japan. Die Krankheit wird nach dem Entdecker auch als Bilharziose bezeichnet und weist eine hohe Letalität auf: ca. 1 Million Tote pro Jahr!

Die wichtigsten Schistosomen

Schistosomen sind (im Gegensatz zu den übrigen Trematoden des Menschen) getrennt-geschlechtliche Trematoden. In Abhängigkeit von den hauptsächlich betroffenen Organen wird zwischen Darm- und Blasenbilharziose unterschieden:

- Darmbilharziose: *Schistosoma mansoni, S. japonicum, S. mekongi, S. intercalatum*, Befall von Mesenterial- und/oder Lebervenen.
- Blasenbilharziose: *S. haematobium*, Befall der venösen Blutgefäße des kleinen Beckens bzw. der Harnblase.

Die Unterschiede der drei wichtigsten Schistosomenarten (S. 165) sind in Tab. 5.6 übersichtlich dargestellt.

Pathogenese

Schistosomen-Männchen und -Weibchen sind 6–22 mm lang und leben in den venösen Blutgefäßen ihres Endwirts paarweise zusammen, wobei das Männchen durch Zusammenrollen seines blattartigen Körpers eine Röhre bildet, in der das Weibchen liegt (Pärchenegel, Abb. 18.13). Die Lebensspanne des adulten Wurms kann bis zu 30 Jahre betragen. Es werden täglich Hunderte bis Tausende von Eiern in den jeweiligen Blutgefäßen abgelegt. Von der in der Eihülle liegenden Larve wird ein Enzym ausgeschieden, das den Eiern die Penetration durch die Gefäßwand in das Blasen- oder Darmlumen ermöglicht.

Mit den menschlichen Ausscheidungen gelangen die Eier schließlich in die freie Natur. Gelangen die Eier in Süßwasser, so wird dort das kurzlebige, sehr bewegliche Miracidium frei. Es wird auch als Wimpernlarve bezeichnet, weil es – ähnlich wie ein Ziliat – auf seiner ganzen Oberfläche Zilien (Wimpern) für eine gute Beweglichkeit im Wasser aufweist. Diese

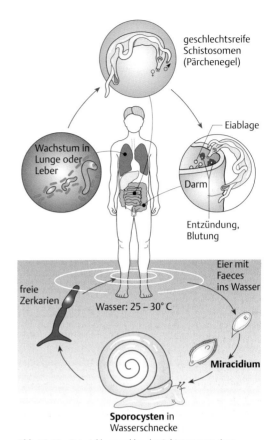

Abb. 18.13 Entwicklungszyklus der Schistosomen. (aus Hirsch-Kauffmann, M., Schweiger, M., Schweiger, M.-R., Biologie und molekulare Medizin, Thieme, 2009)

ist notwendig, weil das Miracidium aktiv seine Zwischenwirte, bestimmte Wasserschnecken, aufsucht und in sie eindringt.

In der Schnecke reifen die (Gabelschwanz-)Zerkarien heran und verlassen nach diesem Prozess die Schnecke durch die Atemöffnung. Mithilfe ihres Gabelschwanzes suchen die Zerkarien anschließend im Süßwasser ebenfalls aktiv ihren Endwirt Mensch auf. Dazu dringen sie durch die gesunde Haut ein und werfen den Schwanz ab. Über die Hautvenen gelangen sie in den Körperkreislauf und schließlich in die Pfortadergefäße, wo sie sich an der Gefäßwand festsaugen, heranwachsen und sich als Paar etablieren. Erst nach der Paarung wandern die Weibchen in die Mesenterial- bzw. Blasengefäße, um ihre Eier abzulegen.

Da Schistosomen sich mit verschiedenen Molekülen des Blutes umhüllen, werden sie vom Immunsystem nicht als „fremd" erkannt (molekulares Mimikry). Es werden jedoch parasitäre Antigene freigesetzt, die eine starke humorale Immunantwort induzieren. Dadurch können Antigen-Antikörperkomplexe entstehen, die für die Entwicklung einer Glomerulonephritis verantwortlich sind.

18

MERKE

Voraussetzungen für die Schistosomiasis sind:
— **Süßwasserkontakt** und
— Vorhandensein bestimmter **Wasserschnecken**.

Klinik

Klinische Erscheinungen entstehen erstmals beim Eindringen der Zerkarien in Form der Zerkariendermatitis. Die Etablierung der erwachsenen Würmer ist anfangs mit akuten Entzündungserscheinungen verbunden: Nach einer Inkubationszeit von 2–10 Wochen kann ein Katayama-Syndrom auftreten: Fieber, generalisierte Urtikaria, Hepatosplenomegalie, Störungen der Darmfunktion und Eosinophilie.

Praxistipp

Trifft für den Patienten die Trias „Eosinophilie plus Fieber plus Süßwasseraufenthalt in den Tropen" zu, muss eine Bilharziose unbedingt ausgeschlossen werden!

Die Symptome der eigentlichen Darmbilharziose werden nach einer Inkubationszeit von mehr als 2 Monaten vor allem durch die in der Darmwand oder in der Leber liegenden Eier hervorgerufen. Sie stellen das eigentlich pathogene Agens dar, denn bei der Bilharziose handelt es sich vorwiegend um eine immunpathologische Erkrankung. Die Eier induzieren einen intensiven granulomartigen Gewebsumbau in ihrer Umgebung; dieser wird auch als Pseudotuberkel bezeichnet (Abb. 18.14a). Durch Streuung können die Eier in entfernte Organe gelangen und absterben. Schließlich verkalken sie und die granulomatöse Wucherung wird fibrotisch umgebaut. Ergebnis dieses Prozesses sind schließlich fibrotisch-zirrhotische Organveränderungen. Die Darmbilharziose kann sich

dabei in vier Formen manifestieren (Tab. 18.5), wobei die hepatoduodenale Form die klinisch schwerwiegendste Form der Darmbilharziose ist (v. a. *S. japonicum* und *S. mekongi*).

Bei der Blasenbilharziose können Miktionsbeschwerden sowie eine Hämaturie oft das erste klinische Anzeichen für die massive Entzündung der Blasenschleimhaut (Sandkornzystitis) sein. Sie ist ebenfalls Ergebnis des durch die Eier induzierten fibrotischen Gewebeumbaus und als Präkanzerose anerkannt, da

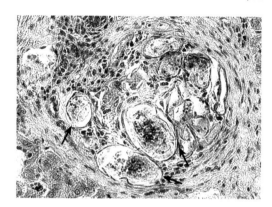

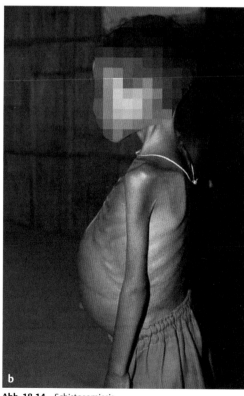

Abb. 18.14   Schistosomiasis.

a Histologie der Leber bei Bilharziose: Induktion von fibröszirrhotischen Gewebsveränderungen durch mehrere Schistosomeneier (Pfeil).
b Aszites bei hepatoduodenaler Form. (mit freundlicher Genehmigung von Prof. Dr. A. Stich, Würzburg)

Tab. 18.5	
Formen der Darmbilharziose.	
Form	**Mögliche Symptome**
intestinale Form	keine Symptome Gewichtsabnahme, Obstipation oder Diarrhö, Mattigkeit Pseudopolypen in der Darmschleimhaut Tenesmen und blutige Stühle
hepatoduodenale Form	portaler Hochdruck Splenomegalie und Aszites (Abb. 18.14b) Ösophagusvarizen (portokavale Anastomosen) Rechtsherzdilatation durch Einengung der Lungenstrombahn
Glomerulonephritis	Proteinurie
Ektopien	Eiablagerungen in Lunge, ZNS oder Rückenmark mit daraus resultierender Symptomatik (z. B. akute Myelitis mit Querschnittslähmung als Folge einer ektopen Eilage im Rückenmark)

in Endemiegebieten die Blasenbilharziose oft der Entwicklung eines Blasenkarzinoms vorangeht.

Diagnostik

Während des Katayama-Syndroms sind Eier wegen der langen Präpatenzzeit (4–10 Wochen) oft noch nicht nachweisbar. Zu dieser Zeit kann die Ätiologie der Erkrankung nur serologisch durch den Nachweis schistosomenspezifischer Antikörper gestellt werden.

Die Diagnose der klinisch manifesten Darm- oder Blasenbilharziose wird in der Regel in Abhängigkeit der klinischen Symptome durch den Nachweis der Eier im Stuhl oder im Urin gestellt. Die Eier aller drei Arten sind oval und je nach Schistosomen-Art unterschiedlich groß. Eine Unterscheidung der Schistosomen-Art ist durch die eindeutige Eimorphologie möglich (Abb. 18.15).

- *S. mansoni:* Eier ca. 130 × 60 μm; seitlicher Stachel
- *S. intercalatum:* Eier ca. 200 × 70 μm; Endstachel
- *S. japonicum:* Eier ca. 80 × 60 μm; kein Stachel, aber Seitenhöcker
- *S. mekongi:* Eier ca. 60 × 45 μm; winziger Seitenhöcker
- *S. haematobium:* Eier ca. 140 × 65 μm; Endstachel.

Die sensitivste Methode des Einachweises ist die Rektumbiopsie. Typisch sind die prominenten granulomartigen Herde, die aus Makrophagen, Fibroblasten sowie neutrophilen und eosinophilen Granulozyten bestehen und in ihrem Zentrum jeweils ein oder mehrere Wurmeier beinhalten. Bei fortgeschrittenem Gewebsumbau stehen zunehmend fibröse Veränderungen im Vordergrund. Außerdem können serologische Verfahren helfen. Sie sind bei ektoper Eilage meistens die einzige diagnostische Möglichkeit. Um das gesamte Ausmaß der Erkrankung zu erfassen, sollten je nach Bilharzioseform außerdem eine Koloskopie (Pseudopolypen?), Gastroskopie (Öso-

phagusvarizen?), Zystoskopie (Blasenkarzinom?), Sonografie (Organbeteiligung?) sowie ggf. ein Lungenfunktionstest oder eine Leberbiopsie (periportale Fibrose?) durchgeführt werden.

Therapie

Für die Therapie werden Praziquantel sowie – bei einem Befall mit *S. mansoni* – Oxamniquin eingesetzt.

> **MERKE**
>
> Praziquantel wirkt nicht auf Larven und ist daher beim **Katayama-Fieber** wirkungslos.

In diesem Fall sollte die entzündliche Gewebsreaktion durch Kortikosteroide eingedämmt und fiebersenkende Medikamente gegeben werden. Bei ausgedehnten portokavalen Anastomosen ist ggf. eine Shunt-Operation vorzusehen.

Exkurs

Prävention der Schistosomiasis

Eine wirksame Präventionsmaßnahme könnte in der Vernichtung der Zwischenwirtsschnecken bestehen. Das ist jedoch angesichts ökologischer Aspekte oft nicht möglich. Eine Eindämmung der Bilharziose wäre im Endemiegebiet einerseits auch durch Hygienemaßnahmen (keine „menschlichen Bedürfnisse" in Süßwassernähe verrichten) und andererseits durch Verzicht des Aufenthalts im Süßwasser möglich. Letzteres mag zwar für Reisende machbar sein, ist aber angesichts der Bedeutung von Trinkwasser – das beispielsweise mit Eimern stehend im See geschöpft wird – für die Bevölkerung vor Ort nicht leicht umzusetzen.

18.3.2 Echinokokkose [B67]
Zystische Echinokokkose

Erreger der zystischen Echinokokkose ist der Hundebandwurm (*Echinococcus granulosus*, von Klinikern auch als *E. cysticus* bezeichnet). Er kommt zwar weltweit vor, ist in Mitteleuropa jedoch sehr viel seltener anzutreffen als *E. multilocularis*. Dafür sind häufiger Individuen in Südost- und Südeuropa (Mittelmeerländer) betroffen: Hier beträgt die Inzidenz 1–10/100 000 (Deutschland: 0,1/100 000).

Pathogenese

Endwirt von *E. granulosus* ist der Hund, Zwischenwirte sind Paarhufer (Schaf, Rind, Schwein) und eventuell der Mensch, der sich als Fehlwirt durch Schmutz-Schmier-Infektion infiziert (Abb. 18.16). *E. granulosus* ist besonders in Schafzuchtgebieten verbreitet, wo ein Kreislauf zwischen Hirtenhund und Schaf besteht. Außerdem kann sich der Hund durch finnenhaltige Schlachtabfälle infizieren.

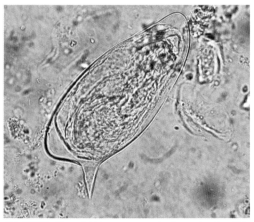

Abb. 18.15 Ei von *Schistosoma mansoni* mit prominentem Seitenstachel.

18

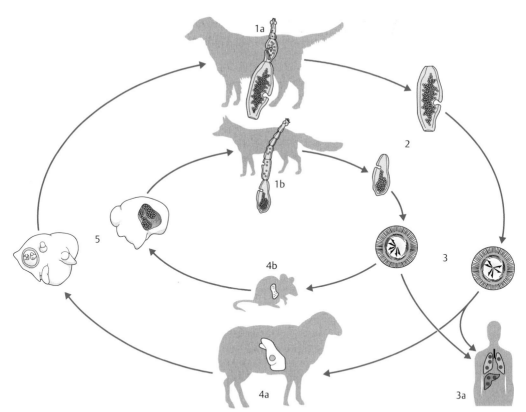

Abb. 18.16 Lebenszyklus von *Echinococcus granulosus* (**1a**) und *Echinococcus multilocularis* (**1b**). Der adulte Zwitterwurm lebt im Jejunum des Endwirtes (**1**) und produziert innerhalb der graviden Glieder zahlreiche Eier (**2**), die mit dem Stuhl ausgeschieden werden und z. B. durch Aufnahme kontaminierter Waldfrüchte (Beeren u. a.) zufällig den Menschen infizieren können (**3a**). Für den Lebenszyklus relevanter ist jedoch die Infektion natürlicher Zwischenwirte durch Aufnahme von Eiern über kontaminiertes Gras oder Bodenflächen; natürliche Zwischenwirte für *E. granulosus* sind vor allem Schafe und Rinder (**4a**), für *E. multilocularis* vor allem Nagetiere (**4b**). In der Leber des Zwischenwirtes wandeln sich die Eier zu Finnen um (**5**), die durch das Fressen von Innereien bzw. ganzen Nagetieren wieder in den Endwirt gelangen. (aus Kayser, F. H. et al., Taschenlehrbuch Medizinische Mikrobiologie, Thieme, 2010)

Der geschlechtsreife Wurm lebt in großer Anzahl (> 100 000 Würmer) etwa 6 Monate lang im Jejunum des Hundes. Im Vergleich zu *Taenia* (S. 440) handelt es sich bei *Echinococcus* um einen Winzling: Nur ganze 3–6 mm misst der adulte Wurm und besitzt weniger als fünf Proglottiden. Die Eier sind morphologisch nicht von *Taenia*-Eiern zu unterscheiden. Sie gelangen über die Fäzes ins Freie und werden vom Zwischenwirt peroral aufgenommen.

Der Zwischenwirt Mensch infiziert sich hauptsächlich durch engen Kontakt mit Hunden oder seltener durch kontaminierte Lebensmittel bzw. Trinkwasser. Die im Magen-Darm-Kanal des Zwischenwirtes freigesetzten Larven durchbohren die Schleimhaut und gelangen über den Blutkreislauf in die Leber, wo sie sich in mehr als 60 % der Fälle zu Finnen in Form einer Hydatide (Wasserblase) entwickeln. Seltener siedeln sie sich auch in anderen Körperregionen (vor allem Lunge, aber auch Gehirn und Niere) an. Die Finne kann bis zu kindskopfgroß werden. In ihr erfolgt über eine germinative Membran eine asexuelle Vermehrung der Larven. So enthält die Finnenblase

oder auch Echinokokkenzyste (Hydatide) viele Tochterblasen mit Scolex-(Kopf-)Anlagen für die neuen Würmer.

Klinik

Vermutlich entwickeln ca. 30 % der befallenen Patienten keine Symptome. Ansonsten hängt die Klinik vom Sitz der Finne ab. Da in mehr als 60 % der Fälle die Leber betroffen ist, sind dumpfe Schmerzen im rechten Oberbauch oft die ersten Symptome, die bemerkt werden (Abb. 18.17). Zu diesem Zeitpunkt sind meistens schon Monate oder sogar Jahre seit der Aufnahme der Wurmeier vergangen (lange Inkubationszeit!). Mit zunehmendem Wachstum der Hydatide kommt es zu Verdrängungssymptomen; evtl. kann sie rupturieren, wodurch es zum anaphylaktischen Schock und zur sekundären Aussaat von Finnen kommen kann.

Bei der Lungenechinokokkose präsentieren sich die Patienten mit den Zeichen einer Pneumonie (Husten, Auswurf, Dyspnoe und Thoraxschmerzen). Prinzipiell können Spontanheilungen vorkommen.

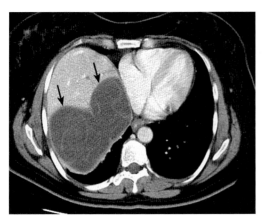

Abb. 18.17 Zystische Echinokokkose (↑) der Leber (CT). (mit freundlicher Genehmigung von Dr. W. Boes, Duderstadt)

 MERKE

Die **zystische** Form ist im Vergleich zur alveolären Form **gutartiger** (*E. granulosus* = gutartig).

Diagnostik
Besteht aufgrund von klinischem, sonografischem oder CT-Befund ein Verdacht, können serologische Antikörperbestimmungen (z. B. ELISA) zur Sicherung der Diagnose durchgeführt werden. Während die Sensitivität der Serologie beim Leberbefall über 90 % beträgt, können bis zu 40 % der Patienten mit Lungenbefall ohne messbare Antikörperantwort bleiben.

Praxistipp
Auf eine Punktion der Zyste zur Diagnostik sollte wegen der Gefahr der Verschleppung des Parasiten verzichtet werden. Vor allem nach (Spontan-)Ruptur der Zyste kommt es oft zur IgE-Erhöhung und Eosinophilie.

Therapie und Prävention
Für die Therapie steht die chirurgische Entfernung (Abb. 18.18a) der Zyste an erster Stelle, wobei prä- und postoperativ für 4–6 Monate Albendazol oder hochdosiert Mebendazol gegeben werden muss und durch Instillation desinfizierender Lösungen (Ethanol, Chlorheximin, Sauerstoffperoxid oder Cetrizamid) in die Zysten eine Abtötung der zahlreichen Kopfanlagen (Abb. 18.18b) versucht wird. Ist eine Operation nicht möglich, kann die PAIR-Technik (Punktion, Aspiration, Injektion der o. g. Lösungen, Re-Aspiration) erfolgreich sein. Als Ultima Ratio kommt schließlich noch eine alleinige Therapie mit Albendazol oder hochdosiertem Mebendazol in Betracht. Dadurch ist eine endgültige Heilung aber nur bei weniger als der Hälfte der Patienten möglich.
Zur Prophylaxe sind regelmäßige Wurmkuren beim Hund wichtig. Außerdem sollten Hunde nicht mit rohem Schaffleisch oder roher Leber gefüttert werden. Finnenhaltige Innereien sind nur dann unbedenklich, wenn sie gekocht oder bei -18 °C für mindestens 3 Tage gelagert wurden.

Alveoläre Echinokokkose
Der Erreger der alveolären Echinokokkose, *Echinococcus multilocularis* (Fuchsbandwurm), wird im klinischen Sprachgebrauch als *Echinococcus alveolaris* bezeichnet. Er lebt als 1–5 mm kleiner adulter Wurm in seinem natürlichen Endwirt, dem Fuchs. Eine geschlechtliche Entwicklung ist prinzipiell aber auch in Hunden und sogar Katzen möglich. Zwischenwirt ist die Feldmaus und evtl. der Mensch, der sich durch Schmutz-Schmier-Infektion (z. B. Genuss von Waldfrüchten) infiziert.
E. alveolaris ist in der nördlichen Hemisphäre verbreitet; in Europa sind besonders Deutschland, die Alpenländer, Ostfrankreich sowie die Türkei betroffen. Die Prävalenz von *E. multilocularis* in Füchsen hat hierzulande in den letzten Jahren weiter zugenommen: Zurzeit sind teilweise mehr als 50 % der

18

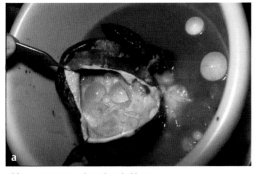

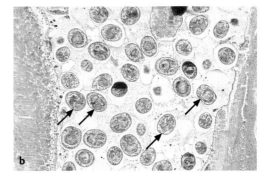

Abb. 18.18 Zystische Echinokokkose.
a Entfernter Leberlappen mit Echinokokkus-Hydatide und vielen Tochterblasen. (mit freundlicher Genehmigung von Dr. W. Boes, Duderstadt)
b Ausschnitt aus einer Kammer einer Echinokokken-Hydatide mit zahlreichen Protoscolices (Finnen, infektiöse Larven, ↑).

Füchse in Baden-Württemberg und Hessen sowie in Südniedersachsen und der Südhälfte Bayerns infiziert.

Pathogenese und Klinik
Die Entwicklung von *E. multilocularis* entspricht weitgehend der von *E. granulosus* (Abb. 18.16). Im Gegensatz zu *E. granulosus* ist bei der alveolären Echinokokkose jedoch fast ausschließlich die Leber betroffen (92–100 %). Da sich um die Hydatide in der Leber keine Schutzmembran entwickelt, kommt es zum infiltrativen, malignen Wachstum, das den Befall ähnlich bösartig wie ein Karzinom macht.
Die Inkubationszeit der alveolären Echinokokkose liegt meistens bei mehr als 10 Jahren! Die Patienten leiden zunächst oft nur an Mattigkeit und Gewichtsverlust, später können starke Oberbauchschmerzen und eine Hepatomegalie hinzukommen. In bis zu 10 % der Fälle kann es zu Fernabsiedlungen in andere Organe („Metastasen") kommen. Mehr als 60 % der Patienten weisen eine IgE-Erhöhung auf, eine Eosinophilie findet sich dagegen nur bei jedem 10. Patienten.

> **MERKE**
>
> *E. multilocularis* = maligne.

Diagnostik, Therapie und Prophylaxe
Die Diagnostik unterscheidet sich nicht von der der zystischen Echinokokkose. Bildgebende Verfahren können jedoch schon einen Hinweis auf infiltratives Wachstum geben. Wegen dieses Wachstumsverhaltens ist die Operation schwierig oder in 15–50 % aller Fälle sogar ganz unmöglich. Meistens muss ein ganzer Leberlappen entfernt oder eine Lebertransplantation durchgeführt werden.
Zur Therapie wird grundsätzlich immer zusätzlich Albendazol für mindestens 2 Jahre (eventuell lebenslang!) eingesetzt, da aufgrund des infiltrativen Wachstums nicht sichergestellt ist, dass mit der Operation wirklich alle Parasiten entfernt wurden. In der Tat kommt es nach der Operation in mehr als 8 % der Fälle zu einem Rezidiv. Ohne Behandlung sterben 60–90 % der Patienten innerhalb von 10 Jahren.
Wichtig ist die Expositionsprophylaxe: Bodennahe Früchte und Beeren (bis zu einer Höhe von 60–80 cm) können mit Wurmeiern kontaminiert sein und sollten deshalb zumindest gründlich gewaschen werden. Eine sichere Abtötung der Eier ist nur durch 10 minütiges Erhitzen auf 60 °C oder durch Tieffrieren bei -70 bis -80 °C für mindestens 2 Tage möglich. Da handelsübliche Gefrierschränke meistens jedoch nur bis auf -20 °C gekühlt werden, ist letztere Empfehlung für die meisten Haushalte nicht umsetzbar. Alkohol und Desinfektionsmittel können den Eiern nichts anhaben.

Mäusefangende Hunde und Katzen sollten regelmäßig ca. alle 2 Monate entwurmt werden.
Der serologische oder direkte Nachweis der Echinokokkose ist gemäß IfSG in nichtnamentlicher Form meldepflichtig (gemeldete Fälle 2012: 115; 2011: 142).

18.3.3 Taeniasis und Zystizerkose [B68-B69]

Bei der Taeniasis (besser: Taeniose) kommt es zum Befall des Jejunums mit Bandwürmern (Cestoden) der Gattung *Taenia* (S. 161): *T. saginata* und *T. solium*. Da Bandwürmer keinen klassischen Verdauungstrakt besitzen, sondern Nährstoffe über ihre Oberfläche (Tegument) aufnehmen, leben sie als wenig agile Endoparasiten im Darm ihrer Endwirte („die Schwächlinge unter den Würmern, die einfach nur herumhängen").
Wie ihrer deutschen und englischen (tape worms) Bezeichnung zu entnehmen ist, handelt es sich um bandförmige Würmer, deren Körper aus Kopf (Scolex) und Gliedern (Proglottiden) besteht. Der Kopf sitzt am dünnen Vorderende und dient der Befestigung des Wurmes an der Darmwand des Wirtes. Dazu besitzt er spezielle Haftorgane (Hakenkränze, Saugnäpfe oder Sauggruben).
Im anschließenden „Halsteil" liegt die Wachstumszone des Wurmes, aus der kontinuierlich weitere Proglottiden neu gebildet werden. Die Proglottiden sind praktisch völlig vom Geschlechtsapparat ausgefüllt, wobei Bandwürmer Zwitter sind: Die hinteren Glieder sind weiblich differenziert und werden von den vorderen, männlich differenzierten Gliedern begattet. Die Eier werden in den reifen Proglottiden oder unter Auflösung der Proglottiden ausgeschieden und gelangen so zur Reifung in die freie Natur. Wenn sie vom spezifischen Zwischenwirt aufgenommen werden, entwickelt sich in ihm die als Finne bezeichnete Larvenform.

 Praxistipp
Rinderbandwürmer kommen auch bei uns häufig vor, während Schweinebandwürmer (sowie die hier nicht besprochenen Fisch-, Zwerg- und Gurkenkernbandwürmer) bei uns selten sind.

Taenia saginata und Taenia solium

Der Rinderbandwurm (*Taenia saginata*) ist weltweit verbreitet, während der Schweinebandwurm (*Taenia solium*) vor allem in Zentral- und Südamerika und in geringerem Maße auch in Süd- und Osteuropa, Afrika und Asien vorkommt.
Endwirt beider Bandwurmarten ist nur der Mensch, Zwischenwirt von *T. saginata* nur das Rind: In Deutschland werden bei ca. 1,5 % aller Rinder Finnen gefunden (Abb. 18.19). Zwischenwirt von *T. solium* ist normalerweise das Schwein, aber auch der

18

Mensch kann Zwischenwirt werden. Aus diesem Grund ist die Krankheit häufiger unter schlechten hygienischen, ländlichen Bedingungen anzutreffen (Nähe von Schwein und Mensch vor allem in Südamerika und Mexiko); dort kann bis zu 25 % des Schweinebestands Finnenträger sein.

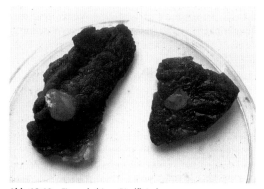

Abb. 18.19 Finnenhaltiges Rindfleisch.

Pathogenese

Der Mensch nimmt den Wurm durch den Verzehr von rohem oder halbgarem finnenhaltigem **Rind**- oder **Schweinefleisch** (Tatar, Steaks, Gehacktes, Mett) auf. Durch Erhitzen auf 50 °C wird die Finne i. d. R. abgetötet. Trotz Aufnahme mehrerer Finnen entwickelt sich aus diesen im Menschen meistens nur ein einziger Wurm (Abb. 18.20). Er lebt im Jejunum und erreicht bei *T. saginata* eine Länge von 5–10 m. Der adulte *T. solium*-Wurm wird 2–4 m lang. Täglich wächst er um ca. 7 cm.

Bis zu 7 reife Proglottiden werden ab dem 2. Infestationsmonat täglich abgestoßen und **wandern aktiv** durch den Anus aus. Sie enthalten jeweils ca. 80 000 befruchtete Eier, die durch den Zerfall der Proglottide frei werden und in der Umwelt bis zu 5 Monate lebensfähig sind. Die Eier bleiben u. U. auch nach Behandlung menschlicher Fäkalien in Klärwerken lebensfähig. Werden die reifen Eier vom Rind bzw. Schwein aufgenommen, wird in deren Magen die Larve frei. Sie durchbohrt die Darmwand und gelangt

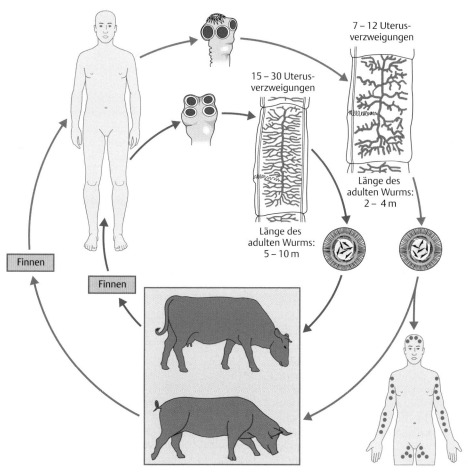

7 – 12 Uterusverzweigungen

15 – 30 Uterusverzweigungen

Länge des adulten Wurms: 2 – 4 m

Länge des adulten Wurms: 5 – 10 m

Finnen

Finnen

18

Abb. 18.20 Entwicklungszyklus von *Taenia saginata* und *Taenia solium*. (nach Kayser, F. H. et al., Taschenlehrbuch Medizinische Mikrobiologie, Thieme, 2005)

mit dem Blutstrom in die quergestreifte Muskulatur. Hier entwickelt sie sich innerhalb von 3–4 Monaten zur Finne, einer 7–9 mm großen Blase, die den Scolex (= Bandwurmkopf) enthält. Beim Verzehr von rohem Rind- oder Schweinefleisch gelangt sie in den Magen des Menschen, wo die Scolex-Anlage frei wird. Diese heftet sich an der Dünndarmwand an und entwickelt sich zum adulten Wurm, dessen Lebensdauer über 30 Jahre betragen kann.

Klinik

Weltweit sind ungefähr 40–50 Millionen Menschen mit dem Rinderbandwurm infestiert; dazu kommen 10–15 Millionen Träger des Schweinebandwurms. Meistens entwickelt sich bei Infestation keine klinische Symptomatik. Patienten mit klinischer Manifestation zeigen nach einer Inkubationszeit von 4–10 Wochen vor allem uncharakteristische Abdominalbeschwerden, die sich in Nausea, Erbrechen, Diarrhöen oder Obstipation äußern. Der Nährstoffverbrauch des Bandwurms sowie toxische Wirkungen führen zu starker Abmagerung des Befallenen.

Die auftretenden Leibschmerzen werden aufgrund der Konkurrenzsituation um Nahrungsstoffe zwischen Wirt und Wurm oft mit dem Begriff „Hungerschmerz" umschrieben: Die große Wurmoberfläche dient der Resorption von Nährstoffen! Der Juckreiz am Anus ist auf die Wanderung der Proglottiden zurückzuführen.

Darüber hinaus kann sich bei Infestation mit T. solium das Krankheitsbild der Zystizerkose entwickeln, wenn der Bandwurmträger selbst oder ein anderer Mensch die invasionsfähigen Eier aufnimmt.

> **MERKE**
>
> Es besteht also auch für die Ärztin oder den Arzt die Gefahr, sich an einem Träger des Schweinebandwurms zu **infizieren**!

Auch eine endogene Autoinfektion durch aus den Proglottiden im Darm frei werdende Eier ist möglich. Die Zystizerkose kommt besonders häufig (bis zu 10 % der Bevölkerung) unter schlechten hygienischen Bedingungen in einigen Ländern des Südens vor. Die Finnenblase – in diesem Fall Zystizerkus genannt – entwickelt sich dann meist im Gehirn, Auge oder der Muskulatur mit den entsprechenden klinischen Symptomen: Epilepsie, Sehbeschwerden oder Muskelschmerzen sind die Folge. Zusätzlich bestehen Fieber und eine Eosinophilie. Glücklicherweise ist bei uns T. solium praktisch ausgerottet, da die relativ großen Schweinefinnen im Gegensatz zu den Rinderfinnen bei der Fleischbeschau gut erkannt werden.

Diagnostik

Die Diagnose ist durch den Abgang von Proglottiden schon makroskopisch leicht zu stellen. Allerdings können aufgrund der langen Präpatenzzeit (5–12 Wochen) u. U. in der Anfangzeit der Erkrankung (Inkubationszeit 4–10 Wochen) noch keine Proglottiden nachgewiesen werden. Für den Laien erscheint eine Proglottide durch ihre Eigenbeweglichkeit fälschlicherweise als selbständiger Wurm und veranlasst häufig zu der Aussage, man habe „Würmer".

> **MERKE**
>
> Aufgrund der langen Präpatenzzeit sind u. U. in der **Anfangszeit** der Erkrankung noch **keine Proglottiden** nachweisbar.

In einem Quetschpräparat zwischen 2 Objektträgern ist mikroskopisch in den reifen, ca. 12 × 20 mm großen Proglottiden von T. saginata der Uterus in Form von 15–30 Ausstülpungen (= Uterusgänge) zu erkennen. Der Scolex (Kopf) ist in manchen Fällen nach erfolgter Therapie im Stuhl auffindbar: Er hat vier Saugnäpfe. Ein prominenter Hakenkranz ist hingegen nicht zu erkennen.

Die Proglottiden von T. solium (ca. 12 × 15 mm) besitzen nur 7–12 plumpe Uterusgänge. Der Scolex weist neben den vier Saugnäpfen zusätzlich einen prominenten Hakenkranz auf.

Eier sind im Stuhl meist nur in geringer Zahl zu finden und lassen keine Unterscheidung zwischen den beiden Bandwurmarten zu. Sie sind rund, haben einen Durchmesser von 30–40 μm und eine doppelte Hülle mit radiärer Streifung (Abb. 18.21). Dennoch ist die Differenzialdiagnose zwischen den beiden Taenia-Arten wichtig, um gegebenenfalls das Risiko der Entwicklung einer Zystizerkose abschätzen zu können. Die Zystizerkose kann im frischen Stadium serologisch wenigstens verdachtsweise diagnostiziert werden (Kreuzreaktionen mit anderen Helminthen sind möglich). Eine alte Zystizerkose lässt sich

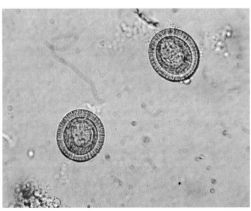

Abb. 18.21   Eier von *Taenia*.

röntgenologisch anhand der verkalkten Finnen im Gewebe (z. B. Muskulatur) sichern.

Therapie und Prävention
In erster Linie wird Praziquantel therapeutisch eingesetzt. Alternativen sind Niclosamid, Mebendazol oder Albendazol. Der Therapieerfolg ist gesichert, wenn der Scolex mit dem Stuhl abgegangen ist. Sein Nachweis ist jedoch schwierig, da insbesondere durch Niclosamid der Bandwurm weitgehend aufgelöst wird.

Bei *T. solium* ist zu beachten, dass Niclosamid zwar auf den Wurm wirkt, jedoch nicht in die Eier eindringt. Es ist deshalb unbedingt zu vermeiden, dass es bei der Behandlung zu einer Regurgitation von Darminhalt in den Magen kommt. Von hier aus könnten die in den Eiern enthaltenen Hakenlarven (Onkosphären) eine Migration ins Gewebe beginnen. Man soll deshalb vor der Behandlung ein Antiemetikum und 1–2 Stunden nach der Einnahme von Niclosamid ein Laxans verabreichen.

Die Therapie der Zystizerkose kann nur mit Praziquantel oder Albendazol versucht werden.

Für die Expositionsprophylaxe ist es am wichtigsten, kein rohes oder halbgares Fleisch zu essen. Außerdem sollten menschliche Fäkalien nicht auf Viehweiden gelangen (Vorsicht bei Campingplätzen und Autobahnraststätten), denn die Eier können für Wochen bis Monate infektiös bleiben. Die obligatorische Fleischbeschau hat bei *T. saginata* nur einen geringen prophylaktischen Effekt, da die Finnen von *T. sagina-*

ta im Gegensatz zu *T. solium* aufgrund ihrer Größe und Anzahl leicht übersehen werden können.

Stark-finniges Fleisch wird generell als untauglich deklariert, wohingegen schwach-finniges Fleisch (< 10 Finnen/Tier) nach „Brauchbarmachung" (= Einfrieren bei -10 °C für 144 Stunden) verkauft werden darf.

18.3.4 Askaridose [B77]
Die Ascariose (syn. Askaridose) ist die häufigste Wurmerkrankung überhaupt: ca. 25 % der Weltbevölkerung sind mit dem weltweit vorkommenden Erreger, *Ascaris lumbricoides* bzw. Spulwurm, infestiert. Seine Verbreitung ist von der Düngung mit menschlichen Fäkalien abhängig. Der Spulwurm besitzt eine hohe Wirtsspezifität, verschiedene Säugetiere haben ihre eigenen Askariden. Für *A. lumbricoides* ist der Mensch der einzige Wirt.

Pathogenese
Der Spulwurm ist ein zweigeschlechtlicher, einwirtiger Nematode, der im Jejunum des Menschen lebt. Er besitzt einen klassischen Verdauungskanal und ist aufgrund seiner Struktur sehr agil („der Bodybuilder unter den Würmern").

Ascaris lumbricoides wird 15–40 cm groß, das Männchen ist etwas kleiner als das Weibchen und hat ein hirtenstabförmig eingerolltes Hinterende. Ein Weibchen legt pro Tag ca. 200 000 Eier (bzw. Embryonalhüllen), die mit dem Stuhl ausgeschieden werden (Abb. 18.22). Die Eier sind sehr widerstandsfähig ge-

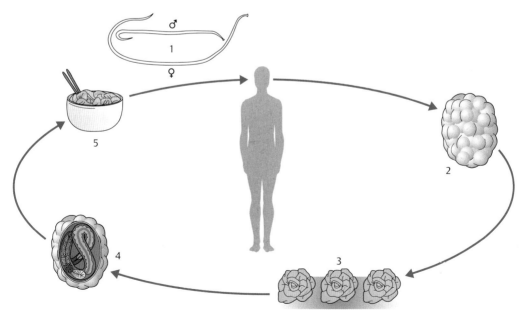

18

Abb. 18.22 Entwicklungszyklus von *Ascaris lumbricoides*. Die vom weiblichen adulten Wurm (**1**) gelegten Eier (**2**) sind zunächst noch nicht infektiös. Durch Fäkaldüngung können die Eier Gemüse kontaminieren (**3**) und hier innerhalb weniger Wochen zu infektiösen Eiern mit Larven (**4**) heranreifen, um schließlich mit kontaminierter Nahrung (**5**) den Menschen zu infizieren. (nach Kayser, F. H. et al., Taschenlehrbuch Medizinische Mikrobiologie, Thieme, 2010)

gen Kälte, Desinfektionsmittel und Austrocknung, dagegen werden sie bereits durch Erhitzen auf 60 °C abgetötet.

Ausgeschiedene Eier sind nicht sofort infektiös, sondern müssen eine „Bodenreifung" mit Sauerstoffzutritt in der freien Natur durchmachen. Diese Reifung ist für die weitere Entwicklung der invasionsfähigen Larve notwendig und benötigt je nach Temperatur 2–12 Wochen bei mindestens 8 °C. Die Eier gelangen mit Salat, Erdbeeren oder rohem Gemüse wieder in den Darm des Menschen; Voraussetzung dafür ist jedoch, dass das Gemüse mit menschlichen Fäkalien gedüngt wurde. Dabei ist auch von epidemiologischer Bedeutung, dass die Eier selbst nach der Fäkalienaufbereitung im Klärwerk oft noch vital und infektiös bleiben.

Im Jejunum werden die Larven frei, bohren sich durch die Darmwand und gelangen auf hämatogenem Weg über Pfortader und Leber in die Lunge, wo sie bei starkem Befall ein flüchtiges eosinophiles Infiltrat (Verschattungen im Röntgenbild) und eine pneumonieähnliche Symptomatik (Löffler-Syndrom) hervorrufen können. Nachdem sie in der Lunge die Blutbahn wieder verlassen haben, werden die reifen Larven durch das Flimmerepithel der Atemwege in den Schlund transportiert (tracheale Wanderung) und erneut verschluckt („von Ascaris hat man zweimal etwas"). Erneut im Jejunum angekommen, entwickelt sich dann der adulte Wurm. Die Entwicklung dauert 8–10 Wochen, sodass für die Präpatenzzeit mindestens 8 Wochen gerechnet werden müssen. Die Lebensdauer der Askariden beträgt 1–2 Jahre.

Klinik

Die Inkubationszeit beträgt u. U. nur 5–6 Tage; bereits zu diesem Zeitpunkt kann es zum Löffler-Syndrom kommen. Die klinischen Erscheinungen imponieren zwar eher als Pneumonie, aufgrund des Lungeninfiltrats mit begleitender Eosinophilie sollte in diesem Fall aber bereits differenzialdiagnostisch an eine Gewebshelminthose gedacht werden. Die intestinalen Symptome sind bei geringem Befall meist uncharakteristisch und äußern sich in Leibschmerzen, Erbrechen, Unruhe oder Schlaflosigkeit. Aufgrund der ausgeprägten Motilität von *Ascaris lumbricoides* kann jedoch auch ein einzelner Wurm manchmal – bei Eindringen in den Ductus pancreaticus oder in den Appendix – gefährlichere Folgen haben: Gallestau, Pankreatitis, Appendizitis → Peritonitis.

ACHTUNG

Die Motilität der Würmer kann durch **Anästhetika-Gabe** verstärkt werden.

Bei starkem Befall können Wurmknäuel, die aus bis zu mehreren Hundert Würmern bestehen, zum Ileus führen. Eine allergische Urtikaria kann auftreten, ist aber eher selten.

Diagnostik

Die Diagnose wird durch den mikroskopischen Ei-Nachweis im Stuhl gestellt. Aufgrund der hohen Eiproduktion erwachsener Spulwürmer gelingt dies in der Regel problemlos. Die Eier haben eine Größe von $60 \times 45\,\mu m$ und besitzen eine walnussartige Hülle mit unregelmäßiger Oberflächenstruktur (Abb. 18.23). Manchmal ergibt sich die Diagnose auch durch abgehende Würmer oder durch ihren Nachweis im Röntgenbild (Kontrastmitteleinlauf → Verdrängung des Kontrastmittels durch die Würmer). Serologische Untersuchungen sind diagnostisch nicht hilfreich. Eine Eosinophilie ist nur in der Gewebsphase des Wurmbefalls (Larvenwanderung → Löffler-Syndrom) feststellbar, nicht jedoch in der intestinalen Phase mit adulten Würmern.

Therapie

Die Therapie wirkt nur gegen adulte Würmer und erfolgt vor allem mit Mebendazol; alternativ sind Albendazol, Pyrantel oder Levamisol einsetzbar. Da beim ersten Therapiezyklus eventuell vorhandene Larven nicht abgetötet werden, ist nach 3 Wochen eine Wiederholung der Therapie angezeigt. Das Löffler-Syndrom sollte mit Kortikosteroiden und anschließender Albendazol-Gabe therapiert werden. Eventuell kann endoskopisch (ERCP) eine Wurmentfernung – z. B. bei Befall des Ductus pancreaticus – notwendig werden.

Für die Prävention ist die Vermeidung der Fäkaldüngung oder des Kontakts mit menschlichen Fäkalien von Bedeutung.

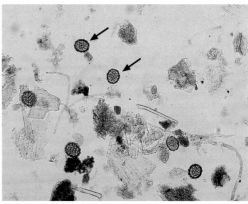

Abb. 18.23   Stuhl mit Eiern von *Ascaris lumbricoides* (↑).

18.3.5 Enterobiasis [B80]

Weltweit sind > 500 Millionen Menschen mit *Enterobius vermicularis* befallen. Diese Nematoden werden vielfach auch als Oxyuren oder Madenwürmer bezeichnet. Wegen ihrer Größe und ihres Aussehens können sie manchmal tatsächlich mit Fliegenmaden verwechselt werden. *Enterobius vermicularis* ist der Erreger der Enterobiasis (syn. Enterobiose, Oxyuriasis). Diese Krankheit ist ein klassisches Beispiel für eine Autoinfektion (s. u.). *Enterobius vermicularis* ist getrenntgeschlechtlich und sehr klein: Das Weibchen hat eine Länge von 8–13 mm, das Männchen misst 2–5 mm.

Pathogenese

Der Madenwurm kommt nur beim Menschen, insbesondere bei Kindern im Alter von 5–10 Jahren vor. Er befällt das Kolon, wo er sich an der Mukosa festsaugt, ohne Blut zu saugen. Das geschlechtsreife Weibchen wandert nachts meist zwischen 21.00 und 23.00 Uhr aktiv durch den Anus aus und legt auf die Haut in der Umgebung des Afters 5 000 bis 10 000 Eier (= Embryonalhüllen) ab, die hier unter Sauerstoffzutritt innerhalb von 5–6 Stunden reifen.

Die Eiablage verursacht einen Juckreiz, der im Sinne des parasitären Lebenszyklus gewünscht ist: Er führt dazu, dass sich die Kinder reflexartig kratzen und dann die an den Händen haftenden Eier durch das „Daumen lutschen" wieder verschlucken (Abb. 18.24).

Eine weitere Möglichkeit der Eiaufnahme besteht über kontaminierte Gegenstände wie z. B. Spielzeug. Auch die aerogene Transmission ist möglich: Die Eier gelangen in die Wäsche, werden mit dem Staub aufgewirbelt und eingeatmet. Außerdem können die am After ausgeschlüpften Larven aktiv wieder in den Dickdarm einwandern (Retroinfektion).

Die Entwicklungsdauer von der oralen Aufnahme der Embryonalhülle bis zum geschlechtsreifen Wurm beträgt ca. 5 Wochen und findet über verschiedene Larvenstadien (L1–L4) statt. Die Lebensdauer der adulten Würmer beträgt ca. 3 Monate. Wegen der kurzen Entwicklungszeit der Eier und des Fehlens eines Zwischenwirtes besteht bei der

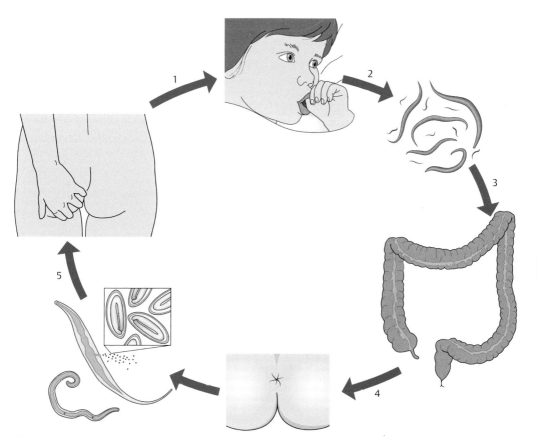

Abb. 18.24 Entwicklungszyklus von *Enterobius vermicularis*. **1** Durch Autoinfektion (z. B. Daumenlutschen) gelangen Eier mit Larven in den Mund. **2** Im Dünndarm schlüpfen die Larven und wandern anschließend in das Kolon ein (**3**), wo sie sich zu getrenntgeschlechtlichen adulten Würmern entwickeln. **4** Nach Begattung wandert der weibliche adulte Wurm zur Analregion, um seine Eier zu legen. **5** Die Bewegung der Eiablage verursacht Juckreiz, sodass der kindliche Patient sich unwillkürlich kratzt und die Eier unter die Fingernägel gelangen.

Oxyuriasis im Gegensatz zu den meisten übrigen Wurmerkrankungen direkte Ansteckungsgefahr von Mensch zu Mensch.

> **MERKE**
>
> Ei → Reifung im Ei: Larve L 1 → L 2 → Endwirt Mensch: → Kolon: Larve L 2 → L 3 → L 4 → adulter Wurm → Ei

Klinik

Es wird zwischen der inaktiven und der aktiven Oxyuriasis unterschieden. Bei der inaktiven Oxyuriasis sind zwar Würmer vorhanden, aber keine Symptome. Die aktive Oxyuriasis ist durch starken Juckreiz in der Analregion gekennzeichnet. Aus diesem Grund fallen die Kinder tagsüber vor allem durch Müdigkeit und mangelndes Konzentrationsvermögen auf. Außerdem können uncharakteristische Oberbauchbeschwerden, Blässe, Gewichtsverlust und eventuell eine Beteiligung der Würmer bei der Entstehung einer Appendizitis beobachtet werden. Bei Mädchen können die Würmer durch die Vagina bis in die Bauchhöhle wandern. Auch ein Befall des Erwachsenen ist grundsätzlich möglich.

Diagnostik

Die Diagnose kann u. U. schon durch den makroskopischen Nachweis der Würmer leicht erhoben werden: An der Oberfläche des frisch abgesetzten Stuhls „wimmelt" es u. U. von weißlichen Madenwürmern. Sensitiver ist jedoch der Ei-Nachweis durch einen Klebefilm-Abklatsch: Hierzu wird morgens (vor dem Reinigen des Analbereichs!) ein Klebefilmstreifen mit der Klebeseite auf die Perianalhaut gedrückt und anschließend auf einen Objektträger geklebt. Bei guter Abblendung können die Eier (50×30 µm) mikroskopisch als wenig lichtbrechende, asymmetrisch abgeflachte Strukturen erkannt werden (Abb. 18.25). Sind sie noch nicht ausgereift, so erkennt man einen wenig strukturierten Embryo, der nach 2-tägiger Reifung (was bei schlechter Hygiene bereits am Anus

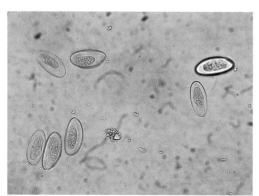

Abb. 18.25 Eier von *Enterobius vermicularis*.

passiert) die Morphologie eines umgeklappten Wurmes aufweist.

> **MERKE**
>
> Oft wird die Diagnose bereits in der Praxis z. B. von der Arzthelferin gestellt. Der Ungeübte kann jedoch u. U. in der Probe vorhandene **Pollenkörner** mit Oxyuren-Eiern verwechseln (**falsch-positive Diagnose**).

Therapie und Prävention

Oft gelingt es, allein mit hygienischen Maßnahmen die Madenwürmer zu eliminieren:
- spät abends die Analregion waschen, um dadurch eine Reinfektion zu verhindern
- die Fingernägel kürzen
- Kleidung und die Bettwäsche waschen (eventuell kochen!) und Kuscheltiere (auch den Teddy!) gut reinigen
- Familienmitglieder in die hygienischen Maßnahmen und ggf. auch therapeutisch einbeziehen.

Wenn eine medikamentöse Therapie erforderlich ist, kommen Mebendazol, Albendazol, Pyrantel oder Pyriviniumembonat infrage.

Praxistipp

Pyriviniumembonat färbt den Stuhl rot. Darüber sollten Kind und Eltern vorher informiert werden.

Meistens ist eine (mehrfache) Wiederholung der antihelminthischen Therapie unter Einbeziehung aller Familienmitglieder notwendig, um Reinfektionen wirksam zu verhindern. Die Eier können nämlich in der Umgebung bis zu 3 Wochen lang vital und infektiös bleiben. Langwierige Infektionsperioden kommen oft dadurch zustande, dass es innerhalb einer Familie immer wieder zu Reinfektionen der Familienmitglieder kommt, wenn die Infektionsquelle (oft sind es die Kuscheltiere) nicht identifiziert und adäquat gesäubert wurde.

18.4 Ektoparasitosen

Key Point

Die wichtigsten Ektoparasitosen werden durch Läuse und Milben verursacht. Läuse können – wie auch Flöhe – Überträger bakterieller Infektionen sein.

18.4.1 Pedikulose (Läusebefall) und Phthiriasis (Filzläusebefall) [B85]

Allgemeines

Läuse sind Insekten, die sich ständig auf ihrem Wirt aufhalten und dabei eine hohe Wirtsspezifität aufweisen, d. h. der Mensch wird in der Regel nicht von

Tierläusen befallen. Läuse besitzen reduzierte Punktaugen und Beine mit Klammerfüßen, jedoch keine Flügel.

Das Weibchen legt täglich 1–3 (Filzlaus) bzw. bis zu 10 (Kopf- oder Kleiderlaus) Eier, die man Nissen nennt. Sie werden mit einer Kittsubstanz an Haare oder Gewebefasern derart fest angeheftet, dass sie sich durch einfaches Waschen nicht entfernen lassen. Die Nissen haben eine Größe von < 1 mm. An dem der Anheftungsstelle gegenüberliegenden Eipol sind die Nissen mit einem Deckel verschlossen.

Die Embryonalentwicklung im Ei ist stark temperaturabhängig: Bei 25–30 °C schlüpfen nach 7–10 Tagen die Larven. Sie werden auch als Nymphen bezeichnet und sind bereits fertige Kleininsekten. Bei dieser Temperatur werden sie in weiteren 8–10 Tagen nach drei Häutungen geschlechtsreif. Ein Puppenstadium wird nicht durchlaufen. Insgesamt beträgt die Entwicklungsdauer:

— bei der Kopflaus ca. 17 Tage
— bei der Kleiderlaus ca. 20 Tage
— bei der Filzlaus 21–27 Tage.

Bei optimalen Bedingungen können Läuse bis zu 4 Wochen leben.

Sowohl Nymphen als auch adulte Läuse nehmen mehrmals täglich Blut mithilfe ihrer stechend saugenden Mundwerkzeuge auf, wobei sie zugleich Speicheldrüsensekrete in die Wunde einbringen, die Juckreiz hervorrufen.

Beim Menschen parasitieren drei Läusearten, deren Differenzierung am ehesten nach der Lokalisation auf ihrem menschlichen Wirt gelingt:

— *Pediculus humanus capitis* (Kopflaus): behaarter Kopf
— *Pediculus humanus humanus seu vestimentorum* (Kleiderlaus, früher *P. humanus corporis*): Kleidung
— *Phthirus pubis* (Filz- oder Schamlaus): Schambehaarung, Augenbrauen.

Kopf- und Kleiderlaus werden als selbständige Arten angesehen, die erwachsenen Tiere sind allerdings morphologisch schwer zu unterscheiden (Abb. 18.26).

Gewisse Abgrenzungsmerkmale sind die Größe der Tiere (Kopflaus 2–4 mm, Kleiderlaus 3–5 mm) und die Struktur der Hinterleibssegmente (die Kopflaus hat stärker ausgeprägte Einkerbungen).

Praxistipp

Das praktisch wichtigste Unterscheidungskriterium von Kopf- und Kleiderlaus ist der natürliche Aufenthaltsort beider Läusearten.

Kopflaus (Pediculis humanus capitis)

Die Kopflaus lebt fast ausschließlich im Bereich des Kopfhaares. Ihre Nissen werden in der Nähe des

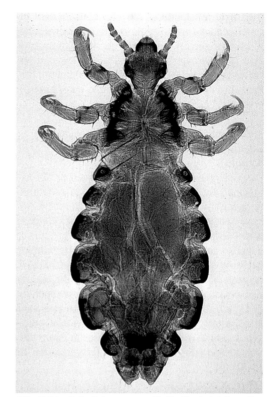

Abb. 18.26 *Pediculis humanus capitis* (Kopflaus). (mit freundlicher Genehmigung von Prof. Dr. A. Stich, Würzburg)

Kopfbodens an die Haarbasis geklebt und wachsen dann mit dem Haar in die Höhe. Da Kopfläuse nur eine geringe Wanderungstendenz haben, erfolgt die Übertragung aktiv von Mensch zu Mensch bei Zusammenleben auf engem Raum oder passiv durch die gemeinsame Benutzung kontaminierter Gegenstände (Kämme, Hüte etc.).

Kopfläuse können ohne Nahrung bei 35 °C einen Tag und darunter bis maximal 55 Stunden überleben. Somit können vom Wirt abgekommene, verstreute Läuse innerhalb dieser Zeit Ausgangsherd eines Neubefalls werden.

Die Verbreitung der Kopfläuse hatte in Deutschland nach dem Krieg vorübergehend abgenommen, inzwischen kommen aber Kopfläuse wieder häufig vor.

Praxistipp

Ein Kopflausbefall kann sich unabhängig von der sozialen Herkunft epidemisch in Gemeinschaftseinrichtungen (z. B. Kindergarten, Schule) schnell ausbreiten.

Dabei kann es aufgrund von sekundär infizierten Kratzwunden (Juckreiz) zu großflächigen, superinfizierten nässenden Ekzemen mit Lymphadenitiden kommen.

18

Die Diagnose kann nur durch das Auffinden der Läuse selbst oder durch den oft leichteren Nachweis der Nissen gesichert werden. Bei der Inspektion muss man sich besonders die Schläfen-, Ohren- und Nackengegend ansehen. Nissen und Läuse sind mit bloßem Auge, evtl. unter Zuhilfenahme einer Lupe zu erkennen.

Kleiderlaus (Pediculus humanus humanus seu vestimentorum, früher Pediculus humanus corporis)

Die Kleiderlaus bevorzugt zum Blutsaugen Körperregionen mit spärlicher Behaarung. Da ihre Vorzugstemperatur von 28–30 °C unserem Kleiderklima entspricht, hält sie sich auf der Innenseite der Kleidung (dem Körper zugewandt) auf, in die sie meist auch ihre Eier ablegt. Kleiderläuse können ohne Nahrung bei ihrer Vorzugstemperatur ca. 2 Tage, bei 10–20 °C bis zu 7 Tage überleben. Dabei sucht sich die Laus einen neuen Wirt, sobald sich die Körpertemperatur des Wirtes durch Fieber oder Tod ändert. Hier kann ihre Laufgeschwindigkeit 30 cm pro Minute betragen. Dieser Wandertrieb ist die Ursache dafür, dass sich Kleiderläuse wesentlich leichter verbreiten als Kopfläuse.

Praxistipp

Die Kleiderlaus kommt zurzeit in Deutschland kaum vor; der Kleiderlausbefall ist eine typische Erscheinung von Kriegs- und Notzeiten mit schlechter Kleiderhygiene.

An den Stichstellen der Kleiderläuse entsteht zunächst ein kleiner, hellroter, später bläulicher Punkt, der stark juckt. Ausgehend von ihm entwickeln sich Maculae caeruleae (Taches bleues). Diese ca. centgroßen blauen Hautflecken entstehen durch enzymatischen Abbau des Hämoglobins.

MERKE

Die wesentliche Bedeutung der Kopf- und der Kleiderläuse liegt jedoch in ihrer Fähigkeit, **Infektionskrankheiten** zu **übertragen**. Wegen ihrer großen Wanderungstendenz spielt hierbei die Kleiderlaus die weitaus größere Rolle.

Exkurs

Beispiele für durch Läuse übertragene Krankheitserreger:
- *Rickettsia prowazekii:* Epidemisches Fleckfieber
- *Bartonella quintana:* Fünftage-Fieber = Wolhynisches Fieber
- *Borrelia recurrentis:* Läuse-Rückfallfieber = europäisches Rückfallfieber.

Filzlaus (Phthirus pubis)

Die Filzlaus ist mit 1–2 mm kleiner als die Kopf- oder Kleiderlaus. Sie hat einen gedrungenen schildförmigen Körper. Besonders auffällig sind die hinteren Beinpaare, weil sie mit kräftigen Krallen ausgerüstet sind (Abb. 18.27).

Mit diesen Krallen klammern die Filzläuse sich bevorzugt an den „härteren Haaren" fest. Sie bewegen sich durch Seitwärtsbewegung (wie Krebse) fort. Bevorzugter Aufenthaltsort der Filzlaus ist die Schambehaarung, jedoch ist sie bei starkem Befall auch an Achsel- und Barthaaren sowie insbesondere an Augenbrauen und Wimpern zu finden. Hier können u. U. die Nissen schnell erkannt werden (Abb. 18.28). Entsprechend ihrem Hauptstandort erfolgt die Übertragung vor allem durch den Geschlechtsverkehr. Eine Übertragung durch Unterwäsche, Hotelbetten (wenn die Wäsche nicht erneuert wurde) oder Toiletten kommt aber ebenfalls vor. Filzläuse leben vom Blut ihres Wirtes, wobei ein Saugakt durchaus bis zu 30 Minuten dauern kann. Im Gegensatz zu Kopf- und Kleiderläusen können Filzläuse ohne ihren menschlichen Wirt nur 12–24 Stunden an der Außenwelt überleben. Der Filzlausbefall ist durch Juckreiz der besiedelten Körperregion und durch bakterielle Superinfektionen gekennzeichnet.

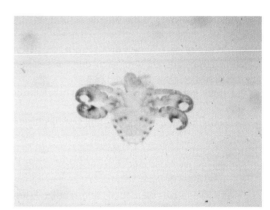

Abb. 18.27 *Phthirus pubis* (Filzlaus).

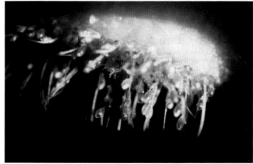

Abb. 18.28 *Pediculosis*-Befall der Wimpern. (mit freundlicher Genehmigung von Prof. Dr. Dr. J. Petersen, Göttingen)

Therapie und Prävention

Um eine Weiterverbreitung der Läuse zu verhindern, dürfen Kämme, Bürsten, Handtücher, Kleidungsstücke und andere Gegenstände nicht von mehreren Personen gleichzeitig benutzt werden. Waschbare Materialien sollten für 30 Minuten auf mindestens 60 °C erhitzt oder anderweitig desinfiziert (z. B. Dampfsterilisation) werden. Nicht waschbare Materialien sollten mit Lindan behandelt und für 2–4 Wochen (z. B. in fest verklebten Plastiktüten) weggesperrt werden, um den Läusen den Zugang zu menschlichem Blut zu nehmen (Hungerquarantäne). Frische Kleidung sollte mit pulverisiertem Lindan vor Benutzung vorbehandelt werden. Bei größeren verlausten Gegenständen (z. B. Matratze) ist ggf. der Rat von Fachleuten (Kammerjäger) einzuholen. Mögliche Kontaktpersonen müssen ebenfalls untersucht und ggf. mitbehandelt werden. Therapeutisch sind Ivermectin sowie Präparate auf der Basis von Pyrethrum (pflanzliches Insektizid aus Chrysanthemumarten), Permethrin, Hexachlorcyclohexan (= Lindan), Allethrin oder Malathion gegen Läuse wirksam.

Praxistipp

Wichtig ist es, die Behandlung nach 8–10 Tagen zu wiederholen, da – bis auf Permethrin – die Präparate nicht auf die noch in den Nissen befindlichen Tiere wirken.

Bei Kopflausbefall sollte mithilfe eines speziellen Läusekamms die Anzahl der Nissen reduziert werden.

Exkurs

Meldepflicht bei Läusebefall in Gemeinschaftseinrichtungen

Der Läusebefall in Gemeinschaftseinrichtungen ist nach dem IfSG durch den **Leiter der Einrichtung** meldepflichtig. Personen, bei denen Kopfläuse nachgewiesen werden, dürfen Gemeinschaftseinrichtungen nicht besuchen, solange **infektionstüchtige Nissen** im Haar nachweisbar sind (diese sind in der Regel weniger als 1 cm von der Kopfhaut entfernt; alle weiter entfernten Nissen sind bereits leer und daher nicht mehr infektiös).

18.4.2 Skabies [B86]

Die Skabies (Krätze) wird durch sehr kleine, weltweit verbreitete Milben, *Sarcoptes scabiei var. hominis* verursacht. Milben sind unmittelbare Verwandte der Zecken, mit weniger als 1 mm Größe jedoch deutlich kleiner. *Sarcoptes scabiei* misst sogar nur 0,2–0,5 mm und ist daher nur mit der Lupe sichtbar; ihr kugelförmiger Körper hat vier sehr kurze Extremitätenpaare (Abb. 18.29).

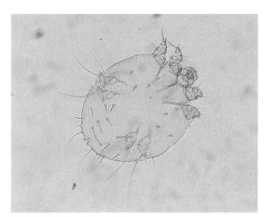

Abb. 18.29 *Sarcoptes scabiei.*

Die Tiere fressen ca. 1 cm lange Gänge in die menschliche Haut, die bis zum Stratum granulosum reichen. Im Gegensatz zu Zecken und Läusen saugen Krätzmilben kein Blut. In den Gängen, die sich durch Kotpartikel schwarz abzeichnen, legt das Weibchen täglich 2–4 Eier ab, aus denen nach 3–5 Tagen die sechsbeinigen Larven schlüpfen. Nach weiterer Entwicklung durch Häutung wandern aus den Gängen schließlich die achtbeinigen weiblichen Spätnymphen und Männchen, um sich an der Hautoberfläche zu paaren. Die gesamte Entwicklung dauert ungefähr 2 Wochen, die Lebenszeit der Weibchen beträgt 4–8 Wochen.

Klinik

Die Übertragung der Krätzemilbe erfolgt meist durch körperlichen Kontakt von Mensch zu Mensch, wobei auf der Haut wandernde, bereits befruchtete weibliche Spätnymphen übertragen werden. Auch schlechte Körperhygiene spielt eine Rolle. Ohne Wirt sterben Milben innerhalb weniger Tage. Epidemische Ausbrüche bei engem Zusammenleben (z. B. Heime) sind möglich.

Prädilektionsstellen für den Befall sind Interdigitalfalten von Händen und Füssen, Anogenitalregion und Brustwarzen. An den befallenen Stellen tritt Juckreiz auf, der in der Bettwärme aufgrund einer verstärkten Milbenaktivität zunimmt: Es kann ein allergisches Exanthem am ganzen Körper auftreten. Außerdem kommt es in der Regel zu einer bakteriellen Superinfektion der Gänge und der durch Kratzen beschädigten Haut (Abb. 18.30).

Bei Betrachtung fallen neben Papeln und Pusteln auch die Milbengänge auf, an deren Ende das Weibchen sitzt. Eine Sonderform der Krätze ist die *Scabies crustosa* bzw. *Scabies norwegica* – dabei handelt es sich um eine schwere, hyperkeratotische Form bei Patienten mit gestörter Immunabwehr. Bei diesen Patienten kommt es zur massiven Milbenvermeh-

18

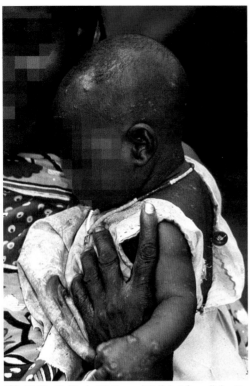

Abb. 18.30 Scabies bei Mutter und Kind. (mit freundlicher Genehmigung von Prof. Dr. A. Stich, Würzburg)

rung, sodass eine hohe Kontagiosität besteht (z. B. AIDS-Hospize, Altenpflegeeinrichtungen).

Der Milbenbefall des Tieres wird als Räude bezeichnet. Trotz einer starken Wirtsspezifität kann es bei engem Zusammenleben von Mensch und Tier auch zu einem kurzzeitigen Befall des Menschen mit Tiermilben kommen, ohne dass sich die Milben jedoch vermehren (selbstlimitierend verlaufende Pseudoskabies).

Diagnostik

Die Diagnose wird durch den Nachweis der Milben oder ihrer Eier gestellt. Dazu wird mit einer Kanüle der Milbengang ausgehoben und das Hautstück anschließend mikroskopiert.

Therapie

Die Therapie sollte auch Kontaktpersonen mit einschließen und wird über mindestens 3 Tage lokal mit Hexachlorcyclohexan (= Lindan) als Emulsion, Crotamiton, Benzylbenzoat oder Permethrin durchgeführt. Unterstützend sollte die Kleidung und das Bettzeug bei mindestens 50 °C gewaschen werden. Die Chemotherapie sollte nach 10 Tagen wiederholt werden. Bei der Skabies crustosa sind gute Erfolge mit oralem Ivermectin (einmalig 0,2 mg/kg KG) erzielt worden.

Gemäß IfSG besteht Meldepflicht bei Skabies in Gemeinschaftseinrichtungen.

18

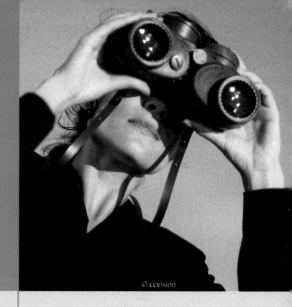

© ccvision

Kapitel 19

**Wichtige Erreger,
typische Erkrankungen und
Therapiemöglichkeiten
(Übersicht)**

19.1 Bakterien

Tab. 19.1

Bakterien

Pathogen	Zusatzinfo	Typische Krankheiten	Therapiemöglichkeiten (ggf. nach Antibiogramm)
Grampositive Kokken			
Staphylococcus aureus	NKI, RES	Haut-/Weichgewebeinfektion, Abszess, Furunkel, Wundinfektion, Osteomyelitis, Sepsis, Pneumonie, Endokarditis (v. a. Nativklappen), Lebensmittelintoxikation, Toxisches Schocksyndrom	Penicillin, Cephalosporin 1,2, Oxacillin **bei MRSA, MRSE**: Clindamycin, Rifampicin, Fosfomycin, Fusidinsäure, Linezolid, Ceftarolin, Tigecyclin, Daptomycin, Glykopeptid
S. epidermidis	NKI	Katheterinfektion, Endokarditis lenta (v. a. Kunstklappen)	Katheterwechsel! Therapie nach Antibiogramm (vgl. *Staphylococcus aureus*)
S. saprophyticus		Honeymoon-Zystitis	Fosfomycin, Nitrofurantoin ggf. Cotrimoxazol, Chinolon 1,2
Streptococcus pyogenes (GAS)	SSI	Angina, Scharlach, Erysipel, Phlegmone, Puerperalsepsis, Rheumatisches Fieber, Glomerulonephritis, nekrotisierende Fasciitis (Fournier Gangrän)	Penicillin, Cephalosporin 1, Makrolid, Clindamycin
Streptococcus agalactiae (GBS)	SSI	Neugeborenen-Sepsis und –Meningitis, Harnwegsinfekt, Wundinfektion bei Diabetes	Penicillin, Ampicillin, Cephalosporin 1, Clindamycin
Streptococcus pneumoniae		Sinusitis, Otitis media, Konjunktivitis, ambulant erworbene Pneumonie, Sepsis, Meningitis	Penicillin, Cephalosporin 3 ggf. + Rifampicin, Chinolon 3, 4 **Reserve bei Meningitis:** Meropenem
Viridans-Streptokokken		Karies (*Streptococcus mutans*), Endokarditis lenta	**bei Endokarditis:** Penicillin + Gentamicin
Streptococcus bovis (GDS)		Sepsis, Endokarditis (nach Kolonkarzinom fahnden!)	Penicillin + Gentamicin, Cephalosporin 3 + Gentamicin
Enterococcus faecalis	NKI	Harnwegsinfekt, Cholezystitis, Wundinfektion, Peritonitis, Sepsis, Endokarditis (v. a. nach urologischen Eingriffen)	Ampicillin (**bei Endokarditis:** + Gentamicin) Glykopeptid **bei VRE:** Linezolid, Tigecyclin
E. faecium	NKI, RES		
Gramnnegative Kokken			
Neisseria meningitidis		Sepsis, Waterhouse-Friderichsen-Syndrom, Meningitis	Penicillin, Cephalosporin 3 ggf. + Rifampicin
N. gonorrhoeae	SSI, STD	Geschlechtskrankheit (STD): Gonorrhö (Tripper), eitrige Arthritis, Adnexitis (→ Sterilität), Konjunktivitis des Neugeborenen	Chinolon, Azithromycin, Doxycyclin
Moraxella catarrhalis		Sinusitis, Otitis media, Bronchitis	Aminopenicllin/BLI
Grampositive Stäbchen			
Bacillus anthracis	BT, SP, ZOO	Milzbrand (Haut > Lunge > Darm)	Penicillin
B. cereus	SP	Lebensmittelintoxikation	symptomatisch
Corynebacterium minutissimum		Erythrasma	Creme ohne Wirkstoffe
C. diphtheriae		Diphtherie	Antitoxin + Penicillin, Erythromycin, Tetracyclin
Listeria monocytogenes	SSI, ZOO	Neugeborenen-Sepsis und Meningitis, Meningoenzephalitis	Aminopenicillin evtl. + Gentamicin
Erysipelothrix rhusiopathiae	ZOO	Erysipeloid, Schweinerotlauf	selbstlimitierend, ggf. Penicillin
Mycobacterium tuberculosis-Komplex	RES	Tuberkulose	Isoniazid + Rifampicin + Pyrazinamid + Ethambutol
MOTT – *Mycobacterium leprae*	TP	Lepra	Rifampicin + Dapson, ggf. + Clofazimin
MOTT – *Mycobacterium avium-Komplex*		**bei Immunsuppression:** Darmmykobakteriose, Organmanifestationen	Makrolid + Ethambutol + Rifabutin, Clofazimin
MOTT – *Mycobacterium marinum*		Hautinfektion	
MOTT – *Mycobacterium ulcerans*	TP	Hautinfektion	Clarithromycin + Rifampicin
Actinomyces israelii		Haut-/Weichgewebeinfektion, Hirnabszess	Aminopenicillin/BLI
Nocardia spp.		Haut-/Weichgewebeinfektion	Cotrimoxazol, Cephalosporin, Imipenem, Amikacin

19

Pathogen	Zusatzinfo	Typische Krankheiten	Therapiemöglichkeiten (ggf. nach Antibiogramm)
Propionibacterium acnes	AA	Hautinfektion bei Akne	Vitamin A-Säure + Doxycyclin, Minocyclin, Tetracyclin
Clostridium perfringens	AA, BT, SP	Gasbrand: Wundinfektion	Wundexzision + Penicllin + Metronidazol + Tetrazylin oder Clindamycin
Clostridium tetani	AA, SP	Tetanus: Wundinfektion und Spastik, Risus sardonicus	Wundexzision, symptomatisch + Metronidazol
Clostridium botulinum	AA, BT, SP	Botulismus: Lebensmittelintoxikation, schlaffe Parese, Augenmuskelparese (Doppelbilder)	Antitoxin, symptomatisch
Clostridium difficile	AA, NKI, SP	pseudomembranöse Kolitis, antibiotikaassoziierte Diarrhö	Absetzen der ursprünglichen Antibose; ggf. oral: Metronidazol, Fidaxomicin, Glykopeptid
Gramnegative Stäbchen			
Salmonella enterica (*S. Typhi, S. Paratyphi*)	(TP)	Typhus: Fieber und wässrige oder blutige Diarrhö, reaktive Arthritis	Chinolon, Cephalosporin 2,3
Salmonella enterica (enteritische Arten, z. B. *S. Enteritidis, S. Typhimurium*)	ZOO	Fieber und wässrige Diarrhö, reaktive Arthritis	**bei schwerem Verlauf:** Chinolon, Cotrimoxazol, Ampicillin, Cephalosporin 3
Yersinia enterocolitica *Y. pseudotuberculosis*	ZOO	Fieber und wässrige Diarrhö, reaktive Arthritis	**bei schwerem Verlauf:** Chinolon, Cotrimoxazol, Tetracyclin
Y. pestis	BT, TP, ZOO	Pest	Streptomycin, Gentamicin
Shigella sonnei, S. flexneri, S. boydii, S. dysenteriae	TP	Fieber und blutige Diarrhö	Chinolon, Ampicillin, Cotrimoxazol, Tetracyclin
Escherichia coli	NKI, RES	Wund- und Harnwegsinfektion, Pneumonie, Sepsis	Cephalosporin 3, Chinolon
EPEC		Säuglingsdiarrhö	Ampicillin, Cotrimoxazol
ETEC	(TP)	wässrige Reisediarrhö, subfebril	i. d. R. nur symptomatisch;
EIEC		Fieber und blutige Diarrhö	ggf. Chinolon, Rifaximin (ETEC)
EAEC		chronische Diarrhö	
EHEC	ZOO	Hämolytisch-urämisches Syndrom (HUS)	symptomatisch; ggf. Dialyse, Plasmapherese, Diurese
UPEC	SSI	Harnwegsinfektion, Neugeborenen-Sepsis und -Meningitis	Cotrimoxazol, Cephalosporin 3, Aminopenicillin/BLI, Chinolon
Enterobacteriaceae (*Klebsiella* spp., *Enterobacter* spp u. a.)	NKI, RES	Wund- und Harnwegsinfektion, Pneumonie, Sepsis	Aminopenicillin/BLI, Cephalosporin 3, 4, Carbapenem, Chinolon, ggf. Colistin
Campylobacter jejuni *C. coli*	ZOO	Fieber und wässrige Diarrhö, reaktive Arthritis, Guillain-Barré-Syndrom	**bei schwerem Verlauf:** Makrolid, Clindamycin, Aminoglykosid, Chinolon
C. fetus	ZOO	Sepsis, Karditis, Meningitis, Arthritis	
Helicobacter pylori		Gastritis, Ulcus duodeni et ventriculi, Magenkarzinom	Metronidazol + Clarithromycin (ggf. Amoxicillin) + Omeprazol
Vibrio cholerae	BT, TP	Cholera: wässrige Diarrhö, subfebril	Volumen- und Elektrolyttherapie! Tetracyclin, Cotrimoxazol, Chinolon
andere Vibrionen *Aeromonas* spp.		wässrige Diarrhö, subfebril	symptomatisch; ggf. Tetracyclin, Cotrimoxazol, Chinolon
Haemophilus influenzae		Epiglottitis, Sinusitis, Otitis media, Konjunktivitis, Pneumonie, Sepsis, Meningitis	Aminopenicillin/BLI, Makrolid, Cephalosporin 2, 3, Chinolon
H. ducreyi	STD	Geschlechtskrankheit (STD): Ulcus molle	Makrolid, Cephalosporin 3, Chinolon
H. parainfluenzae *Aggregatibacter actinomycetemcomitans* *Cardiobacterium hominis* *Eikenella corrodens* *Kingella kingae*		Endokarditis	Cephalosporin 3 (ggf. + Gentamicin)
Acinetobacter spp.	NKI, RES	Wund- und Harnwegsinfektion, Pneumonie, Sepsis	Carbapenem, Tigecyclin, Aminopenicillin/BLI, Cephalosporin 3, 4, Chinolon, Colistin
Pseudomonas aeruginosa	NKI, RES	Wund- und Harnwegsinfektion, Pneumonie, Sepsis, Endokarditis (i. v. Drogen)	Piperacillin/BLI, Cephalosporin 3, 4, Carbapenem, Tobramycin, Chinolon, Colistin

19

Pathogen	Zusatzinfo	Typische Krankheiten	Therapiemöglichkeiten (ggf. nach Antibiogramm)
Burkholderia cepacia		Pneumonie bei Mukoviszidose	Cotrimoxazol, Meropenem, Ceftazidim, Chinolon
Stenotrophomonas maltophilia	NKI	Wund- und Harnwegsinfektion, Pneumonie, Sepsis	Cotrimoxazol
Legionella pneumophila	NKI	atypische Pneumonie, Pontiac-Fieber	Levofloxacin, Makrolid
Bordetella pertussis		Keuchhusten (Pertussis)	Makrolid, Cotrimoxazol
andere Bordetellen		Bronchitis	
Francisella tularensis	BT, ZOO	Tularämie (Hasenpest): Fieber, Haut-ulzera, systemische Granulome, Pneumonie	Streptomycin, Gentamicin
Brucella abortus	BT, ZOO	Morbus Bang (*Brucella abortus*) oder Maltafieber (*Brucella melitensis*): undulierendes Fieber, Arthritis, Lebergranulome, Splenomegalie	Doxycyclin + Rifampicin
Brucella melitensis			
Bartonella henselae	ZOO	Katzenkratzkrankheit, bazilläre Angio-matose, Endokarditis	Azithromycin, Roxythromycin
Bartonella quintana		Fünftagefieber, bazilläre Angiomatose, Endokarditis	Doxycyclin + Gentamicin
Bacteroides spp.	AA	Wundinfektion, Peritonitis, Douglas-abszess, Sepsis, Hirnabszess, Puerpe-ralsepsis, Aspirationspneumonie	Metronidazol, Clindamycin, Penicllin, Carbapenem
Prevotella spp.			
Porphyromonas spp.			
Fusobacterium spp.			
Schraubenbakterien			
Treponema pallidum ssp. pallidum	SSI, STD	Geschlechtskrankheit (STD): Syphilis/Lues, konnatale Infektion	Penicillin, Tetracyclin, Makrolid, Cephalosporin 3
Treponema pallidum ssp. endemicum	TP	Endemische Syphilis, Bejel: Schleimhautläsionen	Penicillin
Treponema pallidum ssp. pertenue		Frambösie, Yaws: himbeerähnliche Hautläsionen	
Treponema vincentii		Angina Plaut-Vincenti: einseitige, nekrotisierende Tonsillitis	Penicillin, Tetracyclin, Clindamycin
Treponema carateum	TP	Pinta: himbeerähnliche Hautläsionen	Penicillin
Borrelia burgdorferi	ZOO	**Borreliose 1:** Erythema migrans **Borreliose 2, 3:** Meningitis, Fazialis-parese, Karditis, Arthritis, Acroderma-titis chronica atrophicans	**bei Borreliose, Stadium 1:** Doxycyclin, Amoxicillin, Penicillin **bei Borreliose, Stadium 2, 3:** Cephalosporin 3
B. afzelii			
B. garinii			
B. bavariensis			
B. spielmanii			
B. recurrentis		(Läuse-) Rückfallfieber	Doxycylin, Makrolid, Chloramphenicol
B. duttoni	ZOO	(Zecken-) Rückfallfieber	
B. hermsii			
Leptospira interrogans	ZOO	Morbus Weil: Fieber, Hepatitis, Nephritis, Vaskulitis, Meningitis	Penicillin, Doxycyclin
Bakterien ohne funktionelle Zellwand			
Mycoplasma pneumoniae		interstitielle Pneumonie	Tetracyclin, Chinolon, Makrolid
M. hominis		urogenitale Infektion	Doxycyclin, Chinolon, Makrolid
Ureaplasma urealyticum	SSI	urogenitale Infektion, Prostatitis, perinatale Infektion	
Obligat intrazelluläre Bakterien			
Chlamydia trachomatis	SSI, (STD)	Trachom, urogenitale Infektion, Arthritis, Konjunktivitis, Neugeboren-enpneumonie, Geschlechtskrankheit (STD): Lymphogranuloma venereum	Doxycyclin, Tetracyclin, Makrolid
Chlamydophila pneumoniae		interstitielle Pneumonie	Doxycyclin, Makrolid, Chinolon
Chlamydophila psittaci	ZOO	Ornithose/Papageienkrankheit: inter-stitielle Pneumonie	
Rickettsia prowazekii	TP, ZOO	Fleckfieber: Fieber und Vaskulitis	Doxycyclin, Rifampicin, Chinolon
R. rickettsii		Zeckenbissfieber: Fieber und Vaskulitis	
Orientia tsutsugamushi		Japanisches Fleckfieber: Fieber und Vaskulitis	Doxycyclin, Chinolon, Chloramphenicol
Coxiella burnetii	BT, ZOO	Q-Fieber: interstitielle Pneumonie	Doxycyclin, Chinolon, Cotrimoxazol

19

Pathogen	Zusatzinfo	Typische Krankheiten	Therapiemöglichkeiten (ggf. nach Antibiogramm)
Ehrlichia chaffeensis *Anaplasma phagocytophilum*	(TP), ZOO	chronische Müdigkeit, Kopfschmerzen, Myalgien, Fieber	Doxycyclin, Rifampicin, Chinolon

Abkürzungen: AA = Anaerobier, BT = Bioterror, GAS = Gruppe A-Streptokokken, MOTT = mycobacteria other than tuberculosis = nicht-tuberkulöse Mykobakterien, MRSA = methicillinresistenter S. aureus, MRSE = methicillinresistenter S. epidermidis, NKI = nosokomiale Infektion, RES = Resistenzen, SP = Sporenbildner, SSI = schwangerschaftsrelevante Infektion mit Auswirkungen auf das Kind, STD = sexually transmitted disease = Geschlechtskrankheit, TP = typische Infektion der Tropen bzw. außereuropäische Länder, (TP) = Erreger kommt vor allem in den Tropen vor, Infektionen innerhalb Deutschlands/Europas sind aber auch möglich, VRE = vancomycinresistente Enterokokken, ZOO = Zoonose

19.2 Viren

Tab. 19.2

Viren

Pathogen	Zusatzinfo	Typische Krankheiten	Therapiemöglichkeiten
DNA-Viren mit Hülle			
HBV (Hepatitis-B-Virus)	NKI, SSI, STD	Hepatitis B → Leberzirrhose → hepatozelluläres Karzinom	**bei schwerem Verlauf:** pegyliertes Interferon (IFN)-α, Lamivudin, Entecavir, Telbivudin, Adefovir, Tenofovir **bei Neugeborenem:** aktive und passive Immunisierung
HHV 1 (humanes Herpesvirus 1) = HSV 1 (Herpessimplex-Virus 1)	SSI	Herpes labialis, Ekzema herpeticum, Keratokonjunktivitis, Enzephalitis, Herpes neonatorum des Neugeborenen	Aciclovir, Famciclovir/Penciclovir, Valaciclovir, Foscarnet **nur HHV 1, 3:** Brivudin **nur HHV 3:** evtl. Immunglobulin
HHV 2 = HSV 2	SSI, STD	Herpes genitalis und s. HSV 1	
HHV 3 = VZV (Varizella-Zoster-Virus)	SSI	Varizellen (Windpocken) Zoster (Gürtelrose)	
HHV 4 = EBV (Epstein-Barr-Virus)		Mononukleose	Aciclovir
		Burkitt-Lymphom, Nasopharyngealkarzinom	Rituximab
HHV 5 = CMV (Zytomegalievirus)	NKI, SSI	Zytomegalie, prä- und postnatale Infektion **bei Immunsuppression:** interstitielle Pneumonie, Chorioretinitis	Valganciclovir/Ganciclovir, Foscarnet, Fomivirsen **nach Nieren-TPX:** Valaciclovir **bei Retinitis:** Cidofovir
HHV 6		Exanthema subitum (Drei-Tage-Fieber)	Ganciclovir, Foscarnet ?
HHV 7		mononukleoseähnlich	symptomatisch
HHV 8 = KSHV (Kaposi-Sarkom-assoziiertes Herpes-Virus)		**bei Immunsuppression:** Kaposi-Sarkom	Cidofovir
Variolavirus	BT	Pocken	symptomatisch
DNA-Viren ohne Hülle			
Adenovirus		**bei Kindern:** respiratorische und gastrointestinale Infektion **bei allen:** Keratokonjunktivitis	symptomatisch
HPV (Humanes Papillomavirus)	STD	Verruca vulgaris (Hautwarzen), Condylomata acuminata (Feig- oder Genitalwarzen), Zervix- und Peniskarzinom	Exzision, Kürettage, Kryotherapie, operativ, symptomatisch
JC-Virus		**bei Immunsuppression:** Progressive multifokale Leukenzephalitis (PML)	Immunrekonstitution, symptomatisch
BK-Virus		**bei Immunsuppression:** Polyoma-assoziierte Nephropathie (PVN)	Cidofovir, Immunrekonstitution
Parvovirus B19	SSI	Erythema infectiosum (Ringelröteln), aplastische Krisen, pränatale Infektion: Hydrops fetalis	**bei pränataler Infektion:** intrauteriner Blutaustausch
RNA-Viren mit Hülle			
HDV (Hepatitis-Delta-Virus)	(TP)	Koinfektion mit HBV → Hepatitis B	pegyliertes IFN-α
LCMV (Lymphozytäre-Choriomeningitis-Virus)	SSI, ZOO	aseptische Meningitis, Enzephalitis **pränatale Infektion:** Abort, Hydrozephalus, Chorioretinitis, Mikrozephalie	symptomatisch
Lassa-Virus	TP, ZOO	Hämorrhagisches Fieber	Ribavirin
Guanarito-Virus			Ribavirin, Hyperimmunglobuline
Junin-Virus			
Machupo-Virus			

19

Pathogen	Zusatzinfo	Typische Krankheiten	Therapiemöglichkeiten
HCV (Hepatitis-C-Virus)	NKI, SSI	Hepatitis C → Leberzirrhose → hepatozelluläres Karzinom	Boceprevir oder Telaprevir + Ribavirin + IFN-α
FSME-Virus		Meningoenzephalitis	symptomatisch
Dengue-Virus	(TP)	Dengue-Fieber (evtl. Hämorrhagisches Fieber)	symptomatisch
Gelbfieber-Virus	TP	Hämorrhagisches Fieber	symptomatisch
Japanisches-B-Enzephalitis-Virus		Enzephalitis	symptomatisch
Kyasanur-Forest-Virus		Hämorrhagisches Fieber mit Enzephalitis	symptomatisch
Omsk-HFV		Hämorrhagisches Fieber	symptomatisch
Usutu-Virus		Fieber, Enzephalitis	symptomatisch
West-Nil-Virus	(TP)	grippeähnliche Symptomatik, Meningitis, Enzephalitis	symptomatisch
HIV	NKI, SSI, STD	AIDS	HAART (Tab. 3.4)
Rötelnvirus	SSI	Röteln pränatale Infektion	symptomatisch
Chikungunya-Virus	TP	Fieber, Exanthem, Arthritis	symptomatisch
O'Nyong-nyong-Virus			
Ross-River-Virus			
Sindbis-Virus	(TP)		
Pappataci-Fieber-Virus	ZOO	Fieber, Arthritis	symptomatisch
Semliki-Forest-Fieber-Virus	TP, ZOO	Fieber, selten Enzephalitis	symptomatisch
Eastern-Equine-Enzephalitis-Virus		Fieber, Meningoenzephalitis	symptomatisch
Venezuela-Equine-Enzephalitis-Virus			
Western-Equine-Enzephalitis-Virus			
Puumala-Virus	ZOO	Nephropathia epidemica	Ribavirin, Hämodialyse
Dobrava-Virus			
Hantaan-Virus	TP, ZOO	Hämorrhagisches Fieber mit renaler Symptomatik (HFRS)	
Sin-Nombre-Virus	ZOO	Hanta-Pulmonales Syndrom (HPS)	Ribavirin
Krim-Kongo-HF-Virus	BT, ZOO	Hämorrhagisches Fieber	Ribavirin
Rift-Valley-Fieber-Virus	TP, ZOO	grippeähnliche Symptomatik, Hämorrhagisches Fieber, Enzephalitis	symptomatisch
Oropouche-Virus	TP, ZOO	grippeähnliche Symptomatik	symptomatisch
Coronavirus	(ZOO)	Gastroenteritis, interstitielle Pneumonie, SARS	**bei SARS:** IFN-α
Ebolavirus	BT, NKI, TP	Hämorrhagisches Fieber mit Enzephalitis	symptomatisch
Marburgvirus	TP		
Influenzavirus	(ZOO)	Influenza (Grippe)	Amantadin, Rimantadin, Zanamivir, Oseltamivir
Parainfluenza-Virus		grippeähnliche Symptomatik	symptomatisch
Respiratory-Syncytial-Virus (RSV)		Bronchiolitis v. a. bei Kindern	humanisierter monoklonaler Antikörper, Ribavirin
Masernvirus		Masern	symptomatisch
Mumpsvirus		Mumps: Parotitis epidemica	symptomatisch
Hendra-Virus	TP, ZOO	Pneumonie, Enzephalitis	Ribavirin
Nipah-Virus			
Tollwut-Virus	ZOO	Tollwut: Enzephalitis, Paralyse	aktive und passive Immunisierung
RNA-Viren ohne Hülle			
Astrovirus		Gastroenteritis	symptomatisch
Hepatitis-E-Virus (HEV)	ZOO	Hepatitis E	Versuch mit Ribavirin
Norovirus	NKI	Gastroenteritis	symptomatisch
Coxsackievirus		grippeähnliche Symptomatik, Herpangina, Myokarditis, Gastroenteritis, Augeninfektion	symptomatisch
ECHO-Virus		grippeähnliche Symptomatik, Gastroenteritis, Augeninfektion	symptomatisch
Enterovirus			symptomatisch

19

Pathogen	Zusatzinfo	Typische Krankheiten	Therapiemöglichkeiten
Poliovirus		Poliomyelitis: Enzephalitis, schlaffe Parese	
Hepatitis-A-Virus (HAV)		Hepatitis A	symptomatisch
Rhinovirus		Rhinitis (Schnupfen)	symptomatisch
Rotavirus	NKI	Gastroenteritis (Kinder)	symptomatisch

Abkürzungen: BT = Bioterror, NKI = nosokomiale Infektion, SARS = schweres, akutes, respiratorisches Atemwegssyndrom, SSI = schwangerschaftsrelevante Infektion mit Auswirkungen auf das Kind, STD = sexually transmitted disease = Geschlechtskrankheit, (STD) = nur einige Serotypen werden durch Geschlechtsverkehr übertragen, TP = typische Infektion der Tropen bzw. außereuropäische Länder, TPX = Transplantation, ZOO = Zoonose, (ZOO) = Zoonose, aber auch reine Mensch-zu-Mensch-Übertragung ist möglich

19.3 Pilze

Tab. 19.3

Pilze

Pathogen	Zusatzinfo	Typische Krankheiten	Therapiemöglichkeiten
Dermatophyten			
Epidermophyton floccosum		Haut- und Nagelinfektion	Azole, Triazole (Voriconazol), Terbinafin, Ciclopirox
Microsporum spp.		Haut- und Haarinfektion	**Trichophyton:** auch Fluconazol,
Trichophyton spp.		Haut-, Nagel- und Haarinfektion	Itraconazol
Hefen (Sprosspilze)			
Candida albicans		Vaginalmykose, Windeldermatitis Systemmykose: Peritonitis, Sepsis, Endophthalmitis **bei Immunsuppression:** Soor und s.o.	Amphotericin B, 5-Flucytosin, Echinocandin, Triazole
C. tropicalis			
C. dubliniensis			
C. glabrata			Amphotericin B, (5-Flucytosin), Echinocandin
C. krusei (Issatchenkia orientalis)			
C. parapsilosis	NKI		Amphotericin B, 5-Flucytosin, Triazole
Cryptococcus neoformans	(ZOO)	**bei Immunsuppression:** Meningitis	Amphotericin B + 5-Flucytosin, ggf. + Fluconazol
C. gattii	(TP, ZOO)		
Rhodotorula spp.		**bei Immunsuppression:** Sepsis	Amphotericin B + 5-Flucytosin
Trichosporon spp.		Piedra alba (Haarinfektion)	Amphotericin B, Triazole
Malassezia furfur		Pitiryasis versicolor (Hautinfektion)	lokal: Tolnaftat, Azole
Schimmelpilze			
Aspergillus fumigatus		Lungeninfektion, Aspergillom, Allergie, Lebensmittelintoxikation **bei Immunsuppression:** Systemmykose	Voriconazol, Amphotericin B (außer Aspergillus terreus), Echinocandin, Itraconazol, Posaconazol
A. flavus			
A. nidulans			
A. niger			
A. versicolor			
A. terreus			
Mucor spp.		Zygomykose: rhinozerebrale Infektion, angioinvasive Infektion mit Induktion von Thrombosen	Amphotericin B, Posaconazol
Rhizopus spp.			
Absidia spp.			
Penicillium marneffei	TP	**bei Immunsuppression:** Systemmykose	Amphotericin B, Itraconazol, Voriconazol, Posaconazol
Fusarium spp.		Haut-/Weichgewebeinfektion, Endophthalmitis **bei Immunsuppression:** Systemmykose	Amphotericin B + 5-Flucytosin, Voriconazol, Posaconazol
Scedosporium prolificans		Phäohyphomykose, Weichgewebeinfektion, Augeninfektion, **bei Immunsuppression:** Systemmykose	Voriconazol, Posaconazol
Dimorphe (biphasische) Pilze			
Coccidioides immitis	TP	Lungeninfektion	Amphotericin B, Itraconazol, Voriconazol, Posaconazol (außer Histoplasma)
Histoplasma capsulatum			
Blastomyces dermatitidis			
Paracoccidioides brasiliensis		subkutane Infektion, Ulzera	

19

Pathogen	Zusatzinfo	Typische Krankheiten	Therapiemöglichkeiten
Sporothrix schenckii		Haut-/Weichgewebeinfektion	Itraconazol, Amphotericin B
Besondere Pilze			
Pneumocystis jirovecii		**bei Immunsuppression:** interstitielle Pneumonie	Cotrimoxazol, Pentamidin
Encephalitozoon spp.	(ZOO)	**bei Immunsuppression:** chronische, wässrige Diarrhö, Enzephalitis, Organschäden, Augeninfektion	Albendazol, Fumagillin
Enterocytozoon bieneusi		**bei Immunsuppression:** chronische, wässrige Diarrhö	

Abkürzungen: NKI = nosokomiale Infektion, TP = typische Infektion der Tropen bzw. außereuropäische Länder, (TP) = Erreger kommt vor allem in den Tropen vor, Infektionen in Europa sind aber möglich, ZOO = Zoonose, (ZOO) = nur einige Arten sind Zoonosen

19.4 Parasiten

Tab. 19.4

Parasiten

Pathogen	Zusatzinfo	Typische Krankheiten	Therapiemöglichkeiten
Protozoen – Flagellaten			
Giardia (Lamblia) intestinalis	AA	wässrige Diarrhö	Metronidazol, Albendazol, Nitazoxanid
Trichomonas vaginalis	AA, STD	Geschlechtskrankheit, Fluor vaginalis	Metronidazol
Leishmania tropica	ZOO	Hautleishmaniose	Vereisung, lokal Paromomycin, Antimon
L. major	ZOO		
L. mexicana	TP, ZOO		
L. donovani	TP, ZOO	Viszerale Leishmaniose	Amphotericin B, Miltefosin
L. braziliensis	TP, ZOO	Mukokutane Leishmaniose	
Trypanosoma cruzi	TP, ZOO	Chagas	Nifurtimox, Benznidazol
T. brucei	TP, ZOO	Afrikanische Schlafkrankheit	Suramin, Pentamidin, Melarsoprol, Eflornithin, Nifurtimox
Protozoen – Rhizopoda			
Entamoeba histolytica	AA	blutig-schleimige Diarrhö, Leber- und Hirnabszess	Metronidazol, Paromomycin
Naegleria fowleri		Primäre Amöben-Meningoenzephalitis (PAME)	Amphotericin B + Rifampicin + Doxycyclin
Acanthamoeba spp.		Keratokonjunktivitis	lokal: Natamycin + Neomycin
Protozoen – Sporozoa			
Toxoplasma gondii	SSI, ZOO	Lymphadenitis, Retinochorioiditis, Kopfschmerzen **pränatale Infektion:** Hydrozephalus, intrazerebrale Verkalkungen, Retinochorioiditis **bei Immunsuppression:** zerebrale Toxoplasmose	**< 16. SSW:** Spiramycin **≥ 16. SSW:** Pyrimethamin + Sulfadiazin + Folinsäure ggf. Clindamycin
Plasmodium falciparum	TP	Malaria tropica	Mefloquin, Atovaquon/Proguanil, Artemether/Lumefantrin, Dihydroartemisinin/Piperaquin, Doxycyclin, Artesunat, Chinin, Primaquin
P. ovale	(TP)	Malaria tertiana	
P. vivax			
P. malaria	TP	Malaria quartana	
P. knowlesi	TP, ZOO	ähnlich wie Malaria tropica	
Babesia microti	ZOO	grippeähnliche Symptome	Clindamycin + Chinin
B. diversus			
Cryptosporidium parvum	(ZOO)	Enteritis **bei Immunsuppression:** chronische, wässrige Diarrhö	Immunrekonstitution Paromomycin, Rifaximin
Isospora belli		Enteritis	Cotrimoxazol, Roxithromycin, Pyrimethamin, Primaquin
Sarcocystis suihominins	ZOO	**bei Immunsuppression:** chronische, wässrige Diarrhö	
Protozoen – Ciliaten			
Balantidium coli	ZOO	blutig-schleimige Diarrhö	Metronidazol, Tetrazyklin, Paromomycin

Pathogen	Zusatzinfo	Typische Krankheiten	Therapiemöglichkeiten
Helminthen – Cestoden			
Taenia saginata	ZOO	Abdominalbeschwerden, Gewichts-abnahme	Praziquantel, Niclosamid, (Mebendazol, Albendazol)
T. solium	(TP), ZOO	**Taenia solium:** zusätzlich Zystizerkose	
Echinococcus granulosus	ZOO	zystische Echinokokkose: Leber- und Lungenbefall	OP + Albendazol, Mebendazol
E. multilocularis		alveoläre Echinokokkose: Leberbefall	
Helminthen – Nematoden			
Ascaris lumbricoides		Löffler-Syndrom (Lunge), Abdominalbeschwerden	Mebendazol, Pyrantelembonat
Enterobius vermicularis		Analpruritus	Mebendazol, Pyrantelembonat, Pyriviniumembonat
Trichinella spiralis	ZOO	Fieber, Muskelschmerzen, Eosinophilie	Mebendazol, Albendazol
Helminthen – Trematoden			
Schistosoma haematobium	TP	Blasenbilharziose, Präkanzerose: Blasenkarzinom	Praziquantel
S. mansoni, S. mekongi, S. intercalatum		Darmbilharziose	
S. japonicum	TP, (ZOO)		
Arthropoden			
Zecken		Hautbefall **Überträger von:** FSME, Borreliose, Rickettsiose, Q-Fieber (nur Tier)	mechanische Entfernung
Milben		Hautbefall *Sarcoptes scabiei* → Scabies (Krätze, Hautbefall), Allergie *Trombicula akamushi* → Überträger des Tsutsugamushi-Fiebers	**bei Scabies:** Permethrin, Benzyl-benzoat, Crotamiton, Lindan
Läuse		Haar- und Kleiderbefall **Überträger von:** Rickettsiose, Bartonel-lose, Rückfallfieber	Ivermectin, Pyrethrum, Permethrin
Flöhe		Hautstiche **Überträger von:** Pest	symptomatisch, Kammerjäger
Wanzen		Hautstiche	symptomatisch, Kammerjäger

Abkürzungen: AA = Anaerobier, SSI = schwangerschaftsrelevante Infektion mit Auswirkungen auf das Kind, SSW = Schwangerschaftswoche, STD = sexually transmitted disease = Geschlechtskrankheit, TP = typische Infektion der Tropen bzw. außereuropäische Länder, (TP) = Erreger kommt vor allem in den Tropen vor, Infektionen in Europa sind aber möglich, ZOO = Zoonose, (ZOO) = kann auch ein tierisches Reservoir haben

19

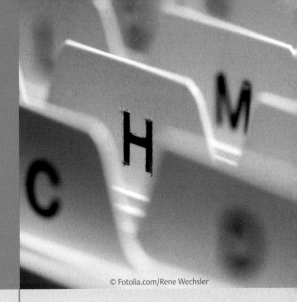

© Fotolia.com/Rene Wechsler

Kapitel 20

Anhang

20.1 Abkürzungsverzeichnis

A

AAC	antibiotikaassoziierte Kolitis
ABS	Antibiotic Stewardship
ADN	Anti-DNase
AG	Antigen
AGN	akute Glomerulonephritis
AHF	Argentinisches Hämorrhagisches Fieber
AHy	Anti-Hyaluronidase
AIDS	Acquired-Immunodeficiency-Syndrome
AK	Antikörper
AML	akute myeloische Leukämie
APC	antigenpräsentierende Zellen
ARC	AIDS-related Complex
ARF	akutes rheumatisches Fieber
ART	Antiinfektiva, Resistenz und Therapie (Kommission)
ASL	Anti-Streptolysin

B

BAL	bronchioalveoläre Lavage
BCR	B-Zellrezeptor
BHF	Bolivianisches Hämorrhagisches Fieber
BLI	β-Laktamase-Inhibitor
BSG	Blutsenkungsgeschwindigkeit
bzw.	beziehungsweise
ca.	circa

C

CA-MRSA	community-acquired methicillinresistenter *Staphylococcus aureus*
CAP	community-acquired pneumonia (ambulant erworbene Pneumonie) **oder** catabolic activator protein
CCHF	Hämorrhagisches Krim-Kongo-Fieber
CCT	kraniale Computertomografie
CDC	Center for Disease Control
CDT	cytolethal distending toxin
CMV	Zytomegalievirus
CRP	C-reaktives Protein
CT	Computertomografie
CTL	zytotoxische T-Zellen

D

DC	dendritische Zellen
DD	Differenzialdiagnose
DIC	disseminierte intravasale Gerinnung
dl	Deziliter
DNA	Desoxyribonukleinsäure
ds	doppelsträngig
DSS	Dengue-Schocksyndrom

E

EA	Early Antigen
EAEC	enteroaggregativer *E. coli*
EBNA	EBV-spezifisches nukleares Antigen

E (Fortsetzung)

EBV	Epstein-Barr-Virus
EEE	Östliche Pferde-Enzephalitis
EF-2	Elongationsfaktor-2
EHEC	enterohämorrhagischer *E. coli*
EIA	Enzymimmunoassay
EIEC	enteroinvasiver *E. coli*
ELISA	enzyme-linked immunosorbent assay
EPEC	enteropathogener *E. coli*
ESBL	Extended-Spectrum-β-Laktamase
ETEC	enterotoxischer *E. coli*

F

Fc	fragment cristallizable; besser: Complement aktivierendes Fragment
FLI	Friedrich-Löffler-Institut
FSME	Frühsommer-Meningoenzephalitis
FTA-ABS	Fluoreszenz-Treponemen-Antikörper-Absorptionstest

G

GAS	Gruppe-A-Streptokokken
GBS	Gruppe-B-Streptokokken **oder** Guillain-Barré-Syndrom
ggf.	gegebenenfalls
GISA	Glykopeptid-intermediär resistenter *Staphylococus aureus*
GM-CSF	Granulozyten/Makrophagen-Kolonie-Stimulierender Faktor
GPI	Glycosylphosphatidylinositol
GUS	Gemeinschaft unabhängiger Staaten

H

h	Stunde
HA-MRSA	hospital-acquired methicillinresistenter *Staphylococcus aureus*
HAV	Hepatitis-A-Virus
HBV	Hepatitis-B-Virus
HCC	hepatozelluläres Karzinom
HCV	Hepatitis-C-Virus
HDV	Hepatitis-D-Virus
HEV	Hepatitis-E-Virus
HF	Hämorrhagisches Fieber
HFRS	Hämorrhagisches Fieber mit renaler Symptomatik
HHT	Hämagglutinations-Hemmtest
HHV	Humanes Herpesvirus
HIV	Humanes Immundefizienzvirus
HPS	Hanta-pulmonales Syndrom
HPV	Humanes Papillomavirus
HSP	Hitzestressprotein
HSV	Herpes-simplex-Virus
HTLV	Humanes T-lymphotropes Virus

I

ICAM	interzelluläres Adhäsionsmolekül
i. d. R.	in der Regel
IE	Internationale Einheit
IFN	Interferon
IfSG	Infektionsschutzgesetz
IFT	Immunfluoreszenztest
Ig	Immunglobulin
IL	Interleukin
IR	inverted repeats
IS	Insertionssequenz
i. v.	intravenös

K

KBE	koloniebildende Einheiten
KBR	Komplementbindungsreaktion
kg	Kilogramm
KNS	koagulasenegative Staphylokokken
KRINKO	Kommission für Krankenhaushygiene und Infektionsprävention
KSHV	Kaposi-Sarkom-assoziiertes Herpesvirus
KU	Katheterurin

L

LA-MRSA	livestock-associated methicillinresistenter *Staphylococcus aureus*
LCMV	Lymphozytäre-Choriomeningitis-Virus
LOS	Lipooligosaccharid
LPS	Lipopolysaccharid
LVO	Landesverordnung

M

MAC	Membrane-attack-complex oder *Mycobacterium-avium*-Komplex
MALDI-TOF	Matrix-assisted laser desorption/ionization-time of flight
MALT	Mucosa-Associated Lymphoid Tissue
MBK	minimale bakterizide Konzentration
MBL	mannosebindendes Lektin
MDS	myelodysplastisches Syndrom
MHC	Major Histocompatibility Complex
MHK	minimale Hemmstoffkonzentration
min	Minute
ml	Milliliter
µm	Mikrometer
mm	Millimeter
MMR	Masern-Mumps-Röteln
MOTT	Mycobacteria other than Tuberculosis (nichttuberkulöse Mykobakterien)
MRP	makrolidresistente Pneumokokken
MRSA	methicllinresistenter *Staphylococcus aureus*
MRSE	methicillinresistenter *Staphylococcus epidermidis*
MRT	Magnetresonanztomografie
MSP	Merozoiten-Surface-Protein
MSU	Mittelstrahlurin

N

NK	natürliche Killerzellen
NLR	NOD-like-Rezeptor
nm	Nanometer
NSAR	nichtsteroidale Antirheumatika

O

ORT	orale Rehydratationstherapie
Osp	Outer surface protein, Oberflächenprotein

P

PAI	Pathogenitätsinsel
PAMP	pathogen-associated molecular pattern
PBP	Penicillinbindeprotein
PCR	polymerase chain reaction (Polymerase-Ketten-Reaktion)
PCT	Procalcitonin
PfEMP	*Plasmodium falciparum* Erythrozyten-membranprotein
PML	progressive multifokale Leukenzephalopathie
PRP	penicillinresistente Pneumokokken
PRR	Pattern-Recognition Rezeptor
PU	Punktionsurin
PVN	Polyoma-assoziierte Nephropathie

R

RKI	Robert-Koch-Institut
RLR	RIG-I-like Rezeptor
RMSF	Rocky-Mountains-spotted fever
RNA	Ribonukleinsäure
ROI	reaktive oxygene Intermediärprodukte
RPR	Rapid Plasma Reagin
rRNA	ribosomale RNA
RT-PCR	reverse Transkriptase-PCR

S

SARS	schweres akutes respiratorisches Syndrom
SDS-PAGE	Sodium-Dodecyl-Sulfate-Polyacrylamid-Gelelektrophorese
s.	siehe
s. o.	siehe oben
Spe	streptococcal pyrogenic exotoxin
spp.	Spezies (= alle Arten einer Gattung)
SSPE	subakute sklerosierende Panenzephalitis
SSSS	Staphylococcal Scalded Skin Syndrome
SSTI	Skin and Soft Tissue Infection
SSW	Schwangerschaftswoche
STIKO	Ständige Impfkommission
STSS	Streptococcal Toxic Shock Syndrome
ss	einzelsträngig
ssp.	Subspezies (= Unterart)
s. u.	siehe unten
syn.	synomym

20

T

TBE	Tick-borne Enzephalitis
TCR	T-Zellrezeptor
TGF	Transforming-Growth-Factor
TH	T-Helferzellen
TLR	Toll-like-Rezeptor
TNF	Tumornekrosefaktor
TPHA	*Treponema pallidum*-Hämagglutinationstest
TPPA	*Treponema pallidum*-Partikelagglutinationstest
TPX	Transplantation
T_{REG}	regulatorische T-Zelle
TSE	Transmissible (übertragbare) spongiforme Enzephalopathie
TSS	Toxic Shock Syndrome
TSST	Toxic-Shock-Syndrome-Toxin

U

u. a.	und andere
UPEC	uropathogener *E. coli*
UpM	Umdrehungen pro Minute
u. U.	unter Umständen
u.v. a.m.	und viele andere mehr

V

V. a.	Verdacht auf
v. a.	vor allem
VDRL	Veneral Disease Research Laboratory
VEE	Venezolanische Pferde-Enzephalitis
VEGF	vascular endothelial growth factor
vgl.	vergleiche
VHF	virales hämorrhagisches Fieber
VK	Venenkatheter
VRE	vancomycinresistente Enterokokken
VZV	Varizella-Zoster-Virus

W

WEE	Westliche Pferde-Enzephalitis

Y

Yop	Yersinia outer protein

Z

z. B.	zum Beispiel
ZNS	zentrales Nervensystem
ZVK	zentraler Venenkatheter; zentralvenöser Katheter
z. Z.	zurzeit

20.2 Wichtige Links

Tab. 20.1

Wichtige Links (Stand 1/2013)

Informationen zu		Link	Informationsquelle
1 Allgemein			
a	Humanmedizin	www.aerzteblatt.de	Deutsches Ärzteblatt
		www.doccheck.com	DocCheck AG
		www.fachinfo.de	Rote Liste Service GmbH, Frankfurt/Main
b	Medizinstudium	http://campus.doccheck.com	Doccheck Medical Services GmbH
2 Infektionskrankheiten			
a	deutsche Informationen	www.rki.de	Robert-Koch-Institut, Berlin
b	europäische Informationen	www.ecdc.europa.eu	European Center for Disease Prevention and Control, Stockholm, Schweden
c	internationale Informationen	www.cdc.gov	Centers for Disease Control and Prevention, Atlanta, USA
		www.who.int	WHO
d	Kinder	www.dgpi.de	Deutsche Gesellschaft für Pädiatrische Infektiologie e. V.
e	Immunsupprimierte	www.dgho-infektionen.de	AG Infektionen in der Hämatologie und Onkologie (Fachgruppe der Deutschen Gesellschaft für Hämatologie und Onkologie e. V.)
f	AIDS	www.unaids.org	Vereinte Nationen
		www.aidshilfe.de	Deutsche AIDS-Hilfe e. V.
g	Kasuistiken	www.zct-berlin.de	Zeitschrift für Chemotherapie
h	Lebensmittel	www.fda.gov	Food and Drug Administration, USA
3 Mikrobiologie			
		www.asm.org	American Society for Microbiology
		www.dghm.org	Deutsche Gesellschaft für Hygiene und Mikrobiologie e. V.
4 Hygiene und Surveillance			
		www.nrz-hygiene.de	Nationales Referenzzentrum für Surveillance von nosokomialen Infektionen, Institut für Hygiene und Umweltmedizin/Institut für Hygiene und Umweltmedizin der Charite – Universitätsmedizin Berlin
		www.dgkh.de	Deutsche Gesellschaft für Krankenhaushygiene
		www.vah-online.de	Verband für angewandte Hygiene
5 Antibiotika			
		www.p-e-g.de	Paul-Ehrlich-Gesellschaft für Chemotherapie e. V.
6 Mykologie			
		www.dmykg.de	Deutschsprachige Mykologische Gesellschaft e. V.
7 Parasitologie			
		www.dgparasitologie.de	Deutsche Gesellschaft für Parasitologie e. V.
8 Virologie			
		www.dvv-ev.de	Deutsche Vereinigung zur Bekämpfung der Viruskrankheiten e. V.
		www.g-f-v.org	Gesellschaft für Virologie e. V.
		www.virology.net	David M. Sander, Ph.D.
9 Tropen- und Reisemedizin			
		www.auswaertiges-amt.de	Auswärtiges Amt, Berlin
		www.bni-hamburg.de	NRZ für tropische Infektionserreger am Bernhard-Nocht-Institut für Tropenmedizin, Hamburg
		www.dtg.org	Deutsche Gesellschaft für Tropenmedizin und Internationale Gesundheit e. V.
		www.fit-for-travel.de	interMEDIS GmbH

20

Informationen zu	Link	Informationsquelle
10 Virale hämorrhagische Fieber		
a Hochsicherheitslabore	www.bni.uni-hamburg.de	Hamburg
	www.uni-marburg.de/fb20/virologie	Marburg
b Isoliereinheiten für Patienten	www.infektiologie.charite.de http://ghe.charite.de	Berlin
	www.uniklinik-duesseldorf.de	Düsseldorf
	http://www.kgu.de	Frankfurt am Main
	www.bni.uni-hamburg.de	Hamburg
	http://www.sanktgeorg.de	Leipzig
	www.klinikum-muenchen.de/ kliniken-zentren/schwabing	München
	www.klinikum-saarbruecken.de	Saarbrücken
	www.rbk.de	Stuttgart
	http://missioklinik.de/tropenmedizin/ startseite	Würzburg
11 Infos über Erreger und Erkrankungen (Nationale Referenzzentren, Konsiliarlabore u. a.)		
Adenoviren	www.mh-hannover.de/virodiagnostik.html	Institut für Virologie, Medizinische Hochschule Hannover
anaerobe Bakterien	www.uni-leipzig.de/~mikrob	Institut für Medizinische Mikrobiologie und Infektionsepidemiologie, Universitätsklinikum Leipzig
Bartonellen	www.kgu.de/institute/zentrum-der-hygiene/medizinische-mikrobiologie-und-krankenhaushygiene.html	Institut für Medizinische Mikrobiologie und Krankenhaushygiene, Universitätsklinikum Frankfurt
Bordetella pertussis	www.helios-kliniken.de/klinik/krefeld/ fachabteilungen/hygiene-und-labormedizin.html	Institut für Hygiene und Laboratoriumsmedizin, HELIOS Klinikum Krefeld
Borrelien	www.lgl.bayern.de/gesundheit/ infektionsschutz/infektionskrankheiten_a_z/ borreliose/index.htm	Nationales Referenzzentrum für Borrelien am Bayerischen Landesamt für Gesundheit und Lebensmittelsicherheit, Oberschleißheim
Brucella	E-Mail: InstitutfuerMikrobiologie@bundeswehr.org	Institut für Mikrobiologie der Bundeswehr, München
Chlamydien	www.mibi.uniklinikum-jena.de	Institut für Medizinische Mikrobiologie, Universitätsklinikum Jena
Clostridium difficile	www.uniklinik-saarland.de/ einrichtungen/kliniken_institute/ infektionsmedizin/medizinische _ mikrobiologie_und_hygiene	Institut für Medizinische Mikrobiologie und Hygiene, Universitätsklinikum Homburg/Saar
CMV	www.uniklinik-ulm.de/struktur/ institute/Virologie	Institut für Virologie, Universitätsklinikum Ulm
	www.medizin.uni-tuebingen.de/ konsiliarlabor	Institut für Medizinische Virologie und Epidemiologie der Viruskrankheiten, Universitätsklinikum Tübingen
Coxiella burnetii	www.gesundheitsamt-bw.de/oegd/ Kompetenzzentren/Konsiliarlabor	Landesgesundheitsamt Baden-Württemberg, Stuttgart
Dermatophyten	www.laborberlin.com/fachbereiche/ mikrobiologie/diagnostik/ dermatomykologie	Labor Berlin
Diphtherie	www.lgl.bayern.de/gesundheit/ infektionsschutz/infektionskrankheiten_a_z/ diphtherie/index.htm	Bayerisches Landesamt für Gesundheit und Lebensmittelsicherheit, Oberschleißheim
EBV, HHV 6, 7, 8	www.mh-hannover.de/virodiagnostik.html	Institut für Virologie, Medizinische Hochschule Hannover
Echinokokken	www.echinococcus.de	Institut für Hygiene und Mikrobiologie der Universität Würzburg
EHEC, HUS	www.ehec.org	Institut für Hygiene, Universitätsklinikum Münster
Ehrlichia	www.lgl.bayern.de/das_lgl/ aufgaben_zustaendigkeiten/ge_aufgaben/ ge2_konsiliarlabor_ehrlichien.htm	Bayerisches Landesamt für Gesundheit und Lebensmittelsicherheit, Oberschleißheim
Enzephalopathie, spongiforme	www.cjd-goettingen.de	Nationales Referenzzentrum für die Surveillance transmissibler spongiformer Enzephalopathien an der Neurologischen Klinik, Universitätsmedizin Göttingen

Informationen zu	Link	Informationsquelle
Filoviren	www.uni-marburg.de/fb20/virologie	Universitätsklinikum Gießen und Marburg, Standort Marburg, Institut für Virologie
FSME	www.rki.de	Robert-Koch-Institut, Berlin
Gonokokken	www.vivantes.de/knk/derma/konsiliarlabor-gonokokken	Klinik für Dermatologie und Venerologie, Vivantes Klinikum Berlin-Neukölln
Gramnegative Krankenhauserreger	http://memiserf.medmikro.ruhr-uni-bochum.de/nrz	Nationales Referenzzentrum für gramnegative Krankenhauserreger, Abteilung für Medizinische Mikrobiologie, Ruhr-Universität Bochum
Hämolytisch-urämisches Syndrom (HUS; EHEC, STEC)	www.ehec.org	Institut für Hygiene, Universitätsklinikum Münster
Haemophilus	www.haemophilus-online.de	Institut für Hygiene und Mikrobiologie der Universität Würzburg
Hantaviren	www.laborberlin.com/fachbereiche/virologie/diagnostik/konsiliarlabor-hantaviren.html	Labor Berlin
HAV, HEV	www.imhr.de	Institut für Medizinische Mikrobiologie und Hygiene, Universität Regensburg
HBV, HDV	www.ukgm.de/ugm_2/deu/ugi_vir/index.html	Nationales Referenzzentrum für Hepatitis-B- und -D-Viren, Institut für Medizinische Virologie, Universität Gießen
HCV	www.uni-due.de/virologie/HCV_Zentrum	Nationales Referenzzentrum für Hepatitis-C-Viren am Institut für Virologie, Universitätsklinikum Essen
Helicobacter pylori	www.uniklinik-freiburg.de/nrzhelicobacter	Nationales Referenzzentrum für Helicobacter pylori am Institut für Medizinische Mikrobiologie und Hygiene des Universitätsklinikums Freiburg
HSV, VZV	www.med.uni-jena.de/virologie	Institut für Virologie und Antivirale Therapie, Universität Jena
Influenza	www.rki.de	Nationales Referenzzentrum für Influenza, Robert-Koch-Institut, Berlin
Klebsiellen	www.uni-kiel.de/infmed/klebsiella/klebsiella.htm	Institut für Infektionsmedizin, Universitätsklinikum Schleswig-Holstein – Campus Kiel
Kryptokokken und Erreger außereuropäischer Systemmykosen	www.rki.de	Robert-Koch-Institut, Berlin
Legionellen	http://tu-dresden.de/die_tu_dresden/fakultaeten/medizinische_fakultaet/inst/mib/diagnostik/Konsiliarlabore/Legionellen	Institut für Medizinische Mikrobiologie und Hygiene, TU Dresden
Leptospirose	www.bfr.bund.de	Bundesinstitut für Risikobewertung, Berlin
Listerien	www.listeriose.eu	Institut für Medizinische Mikrobiologie und Hygiene, AGES Wien
Masern, Mumps, Röteln	www.rki.de	Nationales Referenzzentrum für Masern, Mumps, Röteln, Robert-Koch-Institut, Berlin
Meningokokken	www.meningococcus.de	Nationales Referenzzentrum für Meningokokken am Institut für Hygiene und Mikrobiologie der Universität Würzburg
Mukoviszidose-Bakterien	www.mh-hannover.de/mikrobiologie.html	Medizinische Mikrobiologie und Krankenhaushygiene, MH Hannover
	www.mvp.uni-muenchen.de/cf-mikrobiologie.html	Max-von-Pettenkofer-Institut für Hygiene und Medizinische Mikrobiologie, Lehrstuhl für Bakteriologie, LMU München
Mykobakterien	www.fz-borstel.de/cms	Nationales Referenzzentrum für Mykobakterien am Forschungszentrum Borstel
Mykoplasmen	http://tu-dresden.de/die_tu_dresden/fakultaeten/medizinische_fakultaet/inst/mib/diagnostik/Konsiliarlabore/Mykoplasmen	Institut für Medizinische Mikrobiologie und Hygiene, TU Dresden
Mykosen, systemische	www.nrz-mykosen.de	Nationales Referenzzentrum für Systemische Mykosen am Institut für Medizinische Mikrobiologie der Universitätsmedizin Göttingen
Noroviren	www.rki.de	Robert-Koch-Institut, Berlin
Papillom- und Polyomaviren	http://virologie.uk-koeln.de/nationales-referenzzentrum	Nationales Referenzzentrum für Papillom- und Polyomaviren, Institut für Virologie, Universität Köln
Parvoviren	http://www.imhr.de	Institut für Medizinische Mikrobiologie und Hygiene des Universitätsklinikums Regensburg

20

Informationen zu	Link	Informationsquelle
Plasmodien	www.bni-hamburg.de	Bernhard-Nocht-Institut für Tropenmedizin, Hamburg
Pneumokokken	www.pneumococcus.de	Nationales Referenzzentrum für Streptokokken, Institut für Mikrobiologie, RWTH Aachen
Poliomyelitis, Enteroviren	www.rki.de	Nationales Referenzzentrum für Poliomyelitis und Enteroviren, Robert-Koch-Institut, Berlin
Poxviren	www.rki.de	Robert-Koch-Institut, Berlin
Retroviren	www.kgu.de/institute/zentrum-der-hygiene/medizinische-virologie.html	Nationales Referenzzentrum für Retroviren am Institut für Medizinische Virologie, Universitätsklinikum Frankfurt
Rotaviren	www.rki.de	Robert Koch Institut, Berlin
RSV, Parainfluenza	www.virologie.uni-wuerzburg.de	Institut für Virologie und Immunbiologie der Universität Würzburg
Salmonellen und andere bakterielle Enteritiserreger	www.rki.de	Nationales Referenzzentrum für Salmonellen und andere Enteritiserreger am Robert Koch Institut, Standort Wernigerode
Staphylokokken und Enterokokken	www.rki.de	Nationales Referenzzentrum für Staphylokokken und Enterokokken am Robert-Koch-Institut, Standort Wernigerode
Streptokokken	www.nrz-streptococcus.de	Nationales Referenzzentrum für Streptokokken, Institut für Mikrobiologie, RWTH Aachen
Systemmykosen, außereuropäische	www.rki.de	Robert-Koch-Institut, Berlin
Tollwut	www.uni-due.de/virologie/konsi_tollwut	Institut für Virologie, Universitätsklinikum Essen
Toxoplasmen	www.toxoplasma-gondii.de	Institut für Medizinische Mikrobiologie, Universitätsmedizin Göttingen
Treponemen	www.laborberlin.com/fachbereiche/mikrobiologie	Labor Berlin
Tropheryma whippelii	www.laborberlin.com/fachbereiche/mikrobiologie	Labor Berlin
tropische Erreger	www.bni-hamburg.de	Bernhard-Nocht-Institut für Tropenmedizin, Hamburg
Tuberkulose	www.ecdc.europa.eu/en/activities/diseaseprogrammes/programme_tuberculosis/Pages/index.aspx	Surveillance of Tuberculosis in Europe
Tularämie	E-Mail: InstitutfuerMikrobiologie@bundeswehr.org	Institut für Mikrobiologie der Bundeswehr, München
Virusinfektionen, kongenitale	www.medizin.uni-tuebingen.de/konsiliarlabor	Institut für Medizinische Virologie und Epidemiologie der Viruskrankheiten, Universitätsklinikum Tübingen
Yersinia pestis	www.mvp.uni-muenchen.de	Max-von-Pettenkofer-Institut für Hygiene und Medizinische Mikrobiologie, Lehrstuhl für Bakteriologie, LMU München

12 Impfkalender

	www.rki.de	STIKO am Robert-Koch-Institut, Berlin

E-Mail für Kritik und Anregungen an den Autor: ugross@gwdg.de

Sachverzeichnis